脉學眞要

정동주 · 조현모 · 김정수 역주

법인문화사

序 文

인류는 이 세상에 태어나면서부터 疾病과 싸워야 했고 그 疾病을 輕減 또는 치료하려고 노력하여 왔는데, 그 방법은 시대의 변천과 더불어 변화하여 온 것은 부인하지 못할 것이다. 醫學의 합리적인 任務는 疾病을 豫防하고 治癒시키는 데 있고, 養生하여 長壽하는 데 指導的인 役割을 하면서 後代를 번영하게 하고, 國民의 건강을 保護하는 것이다.

십년이면 강산도 변한다고 하였던가? 어언 강산이 두 번이나 바뀌는 동안 지금까지 나와 인연을 맺어온 枳園 趙賢模 博士는 정성과 노력의 결정으로 『비내시경과 CT 사진으로 본 한방 코 치료』와 두 번째 저서인 『한방비내시경학』을 저술하였다.

자질이 뛰어나고 우수한 학생들이 한의과 대학에 들어와서 열심히 공부하고 힘들게 노력하지만 항상 부족하다고 느끼는 것은 바로 기초라고 할 수 있다. 모든 학문에는 기초가 튼튼해야 하고 기초가 잘 갖추어져야 참된 유능한 한의사가 될 수 있다.

脉學을 공부하기 이전에 먼저 배워야 할 것은 환자를 대할 때 이들을 이해하고 존경하는 마음을 가지는 것이다. 『醫學入門 · 陰騭論』에 "예로부터 醫道를 傳受받아 터득하게 되면 모두 生命을 아끼고 사랑하는 것으로 근본을 삼아 名聲에 힘쓰지 말고, 財物의 利得을 따지지 말고, 다른 사람의 職能을 猜忌하지 말고, 다른 사람이 恭遜하거나 倨慢함을 말하지 말며, 오직 다른 사람의 生命만 구할 것을 알고, 患者의 疾病만을 治癒해야 할 뿐이니, 이러한 마음을 가진 뒤에야 醫道를 밝히고 施行할 수 있을 것이다."①라고 하였으니, 마음에 새겨 음미할 필요가 있다.

이 세상에는 藥이 없는 것이 아니라 診斷이 어려운데, 臨床을 하는 과정에서 診斷과 治療의 關係는 매우 밀접한 것이다. 疾病을 치료하려면 반드시 먼저 診斷을 해야 하는데, 診斷이 아니면 病을 알 수 없고, 診斷이 아니면 치료하는 방법을 알 수 없는 것이다. 대개 의사가 藥을 쓸 때는 먼저 證을 반드시 인식하고, 證을 인식한 다음에 반드시 脉을 살펴야 하고, 脉을 분명히 살피고 이것으로 마땅히 藥을 쓰는 것이다.

이제 세 번째로 『脉學眞要』를 編述하게 된 것을 스승으로서 뜻 깊게 여기며 가르친 보람을 느끼게 된다. 『醫學入門』의 「診脉」 부분에서 「寸關尺定位」·「臟腑定位」·「七表八裏九道脉名」·「諸脉體狀」·「諸脉相類」·「諸脉主病」 및 「諸脉相兼主病」과 上古診法의 其一인 「臟腑六脉診法」, 其二인 「氣口人迎脉訣」, 其三인 「總看三部脉法」만을 다루었다.

---

① 蓋自古, 得醫道之傳者, 皆以好生爲心, 不務聲名, 不計貨利, 不忌人職能, 不論人恭慢, 惟知救人之命, 愈人之病而已, 有此心胸然後, 醫可明可行.

이 책의 목표는 脉理와 그에 따른 處方을 결부시켜 임상에 도움이 되고자 함이다. 제목에서 보는 것과 같이 脉學의 진실한 要點을 밝히고, 이에 결부시켜 處方도 『醫學入門』에 기재된 것은 물론 『萬病回春』·『東醫寶鑑』·『方藥合編』까지 참고하여 순차적으로 찾아보기 쉽고 일목요연하게 집필하여 소개하여 놓았으니, 이 책이 많은 후학들이 참고함으로써 기초를 튼튼히 하고 한의학 발전과 국민 건강에 기여하는 데 많은 도움이 되기를 바랄 뿐이다.

끝으로 출판에 힘써주신 법인문화사 김근중 사장님을 비롯하여 편집하신 분들에게도 깊은 감사를 드린다.

2014년 3월 28일

한의학 박사 겸제 정 동주 識

序 文

豫科 二學年 때에 처음 겸재 정동주 은사님을 뵙고 나서 감히 질문을 했다. "교수님은 脉이 무엇이라고 생각을 하시는지 ……" 그때의 答은 처음 脉에 관심이 있던 나에게는 큰 충격이었다. "脉은 病을 알아맞히려고 보는 것이 아니다. 脉은 藥을 쓰고 鍼을 놓기 위해서 보는 것이다!"

그 이전에는 脉을 보면 모든 病을 알아맞히려고 보는 줄 알았는데 그것이 아니라 脉은 藥을 쓰고 鍼을 놓기 위한 것이라는 것이 내 韓醫師의 길에 큰 획을 긋게 되었다. 그것 때문에 妄靈되이 이야기하는 사람들에게 휘둘리지 않고 오직 은사님만 바라보면서 20年의 세월이 흐르게 되었다.

아무것도 모르던 철부지 시절에는 단지 脉을 외우고 그 脉에 따른 환자가 오면 너무나 기쁘기도 했다. 『醫學入門』에서 「問證」을 비롯한 「診脉」 부분을 따로 가지고 대전에서 은사님의 韓醫院에서 수업을 들으면서 책에 吐를 달고, 설명을 듣고, 필기를 하면서 너무나 행복한 시간을 보냈다. 비록 脉을 외우지 못하면 밖으로 나가서 꾸중도 들어야 하는 심리적 압박이 있었지만 말이다.

아마 대부분 脉을 처음 접할 때에 느끼는 것이겠지만, 과연 脉이란 무엇인가에 대한 고민에 많이 빠지게 되어 스스로 脉을 포기하는 경우도 많다. 더군다나 脉에 대한 제대로 된 공부를 하지 않고 혹세무민하는 경우도 많으니 미신으로 치부되는 경우도 많고, 한의사들 스스로 脉을 폄훼하는 경우도 많다.

筆者는 福이 많은 사람이다. 공부를 할 때에, 특히 한의학의 경우에는 앞에서 인도를 해주는 스승이 정말 중요한데 한결 같으신 분을 스승으로 모시고 공부를 할 수가 있었기 때문이다. 은사님은 항상 허투루 말씀하시는 경우가 없이 대개 한의학의 원전에 근거한 말씀을 하셨다. 『內經』에서부터 『難經』·『脉經』·『脉訣』·『醫學入門』·『東醫寶鑑』 등등 은사님의 한마디 한마디는 다 문헌에 근거한 내용이기 때문에 책을 보다보면 그때 그 말씀이 여기에 있는 말씀이구나! 하게 된다.

더욱 診脉의 경우에 『醫學入門』「診脉」篇으로 체계를 잡고 나머지 『內經』·『脉經』·『脉訣』·『傷寒論』·『瀕湖脉學』 등의 책으로 살을 붙일 수가 있었다. 그렇지만 그 속에는 하나의 갈증이 생겼으니, 그 脉에 따른 處方을 배합하면 얼마나 좋을까에 대한 것이다. 그런 연유로 『脉因證治』라는 책을 보면서 공부를 했으나 이미 『醫學入門』으로 脉공부를 한 다음이라 그 내용이 『醫學入門』의 「診脉」과 많은 차이가 나기 때문에 공부를 하기가 쉽지 않았다.

벌써 임상 연차가 20년이 되었고 내원환자가 7만 명이 넘게 되니 이제는 보는 눈이 좀 더 좋아지게 되었으며, 重證의 입원환자를 보면서 더욱 은사님의 강의록을 손에서 떼지 못하게 되었다. 그러던 중 처음에 생각해 왔던 脉에 脉理에 따른 處方을 合하는 작업을 해보고 싶었다. 그렇지만 處方을 필자의 마음대로 넣을 수는 없고 어느 정도 합리적인 방법을 찾아야 하기 때문에 고민을 많이 하던 중, 왜 高陽生의 『脉訣』이 천 년 동안 비판을 받으면서도 유지될 수 있었는가에 대한 생각을 하게 되어 맨 처음 작업을 할 때에는 『圖註難經脉訣』로 나름대로 脉因證治를 만들면서 시작을 했다.

하지만 『圖註難經脉訣』의 현재 板本에 워낙 誤字가 많고 밑으로 내려오면서 다양한 證狀들과 處方들을 다 해결할 수가 없는 한계에 부딪히면서 다시금 고민에 빠질 수밖에 없었다. 다만, 『東醫寶鑑』에서 다양한 病證에 대한 脉을 설명한 것이 비록 『脉經』·『脉訣』이라고 하지만 그 내용이 거의 『醫學入門』에서 인용된 것을 확인하고 나서 다시 『醫學入門』으로 들어오게 되었다. 그나마 다행인 것은 『醫學入門』을 세 번이나 봤기 때문에 어느 부분에 무엇이 있는지를 찾을 수가 있어서 이 방대한 작업을 어느 정도 매듭지을 수 있었다.

『醫學入門』의 체계는 참으로 독창적이다. 더군다나 『醫學入門』에서 「診脉」 부분이 白眉가 아닐까 생각한다. 특히 이 「診脉」 부분은 『脉經』의 한 단락을 풀어서 「諸脉主病」에도 넣고, 「諸脉相兼主病」에도 넣고, 「臟腑六脉診法」에도 넣고, 「氣口人迎脉訣」에도 넣었다. 그렇기 때문에 사실 『醫學入門』을 완전하게 보지 않은 상태라면 『醫學入門』「診脉」을 완전히 이해한다고 하는 것이 무리인 것이다.

『脉學眞要』에서도 언급한 것처럼 「寸關尺定位」에서부터 「臟腑定位」·「諸脉體狀」·「諸脉相類」까지는 脉을 공부하기 위한 기초적인 부분을 정리한 것이다. 이 부분이 충분히 熟知가 되지 않고 脉을 본다는 것은 마치 태권도에서 막 入門을 한 사람이 벽돌을 깬다고 하는 것과 마찬가지이니, 서두르지 말고 천천히 熟知하고 熟達되게 해야 한다.

어느 정도 脉을 잡는 곳과 脉의 體狀을 이해하기 시작하면 비로소 그 脉에 따른 대표적인 疾病을 찾을 수가 있으니, 이것이 바로 「諸脉主病」이다. 하지만 사람의 病이 萬病이라고 하였듯이 한 사람이 하나의 脉만을 가지는 경우가 거의 없으니, 대개 相兼을 하게 된다. 그렇기 때문에 「諸脉相兼主病」으로 다양한 兼脉에 따른 脉象과 脉理를 공부하게 되는 것이고, 사실 이정도만 해도 어느 정도 脉을 귀신처럼 잘 본다고 하는 소리를 듣게 된다.

하지만 李梴 선생님은 거기에 만족하지 않고 上古診法에 세 가지가 있다고 하셨으니 其一이 바로 「臟腑六脉診法」이고, 其二가 바로 「氣口人迎脉訣」이고, 其三이 바로 「總看三部脉法」이다. 「臟腑六脉診法」은 浮沈으로 臟腑를 나누어서 寸關尺에 五臟六腑를 配屬한 것으로 疾病을 본다는 것이고, 「氣口人迎脉訣」은 外感人迎과 內傷氣口, 마지막으로 正經自病으로 疾病을 본다는 것이며, 마지막으로 이렇게 疾病을 걸렀으나 나오지 않는 부분에 대해서 總看으로 보는 방법과 기타 脉理를 설명하는 「總看三部脉法」으로 나누어서 더욱 공부를 하게 만드셨다.

지금 『脉學眞要』는 「診脉」의 첫 부분부터 「總看三部脉法」까지의 脉理에 대한 부분으로 책을 구성했다. 그 뒤의 「傷寒脉法」부터 「形色脉相應總訣」까지는 脉의 實戰篇으로 준비를 하고 있다. 비록 '脉理篇'이라고 하지만, 「諸脉主病」에서부터 「總看三部脉法」까지의 내용과 그에 따른 脉理, 그리고 脉理에 따른 處方을 가능한 범위에서 다 넣어 '用藥篇'을 넣었으니 이 책의 白眉라고 할 것이다.

비록 『東醫寶鑑』이 處方은 많이 기재하고 있으나 그 處方이 사용된 根源에 대해서 살피기가 어렵고, 『醫學入門』은 그 處方의 法을 세우기에는 좋으나 處方을 찾아보기가 어려워서 임상에 직접 활용하기가 힘들다. 『方藥合編』의 處方은 그 결론은 아름다우나 그 處方이 도출되는 과정이 없으며, 『萬病回春』은 그 脉과 病理와 處方이 잘 정리되어 있으나 處方의 用量이 명확하지가 않아 임상을 할 때에 불편한 점이 많았다.

더구나 李梴 선생님의 『醫學入門』은 正法을 세우기에는 좋지만 處方의 用量에 대한 격차가 크고, 許浚 선생님의 『東醫寶鑑』은 사용하기에 좋게 用量을 다시 定했으나 그 사이에 무슨 일이 벌어진 것인지 확인하기가 어려웠다. 그러던 중 『醫學入門』의 「雜病脉法」이 『萬病回春』의 病證 뒤에 바로 나오는 脉과 일치한다는 점을 은사님께 듣고 『萬病回春』을 다시 정리해 보니 『醫學入門』·『萬病回春』·『東醫寶鑑』·『方藥合編』의 處方 변천사가 보였다. 그래서 그에 따른 작업을 '用藥篇'에 실어놓았으니 공부하는 사람들은 參考해서 보면 된다. 그렇지만 더욱 자세한 부분은 법인문화사의 『醫學入門』·『東醫寶鑑』·『萬病回春』을 직접 찾아보길 바란다. 이 책들이 없었으면 『脉學眞要』가 세상에 나오는 데 더 많은 시간이 걸렸을 것이다.

비록 그 시작은 本科 四學年 때에 은사님의 강의록을 가지고 하였지만, 세월이 어언 20年이 흐르면서 맨 처음 배운 것을 그대로 간직하고 있지 않은 모습이 보이니, 이 책에서 뛰어난 부분은 은사님의 功이지만, 이 책의 부족한 부분은 不肖弟子의 過가 되니 이 책으로 공부하는 사람들은 이 부분을 잘 알고 공부를 했으면 한다.

더욱이 이 책이 나오도록 같이 공부한 권휘근 선생님, 임정희 선생님, 원재선 선생님, 박철환 선생님께 지면을 빌려 감사를 드린다. 또한 열악한 환경에서 같이 작업을 해준 김정수 第三譯者께도 무한한 감사를 드린다.

2014년 3월 31일 천안에서 枳園 조현모가
항상 은사님의 은혜에 감사하며 글을 쓰다.

序 文

짧은 臨床을 돌아보면, 어두운 안개 속에서 先學의 희미한 발자국만 보고 걷는 기분이었습니다. 患者를 對面하고 診斷할 때마다, 果然 어떤 基準을 따라야 하는지 고민했습니다. 仲景의 法을 따라 六經으로 診斷할 것인지, 景岳의 法을 따라 八綱으로 接近할 것인지, 體質로 把握해야 하는지, 그것도 아니면 臟腑辨證을 하거나, 證狀을 좇아 그에 맞게 對症療法을 하거나, 洋診韓治를 해야 할지 茫然할 때가 많았습니다.

다양한 理論과 治法이 亂舞하는 와중에도, 각자의 길을 묵묵히 걸으며 착실히 臨床 經驗을 축적하고, 나름대로의 統察力을 發揮하여 새로운 깨달음을 얻는 동료들이 있습니다. 그들의 悟性과 끈기를 격려하면서도, 스스로 정진할 방향을 確固하게 하였다는 점이 항상 부러웠습니다. 배움이 모자랐기에 決定에 迷惑함이 많아, 마음 둘 곳을 정하지 못한 채 慌忙히 彷徨하기만 했습니다.

彷徨의 路程에서 日淺한 지식을 습득하였으나, 허기진 探究心을 채우기에는 한없이 모자랐습니다. 亡羊之歎하던 중 偶然한 배움의 기회를 얻어, 脈을 공부하게 되고 韓醫學에 대한 새로운 視覺이 생겼습니다. 잠깐 診脈의 要領을 배워보자는 마음으로 시작했던 공부는, 季節을 넘기고 해를 지났습니다. 診斷과 治療는 둘이 아님을 알게 되었고, 古方과 後世方 역시 같은 뿌리에서 나온 다른 가지임을 알게 되었습니다.

『傷寒論』에서 金元四大家를 거쳐 『醫學入門』이 完成되는 과정을 지나, 『萬病回春』과 『東醫寶鑑』 그리고 『景岳全書』를 學習하고, 『方藥合編』으로 集大成하는 멀고먼 旅程이 남아 있습니다. 歷代 醫家들의 醫論을 겨우 구별할 정도로 눈 뜬 것에 지나지 않지만, 脈이라는 鮮明한 등불을 얻게 되었습니다. 天涯地角에 홀로 서 있는 것이 아니며, 脈을 暗衢明燭으로 삼고 刻鵠類鶩하는 마음으로 精進하다보면 口耳之學하지 않을까 생각합니다.

診脈은 익히고 나면 單純한 技術일 수 있지만, 診脈만 잘 한다고 治療를 잘 할 수 있는 것이 아닙니다. 현대에 尖端 診斷器機가 있어 많은 病을 알아낼 수 있지만, 그 모든 病을 치료할 수 없는 것과 같은 이치입니다. 脈으로 診斷하여 辨證하고 治法을 세우는 일까지 完結되어야 비로소 脈을 제대로 배운 것입니다. 제가 천안에서 공부를 하는 동안 수십 명의 道伴들이 함께 하였으나, 끝까지 같이 한 사람은 한 손으로 헤아릴 정도가 되지 않습니다. 脈은 잘 보았으나 자신 있게 處方을 할 수 없으면 대개 "脈이 어렵다"라고 말합니다. 脈은 簡單明瞭한 것인데, 그 活用을 위한 공부를 하지 못한 까닭입니다. 脈이 손에 익으면 醫論을 살펴 脈을 어떻게 쓸 것인가에 대해서 窮究하여야 합니다. 脈은 단지 體로

서, 그 用을 얻기 위해서는 論을 만나야 합니다. 이러한 아쉬움을 補完하고, 脉의 眞要를 전하기 위해 책을 쓰게 되었습니다.

수십 년의 시간이 흐르는 동안 脉의 뿌리를 지키고, 後學을 養成함에 一生을 獻身하신 정동주 교수님의 功이 없었다면, 저는 지금 脉의 그림자조차 보지 못하였을 것입니다. 또한 臨床家로서 二十 年이 넘게 『醫學入門』을 硏究하시고 活用하시는 조현모 원장님이 없으셨다면, 『醫學入門』을 모른 채 冥行擿植하였을 것입니다. 序文을 빌어 두 분께 무한한 감사의 마음을 전하며, 끝으로 열악한 出版環境에도 불구하고 책이 나오게 도와주신 법인문화사 김근중 사장님께도 깊은 감사의 뜻을 전합니다.

2014년 3월 31일 金定洙

일러두기

- 『脉學眞要』는 書誌學的인 硏究나 考證에 초점을 맞추기 보다는, 임상에 도움이 되는 醫案을 제시하는 것에 중점을 두었다.
- 이 책에 나온 懸吐는 第一譯者이신 겸재 정동주 은사님으로부터 수업을 들을 때에 달았던 현토를 현대적으로 수정을 한 것이다. 혹여 미흡한 부분이 있는 것은 은사님의 허물이 아니라 第二譯者의 허물임을 알려 드린다.
- 국한문 혼용을 기본원칙으로 하였다.
- 한의학 기본 용어는 한자로 표기하였고, 국어사전에 등재되어 있거나 익숙하게 사용하는 한자어는 한글로 표기하였다.
- 주요 참고문헌은 『新對譯 編註醫學入門』(법인문화사, 2009), 『原本 編註醫學入門』(남산당, 1991), 『新增補 對譯東醫寶鑑』(법인문화사, 2012), 『對譯 萬病回春』(법인문화사, 2007), 『對譯 證脉方藥合編』(남산당, 2011), 『診斷學權與』(대성의학사, 2000), 『晴崗醫鑑』(성보사, 1995), 『大漢韓辭典』(張三植編著, 省音社, 1964) 등이다. 『傷寒論』은 『醫學入門』 안에 있는 「傷寒」을 참고하였으며, 『黃帝內經』 역시 『醫學入門』에 인용된 부분을 재인용한 경우가 대부분이다.
- 한자는 『醫學入門』 영인본(『原本 編註醫學入門』)을 기준으로 하였으며, 처방명 · 약재명 · 한의학용어 등은 『新對譯 編註醫學入門』을 참고하였다.
- '用藥篇'의 경우에는 다소 구어체에 가까운 문장이 많으며, 친근하게 설명하고자 노력한 부분이 많다. 앞의 '脉理篇'과 어투의 차이가 있으나, 이는 方解를 쉽게 하기 위한 장치임을 염두에 두기 바란다.
- 『醫學入門』의 大字는 본래 七言絶句로 이루어져 있기 때문에 解釋도 역시 韻文의 형태로 해야 마땅하지만, 의미전달의 불확실성 때문에 가능한 散文형태로 解釋을 했다.
- '用藥篇'에서 『方藥合編』의 내용은 『東醫寶鑑』을 그대로 인용한 것이 많기 때문에 굳이 계속 반복해서 인용을 하지는 않았다.
- 문장 부호의 사용은 그 상황에 맞게 탄력적으로 하였으며, 모든 책에 공통적으로 적용되지 않은 부분도 있다.
- 書名은 『 』를 사용하고 篇名은 「 」를 사용하였으며, 서명과 편명을 같이 쓰는 경우에는 중간점(·)으로 구분한 뒤 『 』 안에 병기하였다. 인용기호는 문장의 경우에는 " "를 사

용하고, 단어의 경우에는 ' '를 사용하였으며, 모호한 경우에는 그 상황에 따라 적절한 인용부호를 선택하였다.

- 증상이나 약재의 나열은 쉼표(,)를 주로 사용하였으나, 쉼표가 연이어 사용되어 의미의 구별이 모호한 경우는 중간점(·)을 사용하여 가독성을 높였다.
- 약재를 한 글자로 줄여서 쓴 부분(예; 人蔘을 蔘이라 하거나, 白朮을 朮이라 한 부분)이 있는데, 原文에 의거하여 그대로 둔 경우가 있다.
- '脈理篇'에서 한 단락 안에 處方이 중복되거나, 혹은 같은 譯者註에 처방이 나올 경우, 가장 처음 처방이 등장하는 부분에만 처방 페이지를 표시하였다. 또한, 원문을 인용한 부분에 처방이 등장하거나, 흐름상 처방 내용을 찾아보지 않아도 되는 부분에도 처방 페이지를 생략하였다.
- 『醫學入門』 영인본에 준하여 脉(脈)은 脉으로 하였다.
- 두충의 경우, 한사들 '杜仲'으로 하고, '누중'이라 읽는다.
- 녹두의 경우, '綠豆' 대신 '菉豆'를 사용하였다.
- 복령의 경우, '茯笭'과 '茯苓'이 혼용되는데, '茯苓'으로 통일하였다.
- 생강의 경우, 영인본에서는 '姜'을 사용하였으나, '薑'으로 통일하였다.
- 신국의 경우, '神曲' · '神麯'을 모두 '神麴'으로 통일하였다.
- 금궤의 경우, 금궤요략(金匱要略), 금궤당귀산(金匱當歸散)은 '匱'를 사용하였다. 『方藥合編』에서만 '金櫃當歸散'에서 '金櫃'라고 표기한다.
- '痲'와 '麻'가 혼용되는데, 이 책에서는 '麻'로 통일하였다.
- '痺(암메추라기 비)'와 '痹(저릴 비)'가 혼용되는데, 이 책에서는 '痹'로 통일하였다.
- 當歸拈痛湯은 '당귀점통탕'으로 발음을 많이 하지만, 拈은 '념'으로 발음을 하는 것이 옳기 때문에 '당귀염통탕'으로 발음을 한다.
- 手拈散도 역시 '수점산'이 아니라 '수념산'으로 발음을 하는 것이 옳다.
- 麗澤通氣湯은 '여택통기탕'으로 대부분 발음을 하지만, 麗는 重火離卦를 말하고 澤은 兌卦를 말하기 때문에 '이택통기탕'으로 발음을 하는 것이 옳다.
- 小省風湯은 '소생풍탕'과 '소성풍탕'으로 같이 발음이 되는데 風을 살핀다는 뜻으로 '소성풍탕'으로 발음을 하는 것이 맞다.
- 川芎茶調散은 차로 마신다고 하는 것이기 때문에 '천궁다조산'으로 발음하지 않고, '천궁차조산'으로 발음을 한다.
- 菊花茶調散도 역시 '국화차조산'으로 발음을 한다.

- 牢脉은 牢가 '郞刀切'로 발음을 하기 때문에, '뢰'라고 발음을 하지 않고 '로'라고 발음을 한다. '노맥(로맥)'이라고 한다. 또한 '牢脉'과 '窂脉'이 혼용되는데 '牢脉'으로 통일을 했다. 참고문헌은 『大漢韓辭典』(張三植編著)이다.
- 『脉學眞要』에서는 脉理를 중심으로 설명한 관계로, 임상적인 서술을 개괄적으로 하였다. 세세하게 내용을 살펴보면 임상적으로 의문이 드는 부분이 생길 수도 있으나, 추후 발행할 實戰篇에서 임상적인 내용을 상세히 다루고 있으니 참고하기 바란다.
- 脉理의 해석은 다각적으로 이루어질 수 있으나, 책에서는 한 가지 시각을 위주로 설명할 수밖에 없었다. 다양한 해석이 가능한 부분에서, 모든 해석을 하지 못한 점 양해하여주시길 바란다. 혹시라도 책과 상이한 의견이 있더라도 원문과 대조하여 깊이 생각해보면 역자의 뜻을 헤아릴 수 있을 것이다.
- 책에서 誤脫字를 발견하시거나, 더 나은 책을 만들기 위한 건의사항이 있으신 분은 다음의 메일주소로 의견을 보내주시길 바란다. 또한 책을 읽고 생긴 의문점도 아래의 메일로 문의하시길 바란다. (第二譯者 조현모 : sptaengza@hanmail.net)

목 차

맥리편(脉理篇)

용약부(用藥篇)

脉理篇

診脈

榮行脉①中하고 衛行脉外하니, 脉者는 所以主宰榮衛하야 而不可須臾②失也라. 從月從永은 謂得此면 可永歲月也라. 古䘑字는 從血從𠂢니, 所以使氣血로 各依分派하야 而行經絡也라. 醫家는 由脉으로 以識經絡虛實하고, 由經絡虛實로 以定藥之君臣佐使하고 及針灸穴法하니, 是脉은 乃醫之首務③라. 世俗에 偏熟脉訣하야 而不知脉經하고, 專習單看하야 而不知總看이라. 其實은 上古診法에 有三이라. 其一은 各於十二經動脉으로 分爲三部하야 候各臟腑라. 其二는 以氣口人迎으로 決內外病因이라. 其三은 獨取寸口하야 以內外로 分臟腑하고 以高下로 定身形하고 以生克으로 定榮枯하고 以淸濁으로 論窮通이라. 故曰 獨取寸口하야 以決五臟六腑之生死吉凶也라. 玆以素難爲主하고 兼采仲景과 及脉圖와 脉經과 脉訣과 正傳과 權輿로 而補之하야 以便初學으로 誦讀이라.

榮血은 脉管 안으로 순행하고, 衛氣는 脉管 밖으로 순행하니 脉이란 榮衛를 主宰하므로 잠시라도 정상을 벗어나서는 안 되는 것이다. '月'字와 '永'字를 합한 것은 이것을 얻으면 세월을 영원히 할 수 있다는 것이다. 옛 '䘑'字는 '血'字와 '𠂢'字를 合한 것이니, 이는 氣血로 하여금 각각 分派에 의지하여 經絡을 순행하기 때문이다. 의사는 脉에 연유하여 經絡의 虛實을 알고, 經絡의 虛實에 연유해서 藥의 君臣佐使와 針灸穴法을 결정하니, 診脉은 바로 의사가 제일 먼저 힘써야 할 일이다. 世俗에서 『脉訣』만을 편벽되게 익히고, 『脉經』을 알지 못하여, 오로지 單看④만을 학습하고, 總看⑤하는 방법은 알지 못하고 있다. 실제로는 상고의 診法에 세 가지가 있다. 그 첫 번째는 각기 十二經脉이 순행하는 부위의 動脉을 세 부위로 나누어 각 臟腑의 病을 살피는 것이다. 그 두 번째는 氣口와 人迎으로 內外의 病因을 결단하는 것이다. 그 세 번째는 오직 寸關尺만을 취하여, 浮沈으로 臟과 腑의 病을 분별하고, 高下로 인체의 上部·中部·下部를 정하고, 生克으로 융성함과 쇠퇴를 정하고, 淸濁으로 貧窮과 榮達을 논하는 것이다. 그러므로 "오직 寸關尺만을 취하여 五臟六腑의 生死와 吉凶을 결단한다."고 하였다. 여기에서는 『素問』과 『難經』을 위주로 하였고, 겸하여 仲景과 『脉圖』·『脉經』·『脉訣』·『正傳』·『權輿』를 채택하고, 이를 보충

① 脉 : 현대에는 '脈'字를 익숙하게 쓰며, 각종 의서 및 교양서적에서도 '脈'字를 자주 사용한다. 그러나 이 책에서는 『醫學入門』의 原書에 의거하여 '脉'字로 사용하였다.
② 須臾 : 잠시의 의미.
③ 首務 : 가장 먼저 힘써야 할 일.
④ 單看 : 손가락으로 한 부위의 脉象만을 살피는 방법.
⑤ 總看 : 寸關尺에 나타나는 九候를 종합하여 脉象을 파악하는 방법.

하여 脉學을 처음으로 배우는 사람들이 외워 읽는데 편리하도록 하였다.

【譯者註】(1) 脉과 營氣, 그리고 衛氣

榮氣와 衛氣는 모두 氣를 대변하는 말이 된다. 그렇기 때문에 韓方에서 脉을 보는 것은 洋方에서 맥박을 살피는 것과 다르다. 다시 말하면 洋方에서는 맥박의 속도와 맥박이 중간에 멈추는 것으로써 서맥 · 빈맥 · 부정맥을 판단하지만, 韓方에서는 脉의 안팎으로 흐르는 榮氣와 衛氣의 모양을 보는 것이다. 그 모양 중에서 28가지의 象을 찾아 가기 때문에 脉象이라 표현한다.

【譯者註】(2) 上古診法

上古의 診脉하는 방법은 세 가지로 나뉜다. ① 三部九候脉法, ② 氣口人迎脉訣, ③ 寸口脉法이다. 三部九候脉法은 전신에 분포한 十二動脉으로 三部九候를 살핀다는 것이다. 인체를 頭部 · 上肢 · 下肢의 三部로 나누면 각 부위에는 上中下의 動脉이 있고, 이를 診脉하여 해당 經絡의 臟腑를 관찰하는 방법이다. 자세한 것은 「總看三部脉法」을 참고하길 바란다.

氣口人迎脉訣은 氣口와 人迎으로 病因을 결정하는 방법이다. 氣口는 內因을, 人迎은 外部邪氣를 말하는 것이다. 자세한 것은 「氣口人迎脉訣」을 참고하면 된다.

마지막으로 寸口脉法은 현재 우리가 사용하고 있는 寸關尺脉法이다. 양 손목을 診脉하여 인체의 上中下 그리고 外感과 內傷을 한 번에 살필 수 있는 방법으로 매우 간편하면서도 혁신적인 방법이다.

【譯者註】(3) 脉의 浮沈

內外로 臟腑를 나눈다는 말은 浮取하고 沈取하는 것으로 臟腑를 나눈다는 의미이다. 浮取하면 陽에 해당되기 때문에 六腑의 소식을 알 수가 있고, 沈取하면 陰에 해당하니 六臟의 소식을 알 수가 있다는 것이다.

【譯者註】(4) 脉의 寸尺

高下로 身形을 정한다는 말은, 脉의 寸關尺을 인체의 上中下에 대입하여, 寸부위로써 上部 내지는 上焦의 病을, 關부위로써 中部 내지는 中焦의 病을, 尺부위로써 下部 내지는 下焦의 病을 살핀다는 것이다.

【譯者註】(5) 脉의 生克

生克으로 榮枯를 정하게 된다. 각 부위의 生克을 파악하기 위해서는 각 부위의 五行을 알아야 하는데 다음과 같다. 좌측의 寸은 心火가 되고, 關은 肝木이 되고, 尺은 腎水가 되며, 우측의 寸은 肺金이 되고, 關은 脾土가 되고, 尺은 命門火가 된다.

相生하는 것은 左尺으로부터 左關으로는 水生木이 되고, 左關에서 左寸으로는 木生火가 된다. 左寸이 다시 右尺에 命門火로 이어지고, 右尺에서 右關이 火生土, 右關에서 右寸이 土生金이 되어 相生을 말하는 것이다.

그리고 相克한다는 것은 左寸은 火가 되어 右寸인 金을 克하는 것이 되고, 左關은 木이 되어

右關인 土를 克하는 것이 되고, 左尺은 水가 되어 右尺인 命門의 火를 克한다는 말이 된다.

【譯者註】 (6) 脉의 淸濁

淸濁으로 窮通을 논한다는 것은 明代 楊文德의 『太素脉訣』에 「脉의 淸濁으로 즉 脉의 輕淸和緩함과 浮沈滑實 等으로 貴賤을 論하고, 脉의 滑澁으로 窮達을 論하고, 脉의 浮沈으로 夭壽를 論하고, 脉의 緩急으로 吉凶을 論한다」고 하였는데, 이는 좀 허황한 감이 있는 것 같다.

脉의 濁은 窮으로 막히는 것을 말하고, 脉의 淸은 通으로 뚫어지는 것을 말하는 것이다. 淸은 滑脉을 말하여 滑疾流珠하는 것을 말하는 것이고, 濁은 澁脉을 말하여 澁滯往來하는 것으로 보는 것이 좋지 않을까 한다. 이는 滑澁으로 有餘와 不足을 나누는 것과 통하는 설명이다.

【譯者註】 (7) 獨取寸口

오직 寸口만을 取하여 五臟六腑의 生死吉凶을 決斷한다는 것은, 결국 脉의 八要를 말하는 것이다. 脉의 八要라는 것은 浮沈으로 臟腑를, 遲數으로 寒熱을, 滑澁으로 有餘와 不足을, 緩大로 病의 진행과 正氣의 회복을 판단하는 것이다. 그렇기 때문에 28脉 중에서 八要脉이 病機의 흐름을 알 수 있는 중요한 단서가 되는 것이다.

【譯者註】 (8) 脉을 공부하는 後學들에게 부탁하고 싶은 말

원래 醫學은 책으로 공부하고, 임상은 환자를 대면하면서 배우고 숙련해야 하는 것이다. 醫學을 공부하는 데 있어서 될 수 있는 한 原書를 많이 보고 외우는 것으로 공부가 시작된다. 어릴 때 천자문을 공부할 때 뜻을 알고 외우는가? 외우다보니 세월이 지나고서야 그 참뜻을 알 듯, 오직 노력을 기울여 열심히 배우고 실천하는 것만이 최선의 길이다. 높은 산은 사람을 기다리지 않지만 힘들여 올라온 사람에게만 최고의 자리를 내주는 법이다.

어떤 의서든지 觀形察色, 望聞問切의 四診法이 나와 있다. 어찌 診脉만 가지고 진단하는 것을 훌륭한 의사라고 할 수 있겠는가? 脉學을 연구해야 하는 이유는 望聞問診을 통하여 수집된 정보를 가지고, 진료의 방향을 결정할 때 脉이 중요한 기준이 되기 때문이다.

李梴 선생님은 『醫學入門』에서 「의사는 脉에 연유하여 經絡의 虛實을 알고, 이로써 藥의 君臣佐使와 針灸穴法을 결정하게 되니, 診脉은 바로 의사가 제일 먼저 힘써야 할 일이다」라고 말씀하셨다. 脉이라는 것은 단지 질병과 經絡의 虛實을 파악해서 鍼을 놓고, 藥을 處方하기 위한 수단에 불과한 것이다. 脉이 전부가 아니다. 또한 脉을 보는 것으로 인체의 모든 병을 신묘하게 찾아낼 수 있으리라는 헛된 기대도 금물이다. 단지 脉管 위에서 발현되는 脉의 형상을 가지고 脉理를 파악하여 질병과 經絡의 虛實만을 판단하면 되는 것이다. 나머지 觀形察色과 問診, 聞診을 게을리 해서는 안 되고, 의사는 환자에게서 하나의 증거라도 찾기 위한 노력을 게을리 해서는 안 된다. 이 점 명심하고 脉 공부를 시작하길 바란다.

【譯者註】 (9) 脉을 본다는 것은 무엇인가?

의사가 환자의 脉管에 일정 힘을 가한 뒤, 환자의 脉管 위에서 의사의 손가락 끝에 느껴지는

脉의 형상을 찾아가는 것을 '脉을 본다'라고 한다.

脉을 보는 것은 확진을 하기 위함이다. 진단의 기본인 望聞問切의 체계대로 望診과 聞診, 問診을 통하여 환자의 증상에 대한 전반적인 정보를 찾은 뒤, 이를 바탕으로 診脉인 切診을 통하여 확진한다. 診脉을 통해 질병과 經絡의 虛實을 판단하여 각 환자에 적합한 鍼灸와 藥을 사용하기 위함이다.

寸關尺定位

掌後高骨①을 號爲關이니, 傍骨關脉이 形宛然이라. 次第로 推排寸關尺하야, 配合天地人三元이라.

掌後의 高骨을 '關'이라 부르니, 高骨의 옆에 關脉의 형상이 완연하다. 차례로 寸·關·尺을 미루어 배열하여 天·地·人의 三元에 배합시킨 것이다.

昔에 岐伯이 取氣口하되 象黃鍾②하야 作脉法이라. 故로 氣口之數의 九分은 陽數九也요. 尺內의 一寸은 陰數十也라. 手腕의 高骨이 爲關이니 從關至魚際로 得同身之一寸이라. 故로 名寸部라. 從關至尺澤③으로 得同身④之一尺⑤이라. 故로 名尺部라. 陽出陰入은 以關으로 爲界라. 故로 名關部라. 寸은 應天하야 爲上部하고, 關은 應人하야 爲中部하고, 尺은 應地하야 爲下部라. 一部之中에 又各有浮中沈三候하야 三三如九라. 故로 曰三部九候라. 凡診脉은 初以中指揣⑥으로 按高骨關位하고 次下로 前後二指라. 人長하면 則疎排其指하고, 人短하면 則密排其指라. 初는 輕按하야 消息⑦之하고, 次는 不輕不重하여 中按으로 消息之하고, 次는 重按하야 消息之라. ○ 魚際者는 寸上一分에 掌骨後際로 如魚之頸際然이라. 尺澤者는 尺外餘脉이 如深澤然이라.

옛적에 岐伯이 氣口를 取하는데, 黃鍾을 본받아 脉法을 만들었다. 그렇기 때문에 氣口의 數가 九分인 것은 陽數인 九를 말함이고, 尺內가 一寸인 것은 陰數인 十을 말함이다. 손목 뒤의 高骨이 '關'이니, 關에서 魚際까지가 同身寸法으로 一寸이니 '寸部'라 하고, 關에서 尺澤까지가 同身寸法으로 一尺이니 '尺部'라 하였다. 陰陽의 氣가 출입하는 곳이 關으로 경계가 되기 때문에 '關部'라 한다. 寸은 天에 相應하니 上部가 되고, 關은 人에 相應하니 中部가 되며, 尺은 地에 相應하니 下部가 된다. 一部 가운데 또 각각 浮中沈과 天地人의 三候가 있어서 三三은 九가 되므로 '三部九候'라 한다. 무릇 診脉할 때에 처음에는 가운데 손가락으로 高骨이 있는 關의 위치를 헤아려 누르고, 앞과 뒤에 두 손가락을 배열한다. 사람이 크면 손가락을 성글게 배열하고, 사람이 작으면 조밀하게 배열한다. 처음에

① 掌後高骨 : 요골경상돌기(橈骨莖狀突起. Radial styloid process)를 말함.
② 黃鐘 : 『三指禪·脉學源流』에 "黃帝가 영륜(伶倫)을 시켜 곤륜산(崑崙山)의 해곡(嶰谷)에 있는 대나무를 잘라서 황종율관(黃鍾律管)을 만든 것을 본받아, 岐伯이 氣口를 취하여 脉法을 저작한 데서 유래되었다."고 함.
③ 尺澤 : 小澤也. 작은 연못. 尺部에 위치하고 있는 작은 연못이라는 뜻이지 穴名은 아니다.
④ 同身 : 同身寸法. 한 사람의 특정 신체 부위를 일정한 척도로 삼아, 길이를 측정하는 방법.
⑤ 一尺 : 하나의 척도, 표준, 기준.
⑥ 揣 : 헤아릴 췌.
⑦ 消息 : 살펴본다. 소식, 정보.

는 가볍게 눌러서 살피고, 다음에는 가볍지도 무겁지도 않게 중간으로 눌러서 살피고, 그 다음에는 무겁게 눌러서 살핀다. ○ 魚際는 寸部에서 一分 위의 掌骨 뒷 경계가 마치 물고기의 頸部 가장자리와 같이 생겼기 때문에 '魚際'라 한다. 尺澤은 尺部 밖의 남은 脉이 작은 못과 같기 때문에 '尺澤'이라 한다.

【譯者註】 (1) 脉이 起始는 어디인가?

脉을 보는 위치는 脉管의 위와 肌肉의 아래다. 파도의 물결은 물속에 있어서는 볼 수 없고 파도 위에서만 볼 수 있듯이 診脉 또한 마찬가지이다. 脉을 본다는 것은 脉의 기운을 보는 것이다. 이는 血을 보는 것이 아니라 血이 氣化된 현상을 보는 것이기에 脉管 속이 아니라 위에서 脉을 본다. 만약 脉管 안으로 손가락의 힘이 깊숙이 들어가게 되면 자연히 강한 脉動을 느낄 수밖에 없다. 매우 허약한 노인환자도 손가락으로 脉管 깊숙이 누르면 증상과 관련 없이 脉이 팡팡 뛴다. 또한 이렇게 깊게 누르는 버릇을 들이면 평생 동안 제대로 된 浮脉은 볼 수 없다.

사람의 몸은 위로부터 皮毛(金)·肌肉(土)·血脉(火)·筋(木)·骨(水) 순서로 형성 되어 있다. 脉은 皮毛 위에서부터 손가락을 대고 肌肉 밑으로 들어가서 脉管이 느껴지는 곳인 脉管의 바로 위와 肌肉의 아래에서 보는 것이다.

【譯者註】 (2) 어떠한 힘으로 脉을 보는가?

『難經』에서는 콩의 무게를 들어 脉을 보는 힘의 세기가 언급되어 있다. 실질적으로 콩의 무게는 굉장히 가볍다. 그 무게를 직접 재어본다면 지금 대부분의 한의사들이 診脉을 할 때 脉管을 누르는 힘이 과도함을 알 수 있다. 콩의 무게로 診脉을 한다면 손톱자국이 날 정도로 깊게 누를 필요가 없다.

『難經 · 五難』에 "脉에 輕重이 있다고 하니 무엇입니까? 그렇다. 처음 脉을 잡을 때에는 콩 세 개의 무게로 하여 皮毛와 서로 얻는 것은 肺이다. 콩 여섯 개의 무게로 하여 血脉과 서로 얻는 것은 心이다. 콩 아홉 개의 무게로 하여 肌肉과 서로 얻는 것은 脾이다. 콩 열두 개의 무게로 筋과 같이 하면 肝이다. 눌러서 骨에 이르고 콩 열다섯 개의 무게로 하여 손을 들 때에 오는 것이 實하면 腎이다. 그렇기 때문에 輕重이라고 말한다."①라고 하였다.

【譯者註】 (3) 脉을 잡는 요령

항상 환자의 心臟 높이와 유사한 위치에 손을 놓고 診脉해야 한다. 환자의 손바닥을 위로 한 수평의 자세보다는 환자의 엄지를 위로 하여 손목을 수직으로 세운 자세에서 脉을 본다. 이는 의사의 指頭가 자유로워 환자의 脉을 보기 편한 자세이며 去來와 往來를 모두 잡을 수 있는 위치이다. 만약 환자의 손을 눕혀서 봤을 때는 反關脉을 놓치는 경우가 있다. 의사가 편한 자세에서 脉을 보는 것이 가장 중요하다.

---

① 五難曰 : 脉有輕重, 何謂也? 然, 初持脉如三菽之重, 與皮毛相得者, 肺部也. 如六菽之重, 與血脉相得者, 心部也. 如九菽之重, 與肌肉相得者, 脾部也. 如十二菽之重, 與筋平者, 肝部也. 按之至骨, 擧指來實者, 腎部也. 故曰輕重也.

또한 의사의 指頭와 환자의 寸關尺 三部는 최소한의 부위가 닿아야 한다. 따라서 손가락을 세운 상태에서 손가락 끝이 환자의 寸關尺에 닿게 한다. 요골측의 大腸經絡에서부터 안으로 감싸 듯이 들어와 脉이 뛰는 곳을 확인하여 掌後高骨의 45도 아래에 關의 위치를 정하고 자연스럽게 나머지 손가락을 寸과 尺부위에 적당한 간격으로 나란히 배열하면 된다.

【譯者註】(4) 診脉의 요령

① 최소한 1분 이상 診脉한다. 1분 이상 脉을 보며 脉이 쉬는지를 보아서 부정맥이 있는지를 확인한다.

② 左右 寸關尺의 脉象이 균일하게 나오는지를 확인한다.

③ 寸關尺의 脉象이 균일하지 않다면 두드러지게 다른 脉象이 나오는 부분과 그렇지 않은 부분을 찾는다.

【譯者註】(5) 脉象을 찾기 위해서는 우선 脉의 往來·去來·至止를 숙달하여야 한다.①

往來는 尺部에서 寸部로, 혹은 寸部에서 尺部로 脉氣가 上下로 박동하는 것이다. 去來에서 '來'는 骨肉部에서 脉氣가 表皮로 올라오는 것이고, '去'는 表皮에서 骨肉部로 脉氣가 아래로 내려가는 것이다. 至止는 박동하는 가와 하지 않는가의 여부이다. 즉, 부정맥의 여부이다.

【譯者註】(6) 그 다음으로는 脉의 너비, 長短, 두께의 차이를 찾는다.

우선 너비, 즉 흐르는 강의 너비가 넓은가 좁은가를 보듯이, 大脉처럼 넓은가, 微脉·細脉처럼 좁은가를 찾는 것이다. 그 다음으로는 長短인데 脉波가 길게 오는가, 짧게 오는가를 보는 것이다. 그 뒤로는 두께인데 손끝에 느껴지는 脉이 두꺼운가, 얇은가를 본다. 예를 들면 革脉이나 牢脉처럼 두꺼운가, 濡弱虛脉처럼 얇은가를 보는 것이다. 往來, 去來, 至止, 너비, 長短, 두께를 익숙하게 느끼도록 연습한 이후에야 脉象을 찾을 수 있다.

---

① 寸關三部脉法의 上下來去存消息을 풀어놓은 것이다.

臟腑定位

左는 心小腸肝膽腎이오, 右는 肺大腸脾胃命이라. 心與小腸은 居左寸하고, 肝膽은 同歸左關定이라. 腎脉은 元在左尺中이오, 膀胱은 是腑常相應이라. 肺與大腸은 居右寸이오, 脾胃는 脉從右關認이라. 心胞는 右尺配三焦하니 此는 爲初學入門訣이라.

左는 心·小腸·肝·膽·腎이고, 右는 肺·大腸·脾·胃·命門이다. 心·小腸은 左寸에 있고, 肝·膽은 左關으로 돌아가 자리를 定한다. 腎脉은 원래 左尺 가운데 있고, 膀胱은 이것의 腑로 항상 相應한다. 肺·大腸은 右寸에 있고, 脾·胃脉은 右關을 따라 認知된다. 心胞는 右尺에서 三焦와 配合되니, 이것은 初學들이 入門하는 要訣이 된다.

左心은 主血하니, 肝膽腎膀胱이 皆精血之隧道①라. 故로 次②附之하고, 右肺는 主氣하니, 脾胃命門三焦이 各以氣로 爲運化라. 故로 次附之라. 分之하면 曰氣오, 曰血이오, 曰脉이라. 總之하면 惟脉이 運行氣血而已라. 是以로 氣血이 盛하면 脉盛하고, 氣血이 衰하면 脉衰하며, 氣血이 和하면 脉平하고, 氣血이 亂하면 脉病이라. 由此로 知脉은 乃氣血之體이오, 氣血은 乃脉之用也라. 心은 與小腸으로 爲表裏하야 旺於夏하고 而位左寸하니 沈取로 候心하고, 浮로 候小腸이라. 肝은 與膽으로 爲表裏하야 旺於春하고 而位左關하니 沈取로 候肝하고, 浮로 候膽이라. 腎은 與膀胱으로 爲表裏하야 旺於冬하고 而位左尺하니 沈取로 候腎하고, 浮로 候膀胱이라. 肺는 與大腸으로 爲表裏하야, 旺於秋하고 而位右寸하니 沈取로 候肺하고, 浮로 候大腸이라. 脾는 與胃로 爲表裏하야, 旺於四季하고 而位右關하야 沈取로 候脾하고, 浮로 候胃라. 命門은 與三焦로 爲表裏하야, 寄③旺於夏하고 而位右尺하야 沈取로 候命門하고, 浮로 候三焦라. 然이나 以循環之序로 言之면 則左尺의 水는 生左關의 木하고, 左關의 木은 生左寸의 火하며, 左寸의 火는 接右尺의 火라. 右尺의 火는 生右關의 土하고, 右關의 土는 生右寸의 金하며, 右寸의 金은 生左尺의 水하니, 生生④之意가 不絶하니, 有子母之親也라. 若⑤以對待之位로 言之하면 則左寸의 火는 克右寸의 金하고, 左關의 木은 克右關의 土하며, 左尺의 水는 克右尺의 火하니, 左剛右柔은 有夫婦之別也라.

---

① 隧道 : 터널, 통로를 말함.
② 次 : 이을 차.
③ 寄 : 의뢰할 기. 붙어사는 것을 말함.
④ 生生 : 물체가 끊임없이 생기는 모양.
⑤ 若 : 又也. 또.

然이나 左手는 屬陽하고 右手는 屬陰하니, 左寸의 君火는 以尊으로 而在上하고, 右尺의 相火는 以卑로 而在下하니 有君臣之道也라. 三部之中에 有此自然之理하니 是以로 善診者는 診父하야 而知其子也라.

左의 心은 血을 主宰하니, 肝·膽·腎·膀胱은 모두 精血의 隧道이기 때문에 이어서 붙였고, 右의 肺는 氣를 主宰하니, 脾·胃·命門·三焦는 각각 氣로써 運化하기 때문에 이어서 덧붙였다. 이것을 나누면 氣라 하고 血이라 하고 脈이라고 하는데, 이를 총괄하면 脈은 氣血이 운행할 따름이다. 이런 까닭으로 氣血이 盛하면 脈도 盛하고, 氣血이 衰하면 脈도 衰하며, 氣血이 화평하면 脈도 부드럽고, 氣血이 혼란하면 脈도 병들게 된다. 이것으로 脈은 곧 氣血의 體이고, 氣血은 바로 脈의 用인 것을 알아야 한다. 心은 小腸과 表裏가 되고 여름에 왕성하며 左寸에 위치하니 沈取하여 心을 살피고 浮取하여 小腸을 살핀다. 肝은 膽과 表裏가 되고 봄에 왕성하며 左關에 위치하니 沈取하여 肝을, 浮取하여 膽을 살핀다. 腎은 膀胱과 表裏가 되고 겨울에 왕성하며 左尺에 위치하니 沈取하여 腎을, 浮取하여 膀胱을 살핀다. 肺는 大腸과 表裏가 되고 가을에 왕성하며 右寸에 위치하니 沈取하여 肺를, 浮取하여 大腸을 살핀다. 脾는 胃와 表裏가 되고 四季에 왕성하며 右關에 위치하니 沈取하여 脾를, 浮取하여 胃를 살핀다. 命門은 三焦와 表裏가 되고 여름에 의뢰하여 왕성하며 右尺에 위치하니 沈取하여 命門을 살피고 浮取하여 三焦를 살핀다. 그러나 순환하는 次序로 말하면 左尺의 水는 左關의 木을 生하고, 左關의 木은 左寸의 火를 生하며, 左寸의 火는 右尺의 火에 接續된다. 右尺의 火는 右關의 土를 生하고, 右關의 土는 右寸의 金을 生하며, 右寸의 金은 左尺의 水를 生하여 生生하는 기운이 끊이지 않아 子母의 相生관계이다. 또 對待의 위치로 말하면 左寸의 火는 右寸의 金을 相克하고, 左關의 木은 右關의 土를, 左尺의 水는 右尺의 火를 相克하여, 左手의 脈이 剛하고 右手는 柔하니 夫婦의 구별이 있다. 그러나 左手는 陽에 屬하고 右手는 陰에 屬하니, 左寸의 君火는 높아서 위에 있고 右尺의 相火는 낮아서 아래에 있으므로 君臣의 道가 있는 것이다. 三部 가운데 이와 같이 自然의 이치가 있으니, 이로써 診脈을 잘 하는 사람은 父를 診脈하여 그 子의 病도 알 수 있는 것이다.

【譯者註】(1) 此爲初學入門訣

이 文句는 최소한 「臟腑定位」만큼은 初學者들이 익혀서 임상에 應用해야 할 기본지식임을 말한 것이다.

【譯者註】(2) 左血右氣

左心主血이라 하니 좌측은 血을 주관하고, 右肺主氣라 하니 우측은 氣를 주관한다. 또한 小註에서는 夫婦의 구별이 있다 하였는데, 이는 左強右弱으로 夫婦관계가 형성됨을 언급한 것이다.

總看法으로 보면 좌측은 弱하고 우측이 強하면 血虛, 우측은 弱하고 좌측이 強하면 氣虛, 좌측은 大하고 우측이 小하면 外感, 우측은 大하고 좌측이 小하면 內傷으로 나타나는 경우를 흔히 경험하게 된다.

【譯者註】(3) 脉은 乃氣血之體, 氣血은 乃脉之用也

氣血의 盛衰를 잘 파악하는 妙法이 바로 脉診이라고 할 수 있다. 心은 血脉을 주관한다. 이는 血과 脉을 포괄하여 말한 것으로 脉은 혈관을 말하고, 心臟의 규칙적인 확장과 수축으로 인하여 혈액이 脉管을 통하여 수송할 때에 혈관에 부딪쳐 혈액이 운행할 때 波動①이 생기는 것이다.

이러한 波動에 따라 맥박을 형성하게 되는데, 이는 모두 心臟 분사력의 속도와 강약 및 혈관벽의 수축과 확장할 때에 탄력의 강약으로 나타난다. 맥박이 波動하는 위치와 조율 및 강도와 博弱으로 脉象이 나타나게 되는 것이다.

이는 생리적 또는 병리적으로 臟腑 기능의 활동과 밀접한 관계가 있기 때문에 氣血과 臟腑의 病變은 血脉의 운행에 영향을 줌으로써 脉象에도 변화가 나타난다. 이를 살피고 진단함으로써 病情에 대하여 기준을 삼을 수 있는 것이다.

脉을 나누면 氣와 血이 되는데, 이것을 脉이라고 한다. 이를 총괄하면 脉은 氣血이 운행할 따름이다. 이런 까닭으로 氣血이 盛하면 脉도 盛하고, 氣血이 衰하면 脉도 衰하며, 氣血이 화평하면 脉도 부드럽고, 氣血이 혼란하면 脉도 병들게 된다. 이것으로 脉은 곧 氣血의 本體이고 氣血은 바로 脉의 作用인 것을 알아야 한다고 하였으니, 이는 脉의 형성기전과 脉이 병드는 氣血의 本體와 脉의 作用에 대하여 언급한 것이다.

【譯者註】(4) 浮沈으로 臟腑脉을 구별한다.

좌우의 寸關尺으로써 五臟의 위치를 나누고, 浮沈으로써 각 부위의 臟腑를 나누는 것이다. 임상에서 診脉을 할 경우에는 먼저 손을 가볍게 접촉하여 浮부위에서 取하고 뒤에 좀 무겁게 눌러 沈부위에서 取하여 脉診하는 기본 수법을 말한 것이다.

浮沈은 臟腑를 나누는 기준이 되는데, 이 내용은 「臟腑六脉診法」에 나오는 내용이다. 浮沈을 表裏로 나누어서, 沈은 陰이 되어 裏가 되고 浮는 陽이 되어 表가 되기 때문에, 浮取하여 腑의 징후를 살피고 沈取하여 臟의 징후를 살핀다고 되어 있다. 자세한 것은 「臟腑六脉診法」을 참고하면 된다.

【譯者註】(5) 子母之親, 夫婦之別, 君臣之道

위에서 언급한 左尺의 水는 左關의 木을 生하고, 左關의 木은 左寸의 火를 生하고, 左寸의 火는 右尺의 命門火에 接續되고, 右尺의 火는 右關의 土를, 右關의 土는 右寸의 金을, 右寸의 金은 左尺의 水를 生하여 生生하는 기운이 끊이지 않아 子母의 相生관계가 있다.

상대적인 위치로 말하면 左寸의 火는 右寸의 金을 相克하고, 左關의 木은 右關의 土를, 左尺의 水는 右尺의 火를 상극하여 左手의 脉이 强하고 右手는 柔弱하니 夫婦와 같이 相對的인 구

---

① 波動 : 血之波浪과 박동을 말한다.

별이 있다.

그러나 左手는 陽에 속하고 右手는 陰에 속하니, 左寸의 君火는 높아서 위에 있고 右尺의 相火는 낮아서 아래에 있으므로 君臣의 道가 있는 것이다. 三部 가운데 이와 같이 자연의 이치로 五臟의 위치가 형성됨을 표현한 것이다.

【譯者註】 (6) 善診者는 診父而知其子也

『醫學入門 · 歷代醫學姓氏』의 '僧智緣'의 條文에 보면 "僧智緣은 隨州땅 사람이다. 太素脉을 잘 하였는데 아버지를 診察하여 그 아들의 吉凶을 말할 수 있었다. 王安石이 이를 믿고 말하기를 옛날에 醫和는 晉候를 診察하고 良臣이 장차 죽을 것을 알았으니 아비를 보고 자식을 아는 것이 어찌 괴이한 일이겠는가?"라고 하였다.

七表八裏九道脈名

浮芤滑實弦緊洪은 名爲七表니 屬陽宮이라. 微沈緩濇遲幷伏과 濡弱은 爲陰이니 八裏同①이라. 細數動虛促結散과 代革은 同歸九道中이라. 又有長短大三脈하니 經書所載는 亦當通이라.

浮·芤·滑·實·弦·緊·洪脈은 七表라고 하니 陽宮에 속한다. 微·沈·緩·濇·遲와 아울러 伏·濡·弱脈은 陰이 되어 八裏脈의 무리이다. 細·數·動·虛·促·結·散과 代·革脈은 모두 九道 가운데로 돌아간다. 또 長·短·大·三脈이 있으니, 經書에 기재된 것과도 바로 相通한다.

脈經에 無表裏九道之目이라. 且七表에 以芤로 爲陽이나 然이나 爲亡血失精半産이라. 七表에 以弦으로 爲陽이나 仲景은 以弦으로 爲陰이라. 九道에 以動으로 爲陰이나 仲景은 以動으로 爲陽이라. 惟脈經이 則與仲景으로 合也라. 經은 以上中下의 九候로 爲九道라 하니 的②非歌訣의 九道之謂也라. 戴同父③는 有脈訣刊訣④하고 朱文公은 謂其辭俚⑤而淺이라. 但脈訣은 世俗에 誦習已慣이니 表裏名義를 初學은 不可不知라. 九道에 從丹溪者는 脈經은 有數無短하고 內經은 有革無牢故也라.

『脈經』에는 七表·八裏·九道의 항목이 없다. 또한 七表에 芤를 陽脈이라 하였으나, 芤는 亡血·失精·半産의 脈이다. 七表에 弦을 陽脈이라 하였으나, 仲景은 弦을 陰脈이라 하였다. 九道에 動을 陰脈이라 하였으나, 仲景은 動을 陽脈이라 하였으니, 오직 『脈經』이 仲景의 說과 합치된다. 『內經』에는 上中下의 九候로 九道를 삼았으니, 참으로 『歌訣』에서 말하는 九道와는 다르다. 戴同父는 『脈訣』의 잘못된 곳을 바로잡아 『脈訣刊誤』를 저술하였고, 朱文公은 『脈訣』의 말들이 속되고 천박하다 하였다. 다만 『脈訣』은 세속에서 誦習하는 것이 이미 습관화되었으니, 表裏脈의 명칭과 의의는 初學者들이 알지 않으면 안 된다. 九道脈에 丹溪의 說을 따른 것은 『脈經』에는 數脈은 있으나 短脈이 없고, 『內經』에는 革脈은 있으나 牢脈이 없기 때문이다.

---

① 同 : 무리 동, 동아리 동.
② 的 : 실제로는, 참으로.
③ 戴同父 : 戴啓宗. 同父는 字. 元代의 醫家. 父: 늙은이 보.
④ 訣 : '誤'字의 誤字.
⑤ 俚 : 속될 리.

【譯者註】 (1) 七表八裏九道

脉을 공부할 때에 가장 먼저 부딪히는 장애물이 '七表八裏九道脉名'이다. 특히 모든 脉書에 이 부분에 대해서 언급을 하고 있지만, 자세히 설명하지 않았기 때문에 더욱 혼란스럽다.『察病指南』에 七表는 陽實脉이고 八裏는 陰虛脉으로, 五行 즉 金木水火土에서 脉位의 浮中沈法이 있어서 15脉이 된다고 하였다. 浮濇弱脉은 金에, 弦緊伏脉은 木에, 沈滑濡는 水에, 芤實洪은 火에, 微緩遲는 土에 屬한다고 되어 있다. 九道는 陰陽으로 나누어 陽脉은 數長促動脉, 陰脉은 短結細革代脉이 된다고 하였다.

결국 七表八裏九道脉은 뒤에 나오는 脉象으로 인한 病理, 즉 다시 말하면 脉理를 五行으로 설명하기 위해 나온 경우가 더 많다. 그렇기 때문에 七表八裏九道脉은 王叔和를 借名한『脉訣』이라고 하여 戴啓宗은 세상을 혼란시킨 것이라고 혹평을 하였다.

【譯者註】 (2) 脉學의 基源

扁鵲 등의 醫家들이 정리하였으므로 이에 유래되었다고 한다. 周秦시대에는『內經』과『史記』를 근거하였고,『難經』은 脉學 上의 특색으로 寸口로 주장하였다. 漢末의 張仲景이 脉에 크게 공헌하였고, 西晉시대에는 王叔和의『脉經』역시 脉學에 큰 업적을 남겼다. 宋代에는 高陽生의『脉訣』①, 元代에 이르러 戴啓宗의『脉訣刊誤』, 明代에는 李時珍의『瀕湖脉學』이 있다.

다만, 80년대 馬繼興의『中醫文獻學』에서는 '王淑和脉訣'은 六朝 시기에 편찬된 것으로, 그 내용과 체계가 '脉經'과 달라서, 脉經과 다른 一家의 脉法 서적이라고 결론짓고 있기 때문에『脉訣』에 대한 내용은 앞으로 더 고찰이 필요하다.

『內經』에서는 12脉이 나왔고,『難經』에서는 특히 氣口人迎脉의 새로운 학설이 나왔다. 또한 漢末의 張仲景은 脉學의 발전에 획기적인 공헌을 하였다. 그는 脉象을 陰과 陽으로 구분하였으니, 大 · 浮 · 數 · 動 · 滑은 陽脉, 沈 · 濇 · 弱 · 弦 · 微는 陰脉으로 분류하였다. 더욱 중요한 것은 그는 임상에서 脉과 證을 긴밀하게 결합시켰으니, 이로써 脉과 證을 辨證의 객관적인 근거를 삼았다.

西晉의 王叔和의『脉經』에는 24脉이, 明의 張介賓의『景岳全書』에는 16脉이, 清代의 張璐의『診宗三昧』에는 32脉이,『瀕湖脉學』에는 27脉이,『診家正眼』에는 28脉이 기재되어 있는데, 근대에 이르러서는 일반적으로 28脉을 應用하고 있다.

---

① 宋代 :『脉訣』이 간행된 시기에 대해서는 의견이 분분하다.

諸脉體狀

▸ 浮按不足擧有餘요, 沈按有餘擧則無라.

浮脉은 손가락을 누르면 힘이 부족하고 들면 힘이 있으며, 沈脉은 손가락을 누르면 힘이 있으나 들면 없어진다.

浮는 不沈也니 脉在肉上이라. 沈은 不浮也라. ○ 浮沈二脉은 以擧按輕重으로 取之라. 浮爲在表하고 沈爲在裏라.

浮는 가라앉지 않은 것이니, 脉이 肌肉 上에 있는 것이다. 沈은 脉이 뜨지 않는 것이다. ○ 浮와 沈의 두 脉은 擧按을 할 때에 輕重으로 취하는 것이니, 浮脉은 表에 있는 것이고, 沈脉은 裏에 있는 것이다.

【譯者註】(1) 諸脉體狀 설명

八要脉은 서로 對句를 이루면서 비교가 되기 때문에, 우선 八要脉은 두 개씩 묶어서 설명하고, 뒤에도 서로 같이 묶어야 이해해기 쉬운 脉들은 모아서 註를 달았다.

【譯者註】(2) 脉象의 표현

脉象을 글로 나타낸다는 것은 어려운 일이다. 더구나 번역은 더더욱 쉬운 것이 아니다. 醫家들마다 느끼는 감촉의 차이나 표현에 따라 다르게 느껴지기 때문이 아닌가 생각된다. 같은 달 모양을 보고 누구는 '쟁반 같이 둥글다'라고 하고, 어떤 이는 '내 님의 얼굴 같다'라고 할 수 있다. 醫書마다 서로 다르게 표현하였지만 결과는 거의 같다고 보아야 할 것이다.

예를 들면 같은 緩脉이라도 楊玄操는 "如初春에 楊柳舞風之象"이라고 하였고, 滑壽는 "如微風에 輕颭柳梢"라고 하였다. 또한 같은 濇脉이라도 通眞子①는 '如雨霑沙'라고 하였고, 李時珍은 '如病蠶食葉'이라고 표현한 것이 차이가 난다. 하지만 이러한 차이도 최대한 脉象을 이해하기 쉽도록 하기 위한 노력이었을 것이다. 지금 또 그것을 한글로 표현하고자 하니 두려움이 앞서지만 최대한 이해하기 쉽도록 노력하였다.

【譯者註】(3) 浮脉

浮脉은 손가락 끝을 가볍게 피부에 접촉시키면 맥박이 분명하게 박동하는 것을 감지할 수 있으나, 指頭에 힘을 주어 누르면 도리어 맥박의 힘이 감소되지만 공허한 느낌은 없이 脉象의 위치가 表淺部에서만 나타나는 것을 말한다.

---

① 通眞子 : 劉完素.

참고로 浮脈은 기본적으로 부족을 표현하는 脈이라고 생각해야 한다. 잘못 이해하면 浮는 表가 되고 表는 陽이 되며 陽은 實이라고 생각하게 된다. 浮脈은 손가락 끝에 힘을 주어 누르게 되면 그 脈이 푹 꺼진다. 즉 안이 비어 있는 것 같은 모양이다. 그렇기 때문에 부족을 표현하는 脈이라고 하는 것이다. 그렇지만 힘을 주어 눌렀을 때 脈의 모양이 없어진다고 해도 다시 손가락 끝에 힘을 빼고 위로 올리면 脈의 모양이 드러난다. 이것을 浮脈이라고 한다.

앞에서 언급했다시피 脈을 관찰하는 위치는 脈管의 위와 肌肉의 사이에서 관찰이 이루어져야 한다. 그렇지 않고 脈管 안으로 손가락이 들어가게 되면 자연히 脈動을 느끼게 되기 때문에 평생 동안 제대로 된 浮脈을 볼 수가 없게 된다.

【譯者註】 (4) 沈脈

沈脈은 陰脈으로 주로 裏證에 흔히 나타나는데, 指頭에 힘을 주어 누르게 되면 밑에서 實한 느낌이 있게 되나 그 實한 느낌이 浮부위까지 끌고 올라 왔을 때에는 따라오지 못한다. 이를 虛實로 나누어 보면 有力과 無力의 차이가 있다.

참고로 沈脈은 기본적으로 有餘나 鬱滯를 표현하는 脈이라고 생각해야 한다. 역시 浮脈에서처럼 沈은 裏가 되고 裏는 陰이 되어 沈脈이 부족한 것을 표현한다고 생각하면 안 된다.

▸ 遲脈一息剛①三至요, 數來六至一吸呼라.

遲脈은 한 번 숨을 쉴 때 겨우 세 번 박동하고, **數脈**은 한 호흡에 여섯 번 박동하는 것이다.

遲는 **不及也**요, **數**은 **太過也**라. ◯ **遲數**의 **二脈**은 **以呼吸息數**로 **取之**니 **遲爲冷**이고 **數爲熱**이라.

遲는 不及한 것이고, 數은 太過한 것이다. ◯ 遲數의 두 脈은 一呼吸의 息數로 取하는 것이니, 遲脈은 冷證이고 數脈은 熱證이다.

【譯者註】 (1) 호흡수와 맥박수

呼吸數는 일반적으로 1분에 18회 정도를 정상으로 보고, 맥박수는 1호흡에 3회를 遲脈이라 하고, 4~5회를 正常脈(緩脈)이라고 하고, 1호흡에 6회를 數脈이라고 한다. 결국, 遲脈은 18×3이 되어 1분에 54회가 되고, 緩脈은 遲脈에 비해서 약간 빠르다고 했으니 18×4가 되어 1분에 72회가 되고, 數脈은 18×6이 되어 1분에 108회가 된다.

참고로 1호흡에 5회 박동하면 1분에 90번 박동하므로 이를 急脈이라고 하고, 1호흡에 7회면 총 126번 박동하게 되는데 이 脈을 疾脈이라 한다. 1호흡에 8회 박동하면 144번 박동하니 이를 極脈이라 하고, 1호흡에 9회 박동하면 162번을 박동하는데 이를 脫脈이라고 한다.

1호흡에 4회가 되면 緩脈이라고 하고 正常脈으로 보는 것은, 1호흡에 四臟의 脈이 한번 다 돌기 때문에 그렇게 한 것이다. 나머지 한 臟은 바로 脾臟을 말하는 것이다. 脾臟은 원래 '善不見'으로 잘 드러나지 않게 되다가 윤달처럼 四臟이 한번 다 돌고 나면 그때 비로소 1動으로 숫

---

① 剛 : 겨우 강.

자를 셈하게 된다.

그렇기 때문에 1분간 72회에서 78회 사이를 대부분 다 정상적인 맥박수로 보는 것이다. 다만 소아의 경우에는 원래 脈이 빠르게 뛰기 때문에 대부분 1분에 90~110회 박동하고, 嬰兒는 120~140회 박동한다.

【譯者註】 (2) 眞遲脈과 眞數脈

遲脈은 冷證이 많고 數脈은 熱證이 많다고 하는데, 冷한 사람들은 대부분 虛冷을 말하고 熱한 사람은 대부분 實熱을 말한다. 그러나 이 또한 脈象이 有力인가 無力인가를 살펴야 하니, 數脈은 有力해야만 진정한 數脈이고, 遲脈은 無力해야만 진정한 遲脈인 것이다. 그리고 간간이 몸이 건장한데도 脈이 느린 사람이 있으니 이런 사람들은 대부분 유산소 운동을 많이 한 경우가 많고, 특히 마라톤을 한 사람은 심폐기능이 발달하여 遲脈이 나타나는 경우가 흔하다. 하지만 평소에 운동을 하지 않는데 遲脈이 보이면 약물 중독자인 경우도 있음을 경험하게 된다.

【譯者註】 (3) 최소한 50動은 살펴야 한다.

『靈樞 · 根結』에 그 脈口를 잡을 때에는 그 오는 數를 헤아려야 하니 五十動이어도 한 번도 쉬지 않으면 五臟이 건강하다. 『仲景全書 · 傷寒卒病論集』에는 "動數發息不滿五十"이라고 하였다. 이는 診脈할 때 최소한 50回의 박동을 헤아려야 五臟 기능의 성쇠를 살필 수 있을 뿐만 아니라 부정맥을 찾는 데도 도움이 되므로 시간적으로는 2~3분 정도 관찰해야 하고, 때로는 길게 5~10분 정도 살펴보아야 되는 것이다. 얕은 생각으로 10초 동안 박동하는 숫자를 헤아려 그 숫자에 6을 곱하여 1분에 몇 번 박동하는가를 계산하면 부정맥을 찾지 못하는 오류를 범할 경우가 많으니 조심해야 한다.

▶ **滑似累珠來往疾**이오, **濇滯往來刮竹皮**라.

滑脈은 마치 구슬이 연이어 빠르게 往來하는 것 같고, 濇脈은 圓滑하지 못하여 예리한 칼날로 대나무를 긁는 것과 같이 매끄럽지 못한 것이다.

滑은 **不濇也**니 **累累如珠**하야 **往來流利疾速**이라. **濇**은 **不滑也**니 **往來濇滯**하야 **如刀刮竹皮然**하니 **不通快也**라. ○ **滑濇**의 **二脈**은 **以往來**의 **形狀**으로 **取之**니 **滑爲有餘**하고 **濇爲不足**이라.

滑은 껄끄러운 것이 아니니, 마치 구슬이 계속 이어져 오는 것과 같아 往來가 流利하고 疾速하다. 濇은 매끄러운 것이 아니니, 往來가 원활하지 않아서 마치 칼로 대나무의 표피를 긁는 것과 같이 시원하게 통하지 않는 것이다. ○ 滑과 濇의 두 脈은 往來하는 形狀으로 찾는 것이니, 滑은 有餘한 證이고 濇은 不足한 證이다.

【譯者註】 (1) 滑脈

滑脈은 임상에서 많이 보는 脈이다. 매끄럽고 여울져 오기 때문에 마치 구슬이 이어져 오는 것과 같다. 이 滑脈은 느낌상으로 빠르게 느껴지는 것이지 실제 빠른 것은 아니다. 실제 빠르게 되면 數脉으로 108動이 나와야 하는데 그렇지 않다. 빠른 느낌을 갖게 되는 것 뿐이다. 滑脉은 陽 가운데 陰脉이라고 하였으니, 이는 脉象의 形勢가 빠른 것과 같이 느껴지므로 陽脉이요, 형상은 물과 같기 때문에 陰脉이라고 한 것이다.

【譯者註】(2) 濇脉

『脉學輯要』에 周禮는 '바늘 7~8개를 한 묶음 묶어서 위를 만지는 것과 같은 형상'이라고 하였으며, 李時珍은 '如病蠶食葉'이라고 하여 병든 누에가 뽕잎을 갉아 먹은 것과 같다고 하였다. 그리고 如雨霑沙의 표현을 하는 경우도 있다.

다시 말해서 濇脉에는 '如輕括竹皮'와 '如雨霑沙', '如病蠶食葉'의 세 가지 모양으로 이해하면 된다. 濇脉은 遲脉과 細脉 및 短脉의 복합된 형태로 볼 수 있다. 濇脉은 때로 한 번 쉬는 느낌도 있는데, 이는 껄끄러운 것이 심하여 나타나는 형상으로, 대나무의 표피를 칼로 긁을 때 대나무의 마디에 걸리는 것 같이 맥박이 한 번 또는 그 이상 잠시 멈칫하는 느낌이 있다.

다시 정리하자면 濇脉은 停滯되는 느낌의 脉으로 옛 사람들이 여러 가지 모양으로 설명하고 있다.

① 우선 '括竹皮'로 『醫學入門』에서 표현하는 것처럼 대나무를 긁는 듯한 모양을 말한다. 指頭에 느껴지는 것으로는 '사사삭' 하면서 약간 뒤로 넘어가는 느낌을 같이 보여준다.

② '如雨霑沙' 혹은 '如病蠶食葉'이라는 표현하는데, '如雨霑沙'는 장대비가 모래둔덕에 떨어진 다음에 퍽하고 흩어지는 모양으로, 마치 여러 개의 바늘 위에 指頭가 있는 듯하게 껄끄러운 느낌이다. 단 이때에는 찔려서 따가운 느낌이 아니고 닿고 있는 느낌이다.

③ '如病蠶食葉'이라는 것은 병든 누에가 한 번에 뽕잎을 다 먹지 못하기 때문에 이곳저곳을 갉아 먹게 되어서 군데군데 먹은 흔적만이 남는 모양이다.

참고로 或一止의 濇脉이 있는데, 원래 代脉의 부정맥은 40動에 한 번, 30動에 한 번 이런 식으로 쉬기 때문에 有定數라고 한 것이다. 그러나 或一止의 濇脉은 특징적으로 10動 이내에서 쉬는 것이다. 『脉學輯要』에 보면 吳又可의 『溫疫論』을 인용하면서 "脉이 항상 歇止하는데 여러 의사들이 이것을 보고 雀啄脉으로 보아 반드시 죽는다고 하여 다 같이 藥을 사용하지 않았으나, 내가 診察하여 보니 그 脉은 參伍가 不調하여 혹은 二動에 一止하고 혹은 三動에 一止하여 다시 오는 것으로 이것은 濇脉이다."라고 하였다.

【譯者註】(3) 澁脉과 濇脉

澁脉과 濇脉은 모두 不足을 표현하고 있는데, 원칙적으로 澁脉은 氣虛로 인한 不足의 滯를 말하는 것이고, 濇脉은 精血의 不足으로 인한 滯를 말한다. 하지만 근래에는 구별해서 사용하지 않는다.

▸ **大浮滿指沈無力**이오, **緩比遲脉快些兒**라.

大脉은 浮取하면 손가락 가득하나 沈取하면 힘이 없고, **緩脉**은 遲脉에 비하여 조금 빠르다.

大①는 **不小也**니 **浮取**에 **滿指似洪**하고 **沈取**에 **濶濡無力**이라. **緩**②은 **不緊也**니 **仍四至**하되 **但往來**는 **更和緩耳**니라. **比三至遲脈**으로 **更快些**라. ○ **大緩**의 **二脈**은 **以指下**의 **急慢**으로 **分之**라. **大**는 **則邪勝**이오, **緩**은 **則正復**이라.

大脈은 좁은 것이 아니니, 浮取하면 손가락에 가득해서 마치 洪脈과 비슷하고, 沈取하면 넓고 부드러우면서 無力하다. 緩脈은 緊急하지 않은 것이니 여전히 네 번 박동하지만, 그러나 脈의 往來가 더욱 부드럽고 緩慢할 따름이다. 세 번 박동하는 遲脈에 비하여 조금은 빠르다. ○ 大脈과 緩脈의 두 脈은 손가락에 세차게 느껴지고 느슨한 것으로 구분하는 것이다. 大脈은 邪氣가 勝하는 것이고, 緩脈은 正氣가 회복되는 것이다.

【譯者註】(1) 大脈

大脈은 邪氣가 진행이 되는 脈으로 指頭로 느낄 때에는 그득하게 느껴지다가 안으로 누를 때에는 푹 꺼지는 형상을 가지고 있다. 그렇기 때문에 '大浮滿指沈無力'이라는 표현을 하는 것이다. 病勢가 진행된다는 것은 正氣가 부족하고 邪氣가 강하기 때문에 病이 진행되는 것이다. 中風이나 口眼喎斜의 경우에 大脈이나 緊脈, 數脈이 끼게 되면 病勢가 악화되는 경향이 있음을 경험할 수 있고, 때로는 三部에 모두 大脈이 나오면 건강하고 元氣가 왕성한 사람도 있음을 주지해야 할 것이다.

【譯者註】(2) 緩脈

緩脈은 정상적인 緩脈과 病的인 緩脈이 있다. 病이 호전되려는 때에도 緩脈이 나타난다. 陽인 寸部와 陰인 尺部에 上下가 동등하여 한쪽으로 치우침이 없는 화평한 脈象을 말한다. 그러므로 先天의 腎氣와 後天의 水穀이 전신을 왕성하게 하여 百脈을 원활하게 소통시키므로 맥박의 주기가 일정하고, 氣血의 유동이 원만하기 때문에 緩脈의 脈象은 浮하지도 않고 沈하지도 않으며, 크거나 작지도 않고, 빠르거나 느리지도 않아서 形勢가 조용하면서 활기찬 모양으로, 이를 형용하기 어려운 것이 緩脈이다.

실제 소화기가 좋은 사람들의 脈은 우측 關部에 부드럽고 있는 듯 없는 듯한 脈象이 나오는 것을 경험할 수 있는데, 대개 이런 경우에 脈을 잘 모르는 사람이 그 脈을 보고 노인네 脈이라고 하는 경우가 빈번하다. 病的인 緩脈은 끈끈하여 遲緩한 脈象이라고 표현하는 것이 오히려 나을 것이고, 또한 緩脈 이외의 脈이 겸하여 나타나면 病的인 緩脈이다.

반대로 본인이 소화기가 좋다고 생각하는 사람들의 脈이 弦緊이나 弦滑緊이 나타나는 경우가 많은데, 도리어 이런 사람들은 소화력이 강한 것일 뿐이다. 진정으로 소화기가 좋은 사람의 脈은

---

① 大 : 大脈에서 '大'字는 크다는 의미가 아니라 넓다는 의미이고, 病이 진행하는 脈象은 大緊脈이니 緊急한 것이다.

② 緩 : 緩脈에서 '緩'字는 정상적이거나 正氣가 회복될 때의 '緩'이다. 이 구절에서 緩脈은 부드럽고 가지런한 脈象으로 緩慢한 것이다.

和緩한 緩脉이 나타나서 脉이 있는 듯 없는 듯한 것이 진정으로 소화기가 좋은 사람의 脉이다.

참고로 緩脉은 正氣가 회복되는 것을 표현하는데, 실제로 緩脉을 보면 생리적으로 正氣가 회복되려는 緩脉이 있고, 병리적으로 보이는 緩脉이 있다. 생리적으로 正氣가 회복되는 緩脉은 和緩한 緩脉으로 『素問 · 宣明五氣篇』에 '脾脉代'라고 하였다. 여기에서 代脉을 가지고 있다는 것은 부정맥을 말하는 것이 아니라 脉이 和緩하여 느껴지지 않을 정도라는 것이다.

이처럼 和緩한 緩脉이 나타나는 경우에는 正氣가 회복되려는 脉象이니, 대부분 和緩한 緩脉이 끼게 되면 증상이 호전될 것이라고 판단하면 된다. 楊玄揮는 "如初春 楊柳舞風之象"이라고 했고, 滑壽①는 "如微風 輕颭②柳稍"이라고 했다.

그러나 病的인 緩脉이 있으니 이것은 끈끈한 緩脉을 말하는 것으로, 「諸脉主病」 이후로 병리적인 상황을 설명하는 緩脉이다. 指頭에서 느낄 때에는 마치 껌을 밟아서 올라갈 때의 느낌, 혹은 더운 날 아스팔트 위를 걸을 때에 쩍-억 하고 달라붙는 느낌을 말하는 것이다. 임상에서는 콜레스테롤이 높은 경우에도 나타난다.

그러나 緩脉을 脉動으로 나눌 때에는 遲脉보다는 약간 빠른 것으로 표현하여 '緩比遲脉快些兒'라고 표현했다. '遲脉一息强三至'라고 했기 때문에 緩脉을 1호흡에 4動 정도라고 보면 될 것이다.

▸ 洪如洪水湧波起요, 實按愊愊力自③殊④라.

洪脉은 마치 큰 물결이 솟아오르는 것과 같고, **實脉**은 누르면 堅實有力하여 특별히 다르다.

洪⑤은 大而湧上且實也니 如洪水之波浪湧起라. 浮沈으로 取之하면 有力하되 其中에 微曲이 如環하고 如鉤라. 故로 夏脉을 曰鉤라 하니, 鉤는 卽洪也라. 實은 不虛也니 擧按이 皆愊愊有力이라.

洪은 넓으면서도 위로 솟아오르는 것이 또한 實하니, 마치 큰 물결이 솟아오르는 것과 같다. 浮부위나 沈부위로 이를 取하면 모두 힘이 있고, 그 가운데에 약간 굽은 것이 있어 마치 고리나 갈고리와 같다. 그렇기 때문에 夏脉을 鉤脉이라 하니, 鉤는 곧 洪脉인 것이다. 實脉은 空虛하지 않은 것이니, 들거나 누를 때에 모두 堅實하여 힘이 있다.

【譯者註】 (1) 洪脉

洪脉은 熱이나 정신적인 흥분 또는 飮酒 후에 혈관의 확대로 인하여, 다만 浮부위나 中부위에서는 有力하게 나타나지만 沈부위에서는 無力하면서 빠른 감촉이 있다. 洪脉의 形勢는 올라올 때는 浮大하면서 有力한 특징이 있으니, 이를 '來盛'이라고 하고, 내려갈 때는 기세가 緩慢해지

---

① 滑壽 : 字는 柏仁, 元代의 大醫學家. 著書로는 『診家樞要』 · 『難經本義』 等이 있다.
② 颭 : 나부낄 점.
③ 自 : 특별히, 당연히.
④ 殊 : 다를 수.
⑤ 洪 : 洪脉에서 '洪'은 『明文韓漢大字典』(明文堂, 1984)에 '脉이 떠서 힘 있을 洪'이라고 되어 있다.

면서 無力해지니, 이를 '去衰'라고 한다.

여름철에 洪脉이 다른 脉과 겸하여 나타나면 정상적인 것으로 病이 없는 脉象임을 말한 것이다. 만약 脉形은 비록 洪大하나 이를 눌러보아서 無根하여 활연히 공허한 감촉이 있으면 이는 虛陽이 外表로 떠오른 현상이니, 전신증상과 참고하여 정확하게 진찰해야 한다.

【譯者註】 (2) 實脉

實脉은 浮中沈의 세 부위에서 말할 것도 없이 균등하게 힘이 있어 指頭에 充實한 감촉이 있고, 脉의 형태가 길고 크며, 세차고 有力한 특징이 있다. 邪氣와 正氣가 모두 왕성하거나 또는 氣血이 壅滯되어 脉管이 견고하고 충만해지기 때문에 脉象이 견실하고 有力하게 나타난다.

▸ **弦若張弓絃勁直이오, 緊似牽繩轉索初라.**

弦脉은 마치 당긴 활줄처럼 팽팽하고 곧으며, **緊脉**은 마치 노끈을 緊迫하게 튕기는 느낌과 같다.

弦은 **勁直**이 **如弓弦也**니 **擧按**이 **皆然**이라. **緊**은 **急而不緩也**니 **如轉索之狀**이라.

弦은 굳세고 곧은 것이 마치 활줄과 같으니, 손가락을 들거나 누르거나 모두 같다. 緊은 팽팽하고 느슨하지 않은 것이니, 마치 양쪽에서 새끼줄을 돌릴 때 지면에 부딪칠 때 그 튕겨지는 감촉의 형상이다.

【譯者註】 (1) 弦脉 · 緊脉 · 滑脉을 잘 살펴야 한다.

弦脉은 형체가 비뚤어지거나 굽지 아니하여 일직선으로, 마치 거문고나 기타 같은 현악기의 줄과 같다. 뿐만 아니라 穩重하게 박동하고 있는 것이 쉽게 변환되지 않기 때문에 이를 눌러봐도 이동하지 않으며, 指頭에 정연하고 탄력이 있으면서 빠른 느낌이 있는 脉象이다.

실제 弦 · 滑 · 緊脉은 임상에서 제일 많이 볼 수 있는 脉이고, 세 가지의 脉이 따로 오는 경우도 있지만 같이 나타나는 경우도 많기 때문에 이를 감별하기 위해서는 많은 숙달이 필요하다.

【譯者註】 (2) 弦脉

肝은 疏泄機能을 主宰하고 氣의 활동을 순조롭게 하는데, 만약 邪氣가 肝에 停滯되면 이들의 기능이 상실되어 氣가 鬱滯되어 弦脉이 나타나니, 주로 肝病이나, 정신적인 과로나 鬱結, 육체적인 과로와 痰飮, 虛寒, 疼痛, 眩暈, 四肢拘急, 泄瀉, 고혈압(弦大脉), 反胃 등의 증상에 종종 나타난다.

弦脉은 긴장된 脉象이기 때문에 脉管이 신경섬유의 긴장으로 인하여 나타나니, 이는 분노나 정신적인 문제로 肝氣가 上逆하여 야기된 것이다. 사춘기에도 弦脉이 나타남을 경험하게 된다.

弦脉은 마치 활줄이 팽팽하게 되는 모양을 하는 것이니, 指頭에 느낄 때에는 일직선으로 짝 달라붙으면서 닿는 느낌이다. 일직선으로 나오기 때문에 좌우로 이동이 없다. 대부분 피로하거나 갑작스럽게 노동한 후에 많이 나타난다. 무리한 운동을 한 뒤에 脉을 보면 많이 나타난다.

【譯者註】(3) 緊脉

더우면 물체가 이완되고 차면 긴축되는 것과 같이, 寒邪가 인체에 침입하면 正氣와 서로 다투기 때문에 脉管도 이에 따라 긴장되며 팽팽한 緊脉을 형성하게 되는 것이다.

'牽繩'이라는 것은 줄이나 끈을 잡아당긴다는 것이다. '轉索初'라는 것은 양쪽에서 돌리는 줄넘기를 할 때 그 줄이 땅에 맞고 튀어 나오는 것 같이 튕기는 느낌이 있는 것이다. 弦脉이 指頭에 짝 달라붙는 느낌이라면, 緊脉은 指頭를 때려서 좌충우돌하는 느낌이다. 대부분 통증이 있는 경우에 많이 나타난다.

활동이 많거나 근육이나 관절을 사용하는 일이 잦아서 이로 인해 통증이 나타나는 경우에 弦緊脉이 같이 보이는 경우가 많다. 그러나 차분히 살피면 弦脉과 緊脉을 나누어 볼 수가 있다.

▶ 長脉過指出位外요, 芤兩頭①有中空疎라.

長脉은 指頭의 범위를 지나 밖으로 나가고, **芤脉**은 兩邊에는 있으나 가운데인 속은 비어 있는 것이다.

長은 不短也니 過於本位라. 芤는 如芤菜의 中空也라.

長은 짧지 않은 것이니, 本來의 위치를 지나쳐 간다. 芤脉은 마치 파 잎처럼 가운데가 비어 있는 것과 같다.

【譯者註】(1) 長脉

脉이 寸關尺으로 정한 부위에서 보여야 한다는 것인데, 예를 들면 關部에 長脉이 나오면 위로는 寸부위까지 나오고 밑으로는 尺부위까지 나온다는 것이다. 長脉이라고 하지만 대개는 弦而長하게 보이는 경우가 많다.

그러나 長脉은 두 가지 體狀이 있다. 첫째는 和緩한 長脉이면 건강한 脉象이니, 이는 正氣가 충족하고, 百脉이 원활하게 순행한다는 징조이거나, 氣의 升降이 원활하게 잘 이루어진다는 징조이다. 둘째는 脉象의 형태가 有力하면서 경직된 것은 病的인 長脉이다.

【譯者註】(2) 芤脉

'芤'는 파(慈蔥)를 말한 것이다. 芤脉은 兩邊이 있으나 중앙 부위는 공허한 脉象이다. 浮부위에서는 指頭에 蔥皮의 윗부분에 닿아 兩邊이 있으면서 形勢가 크지만 유연하고 無力함이 느껴지며, 中부위에서 취하면 蔥中의 공허함이 느껴지는 특징이 있다.

失血 후에 혈액이 갑자기 감소되어 혈관을 충만하게 채우지 못하고, 혈압이 떨어지게 되면 脉管이 공허해진다. 陰血이 손상되면 陽氣가 의지할 곳을 잃어 밖으로 떠서 오르기 때문에 浮大한 가운데 중앙이 빈 芤脉이 나타나는 것이다.

---

① 頭 : 옆 두, 가 두. 兩頭는 양옆을 말한다.

▸ **微似蛛絲容易斷**이오, **細線往來更①可觀②**이라.

微脈은 마치 거미줄과 같아 잘 끊어지고, 細脈은 실처럼 往來가 더욱 분명하다.

微는 **不顯也**니 **若有若無**라. 細는 **微妙③也**니 **較之微脈**으로 **差大**하고 **往來有常**이라.

微는 드러나지 않는 것이니, 있는 것 같기도 하고 없는 것 같기도 하다. 細는 細小하니, 微脈과 비교하면 조금 크고, 往來가 변함이 없다.

【譯者註】(1) 微脈

陽氣가 미약하면 맥박이 無力해지고, 陰氣가 허약하면 氣血이 脈管을 가득 채우지 못하기 때문에 形勢가 극히 가늘고 無力하여 무겁게 누르면 쉽게 끊어지는 脈象이 나타나게 된다. 微脈은 주로 氣血이 모두 부족한 경우나 陽氣가 쇠약할 때에 나타난다.

微脈은 거미줄처럼 가는 脈으로 쉽게 끊어지는 脈이다. 指頭에 닿은 듯해서 약간 누르면 다시 끊어져서 보이지 않게 된다.

【譯者註】(2) 細脈

『醫碥』 卷五에 "小脈과 大脈은 相反된 脈象이니 小脈을 細脈이라고 한다"라고 하였다. 이는 細脈과 小脈을 모두 脈의 형체로 말하였을 뿐만 아니라, 또한 주된 病證이 기본적으로 동일하여 이들은 같은 脈象임을 알 수 있다.

細脈이 나타나면 氣血이 모두 쇠약해진 것을 의미한다. 營血이 부족하여 脈管을 충분히 채우지 못하고, 氣가 부족하면 혈액을 운행시키는 힘이 모자라서 細小하게 나타난다. 또한 혈액이 감소되면 혈압을 유지하기 위하여 혈관이 수축되어 細脈이 나온다. 그리고 濕邪가 脈管에 장애를 주게 되어도 細脈이 나타난다. 細脈은 주로 濕證과 고혈압에서도 나타난다.

【譯者註】(3) 脈의 굵기 비교

참고로 細脈은 微脈처럼 가느다란 脈이다. 그렇지만, 微脈이 거미줄과 같아서 누르면 끊어지는 脈이라면 細脈은 가느다란 脈임에도 불구하고 명확하게 선의 모양을 가지고 있어 指頭에 힘을 주어 눌러도 끊어지지는 않는다. 다만, 弦脈은 指頭에 와서 닿는 느낌이기 때문에 弦脈과는 비교해야 한다. 결론적으로 모두 같은 일직선의 脈인데 가장 굵은 것이 弦脈이고, 그 다음이 細脈이며, 가장 가는 것이 微脈이다.

▸ **濡全無力不耐按**이오, **弱則欲絶有無間④**이라.

濡脈은 전혀 힘이 없어서 누르는 것을 견디지 못하고, 弱脈은 있는 듯 없는 듯 하는

---

① 更 : 더욱.
② 觀 : 분명하다.
③ 微妙 : 정교하다, 섬세하다는 의미.
④ 有無間 : 있다가 잠깐 사이에 없어지나 자세히 살피면 있다.

사이에 끊어지려 한다.

濡는 無力也니 輕手에 乍來하고 重手에 却去라. 弱은 不盛也니 按之에 欲絶하야 似有似無하고 擧之하면 則無라.

濡는 힘이 없는 것이니, 가볍게 누르면 脉이 잠깐 박동하고 무겁게 누르면 바로 없어진다. 弱은 왕성하지 않은 것이니, 누르면 끊어지려 하여 있는 것 같기도 하고 없는 것 같기도 하며 손가락을 들면 없어진다.

【譯者註】(1) 濡脉

濡脉은 표면이 軟하면서 박동하는 힘이 弱하여, 指頭에 달라붙는 감촉이 마치 물 위에 떠 있는 물거품과 같이 매우 얇은 느낌이 있다. 무겁게 누르면 감당하지 못하여 없어지는 脉象이다. 脉의 두께가 얇은 반면 범위는 넓게 나타난다. 濕證이나 眩暈이 심한 경우에 많이 보인다.

【譯者註】(2) 弱脉

弱脉은 가늘고 연약하면서 힘이 없어, 있는 듯 없는 듯 하는 사이에 끊어지려 하는 특징이 있다. 浮부위에서 가볍게 짚어보면 있는 것 같다가, 힘을 주어 沈부위까지 눌러보면 나타나다가 끊어지려는 脉象이다. 실제 脉을 잘 모르는 사람이 脉이 弱하다는 표현을 많이 하는데, 임상에서 弱脉을 잡아내기는 쉬운 일이 아니다. 일반적으로 요양병원의 臥床 환자나 말기 암환자들에게 나타나는 경우가 많다.

【譯者註】(3) 脉의 두께

濡脉은 범위가 넓다. 脉의 힘이나 두께가 가장 얇다. 그 다음으로 두꺼운 것은 虛脉이고, 大脉은 약간 더 두껍고 힘이 있으나 아직은 大浮滿指沈無力으로 無力하다. 動脉은 일반 고무공 정도의 두께와 힘을 가지고 있으며, 革脉이 가장 두꺼워서 축구공 정도로 단단하다고 표현할 수 있다. 이상은 脉象을 面의 두께와 힘으로 나타낸 것이다.

다시 정리를 하면 革脉이 가장 두껍고, 그 다음에는 動脉이고, 그 다음에는 大脉이고, 그 다음에는 虛脉이고, 가장 얇은 것이 濡脉이다.

▶ 虛雖豁大不能固요, 革如按鼓最牢堅이라.

虛脉은 비록 넓기는 하나 堅固하지 못하고, 革脉은 북 가죽을 누르듯 가장 딴딴하고 堅實하다.

擧按에 雖濶豁①이나 而不堅固也이라. 革은 改易②本來氣血也니, 浮沈으로 取之면 皆實이 如按鼓皮然이라.

① 闊豁 : 공허하고 넓음.
② 改易 : 고쳐 바꾸다. 고치다.

擧按을 할 때에는 비록 넓기는 하나 견고하지 못하다. 革은 本來의 氣血을 改易한 것이니, 이를 浮沈으로 取할 때에 모두 實하여 마치 북 가죽을 누르는 것 같다.

【譯者註】(1) 虛脉

虛脉은 形勢가 크면서 연약하고 無力한 脉象이다. 寸關尺의 각 부위나 浮中沈을 막론하고 모두 박동하는 힘이 無力하다. 脉을 가볍게 짚어도 指頭에 감촉되는 느낌에 힘이 없고 약간 힘을 주어 눌러보면 넓은 느낌이 드는 것이다.

【譯者註】(2) 革脉

革脉은 북 표면의 가죽을 누르는 것처럼 팽팽하게 느껴지고 안이 비어 있다. 牢脉과 革脉의 차이는 많이 혼동되고 있으나 엄격히 말하자면 革脉은 表實裏虛로 속이 비어 있어 대개 虛證을 나타내고, 牢脉은 表虛裏實로 속이 차 있어 대개 實證을 나타낸다.

또한 革脉을 나누어서 분류하면 弦大動 세 가지 脉이 겸해지거나, 또는 弦大 두 가지 脉이 겸해진 것이기도 하다. 『瀕湖脉學』에는 革을 芤弦으로 기재하고 있다.

고혈압이나 中風에 많이 나타나며, 특히 좌측 寸部에 革脉이 나타나면 가임연령에 있는 婦人은 심한 下血을 많이 한 경우도 있다는 것을 경험하게 된다.

【譯者註】(3) 失血의 정도에 따른 비교

芤脉은 약간의 출혈이나 지속적으로 나오는 출혈의 경우에 많이 나타난다. 예를 들면 치질로 인한 출혈이나 衄血의 경우에 우측 寸部에 芤脉이 보인다. 갑자기 출혈을 할 경우에는 출혈량이 많아지게 되면 자연히 혈관이 비기 때문에 虛脉이 나타난다.

動脉의 경우, 여자의 경우에는 崩漏性 下血이나 심한 衄血이 있을 때 보인다. 革脉이 나타났을 때 제일 심한 상태는 기절할 정도 또는 병원에 후송되어 응급처치를 받은 뒤에 의식이 돌아와 알게 될 정도로 下血을 한 경우이다. 이 경우에 치료를 제대로 받지 않았다면 몇 십 년이 지나도 좌측 寸部에 革脉이나 動脉이 보이기도 한다.

▸ **動如轉豆無來往이요, 散漫乍時注①指端이라.**

動脉은 콩이 구르는 것 같아 往來가 없고, 散脉은 때때로 指頭에 붙는 느낌이 있다.

擧無尋有하니 如豆厥厥②動搖하야 不離其處하고 無往無來라. 散은 不聚也니, 來去不明하고 漫無根柢③하야, 指端으로 輕按하면 則有하고 重按하면 卽失하니 有表無裏也라. 或이 問하되 散은 乃敗脉이니 何로 心肺의 平脉이 皆浮而散④耶아? 盖⑤心은 浮大中에 帶濡하고, 肺는 浮濇中에

① 注 : 붙을 주.
② 厥 : 짧을 궐, 厥厥: 動搖하는 形勢로 콩이 튀어 오르는 모양.
③ 柢 : 뿌리 저, 根柢 : 뿌리.
④ 浮而散 : 여기서의 散은 散脉이 아니라, 확산되어 나오면서 부드러움을 의미한다. 闊軟한 正常脉.
⑤ 盖 : ~하기 때문에.

帶大하니 **有似於散耳**니라. **若眞散**이면 **豈爲平脈**이리오. **但不帶散**하면 **則又爲眞夏秋脈矣**니라.

指頭를 들면 없고 찾으면 있으니, 마치 콩이 동글동글 자주 솟아오르는 것 같이 그 자리를 떠나지 않고 往來가 없다. 散은 모이지 않는 것이니, 脈의 去來가 분명하지 않고, 흩어져 뿌리가 없으니 손끝으로 가볍게 누르면 脈이 있고 무겁게 누르면 곧 없어지니, 表部에는 脈이 있으나 裏部에는 없는 것이다. 혹 묻건대 散脈은 死脈인데 어째서 心 肺의 平脈이 모두 浮하면서 散하다고 하였는가? 心은 浮大한 가운데 濡를 띠고, 肺는 浮澁한 가운데 大를 띠어 散脈과 비슷할 따름이다. 만약 眞實로 散脈이 나타난다면 어찌 건강한 平脈이 되겠는가? 그러나 散을 띠지 않으면 또한 夏秋의 眞臟脈이 된다.

【譯者註】(1) 動脈

動脈은 去來는 있고 往來는 없다. '往來'는 尺部에서 寸部로, 혹은 寸部에서 尺部로 波動을 치면서 脈氣가 上下로 박동하는 것이다. '來去'에서 '來'는 骨肉部에서 脈氣가 表皮로 올라오는 것이고, '去'는 表皮에서 骨肉部로 脈氣가 아래로 내려가는 것을 말한다.

【譯者註】(2) 散脈

散脈은 어수선하게 흩어져 散亂하게 뿌리가 없이 떠오르기만 하는 脈이다. 일정한 곳이 아니고 이곳저곳 여러 군데에서 나타난다. 가볍게 눌러보면 갑자기 無力해지다가 좀 깊이 짚어보면 渺然해져 찾아볼 수 없다. 맥박이 박동하는 회수가 고르지 못하여 불규칙적이면서 때로는 빠르거나 느리게 나타나지만 멈추지 않는 脈象이다.

이는 陰氣가 쇠약하여 陽氣를 붙들지 못하면 陽氣가 흩어져 위로 떠서 올라오기 때문에 脈氣도 이에 따라 떠서 나오게 되는 것이다. 心氣가 혈액의 운행을 유지할 수 없기 때문에 맥박이 때로는 빠르게, 또는 느리면서 고르지 못하게 나타난다.

【譯者註】(3) 五臟의 平脈과 眞臟脈

五臟의 平脈이라고 하는 것은 五臟이 가장 평안할 때의 脈이다. 肝脈을 일반적으로 弦脈이라고 알고 있지만 실제 肝의 平脈은 弦而軟이다. 같은 弦脈이라도 부드러움을 잃게 되면 平脈이라고 하지 않고 眞臟脈이라고 한다. 偃刀脈처럼 부드러움을 잃고 날카롭게 오기 때문에 이 脈이 나타나면 死脈이 된다. 心의 경우에는 平脈을 浮大而散으로 표현하고 있고 여기에서 散을 잃게 되면 眞臟脈이 된다. 脾의 경우에는 善不見을 平脈으로 말하는데, 이것은 脈이 거의 드러나지 않는 것이다. 『素問 · 宣明五氣篇』에 '脾脈代'라고 기재되어 있다. 이는 부정맥의 代脈이 아니라 胃氣가 있어 四時에 따라 和緩한 緩脈이 교대하여 겸해서 나오는 脈象을 말한다. 肺는 浮短而澁을 平脈으로 하는데, 澁脈이 끼지 않으면 眞臟脈이 된다. 腎은 沈實而滑을 平脈으로 하는데, 滑脈이 없으면 眞臟脈이 된다.

▸ **伏潛骨裏形方見**이오, **絶則全無推亦閑**이라.

伏脈은 指頭가 뼈까지 닿아야만 비로소 나타나고, **絶脈**은 맥박이 전혀 없어서 推法을 써봐도 역시 고요하다.

伏은 **不見也**니 **按之推之**하야 **至於骨**이라야 **乃見**이라. **絶**은 **亦古脈名**이라.

伏은 나타나지 않는 것이니, 按法과 推法을 써서 뼈에 이르러야 바로 나타난다. 絶脈은 또한 옛날의 脈名이다.

【譯者註】(1) 伏脈

伏脈은 肌肉을 밀어내고 요골 부위에까지 이르러야 비로소 脈이 나타나는 것이다. 일반적으로 吐瀉 · 霍亂의 경우나 邪氣가 안에서 잠복되어 脈氣가 잘 소통하지 못하면, 脈管도 이에 따라 잠복되어 脈象이 분명하게 나타나지 않는다. 또한 陽氣가 극도로 쇠약해져 血脈을 鼓動시킬 수 없을 때도 伏脈이 나타난다.

【譯者註】(2) 絶脈

絶脈은 맥박이 전혀 없는 것으로 氣血이 거의 없어져 극도로 허약해지거나 邪氣가 강하여 氣滯가 심해져 絶脈이 되는 것이다. 임상에서 婦人인 경우 尺部에 絶脈이 보이면 자궁을 적출한 것을 경험하게 된다.

▸ **短於本位猶不及**이오, **促急來數喜漸寬**이라.

短脈은 本來의 位置에도 오히려 미치지 못하고, **促脈**은 急數하게 오다가 점차 느슨해지기를 잘한다.

短은 **不及也**니 **見指中間**이라. **促者**는 **急也**니 **脈**이 **數**하고 **時一止**하며 **復來**하니 **曰促**이라.

短은 미치지 못하는 것이니, 손가락 범위의 중간에 나타나는 것이다. 促은 급한 것이니, 脈이 數하고 때로 한 번 정지하였다가 다시 오는 것을 促이라고 말한다.

【譯者註】(1) 短脈

短脈은 首尾가 짧아 指頭의 범위를 채우지 못하여 正常脈보다 短小한 脈象이거나, 혹은 指頭에 감지되는 것이 首部나 尾部는 아래로 내려가고 중간 부위가 어떤 경우에는 약간 돌출된 감촉이 있는 것이 특징이다. 일반적으로 氣滯 · 氣鬱 · 痰積이 있는 경우에 많이 보인다.

【譯者註】(2) 促脈

促脈은 짧고 촉급한 가운데 일정한 규칙이 없이 맥박이 멈추는 脈象이다. 이는 陽火가 왕성하게 되면 氣의 기능이 괴리되거나, 陽氣가 陰氣와 不和하게 되면 맥박이 가속됨으로써 촉급해지고, 氣血의 壅滯나 痰涎의 鬱滯, 食滯, 七情鬱結로 인하여 氣가 逆亂되어 接續할 수 없어 맥박이 때때로 한 번 멈추게 되기 때문에 脉象이 촉급하면서 때로는 멈추게 되는 것이다.

▸ **結脉緩時來一止요, 代脉中止不自還①이라.**

結脉은 느리게 오다가 때로 한 번 그치고, 代脉은 중간에 그치게 되어서 재빠르지 못하다.

結은 **不續也**니 **脉來**에 **遲緩**하고 **時一止**니 **曰結**이라. **代**는 **更代也**니 **先有濇濡**하고 **定止**하니 **方見代脉**이라. **止歇**에 **有定數**하니 **不比②促結**의 **止而不定**이라. **如十動**에 **一止**하면 **雖數十動**이라도 **皆見於十動之後**라. **如二十動**에 **一止**하면 **雖數十動**이라도 **皆見於二十動之後**라. **三十四十動**도 **皆然③**이라.

結은 接續되지 않는 것이니, 脉이 올 때에 遲緩하게 오고 때로 한 번 정지하니 結이라 한다. 代는 교체된다는 뜻이니, 먼저 濇濡하게 오다가 정지하여 비로소 대신하는 脉이 나타난다. 代脉은 멈추고 쉬는 것이 일정한 횟수가 있어서 促脉과 結脉의 정지하는 맥박이 일정하지 않은 것과 다르다. 가령 열 번 박동하고 한 번 멈추면 비록 수십 회 박동하더라도 같이 10회 박동한 뒤에 그치는 것이 나타난다. 가령 또 20번 박동하다 한 번 멈추면 수십 회 박동하더라도 20회 박동한 뒤에 같이 나타나니, 30·40회 박동하는 것이 모두 그러하다.

【譯者註】(1) 促脉과 結脉

促脉은 促急하게 박동하다가 脉이 쉬는 것이고, 結脉은 느리게 박동하는 가운데 멈추는 것이다. 비유하자면 促脉은 싸우다가 씩씩거리면서 쉬는 상태이고, 結脉은 느린 걸음으로 산천 구경을 하면서 잠시 쉬는 것과 같은 형상이다.

【譯者註】(2) 代脉

『診家正眼』에는 '不自還'뒤에 '良久復動'의 네 글자가 더 있는데, 七言絶句로 끊다보니 생략되어 있는 것 같다. 임상에서 부정맥 중에 代脉이 흔히 나타나는데, 맥박이 중간에 그치다가 다시 박동하는 시간이 좀 오래 있는 느낌이 있어 代脉은 自體가 재빠르지 못하다는 뜻이다.

【譯者註】(3) 代脉이 나타나도 禁忌가 되지 않는 경우

「諸脉相兼主病」의 '代脉'條文에 "惟有風家幷痛極 三月姙孕却無妨" 이라고 하였으니, 風家와 통증이 심한 경우, 그리고 임신 3개월에서 나타나는 代脉은 질병의 상태가 아니다. 그러나 다른 경우에 나타나는 代脉은 위험하다. 부정맥에는 促脉·結脉·代脉·散脉이 있으며, 이들 외에 顫脉이 있는데, 이는 脉이 한 번 박동하는 사이에 작은 波動이 여러 번 느껴지는 脉象이다.

---

① 不自還 : (代脉) 자체가 재빠르지 못함. 還은 '재빠를 선'으로 해석·발음한다.
② 不比 : ~과 다르다.
③ 皆 : 같이, 함께.

【譯者註】 (4) 脈의 四源

脈象이 命名된 것이 27脈 · 28脈이지만, 32脈까지 분류하기도 한다. 그러나 실제 四脈에서 분류되어 나와 있는데, 「總看三部脈法」에서는 이것을 脈의 四類라고 한다. 浮脈의 부류는 芤實洪長이고, 沈脈의 부류는 微弱伏虛이고, 遲脈의 부류는 濡緩濇結이고, 數脈의 부류는 弦緊滑大이다. 이 가운데 浮沈遲數을 겸해서 나오는 脈은 弦脈이다.

諸脈相類

▸ **浮似芤나 芤則中斷이오, 浮不斷이라.**

浮脈과 芤脈이 비슷하나, 芤는 가운데가 끊어지고 浮는 끊어지지 않는다.

浮似洪이나 力薄爲浮요, 厚者洪이라.

浮脈과 洪脈이 비슷하나, 힘이 엷은 것은 浮이고 두터운 것은 洪이다.

浮似虛이나 輕手爲浮요, 無力虛라.

浮脈과 虛脈이 비슷하나, 가볍게 누르는 것은 浮이고 힘이 없는 것은 虛이다.

【譯者註】 (1) 諸脈相類

무슨 공부이던지 간에 그것을 익히기 위해서는 비교하면서 익히는 방법이 제일 좋다. 「諸脈相類」는 서로 유사하다는 의미보다는, 복잡하고 이해하기 어려운 것을 쉽고 편리하게 감별하기 위한 것이다.

【譯者註】 (2) 浮脈과 芤脈

浮脈①과 芤脈②은 둘 다 浮부위에서 많이 보인다. 그러나 浮脈은 중간에 끊임이 없이 이어지는데, 芤脈은 그 사이에 파를 절단한 모양과 같이 중간에 끊어지는 것이 있다. 그렇기 때문에 두 脈을 비교한 것이다.

【譯者註】 (3) 浮脈과 洪脈

浮脈과 洪脈③은 둘 다 역시 浮부위에서 많이 보인다. 그러나 浮脈은 指頭에 힘을 주어 누르게 되면 감당하지 못하고 없어지게 되나, 洪脈은 밑에서부터 힘있게 올라오기 때문에 指頭에 힘을 주어 누른다고 해서 사라지지 않는다.

다만 洪脈은 갈고리처럼 꺾이는 곳이 있어서 이것이 指頭의 높이에 따라서 뒤로 가는 것처럼 느껴지거나 또는 가라앉는 것처럼 느껴지기도 하지만 指頭에 힘을 주어 눌렀을 때에 浮脈이 인내하지 못하는 것과는 차이가 난다.

【譯者註】 (4) 浮脈과 虛脈

浮脈과 虛脈④은 둘 다 指頭에 힘을 가해서 누르게 되면 인내하지 못하고 사라지는 공통점이

---

① 浮脈 : 浮按不足擧有餘.
② 芤脈 : 芤兩頭有中空踈.
③ 洪脈 : 洪如洪水湧波起.

있다. 그러나 浮脉은 指頭를 들어 擧하게 되면 도리어 脉이 나타나지만, 虛脉은 指頭를 드는 과정에 일시적으로 다시 보였다가 더 위로 올리면 따라 올라오지 못하는 차이가 있다.

▸ **滑似動이나 滑珠朗朗이요, ①動混混이라.**

滑脉과 動脉이 비슷하나, 滑은 구슬이 구르는 듯하고 動은 混混하다.

混混②然은 無頭尾라.

混混然하다는 것은 머리와 꼬리가 없다는 것이다.

滑似數이나 滑利往來하고 數至多라.

滑脉과 數脉이 비슷하나, 滑脉은 往來가 매끄럽고 數脉은 박동하는 횟수가 많다.

【譯者註】 (1) 滑脉과 動脉

滑脉③과 動脉④은 둘 다 형체가 동그란 특징이 있다. 그러나 滑脉은 구슬이 굴러가듯이 往來가 있는 반면에 動脉은 그 자리에서만 동동 뛰는 형상을 하고 있어 脉의 往來는 없이 去來만 있는 형상이 차이가 난다.

【譯者註】 (2) 滑脉과 數脉

滑脉과 數脉⑤은 둘 다 指頭에서 느낌이 빠르다는 것이다. 그러나 滑脉은 매끄럽게 느껴지기 때문에 빠르다는 느낌만 있는 것이고 실제로는 1분에 108회 박동하는 數脉과 차이가 있다. 특히 滑脉에서 맥박수를 확인할 때에는 일정한 指頭의 깊이를 가지고 횟수를 헤아려야 하는데, 指頭의 힘을 일정하게 하지 못하면 1動을 2~3動으로 잘못 느낄 수 있다. 그렇기 때문에 더욱 주의해야 한다.

▸ **實似革이나 革按不移요, 實大長이라.**

實脉과 革脉이 비슷하나, 革脉은 눌러도 옮기지 않고 實脉은 長하며 大하다.

【譯者註】 (1) 實脉과 革脉

實脉⑥과 革脉⑦은 둘 다 힘이 있는 脉이다. 그러나 實脉은 浮中沈에서 동일하게 힘이 느껴지는 脉으로 그 脉의 폭이 크고 길이가 길다. 하지만 革脉은 마치 북 가죽을 누르는 형상처럼 견

---

④ 虛脉 : 虛雖豁大不能固.
① 朗朗 : 아주 매끄럽고 밝은 모양.
② 混混 : 물이 솟아오르는 모양. 去來만 있다.
③ 滑脉 : 滑似流珠來往疾.
④ 動脉 : 動如轉豆無來往.
⑤ 數脉 : 數來六至一吸呼.
⑥ 實脉 : 實按愊愊力自殊.
⑦ 革脉 : 革如按鼓最牢堅.

고하지만 팽팽한 느낌으로 그 자리가 이동되지 않는다.

▸ **弦似緊이나 弦言其力이요, 緊言象①이라.**

弦脈과 緊脈이 비슷하나, 弦은 脈의 힘을 말하는 것이고 緊은 脈의 象을 말하는 것이다.

弦如張弓 緊如轉索

弦脈은 팽팽한 활줄과 같고, 緊脈은 새끼줄을 돌릴 때와 같다.

【譯者註】(1) 弦脈과 緊脈

弦脈②과 緊脈③은 임상에서 제일 많이 보이는 脈이다. 실제로 두 脈이 같이 나오는 경우가 많기 때문에 두 脈을 따로 구분해야 하며, 처음에는 어렵지만 차분히 구분하게 되면 점차 숙달되게 된다. 弦脈은 마치 활이 팽팽해진 것과 같이 일직선으로 指頭에 붙는 것과 같이 온다. 그러나 緊脈은 마치 줄넘기 할 때에 줄이 땅바닥을 치고 올라오는 느낌이 있다. 즉, 弦脈은 指頭에 닿는 느낌이고, 緊脈은 指頭를 때리면서 좌충우돌하는 느낌이 차이가 난다.

【譯者註】(2) 弦言其力緊言象

弦脈은 그 象이 활이 팽팽해진 것을 말하는 것이고 더군다나 緊脈에 비해서 때리는 느낌이 없이 붙는 느낌으로 나타난다. 그렇기 때문에 弦脈은 '象'을 말한다고 하는 것이 옳은 표현이고, 緊脈은 指頭를 때리는 것으로 나타나기 때문에 그 '力'을 말한다고 하는 것이 옳은 표현이다.

▸ **洪似大나 大按無力이요, 洪有力이라.**

洪脈은 大脈과 비슷하나, 大脈은 누르면 無力하고 洪脈은 有力하다.

【譯者註】(1) 洪脈과 大脈

洪脈과 大脈④은 둘 다 밑에서 위로 脈이 올라오는 느낌이 있다. 그렇지만, 大脈의 근본은 虛脈으로 指頭를 누르면 힘이 없이 꺼지게 되지만 洪脈은 밑에서부터 힘이 있게 올라오는 차이가 있다. 다만 洪脈이 指頭에 닿는 느낌이 뒤로 넘어오는 것이 있으면서 약간 구부러지기 때문에 이것이 大脈의 沈無力으로 혼동이 될 수 있으나, 大脈이 힘이 없이 꺼지는 것과는 차이가 난다.

▸ **微似濇이나 濇短遲細요, 微如毛라.**

微脈과 濇脈이 비슷하나, 濇은 短遲細하고 微는 터럭같이 가늘다.

【譯者註】(1) 微脈과 濇脈

微脈⑤과 濇脈⑥은 둘 다 不足을 나타내는 脈이다. 濇脈은 精血의 不足을, 微脈은 陽氣의 不足

---

① 弦言其象 緊言力으로 本文의 內容이 바뀌어야 한다.
② 弦脈 : 弦若張弓絃勁直.
③ 緊脈 : 緊似牽繩轉索初.
④ 大脈 : 大浮滿指沈無力.

을 많이 표현한다. 그렇기 때문에 微脈은 有餘한 滑脈과 같이 나오는 경우보다는 不足한 濇脈과 같이 나오는 경우가 더 많다. 그러나 濇脈은 指頭 위에서 短濇細하게 느껴져서 끊어지는 것이 없지만, 微脈은 가느다란 거미줄 같이 나오면서 쉽게 끊어지는 특징이 있어 비교가 된다.

▸ 沈似伏이나 伏極其沈하야 深復深이라.

沈脈과 伏脈이 비슷하나, 伏은 깊고 또 깊이 있는 것이다.

【譯者註】(1) 沈脈과 伏脈

沈脈①과 伏脈②은 둘 다 浮부위에 보이지 않고 沈부위에 보이는 특징이 있다. 沈脈은 指頭에 어느 정도의 힘을 가하면 脈이 나타나는 반면, 伏脈은 推筋着骨을 해야 비로소 나타나게 된다. 伏脈이 더 깊은 곳에서 보이는 脈이다.

▸ 緩似遲나 緩比之遲에 仍小快라.

緩脈과 遲脈이 비슷하나, 緩은 遲보다 조금 빠르다.

【譯者註】(1) 緩脈과 遲脈

緩脈③과 遲脈④은 둘 다 느린 느낌의 脈이다. 그러나 遲脈은 확연히 一息에 三至를 하기 때문에 1분에 54動을 뛰게 되고, 緩脈은 一息에 四至하기 때문에 1분에 72動을 하게 된다. 그렇기 때문에 둘 다 느린 느낌의 脈이지만 緩脈이 遲脈에 비해서 약간 빠르다고 한 것이다.

▸ 遲似濇이나 遲息三至요, 濇短難이라.

遲脈과 濇脈이 비슷하나, 遲脈은 一呼吸에 세 번 이르고 濇脈은 短하고 艱難⑤하다.

【譯者註】(1) 遲脈과 濇脈

遲脈과 濇脈은 둘 다 指頭로 느낄 때에 脈이 쉽게 오는 것이 아니라 억지로 오는 것 같은 느낌이 있다. 그러나 遲脈은 실제 一息에 겨우 3번 오는 것이고, 濇脈은 脈은 정상적으로 오는데 短하고 難하게 와서 매끄럽게 오지 못하는 차이가 있다.

▸ 弱似濡나 濡力柔薄이요, 弱如無라.

弱脈과 濡脈이 비슷하나, 濡脈은 힘이 柔軟하고 얇고 弱脈은 있는지 없는지 분명하지 않다.

---

⑤ 微脈 : 微似蛛絲容易斷.
⑥ 濇脈 : 濇滯往來刮竹皮.
① 沈脈 : 沈按有餘擧則無.
② 伏脈 : 伏潛骨裏形方見.
③ 緩脈 : 緩比遲脈快些兒.
④ 遲脈 : 遲脈一息强三至.
⑤ 艱難 : 쉽게 오는 것이 아니고 고난과 역경을 뚫고 오는 것처럼 매끄럽지 않다는 뜻이다.

【譯者註】(1) 弱脈과 濡脈

弱脈①과 濡脈②은 둘 다 얇고 무력한 脈이란 공통점이 있다. 그러나 濡脈은 指頭에 느낌은 완연히 있지만 指頭에 힘을 가하는 순간에 없어지는 특징이 있는 반면에, 弱脈은 원래부터 脈이 오는 듯 안 오는 듯하여 指頭에 느껴지기가 어렵다.

▸ **結促代**는 **結緩促數**하야 **止無定**이오, **代歇有常**하고 **命鮮回**③라.

結·促·代脈에 있어서 結은 緩하면서, 促은 數하며서 정지하나 일정하지 않고, 代는 정지하는 것이 일정하며 生命의 回生이 어렵다.

【譯者註】(1) 促結代의 부정맥

促脈④과 結脈⑤과 代脈⑥은 모두가 부정맥으로 脈이 중간에 쉰다. 促脈은 脈이 빠르게 오다가 힘이 들어서 쉬게 되는 것이고, 結脈은 脈이 느리게 오다가 쉬는 것이다. 促脈과 結脈의 쉼은 일정한 숫자를 정해서 쉬지 않는 반면에, 代脈의 쉼은 일정한 숫자를 정해서 쉬게 되는 차이가 있다. 그렇지만 결국 促結代의 脈은 모두가 예후가 좋은 脈은 아니다.

▸ **散似大**나 **散裏全無大翕翕**⑦이라.

散脈과 大脈이 비슷하나, 散은 脈의 裏部가 전혀 없고 大는 表部가 翕翕하다.

散形은 **緩漫**하야 **裏全無**요, **大則其中還翕翕**이라.

散脈의 形象은 늘어지고 흩어져 裏部가 전혀 없고, 大脈은 翕翕하다.

【譯者註】(1) 散脈과 大脈

散脈⑧과 大脈은 表부위에 넓게 흩어지고 指頭로 힘이 들어가면 유지하지 못하는 공통점이 있다. 散脈은 일정한 모양이 없이 흩어지면서 퍼지고 裏가 全無한 반면에, 大脈은 表부위로는 翕翕한 힘을 가지고 있는 차이가 있다.

---

① 弱脈 : 弱則欲絶有無間.
② 濡脈 : 濡全無力不耐按.
③ 命鮮回 : 命이 회복되는 경우가 드물다.
④ 促脈 : 促急來數喜漸寬.
⑤ 結脈 : 結脈緩時來一止.
⑥ 代脈 : 代脈中止不自還.
⑦ 大翕翕 : 성대한 모양으로 조금 힘이 있다.
⑧ 散脈 : 散漫乍時注指端.

諸脉主病

▸ **浮風芤血滑多痰**이오,

浮脉은 風證이고 芤脉은 血證이며 滑脉은 痰證이 많다.

浮主風者는 **風氣浮蕩**①**也**라. **芤**는 **主血虛**하니 **血屬陰**하야 **陰道**②**常**③**乏**④이라. **故**로 **中有間斷**⑤**也**라. **滑**은 **主血多**⑥하니 **隨氣壅上**하야 **爲痰**이라.

浮脉이 風을 主하니 風氣가 떠오르는 것이다. 芤脉이 血虛를 主하니 血이 陰에 속하여 陰道가 일반적으로 결핍되기 때문에 속이 비어 중간이 끊어지는 것이다. 滑脉은 血이 많은 것을 主하니 氣를 따라 위에서 막혀 痰이 된다.

【譯者註】(1) 諸脉主病의 脉理와 處方

諸脉主病은 질병이나 증상이 있을 때 나타나는 기본적인 脉을 표현하는 것이다. 그렇기 때문에 가능하면 寸關尺으로 나누지 않고, 脉象과 그에 따른 脉理 그리고 病證을 위주로 했다.

그러나 실제 임상에서는 두 가지 이상의 脉이 겸해서 나오는 경우가 더 많기 때문에 「諸脉主病」만으로 환자를 모두 보기에는 무리가 있는 것이 사실이다. 그렇기 때문에 일반적인 상황에서 사용될 處方을 선택하였다.

【譯者註】(2) 浮脉의 風

韓方에서는 風을 外風과 內風으로 구별한다. 外感의 風으로 인한 浮脉에 發熱惡寒을 가지고 있다면 柴胡桂枝湯(p.405)을 우선한다. 그 뒤에 風寒을 나누면 九味羌活湯(p.313)과 防風冲和湯(p.351)을 선택하면 되고, 겨울의 傷寒과 傷風이라면 麻黃湯(p.340)과 桂枝湯(p.303)을 사용한다.

그리고 內風이면 지금의 中風을 이야기하고 있기 때문에 小續命湯(p.390)을 사용하는 것이 적합하다. 다만, 상기의 處方들은 일반적인 상황에서 處方이 가능한 것이고, 임상에서 만나는 개별적인 상황에 따라서 적절한 진단을 통해 그에 맞는 處方을 사용하는 것이 옳을 것이다.

【譯者註】(3) 芤脉의 血

芤脉은 출혈 중에 관찰되는 脉이지만, 이미 출혈이 끝났으나 虛함이 남아 있는 상황에도 관찰

---

① 浮蕩 : 바람기(風氣)가 떠오르다. 나부끼다.
② 陰道 : 脉管을 의미.
③ 常 : 일반적으로. 보통, 늘.
④ 陰道常乏 : 陽常有餘, 陰常不足의 이론에서 시작하였다.
⑤ 間斷 : 연속적인 일이 중도에서 끊어지다. 중단(中斷)되다. 계속 이어지지 못하다.
⑥ 血多 : 血이 多면 氣가 少, 즉 氣虛痰盛.

된다. 모든 血病의 기본은 四物湯(p.368)이기 때문에 이를 기본으로 하여 止血을 할 것인지 아니면 補血을 할 것인지를 판단하여 加減하면 된다.

【譯者註】(4) 滑脈의 痰

滑脈은 痰飮으로 보아 痰飮에 해당하는 處方을 선택하는 것이 옳으나, 痰만큼이나 다양한 病證으로 나타나는 경우가 없다. 十病九痰이라 했던가? 일반적으로 二陳湯(p.437)을 기본으로 하여 加減하며, 그 加減法은 痰의 다양한 病證만큼이나 종류가 많다.

▸ **實熱弦勞①緊痛間②이라.**

實脈은 熱을, 弦脈은 勞傷을, 緊脈은 疼痛에 간여한다.

實은 主氣하고 實은 有熱하니 血隨氣行하야 氣血이 俱熱候也라. 弦은 主勞傷하니 氣血이 拘③斂④이라. 緊은 主邪搏하니 氣血이 沸亂이라. 故로 痛이라.

實脈은 주로 邪氣가 實하여 熱이 있는 것이니, 血은 氣를 따라 流行하므로 氣血에 모두 熱이 있는 證候이다. 弦은 주로 勞傷證에 나타나니, 勞傷으로 氣血의 순환을 구속하고 제한한 것이다. 緊은 주로 邪氣와 正氣가 서로 얽힌 것이니 氣血이 뒤섞여 혼란을 준다. 그렇기 때문에 疼痛이 생긴다.

【譯者註】(1) 實脈은 熱을 主宰한다.

實은 熱을 표현하고 있는데, 實脈은 일반적으로 浮中沈에 같이 나온다. 만약 寸關尺과 浮中沈에 모두 같이 實脈이 나온다면 별다른 문제가 되지 않는다. 하지만 특별히 한 부위에만 나오게 되면 일반적으로 熱을 만들어 내고 있으니 凉膈散(p.414)으로 熱을 除去한다.

【譯者註】(2) 弦脈은 피로를 나타낸다.

弦脈은 정신적, 육체적인 피로감이 많을 때에 나타나는 脈이기 때문에 피로를 풀어주는 處方이 좋다. 다만, 일반적인 피로의 현상은 肝이 筋을 주관하여 筋 피로로 표현이 되기 때문에 筋피로를 풀어주는 雙和湯(p.411)이 적합하다.

【譯者註】(3) 緊痛間

緊脈은 正氣와 邪氣가 서로 얽힌 현상이기 때문에 脈이 緊急하게 나오는 것이다. 그렇기 때문에 당연히 통증이 발생한다. 內傷의 일반적인 통증의 기본을 甲己湯인 芍藥甘草湯(p.448)에서 시작하고 있다.

---

① 勞 : 육체적, 정신적 과로를 모두 지칭.
② 間 : 간여할 간.
③ 拘 : 俱의 誤字가 아닌가 한다. 俱斂氣血 : 氣血을 모두 제한하고 구속하다. 原文대로 해도 無妨하다.
④ 斂 : 제한하다, 구속하다.

▸ 洪熱微寒臍下積이오,

洪脈은 熱을, 微脈은 寒과 臍下의 積이라.

洪은 乃氣血이 燔灼하야 表裏熱極이라. 微는 乃氣血이 虛寒하야 臍下冷積으로 作痛作瀉라.

洪脈은 氣血을 불사르고 태우듯이 하여 表裏에 熱이 극심한 것이다. 微脈은 氣血이 虛寒하여 臍下에 冷積이 생겨 腹痛과 泄瀉가 발생한다.

【譯者註】(1) 洪脈은 熱을 주관한다.

앞에서도 實脈이 熱을 주관한다고 하여 凉膈散(p.414)을 사용한다고 하였는데, 洪脈도 熱을 주관한다고 하여 혼란스러울 수가 있을 것이다. 洪脈의 熱은 夏月의 왕성한 熱을 의미하니, 기본적으로 石膏가 적합하다. 白虎湯(p.355)이나 大青龍湯(p.332)을 사용한다.

【譯者註】(2) 微寒臍下積

微脈은 陽氣微弱을 말하기 때문에 당연히 寒이 발생하는데, 寒은 凝滯하는 성질이 있어 臍下部에 積이 형성된다. 이것을 沈寒固冷이라고 한다. 沈寒痼冷에는 마땅히 十全大補湯(p.410)으로 한다. 泄瀉를 한다면 附子理中湯(p.362)이다.

▸ 沈因氣痛緩膚頑이라.

沈脈은 氣로 인한 疼痛을, 緩脈은 肌膚의 頑痹를 主宰한다.

沈은 爲氣鬱疼痛이라. 緩大는 非時得之면 則氣血이 不週하야 肌膚頑痹①麻木②이라.

沈脈은 氣鬱로 인하여 疼痛이 발생한 것이다. 緩大는 長夏가 아닐 때에 나타나면 氣血이 周行하지 못해서 肌膚가 頑痹하거나 麻木이 생긴 것이다.

【譯者註】(1) 沈因氣痛

氣가 鬱滯되면 통증이 유발되고 이로 인하여 沈脈이 나타나게 된다. 氣가 鬱滯된 것이 통증으로 진행되면 안으로는 心腹이 불편하게 되니 三和散(p.382)을 사용하고, 밖으로는 전신에 통증이 나타나게 되니 正氣天香湯(p.449)을 사용한다.

【譯者註】(2) 緩膚頑

緩脈을 膚頑이라고 한 것으로 보아 遲緩脈, 다시 말해서 끈끈한 緩脈이다. 補中益氣湯(p.357)에 加 木香·烏藥·香附子·青皮·防風·桂枝를 사용하는 것이 좋다.

---

① 頑痹 : 피부감각이 없는 증상.
② 麻木 : 麻痹되어 감각이 없는 것. 아프거나 가렵지도 않고, 눌러도 감각이 없는 것.

▸ **濇則傷精陰敗血**이오,

濇脉은 精, 陰①이 손상되어 부족하거나 敗血②이 있는 것이다.

濇은 **乃精血**이 **枯燥**라. **男子得之**면 **房勞傷精**이오, **女子有胎得之**면 **胎中少血**로 **作痛**이오, **無孕得之**면 **瘀血**이 **滯也**라.

濇은 精血이 枯燥한 것이다. 남자가 이 脉이 나타나면 房勞로 精이 傷한 것이고, 여자가 임신한 경우에 이것을 얻으면 胎中에 血이 적어 腹痛이 발생하는 것이고, 임신이 아니면 瘀血이 停滯된 것이다.

【譯者註】(1) 濇則傷精

濇脉을 남자가 얻게 되면 傷精한 것이니, 이것은 일반적으로 房勞로 인한 것이다. 이러한 경우에는 房勞의 基本方인 雙和湯(p.411)이 가장 적합하다.

【譯者註】(2) 陰敗血

濇脉을 여자가 얻게 되었을 때에 임신의 경우라면 胎中作痛이 되는데 血少로 인한 것이다. 膠艾四物湯(p.312)이 마땅하다. 만일 통증이 없이 下血을 하는 경우라면 膠艾芎歸湯(p.312)이 마땅하다.

임신을 하지 않은 경우라면 瘀血이 滯한 것인데, 이런 경우에는 따뜻한 물을 下焦로 보내서 얼음이 자연적으로 녹아 흐르게 하는 것이 제일 좋다. 煖肝煎(p.322)이 마땅하다.

▸ **又聞③遲冷伏格④關**이라.

또한 널리 알려진 것으로는 **遲脉**은 冷證에, 伏脉은 關格에 나타난다.

遲는 **爲陽虛裏寒**하고 **外見冷證**이라. **伏**은 **乃陰陽潛伏**하고 **關格閉塞**이라.

遲脉은 陽虛한 데다 裏寒하여, 밖으로는 冷證이 나타나고, 伏脉은 陰陽의 氣가 모두 잠복되고 關格이 되어 閉塞된 것이다.

【譯者註】(1) 遲冷

遲脉은 陰脉으로 주로 寒證에 나타난다. 寒이라고 하는 것은 일반적으로 寒氣를 말하는 것인데, 이미 冷이라고 표현한 경우에는 厥冷을 말한다. 四逆湯(p.372)이 마땅하다.

【譯者註】(2) 伏格關

伏脉은 隱伏되어 있다는 뜻이니 脉氣가 끊어진 것도 아니고 脉脫도 아니다. 關格의 경우에는

---

① 陰 : 血, 津液.
② 敗血 : 瘀血.
③ 聞 : 널리 알려지다. 들어서 알다. ~이라고 널리 알려진 것이다.
④ 格 : 막힐 각.

급한 증상이기 때문에 일단 소통을 시키는 것이 제일 중요하다. 한의원에 내원할 정도의 霍亂이라면 藿香正氣散(p.311)에 蘇合香元(p.398)을 같이 복용하여도 무방하다.

▸ 濡多自汗偏宜①老요,

濡脉은 흔히 自汗證에 나타나지만 노인에게는 가장 합당한 것이다.

濡는 主氣血이 衰疲하야 陽虛自汗이라. 老人은 氣血已衰라. 故로 宜나 少壯②이 得之하면 危③라.

濡脉은 氣血이 쇠약해지고 無力하여 陽虛로 自汗이 나는 것이다. 노인은 氣血이 이미 쇠약하다. 그렇기 때문에 마땅하나, 少壯에게 이 脉이 나오면 위태롭다.

【譯者註】(1) 濡多自汗偏宜老

'濡'는 柔軟하고 無力하다는 뜻이다. 濡脉의 自汗은 일단 陽虛自汗으로 보아 치료한다. 補中益氣湯(p.357)에 加 附子·麻黃根·浮小麥을 한다. 또한 같은 濡脉이라도 陽虛로 인한 自汗이 아니고 濕으로 인한 自汗인 경우에는 玉屛風散(p.423)을 사용한다.

▸ 弱脉精虛骨體④疼이라.

弱脉은 精虛로 뼈와 몸에 疼痛이 있다.

弱은 由眞精氣⑤虛極이니 骨髓空虛⑥라. 故로 作疼痛이라. 老人得之도 亦無妨也라.

弱脉은 眞精氣가 매우 虛한 것이니, 骨髓가 空虛하다. 그렇기 때문에 疼痛하게 된다. 노인이 이 弱脉을 얻어도 또한 無妨하다.

【譯者註】(1) 弱脉精虛骨體疼

弱脉은 陰脉으로 실제 弱脉은 임상에서 보기가 어렵고, 거의 재활이 불가능하고 침대에서만 생활을 하는 환자들이 弱脉이 많다. 五勞七傷六極에 해당이 되는 환자들의 경우가 대부분이다. 아니면 암환자에게 많이 보이는 脉이다. 이것을 일으켜 세우기는 사실상 어렵기 때문에 굳이 藥을 사용한다면 장기복용을 해야 하니 瓊玉膏(p.301)도 좋을 것이다.

▸ 長則氣理短則病이오,

長脉은 氣가 調理있게 順行하는 것이고, 短脉은 氣가 病든 것이다.

長은 乃氣血이 有條理하야 而不亂하니 帶緩하면 則百病이 易治라. 短은 因氣滯이니 或胃氣衰少

---

① 偏宜 : 가장 합당하다.
② 少壯 : 젊고 元氣가 왕성한 사람.
③ 小壯得之危 : 대개 死證인 경우가 많다.
④ 骨體 : 뼈대와 몸.
⑤ 眞精氣 : 先天의 精. 腎에 간직되어 있는 生殖의 精. 性機能, 成長發育, 老衰와 密接한 關聯이 있는 물질.
⑥ 骨髓空虛 : 骨屬腎, 골다공증은 六味地黃元에 鹿茸을 加하는 것이 좋다.

하야 **諸病**에 **見短**이면 **難治**라.

長脉은 氣血이 條理가 있어 紊亂하지 않은 것이니, 緩脉을 띠면 百病이 쉽게 치료될 수 있다. 短脉은 氣滯, 혹은 胃氣가 쇠약해지거나 부족한 것으로 모든 病에 短脉이 나타나면 難治이다.

【譯者註】 (1) 長則氣理

長脉은 두 가지의 體狀이 있는데, 첫째로 和緩한 長脉이면 건강한 脉象이니 이는 正氣가 충족하고 百脉이 원활하게 순행한다는 징조이거나, 氣의 승강기능이 조리가 있는 징조이다. 둘째로 脉象의 形勢가 有力하면서 경직된 것은 病的인 長脉이니, 이는 肝陽이 왕성하거나 邪氣가 왕성하여 正氣와 相爭할 때 脉管을 충만시켜 和緩한 脉象이 상실되어 病的인 長脉이 나타나게 된다.

그래서 『素問 · 脉要精微論』에 長脉이 和緩하면 氣가 血을 統率하여 和平해지니, 氣가 調理가 있고 안정된다고 하였다. 『瀕湖脉學』에는 長脉이 크지도 작지도 않고 길면서 안정되어 마치 낚싯대를 들어 그 끝을 만지는 것과 같으면 이는 정상적인 脉象이고, 마치 새끼줄을 잡아당기는 것과 같거나 긴 장대를 만지는 것과 같이 경직된 脉象은 病脉이라고 한 것이 바로 이러한 것이다. 長脉의 氣가 이롭다는 것은 長脉이 나오면 氣의 순환이 잘된다는 표현이다.

【譯者註】 (2) 短則病

沈脉과 短脉이 모두 氣病으로 발생한다. 沈脉은 氣鬱을 이야기하면서 病이 되는 것이고, 短脉은 氣가 서로 간에 接續이 되지 않아 나타나는 病의 상태이다. 지금은 長脉과 비교하여 長脉은 氣가 이롭게 되는데 短脉은 氣의 病이 되는 상황을 설명하고 있다. 결국 소통이 되지 않아 뭉친 것을 많이 표현하고 있는 것이다. 四君子湯(p.366)을 기본으로 한다. 그러나 氣病이 처음 일어날 때에는 마땅히 四七湯(p.374), 七氣湯(p.474)의 辛溫으로 消散한다. 조금 오래되면 마땅히 二陳湯(p.437)에 加 黃芩 · 黃連 · 山梔를 한다. 혹은 當歸龍薈丸(p.329), 木香檳榔丸(p.343)이니 辛凉으로 꺾는 것이다.

▸ 細氣少兮代氣衰라.

細脉은 元氣가 부족한 것이고, 代脉은 元氣가 쇠약해진 것이다.

細는 **本元氣不足**하고 **精血**도 **亦乏**이라. **代**는 **乃元氣衰極**하야 **他臟**①이 **代至**하니 **死脉也**라.

細脉은 본래 元氣가 부족한 것이고 精血도 또한 결핍된 것이다. 代脉은 바로 元氣가 극도로 쇠약해진 것이니 다른 臟의 氣가 대신하여 박동하는 것이므로 死脉이다.

【譯者註】 (1) 『醫學入門』과 『圖註難經脉訣』에서의 七表八裏九道脉의 차이

『醫學入門』에서 「諸脉主病」은 "脉次序, 浮風芤血滑多痰"으로 시작되어 七表八裏九道脉의 순서로 진행된다. 즉, 七表脉에서 一浮 · 二芤 · 三滑 · 四實 · 五弦 · 六緊 · 七洪의 순서대로 脉象이 나

---

① 他臟 : 脾 이외의 脉, 營血不足하면 다른 臟腑에도 일시적으로 代脉이 나타남.

오며, 그 순서대로 「諸脈主病」이 진행된다. 八裏脈은 一微·二沈·三緩·四濇·五遲·六伏·七濡·八弱의 순서이며 역시 「諸脈主病」에는 동일한 순서로 이어진다.

그러나 九道脈에서부터 차이가 있는데, 『醫學入門』에는 '細·數·動·虛·促·結·散·代·革'의 순서로 되어 있고 『圖註難經脈訣』에는 雲岐子의 말을 인용하여 '一. 長(乾), 二. 短(坤), 三. 虛(離), 四. 促(坎), 五. 結(兌), 六. 代(中土), 七. 牢(震), 八. 動(艮), 九. 細(巽)'의 순서로 九道脈을 삼았다.

결국 『醫學入門』에는 '又有 長·短·大'라고 해서 세 가지 脈이 추가되어 있으나 『圖註難經脈訣』에는 數·散·代脈이 빠져 있지만 牢脈이 들어 있는 차이가 있다.

【譯者註】(2) 細氣少兮

沈脈은 氣鬱을 이야기하지만 太陰이 주관하는 것이고, 細脈은 少氣를 이야기하지만 少陰이 주관한다. 氣가 少하다는 것은 少氣라는 것인데, 氣가 적어서 말을 힘차게 하지 못하는 것이다. 즉, 少氣不足以言이다. 일반적으로 四君子湯(p.366)을 사용한다.

【譯者註】(3) 代氣衰

'代'라는 것은 交代한다는 뜻이다. 그 脈이 박동하다가 정지하여 스스로 재빠르지 못하여 한참 있다가 다시 이로 인하여 다시 멈췄다가 당연히 박동하는 것이다. 주로 몸이 마르고, 말하기가 어렵다.

만약에 風家幷痛極, 임신 3개월, 그리고 갑작스럽게 氣血이 손상되어서 元氣가 보충되어 이어지지 못하여 정지하는 脈象은 위험한 代脈이라고 하지 않는다. 오직 人蔘黃芪湯(p.443)으로 치료할 수 있고, 傷寒으로 인하여 代脈이 나타나면 炙甘草湯(p.312)을 사용할 수도 있다.

▸ 促爲熱極結爲積이오,

促脈은 熱이 극심한 것이고, 結脈이 나타나면 積이 있는 것이다.

促은 **乃陽盛**하고 **而陰不相濟**①하야 **熱蓄於裏也**라. **結**은 **乃陰盛**하고 **而陽不相入**하야 **內外邪滯**하야 **爲積**이라.

促脈은 陽이 興盛하고 陰이 서로 돕지 못하여 熱이 裏部에 蓄積된 것이다. 結脈은 陰이 興盛하고 陽이 陰으로 들어가지 못하므로 內外의 邪氣가 막혀 積이 되는 것이다.

【譯者註】(1) 促爲熱極

促脈은 數脈과 疾脈이 겸하여 박동하면서 간헐적으로 쉬면서 나타나는데 이는 氣血과 痰積, 食積이 鬱滯되어 熱로 변하거나, 陽盛實熱로 인하여 陰氣와 陽氣가 不和하여 맥박에 가속이 붙어 逆亂되어 接續할 수 없기 때문에 나타난다. 眞元이 쇠약해지거나 虛脫狀態, 怒氣上逆에서 나타나기도 한다.

---

① 濟 : 도울 제.

【譯者註】 (2) 結爲積

結脉은 陰氣가 왕성하여 陽氣와 不和하여 맥박의 박동이 느리다가 잠시 정지하다가 다시 박동하기도 하고, 또 氣血이 結滯되면 脉氣가 장애를 받음으로써 맥박이 이를 따라 멈추기 때문에 간헐적으로 정지하게 되는 것이며, 또한 맥박의 정지는 심장판막의 장애로 임상에서 이러한 脉象이 나타나게 되는 것이다.

結脉은 痰飮證, 瘀血證, 宿食, 積聚, 癥瘕證, 七情으로 인한 氣鬱證에도 나타나는데, 이때의 脉象은 일반적으로 有力하게 나타난다. 가령 『診家樞要』에 結脉은 陰이 유독 왕성하여 陽과 조화를 이루지 못하고 邪氣가 鬱結되거나, 癥結, 七情이 鬱滯되고, 浮結하면 寒邪가 經絡에 凝體된 징후요, 沈結하면 積氣가 內在된 징후요, 氣結, 瘀血, 飮證, 食積, 積聚證에 나타난다고 한 것이 이것이다.

▸ 虛驚動脫血頻來라.

虛脉은 驚悸를, 動脉은 脫血症에 자주 나타난다.

虛는 **乃氣血俱虛**라. **故**로 **多恍惚**①**驚悸**라. **動**은 **亦虛勞之脉**이니 **主脫漏崩中泄痢**의 **血分之疾**이라.

虛脉은 氣血이 모두 虛한 것이다. 그렇기 때문에 흔히 恍惚, 驚悸가 많다. 動脉은 또한 虛勞의 脉이니 脫血, 漏血, 崩中, 泄痢 등의 血分의 病에 나타난다.

【譯者註】 (1) 虛驚

虛脉의 驚悸라는 것은 虛해서 놀란다는 말이다. 그 치료는 血虛에는 四物湯(p.368), 朱砂安神丸(p.453) 等을 사용하고, 氣血俱虛에는 人蔘養榮湯(p.440), 養心湯(p.415)이다.

【譯者註】 (2) 動脫血頻來

芤脉의 脫血에 비해서 動脉의 脫血은 출혈량이 많은 것이 특징이다. 그 治法에서 凉血에는 犀角地黃湯(p.386)으로 하여 吐血·衄血·咳血·唾血을 모두 치료하고, 行氣에는 枳梗湯(p.457)을 사용하는데 四物湯(p.368)을 合方하는 것이 좋다. 滋補에는 血虛면 加減四物湯(p.291)을 사용한다. 다만 止血의 목적이라면 血은 검은 것을 보면 그친다고 하였으니 處方이 정해지고 나면 地楡炒黑, 荊芥炒黑, 乾薑炒黑을 加한다.

▸ 數則心煩②大病進이오,

數脉이 나타나면 心煩症이 있고, 大脉은 病이 進行하는 徵兆인 것이다.

數도 **亦熱極脉也**니 **主心煩發狂**이라. **大**는 **乃邪盛**하고 **氣血**이 **虛**하야 **不能制**라. **故**로 **病進也**라.

數脉 또한 熱이 극심한 脉이니 주로 心煩과 發狂症에 나타난다. 大脉은 邪氣는 盛하고

---

① 恍惚 : 정신이 흐림. 멍청함. 넋이 나간 듯함.
② 『素問·脉要精微論』에는 '心煩'이 '煩心'으로 기재되어 있다.

氣血이 虛하여 邪氣를 제압할 수 없기 때문에 病勢가 進行하는 것이다.

【譯者註】 (1) 數則心煩

外邪에 의해 熱이 심한 데다 正氣도 왕성하여 이들이 서로 다툴 때 心煩症이 발생한다. 調胃承氣湯(p.451)을 사용한다. 心煩에 發狂까지 된다면 當歸承氣湯(p.328)을 사용한다.

【譯者註】 (2) 大病進

'大病進'이란 緩大脉이 아니라, 大實하거나 大緊한 脉象이 겸하여 나타나면 病이 진행되어 악화된다는 의미로 脉象의 변화를 관찰하여 病의 변화를 예측할 수 있다는 것이다.

▸ 革去精血亦奇①哉라.

革脉은 精血이 喪失된 脉象으로 또한 특별한 것이다.

革②은 乃變易血氣하야 去留常度③라. 男子는 不交精泄하고 女子는 崩中漏下하고 有孕이면 半産이라. 眞虛寒怪④證脉也라.

革脉은 血氣가 變易하여 常度를 떠나고 물러나는 것이다. 남자는 交接을 하지 않아도 泄精이 되고, 여자는 崩中이나 漏下가 발생하며, 임신 중이면 半産을 하게 된다. 참으로 虛寒의 脉이 당연한 것이다.

【譯者註】 (1) 革脉과 牢脉

『圖註難經脉結』에는 革脉이 없고 牢脉이 있다. 『千金翼方』에는 革脉이 牢脉으로 되어 있어 이를 인용하였다.

【譯者註】 (2) 牢脉

牢脉은 病勢가 고질적이거나 陽氣가 부족하여 陰邪가 안에서 積滯됨으로써 陽氣가 아래로 가라앉아 잠복되기 때문에 脉象은 沈·動·大·弦·長脉 다섯 가지가 복합되어 형성된 것이니, 脉氣의 위치가 깊은 곳에 있으므로 가볍게 또는 中부위에서 取하여 감지되지 않고, 형체가 長大하고, 약간의 弦脉이 겸하여 있으면서 有力하며, 堅固하고 확고부동하여 이동하지 않는 특징이 있는 外柔內剛한 脉象이다.

동맥경화나 고혈압의 實證 및 만성 신장염 등에 牢脉이 나타나는 것은 動脉이 硬化되어 혈관벽의 탄력성이 감소되고 혈관 주위의 저항력이 증가되고, 血의 용량이 충만해짐으로써 이에 따라 牢脉을 형성하게 된다.

---

① 奇 : 특별한.

② 『醫學入門』에도 『仲景全書·傷寒論·辨脉法 第一』에 "脉絃而大, 絃則爲減, 大則爲芤, 減爲寒, 芤爲虛. 虛寒相搏曰革"이라고 기재된 것을 인용하였다. 또한 『瀕湖脉學』에도 "革脉은 芤脉과 弦脉이 相合된 脉"이라고 되어 있다.

③ 去留常度 : 循環의 의미, 『傷寒論』에서 따옴.

④ 怪 : ~하는 것이 당연하다.

牢脈은 주로 陰邪가 안에서 積滯되어 형성되니, 疝氣證, 氣結證, 心腹疼痛, 癰疽瘡瘍證에 나타나고, 風痙證으로 인한 四肢拘急症에 흔히 나타난다.

【譯者註】(3) 革去精血亦奇哉

革脈은 남자는 不交精泄하고 여자는 崩中漏下하며 만약에 임신을 하게 되면 半産을 하게 된다. 革脈 자체가 虛寒이 相搏하여서 나타나는 急症의 脈이기 때문에 이미 손 쓸 시간을 놓치게 되는 경우가 많다.

같은 下血이라고 하여도 芤脈의 下血은 조금씩 흘리는 경우가 많고, 動脈의 下血은 많은 양의 下血이지만 革脈의 下血은 정신을 잃을 정도의 심한 下血이 많다. 또한 急症으로 오는 경우가 많이 있기 때문에 어찌 손을 쓸 바가 없고 그 후유증을 다스리는 방법으로 하는 경우가 많다.

諸脉相兼主病

滑伯仁이 曰하되 人之爲病이 雖曰不過寒熱虛實의 四者라하여도 而其脉은 多兼見也라. 熱하면 則流通하니 凡浮大數長이 皆熱也라. 寒하면 則堅凝하니 凡沈小①遲短이 皆寒也라. 實하면 則形剛②하니 凡實滑弦緊이 皆實也라. 虛하면 則形柔하니 凡虛澁濡緩이 皆虛也라. 他如難經③에 所謂一陰一陽者는 脉來에 沈而滑이요, 一陰二陽者는 脉來에 沈滑而長이요, 一陰三陽者는 脉來에 浮滑而長하고 時로 一沈也라. 一陽一陰者는 脉來에 浮而澁이요, 一陽二陰者는 脉來에 長而沈澁이요, 一陽三陰者는 脉來에 沈澁而短하고 時로 一浮者라하니 盡皆兼見義也라.

滑伯仁이 말하기를 "人體에 病이 발생하는 원인이 비록 寒·熱·虛·實 네 가지에 지나지 않는다고 하지만 그 脉은 대개 서로 겸하여 나타난다. 熱이 있으면 脉이 잘 유통하게 되니 대개 浮·大·數·長脉은 모두 熱證이고, 寒冷하면 脉도 堅凝하게 되니 대개 沈·小·遲·短脉은 모두 寒證이고, 實하면 脉의 형체도 强하게 되니 대개 實·滑·弦·緊脉은 모두 實證이고, 虛하면 脉의 형체도 虛하게 되니 대개 虛·澁·濡·緩脉은 모두 虛症이다. 『難經·四難』에 말하기를 '一陰一陽은 脉이 沈하면서 滑한 것이고, 一陰二陽은 脉이 沈滑하면서 長한 것이고, 一陰三陽은 脉이 浮滑하면서 長하고 때로 한 번 沈한 것이다. 一陽一陰은 脉이 浮하면서 澁한 것이고, 一陽二陰은 脉이 長하면서 沈澁한 것이고, 一陽三陰은 脉이 沈澁하면서 短하고 때로 한 번 浮한 것이다.'하였으니, 모두 다 脉들이 겸하여 나타난다는 뜻이다."고 하였다.

▸ 浮而有力則爲風이오,

浮하면서 힘이 있으면 風邪로 인한 病證이다.

風은 包四氣而言이라. 如浮緩과 浮弦은 則爲傷風이오, 浮緊은 則爲傷寒이오, 浮虛는 則爲傷暑오, 浮濡④는 則爲傷濕하니 四氣在表면 皆浮라. 更與人迎으로 相應하면 則爲外感이 在經을 無疑라.

風은 風·寒·暑·濕의 四氣를 포함하여 말하는 것이다. 가령 浮緩하거나 浮弦하면 傷風證이고, 浮緊하면 傷寒證이고, 浮虛하면 傷暑證이고, 浮濡하면 傷濕證이니 四氣가 表部

---

① 凡沈小 : 小는 細이다.
② 形剛 : 맥박의 형태가 강함.
③『難經·四難』
④ 濡는 濕病인데 細濡脉이 많다.

에 있으면 脉이 모두 浮하게 된다. 다시 人迎과 相應하면 外感의 邪氣가 經脉에 있는 것을 의심할 필요가 없다.

【譯者註】 (1) 浮而有力則爲風

이 條文은 外感의 浮而有力則爲風을 말하는 것이니 겸하는 脉에 따라서 浮緩과 浮弦은 傷風을 말하고, 浮緊은 傷寒을 말하고, 浮虛는 傷暑를 말하고, 浮濡는 傷濕을 말한다.

脉의 尺寸이 모두 浮한데 浮緊은 傷寒이고, 浮緩은 傷風이라고 하였다. 脉이 浮緩하면 傷風으로 冬月에는 桂枝湯(p.303)을 사용하고, 三時에는 防風冲和湯(p.351)이다. 脉이 浮弦하면 柴胡桂枝湯(p.405)이다. 脉이 浮緊하면 傷寒으로 冬月에는 麻黃湯(p.340)을, 三時에는 九味羌活湯(p.313)을 사용한다. 脉이 浮虛하면 傷暑로 太陽이 받은 것이니 二香散(p.438)을 사용한다. 脉이 浮濡하면 傷濕으로 表에 있을 경우에는 微汗을 해야 하니 防己黃芪湯(p.350)을 사용한다.

浮而無力斯爲虛라.

浮하면서 힘이 없으면 이는 虛損으로 인한 病證이다.

經①에 曰, 諸浮者는 腎不足也니 瞥瞥②하야 有如羹上肌③하면 定知此脉이 陽氣微라. 乍病④에 見浮脉은 乃傷風邪요, 久病은 宜沈이나 反見浮脉하면 裏寒表熱也라. 然이나 必與氣口로 相應하면 則爲內傷의 氣血虛損이라.

經에 이르기를 "모든 浮脉의 類는 腎이 부족한 것이니, 끓는 국물 위에 고깃점이 잠깐잠깐 떠오르듯 하면 바로 이러한 脉은 陽氣가 微弱한 것이다."라고 하였다. 新病에 浮脉이 나타나면 곧 風邪에 傷한 것이고, 久病에는 脉이 沈하여야 하나 도리어 浮脉이 나타나면 裏部는 寒冷하고 表部에는 虛熱이 있는 것이다. 그러나 반드시 氣口와 相應하면 內傷의 氣血虛損證이다.

【譯者註】 (1) 浮而無力斯爲虛

浮脉의 기본은 虛를 가지고 있는 것으로 新病에 浮脉이 나타나면 傷風을 말하는 것이라고 하였으니, 輕者는 柴胡桂枝湯(p.405)이다. 久病이 되면 脉이 본래 沈하지만 도리어 浮脉이 나타나는 것은 裏部에 寒冷이 있고 表部에 虛熱이 있는 것이라고 하였다. 임상에서는 黃芪健中湯(p.489)을 사용한다.

浮數⑤風熱微欲解요,

浮數하면 風熱證이고, 微脉을 띠면 病邪가 풀리려고 하는 것이다.

---

① 經 : 정확한 책은 없으나『傷寒論 · 辨脉法』에 "脉瞥瞥有如羹上肥者, 陽氣微也."라는 말은 있다.
② 瞥瞥 : 잠깐잠깐(音은 별).
③ 如羹上肌 : 국 끓일 때 고깃덩이가 떠오르는 것과 같은 形象이다.
④ 乍病 : 初期病.
⑤ 여기서는 傷寒을 의미한다.

浮數은 傷風에 挾熱也라. 帶微者는 邪不傳而欲解라.

浮數한 脈은 傷風證에 熱을 낀 것이다. 微脈을 띠면 邪氣가 傳經하지 않고 해제되려고 하는 것이다.

【譯者註】(1) 浮數風熱微欲解

浮數은 風熱이다. 浮는 風을 말하고 數은 熱을 말하니, 浮數風熱은 충분히 이해가 되는 말이다. 다만, 우리가 『傷寒論』을 공부하면서 자칫 방심하면서 지나가는 일이 있으니, 『傷寒論』이라는 것은 바로 『內經』의 「熱論」에서 나온 것이기 때문에 『傷寒論』에서 脈이 浮한 것을 太陽이라고 하였으나, 그 안에는 항상 熱이 동반된다는 것이다. 熱이 동반이 된다는 것 자체가 바로 數을 의미하는 것이다.

그렇기 때문에 李梴 선생님도 「臟腑六脈診法」에서 脈이 浮數한 것은 그 안에 弦緊을 같이 포함한 것이라고 한 것이다. 風이 熱을 끼면 人蔘敗毒散(p.442)이나 升麻葛根湯(p.401)으로 主한다.

그럼에도 불구하고 만약 浮數의 陽脈이 微의 陰脈을 얻으면 陽이 陰을 얻어 和平하게 되니 그 風熱이 진정되는 것으로 欲解라고 한 것이다.

浮遲身痒汗亦無라.

浮遲하면 몸이 가려우나 땀은 나지 않는다.

裏虛하야 不能作汗이니 其身이 必痒이라.

裏部가 虛하여 汗液을 만들지 못하므로 반드시 身體가 가렵게 된다.

【譯者註】(1) 浮遲身痒汗亦無

浮遲로 身痒이 발생하는 것은 裏가 虛해서 發汗이 되지 못해 나타나는 것이니 怫鬱의 현상과 같다. 『傷寒論』에서 보자면 桂麻各半湯(p.301)의 條文이 其身必痒으로 되어 있으니, 이것이다.

獨浮喘脹表中熱이오,

단순히 浮脈만 나타나면 喘息과 脹滿이 발생하니 表邪로 인한 熱 때문이다.

表邪盛이라. 故로 氣逆喘脹이라.

表邪가 盛한 것이다. 그렇기 때문에 氣가 逆上하여 喘息과 脹滿이 발생한다.

【譯者註】(1) 獨浮喘脹表中熱

獨浮하다는 것은 浮脈만이 있다는 것이다. 『傷寒論』에서 「麻黃湯」 條文을 보면, “太陽病에 頭痛發熱하고 身疼腰痛하고 骨節疼痛하고 惡風하면서 無汗而喘者는 麻黃湯으로 主한다”라고 되어 있다. 또한 熱이 심해서 煩燥가 나타나는 경우에는 「大青龍湯」의 條文을 참고하는데, “太陽中風에 脈浮緊하고 發熱惡寒하고 身疼痛하면서 不汗出而煩燥者는 大青龍湯으로 主한다.”라고 하였다. 表邪가 盛해서 喘脹이 있고 表中에 熱이 있는 것은 麻黃湯(p.340)을 사용하는데 심하면 大青龍湯(p.332)을 사용한다.

浮緊滑疾百合辜①라.

浮 · 緊 · 滑 · 疾한 脉이 서로 겸하여 나타나면 百合病이다

百合은 傷寒病也라.

百合證은 傷寒病이다

【譯者註】 (1) 浮緊滑疾百合辜

『金匱要略』의 「百合病」 條文에 "論에 이르기를 百合病者는 百脉의 一宗이 모두 그 病에 이른 것이다. 뜻은 먹고자 하나 다시금 먹을 수가 없고 항상 묵묵하여 누우려고 하나 눕지를 못하고 움직이려고 하나 움직일 수가 없고 飮食이 혹은 때로 맛이 있으나 혹은 飮食의 냄새도 맡지 않으려고 하고 마치 추운 듯하지만 寒하지 않고 마치 熱한 것 같지만 熱이 없으며 口苦하고 小便赤한다. 百合病에 發汗한 후에는 百合知母湯(p.354)으로 主하고 百合病에 下한 후에는 百合滑石代赭石湯(p.355)으로 主한다."라고 하였다.

浮大癮疹② 久爲癩③요,

浮大하면 癮疹이 발생하고, 이것이 오래되면 癩病이 된다.

浮는 爲風虛④요, 大는 爲氣⑤强이라. 風氣相搏하면 必成癮疹發痒이오, 久久爲癩라.

浮脉은 風虛하기 때문이고, 大脉은 邪氣가 强한 것이다. 風虛와 氣强이 뒤섞이면 반드시 癮疹이 형성되어 瘙痒症이 발생하고, 이러한 증세가 오래되면 癩病이 된다.

【譯者註】 (1) 浮大癮疹久爲癩

浮大癮疹久爲癩는 大風邪氣에 해당된다. 본 條文의 癩는 『金匱要略 · 水氣病脉證幷治 第十四』의 "脉浮而洪, 浮則爲風, 洪則爲氣, 風氣相搏, 風强則爲隱疹, 身體爲癢, 癢爲泄風, 久爲痂癩."에서처럼 오래된 완고한 피부병을 말한다. 현대의 약물오용, 남용에 의한 피부병도 이에 해당한다 할 수 있다.

비록 大浮滿指沈無力이고 洪如洪水湧波起로 脉象의 差異가 있으나, 임상에서 洪大脉을 같이 보는 경우도 많기 때문에 李梴 선생님이 『金匱要略』에서 '脉浮而洪'이라고 한 것을 '浮大隱疹久爲癩'로 적어 놓은 것이다.

---

① 辜 : 병 고, 허물 고.
② 癮疹 : 피부병.
③ 癩 : 문둥병 라, 고질적인 피부병.
④ 風虛 : 風邪는 正氣가 虛한 틈을 타서 침범함.
⑤ 邪氣.

大風邪氣에서 胃와 大腸은 받지 않는 물건이 없으니 脾主肌肉하고 肺主皮毛한다. 그렇기 때문에 瘡痂가 비록 皮肉에 보일지라도 熱毒이 반드시 腸胃로 들어가는 것이다. 法에 必先治陽明이라고 하였다. 초기에는 마땅히 防風通聖散(p.351)을 사용한다.

浮滑痰飮痛如錐라.

浮滑하면 痰飮으로 인하여 송곳으로 찌르는 것 같은 통증이 발생한다.

浮滑은 爲風痰이니 爲走刺疼痛이라.

脈이 浮滑한 것은 風痰으로 인한 것이니, 여기저기 돌아다니며 통증이 발생한다.

【譯者註】(1) 浮滑痰飮痛如錐

浮滑脈에서 浮는 風이고 滑은 痰이니 風痰으로 돌아다니면서 刺痛이 있는 것을 말한다. 이 條文은 風痰으로 인한 歷節風의 증상으로 볼 수 있다. 傷寒의 周身節痛은 風寒이 肌骨로 侵入한 것이고, 雜病의 周身痛者는 風痰이 壅滯한 것이다. 임상에서는 靈仙除痛飮(p.416)을 사용한다.

▸ 沈而有力則爲積이오,

脈이 沈하면서 힘이 있으면 積滯가 된다.

凡脈에 浮盛하야 爲病이면 在表在外하고, 沈堅하야 爲病이면 在裏在內라.

脈이 浮하면서 힘이 있으면 病이 表部와 외부에 있는 것이고, 沈하면서 堅實하면 病이 裏部와 내부에 있는 것이다.

【譯者註】(1) 沈而有力則爲積

積者는 陰氣로 五臟이 主하니 脈이 沈伏한다. 積의 脈은 沈한 것이 기본이다. 積聚, 癥瘕, 痞滿이 대개 太陰濕土의 氣이다. 시작은 外感內傷으로 인한 氣鬱인데 의사가 잘못 補하여 留滯하여 積이 되는 것이다. 弦脈의 上下左右積弦長과 구분해야 한다. 五積에는 옛날에 五方을 썼으나, 지금은 增損五積丸(p.456)을 사용하는 것이 더욱 妙하다.

無力應知氣不平이라.

沈하면서 힘이 없으면 응당 氣가 평온하지 못한 것을 알아야 한다.

沈은 爲諸鬱이라.

沈脈은 일반적으로 鬱證이 된다.

【譯者註】(1) 無力應指氣不平

氣不平이라는 것은 氣鬱을 이야기하는 것으로, 鬱이라는 것은 鬱結되어 흩어지지 않는 것이다. 사람의 氣血이 充和되면 百病이 發하지 않는데, 한번 鬱結되면 여러 病이 발생한다. 특히 氣

鬱이 되면 腹脇이 脹滿하고 刺痛이 있고 펴지지 않게 된다. 桔梗枳殼湯(p.321)을 기본으로 해서 운용한다.

爲水爲泄爲厥逆이오,

水腫, 泄瀉, 厥逆이 된다.

【譯者註】 (1) 爲水

爲水라는 것은 水病을 말한다. 水病은 水腫으로 小便不利를 동반한 浮腫을 뜻한다. 온몸에 浮腫이 있는 것으로 피부가 薄하면서 빛나는데 손으로 누르면 들어갔다가 손을 들면 다시 올라오는 것이다. 水腫治法의 大要는 健脾燥濕利水이나. 通用으로는 二陳湯(p.437)에 去 甘草를 하고 加 蒼朮·白朮로 君을 한다. 豬苓·澤瀉·山梔로 佐를 해서 濕熱을 消한다. 麥門冬·黃芩으로 使를 해서 淸肺制肝을 한다.

【譯者註】 (2) 爲泄

泄瀉의 脉는 沈脉이 많은데, 傷風하면 즉 浮하고, 傷寒하면 즉 沈細하고, 傷暑하면 즉 沈微하고, 傷濕하면 즉 沈緩하다. 무릇 瀉는 대개가 濕을 겸하니 처음에는 分理中焦하여 滲利下焦하는 것이 마땅하다. 지금은 沈脉의 泄瀉이기 때문에 우선 太陰으로 본다. 理中湯(p.435)이나 異功散(p.433)을 사용한다.

【譯者註】 (3) 厥逆

陰陽의 二厥은 脉이 모두 沈하여 사람들로 하여금 의심하게 한다. 그러나 陰厥은 脉沈遲而弱하고 陽厥은 脉沈伏而滑한다. 또한 陽厥은 손가락이나 손톱이 때로 한 번은 溫한데, 陰厥은 항상 冷이라고 하였다.

氣虛發厥者는 四君子湯(p.366)으로 主하고, 血虛發厥者는 四物湯(p.368)으로 主하고, 有火에는 加 知母·黃柏하고, 虛寒에는 加 附子라고 하였다. 모든 厥證에는 소통이 중요하니 蘇合香元(p.398)을 함께 복용하는 것이 좋다.

停飮脇脹兼瘕癥이라.

停飮, 脇脹, 癥瘕 등의 病證이 된다.

【譯者註】 (1) 停飮

脉沈而弦者는 懸飮으로 內痛한다. 脉沈弦細滑하면서 大小不勻한 것은 대개 痰飮으로 病이 된 것이다. 古法은 順氣를 爲先하고, 分導를 次之하라고 하였다. 通用으로는 二陳湯(p.437)으로 主治하는데, 大便으로 하여금 潤하게 하고 小便이 長하게 하는 것이 分導의 要藥으로 더욱 좋다.

【譯者註】 (2) 脇脹

脇脹은 脇滿에 준하여 살펴보는데 脇滿은 腹中의 滿이 아니니, 이것은 脇肋下의 脹滿으로 半

表半裏의 사이이다. 임상적으로는 柴梗湯(p.405)이 좋다.

【譯者註】(3) 癥瘕

癥瘕의 구별은 다음과 같다. 癥者는 堅固하면서 移動하지 않고, 瘕者는 堅固하지만 능히 移動하니 대개 원인이 痰飮, 食積, 死血로 塊를 이룬 것이다. 氣는 덩어리를 만들지 못하여 聚를 만든다. 塊는 이에 痰과 食積, 死血의 有形之物로 인하여 만들어진 것이다. 積聚, 癥瘕는 하나인 것이다.

積聚의 成塊로 이동하지 않는 것을 癥이라고 말하니 견고하고 단단하고 고정된 것을 말하는 것이다. 或有或無하고 或上或下하며 或左或右者는 瘕라고 말하니 假血로 준동하는 모양을 이루고 또한 活性이 있는 것이다.

積聚나 癥瘕는 대개 氣鬱로 인하면 沈脉이 되고 痰飮으로 인하면 弦脉이 된다. 지금은 沈脉으로 되어 있으니 氣鬱이 많다. 우선 大七氣湯(p.333)을 사용한다.

沈數裏寒內熱盛이오,

沈數하면 寒邪가 傳裏하여 내부에 熱이 심하게 된다.

與人迎으로 相應하면 則邪伏陰經하야 而爲實熱이라.

沈數脉이 人迎과 相應하면 寒邪가 陰經에 潛伏하여 實熱證이 된다.

【譯者註】(1) 沈數裏寒內熱盛

이 條文은 陰經絡에 陽邪가 侵入한 것이다. 여기에서 裏는 陰經絡을 말하고 內熱盛이라는 것은 안에 邪熱이 盛하다는 뜻이다. 즉 陰經絡에 邪熱이 심한 것을 말한다. 이때에는 表證의 有無로 發汗을 할 것인지 下法을 쓸 것인지를 구분해야 한다.

少陰證에 口燥咽乾하고 渴한데 尺寸脉이 俱沈하고 沈而疾하면 즉 大承氣湯(p.331)으로 主하고, 沈而遲하면 즉 四逆湯(p.372)을 主한다. 즉, 表證이 없는 경우에는 大承氣湯을 사용하면 된다.

그러나 少陰病에 但欲寐하고 發熱하면서 脉沈하고 傷寒에 無熱惡寒者는 陰經病이니, 지금 少陰病이 시작됨에 마땅히 無熱이나 도리어 發熱을 하고 있다. 그러나 頭不痛이 다른 것이다. 이것은 邪가 表에 있는 것이니 脉이 비록 沈하더라도 더욱 마땅히 溫劑로 發汗하라고 하여 비록 少陰病이지만 麻黃의 發汗之劑를 사용하는 것에 대해서 설명하고 있다. 즉, 麻黃附子細辛湯(p.339)을 사용하는 것이다.

결론적으로 表證이 있다면 麻黃附子細辛湯을 사용할 것이고, 裏熱이 있다면 大承氣湯을 사용한다. 다만, 太陰證이 확실하다면 桂枝加大黃湯(p.302)을 사용하기도 하지만 이미 內熱이 盛하다고 하였으니 承氣湯을 잠시 사용하는 것도 무방하다.

沈遲血冷裏寒生이라.

沈遲하면 血이 寒冷하여 裏部에 沈寒痼冷이 발생한다.

與氣口로 **相應**하면 **則血凝氣滯**하야 **而爲沈寒**①이라.

沈遲한 脉이 氣口와 相應하면 血氣가 凝滯되어 沈寒痼冷이 된다.

【譯者註】(1) 沈遲血冷裏寒生

少陰病으로 身體痛하고 手足寒하며 骨節痛으로 脉沈者는 附子湯(p.362)으로 主한다. 雜病으로 접근하는 경우, 附子에 대한 부담이 많으면 十全大補湯(p.410)을 사용해도 좋다. 하지만 附子를 써야 할 경우에는 附子를 사용해야 한다.

沈重傷暑②弱墮髮이오,

沈脉이 심하면 傷暑證이고, 沈弱하면 모발이 빠진다.

沈重은 **爲傷暑發熱**이오, **沈弱者**는 **髮必墮落**이라.

脉이 沈重하면 傷暑證으로 熱이 나고, 沈弱하면 반드시 毛髮이 빠진다.

【譯者註】(1) 沈重傷暑

中暑之證은 六脉이 沈伏하고 冷汗이 自出하며 悶絶하고 昏하여 不知人하게 된다. 지금의 沈重은 伏脉에 가까우니 中暑를 말하는 것이다. 中暑는 응급의 상황이기 때문에 한의원에서 보기는 어렵다. 만약 人事不省의 상태라면 응급처치를 하고 급히 전원을 해야 한다.

【譯者註】(2) 沈弱墮髮

虛損의 病에 一損은 肺를 손상시켜서 皮聚毛落하니 마땅히 八物湯(p.481)을 사용한다. 外因으로 感寒하여 오래 되면 즉 陽을 손상하니 위로부터 아래로 내려가는데 한번 肺가 손상이 되면 즉 皮聚毛落한다. 그 치료는 肺損證이 보이면 四君子湯(p.366)을 主한다.

또한 肺勞가 되면 일을 미리 걱정하게 된다. 그러면 즉 氣乏하고 心腹冷하고 胸背痛이 있게 되는데 極하게 되면 즉 毛焦津枯하고 咳嗽하고 갑자기 熱이 난다. 그 치료는 肺虛에 單人蔘膏(p.326), 單五味子膏(p.325)로 한다. 임상적으로는 이미 많이 사용되는 瓊玉膏(p.301)도 좋다.

沈弦腹心冷痛幷이라.

沈弦하면 心腹이 冷痛하게 된다.

【譯者註】(1) 沈弦腹心冷痛幷

脉沈而弦者는 懸飮으로 內痛이니, 病이 懸飮인 경우에는 十棗湯(p.410)을 主한다. 항상 弦脉이 나타날 때에는 반드시 옆구리를 살펴야 한다. 만약에 옆구리에 懸飮의 양상이 없다면 冷痛으로 보아야 한다.

---

① 沈寒 : 沈寒痼冷으로 그 증상은 心下痞冷痛, 嘔吐淸水, 飧泄, 四肢厥冷, 脛冷 등이다.
② 沈重傷暑 : 傷暑는 虛脉이 많이 나타난다.

冷은 形寒飮冷하고 臥凉하여 腎氣가 乘心한 것이니 痛하면 즉 心懸이 마치 배가 고픈 듯하고 腰痛이 있고 下重하고 泄痢하니 五積散(p.421)으로 主한다.

沈緊而數冷又熱이오,

沈緊하면서 數을 겸하면 惡寒하면서 發熱한다.

【譯者註】(1) 沈緊而數冷又熱

陰虛內熱이 있으면 冷藥으로 傷한 것이거나, 아니면 쉬는 곳이 마땅함을 잃어 變하여 寒中을 이룬 것이다. 온전히 養脾를 爲主로 해야 하니 단지 理中丸(p.436), 二神交濟丹(p.434)에 去 白芍하거나, 혹은 四物湯(p.368)에 去 芍藥하고 合 理中湯(p.435)하여 處方한다.

沈緊不數懸飮成이라.

沈緊하면서 數하지 않으면 懸飮이 형성된 것이다.

【譯者註】(1) 沈緊不數懸飮成

懸飮은 물이 흘러 脇에 있으니 咳唾하면 즉 痛하고 懸懸思水한다. 그 치료에 있어서 仲景은 모든 飮을 치료할 때에 皮裏膜外의 表分에 있는 경우는 大小靑龍湯(p.332, 396)으로 發汗한다고 하였고, 胸膈에 있는 경우에는 瓜蒂散(p.310)으로 吐한다고 하였고, 四肢經絡脇肋에 있는 경우에는 五苓散(p.417)으로 分利한다고 하였고, 腸胃裏分에 있는 경우에는 十棗湯(p.410)으로 下之한다고 하였다.

이것은 대개 治標하는 霸道이다. 또한 엑스레이 상으로 이미 脇下에 물이 많이 고였거나 聽診上으로 無音이 나타나는 늑막염의 경우라면 쉽게 볼 것이 아니니 전원을 하는 것도 좋다.

沈細少氣臂不擧요,

沈細하면 氣가 적어 팔을 들 수 없다.

兩寸이면 則兩臂不擧라.

양측 寸部가 모두 沈細하면 양측 팔을 들 수 없다.

【譯者註】(1) 沈細少氣臂不擧

沈細의 脉은 氣鬱을 이야기할 수도 있고, 濕이 停滯되어서 발생할 수도 있다. 지금 少氣라고 하는 것도 氣滯나 氣鬱로 인해서 少氣가 발생이 될 수가 있고, 역시 濕이 滯해서 발생되기도 한다.

七情鬱結로 인한 臂不擧는 開結舒經湯(p.299)을 사용할 수가 있고, 氣虛로 인한 四肢不擧는 四君子湯(p.366)에 加 陳皮 半夏 麥門冬 竹瀝을 사용할 수가 있다. 濕으로 인한 臂不擧에는 滲濕湯(p.380), 五積散(p.421)을 應用한다. 痰飮의 경우에는 半夏苓朮湯(p.349)으로 한다.

沈重前絶瘀血凝이라.

沈重하면서 直前의 부위에 絶脉이 나타나면 瘀血이 凝滯된 것이다.

沈重은 如重物沈水하야 不復浮起라. 故로 冬脉을 曰石이라. 直前絶者는 有瘀滯也라.

沈重은 무거운 물건이 물에 가라앉은 것 같은 것으로 다시 떠오르지 않는다. 그렇기 때문에 겨울철의 脉을 石脉이라 한다. 直前의 부위에 絶脉이 나타나면 瘀血이 凝滯된 것이다.

【譯者註】(1) 沈重前絶瘀血凝

沈重은 沈脉이 더 沈해진 상태이다. 前絶이란 尺部에 脉象이 나타나는데 關部에는 脉象이 없거나 關部에 脉象이 나타나는데 寸部에는 脉象이 없는 것을 의미한다. 즉 沈重前絶은 尺部 또는 關部에 沈重한 脉이 나타나는데 關部 또는 寸部에는 脉象이 나타나지 않는 것을 의미한다.

임상 경험상으로 급성심근경색에서 左關部에 沈重前絶瘀血凝이 나오는 것을 확인 했다. 또한 치료가 되는 과정에서 濇芤瘀血結成團으로 증상이 호전되는 것을 경험한 바가 있다. 輕症에 瓜蔞枳實湯(p.310)을 사용한다.

▸遲而無力虛且寒①이오,

遲하면서 힘이 없으면 허약하거나 寒冷한 것이다.

與人迎으로 相應하면 則濕寒이 凝滯하고, 與氣口로 相應하면 則虛冷이 沈積이라.

遲脉이 人迎과 相應하면 濕, 寒邪의 凝滯이고, 氣口와 相應하면 虛冷이 沈積된 것이다.

【譯者註】(1) 遲而無力虛且寒

人迎과 相應하면 즉 濕寒이 凝滯되었다고 하였으니 經絡에 寒濕이 停滯된 것이다. 五積散(p.421)을 사용한다. 氣口와 相應하면 즉 虛冷沈積이라고 하였으니 沈寒痼冷을 말하는 것이다. 痼冷이라는 것은 寒이 심한 것이다. 일반적으로 陰證으로 나타난다. 몸이 靜하고 무거우며 言語에 소리가 없고, 氣가 少하여 喘息이 보이기도 한다. 附子理中湯(p.362)을 사용한다.

遲而有力痛爲害라.

遲하면서 힘이 있으면 疼痛이 害를 준다.

或心痛이오, 或腹痛이오, 或脇痛이라.

或은 心痛, 腹痛, 脇痛이 발생한다.

【譯者註】(1) 遲而有力痛爲害

冷痛을 의미한다. 여기서 害는 장애를 받은 것으로 해석한다. 脉이 나타나는 부위에 따라 心

① 正氣虛弱, 口淡, 吐涎沫, 氣短, 飱泄, 舌苔白色.

痛, 腹痛, 脇痛으로 나누어 볼 수 있다. 일반적으로 健理湯(p.300)을 사용한다.

【譯者註】 (2) 心痛

胸痹痛은 寸口脉이 沈而遲하거나 關上이 小緊而數한다고 하였다. 갑작스러운 경우는 몸이 이미 寒을 받고 입이 또한 傷冷하여 元陽이 막히게 되면 草豆蔲丸(p.472)을 사용한다. 임상에서는 心脾痛을 구별하기 어렵기 때문에 통증이 심하다면 우선 통증을 진압해야 하니 手拈散(p.399)에 蘇合香元(p.398)을 사용한다. 후에에 반드시 심장검사를 해야 한다.

【譯者註】 (3) 腹痛

寒氣가 脉外로 침범하면 즉 脉寒하고, 脉寒하면 즉 縮綣하고, 縮綣하면 즉 脉이 수축하고, 수축하면 즉 밖으로 小絡을 당기게 되니 그렇기 때문에 卒然히 아프게 된다. 寒에 重感한 것으로 인하면 즉 통증이 오래가게 된다. 마땅히 厚朴溫中湯(p.491), 桂香散(p.304), 溫胃湯(p.425)을 사용한다.

【譯者註】 (4) 脇痛

虛者는 肝血이 虛한 것이니 痛하면 즉 悠悠히 不止하고 耳目이 어둡고 잘 두려워하여 마치 사람이 잡아갈 것 같으니 四物湯(p.368)에 加 柴胡梢하거나 혹은 五積散(p.421)에 去 麻黄하고 加 靑木香 · 靑皮한다.

應尺血虛寸氣虛이오,

遲脉이 尺部에 感應되면 血虛證이고, 寸部에 感應되면 氣虛證이다.

寸口로 **得之**면 **爲氣虛**요, **尺中**으로 **得之**면 **爲血虛**라. **總是腎虛不安**이라. **亦有痰凝**과 **氣滯**과 **伏熱**로 **蹇①澁而然者**하니 **必尋之無力**이라야 **乃爲眞遲**라.

寸口에 遲脉이 나타나면 氣虛이고, 尺中에 나타나면 血虛이지만, 이것은 모두 腎이 虛하여 불안한 증상이다. 또한 痰의 凝滯, 氣滯, 伏熱이 막아서 遲脉이 형성되기도 하니, 반드시 脉을 찾아보아 힘이 없어야만 참으로 遲脉인 것이다.

【譯者註】 (1) 應尺血虛寸氣虛

眞遲脉은 虛證과 관련이 있으며 반드시 脉의 有無力으로 판단해야 한다. 遲脉을 끼고 있는 血虛에는 苦寒之品의 사용에 신중해야 하고, 역시 遲脉을 끼고 있는 氣虛에는 辛熱之品의 사용에 신중을 기해야 한다.

이 條文의 氣血虛는 遲脉을 근본으로 한 氣血虛이다. 寸部에 眞遲脉이 나타나면 氣虛이기 때문에 四君子湯(p.366)을 사용하고, 尺部에 眞遲脉이 나타나면 血虛이기 때문에 四物湯(p.368)을 사용한다. 하지만 氣血이 따로 虛하기가 어렵기 때문에 이런 경우에는 沈寒痼冷에 준해서 치

---

① 蹇 : 머무를 건, 정체될 건.

료를 하게 되니 十全大補湯(p.410)을 사용한다.

遲沈寒內浮寒外①라.

遲하면서 沈하면 寒邪가 內에 있는 것이고, 浮를 겸하면 寒邪가 外에 있는 것이다.

脉이 **遲沈**커나 **或芤**는 **寒在裏**하니 **則腹痛**이오, **遲浮**는 **寒在表**하니 **則肢冷**이라.

脉이 遲하면서 沈하거나 혹은 芤하면 寒邪가 裏部에 있는 것이기 때문에 腹痛이 발생하고, 遲하면서 浮하면 寒邪가 表部에 있으므로 四肢가 寒冷하여진다.

【譯者註】(1) 遲沈寒內浮寒外

遲脉이 나타나는 부위를 살펴야 한다. 遲脉이 沈部에 나타나면 寒邪가 내부에, 浮部에 나타나면 寒邪가 외부에 있음을 의미한다.

寒이 안에 있거나 밖에 있는 것에서 특히 주의해야 할 것은 바로 惡寒이다. 惡寒은 밖으로 추위를 타서 덜덜 떨면서 이불을 찾는 모습이다. 대부분 惡寒이 있는 경우에는 안에 염증이 발생해서 惡寒이 있는 경우가 많다. 이것을 寒으로 잘못 보아서 熱한 藥을 투여하면 안 된다. 이것만 잘 구별하면 된다.

遲沈의 裏寒의 특징은 腹痛이기 때문에 理中湯(p.435)을 기본으로 해서 沈寒痼冷이 심하다면 附子理中湯(p.362)을 사용한다. 遲浮의 表寒의 특징은 四肢冷이기 때문에 十全大補湯(p.410)이나 當歸四逆湯(p.327)을 사용하는 것이 좋다.

【譯者註】(2) 같은 脉이라도 다른 病이 나타난다.

이 條文을 보면서 같은 脉象이라고 하더라도 病證이 다르게 나올 수 있음을 알아야 한다. 예를 들면 앞에서 이미 나온 浮遲身痒汗亦無의 증상과 遲沈寒內浮寒外의 증상이 다르다는 것이다. 실제 임상에서 脉象을 가지고 증상을 맞추려는 노력을 많이 한다. 하지만 이것은 사실 本末이 뒤집힌 것이다.

일단 脉을 보고 증상을 알아맞추는 것이 아니라 증상을 먼저 살피고 그에 따른 치료를 하기 위해서 脉을 보고 表裏, 寒熱, 虛實, 正邪를 살피는 것이다. 이 사실을 숙지하고 임상을 할 때에 충분히 증상을 물어 보는 것을 잊지 말아야 한다.

遲濇咽酸②癥瘕成이오,

遲濇하면 咽酸이나 癥瘕를 형성한다.

遲濇하면 **則濕熱**이 **凝滯**하니 **或爲咽酸**하고 **或爲瘕癥**라.

遲濇하면 즉 濕熱이 凝滯되어 혹은 咽喉가 酸痛하던지 癥瘕가 형성된다.

---

① 寒外 : 四肢冷.

② 咽酸 : 呑酸, 속쓰림, 신물(위염, 胃酸過多).

【譯者註】(1) 遲濇咽酸癥瘕成

咽酸은 呑酸으로 역류성 식도염, 위산과다에 해당한다. 呑酸의 脉은 일반적으로 弦滑한 것이 많다. 그러나 지금은 遲濇이라고 하였으니 결국 遲濇은 沈遲와 같이 나오게 된다. 或沈而遲한 경우는 胸에 寒飮이 있는 것이다. 遲脉은 寒邪를, 濇脉은 虛證을 의미한다. 中寒停水한 경우에는 神麴丸(p.407)을 사용하고, 上膈에 寒者는 三味蔘萸湯(p.378)을 사용한다.

呑酸의 시작은 痞滿이 되고, 痞滿의 시작은 氣鬱이다. 呑酸만을 치료하면 標를 치료하는 것이니, 呑酸이 있다면 반드시 腹診을 해서 痞滿의 與否를 확인하고, 痞滿의 여부가 확인이 되면 다시 氣鬱과 氣滯를 확인해야 한다. 무작정 呑酸이라고 해서 梅核氣로 보아 四七湯(p.374)을 사용하면 반드시 재발한다. 임상에서는 正傳加味二陳湯(p.450)을 사용하는 것이 좋다.

遲滑腹中覺脹大라.

遲滑하면 복부가 脹大하여진다.

遲而滑은 爲腹脹이라.

遲하면서 滑하면 腹脹症이 발생한다.

【譯者註】(1) 遲滑腹中覺脹大

滑脉은 滑似累珠來往疾로 遲脉과 滑脉이 겸하여 나타나는 경우는 드물다. 遲滑脉은 역류하는 듯한 脉으로 關部에서 주로 나타난다. 사실 임상적으로는 虛滑에 가깝다고 보는 것이 옳다. 腹中覺脹大는 腹脹의 의미로서 滑脉이 나타나므로 消滯가 가능하나 遲脉과 함께 나타날 경우에는 순수한 消滯보다는 補의 의미를 겸하여야 한다. 遲脉은 元氣不足, 滑脉은 痰實을 의미하므로 遲滑脉에는 六君子湯(p.429)이나 香砂六君子湯(p.485)을 應用한다.

惟有季夏①及左尺이면 逢此便是腎經敗②라.

오직 季夏와 左尺에 이것이 나타나면 腎經이 손상된 것이다.

季夏는 六月也라. 此時에 得遲脉하면 則土旺水虧하니 須急滋腎水하야 以救之라. 非六月이나 而左尺에 見遲脉者는 亦爲土克水니 須急滋補하야 以救之라.

季夏는 음력 6월이다. 이때에 遲脉이 나타나면 土氣는 왕성하고 水氣가 虧損된 것이니 급히 腎水를 滋補하여 救濟해야 한다. 六月이 아닌데 左尺에 遲하면서 無力한 脉이 나타나는 경우도 土氣가 水氣를 克制하는 것이니 급히 腎水를 滋補하여 救濟하여야 한다.

【譯者註】(1) 惟有季夏及左尺 逢此便是腎經敗

遲脉은 水를 말하고 季夏는 土를 말한다. 季夏에 遲脉이 보이면 土克水가 되어서 腎經敗한다

① 季夏 : 음력 6월.
② 敗 : 손상.

고 한 것이다. 또한 左尺은 腎이 주관하는 곳으로 그곳에 遲脉이 나타나면 역시 水가 虧損된 病이다. 그러나 꼭 土克水만이 아니라 만성병으로 水侮土하는 경우도 있다.

급한 경우에는 滋補해야 하니 六味地黃丸(p.430)을 사용한다. 그러나 임상적으로는 水가 虧損이 되면 水가 넘쳐서 범람을 하는 病으로 많이 나타나기 때문에 함부로 六味 계열을 사용할 수가 없고 補中益氣湯(p.357) 계열을 위주로 사용하나, 浮腫이 나타나면 補中治濕湯(p.359)을 사용한다.

▸數而有力則爲熱이오,

數하면서 힘이 있으면 熱證이다.

與人迎으로 **相應**하면 **則風燥熱煩**라.

人迎과 相應하면 風邪나 燥邪로 인하여 發熱, 煩躁가 발생한다.

【譯者註】(1) 數而有力則爲熱

風燥煩熱은 다른 말로 바꾸면 風熱燥煩이 되고, 風熱燥煩은 다시 風熱煩燥가 된다. 小註에 人迎과 相應을 하였다고 하였으니 傷寒 條文을 참고하여 調胃承氣湯(p.451)을 사용한다. 風熱煩躁가 雜病으로 들어가면 便秘가 발생한다. 燥結은 肝木이 自旺한 것으로 因하거나 혹은 肺風이 大腸으로 들어오는 경우에는 風燥라고 한다. 搜風順氣丸(p.400)을 응용한다.

無力瘡瘍痛痒亟①이라.

數하면서 힘이 없으면 瘡瘍, 疼痛, 瘙痒의 病勢가 매우 급하다.

平人이 **遇此**면 **主卽發瘡瘍癰疽**이오, **年幼者**는 **或發疹痘**②이라.

平常人의 脉이 數하면서 힘이 없으면 주로 瘡瘍이나 癰疽가 즉시 발생하고, 幼兒에 있어서는 紅疹, 痘疹이 발생한다.

【譯者註】(1) 無力瘡瘍痛痒亟

相火가 능히 瘡瘍이 되니 諸痛痒瘡瘍은 대개 心火에 속한다. 火에는 君火와 相火가 있으니 瘡의 微와 甚으로 나눈다. 혹은 鬱痛하면서 腫이 심하지 않거나 혹은 虛腫하면서 심하게 痛하지 않은 것으로 나눈다. 비록 그렇지만 病이 三因에 해당되더라도 모두 濕熱이다.

癰疽는 통증이 있으나 크게 아프면 안 된다. 아직 潰瘍이 이루어지기 전에 아픈 경우는 熱毒으로 인한 便秘니 마땅히 內疎黃連湯(p.323), 解毒湯(p.491)을 사용한다. 膿이 만들어져서 痛이 있는 경우는 배출해야 하는데 膿으로 脹痛者는 鍼으로 한다. 이미 潰하여 膿出하는데 도리어 아픈 경우는 虛이다. 氣虛는 四君子湯(p.366)에 加 歸·芪하고, 血虛는 四物湯(p.368)에 加 蔘·

---

① 亟 : 급할 극, 심하다.
② 疹 : 홍역 / 痘 : 마마, 천연두.

芪하고 氣血이 俱虛하면 托裏益氣湯(p.476)으로 主한다. 임상에서는 加味十全湯(p.294)으로 한다. 소아의 痘疹은 升麻葛根湯(p.401)으로 主한다.

若還細數又無力하면 陰虛火動休①輕視라.

만약 다시 細數하면서 힘이 없으면 陰虛火動證이니 가볍게 보지 말라.

與氣口로 相應하면 則陰虛陽盛라. 甚者는 左右 俱細數無力커나 或左尺寸의 數이 尤甚이라.

細數하고 無力한 脉이 氣口와 相應하면 陰은 虛하고 陽은 왕성한 것이다. 심하면 左右가 모두 細數無力하고, 혹은 좌측 尺寸의 細數無力이 더욱 심하다.

【譯者註】(1) 若還細數又無力 陰虛火動休輕視

細脉은 元氣不足과 虛證을, 數脉은 火熱을 의미한다. 細數脉은 陰虛陽盛의 상태를 의미하며 대표적으로 결핵질환을 들 수 있다. 結核인 경우 초기 洋藥處方을 병행하여 균의 전염력을 없애고 滋陰降火湯(p.446)으로 치료한다. 이후 소모성 疾患의 형태를 나타내므로 理陰煎(p.435), 金水六君煎(p.320)을 應用한다.

數浮火炎煩且滿이오,

數浮하면 火炎으로 煩躁와 脹滿이 발생한다.

數浮는 表有熱也오, 數爲煩滿이라.

脉이 數浮하면 表에 熱이 있는 것이고, 數脉은 煩躁, 脹滿이 된다.

【譯者註】(1) 數浮火炎煩且滿

數浮火炎煩且滿이 不汗出하면서 煩躁가 있는 경우에는 實證으로 보아 大青龍湯(p.332)을 사용한다. 이때에는 眞數脉이다. 그러나 汗多하면서 煩躁者는 虛證이기 때문에 防朮牡蠣湯(p.350)을 사용한다.

數沈裏熱不須議라.

數沈하면 裏部에 熱이 있는 것을 의논할 필요가 없다.

數沈은 裏有熱也라.

脉이 數沈하면 裏部에 熱이 있는 것이다.

【譯者註】(1) 數沈裏熱不須議

裏證이라는 것은, 傷寒이 시작할 때에는 脉浮하면서 大한데 지금은 즉 沈하면서 數하고, 시작할 때에는 惺하면서 靜한데 지금은 즉 躁하면서 動하고, 시작할 때에는 頭疼하고 發熱하고 惡寒

---

① 休 : ~하지 말라.

한데 지금은 즉 不惡寒하고 反惡熱하면서 煩躁가 倍加하고 胸이 臍腹과 연결되어 滿痛하며 腋下와 掌心이 自汗으로 濈濈하여 胃가 乾燥하여 糞燥에 이르게 하니, 大便이 不通하고 小便이 赤澁하고 口渴하고 發狂하고 譫語하고 掀衣하고 揭被하고 揚手하고 擲足하고 六脉이 有力하니, 즉 이것이 傳經熱證이다.

지금 數沈裏熱을 말하고 있으니, 이것은 太陰傳經熱證으로 腹滿하면서 痛하고, 咽乾하면서 渴하고, 手足이 溫하고, 脉이 沈하면서 有力한 것을 치료한다고 하였다. 桂枝加大黃湯(p.302)을 사용한다.

上① 見煩熱與頭疼②이오,

數하면서 有力한 脉이 寸部에 나타나면 煩熱과 頭痛이 보인다.

【譯者註】(1) 眞數脉

생각해 보면, 이미 數脉이 나왔는데 굳이 寸關尺을 나눌 필요가 있을까 싶다. 그러나 數脉도 역시 遲脉과 같이 眞數脉과 假數脉이 있으니, 眞數脉이 되려면 數而有力해야 한다. 그렇기 때문에 지금 上見이라 한 것은 寸에서만 數而有力한 脉이 있음을 말한 것이다.

【譯者註】(2) 上見煩熱

煩熱은 汗·吐·下를 거치지 아니하고 邪熱이 傳裏하여 되는 것이다. 만약에 心下驟滿하여 煩하는데 便秘가 있으면 調胃承氣湯(p.451)으로 하고, 만약 不汗出하면서 煩躁하게 되면 大靑龍湯(p.332)으로 한다.

【譯者註】(3) 與頭疼

頭疼은 頭痛으로 「臟腑六脉診法」으로 보자면 지금의 數脉은 浮數으로 나타나기 때문에 左寸部에 浮數風熱頭疼痛의 條文을 같이 보면 더욱 좋다. 단순 頭痛에는 淸上蠲痛湯(p.467)이나 川芎茶調散(p.463)으로 한다.

中③ 爲口臭兼嘔逆이라.

關部에 나타나면 口臭와 嘔逆이 된다.

【譯者註】(1) 中爲口臭兼嘔逆

乾嘔는 胃熱이 穀氣와 더불어 서로 같이 위로 蒸하여 心下를 痞塞한다. 그렇기 때문에 嘔한다. 즉 나갈 곳이 없고 食하면 즉 들어갈 곳이 없다. 胃熱이 있으면 面紅하고 手足이 熱하고 먹는 것을 마치면 즉 吐한다.

---

① 上 : 寸.
② 疼 : 띵하게 아픔.
③ 中 : 右關.

「臟腑六脉診法」으로 보자면, 굳이 지금은 數脉을 이야기하고 있으나 실제 임상에서 嘔吐의 경우 數脉보다는 滑脉이 많이 보이기 때문에 右關部의 浮滑吐噦口不馨의 條文과 같이 보면 더욱 좋다. 黃連竹茹湯(p.490)이 좋다.

左則目赤肝火炎이오,

左關에 나타나면 즉 肝火의 炎上으로 目赤이 된다.

【譯者註】(1) 左則目赤肝火炎

或은 飮食의 積熱과 혹은 天行의 赤目은 늙은 사람이나 어린아이가 서로 비슷하고, 혹은 傷寒후에 餘熱로 血熱痰壅에 이르게 된다. 즉 눈이 暴赤腫痛하는 것은 熱이 되고 痒하면 風이 되고 澁하면 毒이 되니 모두 凉藥으로 치료하는 것은 안 된다. 이 條文도 역시 「臟腑六脉診法」의 左關部에 浮數風熱筋抽搐의 條文과 같이 보면 더욱 좋다. 임상에서는 洗肝明目湯(p.388)이 제일 좋다.

右下①二便秘而赤이라.

右尺部에 나타나면 大小便秘와 尿赤이 발생한다.

【譯者註】(1) 右下二便秘而赤

大便偏秘者는 導滯通幽湯(p.337)으로 主하고, 小便偏秘者는 導氣除燥湯(p.334)으로 主한다. 이 條文도 역시 「臟腑六脉診法」의 右尺部에 獨浮便結風侵肺의 條文과 같이 보면 더욱 좋다. 임상적으로는 大小便秘와 尿赤을 같이 치료할 수 있는 防風通聖散(p.351)이 좋다.

數而帶滑痰火盛이니 或爲嘔吐或痛極이라.

數하면서 滑을 띠면 痰火가 왕성한 것이니 혹은 嘔吐나 혹은 심한 통증이 발생한다.

【譯者註】(1) 數而帶滑痰火盛 或爲嘔吐或痛極

中焦에서 吐하는 것은 食積과 氣이다. 혹은 먼저 吐한 이후에 痛하고, 혹은 먼저 痛한 이후에 吐한다. 치료에 마땅히 木香·檳榔으로 等分하여 爲末로 調服하여 行氣하고 紫沈丸(p.447)으로 消積한다. 그 뒤에 平胃散(p.483), 혹은 二陳湯(p.437)에 加 靑皮·砂仁·白豆蔲·山査·神麴으로 調理한다.

「雜病脉法」에서는 嘔吐無他, 寸緊滑數이라고 하였다. 煩渴하고 脉이 數하면서 嘔噦가 있는 것은 熱吐이다. 滑이 强할 때에는 二陳湯의 加減方을 사용하고 數이 强할 때에는 黃連竹茹湯(p.490)도 좋다.

---

① 右下 : 命門脉.

▸ **滑脉爲實爲停痰**이오,

滑脉은 實證과 痰飮의 停滯이다.

滑은 **爲氣血實**이라. **與人迎**으로 **相應**하면 **則風痰潮溢**①하고, **與氣口**로 **相應**하면 **則涎飮**②**凝滯**라.

滑脉은 氣血이 實한 것이다. 人迎과 相應하면 風痰으로 인한 病證이 넘치고, 氣口와 相應하면 涎이나 飮이 凝滯된 것이다.

【譯者註】 (1) 滑脉爲實爲停痰

滑脉은 實證을 主宰한다. 또한 滑脉은 痰飮의 停滯를 主宰한다. 痰飮證은 초기에 頭痛하고 發熱하여 外感의 表證과 유사하고, 오래되면 즉 潮咳하고 夜重하여 內傷의 陰火와 유사하다. 또한 痰飮이 流注하고 肢節이 疼痛하여 風證과 유사하나, 痰證은 胸滿하고 食減하며 肌色은 전과 같으나 脉滑하여 不勻不定한 것이 차이가 있을 따름이다. 그 치료는 通用으로 二陳湯(p.437)으로 한다.

或爲瘀血宿食兼이라.

或은 瘀血이나 宿食의 停滯도 겸하여 主宰한다.

【譯者註】 (1) 或爲瘀血

瘀血은 停滯된 血로 死血과는 차이가 있다. 『東醫寶鑑』에는 현대적 瘀血의 개념이 없다. 『東醫寶鑑』 당시에는 출혈의 문제를 주로 다루고 있으니, 瘀血이 생길 경우 혈관벽의 손상으로 출혈이 생길 수 있다. 야간에 통증이 심하고 痛處가 不移한 것이 특징이다. 通用으로는 四物湯(p.368)을 사용하며, 瘀血에는 加 紅花 · 桃仁 · 韭汁 · 童便으로 行血하게 한다.

【譯者註】 (2) 宿食兼

宿食證은 食傷이 오래되어 停滯된 病證으로 만성 위염으로 본다. 傷食의 證은 氣口脉이 반드시 緊盛하고 胸膈이 반드시 痞塞하며 噯氣를 하면 마치 계란이 썩는 냄새가 나는데, 역시 頭痛身熱이 있으나 몸은 아프지 않은 차이가 있을 따름이다. 또한 脉浮滑疾한 것은 食不消니 脾가 不磨한다. 右關脉의 沈而滑은 宿食으로 不消한 脉이다. 消導停食은 枳梗二陳湯(p.457)에 加 山査 · 麥芽를 하거나, 枳朮丸(p.458)으로 한다.

爲滿爲咳爲鬼疰요,

脹滿, 咳嗽, 鬼疰의 病이다.

---

① 潮溢 : 넘친다.
② 涎飮 : 痰飮.

【譯者註】(1) 爲滿

痞와 否卦는 뜻이 같다. 精神氣血이 出入流行하는 紋理가 閉密하여 心下가 痞塞하여 누르면 아프지 않으니 마치 脹滿이 外로 脹急하는 形이 있는 것과는 같지 않다. 大要는 大便이 易하면서 利한 경우에는 虛가 되고 大便이 難하면서 閉한 경우에는 實이 된다고 하였다.

痞滿이라는 것은 痞塊의 痞가 아니고 이에 胸腹이 飽悶하고 꽉 막힌 것 같아서 편하지 않은 病證이다. 「雜病脉法」에는 痞滿滑大는 痰火가 만든 것이라고 하였다. 黃連消痞丸(p.490)을 사용한다.

【譯者註】(2) 爲咳

洪滑하면 多痰이 된다. 傷寒에 있어서의 咳嗽는 肺金에 屬하는 것이 많은데 傷寒에서 太陽病을 말하는 것은 어째서인가? 肺는 五臟의 華蓋가 되어 內로는 膀胱과 痛하고 外로는 皮毛를 主하여 氣의 主가 된다. 氣逆하여 不下하면 즉 咳가 된다. 風寒이 乘之하여 氣冷하면 즉 滯하고, 熱邪가 乘之하여 氣燥하면 즉 鬱이 된다. 水飮이 乘之하여 氣와 더불어 서로 얽히면 寒熱이 된다. 水와 氣가 모두 능히 生痰하게 된다. 또한 咳가 終始하는 바에는 風寒으로 말한다.

또한 咳는 氣動으로 인하여 聲이 되고 嗽는 이에 血化로 痰이 되니, 肺氣가 動하면 즉 咳하게 되고, 脾濕이 動하면 즉 嗽하게 된다. 脾肺가 모두 動하면 즉 咳嗽가 모두 作하게 된다. 그러나 肺가 爲主가 되기 때문에 咳를 말하는 것은 대부분 즉 그 안에 嗽가 있는 것을 포함해서 말하는 것이다.

傷寒에서는 六經의 病證에 따라서 處方하였고, 雜病에서는 비록 虛實로 나누었으나 원인이 되는 六氣와 氣鬱, 痰, 瘀血 等으로 나누었으니, 지금은 滑脉으로 咳嗽가 된다고 한 것은 痰咳로 보아 치료하는 것이 옳다고 하겠다. 비록 『醫學入門』에서는 다양한 二陳湯 加減方이 나오고 있으나 임상에서는 三蘇飮(p.379)이 좋다.

【譯者註】(3) 爲鬼疰

鬼疰는 현재의 結核으로도 볼 수 있는데, 滑脉이 나타날 경우 그 증상에 따라서 기침을 주증상으로 한다면 滋陰降火湯(p.446) 等을 생각할 수가 있다.

不匀氣逆嘔涎粘이라.

滑하면서 大小不匀하면 氣逆으로 粘膩한 涎을 吐한다.

滑而大小不匀하면 必吐하니 爲病進이라. 滑爲逆氣라.

滑하면서 大小脉이 일정하지 않게 겸하여 나타나면 반드시 嘔吐하게 되니 病이 進展하는 것이다. 滑脉은 氣의 逆上을 主宰한다.

【譯者註】(1) 不匀氣逆

不匀이라는 것은 고르지 못하여 大小가 섞여 나오는 것으로 일반적으로 六君子湯(p.429)을 사용한다. 마치 못난이 진주로 만든 목걸이를 만지는 것과 같다. 滑脈이 이리저리 움직이는 형상으로 마치 數脈인 듯 느껴지는 상황이다. 정서불안 등에서 보인다. 이와 유사한 脈은 食傷에서 惡心이 심할 경우 나타나는 橫滑脈이 있다. 만일 滑脈이 고르게 나오면 임신이다.

【譯者註】 (2) 嘔涎粘

傷寒에서는 口涎에 陽明의 熱이 盛한 者는 즉 涎熱하고 少陰의 寒證은 즉 涎冷한다. 口吐涎沫은 吳茱萸湯(p.420)을 主한다. 雜病에서 中風의 嘔涎粘인 경우에는 導痰湯(p.334)을 사용한다.

滑浮大小腹作痛이오,

滑浮하면 大小腹에 疼痛이 발생한다.

滑浮者는 **大小腹**이 **皆痛**이라.

脈이 滑浮하면 大小腹이 모두 아프게 된다.

【譯者註】 (1) 滑浮大小腹作痛

腹痛의 기본은 부위와 陰陽이다. 大腹痛은 食積과 外邪가 많고, 臍腹痛은 積熱과 痰火가 많고, 小腹痛은 瘀血 및 痰이 많다. 더불어 溺澁이 있고 臍下가 갑작스럽게 大痛하고 人中이 黑한 경우에는 中惡과 客忤니 不治다.

大腹痛은 食積이라고 하였으니, 食積, 鬱結로 腸胃가 作痛하고 大便을 본 후에 통증이 즉시 감소되는 경우에는 마땅히 平胃散(p.483)에 加 消導藥한다. 臍腹痛은 積熱, 痰火라고 하였으니, 積熱은 痛이 때로 그치고 역시 熱하고 손을 댈 수가 없으며 便閉하고 喜冷한다. 마땅히 四順淸凉飮(p.370), 大承氣湯(p.331), 三黃丸(p.384)으로 主한다. 痰火痛은 이에 火는 升하려고 하고 水는 降하려고 하는데 相擊하여 腸鳴하는 경우니 二陳湯(p.437)에 加 芩·連·山梔한다.

지금의 滑浮脈은 痰飮과 表證이 있는 脈으로 內傷에서 浮脈이 나타날 경우에는 新病임을 알 수 있다. 만약 浮滑의 浮脈 때문에 傷寒과 혼동이 될 수 있을 텐데 우선 傷寒은 滑脈이 없고, 傷食證과 傷寒과의 구분은 身體痛의 有無로 알 수 있다.

무릇 腹痛에 脈滑은 이것이 痰이니 마땅히 導痰解鬱한다. 痰痛者는 반드시 小便不利한다. 아프면 즉 小便不利하는 경우는 痰이다. 결국 滑浮大小腹作痛은 二陳湯 加 芩·連·山梔로 한다.

滑弱陰痛①溺如攙②이라.

滑弱하면 陰中에 疼痛이 발생하고 小便을 볼 때 尿道가 찌르듯 아프다.

滑弱은 **則陰中痛**이니 **小便**도 **亦然**이라.

滑弱하면 陰部에 疼痛이 발생하고, 小便을 볼 때도 아프다.

---

① 陰痛 : 요도 통.
② 攙 : 찌를 참.

【譯者註】(1) 滑弱陰痛溺如攙

淋은 小便이 澁痛하고 欲去不去하고 不去又來하며 滴滴하여 不斷한다. 滑弱脉에서 滑은 염증을 말하는 것이고, 弱脉은 虛를 말하는 것이다. 이것은 일반적으로 淋病이 性행위를 통해서 많이 나타나기 때문에 虛로 인한 염증으로 보아서 處方하는 것이다.

腎虛로 淋瀝하고 莖中이 澁痛者는 加減八味丸(p.292)으로 補陰한다. 小便이 頻하면서 黃하면 四物湯(p.368)에 加 蔘·朮·麥門冬·五味子하여 肺腎을 滋養한다. 小便이 短하면서 黃하면 補中益氣湯(p.357)에 加 麥門冬·五味子·山藥하여 脾腎을 補한다.

滑散①癱瘓不仁證이오,

滑散하면 癱瘓으로 四肢가 不仁하게 된다.

瘓은 多氣血少也라.

瘓은 氣는 많고 血은 적기 때문이다.

【譯者註】(1) 滑散癱瘓不仁證

四肢癱을 風痱라고 하는데, 智亂하고 不能言者는 難治다. 그 證이 身體無痛하고, 緩하면 즉 四肢不擧하고, 급하면 즉 一身이 모두 仰하여, 혹은 左癱右瘓하고, 혹은 一臂不遂하고 때로 다시 轉移一臂하니 去風化痰하고 調氣養血을 爲主로 한다.

脾는 四末을 主하니 滑散癱瘓不仁證은 주로 右關部로 본다. 脾實한 경우에는 膏粱之疾이고 肝腎虛痿가 아니다. 搜風順氣丸(p.400)으로 主한다. 脾虛한 경우에는 十全大補湯(p.410), 獨活寄生湯(p.338), 萬寶回春湯(p.341) 等으로 한다.

滑實胃熱非廉纖②이라.

滑實하면 胃熱이 심하다.

滑實은 爲胃熱이니 帶數하면 則爲結熱이라. 非廉纖者는 言熱重也라.

滑實한 脉은 胃에 熱이 있다는 것이니, 數脉을 띠면 熱이 鬱結된 것이다. 廉纖하지 않다는 것은 熱이 매우 심한 것을 말한다.

【譯者註】(1) 滑實胃熱非廉纖

滑은 痰을 말하고 實은 壅滯를 말한다. 그렇기 때문에 滑實로 나오는 胃熱은 壅滯의 胃熱을 말한다. 實火는 內外가 모두 熱하니 口渴하고 日夜로 燥熱하며 大小便이 閉한다. 實火에 外感으로 인하여 邪鬱이 表에 있는 경우에는 九味羌活湯(p.313)을, 半表裏는 小柴胡湯(p.391)을, 入裏

---

① 散 : 無力한 것으로 死脉이 아니다. 濡滑로 보는 것이 맞다.
② 廉纖 : 가랑비 내리는 모양으로 적다는 의미이다.

는 大承氣湯(p.331)을, 燥渴은 白虎湯(p.355)을 사용한다.

▸ **濇爲不足傷精血**이오,

濇脈은 精血의 손상으로 인한 不足證이다.

與氣口으로 **相應**하면 **則精竭血枯**이라.

氣口와 相應하면 精血이 枯渴된 것이다.

【譯者註】(1) 濇爲不足傷精血

脈이 弦而微하면 血虛가 되고, 脈이 濇而微하면 血虛가 심한 것이다. 또한 房勞, 思慮로 心腎을 傷하면 즉 陰血이 虛하고, 勞役, 饑飽로 胃腑를 傷하면 즉 陽氣虛하니 이것은 傷證의 至要가 된다. 그 치료는 陰虛에 四物湯(p.368), 二宜丸(p.435), 腎氣丸(p.407)을 사용한다.

爲厥爲痢爲惡寒이라.

厥逆, 下痢, 惡寒이 발생한다.

濇은 **爲四肢逆冷**하고 **爲下痢**하고 **爲惡寒**이라. **濇細**하면 **則大寒**이라.

濇脈은 四肢逆冷, 下痢, 惡寒이 된다. 濇細하면 즉 심하게 惡寒한다.

【譯者註】(1) 爲厥

厥은 氣逆이다. 또한 嘔血하고 衄衃하고 厥이 발생하는 경우에는 四物湯(p.368)에 去 地黃 加 赤茯苓 · 人蔘 · 桔梗 · 陳皮 · 麥門冬 · 檳榔하여 薑煎하여 服用하거나, 혹은 六鬱湯(p.431)으로 한다.

【譯者註】(2) 爲痢

痢疾은 赤白으로 나누어서 이야기하지만 크게 임상적인 의미도 없고, 泄瀉가 痢疾로 진행이 된 것은 쉬우나 대부분 痢疾의 경우에는 수인성 전염병으로 법정전염병이기 때문에 발견 즉시 보건소에 신고해야 한다.

痢는 利이다. 法에 마땅히 利下할 따름이다. 지금 濇脈으로 痢疾이 된다고 하였으니, 부족의 脈으로 보아 虛痢로 보고 치료하면 된다. 虛痢 중에 血虛로 보면 虛痢는 困倦하여 穀食을 難化하고 腹이 微痛하거나 혹은 大痛하고 아울러 努責한다. 血虛에 淡紅은 通玄二八丹(p.478)으로 하며, 오래되면 四物湯(p.368)에 加 升麻 · 香附 · 側柏葉하여 사용한다.

【譯者註】(3) 惡寒

濇脈의 惡寒은 不足之證으로 보아야 한다. 惡寒에도 역시 陽虛와 陰虛가 있다. 內傷으로 表分에 衛虛하고 惡寒者는 黃芪建中湯(p.489)으로 主하거나, 혹은 調中益氣湯(p.453)에 加 黃芪 · 桂枝하여 사용한다. 陰虛로 微惡寒하고 發熱者는 二陳四物湯①에 加 知母 · 黃柏 · 地骨皮하여 사용한다.

或爲無汗爲心痛이오,

或은 無汗證이나 心痛이 발생한다.

濇은 **爲無汗**하고 **爲心痛**이라.

濇脉이 보이면 無汗과 心痛이 발생한다.

【譯者註】(1) 或爲無汗

濇脉에서 無汗하다는 것은 津液이 부족해서 땀이 나지 않는다는 말이다. 血虛하고 속이 건조하여 땀을 낼 수가 없고, 痰飮과 癥瓣으로 또한 매번 隔汗하여도 땀이 만들어지지 않는 것은 血虛다. 傷寒의 경우 땀이 안 나서 문제가 될 때에는 通用으로는 陶氏再造散(p.335) 加減方을 사용한다. 또한 勞力하여 순전히 傷氣하고 無汗者는 補中益氣湯(p.357)을 사용한다.

【譯者註】(2) 心痛

濇脉으로 心痛이 나타나는 것은 寒으로 血이 凝滯가 되어서 나타나는 것이다. 左寸部 濇脉이나 緊脉의 心痛은 심근경색이나 협심증의 경우가 많으니 우선 手拈散(p.399)이나 蘇合香元(p.398)으로 응급조치를 한 다음에 심장 검사를 반드시 해보아야 한다.

濇芤①瘀血結成團이라.

濇하면서 芤를 겸하하면 瘀血이 덩어리를 형성한 것이다.

濇芤는 **爲衄血**하고 **或爲失血**이라.

脉이 濇芤하면 衄血이나 혹은 失血證이다.

【譯者註】(1) 濇芤瘀血結成團

濇脉은 去來의 濇脉과 往來의 濇脉이 있으니 往來의 濇脉은 일반적으로 말하는 括竹皮의 濇脉이고, 去來의 濇脉은 如雨霑沙의 濇脉이다. 濇芤脉은 如雨霑沙가 된다. 瘀血證으로 입에 물은 대지만 삼키지를 못하고, 밖으로는 寒熱이 없으며 喜忘하여 마치 미친 듯하다. 犀角地黃湯(p.386)으로 한다. 또한 三黃補血湯(p.383)은 六脉이 虛芤하면 쓴다.

임상에서 협심증이나 심근경색 환자에게 左寸部에서 濇芤脉이 나타남을 경험한 적이 있고, 좌측 나팔관의 자궁외임신에서도 左尺部에서 濇芤脉을 경험한 적이 있다.

濇緊爲痹②因寒濕이오,

濇緊하면 寒濕邪로 인한 痹證이다.

---

① 二陳四物湯 : 二陳湯 合 四物湯.
① 濇芤 : 如雨霑沙를 의미함.
② 痹 : 저리고 아픔.

濇而緊은 **爲痹**하고 **爲寒濕**하고 **爲中霧露**라.

脉이 濇하면서 緊하면 痹證이나 寒濕, 霧露에 傷한 病證이다.

【譯者註】(1) 濇緊爲痹因寒濕

痹는 風寒濕의 三氣가 섞여서 이르고 合하여 된다. 風氣가 勝한 경우에는 行痹가 되고, 寒氣가 勝한 경우에는 痛痹가 되고, 濕氣가 勝한 경우에는 着痹가 된다. 皮頑하고 脉濇하면 證이 多煩하다. 脉澁而緊하면 痹痛이 되니 痹痛에는 三痹湯(p.379)을 應用한다.

【譯者註】(2) 中霧露

中이라는 것은 的中한다는 의미로 中霧露는 霧露에 的中이 된 急症을 말한다. 본래 中霧露의 脉은 浮沈이 俱緊한 것으로 「諸脉相兼主病」'緊脉' 條文에 "浮沈俱緊中霧露, 頭項强急尿妄通"이라고 하였다. 응급의 상황으로 급히 전원을 해야 한다.

여기에서 浮沈에 緊脉이 나오게 되면 營血의 움직임이 원활하지 못해서 濇脉이 같이 나오는 것이다. 이것은 傷寒의 脉도 마찬가지로, 본래 傷寒의 脉은 浮緊인데 「傷寒脉法」에서는 脉浮緊하는데 尺이 濇하다는 표현을 하였다.

濇沈之病亦一般이라.

濇沈한 脉의 病證도 濇緊한 病證과 한가지이다.

濇沈도 **亦爲寒濕**이니 **與人迎**으로 **相應**하면 **則風濕寒痹**라.

脉이 濇沈한 것도 寒濕으로 인한 것이니, 人迎과 相應하면 風濕寒邪로 인한 痹證이다.

【譯者註】(1) 濇沈之病亦一般

氣口脉과 相應할 경우에는 氣證으로 본다. 지금 人迎脉과 相應한다는 것은 風寒濕의 外感에 의한 痹證이다. 濇은 停滯를 말하니 濕이고, 沈은 寒을 말한다. 즉 寒濕으로 인한 痹證이다. 寒濕에는 五積交加散(p.421)으로 한다.

婦人有孕胎中痛①이오,

婦人이 임신 중에 濇脉이 나타나면 胎動으로 腹痛이 발생한다.

【譯者註】(1) 婦人有孕胎中痛

胎中痛이라고 하는 것은 胎動을 말하는 것으로 임신 중에 流産의 기운이 있으면서 心腹痛과 腰痛이 있는 것을 말한다. 胎動下血의 경우에는 膠艾芎歸湯(p.312)을 사용하거나, 혹은 加 砂仁·秦艽·卷柏·桑螵蛸·桑寄生·杜仲을 하여 사용한다.

姙婦의 脉은 滑脉이 吉한 것이며 濇脉이 나타남은 流産의 위험이 있는 것이다. 임신 초기의 胎

① 胎中痛 : 流産을 의미함.

動下血에는 膠艾芎歸湯(p.312), 胎漏腹痛에는 膠艾四物湯(p.312)을 사용하는데, 膠艾芎歸湯과 膠艾四物湯은 腹痛의 有無로 구별한다. 참고로 점액질이 분비되는 것은 이미 流産이 된 것이다. 임신 중기에는 安胎飮(p.413)으로 하고, 임신 말기에는 加味八珍湯(p.296)에 加 大腹皮하는데 임신 7~8개월에 浮腫을 治한다. 임신 9개월에는 加 蘇葉한다. 습관성 流産에는 金匱當歸散(p.319)으로 한다.

無孕還須敗血①成이라.

임신이 아닐 때는 도리어 반드시 瘀血이 형성된 것이다.

【譯者註】(1) 無孕還須敗血成

婦人疾患에서 尺部의 濇緊脉은 寒濕에 의한 외부감염으로 질염, 근종, 낭종을 나타내기도 한다. 임신부가 아닌 경우에는 瘀血로 인한 病證이므로 煖肝煎을 應用한다.

▸ 大爲病進脉之賊이오,

大脉은 病勢가 進展하는 脉의 邪惡한 것이다.

經에 **曰**하되 **脉來**에 **渾渾革革**②하야 **如湧泉者**는 **病進而危**라. **昔人**이 **以秋潮之洶湧**③**者**로 **狀其大也**라. **要之**하면 **卽非時**에 **而見洪大脉也**라.

『甲乙經』에 "脉이 混濁하게 바꾸어져 급하기가 샘물이 솟듯이 하여 나오기만 하고 되돌아가지 않는 것은 病勢가 진전하여 위급한 증상이다."라고 하였다. 옛 사람들이 가을 潮水가 거세게 밀려오는 것으로 大脉을 표현하였다. 要約하면 제때가 아닌데 洪大脉이 나타나는 것이다.

【譯者註】(1) 大爲病進脉之賊

大脉의 병리상태를 설명한 것으로 大脉은 일반적으로 邪氣를 主하기 때문에 大脉이 나타나면 病이 진행되는 것으로 본다. 단, 和緩한 緩脉을 낀 大脉의 경우는 病이 없음을 보여준다.

浮大表病沈裏厄이라.

浮大하면 表部의 病이고, 沈大하면 裏部의 재앙이다.

經에 **曰**하되 **大則病進**이라. **浮大**하면 **表病**이오, **沈大**하면 **裏病**이라. **浮大**하면 **晝加**하고 **晝死**요, **沈大**하면 **夜加**하고 **夜死**라.

『素問 · 脉要精微論篇』에 "大脉은 病이 進展하는 脉이다."라고 하였으니, 浮大하면 表病

---

① 敗血 : 瘀血을 말함.
② 渾渾革革 : 물이 세차게 흐르는 모양으로 洪大脉이다.
③ 洶湧 : 물결이 강하게 오는 모양.

이고 沈大하면 裏病이다. 浮大하면 病勢가 낮에 가중되어 낮에 죽으며, 沈大하면 病勢가 밤에 심해져서 밤에 죽는다.

【譯者註】(1) 浮大表病沈裏厄

初病에 浮大脉 대신에 沈大脉이 나오고, 久病에 沈大대신 浮大脉이 나오면 豫後가 불량한 것으로 본다.

前①大後②小頭痛眩이오, 前小後大胸滿塞이라.

寸部가 大하고 尺部가 小하면 頭痛, 眩暈이 발생하고, 寸部가 小하고 尺部가 大하면 흉부가 그득하고 막히는 증상이 발생한다.

難에 曰하되 前大後小하면 頭痛目眩이오, 前小後大하면 胸滿短氣이라 하니, 前은 謂寸이오, 後는 謂尺이라.

『難經 · 十四難』에 "前이 大하고 後가 小하면 頭痛目眩이, 前이 小하고 後가 大하면 胸滿, 短氣가 발생한다."라고 하였으니, 前은 寸部, 後는 尺部를 말하는 것이다.

【譯者註】(1) 前大後小頭痛眩, 前小後大胸滿塞

前大後小는 임상에서 많이 나오는데 脫血時에도 나올 수 있다. 前大後小는 일반적으로 세 가지의 유형이 있다. ① 寸부위에서만 前大後小의 모양으로 漆이 떨어질 때의 모양을 나타내거나, ② 寸大尺細하는 모양으로 나타나거나, ③ 浮部는 大脉, 沈部는 細小脉의 動脉과 유사하여 피를 쏟아서 血虛하여 頭痛이 있는 脉이 보이는 것도 前大後小로 이해할 수가 있다. 그러나 일반적으로 前大後小는 寸部 大脉, 尺部 細脉이 나타나는 것으로 邪氣가 진행 중이나 正氣가 虛한 신체 상태가 반영된 것이다.

【譯者註】(2) 頭痛

頭痛의 脉은 寸部가 弦한 특징이 있다. 지금은 前大後小로 頭痛과 眩暈이 발생하니 下虛上實로 인한 것이다. 下虛上實의 치료는 上實을 잡아 내리는 방법이 있고 下虛를 보충하는 방법이 있다.

그러나 특히 頭痛이나 眩暈의 경우에는 환자가 호소하는 상황이 급박하기 때문에 느슨하게 下虛를 보충해서 上實을 내리는 방법을 사용하는 것은 무리가 있다. 급한 대로 上實을 잡아 내리면서 下虛를 겸해서 보충하는 방법이 제일 무난하다. 특히 頭痛에 眩暈을 같이 호소하고 있기 때문에 半夏白朮天麻湯(p.349)이 임상적으로 제일 좋다.

【譯者註】(3) 眩暈

頭眩欲倒辨瘦肥라고 하였으니, 대개 肥白人은 濕痰이 上에 滯하는 것이 많고 火가 下에서 起

① 前 : 寸을 말한다.
② 後 : 尺을 말한다.

하여서 痰이 火로 인하여 上衝한다. 이른바 痰이 없으면 眩暈이 일어나지 않는다고 하는 것이 이것이다. 치료하는 데에는 마땅히 痰을 爲主하고 겸하여 補氣降火한다.

瘦人은 腎水가 虧少한 것이 많으니 相火가 上炎하여 眩暈이 된다. 이른바 風이 勝하면 즉 地가 動한다고 한 것이다. 火가 風을 얻으면 즉 焰旋하는 것이 이것이다. 治하는 데에는 마땅히 滋陰降火하고 化痰抑肝하는 것이다. 이것은 肥瘦로 爲主하는 것이다.

肝脈이 溢大하면 必眩暈이라고 하였다. 마땅히 미리 예방해야 한다. 上虛하면 즉 眩이라고 하였다. 또한 上氣부족하면 눈이 眩한다. 『內經』에 이르기를 諸風掉眩은 皆屬於肝이라고 하였다. 眩暈은 대개 上盛下虛를 稱한다. 이유는 虛한 경우는 氣와 血이고, 實한 경우는 痰涎이나 風火이기 때문이다. 虛實을 살펴서 滋陰健脾湯(p.447)이나 半夏白朮天麻湯(p.349)을 사용하는 것이 임상적으로는 無難하다.

【譯者註】(4) 胸滿塞

胸滿塞이라고 하는 것은 氣의 순환이 원활하지 못한 것이다. 胸滿, 痞滿과 같은 의미를 갖는다. 임상에서는 木香順氣湯(p.344)을 사용한다.

氣愈盛兮血愈虛요,

氣는 더욱 盛하나 血은 더욱 虛한 것이다.

大는 爲血虛而氣盛①이라.

大는 血虛하고 氣가 盛한 脈이다.

【譯者註】(1) 氣愈盛兮血愈虛

大脈은 邪氣가 왕성하게 진행하기 때문에 그 근본이 되는 血은 더욱 虛하게 되고 氣는 더욱 盛하게 된다고 한 것이다.

必緩而大爲正脈이라.

반드시 緩하면서 大하여야 正常脈이다.

中緩而大者는 爲正脈이라.

浮하지도 沈하지도 않은 中脈으로 緩하면서 大脈을 띠어야 正常脈이다.

【譯者註】(1) 必緩而大爲正脈

緩脈이 가장 혼란스럽다. 그렇기 때문에 처음 體狀을 공부할 때에 緩脈에 대해서 정상적인 緩脈과 비정상적인 緩脈, 다시 말하면 생리적인 緩脈과 병리적인 緩脈에 대해서 그토록 중시해가면서 설명을 하는 것이다.

---

① 氣盛 : 邪氣盛.

본래 緩脉의 체상은 단지 緩比遲脉快些兒로만 설명되어 있다. 더욱이 부연하다보면 緩脉이라는 것은 正氣가 회복되는 脉象이기 때문에 바로 뒤에 緩爲正復脉之本이라는 條文이 있다. 그런데 大脉이라는 것은 邪氣가 진행이 되어서 病이 왕성해지는 脉이라고 해 놓고 여기에 必緩而大爲正脉이라는 條文이 나왔으니 처음에 脉象 공부를 잘 안한 사람들은 이 條文이 무척 당황스러울 수 있다.

하지만 앞에서 脉象을 열심히 공부한 사람들은 이 條文이 뜻하는 바를 잘 이해하리라고 생각한다. 大脉이 緩脉을 끼고 있으면 정상적인 脉이라는 條文에서 말하는 緩脉은 바로 和緩한 緩脉을 말하는 것이다. 즉, 胃氣의 脉을 가지고 있는 大脉은 정상적인 脉이라는 뜻이다.

▸緩爲正復脉之本이오,

緩脉은 正氣가 회복하는 脉의 根本이다.

緩은 **爲胃氣將復**이니 **爲病退**라.

緩은 胃氣가 장차 회복되려고 하는 것이므로 病이 물러가게 된다.

【譯者註】(1) 緩爲正復脉之本

이것은 정상적인 緩脉, 즉 和緩한 緩脉으로 나오는 것을 말한다. 끈끈한 緩脉으로 불리는 병리적인 緩脉을 말하는 것이 아니다.

非時得之氣血虛라.

土氣가 왕성한 長夏 以外의 시기에 나타나면 氣血이 虛한 것이다.

非土旺之時에 **單見緩脉**하면 **則氣血**이 **雖和**라도 **而投虛**①하니 **身必倦怠**라.

土氣가 왕성한 이외의 시기에 단순히 緩脉만 나타나면 氣血이 비록 조화를 이루었으나, 虛에 빠진 것이니 몸이 반드시 권태로워진다.

【譯者註】(1) 非時得之氣血虛

緩脉의 非時라고 하는 것은 緩脉이 土의 성질을 대변하고 있기 때문에 土旺之時인 辰戌丑未의 月을 말하는 것이고 일반적으로는 長夏를 말하는 것이다. 이때에 緩脉이 나타나면 본연의 脉이기 때문에 정상이라고 하지만 이때가 아닌 경우에 緩脉이 나타나게 되면 氣血이 虛한 증상을 표현한다고 하는 것이다.

실제 임상에서 緩脉 자체가 和緩하기 때문에 예민하지 못한 의사의 경우에는 緩脉을 알아보지 못하고 脉이 弱하다고 하는 경우가 많다. 이때에 주의할 점은 緩脉이 土의 脉이기 때문에 木에 치우치거나 水에 치우치는 補藥을 사용하게 되면 당연히 부작용이 나타날 수밖에 없다는 것이다. 즉, 四物湯(p.368)에 치중을 하거나 六味之類의 處方은 도리어 停滯되어서 정상적인 효과

① 投虛 : 虛弱해지다.

를 기대하기가 어렵다는 뜻이다.

脈이 약간 느리게 느껴지는 것으로 十全大補湯(p.410)이 제일 무난하게 應用되지만 만약에 소화력에 부담이 있는 경우에는 補中益氣湯(p.357)을 應用한다.

在上①項强下②脚弱이오,

寸部에 緩脈이 나타나면 項强症이, 尺部에 나타나면 脚弱症이 발생한다.

寸緩은 **項强**이오, **尺緩**은 **脚弱**이라.

寸에 緩은 項强症이고, 尺에 緩은 脚弱症이다.

【譯者註】(1) 在上項强

上이라고 하는 것은 寸을 말하는 것으로 寸部에서 緩脈이 나타날 경우 項强證이 있는 것이다. 이는 上部에 濕이 발생한 것으로 羌活勝濕湯(p.299)을 사용한다. 단 緩脈의 기본은 虛證이므로 환자들이 處方을 제대로 받아들이지 못할 것이 염려될 경우에는 補中益氣湯(p.357)에 加 羌活·防風·木瓜를 하여 應用한다. 실제 임상에서는 뒤에 공부할 外轉脈이 나타나는 경우가 많다.

【譯者註】(2) 下脚弱

下라고 하는 것은 尺을 말하는 것으로 尺部에 緩脈이 나타날 경우에는 하지무력감이 있는 것이다. 이는 땅이 빈약하여 땅에 뿌리를 박고 있는 나무가 흔들리는 것으로 補中益氣湯(p.357)에 加 木瓜가 합당하다.

단, 久患일 경우에는 補를 겸해야 하므로 補中益氣湯에 六味地黃元(p.429)을 合하고 加 天門冬·麥門冬·혹은 加 知母·黃柏酒炒 二分을 應用한다.

浮大脈이 나타나면서 脚弱證狀이 있는 것은 痿證으로 陽明濕熱이 肺部에까지 영향을 미친 것이니 滋血養筋해야 한다. 滋血養筋湯(p.448)으로 主한다.

沈緩眩暈浮痹膚라.

沈緩하면 眩暈症이, 浮緩하면 膚痹症이 발생한다.

沈緩은 **爲虛**라. **故**로 **眩暈**이오, **浮緩**은 **風寒**이라. **故**로 **麻痹**③라

沈緩은 虛하다. 그렇기 때문에 眩暈이요, 浮緩은 風寒邪가 침범하였다. 그렇기 때문에 피부에 麻痹가 발생한다.

【譯者註】(1) 沈緩眩暈

小註에 沈緩은 虛가 된다고 하였으니, 본래 緩脈이 虛를 말하는 것이고, 沈하다고 하면 일반

---

① 上 : 寸.
② 下 : 尺.
③ 麻痹 : 신경통을 의미.

적으로 氣鬱을 말하는 것이다. 沈緩脉이 나타나는 眩暈은 氣鬱症을 겸한 것이다. 虛暈은 內傷氣虛하여 暈하는 것이니 滋陰健脾湯(p.447)을 應用할 수 있다.

【譯者註】(2) 浮痹膚

脉이 浮而緩하면 濕에 屬하여 痲痹가 된다. 脉이 緊而浮하면 寒에 屬하여 痛痹가 된다. 脉이 濇而芤하면 死血에 屬하여 木이 되어 痛痒을 알지 못한다.

手足痲가 濕으로 인한 것은 香蘇散(p.486)에 加 蒼朮·痲黃·桂枝·羌活·白芷·木瓜로 한다. 渾身痲는 氣虛이니 補中益氣湯(p.357)에 加 木香·烏藥·香附·靑皮·防風·川芎에 少加 桂枝하여 行經시킨다.

지금의 浮緩으로 인한 痹膚는 脉의 虛實을 살펴 實의 濕으로 보면 香蘇散이 적당하고, 氣虛로 보면 補中益氣湯이 적당하다.

帶滑爲熱緊爲痛이오,

緩脉에 滑을 띠면 熱證이고, 緊을 띠면 疼痛이다.

緩滑은 **爲熱中**이오, **緩緊**은 **爲脾疼**이라. **與人迎**으로 **相應**하면 **則風熱**이 **入臟**이오, **與氣口**로 **相應**하면 **則怒極傷筋**이라.

緩滑하면 熱中이 된 것이고, 緩緊하면 脾臟의 病으로 인한 疼痛이다. 緩緊이 人迎과 相應하면 風熱邪가 臟으로 침입한 것이고, 氣口와 相應하면 怒氣가 너무 심하여 筋을 손상시킨 것이다.

【譯者註】(1) 帶滑爲熱

帶滑爲熱緊爲痛을 條文으로만 이해하려 하면 혼란에 빠질 것이 분명하다. 앞의 體狀에서도 언급을 했다시피 緩脉이라는 것은 緩比遲脉快些兒로 滑脉의 滑似流珠來往疾과 반대되는 脉이다. 緩脉은 단지 遲脉보다 약간 빠른 脉으로 전반적으로 느린 느낌의 脉이다. 그리고 滑脉은 마치 구슬이 흘러가는 느낌의 빠른 脉이다. 그런데 아무리 諸脉이 相兼해서 나온다고 하더라도 느린 느낌의 脉과 빠른 느낌의 脉이 같이 나온다고 보기에는 무리가 많다.

그렇다고 끈끈한 느낌의 緩脉만으로 이해를 하자면 끈적거리는 것이 매끄럽게 온다고 하는 것도 역시 논리적인 모순을 가지고 있다. 매끄럽다는 것은 표면이 매끄럽다는 뜻인데 매끄러운 것이 어찌 끈끈하게 올 수가 있는가에 대한 고민에 빠질 수가 있다.

그렇기 때문에 이때의 緩滑은 굳이 脉象의 緩滑로 볼 것이 아니라, 우측 關部를 뜻하는 것으로 보아도 무방하다. 우측 關部에 滑脉이 나타나는 경우 「臟腑六脉診法」에서는 浮滑吐巇口不馨으로 胃의 熱로 인하여 발생하는 嘔吐와 口臭를 말한다. 嘔吐에는 黃連竹茹湯(p.490)을 사용하고, 口臭에는 甘露飮(p.298)을 사용한다.

【譯者註】(2) 緊爲痛

緩緊脉은 임상적으로 나타나기 어렵다. 緩脉의 體狀을 공부한 사람이면 緩脉이라는 것이 바로 不緊한 것을 말한다고 되어 있기 때문에 당연히 緩緊의 脉은 나올 수가 없는 것이다. 緩은 緩慢한 것을 말하는 것이고, 緊이라는 것은 緊急을 말하는 것이니, 緩慢하면서 緊急하게 나온다는 말 자체에 모순이 발생하기 때문이다.

이 條文도 역시 緩脉을 右關部로 보아서 이해를 하여야 한다. 「臟腑六脉診法」의 脾條文에 浮緊腹中痛且鳴이라 하였다. 그 小註에 趺陽脉이 浮하면서 緊하게 되면, 浮하다는 것은 氣가 되고 緊하다는 것은 寒하다는 것이니, 浮하게 되면 腹滿이 있고 緊하게 되면 쥐어짜듯 아프게 되며, 浮緊이 相搏하기 때문에 腸鳴이 있으면서 방귀가 있게 된다고 하였다.

外感의 冒寒證으로 卒痛하고 吐利가 모두 酸하면서 熱物로 찜질하는 것을 좋아하는 경우에는 五積散(p.421)에 加 吳萸·木瓜·煨葱을 하거나 혹은 藿香正氣散(p.311)에 木香을 약간 加한다.

緩遲虛冷咽①難哺②이라.

緩遲하면 虛冷으로 목에서 飮食을 삼키기 어렵다.

緩遲는 爲虛寒이 相搏하니 食冷하면 則咽痛이라.

緩遲는 虛와 寒이 뒤섞인 것이니 찬 飮食을 먹으면 咽喉가 아프게 된다.

【譯者註】(1) 緩遲虛冷咽難哺

少陰咽痛은 熱이 없이 下利하고 四肢가 厥冷하니 甘桔湯(p.297)을 사용한다. 厥冷하고 吐利하며 脉沈者는 猪膚湯(p.449)으로 主하고, 厥冷하고 下利가 그치지 않는 경우에는 四順湯丸(p.371)으로 하거나 혹은 通脉四逆湯(p.478)에 加 桔梗을 사용한다. 또한 內傷虛冷으로 인한 경우에는 養胃進食湯(p.415)을 應用한다.

緩弱呑酸食不下요,

緩弱하면 呑酸과 食不下症이다.

緩者는 胃氣有餘하고 弱者는 陽氣不足이라. 胃欲消化나 而陽氣不運이라. 故로 噫而呑酸하고 食卒不下하야 塡於胸膈也라.

緩은 胃氣가 有餘한 脉이고, 弱은 陽氣가 부족한 脉이다. 胃가 소화시키려 하나 陽氣가 운행되지 못하기 때문에 트림을 하면서 呑酸을 하고, 飮食이 갑자기 내려가지 못하고 胸膈에 막혀 있게 된다.

---

① 咽 : 삼킬 열.
② 哺 : 씹어 먹을 포.

【譯者註】(1) 緩弱呑酸食不下

일반적인 呑酸의 脈은 弦滑한 것이 많은데, 呑酸吐酸皆濕熱에서 그 연유를 찾을 수 있다. 寸口脈이 弱而緩한데, 弱者는 陽氣不足이고 緩者는 衛氣가 有餘한 것이다. 噫而呑酸하고 食卒不下하게 되면 胸膈에 막히게 된다. 胃中에 아직 소화가 안 된 穀物이 있기 때문에 噫而呑酸하는 것이다.

지금은 緩弱으로 呑酸하고 食不下한다고 하였으니 소화력이 부족해서 胃中에 소화가 안 된 食物이 있고, 그것으로 인해서 呑酸하는 것이다. 이런 경우에는 무조건 제산제만 사용할 것이 아니라 소화력을 돕고 滯物을 같이 내리는 방법으로 하는 것이 효과적이다. 임상적으로는 香砂平胃散(p.486)을 사용하는데, 이미 滯物이 痰으로 변했다면 正傳加味二陳湯(p.450)이 무난하다.

左尺單見命將殂라.

左尺에 단순히 나타나면 命이 장차 죽게 된다.

左尺腎部에 單見緩脈하고 全無沈滑①하면 爲土盛水虧니 不治라.

左尺의 腎部에 단순히 緩脈만 나타나고 沈滑한 脈이 전혀 없으면 土는 왕성하고 水는 虧損된 것이니, 치료하지 못한다.

【譯者註】(1) 左尺單見命將殂

左尺은 水를 말하는 것이고 緩脈은 土를 말하는 것이니, 土克水가 되어서 그 生氣를 잃게 되어 不治한다.

○ 已上八脈은 內經에 謂之八要라. 盖浮沈二脈은 以別其表裏하고, 遲數二脈은 以別其寒熱하고, 滑澁二脈은 以察氣血虛實하고, 大緩二脈은 以察病之安危라. 苟能得其要領이면 雜脈도 可以類推라.

○ 以上八脈은 『內經』에서 말하는 八要脈이다. 대개 浮沈二脈으로는 질병의 表裏를 분별하고, 遲數二脈으로는 寒熱을 분별하고, 滑澁二脈으로는 氣血의 虛實을 살피고, 大緩二脈으로는 病證의 安危를 살피는 것이다. 참으로 그 요령을 터득할 수 있으면 나머지 雜脈도 유추할 수 있는 것이다.

【譯者註】(1) 八要脈의 病機

八要脈은 浮沈으로 別其表裏하고 遲數으로 別其寒熱하고, 滑澁으로 察氣血虛實하고, 大緩으로 察病之安危한다. 한의학에 있어서 八綱, 즉 陰陽·虛實·寒熱·表裏와 대별된다고 하겠다. 이 八要는 임상에 있어서 가장 중요한 나뉨이 되니 脈을 공부하는 자는 반드시 숙달해야 할 것이다.

---

① 左尺은 沈實而滑이 正常脈.

▸ **洪爲脹痛爲熱煩**①이오,

洪脉은 脹滿, 頭痛, 發熱, 煩躁를 主宰한다.

爲脹滿이오, **爲頭痛**과 **及遍身疼痛**이오, **爲熱**이오, **爲煩**과 **大便不通**이라.

脹滿이 되고, 頭痛과 全身疼痛이 되고, 發熱이 되고, 煩躁와 大便不通이 된다.

【譯者註】 (1) 洪如洪水湧波起

근래 들어 傷寒을 공부하는 사람들이 많아지면서 洪脉에 대한 오해도 많다. 일반적으로 白虎湯(p.355)을 사용할 때에 脉이 浮洪하다고 많이 이야기를 하면서 洪脉이 나타나니 石膏를 써야 한다고 이야기하는 경우도 많다. 하지만 洪脉으로 熱을 동반하려면 浮洪보다는 浮洪數이 같이 나와야 한다.

傷寒은 일반적으로 熱病을 말한다. 그렇기 때문에『傷寒論』의 효시가 되는 것은 바로『內經』에「寒論」이 아닌「熱論」인 것이다. 熱이 발생되면 자연스럽게 數을 동반하게 되는 것도 주지의 사실이다.

身熱이 있는데 脉이 빠르지 않게 나타나는 것이 현실적으로 얼마나 어려운 일인지는 임상을 해보면 쉽게 이해할 수 있다. 하지만 머릿속에서만 임상을 하다 보니 身熱이 있음에도 脉이 빠르지 않다고 생각하면서 책을 보게 되니, 책은 책대로 가고 나는 나대로 가는 書自書, 我自我가 되는 것이다. 脉을 공부하는 사람들은 반드시 이 부분을 잘 숙지해야 한다.

일반적으로 白虎湯이나 大青龍湯(p.332)을 사용하는 洪脉은 한의원에서는 잘 볼 수 없는 것이 현실이다. 洪數脉이 나올 정도가 되면 洋方에서 수액을 맞고 항생제를 투여하기 때문에 한의원까지 올 기회가 별로 없는 것이다.

대부분 우리가 볼 수 있는 洪脉은 여름철이 되어서 계절 脉으로 나타나는 洪脉을 많이 보게 된다. 여름의 本脉이 나타나는 것이 정상임에도 불구하고 그 正常을 치료하기 위해서 石膏之劑를 함부로 사용할 수는 없지 않겠는가? 石膏를 사용하는 洪脉을 말할 때에는 자연스럽게 그 洪脉 안에 有力한 數脉을 같이 가지고 있다고 인지해야 할 것이다.

【譯者註】 (2) 脹滿

脹滿은 脉弦하니 脾制於肝이다. 洪數은 熱脹이고, 遲弱은 陰寒이다. 浮하면 虛滿이고 緊하면 中實이다. 浮하면 可治인데 虛하면 危急이다. 즉 洪數이 나타나는 脉은 熱脹이라고 되어 있고 熱脹者는 以陽幷陰하니, 즉 陽實陰虛한 것이다.

陽盛하면 外熱을 生하고, 陰虛하면 內熱을 生한다. 脉이 반드시 浮數한데 浮하면 즉 虛가 되고, 數하면 즉 熱이 된다. 陰虛하니 宣導할 수가 없다. 飮食이 옛날과 같고 腹中이 脹滿者는 熱脹이다. 마땅히 七物厚朴湯(p.474)이다.

---

① 煩 뒤에 秘字를 삽입한다.

【譯者註】(3) 頭痛

頭痛陽弦하는데 浮는 風이고 緊은 寒이며, 風熱이면 洪數하고 濕은 細한데 堅하면 氣虛라고 하여 風熱의 頭痛은 脉이 洪數하다. 洪數의 頭痛은 陽明經의 頭痛을 말함이니, 鼻額角痛이나 眼球痛이 특징이고 葛根解肌湯(p.297)을 사용한다.

【譯者註】(4) 遍身疼痛

본래 洪爲脹痛爲熱煩이라고 하는 條文 자체가 원래는 大靑龍湯(p.332)의 石膏를 말하는 것인데, 大靑龍湯 條文에는 太陽中風, 脉浮緊, 發熱惡寒, 身疼痛, 汗不出而煩躁者를 말하고 있어서 洪脉이 직접적으로 보이지 않는다. 그렇기 때문에 앞에서 脹滿을 설명하고 뒤에 다시 頭痛을 설명하고 다시 지금 遍身疼痛을 설명하고 있다.

본래 太陽病이라는 것은 頭項强痛하면서 發熱, 惡寒하는 것인데, 太陽의 中風이 나타나게 되면 脉이 浮緩해야 함에도 불구하고 脉이 지금 浮緊하니, 정상적인 太陽病의 桂枝湯(p.303)을 사용하지 못하고 大靑龍湯을 사용하게 되는 것이다.

그러나 이것은 傷寒으로 볼 때에 그러하고 일반적인 雜病으로 볼 때에는 歷節風에 해당한다. 二妙散(p.434), 大靑龍湯 등을 應用할 수 있다.

【譯者註】(5) 熱煩

이 條文도 역시 傷寒의 입장에서 보면 大靑龍湯(p.332) 條文의 太陽中風, 脉浮緊, 發熱惡寒, 身疼痛, 汗不出而煩躁者를 말하고 있어야 한다.

煩熱은 膈의 軟滿에 따라 虛實로 나눈다. 心煩에 渴症이 나면서 嘔吐하려고 하고 身熱이 있고 睡臥가 不寧하며 發熱하면 모두 表熱에 屬한다. 그러나 煩熱이 無時로 休歇하면 發熱이 時發時止하는 것은 아니다. 무릇 煩熱에 아직 汗吐下를 거치지 않고 邪熱이 傳裏하여 作한 경우에 가령 膈이 實하지는 않고 心中에 欲吐不吐하며 鬱悶하는 狀은 虛이다. 그러니 마땅히 和解하거나 혹은 微汗하면 될 따름이다.

煩熱의 질환에 汗出하면 즉 解한다. 만약에 心中에 驟滿하면서 煩한 경우에는 實이 되니 즉 吐下의 다름이 있을 따름이다.

洪實爲癲洪大崇라.

洪實하면 癲狂이, 洪大하면 邪祟가 발생한다.

洪實者는 **癲**이오, **洪大者**는 **祟**라.

脉이 洪實하면 癲狂證이고, 洪大하면 邪祟證이다.

【譯者註】(1) 洪實爲癲

癲狂痰火閉心堂하니 都緣喜怒太無常이다. 喜가 많으면 癲이 되고 怒가 많으면 狂이 된다. 喜屬心하고 怒屬肝한 것이다. 二經이 모두 火가 有餘한 곳이다. 그러나 喜하면 즉 氣散하니 필경

도모하는 것이 이루어지지 않고 鬱結로 뜻을 이루지 못한 경우가 많은 것이다.

五志之火가 鬱하여 痰이 되면 癲이 되고 狂이 된다고 하였으니 마땅히 人事로 制之하여야 한다. 가령 喜傷心者는 以怒解之하고, 以恐勝之하며 憂傷肺者는 以喜勝之하고 以怒解之하여야 한다.

癲癇之脉은 浮洪大長滑大堅實하는데 痰蓄해서 心狂한다. 大堅疾者는 癲狂이다. 火盛癲狂에는 마땅히 當歸承氣湯(p.328), 三黃瀉心湯(p.383)으로 한다.

【譯者註】 (2) 洪大祟

視·聽·言·動이 모두 妄靈된 경우에 邪祟라고 한다. 심하면 즉 평생 보지 못한 일 및 五色神鬼를 말하는 것이니, 이것은 氣血이 虛極하고, 神光이 不足하거나 혹은 痰火壅盛을 끼고 있어서 神昏不定한 것이지 진실로 妖邪鬼祟는 아니니다.

脉이 올 때에 洪大弱者는 邪祟이다. 欲知祟害하면 心脉은 虛散하고 肝脉은 洪盛하고, 혹은 浮沈長短大小가 無定하고 혹은 錯雜하여 不倫한다. 임상적으로는 藏燥證으로 보아서 甘麥大棗湯(p.298)을 사용한다.

洪緊癰疽喘急麤①요,

洪緊하면 癰疽나 喘急證이 발생한다.

洪緊이 **與氣口**로 **相應**하면 **則氣②攻百脉**하야 **爲癰疽**하고 **爲喘急**하고 **亦爲脹③**이라.

洪緊한 脉이 氣口와 相應하면 邪氣가 전신의 經脉을 공격하여 癰疽, 喘急, 또는 脹滿이 발생한다.

【譯者註】 (1) 洪緊癰疽喘急麤

이 條文은 단순한 癰疽를 말하는 것이 아니고 감염에 의해 敗血症이 발생한 상황으로 이해할 수 있다. 肺癰을 앓는 경우에는 咳唾膿血한다. 脉에 洪滑이 보이면 치료하여도 잘 낫지 않는다. 癰疽가 이미 그 膿이 決하였는데도 煩疼이 아직 완전히 退하지 못하면 그 脉이 洪하니 또한 잘 안 낫는다. 癰疽脉이 올 때에 澁을 끼고 있으나 和緩을 얻으면 平이 되는데, 만약에 洪하면 즉 熱毒이 수렴되지 않아 구제하기 어렵다.

이처럼 癰疽에 洪脉이 나오면 쉽게 낫지 않음을 말하고 있다. 內疎黃連湯(p.323)은 癰疽에 脉洪을 治한다. 하지만 백혈구 수치와 혈소판 수치를 확인해서 혈소판이 깨지고 있으면 응급의 상황이기 때문에 급히 전원을 하여야 한다.

洪浮陽邪證來見이라.

洪浮한 脉은 陽邪로 인한 證들에 나타난다.

---

① 麤 : 숨 거칠 추.
② 氣 : 邪氣.
③ 脹 : 肺脹.

洪浮이 **與人迎**으로 **相應**하면 **則寒壅諸陽**하야 **外見陽證**하니 **大小便秘**라.

洪浮한 脉이 人迎과 相應하면 寒邪가 모든 陽經을 막아 밖으로 陽證이 나타나니 大小便秘가 생긴다.

【譯者註】(1) 洪浮陽邪證來見

陽邪라고 하는 것은 陽의 邪氣를 말하는데, 陽經絡에 침범한 邪氣를 지칭하기도 한다. 陽邪證은 惡寒發熱, 身熱面赤, 不安, 狂, 口脣乾燥, 渴, 便秘, 小便赤澁, 喜冷의 증상을 표시하기도 한다.

여기에서는 洪浮한 脉이 人迎과 相應하면, 寒邪가 陽經을 막아 밖으로 陽證이 나타나니 便秘와 小便不利가 생긴다고 하였다. 밖의 陽證에도 불구하고 大小便秘를 치료하는 방법으로 접근하면 된다. 임상적으로는 表裏를 모두 풀 수 있는 防風通聖散(p.351)으로 主한다.

▸ 實爲伏熱咳且吐요,

實脉은 伏熱로 인한 咳嗽나 嘔吐이다.

實이 **與人迎**으로 **應**하면 **則風寒貫經**하야 **鬱熱**이 **在內**하고 **熏蒸脾胃**하야 **不食氣喘**①**作咳**하고 **或時嘔吐**라.

實脉이 人迎과 相應하면 風寒邪가 經絡을 관통하여 들어가 鬱滯된 熱이 내부에 있어서 脾胃를 熏蒸하여 飮食을 먹지 못하고, 喘息과 咳嗽가 發作하며, 혹은 때로 嘔吐하기도 한다.

【譯者註】(1) 實爲伏熱咳且吐

實脉은 三焦가 實한 것을 표현한다. 三焦가 實하다는 것은 三焦氣의 순환이 원활하지 못하여 막히게 되니 자연스럽게 大小便不利의 증상으로 표현이 된다. 특히 脾胃에 伏熱, 혹은 脾胃病 즉 소화기병으로 많이 나타나게 된다.

또한 實脉은 實熱을 의미하나, 不食하고 氣喘作咳하거나 혹은 때로 嘔吐하는 증상이 나타나는 것은 虛熱을 반영하는 것도 많이 있으니 주의하여야 한다.

脉이 實數한 경우는 實熱이다. 脉이 沈而實大하면 實火이다. 火熱은 有實, 有虛하니 能食而熱하고 口舌乾燥하며 大便이 難者는 實熱이다. 辛苦大寒하는 藥으로 下之하여 瀉熱補陰하니 脉이 洪盛하면서 有力者가 이것이다. 不能食而熱하고 自汗하고 氣短者는 虛熱이니 甘寒한 藥으로 瀉熱補氣하는데 脉이 虛弱無力者가 이것이다.

實火는 內外가 모두 熱하다. 口渴하고 日夜에 潮熱하며 大小便閉하고 熱이 表에 있으니 마땅히 九味羌活湯(p.313)으로 主한다. 熱이 裏로 들어가면 調胃承氣湯(p.451)이 마땅하다. 燥渴한 경우에는 白虎湯(p.355)이 마땅하다.

虛火에 潮熱이 有間하고 口燥, 不渴하면 人蔘地骨皮散(p.442)이 마땅하다. 혹은 補中益氣湯(p.357)에 加 芍藥·黃柏한다.

---

① 氣喘 : 喘息.

實濇氣塞痢且墜라.

脉이 實濇하면 氣가 壅塞되어 痢疾로 裏急後重이 생긴다.

實濇이 **與氣口**로 **相應**하면 **則氣血壅滯**하야 **爲三焦痞塞**하니 **食積濕熱**로 **成痢**하야 **裏急後墜**라.

實濇한 脉이 氣口와 相應하면 氣血이 壅滯되어 三焦가 痞塞하니 食積濕熱로 痢疾을 형성하고 裏急後墜症이 생긴다.

【譯者註】(1) 實按愊愊力自殊

實脉이 나오면 무조건 實하다고 생각하는 경우가 많아 문제이다. 특히 脉을 처음 공부하는 사람들의 경우에 脉이 세게 나오면 實한 것이고 脉이 잘 안 잡히면 弱한 脉으로 보아, 實한 脉에는 瀉法을 사용하고 虛한 脉에는 補法을 사용하려는 愚를 범하게 된다.

實脉은 비록 浮中沈이 모두 實하게 나와서 단지 脉象으로 이해를 하자면 實脉이 나오는 소화불량에는 導滯를 우선해야 할 것처럼 보인다. 그렇지만 실례로 「臟腑六脉診法」 중 沈實虛火蒸脾土의 條文을 보면 實脉이 나왔음에도 불구하고 虛火로 보아서, 導滯하는 것이 아니라 虛火를 치료하는 人蔘이 들어가는 補中益氣湯(p.357)을 사용한다.

반대로 處方에 石膏가 들어가 있는 桂枝二越婢一湯(p.303)의 경우에는 "太陽病, 發熱惡寒, 熱多寒少, 脉微弱者, 此無陽也, 不可發汗, 宜桂枝二越婢一湯方."이다. 즉, 脉이 微弱하고 또한 無陽이라고 함에도 불구하고 甘苦辛의 味와 寒의 性을 가지고 있는 石膏를 사용한 것이다.

脉을 공부하는 사람들이 빠지는 가장 큰 오류가 脉이 인체의 虛實을 대변한다고 하면서 막연하게 脉이 힘찬 느낌이면 實한 脉이니 瀉해야 하고, 허약한 느낌의 脉이 나타나면 補해야 한다는 생각이다. 이러한 오류를 벗어나 최대한 條文에 입각해서 임상을 해야 한다.

孔子님 말씀에 學而不思則罔이오, 思而不學則殆라고 하였다. 임상에서도 공부를 많이 하고 생각이 없으면 단지 용렬한 의사가 되지만, 공부는 안하고 생각만 많이 하면 사람을 죽이는 위험한 의사가 되는 것이다.

【譯者註】(2) 痢

요즘 한의사들이 공부하는 방법 중에서 疾患에 대한 공부를 거의 하지 않고 단지 사람 공부만 하든지 아니면 죽은 공부만을 하기 때문에 실제 임상에 부딪히면 혼란을 겪는 경우가 많은 것이 사실이다.

痢疾의 경우에는 일반적으로 처음에는 泄瀉를 하다가 다음에는 배만 아프고 나오지는 않다가 나중에는 피나 고름이 나오는 것이 痢疾의 증상이다. 더군다나 痢疾은 법정전염병이기 때문에 발견하는 경우에는 일단 보건소에 신고를 해야 한다.

그럼에도 불구하고 책에서만 공부를 하다 보니까 단순한 泄瀉를 痢疾로 보고 치료하는 경우가 많거나 痢疾의 가장 전형적인 특성 중의 하나인 裏急後重의 증상을 제대로 파악하지 못해서 단순 泄瀉로 치료하는 경우도 있다.

【譯者註】(3) 實澀氣塞痢且墜

血은 火로 因하여 動하니 濕이 많으면 泄瀉가 된다. 火가 氣分을 傷하면 즉 氣鬱이니 大腸으로부터 滯하여 아래로 되어 白이 되고, 火가 血分을 상하면 즉 血瘀니 小腸으로부터 滲下하여 赤이 된다. 氣血이 俱傷하면 즉 赤白이 相兼한다.

그 원인은 外感의 暑濕과 內傷의 酒麵과 炙煿으로 消爍하거나 혹은 七情氣鬱한 것은 火의 實한 것이 되고, 外感의 寒濕과 內傷의 生冷과 硬物로 積滯하거나 혹은 房欲로 損傷精血한 것은 火의 虛한 것이 된다. 대개 腸胃가 粘溢한데 오래 쌓이면 毒이 되는 것이다.

飮食이 不節하고 起居가 不時한 경우에는 陰이 받으니 즉 五臟으로 들어가서 閉塞하여 아래로 飧泄, 腸澼이 된다. 濕火가 腸中에 滯한 것이기 때문에 滯下라고 이름 한것이다. 또한 痢라고 하는 것은 利라는 것이니, 法에 마땅히 利下한다.

특히 實澀氣塞痢且墜의 경우에는 裏急後重을 설명한 것이다. 火性은 急速하게 傳下하니, 혹은 化하고 혹은 不化한 상태로 食物과 瘀穢가 欲出하려고 하는데 氣가 도리에 滯하여 머물러 있으니, 이른비 欲便不便하고 腹痛窘迫하고 大腸이 拘急하고 무거우면서 下墜하는 것이다. 심하면 즉 肛門이 作痛하니 木香·檳榔으로 通氣하고, 大黃으로 降火한다. 芩·連으로 解毒하고, 歸·芍으로 和血한다. 枳殼, 陳皮로 行滯하는 것이다.

經에 이르기를 和血하면 즉 便膿이 自愈하고 行氣하면 後重이 自除한다. 간간이 虛火가 있는 경우에는 蔘·朮·歸·芎으로 補한다. 寒이 凝滯된 경우에는 乾薑·肉桂로 溫한다. 또한 평소에 積聚가 있는 경우에 一臟의 氣가 發動한 것을 만나서 腸胃를 干涉하여 痢가 된 경우에는 모름지기 어느 臟이 상승했는지를 살펴서 以平治之한다.

實緊作泄胃家①寒이니 或時腰痛亦難住②라.

脉이 實緊하면 泄瀉를 하는데 그 원인은 胃家의 寒冷이니, 혹 腰痛이 발생하기도 하고, 泄瀉가 심하여 멈추기가 어렵다.

實緊은 **爲陰不勝陽**이니 **爲胃寒**이오, **爲大便不禁**이오, **爲腰痛**이라.

脉이 實緊하면 陽이 陰을 勝하지 못하여 胃가 寒冷하게 되고, 大便을 禁할 수 없게 되거나 腰痛이 발생한다.

【譯者註】(1) 實緊作泄胃家寒

이 條文은 아마『醫學入門』에 등장하는 條文 중에 가장 난해한 條文일 것이다. 그렇기 때문에 陰不勝其陽을 陽不勝其陰으로 바꾸라고 하는 책도 있는 것이다. 이것은 人體를 寒熱로만 보고 판단하여 陰不勝其陽을 陽不勝其陰이라고 바꾸라고 한 것이다.

---

① 胃家 : 입에서 항문까지.
② 難住 : 泄瀉가 잘 멈추지 않는다는 의미이다.

이 條文을 이해하고자 한다면 『內經』이 어느 정도 뒷받침이 되어야 한다. 『內經』에 보면 淸陽이 在下하면 飧泄을 하고 濁陰이 在上하면 䐜脹이 된다는 條文이 있다. 이 條文에서 시작된 것이다.

이것을 잘 이해하지 못하였으니 여러 醫家들이 實緊作泄은 胃家가 寒해서 그렇다고 하고, 그 밑 小註에 다시금 陰이 그 陽을 이기지 못하였다고 하였으니, 위에서는 寒하다고 하고 다시 아래에서는 陰이 그 陽을 이기지 못한다고 하여 陰이 그 陽을 이기지 못하면 發熱이 있어야 하는데 大註에 胃家가 寒하다고 한 것과 마치 相反되는 것 같으니 그 小註를 고치라고 한 것이다.

【譯者註】(2) 實緊作泄胃家寒, 或時腰痛亦難住

實緊作泄胃家寒의 條文은 尺部에 實緊이 나와야 한다. 關部에 實緊이 나오면 안 된다. 尺部에 實緊이 나온다는 말은 寸은 陽, 尺은 陰이 되는데 尺의 陰이 陽을 이기지 못하면 陽이 尺部로 들어가게 된다.

그렇게 되면 淸陽이 在下하게 되는 것이니 당연히 飧泄이 나타나게 되는 것이다. 역시 淸陽이 在下하게 되면 당연히 胃의 陽이 밑으로 내려가게 되니 胃는 寒해지는 것이다. 그렇기 때문에 實緊의 脉이 나타나게 되면 胃家가 寒한 것으로 作泄하게 되고 혹은 때로 腰痛으로 참을 수가 없게 된다.

이렇게 되면 치료방법이 확연히 틀리게 된다. 즉, 단순하게 下焦가 寒한 것으로 보아 치료하게 된다면 당연히 胃寒으로 인한 泄瀉에 理中湯(p.435)을 사용하게 되고, 寒으로 인한 腰痛에는 五積散(p.421)을 사용하게 되는 것이다. 그러나 지금은 陰分에 陽이 빠지면서 나타나는 泄瀉와 腰痛이기 때문에 陰分에 빠진 陽을 끌어 올리면서 泄瀉를 멈추게 하고 腰痛을 치료해야 하니, 당연히 升陽除濕하는 방법으로 치료해야 한다. 즉, 升陽除濕湯(p.403)을 사용하여야 한다.

▸ 弦爲血弱有勞傷이오,

弦脉은 血弱과 勞傷을 主宰한다.

弦은 **乃肝部本脉**①이니 **見於他部**하면 **則爲血虛**하야 **主盜汗**하고 **手足瘦疼**하고 **皮毛枯槁**라.

弦脉은 肝部의 本脉이니 다른 부위에 나타나면 血虛하기 때문에 盜汗을 主宰하고, 手足瘦疼하고 皮毛枯槁한다.

【譯者註】(1) 弦爲血弱

弦脉은 사실 脾胃脉에서 가장 많이 나오는데, 일반적으로 소화기 病이 많다. 그리고 心肝部에 나오면 정신적인 病이 많다. 血弱은 血不足의 의미이다.

虛한 경우의 脉은 弦脉이 많다. 弦濡大하면서 無力者는 氣虛가 되는데, 脉이 沈微無力하면 氣虛가 심한 것이다. 脉이 弦而微하면 血虛가 되는데, 脉이 濇而微하면 血虛가 심한 것이다. 혹은

① 肝部本脉 : 弦而軟.

寸微尺大하면서 緊者는 血虛에 有火하여 多汗한다. 또한 形이 肥하면서 面浮白者는 陽虛하고, 形이 瘦하면서 面이 蒼黑者는 陰虛하다.

사람들이 百病이 氣에서 시작됨을 알지만, 血이 百病의 胎가 됨을 알지 못한다. 무릇 寒熱과 踡攣과 痹痛과 癮疹과 搔痒과 好忘과 好狂과 驚惕과 迷悶과 痞塊와 疼痛과 癃閉와 遺溺 等證 및 婦人의 經閉와 崩中과 帶下가 대개 血病이다. 通用으로는 四物湯(p.368)이다.

血病은 매번 胃藥으로 收功하는데, 胃氣가 한번 회복하면 그 血이 스스로 그친다. 가령 嘔吐 후에 發熱 및 傷寒에 汗下 후에 發熱에는 단지 調和胃氣하면 자연히 熱이 退하니 脾胃가 능히 氣血을 통솔하는 것을 볼 수가 있다고 하였다. 四物湯은 通治血病한다.

【譯者註】(2) 勞傷

勞倦傷治法에 勞倦은 역시 두 가지가 있다. 勞力으로 순전히 傷氣하여 無汗者는 補中益氣湯(p.357)으로 하고, 勞心으로 兼傷乎血하여 有汗者는 黃芪健中湯(p.489)으로 하고, 心力이 俱勞하여 氣血이 모두 傷者는 雙和湯(p.411)으로 한다.

【譯者註】(3) 盜汗

盜汗은 睡眠 중에 나오는 땀으로 虛汗에 屬한다. 睡着出汗하는데 깨면 漸收한다. 대개 睡하면 즉 胃氣가 裏로 行하여 表虛하고, 잠이 깨면 즉 表에 氣가 흩어져서 汗이 그치는 것이다. 心火가 炎盛하여 肺失衛護에 이르게 되면 當歸六黃湯(p.329)을 사용하고, 陰虛火動者는 四物湯(p.368)에 加 知·柏한다. 겸하여 氣虛한 경우에는 加 蔘·芪·白朮을 한다. 腎火動甚者는 正氣湯(p.449)으로 한다. 脾濕者는 四制白朮散(p.373)으로 한다. 肝熱者는 防風·龍膽草를 等分으로 末로 하여 米飮으로 調服한다. 心虛者는 人蔘·當歸 各二錢半을 우선 猪心血에 煮湯하여 澄淸한 다음에 汁을 煎하여 服用한다.

【譯者註】(4) 手足痿疼

肝主筋하는데 근육의 滋養이 제대로 이루어지지 않아 근육위축 및 疼痛이 생기는 것이다. 小健中湯(p.388)이나 建理湯(p.300)이 좋다.

【譯者註】(5) 皮毛枯槁

皮毛는 肺가 주관한다. 만약 肝虛로 肝의 子인 火가 實하게 되어 火克金의 상황이 되면 皮毛가 마르게 된다. 肺勞는 일을 미리 걱정하면 즉 氣乏하고 心腹이 冷하고 胸背가 痛하는데, 極하면 즉 毛焦津枯하고 咳嗽하며 哄熱한다. 그 處方은 肺虛에는 單人蔘膏(p.326), 單五味子膏(p.325)로 한다.

中虛①且寒停飮漿이라.

中氣가 또한 虛寒하니 飮水가 停滯되었기 때문이다.

① 中虛 : 中氣虛, 胃氣虛.

弦이 **與氣口**로 **相應**하면 **則飮水停積**하고 **令人**으로 **中虛寒**이라.

弦脈이 氣口와 相應하면 飮과 水가 停滯되어 中氣가 虛寒하게 된다.

【譯者註】(1) 弦脈

右關部에 弦脈이 나타나면 소화불량인 경우가 많다. 그렇지만 소화기 病의 경우에는 단순하게 木克土만으로 풀어가기에는 너무나 다양하다. 그렇기 때문에 임상적 증상과 같이 비교하면서 보아야 실수하지 않는다.

나중에 오랜 임상을 하고 임상례가 많아지게 되면 같은 弦脈이 右關部에 나오더라도 弦脈의 느낌에 따라서 소화불량인지 위경련인지 아니면 勞倦傷인지 구별할 수가 있기는 하다.

이름을 弦脈이라고 지었다고 할지라도 弦脈이 弱하게 올지, 滑脈과 같이 올지, 아니면 緊脈과 같이 올지에 따라서 각기 다른 양상을 갖게 되는 것이다. 그렇기 때문에 相兼하는 것을 같이 보는 것이 중요하고 혹여 완전히 相兼하지 않더라도 그 弦脈의 느낌에 따라서 달리 판단할 수가 있는 것이다.

【譯者註】(2) 中虛且寒

中이 虛寒한 경우에는 裏를 溫補하여야 하니 理中湯(p.435)이 마땅하다.

【譯者註】(3) 停飮漿

痰飮은 水停腸胃하여 배에서 漉漉有聲하는 소리가 들리니 사람으로 하여금 暴肥하고 暴瘦하게 한다. 通用으로는 二陳湯(p.437)을 사용한다. 中虛且寒은 溫補를 爲主로 하여 보고, 停飮漿은 停飮을 치료하는 것을 爲主로 하니 이것 또한 弦脈의 느낌으로 보아 분별하여야 할 것이다.

胸脇疼痛體拘急이오,

胸脇部가 疼痛하기도 하고 身體가 拘急한다.

與人迎으로 **相應**하면 **則風走注痛**하니 **甚者**는 **四肢拘急**하고 **冷痹**라.

弦脈이 人迎과 相應하면 風邪가 온몸으로 走行하여 여기저기가 쑤시고 아프며, 심하면 四肢拘急이나 冷痹가 발생한다.

【譯者註】(1) 胸脇疼痛體拘急

『傷寒論』 때문에 弦脈이 나타나면 胸脇痛을 많이 생각하게 된다. 그리고 處方은 小柴胡湯(p.391)을 생각한다. 그렇지만 이 條文은 人迎과 相應해서 나타나는 風走注痛으로 인한 四肢拘急과 冷痹를 말하는 것이니 風痰으로 보아야 할 것이다. 烏藥順氣散(p.420)은 風氣가 流注經絡하여 四肢疼痛하고 筋脈拘攣을 治한다.

瘧疾寒熱善驚惶이라.

瘧疾로 寒熱이 往來하기도 하고, 잘 놀란다.

爲瘧이오, 爲驚이라.

瘧疾이 되고, 驚悸가 된다.

【譯者註】(1) 瘧疾寒熱

弦脈과 瘧疾은 모두 肝이 주관한다. 반드시 복직근을 확인하여 硬結 여부를 살펴야 한다. 硬結이 있을 경우 脾臟腫大를 의심할 수 있다. 瘧疾은 학질모기로 인한 것이다. 우선 瘧疾이 의심되는 경우 병리검사를 통해서 확인을 할 수 있다. 그러나 우리가 임상에서 보는 환자들은 대개 유사학질이 많다. 다만, 세계적으로는 1년에 300만 명이 이것으로 죽는다고는 하지만 한국에서는 현재 임진강 유역에서나 볼 수 있을 뿐이다.

瘧脈은 自弦한데, 弦數하면 多熱하고 弦遲하면 多寒하다. 弦小緊者는 마땅히 下하고, 弦遲者는 溫하는 것이 可하고, 弦緊者는 發汗하는 것이 可하고, 浮大者는 吐하는 것이 可하고, 弦數者는 風으로 發한 것이니 飮食消息으로 止한다. 實한 경우에는 淸脾飮(p.466)으로 하니, 小柴胡湯(p.391)에 平胃散(p.483)에 二陳湯(p.437)을 合한 의미이다. 虛한 경우에는 人蔘養胃湯(p.441)으로 한다.

【譯者註】(2) 善驚惶

善驚惶에서 잘 놀라는 것은 肝火가 心火를 동요시키는 것으로 肝火를 안정시키는 抱龍丸(p.484)과 心火를 안정시키는 蘇合香元(p.398)을 함께 사용한다.

또한 驚悸의 경우에 心主驚하니 實하면 즉 叫哭하고 發熱하고 飮水하면서 搐한다. 肝主風하니 實하면 즉 目直視하고 大叫呵欠하고 項急煩悶한다. 抱龍丸은 驚風하고 潮熱과 抽搐이 있고 身熱하고 昏睡를 치료하니, 능히 痰熱을 내리므로 心肺肝의 藥이다.

弦緊惡寒疝癖病①이오,

弦緊하면 惡寒이나 疝證, 癖證이 발생한다.

經絡中에 有寒故也라.

經絡 가운데로 寒邪가 침범하였기 때문이다.

【譯者註】(1) 弦緊惡寒疝

緊脈은 寒을 주관하고 弦은 肝을 주관한다. 肝은 宗筋을 主하기 때문에 弦緊한 脈이 나오게 되면 惡寒이 있으면서 疝癖의 病이 나타나게 된다.

---

① 疝癖病 : 疝癖病은 積病과 같이 본다.

寸口脉이 弦하면서 緊한데 弦緊이 서로 얽히면 즉 寒疝이다. 寒疝은 陰囊이 차갑고 硬結이 된 것이 마치 돌과 같고 陰莖이 일어나지 않으며 혹은 睾丸이 당기는 것처럼 아픈데 이는 寒濕으로, 房事를 과도하게 해서 얻은 것이니 오래되면 不姙이 된다. 寒疝藥으로는 마땅히 蟠葱散(p.348)으로 한다.

【譯者註】(2) 癖病

積聚의 病은 氣滯에서 발생하는데, 熱鬱로 痰이 成하고, 痰鬱로 癖이 成하고, 血鬱로 癥이 成하고, 食鬱로 痞滿이 成하니, 이것은 必然의 이치이다. 眞人化鐵湯(p.461)은 五積六聚, 痃癖癥瘕를 치료한다

癖者는 兩脇之間에 偏僻되게 있어 때로 통증이 있으니 癖이라고 말한다. 무릇 癥瘕痃癖은 得冷하면 즉 痛한다. 氣滯下焦하면 腰痛, 疝瘕가 되니 마땅히 蟠葱散(p.348)을 사용한다.

上下左右積弦長이라.

上下左右에 積이 있으면 弦하면서 長한 脉이 나타난다.

弦而長하면 爲上下左右에 有積이라.

弦하면서 長하면 배꼽 上下左右에 積이 있다.

【譯者註】(1) 上下左右積弦長

弦而長하게 나타나면 대부분은 짜증을 많이 내는 脉으로 나타난다. 이 짜증을 한의학에서는 氣滯 또는 氣鬱로 표현하고, 그 氣鬱과 氣滯가 오래되면 積聚로 진행이 되는 것이다.

鬱脉은 沈濇하고 積脉은 弦堅하다. 脉이 弦緊하면 積脉이 되고 弦緊하면서 微細하면 癥이다. 무릇 癥瘕積聚의 脉은 대개가 弦緊하다. 心下에 있으면 즉 寸이 弦緊하고, 胃脘에 있으면 즉 關이 弦緊하고, 臍下에 있으면 즉 尺이 弦緊하다고 하였다. 諸鬱에는 通用으로 六鬱湯(p.431)으로 한다.

肝積은 肥氣丸(p.364)을 사용하고, 心積은 伏梁丸(p.360)을 사용하고, 脾積은 痞氣丸(p.364)을 사용하고, 肺積은 息賁丸(p.407)을 사용하고, 腎積은 奔豚丸(p.362)을 사용한다. 일반적으로 消積正元散(p.395)은 痰飮氣血鬱結과 食積으로 氣不升降하여 積聚脹痛하는 것을 치료한다.

弦鉤①脇下痛如刺요,

弦鉤하면 脇下가 찌르듯 아프다.

弦而鉤하면 爲脇下刺痛이라.

弦鉤하면서 脇下의 刺痛이 발생한다.

---

① 弦鉤 : 弦鉤는 弦洪脉이다.

【譯者註】(1) 弦鉤脇下痛如刺

鉤脈은 洪脈을 의미한다. 脈이 雙弦者는 肝氣가 有餘한 것이니 兩脇이 作痛한다. 참고로 肝脈의 本은 弦而軟, 心脈의 本은 浮大而散으로 鉤脈, 洪脈이라고도 한다. 또한 脇痛者는 肝火가 盛하니 木氣가 實한 것이다. 肝火盛하면 兩脇痛하고 不得伸舒하게 된다. 當歸龍薈丸(p.329)이 가장 妙하다.

또한 脇痛은 대개 肝木이 有餘하니 小柴胡湯(p.391)에 加 靑皮·川芎·芍藥·草龍膽하고, 甚者는 入 靑黛·麝香하여 調服한다. 沈香降氣散(p.475)은 氣滯로 脇肋이 刺痛하고 胸膈痞塞을 치료한다. 枳殼散(p.457)은 脇痛으로 마치 물건이 찌르는 것 같은 것을 치료한다.

임상에 있어서 弦洪으로 나오는 脇痛은 특히 脇下痛如刺의 증상을 가지는 경우도 많은데, 帶狀疱疹도 해당된다. 帶狀疱疹은 일반적으로 처음에는 肋間痛부터 오는데, 잠복기를 거쳐서 1~2주 후에 피부로 나타나게 된다. 옆구리의 경우에는 별다른 문제가 되지 않으나 얼굴 부위에 나타나면 신경을 따라 헤르페스균이 침범하므로 조심해야 한다. 임상경험에 의하면 부위에 不拘하고 龍膽瀉肝湯(p.426)을 사용한다.

雙弦急痛轉難當이라.

雙弦脈이 나타나면 脇下가 땅기고 아파서 몸을 돌리기가 어렵다.

雙弦은 爲脇下急痛이니 乃無水以緩之也①라.

雙弦脈이 나타나면 脇下가 땅기고 아프니 水氣가 肝을 완화시키지 못하기 때문이다.

【譯者註】(1) 雙弦急痛轉難當

雙弦脈은 임상적으로 자주 보이지는 않기 때문에 이론적으로도 다양한 설명을 하고 있는 듯하다. 가장 수긍되는 이론이 ① 左關과 右關에 弦脈이 나온다는 것과 ② 肝部에만 두 줄로 나온다는 이론이다. 그런데 脈管 자체가 분리되어서 한곳에서 두 갈래 길이 나오는 것은, 사실 關부위에 나타나는 경우는 드물다. 그렇기 때문에 좌우측에 弦脈이 나오는 경우가 많다.

또한 임상에서 담석증이나 담낭염 등이 급성으로 출현하여, 심한 경련을 동반하는 통증이 유발되더라도 沈伏脈이 나타나지 雙弦이 나타나는 경우는 드물다. 가장 많이 볼 수 있는 것은 좌우측의 脈이 모두 弦脈이 나타나는 것이다. 일반적으로 옆구리 통증에는 八珍湯(p.481)에 加 靑皮·木香·枳殼을 사용한다.

脈雙弦者는 寒飮이고, 偏弦者는 飮이라고 하였다. 寒痰은 즉 冷痰이다. 骨痺로 四肢不擧하고 氣刺痛하며 無煩熱하고 凝結하여 淸冷하니, 마땅히 溫中化痰丸(p.425), 溫胃化痰丸(p.425)으로 主한다.

① 無水以緩之也 : 水氣不足으로 肝을 滋養하지 못함.

▸ **緊則爲寒爲疼痛이오,**

緊脈은 傷寒과 疼痛을 主宰한다.

與人迎으로 相應하면 則經絡傷寒이오, 與氣口로 相應하면 則臟腑作痛이라.

緊脈이 人迎과 相應하면 經絡이 寒邪에 傷한 것이고, 氣口와 相應하면 臟腑에 疼痛이 發作한다.

【譯者註】 (1) 緊

임상에서 가장 많이 볼 수 있는 脈이 바로 弦脈, 滑脈, 緊脈이다. 弦脈의 경우는 대개 근육피로감이나 소화불량 등의 경우에 많이 보이기 때문에 한의원에서 가장 많이 볼 수 있는 脈이 되고, 滑脈의 경우는 痰飮의 증상이나 소화불량 등의 경우에 많이 보이기 때문에 역시 한의원에서 많이 볼 수 있는 脈이다. 緊脈이 나타나면 통증이나 寒을 의미한다.

【譯者註】 (2) 爲寒

人體에 寒이 침범하게 되면 모든 기관이 긴장하고 응축되기 때문에 脈이 緊하게 나타난다. 爲疼痛은 氣口와 相應해서 疼痛을 發하는 것이고, 爲寒은 人迎과 相應했기 때문에 傷寒으로 표현하는 것이다. 緊脈을 傷寒으로 파악하면 麻黃湯(p.340)으로 主한다.

【譯者註】 (3) 爲疼痛

緊脈은 특징적으로 緊急한 것을 보여준다. 緊急하다는 것은 正氣와 邪氣의 충돌을 말하는 것으로, 이로 인하여 통증이 발생하는 것이다. 그렇기 때문에 일반적인 통증의 경우에는 緊脈이 나타나는 것이다. 또한 환자들이 병원에 올 때에는 통증을 가지고 내원을 하기 때문에 대부분 緊脈을 가지고 있다고 보면 될 것이다.

그렇지만 일반적으로 弦脈과 滑脈, 그리고 緊脈이 같이 나타나는 경우가 많이 때문에 脈을 처음 공부하는 경우에는 반드시 弦脈과 滑脈, 그리고 緊脈을 나누어서 느끼는 방법을 지속적으로 연습해야 할 것이다. 통증 완화의 基本方은 芍藥甘草湯(p.448)이다.

爲咳爲喘爲滿胸이라.

咳嗽가 되고, 喘息이 되고, 胸滿이 된다.

【譯者註】 (1) 爲咳

緊脈으로 인한 咳嗽이기 때문에 傷寒의 관점에서 접근한다. 傷寒의 風寒으로 말하자면 太陽證에 身熱하고 嘔喘者는 麻黃杏仁飮(p.341)으로 主한다.

【譯者註】 (2) 爲喘

緊脈으로 喘이 되는 것은 肺氣가 宣通하지 못하여 逆上하는 것이니, 風寒으로 말하자면 太陽

證에 身熱하고 嘔喘者는 麻黃湯(p.340)을 사용한다. 咳喘者는 三拗湯(p.381)을 사용한다.

【譯者註】 (3) 爲滿胸

肺氣가 宣通하지 못하여 逆上하는 것이 풀리지 아니하면 胃氣가 막히게 된다. 胃氣가 막히게 되면 少陽의 추돌이가 정상적으로 돌지를 않아서 胸滿이 발생하게 된다. 桔梗枳殼湯(p.321)으로 한다. 脇滿을 겸하면 柴梗湯(p.405)을 사용하고, 脇滿에 痰을 끼고 있으면 柴梗半夏湯(p.404)으로 한다. 만약 胸滿이 좌측 가슴으로 몰리면 瓜蔞枳實湯(p.310)으로 한다.

人迎緊盛傷寒證이오,

人迎이 緊하고 힘이 있으면 傷寒證이다.

人迎緊盛이면 爲傷寒이라.

人迎이 緊하며 힘이 있으면 傷寒이 된다.

【譯者註】 (1) 左人迎, 右氣口

「氣口人迎脉訣」에 대한 내용은 뒤에서 더 자세하게 언급을 하고 있으니 일단 간략하게 설명하고자 한다. 맨 처음에 寸關尺 定位에 대해서 공부를 할 때에 엉성하게 공부하게 되면 이 부분에서 고생을 하고, 당연히 氣口人迎脉을 포기하게 된다.

脉을 처음 접할 때에 나오는 寸關尺 定位는 정말로 중요하다. 다행히도 脉을 공부할 때에 『醫學入門 · 診脉』을 맨 처음 접했고, 그 뒤로도 『醫學入門』을 기준으로 다른 책을 보아 왔기 때문에 『醫學入門』의 脉法에 충실하게 되었고, 별다른 어려움 없이 脉 공부를 할 수 있었다.

寸關尺 定位에서 분명히 高骨을 기준으로 삼아서 關을 定하고 그 뒤에 寸尺을 배열하라고 되어 있음에도 불구하고 寸을 기준으로 삼아서 아래로 내려가면서 寸關尺을 잡게 되면 자연히 關部가 흔들리게 되고, 關部가 흔들리게 되면 關前 一分이 氣口와 人迎이 되어야 하는데 이 경계선이 틀리게 된다.

이 점을 명심해서 공부를 시작하여야 할 것이다. 대충 뭐가 어때? 라는 식으로 공부를 하게 되면 『醫學入門』처럼 앞뒤가 서로 긴밀하게 연관되어 있는 책을 공부할 때에, 어느 한 곳에서 오류가 발생하면 전체 체계를 올바로 이해할 수 없는 상황이 발생한다. 그리하면 혼란에 빠지게 되고 내용이 서로 헛돌게 되어 脉을 포기하는 일이 발생하는 것이다.

【譯者註】 (2) 人迎緊盛傷寒證

左人迎, 右氣口라고 했다. 좌측 關前 一分에 특별히 두드러지게 緊盛한 것이 나타나게 되면 人迎脉이 되어서 외부 六氣로 인한 病이 된다는 것이다. 또한 우측 關前 一分에 특별히 두드러지게 緊盛한 것이 나타나게 되면 氣口脉이 되어서 내부의 문제로 인한 病이 된다는 것이다. 太陽傷寒證은 脉浮緊하니 지금 말하는 人迎의 緊盛은 太陽 傷寒證이다. 太陽의 傷寒은 頭痛發熱하고 身疼腰痛하고 骨節이 皆痛하고 惡風하는데 無汗하면서 喘하면 麻黃湯(p.340)으로 한다.

氣口緊盛食冲冲①이라.

氣口가 緊하며 힘이 있으면 飮食傷으로 반듯하게 올라온다.

氣口緊盛하면 爲傷飮食이라.

氣口가 緊하며 힘이 있으면 飮食傷이다.

【譯者註】(1) 氣口緊盛食冲冲

우측 關前 一分에 두드러지게 緊盛한 것이 있으면 氣口脉으로 食滯, 內傷 질환이다. 氣口가 緊盛하면 食에 傷한 것이 되니 食이 소화가 되지 못한 것으로 浮滑하면서 疾하다. 傷食의 證은 氣口脉이 반드시 緊盛하고 胸膈이 반드시 痞塞하며 噫氣가 마치 썩은 계란 냄새가 난다. 역시 頭痛 身熱이 있으나 몸이 아프지 않은 것이 다를 뿐이다.

食者는 有形之物로 傷한 것이니, 즉 損其穀하는 것이 마땅하고 그 다음으로 消導를 하는 것이다. 枳朮丸(p.458)의 類로 한다. 조금 重한 경우에는 攻化하는 것이 마땅하니 三稜消積丸(p.376), 木香見晛丸(p.343)의 類로 한다. 더욱 重하게 되면 즉 혹은 吐하거나 혹은 下한다.

緊沈必知痛在腹이오,

脉이 緊하며 沈하면 疼痛이 반드시 복부에 있는 것을 알게 된다.

【譯者註】(1) 緊沈과 沈緊

『醫學入門』의 脉은 앞뒤가 서로 얽혀 있기 때문에 앞의 내용을 잊어버리면서 공부를 해 나가게 되면, 공부가 다 끝난 다음에 글자만 읽었을 뿐 내용이 남아 있지 않게 된다. 우리가 脉診을 공부하는 것은 철저히 임상을 위한 공부이기 때문에 앞의 내용과 같이 보면서 지나가야 할 것이다.

緊沈이 되면 腹痛이 있음을 반드시 알게 된다고 설명하고 있는데, 앞의 沈脉 부분을 보면 沈緊而數冷又熱이라고 하였고 沈緊不數懸飮成이라고 하여 폐렴으로 인한 늑막염이나 결핵성늑막염을 설명해 주고 있다. 그렇다면 손가락으로 沈緊과 緊沈을 구별해야 腹痛인지 늑막염인지 알 수가 있다는 말이 된다. 脉만이 최고의 진단법이라 믿고 不問診斷을 하는 사람이 있다면, 자신의 손끝의 감각 하나만 믿고 沈緊과 緊沈을 판별하여 늑막염을 診斷하려는 정말로 위험하기 짝이 없는 상황이라는 것을 알아야 한다.

역시 제일 중요한 것은 望聞問切을 두루 활용하여 환자를 진찰하고, 마지막에 脉으로 확진을 해서 藥과 鍼을 사용하기에 편하게 하려고 하는 것이지 무조건 脉만으로 증상을 맞추려고 한다면 크나큰 오류에 빠지기 쉽다.

【譯者註】(2) 緊沈必知痛在腹

緊脉은 통증을 말하는 것이고 沈脉은 裏의 陰을 말하는 것이다. 傷寒의 太陰腹痛에 해당된다.

---

① 冲冲 : 直升하는 모양.

太陰病에 腹滿自利하고 尺寸이 沈하면 津이 咽에 이르지 못한다. 陰은 天을 따라서 降하는데 우두머리를 太陰이라고 말한다. 在陽하면 表가 되고 在陰하면 裏가 되는데 邪가 表에 있으면 즉 陽脉이 보이고, 邪가 裏에 있으면 즉 陰脉이 보인다. 그렇기 때문에 尺寸이 沈한다고 하였으니 그 處方은 理中湯(p.435)을 사용한다.

恐①成冷氣與癎風이라.

冷氣와 癎風을 형성할까 염려된다.

【譯者註】(1) 恐成冷氣與癎風

癎疾처럼 腦질환의 경우에는 임상적으로 虛弦脉이 가장 많다. 여기에서는 冷氣가 쌓여서 만들어진 癎風을 말하는 것이다. 가령 錢仲陽은 小兒癎을 치료할 때에 吐瀉 및 凉藥을 과다하게 복용한 것을 거치고 나면 身冷하고 눈을 감고 먹지 못하게 되니 뒤에 益黃散(p.440)을 사용하여서 補中하여 能食하게 하였다.

다음으로는 腎氣丸(p.407)을 사용하여서 北方腎水를 補하여 能語하게 하였다. 이것은 모름지기 從權하여 癎의 壞證을 救한 것이니 역시 가히 法을 이루었다고 할 것이다. 우선은 따뜻한 藥으로 補中한 다음에 北方腎水를 補하는 藥을 사용하게 된다.

緊數寒熱相來往이오,

緊數하면 寒熱이 서로 往來한다.

緊而數은 爲寒熱往來라.

緊하면서 數하면 寒熱往來가 된다.

【譯者註】(1) 緊數寒熱相來往

緊은 寒을 말하고 數은 熱을 말하는 것이니, 緊數하게 되면 寒熱이 往來하게 되는 것이다. 小柴胡湯(p.391)은 弦脉에서만 사용하는 것이 아니다. 小柴胡湯은 少陽病의 半表半裏하고 往來寒熱하는 것을 治한다. 能히 그 內熱을 和하게 하고 그 外邪를 풀리게 하니 傷寒方의 王道다.

緊滑宿食吐蛔蟲이라.

緊滑하면 宿食이 있거나 蛔蟲을 吐하게 된다.

緊滑은 爲蛔動이오, 爲宿食吐逆이라.

緊滑하면 蛔動證이 되고 宿食으로 인한 吐逆이 된다.

① 恐 : 아마도 공.

【譯者註】(1) 緊滑宿食

宿食은 일반적으로 肝·脾 부위에 滑緊脈이 가장 많다. 陽脈이 滑하면서 緊한데, 滑하면 즉 胃氣가 實하고 緊하면 즉 脾氣가 傷하니 먹으나 소화를 못 시키는 것은 脾가 不和한 것이다. 經에 이르기를 "脈滑者는 宿食이 있는 것이다."라고 하였다. 處方은 枳朮丸(p.458)이다.

【譯者註】(2) 吐蛔蟲

緊滑脈에 얼굴에 버짐이 자꾸 피면 蛔蟲을 의심해 본다. 關上脈이 緊하면서 滑者는 蛔毒이다. 烏梅丸(p.419)은 蛔厥로 因한 心腹痛을 治한다.

緊急①遁尸亂血脈이오,

緊急하면 遁尸證으로 血脈이 紊亂한 것이다.

緊而急하면 爲遁尸라.

緊하면서 급하면 遁尸證이 된다.

【譯者註】(1) 緊急遁尸亂血脈

遁尸라는 것은 結核이다. 勞瘵·家傳·飛傳·鬼疰 等으로 이름을 하는데 전염성, 질병으로 보아도 무방하다.

單緊而浮肺水攻②이라.

단순히 緊하면서 浮하면 肺水가 된 것이다.

浮緊하면 爲肺經有水라.

浮하면서 緊하면 肺經에 水氣가 있는 것이다.

【譯者註】(1) 單緊而浮肺水攻

單緊而浮肺水攻의 경우는 폐렴으로 물이 차는 증상에 많이 보인다. 外感의 증상이 확연하면 浮緊으로 나타나게 되고, 내부에서 결핵성 늑막염이나 또는 기타 원인으로 인하여 肺에 물이 차는 것은 沈緊으로 나타나는 경우가 많다.

肺에 물이 차게 되면 心臟에 부담이 되어서 갑작스럽게 죽는 경우가 있다. 聽診 상으로 脇肋部에 聽診音이 들리지 않는 경우라면 이미 물이 찬 경우가 많다. 우선 엑스레이로 확진을 하여 다른 病이 없는지 살피는 것이 중요하다. 단순하게 十棗湯(p.410)을 사용할 일은 아니다.

---

① 緊急 : 강력한 緊脈.
② 肺水攻 : 肺水腫.

浮沈俱緊中霧露요, 頭項强急溺妄通이라.

浮沈이 모두 緊하면 霧露에 맞은 것이니, 頭項部가 强急하던지 遺尿證이 발생하기도 한다.

浮緊커나 혹은 寸緊하면 則霧露 中於上焦하야 見太陽證이니 發熱하고 頭項强痛하고 腰攣脛痠이라. 沈緊커나 혹은 尺緊하면 則霧露 中於下焦하야 見少陰證이니 足冷하고 便溺妄出하야 爲難治라. 若浮沈이 俱緊하면 三焦俱中其邪하니 臍痛하고 手足冷者는 死라. 手足溫하고 自吐利者는 生이라.

浮緊하거나 寸部가 緊하면 霧露를 上焦에 맞아 太陽經證의 發熱, 頭項强痛, 腰攣, 脛痠 等症이 나타나고, 沈緊하거나 尺部가 緊하면 霧露를 下焦에 맞아 少陰經證의 足冷, 便溺妄出 等症이 나타나니 치료하기가 어렵다. 만약 浮沈이 모두 緊하면 三焦가 모두 霧露에 맞아 臍部에 疼痛이 발생하니 手足이 寒冷하면 죽고, 手足이 따뜻하며 嘔吐를 하던지 泄瀉를 하는 사람은 살 수 있다.

【譯者註】(1) 浮沈俱緊中霧露 頭項强急溺妄通

이 條文 때문에 혹시 잘못 이해를 하여 浮脉과 沈脉이 다르게 나올 수가 있지 않는가에 대해서 고민을 하게 되지만, 단연코 그런 일은 없으니 걱정하지 말길 바란다. 본래 이 條文에서는 浮沈을 寸尺과 같이 보고 있기 때문에 浮沈이 俱緊하다는 것을 寸尺이 俱緊하다는 것으로 보는 것이 옳다.

脉의 陰陽을 나눌 때에 일반적으로 책에 脉의 陰陽이라는 표현을 하게 되면 寸尺으로 보든지 浮沈으로 보아 이해하면 되지만 浮脉에 滑脉이 나오고 沈脉에 濇脉이 나오는 경우는 없다. 혼란스럽게 생각하지 않길 바란다.

즉 浮가 緊하다거나 혹은 寸部의 脉이 緊하게 되면 霧露가 上焦에 的中을 하게 된 것이니 太陽證이 보이게 되어서 發熱, 頭項强痛, 腰攣脛痠의 증상이 나타나게 되는 것이고, 沈이 緊하거나 혹은 尺이 緊하게 되면 下焦에 霧露가 的中하게 되어서 少陰證이 나타나게 되니 足이 冷하고 便尿가 妄出하게 되어서 難治가 된다.

만약에 浮沈이 모두 緊하게 된다는 것은 浮脉에 緊脉이 나오고 沈脉에 같이 緊脉이 나온다고 하는 것이 아니라, 寸과 尺에 모두 緊脉이 나온다는 말이니 三焦가 모두 그 邪氣에 的中하게 된 것이다. 배꼽 부위가 아픈데 手足이 寒冷하면 죽고, 手足이 따뜻하며 嘔吐를 하던지 泄瀉를 하는 사람은 살 수 있다고 한 것이다. 그렇지만 이 경우는 急症으로 함부로 치료할 것이 아니고 상위 의료기관으로 전원을 하는 것이 좋다.

▸ **長爲陽毒入臟深이오, 熱閉陽明煩莫禁이라. 坐臥不安身壯熱이오,**

長脉은 陽毒이 臟으로 깊이 들어가 熱이 陽明에 閉塞되어서 煩을 禁할 수가 없다. 坐

臥不安하며 몸에는 壯熱이 나는 것을 主宰한다.

長脈이 **來去不絕**하야 **見於左關**의 **人迎之位**하면 **感於陽邪**하야 **熱毒**이 **在心肝二經**하고 **傳之下焦**하야 **其熱**이 **壅閉**하야 **乃陽淫①熱疾**이라. **主渾身壯熱**하고 **坐臥不安**이라. **表證**이 **多**하면 **則微汗②**하고 **裏證**이 **多**하면 **則下之**라. **又尺寸**이 **俱長者**는 **陽明本脈也③**라.

長脈의 來去가 끊이지 않는 것이 좌측 關部의 人迎 부위에 나타나면 陽邪에 감촉되어 熱毒이 心肝의 두 經에 머물렀다가 下焦로 傳하여져 그 熱이 막힌 것이니, 이는 곧 陽淫熱疾인 것이다. 주로 온몸에 壯熱이 나고 坐臥不安하게 된다. 表證이 많으면 약간 發汗시키고 裏證이 많으면 瀉下시켜야 하며, 또한 尺寸이 모두 長한 것은 陽明經病의 本脈이다.

【譯者註】(1) 長爲陽毒入臟甚, 熱閉陽明煩莫禁, 坐臥不安身壯熱.

弦脈이 少陽의 基本脈이라고 하는 것에 비해서 長脈은 陽明의 基本脈이다. 長脈이라고 하는 것은 寸關尺의 부위에 脈이 나타나야 하는데 그 위치를 벗어나서 나타나는 脈이다. 尺부위에서는 밑으로 더 많이 나타나게 되고 寸부위에서는 魚際까지 올라가는 脈이 많으며 關부위에서는 人迎과 氣口까지 脈이 나타나는 것을 말한다.

그렇기 때문에 이 條文에서는 좌측 關部에 長脈이 나오게 되면 關前 一分의 人迎脈까지 나타나게 된다고 한 것이다. 長脈이 좌측 人迎 부위까지 나타나게 되면 좌측 關部는 肝이고 寸部가 心이기 때문에, 人迎으로 陽邪가 감촉되었다고 한 것이고, 그 부위로 인해서 心肝의 二經에 熱毒이 있다고 한 것이다.

心肝의 二經에 熱毒이 있게 되면 아래로 陽明으로 傳하게 되니, 그 熱이 막히게 되어서 陽明은 下氣가 기본 작용방향이나 熱이 있게 되면 下氣가 되지 않아 그 熱이 오히려 心을 자극하게 된다. 陽明의 熱은 太陽의 翕翕發熱, 少陽의 寒熱往來와 달리 온몸에 熱이 크게 난다. 陽明의 熱이 長脈으로 표현이 되니 長爲陽毒入臟甚이라고 표현한 것이다.

陽明의 熱이 심해지면 안으로 막히게 되어 煩燥가 심해지게 된다. 陽明은 본래 下降을 주로 하게 되는데, 지금 熱閉로 인하여 下降을 하지 못하게 되니 그 熱이 거슬러서 心火를 자극하게 되어서 坐臥不安하게 되고 渾身壯熱의 증상이 나타나게 된다. 임상적으로는 三承氣湯을 적절하게 사용하면 된다.

長大癲癇④更迷心⑤이라.

脈이 長大하면 癲癇證이니, 痰熱이 心을 미혹시킨 것이다.

---

① 淫 : 溢也. 넘칠 음.
② 微汗 : 여기서는 증상이 아니라 땀을 조금 내라는 치료법을 말함. 뒤의 下之도 치료법임.
③ 陽明本脈也 : 正常脈이 아님. 陽明經病脈.
④ 癎 : 陽癎을 말함.
⑤ 更迷心 : 心은 腦와 같이 볼 수 있다. 정신 상태까지 같이 이해한다.

長大①하면 則爲癲狂癎疾이니 乃痰熱이 迷於肝心하야 所致니라.

脈이 長大하면 癲狂이나 癎疾이 되니 痰熱이 肝과 心을 미혹하게 한 것이다.

【譯者註】(1) 長大癲癎更迷心

大脈은 邪氣가 왕성하다는 것이 되고 長脈은 陽明의 熱을 말하는데, 앞의 條文과 마찬가지로 좌측 關部에 長脈이 나타난 것으로 보아 心肝의 熱로 인한 癲癎을 말하는 것이다. 癲癎은 시작할 때에 身熱하고 抽掣하고 啼叫하니 이것은 陽癎으로 易治한다. 마땅히 龍腦安神丸(p.425), 淸心滾痰丸(p.468)을 사용한다.

長緩微邪犯下體요,

脈이 長緩하면 微邪가 下體를 침범한 것이다.

與人迎으로 相應하면 則微邪니 自愈라. 與氣口로 相應하면 則臟氣平治라.

長緩한 脈이 人迎과 相應하면 微邪이기 때문에 病이 저절로 치유되고, 氣口와 相應하면 臟氣가 평형을 이룬 것이다.

【譯者註】(1) 長緩微邪犯下體

長緩脈이 人迎과 相應하게 되면 微邪가 되어서 스스로 낫게 된다고 하였고, 氣口와 相應하면 臟氣가 平治하게 된다고 하였다. 微邪는 從其所勝者로 내가 勝하는 곳에서 파급되는 邪氣이므로 易治이다.

長緩脈이 人迎과 相應하게 된다는 것은 人迎의 부위가 左關部인 木에 해당되는데 緩脈은 土에 해당되니 木이 克을 할 수가 있는 土가 와서 病이 되는 것을 말한다. 그렇기 때문에 微邪라고 한 것이다.

참고로 『難經 · 五十三難』에 五邪에 대해서 나와 있다. 心을 기준으로 하여 虛邪는 從後來者를 말하는 것으로 母가 發病하여 子에 미치는 것이니 肝에서 心으로 傳變하는 것을 말하고, 實邪는 從前來者를 말하는 것으로 子에서 發病하여 母에 미치는 것이니 脾에서 心으로 傳變하는 것을 말하고, 賊邪는 從所不勝者를 말하는 것으로 勝하지 못하는 곳에서 오는 것이니 腎에서 心으로 傳變하는 것을 말하고, 微邪는 從其所勝者를 말하는 것으로 勝하는 곳에서 오는 것이니 肺에서 心으로 傳變하는 것을 말하고, 正邪는 自病也니 心자체의 질병을 말한다.

【譯者註】(2) 與人迎相應 則微邪自愈

人迎脈과 相應함은 외부 邪氣로 인함을 뜻하니 외부 邪氣로 인해 下體에 病證이 나타나는 질환은 길랑바레신드롬을 의심해볼 수 있다. 길랑바레신드롬은 어떤 감염 등에 의해 유발되는 신경계질환으로 말초신경의 마비를 보이는 질환이다. 정확한 원인은 아직 밝혀지지 않았으나 흔히

---

① 長大 : 洪大.

상기도 감염이나 위장관 감염과 같은 바이러스 감염 후, 또는 예방접종 10일에서 2주 사이에 갑자기 발병하며, 증상은 하지에서 시작하여 위로 올라가는 상행성으로 좌우 대칭성이 특징이다. 심한 경우 호흡근이 마비되어 생명이 위태로울 수도 있다.

【譯者註】(3) 與氣口相應 則臟氣平治

氣口脉과 相應하는 경우는 氣口脉이 右關部를 말하니 右關部는 土가 되고 土에 土가 들어와서 正邪가 된다. 그렇기 때문에 臟氣平治라고 한 것이다. 좌우측 氣口와 人迎을 불구하고 지금까지 세 명의 환자를 경험했고, 세 명 모두 藿香正氣散(p.311)과 蘇合香元(p.398)으로 치료하여 개선시켰다. 모두 洋方 處方 중에 근육이완제나 고지혈증 약을 복용한 후에 발생한 환자들이었다.

寸長足脛痛相侵이라.

寸口가 長하면 足部와 脛部의 疼痛이 서로 침범한 것이다.

經에 曰하되 長而緩者는 病在下라 하고 又云하되 寸口를 中手하야 長者는 足脛痛이라.

『脉經·遲疾短長雜脉』에 "脉이 長하면서 緩하면 病이 下部에 있다."하였고, 또 『素問·平人氣象論』에 "寸口를 중간 정도로 눌렀을 때에 長脉이 나타나면 足脛에 疼痛이 있다." 라고 하였다.

【譯者註】(1) 寸長足脛痛相侵

膝者는 肝의 府가 되고 足脛의 부위는 足陽明胃經이 지나가는 곳이기 때문에 左寸部에 長脉이 나타나면 寸은 心이 되어서 熱을 주관을 하게 되고 長脉은 土가 되어서 濕을 주관하게 되어 濕熱이 만들어지게 되는 것이며 濕熱이 陽明經을 따라 내려가게 되니 足脛痛이 발생하게 된다.

만약 膝痛이 足脛痛과 같이 오면 左寸部의 長脉이 아래로 左關部인 肝까지 영향을 미친다고 볼 수가 있다. 濕熱이 肝에 들어가 肝의 府인 膝까지 통증이 유발되는 것이다. 足脛痛이 있으면서 浮腫이 심한 경우는 檳蘇散(p.365), 濕熱로 인한 腫痛이 심한 경우는 淸熱瀉濕湯(p.469), 氣血虛를 겸하고 있는 경우는 獨活寄生湯(p.338)을 應用한다.

▸ 芤主血瘀不流通이오,

芤脉은 血이 瘀滯되어 流通하지 못하는 것을 主宰한다.

芤는 與人迎으로 相應하면 則邪壅하야 吐衄하고, 與氣口로 相應하면 則榮虛妄行하야 而爲瘀滯라.

芤脉이 人迎과 相應하면 邪氣가 壅滯되어 吐血, 衄血이 발생하고, 氣口와 相應하면 榮血이 虛하여 함부로 流行하므로 瘀滯가 된다.

【譯者註】 (1) 芤主血瘀不流通

芤脉은 血脫이나 瘀血의 경우 나타나는데 氣虛한 경우도 있다. 右寸部인 肺의 부위에 나타나면 肺와 大腸이 相通하기 때문에 치질로 인하여 출혈이 있는 경우도 있다. 芤脉이 나타나는 부위에 따라서 출혈의 부위를 알 수 있다고 하지만 芤脉의 특성상 浮脉類에 屬하기 때문에 일반적으로 芤脉은 寸部에서 많이 보인다.

【譯者註】 (2) 與人迎相應 則邪壅吐衄

芤脉이 人迎과 相應하게 되면 傷寒에서 보이는 吐血과 衄血의 증상이 보인다. 傷寒의 衄血은 經絡 中에 熱이 盛하여 血을 핍박하여 鼻로부터 나오는 것을 衄이라고 하는데, 太陽에 屬하는 것이 많으니 陽血이라고 한다. 點滴하여 흐르지 않는 것은 表가 도리어 아직은 풀리지 않은 것이니 마땅히 辛凉한 解表藥을 사용한다. 九味羌活湯(p.313)에 加 赤芍하거나, 혹은 升麻葛根湯(p.401)에 加 黃芩하거나, 혹은 麻黃升麻湯(p.340), 雙解散(p.411)으로 한다.

가령 表證이 없고 衄血이 흐르고 땀으로 인하여 衄血이 되거나, 혹은 아래로 또한 피가 보이는 경우에는 不治하여도 自愈한다. 그치지 않는 경우에는 犀角地黃湯(p.386), 陶氏生地芩連湯(p.335), 黃芩湯(p.489), 茅花湯(p.342)으로 한다.

【譯者註】 (3) 與氣口相應 則榮虛妄行而爲瘀滯

氣口와 相應하면 營虛妄行하여서 瘀滯가 된다고 하였으니 이것은 雜病의 衄血로 본다. 처음에는 黃芩湯(p.489)에 加 鬱金하거나 혹은 茅花・冬靑子로 그치게 한다. 오래된 것은 마땅히 淸肺生脉飮(p.471), 茜梅丸(p.464), 古天地膠(p.309)를 應用한다. 鬱이 있는 경우에는 古莎芎散(p.306)을 사용한다. 鼻의 流涕가 오래 되어서 衄이 된 경우에는 防風散(p.351)이나, 혹은 犀角地黃湯(p.386)으로 한다.

熱入小腸淋瀝膿이라.

小腸으로 熱이 傳入하여 淋瀝하거나 膿血이 배출된다.

心主血하나 **而不受邪**라. **故**로 **熱入小腸**하면 **淋瀝膿血疼痛**이라.

心은 혈액의 순환을 主宰하나 邪氣를 받지 않으므로 熱이 小腸으로 들어가 小便으로 膿血을 淋瀝하고 아프다.

【譯者註】 (1) 熱入小腸

熱入小腸이라고 하는 것은 본래 心은 邪氣를 받지 않기 때문에 그 熱을 夫婦 배속에 해당되는 小腸이 대신 받는다는 의미이다. 그렇기 때문에 血尿 등의 증상이 있을 때에 사용하는 處方인 導赤散(p.337)의 경우에도 '붉을 赤'이 心臟을 의미하는 것이다.

또한 韓方에서는 膀胱의 개념을 小腸과 연관하여 설명하는 경우가 많다. 그래서 현대의학에서 말하는 방광염이나 淋瀝, 또는 血尿의 증상도 小腸에 관련되어 있다고 보는 것이다. 이 부분을 잘 이해하면서 공부하면 별다른 어려움은 없을 것이다. 굳이 이것을 현대의학과 틀리다고 배척할 것이 아니라 한의학을 한의학에 맞게 이해하고 그에 맞춰서 공부하면 되는 것이다.

【譯者註】(2) 淋瀝膿

淋瀝膿이라는 것은 小便이 찔끔찔끔 나오면서 膿이 섞여 나오는 것으로 膏淋에 해당된다. 또한 血이 나오면 血淋에 해당한다. 小註에 膿血이 나온다고 하였고, 芤脉이 일반적으로 血을 주관하는 脉이기 때문에 血尿와 血淋을 위주로 해서 살펴보면 尿血은 소변출혈이니, 이것은 心의 伏熱이 小腸에 있는 것이다.

諸淋證은 무릇 小腸에 邪氣가 있으면 즉 小腹이 脹滿해지는데, 小腸에 有血하면 즉 小便澁하고 小腸에 有熱하면 즉 小便痛한다. 痛者는 血淋이 되고, 不痛者는 尿血이 된다.

血淋은 小便이 不出時에 下血하고 疼痛이 있으며 滿急하다. 熱을 만나면 즉 發하는데, 심하면 즉 尿血이 되고 熱結하면 莖痛하니 四物湯(p.368)에 加 知母·黃柏·澤瀉·赤茯苓을 하여 사용한다. 色鮮者는 心과 小腸의 虛熱이니 導赤散(p.337)에 去 甘草, 加 黃芩을 하고, 色이 마치 黑豆汁과 같은 경우는 腎과 膀胱의 火이니 마땅히 五淋散(p.418)을 사용한다.

崩漏衄吐隨所主요,

芤脉이 나타나는 부위를 따라 崩漏, 衄血, 吐血이 발생한다.

寸芤면 則爲衄血吐血이오, 關芤면 則爲便血이오, 尺芤면 則下虛有瘀니 崩漏尿血이라.

寸部에 芤脉이 나타나면 衄血 吐血이, 關部면 便血이, 尺部면 下焦가 虛하여 瘀血이 있기 때문에 崩漏, 尿血이 발생한다.

【譯者註】(1) 芤脉의 출혈

이 條文은 芤脉이 나오는 부위에 따른 출혈을 말하는 條文으로 寸部에 芤脉이 나타나면 衄血, 吐血이 나타나고, 關部에 芤脉이 나타나면 便血이 나타나며, 尺部에 芤脉이 나타나면 崩漏와 尿血이 나타난다고 한 것이다.

그러나 芤脉은 본래 浮脉類에 屬하기 때문에 浮脉이 잘 나타나는 寸部에 많이 보이게 되고, 간간이 脉管이 두드러진 關部에도 나타나게 된다. 尺部에 崩漏의 경우에는 일반적으로 動脉이 나타나는 경우가 더 많다.

또한 心·肺가 大腸·小腸과 더불어 夫婦배속이 되기 때문에, 左寸部에 芤脉이 나타나면 血尿가 있고 右寸部에 芤脉이 나타나면 치질로 인한 痔出血이 있는 경우가 많다. 脉의 四類를 공부하여 자연히 어느 脉이 어느 부위에 많이 나오는가에 대해서 알 수 있게 되면 二十八脉을 허둥지둥 찾지 않고 길목을 지키면서 사냥하는 방법을 익히게 된다.

【譯者註】(2) 崩漏

崩漏는 下血하는 것이 마치 山이 무너지는 것처럼 대량의 출혈이 있다는 것이다. 특히 임신

중의 崩漏는 韓方에서는 통증의 有無에 따라서 胎動下血에는 膠艾芎歸湯(p.312)을 사용하고 胎漏腹痛에는 膠艾四物湯(p.312)을 사용한다.

일반적인 崩漏의 경우에는 정신적 관계가 많은데, 生理 중에 신경을 많이 써서 나타난 경우에는 怒動肝火하게 된 것이니 奇效四物湯(p.321)을 사용한다. 급할 경우에는 隱白, 至陰에 灸五壯을 한다.

【譯者註】(3) 衄血

衄血은 脾가 腦에 통하는데 血이 위로 腦에 넘치게 되면 鼻를 따라서 出하는 까닭이다. 겸하여 陽明으로써 熱鬱이 있으면 즉 口鼻에 血이 모두 나온다. 衄血이 肺에서 나오면 마땅히 莎芎散(p.367) 等을 應用한다. 嘔吐血이 胃實에서 나오는 것은 犀角地黃湯(p.386)을 사용한다. 虛者는 小建中湯(p.388)에 加 黃連으로 한다.

【譯者註】(4) 便血

便血은 마땅히 胃風湯(p.428)으로 主한다. 有實熱者는 當歸承氣湯(p.328)으로 主하고, 오랜 便血로 元氣가 下陷者는 厚朴煎(p.492), 補中益氣湯(p.357) 等을 사용한다. 內傷飮食者는 平胃散(p.483)에 加 枳殼·槐花·當歸·烏梅를 사용한다. 酒毒으로 인한 便血에는 酒蒸黃連丸(p.455)으로 한다.

【譯者註】(5) 尿血

胞移熱於膀胱하면 癃과 尿血이 된다. 仲景이 이르기를 熱이 下焦에 있으면 즉 尿血이 된다고 하였다. 尿血은 마땅히 淸腸湯(p.470), 淸熱滋陰湯(p.469), 小薊飮子(p.389) 等을 應用한다. 혹은 四物湯(p.368)에 合 五苓散(p.417)으로 煎服한다. 酒傷으로 인한 尿血에는 茯苓調血湯(p.360)으로 하고, 色傷尿血은 鹿角膠丸(p.323), 腎氣丸(p.407)으로 하고, 老人은 六味地黃丸(p.430)으로 하고, 婦人은 當歸散(p.328)으로 하고, 소아는 立效散(p.444)으로 한다. 實熱이 있으면 當歸承氣湯(p.328)으로 下한다.

芤緊或數腸內癰이라.

芤緊하면서 혹은 數하면 腸內에 癰腫이 발생한다.

芤緊에 혹은 **挾洪數者**는 **主榮脉**이 **留滯於腸胃之間**이니 **多見關部**하고 **致生血癰**이라.

芤緊하면서 혹은 洪數한 脉을 겸하면 주로 榮脉이 腸胃 사이에 留滯된 것이니, 이러한 脉은 대개 關部에 나타나고 血癰이 발생하게 된다.

【譯者註】(1) 芤緊或數

緊은 통증을 말하고 또한 寒을 말한다. 그렇지만 임상에 있어서 寒을 말하는 緊이 나타나게 되면 염증이 있는 경우가 많다. 또한 洪數한 脉이 나타나면 이때에는 어느 정도 심한 염증으로 백혈구 수치가 많이 상승한 것을 볼 수가 있다. 惡寒을 겸하면 급히 전원을 해야 한다.

【譯者註】(2) 腸內癰

芤脉은 血을 말하는 것이기 때문에 營脉이 腸胃 사이에 阻滯되면 이것이 血癰을 만들게 되어 腸癰이라고 말한 것이다. 腸癰의 경우에는 좌우측의 關部에 많이 나타나게 된다. 腸內癰의 종류 중에 충수돌기염과 같은 것을 의심해 볼 수가 있다.

충수돌기염의 진단방법으로는 Mcburney's Point를 눌러보고 누워서 오른쪽 무릎을 굽혔다 폈다 하는 동작을 해본다. 일반적으로 환자는 그 증상을 滯했다고 하는 경우가 많으니, 충수돌기염(맹장염)을 의심해보고 눌러보아야 한다. 특히 여자들의 경우 난소염과 충수돌기염은 誤診하기 쉽다. 난소염의 경우에는 冷이 많은 경우가 있으니 그 부분을 확인해 보아야 한다. 눌렀다 뗐을 때 출렁하는 느낌이면 이미 化膿이 된 것이다. 洋方에서는 복부초음파로 확진을 하는데 복부 CT도 겸하는 경우가 있다.

濕熱이 腸內에 鬱積하여 癰이 된다. 脉遲緊者는 大黃牧丹湯(p.333)이 마땅한데 혹은 五香連翹湯(p.422)으로 下한다. 脉芤澁者는 四物湯(p.368)에 加 桃仁 紅花 玄胡索 木香을 한다. 脉洪數者는 三仁湯(p.381)으로 하는데 小腹이 疼하고 尿澁者는 膿이 滯한 것이니 牧丹散(p.342)이 마땅하다.

▸ 微主中寒氣血虛요,

微脉은 中氣의 虛寒과 氣血의 虛를 主宰한다.

微는 與氣口로 相應하면 則陽虛脫泄이라. 仲景이 云하되 脉이 縈縈①如蛛絲細者는 陽氣衰也라.

微脉이 氣口와 相應하면 陽虛로 인하여 脫泄이 발생한다. 仲景이 "脉이 거미줄이 얽혀 있는 것처럼 가는 脉象은 陽氣가 쇠약한 것이다."고 하였다.

【譯者註】(1) 微主中寒氣血虛

微脉은 소모성질환에서 나오는데 微脉의 기본은 陽氣微이다. 寸口脉이 微而澁하면 微者는 衛氣가 衰하고 澁者는 榮氣가 부족한 것이다. 衛氣가 衰하니 面色이 黃하고 榮氣가 부족하니 面色이 靑하다. 榮은 根이 되고 衛는 葉이 되니, 榮衛가 모두 微하면 즉 根葉이 槁枯하여 寒慄하고 咳逆하고 唾腥하고 涎沫을 吐한다. 微者는 虛가 된다. 脉細而微者는 血氣가 俱虛한데, 脉小者는 血氣가 俱少하다. 十全大補湯(p.410)을 사용한다.

爲衄爲崩爲急拘라.

病證으로는 衄血, 崩漏, 四肢拘急이 발생한다.

衄血崩漏하고 四肢拘急이라.

衄血崩漏하고 四肢拘急이 발생한다.

---

① 縈縈 : 힘없이 얽혀 있는 모양.

【譯者註】(1) 爲衄爲崩爲急拘

血이라는 것은 溫하게 되어 있는데, 人體에서 血이 빠져나가게 되면 脉이 微弱해지는 것이 맞다. 脉微하면 血氣가 모두 虛하니 年少者의 경우에는 亡血이다. 또한 人體의 津液이 빠져나가면서 부족하게 되면 몸에 근육경련이 나타난다. 吐已하고 下斷하였는데 汗出하면서 厥하면 四肢가 拘急하면서 不解하니 脉微欲絶者는 白通加猪膽汁湯(p.354)으로 主한다.

微浮嘔逆分內外①요,

微浮한 脉은 嘔逆이 발생하니 內傷과 外感을 구분한다.

內傷이면 則爲陽虛②요, 外感이면 則爲風暑라.

嘔逆이 內傷으로 因한 것이면 陽氣가 虛하기 때문이고, 外感이면 風·暑邪에 감촉되었기 때문이다.

【譯者註】(1) 微浮

微脉이 나타나면 陽氣가 虛한 것인데, 그 陽氣의 虛함을 浮沈으로 나누었다. 그 중에 浮脉을 먼저 이야기하고 있는 것이다. 기존의 생각으로 浮脉은 外感을 말하고 沈脉은 內傷을 말한다고 고집하면 안 된다. 浮沈은 단지 表裏를 말하는 것이고, 內傷과 外感을 氣口와 人迎으로 말한다.

본래 浮脉은 기본이 虛함을 가지고 있다. 微浮하게 된 경우에 氣口와 相應하게 되면 內傷을 말하는 것이기 때문에 陽氣가 虛함을 말하는 것이다. 또한 人迎과 相應하게 되면 外感을 말하는 것이기 때문에 風으로 인한 浮脉과 暑로 인한 微脉이 같이 작용하게 되어서 微浮의 脉이 人迎과 相應하게 되면 外感이 되어서 風暑로 인한 것이 된다.

【譯者註】(2) 嘔逆分內外

呃逆은 不足과 有餘를 반드시 구분해야 한다. 不足은 內傷脾胃 및 大病 후에 胃弱으로 因하여 발생하는 것이니, 面靑하고 肢冷하며 便軟하는 경우가 많다. 有餘는 外感으로 胃燥하거나 또는 大怒와 크게 배부른 것으로 인한 것이니, 面紅하고 肢熱하며 便閉하는 경우가 많다. 有餘는 可治한데 不足者는 危하다.

또한 貧苦한 사람이 大勞하여 火動하게 되어 濁氣가 升하고 淸氣가 下陷하게 되면 補中益氣湯(p.357)을 사용하거나 혹은 合 生脈散(p.384)에 黃柏·附子를 약간 加한다. 房勞를 낀 경우에는 瓊玉膏(p.301)를 사용한다. 腎氣가 歸源하지 못하는 경우에는 九味安腎丸(p.314)을 사용한다.

微沈自利汗有無라.

微하면서 沈하면 自利, 虛汗, 無汗症이 발생한다.

---

① 內外 : 內傷·外感을 의미한다.
② 內傷則爲陽虛 : 內傷의 경우에는 補中益氣湯을 사용한다.

微沈은 **陰氣已虧**하야 **臟寒下利作泄**하고 혹은 **虛汗**이 **不止**하고 혹은 **亡陽無汗**①이라.

脉이 微沈하면 陰氣가 이미 虧損되어 臟이 虛寒하여 泄利를 하고, 혹은 虛汗이 그치지 않거나, 혹은 亡陽으로 땀이 나지 않기도 한다.

【譯者註】(1) 微沈

微脉이 沈하게 나타난다는 것은 裏部에 陽이 微하다는 것이다. 그렇기 때문에 下利, 作泄이 있게 되고, 혹은 虛汗이 不止하게 되거나 혹은 亡陽이 되어 無汗하게 된다.

【譯者註】(2) 自利

陰氣가 이미 虧損이 되었으니 飮食이 胃로 들어가면 즉 水穀이 不化된 것을 瀉하는데 脉이 微弱하면 마땅히 蔘苓蓮朮散(p.376)을 사용한다.

【譯者註】(3) 汗有無

남자의 平人脉에 虛弱微細者는 盜汗出이다. 寸口脉이 微하고 尺脉이 緊하면 그 사람이 虛損하여 多汗하니 陰이 常在하는데 絶하여 陽이 보이지 않는 것을 알 수가 있다. 陽虛는 즉 氣虛다. 脉이 微弱하고 少氣力하고 自汗不止者는 陽虛다. 마땅히 四君子湯(p.366), 益胃升陽湯(p.439), 桂附湯(p.302), 茸附湯(p.426), 正氣補虛湯(p.449), 蔘芪健中湯(p.375), 鹿茸大補湯(p.324) 等으로 한다.

微弱少氣面無色이요,

微하면서 弱하면 기운이 없고 顔色이 憔悴하다.

【譯者註】(1) 微弱少氣面無色

脉이 微弱하게 되면 少氣하게 되고 얼굴에 화색이 없다. 人體의 津液이 枯渴되어서 나타나는 현상이다. 血은 陰이고 氣는 陽이다. 暴虛하여 傷損이 없는 것은 쉽게 회복되는데, 虛하면서 虧損이 있는 경우도 역시 補益하면 可하다. 오직 久虛하면서 傷하여 무너진 경우에는 반드시 保養을 같이 해야 겨우 반은 나을 수가 있다.

虛한 경우의 脉은 多弦한데 弦濡大하면서 無力者는 氣虛가 된다. 脉이 沈微無力한 것은 氣虛가 심한 것이다. 脉이 弦하면서 微하면 血虛인데, 脉이 澁하면서 微하면 血虛가 더욱 심한 것이다. 혹은 寸微하고 尺이 大하면서 緊하면 血虛有火이다.

多汗하고 또한 形이 肥한데 面이 浮白者는 陽虛이고 形이 瘦한데 面이 蒼黑者는 陰虛이다. 食少, 神昏하고, 精이 不藏하니 腰背胸脇에 筋骨痛이 있고, 潮熱과 汗出이 있고, 痰嗽하는 것이 늘 나타나는 증상이다. 이것이 虛證이다. 그 중에 한두 가지라도 보이면 虛證이다.

이런 경우에 갑작스럽게 補藥을 사용하면 藥을 받아들이기가 어렵다. 瓊玉膏(p.301) 등의 藥

① 或亡陽無汗 : 기운이 없는데 의사가 誤汗하여 亡陽이 발생한 상황이다.

으로 천천히 끌어올리면서 꾸준히 處方하는 것이 좋다.

男精女帶共焦枯라.

남자는 失精, 여자는 帶下로 모두 얼굴이 타고 마르는 것이다.

微弱은 爲少氣니 主男子는 失精溺血하고 여자는 崩中漏下하야 致面色焦枯라.

微弱은 少氣가 되니 남자는 失精, 溺血하고, 여자는 崩漏, 帶下로 얼굴이 타고 마르게 되는 것이다.

【譯者註】(1) 微弱脉

微弱脉이 나타나면 일단 癌으로 의심해야 하는 경우가 많다. 혈액검사를 해보면 癌환자의 경우 겉보기에는 멀쩡하더라도 심각한 빈혈이 있는 경우나 알칼리포스타제 수치가 급격히 상승되어 있는 경우를 많이 보게 된다. 다행히 滑緊脉이 나타나면 예후가 좋기는 하다.

【譯者註】(2) 男精女帶共焦枯

男精女帶吐瀉奇라고 하였다. 혹은 暴下하고 혹은 久瀉하고 혹은 吐瀉가 모두 發하면 마땅히 古半附湯(p.306), 附子理中湯(p.362)으로 한다. 遺精에는 金鎖正元丹(p.320), 究原心腎丸(p.315)을 사용한다.

남자가 脉이 微弱하면서 澁하면 無子하는데 精氣가 淸冷하기 때문이다. 失精家는 小腹弦急하고 陰頭寒하고 目眩하고 髮落하고 脉이 極虛芤遲하니, 淸穀하고 亡血하고 失精한다. 남자는 失精하고 女人은 夢交하니 桂枝龍骨牡蠣湯(p.302)으로 한다.

微濇亡血增寒熱이니 曾經汗下醫之辜라.

微하면서 濇하면 亡血로 惡寒發熱이 증가하니, 이는 이전에 發汗과 瀉下를 잘못 시킨 의사의 허물이다.

脉微而濇者는 病當惡寒後라야 乃發熱이라. 所以然者는 醫發其汗하야 令陽氣微커나 又大下之하야 令陰氣弱이라. 陽微는 惡寒하고, 陰弱은 發熱하니 理也라. 久則夏月에 惡寒하고 冬月에 惡熱이라. 盖夏月은 陽氣在外하고 胃中이 虛冷하야 陽氣內微라. 故로 反惡寒이라. 冬月은 陽氣在內하고 胃中煩熱하야 陰氣內弱이라. 故로 反惡熱하고 晝寒夜熱하니 亦此義也라.

脉이 微하면서 濇하면 病證이 惡寒한 뒤에 發熱하게 된다. 그 원인은 의사가 發汗을 시켜서 陽氣를 微弱하게 하였는데 다시 심하게 瀉下시켜 陰氣를 弱하게 한 것이니, 陽氣가 微弱하므로 惡寒하게 되고 陰氣가 弱하므로 發熱하는 이치이다. 오래되면 여름에 惡寒하고 겨울에 惡熱한다. 대개 여름에는 陽氣가 외부에 있고 胃中이 虛冷하여 陽氣가 내부에서 微弱하다. 그렇기 때문에 도리어 惡寒하게 된다. 겨울에는 陽氣가 내부에 있어서 胃中에 煩熱이 생기므로 陰氣가 내부에서 微弱하다. 그렇기 때문에 도리어 惡熱하게 된다. 낮에 惡寒하고 밤에 惡熱하는 것도 이 뜻이다.

【譯者註】(1) 微濇亡血增寒熱 曾經汗下醫之辜

微脉은 陽氣가 微弱한 것이고 濇脉은 陰血이 不足한 것이다. 汗法을 부적절하게 사용하게 되면 陽氣가 손상이 되어서 微脉이 나타나는 것이고, 下法을 부적절하게 사용하게 되면 陰血이 손상되어서 濇脉이 나타나는 것이다.

辛熱之品으로 發汗을 잘못하면 亡陽하게 되고, 苦寒之品으로 下法을 잘못하면 亡陰하게 된다. 이처럼 發汗이 잘못 되어서 亡陽이 되고 下法이 잘못 되어서 亡陰이 되면, 亡陽으로 인한 惡寒과 亡陰으로 인한 發熱이 더욱 심해지게 되는 것이다.

發汗의 잘못으로 인한 亡陽과 下法의 잘못으로 인한 亡陰으로 시작된 惡寒과 發熱은 이미 의사가 잘못 한 것이기 때문에, 예전에는 胃氣가 돌아올 때까지 환자의 상태를 살펴보아야 했다. 하지만 근래에는 수액이 있기 때문에 굳이 胃氣가 회복되기까지 기다릴 필요 없이 수액을 맞아서 胃氣의 회복을 돕는 것이 더 중요하다. 굳이 處方을 하자면 三白湯(p.378)을 사용할 수 있다.

▸ 細爲寒濕① 爲脹泄②이오,

細脉은 寒濕으로 인한 脹滿과 泄瀉를 主宰한다.

細는 與人迎으로 相應하면 則諸經이 中濕이라. 濕則脹滿하나 濕多하면 成泄이라.

細脉이 人迎과 相應하면 모든 經脉이 濕邪에 맞은 것이다. 濕邪로 인하여 脹滿이 생기나 濕邪가 많으면 泄瀉가 형성된다.

【譯者註】(1) 細

細脉이 人迎과 相應하게 되면 中濕이 된 것인데, 傷濕의 脉은 細濡하다. 혹은 澁하고, 혹은 細하고, 혹은 濡하고, 혹은 緩하다. 이것은 대개 中濕한 것으로 가히 얻어 診斷을 할 수가 있다.

이처럼 다양한 脉象을 이야기하고 있으나 일반적으로 細脉이 나타나면 少陰을 대표하는 경우가 많다. 때문에 細脉의 傷濕은 寒濕을 말하는 경우가 많다. 더욱이 濕은 土를 의미하고 있기 때문에 土克水가 되어 細脉이 보이기도 한다. 그렇기 때문에 濕을 치료하는 處方 중에 升陽이라는 이름이 많이 붙는 것이다.

【譯者註】(2) 爲寒濕

寒濕은 頭汗하고 身痛하면서 大便이 泄한다. 傷寒은 본래 無汗한데 寒濕이 서로 얽히면 有汗한다. 온몸에서 나오는 것이 아니고 오직 머리에서만 날 따름이다. 身背가 强한 경우에는 表가 不利한 것으로 증상이 마치 風濕이 서로 얽힌 것과 같으니 滲濕湯(p.380)으로 主한다. 表를 끼고 있으면 五積交加散(p.421)으로 主하고, 裏가 寒하면 理中湯(p.435)에 加 附子하고, 寒多浮腫

---

① 寒濕 : 外感.
② 脹泄 : 內傷.

이면 朮附湯(p.473)이 妙하다.

【譯者註】(3) 爲脹泄

濕症으로 인하여 소통되지 않으니 脹滿이 있는 것이고, 濕症이 발생하면 小便이 不利하고 大便이 作泄하게 된다. 中濕에는 마땅히 除濕湯(p.451)을 기준으로 表裏를 삼는다. 혹은 五苓散(p.417)으로 表裏를 삼아서 치료한다. 表證이 있으면 祛風濕하는 藥을 加하면 되고, 表證이 없다면 滲利하는 藥을 加하면 된다.

細滑僵仆①兼嘔熱이라.

脉이 細滑하면 僵仆와 嘔吐, 發熱이 발생한다.

細而滑은 爲僵仆하고 爲嘔吐하고 爲發熱이라.

細하면서 滑하면 僵仆, 嘔吐, 發熱이 발생한다.

【譯者註】(1) 細滑

細脉은 少陰을 말한다. 代脉은 氣衰하고 細脉은 氣少하다. 細는 氣少한 것을 말하고 滑은 痰飮을 말하니 氣化작용이 제대로 이루어지지 않아 痰飮이 발생하는 것이다. 脉이 浮하면서 細滑한 경우는 痰飮으로 傷한 것이다. 脉이 沈弦細滑하고 大小不勻하면 대개 痰飮으로 病이 된 것이다. 浮沈을 莫論하고 細滑은 痰飮의 病을 말하고 있다.

痰이 病이 되는 양상은 喘, 嗽, 吐, 嘔, 眩暈, 風癎, 狂迷, 怔悸하는데, 혹은 呑酸하고 혹은 短氣하고 혹은 痞隔하고 혹은 腫脹하고 혹은 寒熱하고 혹은 疼痛하니 痰實로 한다.

【譯者註】(2) 僵仆

僵仆라고 하는 것은 갑작스럽게 昏倒하는 것을 말한다. 痰厥者는 대개는 內虛로 인하여 寒痰을 받아서 氣가 阻塞하고 手足이 厥冷하고 麻痺하고 暈倒하며 脉이 沈細하니 마땅히 加味二陳湯(p.295)으로 한다.

【譯者註】(3) 嘔熱

嘔熱이라는 것은 嘔吐와 發熱을 말하는 것으로 熱로 인한 嘔吐를 말한다. 지금 細脉은 少陰을 말하고 滑은 痰을 말하니 스트레스로 인한 情志의 火로 발생된 痰이 원인이 된 嘔吐이다. 二陳湯(p.437)에 黃芩 · 黃連 · 竹茹를 加하는 것이 좋다.

細緊癥瘕積聚縈이오, 或爲刺痛爲痿蹶이라.

細緊하면 癥瘕와 積聚가 얽혀 있는 것이니, 혹은 刺痛과 痿蹶이 발생한다.

細而緊은 爲癥瘕積聚하고 爲病在內하며 爲刺痛하고 爲身痛痿蹶이라. 叔和는 云하되 脛痠髓冷이

① 僵仆 : 몸이 뻣뻣해지면서 엎어지는 것.

是也라 하니라.

細하면서 緊하면 癥瘕와 積聚가 발생하기도 하고, 病이 내부에 있는 것이며, 刺痛, 身痛, 痿蹶이 발생하니, 叔和가 "脛部가 痠痛하고 骨髓가 寒冷하다."고 한 것이 이것이다.

【譯者註】(1) 細緊

積聚의 기본 脉은 弦脉이다. 脉이 弦緊하면 積脉이다. 弦緊하면서 微細者는 癥이다. 癥瘕積聚의 脉은 대개 弦緊하다. 心下에 있으면 즉 寸이 弦緊하고, 胃脘에 있으면 즉 關이 弦緊하고, 臍下에 있으면 즉 尺이 弦緊하다.

그런데 弦脉과 細脉을 구분하자면 弦脉은 細脉보다 굵고, 반대로 細脉은 弦脉보다는 가는 脉이다. 더욱이 지금 細緊을 말하는 것은 細脉은 少陰을 말하고 緊脉은 통증을 말하고 있으니, 이것으로 少陰의 陰寒으로 인하여 積聚가 얽어져 있다고 한 것이다.

散聚湯(p.374)은 六聚 및 癥瘕로 氣를 따라서 上下하여 心腹이 刺痛하고 二便不利하는 것을 치료한다.

【譯者註】(2) 癥瘕積聚縈

한의학에서는 積聚의 시작이 氣滯에서 비롯된다고 보고 있다. 人身은 元氣가 血로 循環을 하는데, 그것이 臟腑의 사이를 橫行하게 되면 疼痛이 된다. 積聚痃癖으로 胸臆에 壅逆하여 上으로 미치게 되면 痞滿하고 刺痛하는 等證이 된다. 七情과 飮食의 鬱로 인하면 대부분 痰飮이 된다. 初起에는 辛溫開鬱하고 行氣豁痰하여 消積하는 것이 마땅하고, 오래 되면 즉 辛寒降火하여 근본을 제거하는 것이 마땅하다.

積聚癥瘕의 경우에는 消積正元散(p.395)으로 하는데 자세한 것은 『醫學入門 · 雜病 · 積聚』를 참고하면 된다.

【譯者註】(3) 或爲刺痛

沈脉의 氣刺痛은 일반적으로 氣鬱로 인한 것인데, 細脉의 氣刺痛은 少陰의 君火가 發動이 되는 것으로 통증의 양상이 심하고 전신통이 유발되는 경우가 많다.

上焦痛인 경우에는 桔梗枳殼湯(p.321)을, 中焦痛인 경우에는 三和散(p.382)을, 下焦痛인 경우에는 蟠葱散(p.348)을 사용하는데, 여자인 경우에는 五積散(p.421)이 좋다.

【譯者註】(4) 爲痿蹶

痿蹶이라는 것은 脛痠髓冷하여 발생하는 것인데, 足少陰腎이 兩足을 주관하고 있기 때문에 腎에 寒이 들어가게 되면 兩足이 廢하게 되는 것이다. 쉽게 접근할 病은 아니다. 滋血養筋湯(p.448)은 氣血이 兩虛하고 兩足이 痿軟하여 不能行動하는 것을 다스린다.

內傷得之心神勞요,

內傷에 細脉이 나타나면 心神이 피로한 것이다.

憂思過度也라.

憂愁나 思慮가 과도하기 때문이다.

【譯者註】(1) 內傷得之心神勞

神經을 많이 써도 細脈이 나타난다. 脈이 虛細弱者는 勞라고 하였고, 右脈이 虛微細弦한 것은 虛勞가 되니 즉 陰陽俱虛의 證이다. 새벽에 많이 보인다. 歸脾湯(p.317)으로 한다.

五臟凝涎損氣血이라.

五臟에 涎이 凝滯되어 氣血이 손상된 것이다.

與氣口로 **相應**하면 **則五臟凝涎**하고 **氣血俱虛**라.

氣口와 相應하면 五臟에 涎이 凝滯되어 氣血이 모두 虛한 것이다.

【譯者註】(1) 五臟凝涎損氣血

凝涎이라는 것은 痰을 말하는 것인데, 氣虛로 인해 痰盛하게 된 것이다. 특히 細脈이 氣口脈과 相應하게 되면 氣血이 모두 虛한 경우가 많다. 六君子湯(p.429)은 氣虛痰盛을 治한다.

惟有冬季①爲時脈이니 **不療自痊王氏訣**이라.

오직 겨울에는 時令의 脈이니 치료하지 않아도 저절로 治癒된다는 것은 王氏의 秘訣이다.

冬脈은 **宜沈細而滑**이라. **故**로 **叔和**는 **云**하되 **如逢冬季**에 **經霜月**하면 **不療其痾**라도 **必自痊**이라 하니라.

겨울철의 脈은 沈細하면서 滑하다. 그렇기 때문에 叔和가 말하기를, 가령 겨울이나 서리 내리는 節氣를 만나서 細脈을 만나면 그 病은 치료하지 않아도 반드시 저절로 치유된다고 하였다.

【譯者註】(1) 惟有冬季爲時脈, 不療自痊王氏訣.

겨울의 脈은 沈細而滑을 위주로 한다. 細脈이 나타나는 때가 겨울로, 서리가 내리는 때를 지나면 굳이 치료를 하지 않더라도 本人의 元氣가 회복되길 기다리면 자연스럽게 낫게 된다는 말이다.

▸ **濡爲亡血爲冷痹**요,

濡脈은 亡血과 冷痹가 된다.

---

① 冬季의 正常脈 : 沈實而滑 혹은 沈細而滑.

濡는 **爲亡血**하고 **爲冷痹**라. **仲景**이 **云**하되 **脈來綿綿**하야 **如瀉漆之絶**하고 **前大後小者**는 **亡其血也**①라 하니라. **痹**도 **亦有因寒濕**하야 **散漫**②**而脈濡者**하니 **必與人迎**으로 **應也**라.

濡脈은 亡血과 冷痹가 된다. 仲景이 말하기를 "맥박이 끊어질 듯 끊어질 것 같은 것이 오는데 漆을 쏟다가 멈출 때 끊어지는 것과 같이 前部는 大하나 後部가 小한 것은 血을 잃은 것이다."라고 하였다. 痹證도 寒濕이 온몸으로 퍼짐으로 인하여 脈이 濡한 경우가 있으니, 반드시 人迎과 相應한다.

【譯者註】 (1) 濡

濡脈은 기본적으로 澁脈보다 더 심한 경우에 나타난다. 濡脈은 亡血로 인한 血虛나 氣虛, 氣血虛損에 모두 나타날 수 있다. 氣病과 血病의 구별은 問診으로 하게 되는데, 일반적으로 氣病은 낮에 심하고, 血病은 밤에 심하다.

【譯者註】 (2) 爲亡血

脈이 澁濡弱을 얻으면 亡血이 된다. 亡血 치료의 대원칙은 凉血과 淸氣이다. 通用으로 四物湯(p.368)한다.

凉血할 때에 心은 加 黃連을 하고, 小腸은 加山 梔仁 · 木通을 하고, 肺는 加 芩을 하고, 大腸은 加 實芩을 하고, 肝은 加 條芩을 하고, 膽은 加 黃連을 하고, 腎 · 膀胱은 加 黃柏을 하고, 脾는 加 生地를 하고, 胃는 加 大黃을 하고, 三焦는 加 地骨皮를 하고, 心胞絡은 加 牡丹皮를 한다.

淸氣할 때에 心과 胞絡은 加 麥門冬을 하고, 肺는 加 枳殼을 하고, 肝은 加 靑皮 · 柴胡를 하고, 脾는 加 白芍을 하고, 胃는 加 石膏 · 乾葛을 하고, 大腸 · 三焦는 加 連翘를 하고, 小腸은 加 赤茯苓을 하고, 膀胱은 加 滑石 · 琥珀을 한다.

或은 瘀血이 있으면 加 紅花 · 桃仁 · 韭汁 · 童便을 하여 行하게 하고, 下血이 갑작스럽게 오는 경우에는 加 薄荷 · 玄蔘을 하여 散하게 하고, 血이 그치지 않는 경우에는 加 蒲黃 · 京墨 · 茅根을 한다. 오랫동안 그치지 않는 경우에는 加 升麻를 하여 引血歸經한다. 血이 그친 후에는 加 炒黑乾薑하여 引血還元한다. 血虛에는 加 龜板을 하고, 血燥에는 加 人乳를 한다.

【譯者註】 (3) 爲冷痹

痹라는 것은 氣가 閉塞하여 通流하지 못하는 것이다. 혹은 痛痒하고 혹은 痲痹하고 혹은 手足緩弱하여 痿와 비슷하다. 대개 痹가 발생할 때에 風濕은 위로 잘 침범하여 肩背痲木, 手腕硬痛하고, 寒濕은 아래로 잘 침범하여 脚腿가 나무처럼 무거운데, 만약 上下가 모두 얻으면 몸이 마치 판자를 낀 것과 같고 다리가 마치 돌로 누르는 것과 같다.

반드시 風寒濕의 多少를 나누어서 치료하여야 하니, 風이 多하면 통증이 돌아다녀 일정하지 않고, 寒이 多하면 掣痛하고 周身이 拘急하고 手足이 冷痹하니, 痛風과 다른 것이 없다. 濕이 多

---

① 前大後小는 頭痛眩이니, 脫血로 인한 血虛頭痛으로 볼 수 있다.
② 散漫 : 흩어진다.

하면 浮腫하는데 重着하면 한가지로하여 이동하지 않는다. 寒이 多하면 五積散(p.421)에 加 天麻·附子하거나, 혹은 蠲痺湯(p.301)으로 한다. 또한 冷痺는 身寒하고 不熱하고 腰脚이 沈冷하니 즉 寒痺가 심한 것이다. 三痺湯(p.379)에 合 三五七散(p.381)하거나 혹은 舒經湯(p.386), 附子理中湯(p.362)으로 한다.

虛汗不止又乏氣①며,

虛汗이 그치지 않고, 또 氣가 乏竭이 된다.

濡는 爲自汗하고 爲氣弱이라.

濡脉은 自汗과 氣弱을 主宰한다.

【譯者註】(1) 虛汗不止

虛汗이 不止하다고 하는 것은 역시 氣가 부족하기 때문에 固表하지 못하여 발생하는 것이다. 脉이 大하면서 虛하고 浮하면서 濡한 경우에는 汗이다. 肝脉이 浮虛하거나 혹은 濡하고, 혹은 澁한데 自汗이면 在寸이고 盜汗이면 在尺이다.

汗者는 元陽의 眞液이다. 飮食과 驚恐, 房勞, 行動으로 因하여 땀이 나오는 경우를 多汗이라고 말한다. 昏醒과 朝夕을 불문하고 侵侵하면서 出汗者는 自汗이라고 말한다. 곧 陽氣가 衛護하기에 不足한 것이다. 發熱者는 補中益氣湯(p.357)에 加 麻黃根·浮小麥을 사용한다. 간간이 氣血이 모두 虛한 경우에는 黃芪健中湯(p.489)으로 한다.

【譯者註】(2) 又乏氣

乏氣는 人蔘黃芪湯(p.443)을 사용하는데, 이는 虛損으로 少氣한 것을 다스린다.

蒸熱飧泄下體重이라.

骨蒸, 潮熱, 飧泄, 下體가 무거운 것도 主宰한다.

濡는 與氣口로 相應하면 則飧泄脚弱하고 骨蒸潮熱이라.

濡脉이 氣口와 相應하면 飧泄, 脚弱, 骨蒸, 潮熱이 발생한다.

【譯者註】(1) 蒸熱

蒸熱이라는 것은 骨蒸潮熱을 말하는 것으로, 骨熱은 氣虛로 인하여 血로 化하지 못하면 血이 乾枯하게 되니 즉 火가 스스로 沸騰하여서 肉이 마치 鍼으로 찌르는 것 같고 骨熱煩疼하고, 혹은 五心이 모두 熱하고, 혹은 兩肋이 마치 불과 같고, 혹은 子午로 相應하고, 혹은 낮에는 微惡寒하는데 밤에는 도리어 大熱한다.

비록 腎經이 主하는 바이나, 傳變이 不常하여 蒸上하면 喘咳痰血하고 唇焦舌黑하고 耳鳴目眩

---

① 乏氣 : 元氣虛弱.

하는 等證이 보인다. 蒸下하면 즉 遺精, 淋濁, 泄瀉, 腰痛, 脚酸, 陰物自强의 等證이 보인다. 蒸中하면 즉 腹脹, 脇痛, 四肢倦怠의 等證이 보인다.

大要는 脉이 弦하면서 濡한 경우에는 秦艽扶羸湯(p.460), 加味逍遙散(p.293)으로 하고, 脉이 弦하면서 數者는 節齋四物湯(p.449)으로 한다.

【譯者註】(2) 飧泄

飧泄이라는 것은 飮食이 소화되지 않은 채로 나오는 泄瀉를 말하는 것이다. 濡脉은 濕과 虛를 말한다. 外感으로 因한 경우에 四季는 脾가 風濕을 받으니 역시 飧瀉라고 이름을 한다. 春에는 古蒼防湯(p.308), 蒼芎湯(p.462)으로 하고, 夏에는 二香散(p.438)으로 하고, 秋에는 神朮散(p.408)으로 하고, 冬에는 不換金正氣散(p.364)으로 微汗한다.

또한 內傷으로 인한 경우에 虛는 寒을 같이 겸하니, 寒瀉는 惡寒하고 身痛하고 腹脹하고 切痛하고 雷鳴하고 鴨溏하고 淸冷하고 完穀으로 不化한 것이 나오는데 심하면 즉 脾가 敗하여 肢冷한다. 理中湯(p.435)에 倍加 茯苓・厚朴하고, 治中湯(p.474)에 加 砂仁하거나 혹은 大已寒丸(p.332)으로 한다. 또한 일종의 臟冷瀉는 熱手로 按之하면 즉 緩해지는데 四柱散(p.374), 古薑附湯(p.304)으로 한다.

【譯者註】(3) 下體重

下體가 무겁다는 것은 濕의 증상을 말하는 것이다. 濕은 土를 주관하고 있기 때문에 身重하게 되는데, 특히 濕은 下體로 들어오기 때문에 下體重이라고 표현하는 것이다.

傷濕의 脉은 細濡다. 濕鬱은 周身의 關節이 走痛하고 머리가 마치 물건으로 싼 것처럼 몽롱하고 足重한데 陰寒을 만나면 문득 發하고 脉이 沈濡하다. 마땅히 蒼朮・川芎・白芷・赤茯苓을 應用한다. 滲濕湯(p.380), 平胃散(p.483)을 服用하는 것이 좋다.

濡弱內熱外又寒이니,

脉이 濡弱하면 내부에는 熱이 있으나 외부는 또한 寒冷하다.

【譯者註】(1) 濡弱內熱外又寒

脉이 濡弱하다는 것은 陰陽이 모두 지극히 虛하다는 말이다. 陰이 虛하면 안으로 熱이 발생되고 陽이 虛하면 밖으로 惡寒이 발생하게 된다.

內傷勞役의 發熱은 脉이 虛하면서 弱하고 倦怠無力하고 不惡寒한다. 이에 胃中의 眞陽이 下陷하여 안으로 虛熱이 生하니 마땅히 補中益氣湯(p.357)을 써야 한다. 內傷色欲하고 陰虛發熱하며 便이 硬하고 能히 식사를 하는 경우는 滋陰降火湯(p.446), 加味逍遙散(p.293), 淸骨散(p.466)이다. 內傷思慮하여 神昏恍惚하고 眼燒者는 歸脾湯(p.317), 茯神湯(p.361)을 사용한다.

其人小便必不利라.

그 사람의 小便이 반드시 不利하다.

濡而弱은 **內熱外冷**하야 **自汗小便難**이라.

濡하면서 弱하면 내부에는 熱이 있고 외부는 寒하여 自汗을 흘리고 小便을 보기가 困難하다.

【譯者註】(1) 其人小便必不利

脉이 濡하면서 弱하다는 것은 안으로 陰이 虛해서 發熱이 있고 밖으로는 陽이 虛해서 惡寒이 나타나게 되는 것이기 때문에 陽虛로 인해서 自汗이 나타난다. 自汗出이 계속 되면 내부의 津液이 不足해지기 때문에 氣化가 되지 못해서 小便이 不利해지는 것이다.

이 정도 진행이 되면 危證이다. 하지만 근래의 경우는 수액이 있기 때문에 수액을 處方해가면서 津液이 自和될 때까지 기다리면서 치료하는 것이 더욱 좋은 방법이다. 굳이 處方으로 하자면 三白湯(p.378)이 적합하다.

▶ **弱主陽虛脛體痠**이오,

弱脉은 主로 陽虛로 인하여 脛部와 몸에 痠痛이 있다.

弱은 **乃六極**①**之脉**이니 **與人迎**으로 **相應**하면 **則風濕**으로 **緩縱**②하고 **與氣口**로 **相應**하면 **則筋絶痿弛**라

弱은 곧 六極의 脉이니 人迎과 相應하면 風·濕邪로 인하여 근육이 늘어지고, 氣口와 相應하면 筋絶이 되어 근육이 痿弱하고 弛緩된다.

【譯者註】(1) 弱主陽虛脛體痠

弱脉은 氣血이 極度로 부족한 상황인데, 그나마 弱脉이 人迎과 相應하면 風濕으로 인한 것이고, 氣口와 相應하면 筋이 絶해서 痿하게 되는 것이다. 그나마 人迎과 相應한 경우에는 外感의 風濕이나 暑熱로 보면 된다.

【譯者註】(2) 與人迎相應 則風濕緩縱

사람이 春末夏初를 만나서 頭痛脚弱하고 食少體熱하면 注夏病이다. 陰虛로 元氣不足에 속하므로 마땅히 補中益氣湯(p.357)에 去 升·柴하고 加 黃柏·白芍藥·麥門冬·五味子를 한다. 痰이 있으면 加 天南星·半夏한다. 마땅히 生脉散(p.384)을 복용한다. 또한 蔘歸益元湯(p.374)도 좋다.

【譯者註】(3) 與氣口相應 則筋絶痿弛

脉이 虛細弱者는 勞다. 陽虛는 즉 氣虛다. 脉이 微弱하고 少氣力하고 自汗이 不止者는 陽虛하니 마땅히 四君子湯(p.366), 益胃升陽湯(p.439), 蔘芪健中湯(p.375), 鹿茸大補湯(p.324)이다.

---

① 六極 : 極度로 허약해진 것(筋, 骨, 血, 肉, 精, 氣極), 虛勞(結核, 신경쇠약, 빈혈, 消耗性疾患)로 볼 수 있다.
② 緩縱 : 筋脉이 느슨하게 늘어진 것.

【譯者註】(4) 脛體痠

脛體痠은 뼈가 안으로 虛해서 시큰거린다는 것이다. 痿病이다. 尺脉이 虛弱緩澁하면서 緊하면 足痛의 病이 된다. 혹은 이것이 痿病이다. 그 處方으로는 加味四斤元(p.292)은 肝腎이 俱虛하여 脚膝이 痠疼痿弱하거나 혹은 風寒濕氣를 받아서 脚痛에 이른 것을 治한다. 꾸준히 복용하는 것으로는 三一腎氣丸(p.382)도 좋다.

客①風冷氣巧②相鑽③라.

客風과 冷氣가 공교롭게도 서로 모인 것이다.

關上④得之하면 主挾風熱이오, 關後⑤得之하면 主挾冷氣라. 訣⑥에 云하되 弱主氣하니 居於表라. 産後에 客風面腫이라. 又云하되 只爲 風邪와 與氣⑦連이라.

關上인 寸部에 나타나면 주로 風熱을 낀 것이고, 關後인 尺部에 나타나면 주로 冷氣를 낀 것이다.『脉訣』에 이르기를 "弱脉은 邪氣가 表部에 있는 것을 主宰하니, 産後에 風邪가 침입하여 面腫이 발생한다."라고 하였고, 또 이르기를 "다만 風邪가 氣虛와 연결된 것이다."라고 하였다.

【譯者註】(1) 客風冷氣巧相鑽

弱脉은 正氣가 虛한 것이 되는데, 正氣가 虛하게 되면 자연스럽게 客風과 冷氣가 그 虛한 틈을 파고들게 되어 客風冷氣巧相鑽이라고 하였다. 小註에 關上에 得之한다는 것은 寸部를 말함이니 寸部에 弱脉이 있다는 것이고 關後에 得之하였다는 것은 尺部에 弱脉이 있다는 것이다.

【譯者註】(2) 客風面腫

風熱은 위로 들어가게 되니 寸部에 弱脉이 있으면 風熱을 끼게 되는 것이고, 寒濕은 아래로 들어가게 되는 것이니 尺部에 弱脉이 있으면 冷氣를 끼게 된다. 弱脉은 氣를 주관하여 表에 居하기 때문에 産後에 氣血이 극도로 虛한 상황에서 客風이 들어오게 되면 風은 木으로 土를 克하게 된다. 그래서 土가 주관하는 肌肉이나 陽明이 주관하게 되는 얼굴이 붓는 것을 主한다고 한 것이다. 특히 風은 특성상 위로 올라가게 되니 얼굴이 붓는다고 한 것이다.

面腫은 食後에 冒風으로 인한 것이다. 能食者는 風虛로 面이 痲木하고 牙關急搐하니 升痲胃風湯(p.402)이다. 不食者는 風熱로 面唇이 黑하고 心懸如饑하니 防風通聖散(p.351)이다. 內傷氣促

---

① 客 : 침범한다.
② 巧 : 공교롭게도.
③ 鑽 : 聚也. 모인다는 뜻이다.
④ 關上 : 寸.
⑤ 關後 : 尺.
⑥ 訣 : 高陽生의 脉訣.
⑦ 氣 : 邪氣.

者는 升麻順氣湯(p.402)이다. 지금은 弱脉으로 인하여 발생한 客風面腫이니 升麻順氣湯이다.

【譯者註】(3) 産後面腫

産後에 氣血이 不足해서 발생한 것이다. 産後에 外感으로 너무 일찍이 침상에서 일어났거나, 혹은 換衣하면서 襲風하여 冷氣가 下部에 들어가면 사람으로 하여금 寒熱이 있어 마치 瘧疾과 유사하고 頭痛이 쉬지 않게 만든다. 血虛者는 古芎歸湯(p.304)에 加 人蔘·紫蘇·乾葛을 한다. 血氣虛者는 補虛湯(p.360)에 加 陳皮·乾薑을 한다. 이것은 風邪가 氣虛와 연결된 것이다.

陰①弱血虛筋急痛이오,

尺部에 弱脉이 나타나면 血虛로 筋이 땅기고 아프다.

尺은 屬陰이니 主血虛하야 不能潤筋이라. 故로 筋急痛이라.

尺部는 陰에 屬하니, 血虛하여 筋을 滋潤하지 못하기 때문에 筋이 땅기고 아프게 되는 것을 主宰한다.

【譯者註】(1) 陰弱血虛筋急痛

陰이 弱하다는 것은 尺部에 弱脉이 나타난다는 것으로 영양공급의 부족으로 因한 것이다.『脉訣』에서는 尺部의 弱脉은 腎氣內絶로 不可治라고 하였다. 脉이 不榮하면 즉 筋急하게 된다. 血虛하면 즉 筋急하다. 이것은 대개 血脉이 不榮於筋하여 된 것이기 때문에 丹溪가 治攣에 四物湯(p.368) 加減을 사용하였다.

陽②弱氣喘③行步難이라.

寸部에 弱脉이 나타나면 氣虛하여 喘息이 발작하고 行步를 잘할 수 없다.

寸은 屬陽이니 主氣虛作喘하고 行步無力이라.

寸部는 陽에 屬하니, 氣虛하여 喘息이 발작하고 걷는데 힘이 없는 것을 主宰한다.

【譯者註】(1) 陽弱氣喘行步難

陽이 弱하다는 것은 寸部에 弱脉이 나타난다는 말이다. 氣가 너무 虛하게 되면 喘息이 되고 行步에 無力하게 된다.『脉訣』에서는 五補丸(p.419)으로 久補하고 四逆湯(p.372)으로 急治한다고 하였다. 眞氣가 허약하면 脉이 弱하고 懶語하니 마땅히 四君子湯(p.366), 人蔘黃芪湯(p.443)으로 한다.

---

① 陰 : 尺.
② 陽 : 寸.
③ 氣喘 : 喘息.

虛汗泄精成痼冷이오,

虛汗과 泄精이 발생하여 沈寒痼冷을 형성한다.

【譯者註】(1) 虛汗

虛汗이라는 것은 虛로 인한 自汗出을 말하는 것이다. 단순하게 虛脉의 自汗이면 補中益氣湯(p.357)에 加 麻黃根·浮小麥으로 하면 되는데, 濡弱脉이 나타나면 附子를 加한다. 급한 경우에는 附子理中湯(p.362)으로 한다.

【譯者註】(2) 泄精

泄精이라는 것은 遺精을 말한다. 金鎖正元丹(p.320), 究原心腎丸(p.315)으로 主한다. 남자의 脉이 微弱하고 澁하면 無子하니, 精氣淸冷한 것이다.

【譯者註】(3) 痼冷

痼冷이라는 것은 沈寒痼冷을 말한다. 四肢厥逆하고 泄瀉하고 淸水를 吐하고, 心下가 痞痛하고, 膝이 痠軟한 等의 증상이 같이 나오고, 沈遲한 脉이 나오기도 한다. 十全大補湯(p.410), 鹿茸大補湯(p.324) 加 薑·桂·雄·附를 하여 氣血을 滋養하고, 下元을 補하여 暖하게 하는 것이 마땅하다.

少壯得之不等①閑이라.

少年이나 壯年에 나타나면 대수롭지 않게 보아 넘겨서는 안 된다.

老年人이 **得弱脉**하면 **則順**이나 **少壯人**이 **得弱脉**하면 **則逆**이라.

노인에게 弱脉이 나타나면 順證이나 少年이나 壯年에게 弱脉이 나타나면 逆證이다.

【譯者註】(1) 少壯得之不等閑

濡脉이나 弱脉의 경우에는 일반적으로 노인들에게 많이 나타나기 때문에 氣血이 부족한 노인들에게 이 脉이 나오면 順이라고 하지만, 少壯人이 이 脉을 얻으면 逆이라고 하는 것이다. 참고로 順證이라는 것은 病勢가 호전되는 경향이 있고, 逆證이라는 것은 病勢가 악화되는 경향이 있다.

▶ **虛則爲虛爲傷暑**요,

虛脉은 虛損과 傷暑가 된다.

與人迎으로 **相應**하면 **則經絡傷暑**요, **與氣口**로 **相應**하면 **則榮衛虛損**이라.

人迎과 相應하면 經絡이 暑邪에 손상된 것이고, 氣口와 相應하면 榮衛가 虛하고 손상된 것이다.

---

① 等 : 기다릴 등.

【譯者註】(1) 爲虛

虛脉이 나타나는 것이 氣口와 相應하게 되면 榮衛가 虛損된 것이다. 食少하고 神昏하고 精이 不藏하고 腰背胸脇의 筋骨痛하고 潮汗하고 痰嗽하면 이것이 그 常이니 곧 虛證이다. 단지 한두 가지만 보이더라도 문득 虛證이라고 하였다. 脉이 虛細弱하면 勞다. 氣虛면 四君子湯(p.366)으로 하고, 血虛면 四物湯(p.368)으로 하고, 氣血이 俱虛하면 八物湯(p.481)으로 한다.

【譯者註】(2) 爲傷暑

虛脉이 人迎과 相應하게 되면 傷暑이다. 熱傷氣하면 氣가 손상되기 때문에 虛脉이 나오게 된다. 暑는 대개 自汗하고 煩渴하는데 脉虛하고 面垢하고 昏倦한다. 太陽으로 받으면 二香散(p.438)으로 主하고, 太陰으로 받으면 六和湯(p.432)으로 한다.

脚弱喘促食不消라.

脚弱症과 喘促症 및 飮食이 소화되지 않는다.

虛는 爲脚弱하고 爲喘促하며 爲食不消라.

虛脉은 脚弱하고 喘促하며 飮食이 소화되지 않는다.

【譯者註】(1) 脚弱

일반적으로 정도의 차이가 있을 뿐이고 濡脉과 弱脉과 虛脉이 나타난다는 것은 虛를 표현하는 것이다. 尺脉이 虛弱緩濇하면서 緊하면 足痛으로 病이 되나 혹은 이것이 痿病이다. 그 處方으로 加味四斤元(p.292)이다.

【譯者註】(2) 喘促

呼吸急促을 喘이라고 이름을 하는데, 喉中에 有響聲者는 哮라고 이름을 한다. 虛者는 氣乏하고 身凉하고 冷痰이 마치 얼음 같다. 實者는 氣壯胸滿하고 身熱하고 便이 硬한다. 지금은 虛證의 喘促을 말하는 것이다. 그 치료는 胃虛가 極하면 즉 氣上逆하고 抬肩擷肚하니 生脉散(p.384)에 加 杏仁·陳皮·白朮을 한다.

【譯者註】(3) 食不消

虛脉의 食不消는 命門火衰로 인한 소화불량을 말하는 것이나 역시 脾虛가 있어도 積滯가 많다. 종래에 虛陽으로 氣가 없으면 한가지로 憊乏한 사람이라고 하였다. 치료는 오로지 짐작되는 湯劑에 마땅히 溫補調理하는 藥을 加하는데 粥으로 補養한다. 마땅히 補中益氣湯(p.357), 橘半枳朮丸(p.318), 平胃散(p.483), 竹瀝枳朮丸(p.455)으로 한다.

恍惚驚風皆所主요, 虛煩多汗亦同條라.

恍惚과 驚風을 모두 主宰하고 虛煩과 多汗도 같은 條目이다.

虛는 主心中恍惚하고 小兒驚風하며 虛煩自汗이라.

虛脉은 心中恍惚하고 小兒驚風하며 虛煩自汗을 主宰한다.

【譯者註】(1) 恍惚

虛해서 헛것이 보이고 恍惚한 것이다. 龍骨·牡蠣가 들어가는 것이 좋으니 桂枝龍骨牡蠣湯(p.302)이다. 그러나 膽虛로 본다면 仁熟散(p.443)으로 한다.

【譯者註】(2) 驚風

소아는 元氣가 아직 充實하지 못하고 神이 쌓인 것이 아직은 안정되지 못하여, 혹은 낯선 사람이나 異物을 보거나, 혹은 언성을 높이거나 타악기 소리 等을 들으면 驚이 心의 胞絡으로 들어가게 되어 火炎이 빈 곳에 머물러서 聚痰하는데, 痰이 熱을 生하고 熱이 風을 生하니 心肝脾에 病이 든다. 대개의 驚風은 元氣가 虛해서 나타나는 것이 많다.

大要는 驚熱者는 朱砂安神丸(p.453)으로 하고, 熱甚者는 凉驚丸(p.414)으로 하고, 虛者는 溫驚丸(p.423)으로 한다. 痰盛者는 辰砂化痰丸(p.460), 抱龍丸(p.484)으로 하고, 痰熱者는 滾痰丸(p.309)으로 하고, 驚·風·痰·熱이 모두 갖추어진 경우에는 天麻防風丸(p.464), 古礞石丸(p.305)이라고 하였으니, 지금은 虛에 屬하기 때문에 溫驚丸으로 主하면 된다. 임상적으로는 抱龍丸에 蘇合香元(p.398)을 같이 복용하는 것이 좋다.

【譯者註】(3) 虛煩

虛煩은 虛로 因한 熱로 속이 답답한데, 일반적으로 惡寒은 없다. 몸은 아프지 않고 熱感만 있다. 虛煩은 心胸이 煩擾하여 편하지 않은 것이다. 陰虛하면 즉 內熱하니 지금의 虛煩은 陰虛로 內熱이 生한 경우가 많다. 虛勞한 사람은 腎虛心旺하고 또한 傷寒에 吐下를 한 후에, 霍亂으로 吐瀉 후에 津液이 枯竭하면 虛煩의 證이 많이 나타난다.

홀로 熱이 있는 경우는 虛煩이다. 傷寒과 相似하다. 그러나 頭身이 不痛하고 脉이 不緊數한 것이 다른 점이다. 마땅히 竹葉石膏湯(p.456)으로 主한다. 虛煩한데 自利하고 手足이 冷하면 마땅히 旣濟湯(p.320)으로 主한다. 虛煩에는 마땅히 橘皮湯(p.319), 人蔘竹葉湯(p.442), 淡竹茹湯(p.327)을 사용한다. 만약 勞役으로 인한 虛煩이라면 補中益氣湯(p.357)을 사용한다. 補中益氣湯은 勞役이 太 심하고 혹은 飮食이 失節하고 身熱하면서 煩하고 自汗하고 倦怠로운 것을 治한다.

【譯者註】(4) 多汗

虛脉으로 인한 自汗은 陽氣가 衛護하기에 부족한 것이다. 發熱者는 補中益氣湯(p.357)에 加麻黃根·浮小麥을 사용한다. 간간이 氣血俱虛가 있으면 黃芪健中湯(p.489)으로 主한다.

虛大勞役損元氣요,

虛大하면 勞役으로 元氣가 손상된 것이다.

虛而大는 **爲勞役損氣**라.

虛하면서 大하면 勞役으로 元氣가 손상된 것이다.

【譯者註】(1) 虛大勞役損元氣

일반적으로 육체노동을 많이 하는 사람은 弦大, 혹은 緩大脉이 많고, 정신을 많이 쓰는 사람은 緩虛, 혹은 虛大脉이 많다. 예전에는 長男들이 큰 가정을 꾸리기 때문에 右寸部에 虛大脉을 가지고 있는 경우가 많았다.

十全大補湯(p.410)은 虛勞로 인한 自汗을 치료한다. 一名은 十補湯이라 하고 또 다른 이름은 十全散인데, 黃芪建中湯(p.489)에 八物湯(p.481)을 合하여 一方을 하였다. 氣血이 俱衰하고 陰陽이 아울러 弱한 것을 치료한다. 天地의 成數를 法한 것이다.

虛濇房勞腎水焦라.

虛濇하면 房勞로 腎水가 마른 것이다.

虛而濇은 **爲房勞損精**이라.

虛하면서 濇하면 房勞로 精이 손상된 것이다.

【譯者註】(1) 虛濇房勞腎水焦

房勞 후에는 弦緊 또는 弦滑緊이 주로 나온다. 이것은 정상적인 性행위를 했을 때에 많이 나오는 脉이고, 房勞로 인하여 腎水가 마를 정도가 되어서 나타나는 虛濇脉은 이미 虛損에 빠진 경우가 되는 것이다.

雙和湯(p.411)은 心力을 俱勞하여 氣血이 대개 傷하거나, 혹은 房室 후에 勞役하고, 혹은 勞役 후에 犯房하거나 또한 大病 후에 虛勞하고 氣乏하고 自汗하는 等證을 치료하는 處方이나, 이것을 長服해야 한다.

▸革乃虛寒相搏成이요, 崩漏半産亡血精이라.

革脉은 곧 虛寒이 서로 얽어서 형성되니 崩漏半産과 亡血失精을 主宰한다.

仲景이 **云**하되 **脉弦而大**라. **弦則爲減**①이오, **大則爲芤**라. **減爲寒**이오, **芤爲虛**라. **寒虛相搏**을 **曰革**이라 하니라. **女人**은 **半産崩漏**하고 **男子**는 **亡血失精**이라.

仲景이 말하기를, "脉이 弦하면서 大하다. 弦은 陽氣衰가 되고 大는 芤가 된다. 減한 것은 寒이 되고, 芤한 것은 虛가 된다. 虛와 寒이 서로 얽히는 것을 革脉이라 한다. 女人은 半産崩漏를, 남자는 亡血失精을 主宰한다."라고 하였다.

---

① 減 : 虛損(『傷寒論』), 陽氣衰弱.

【譯者註】(1) 革脉과 牢脉

현재는 牢脉을 잘 사용하지 않고 革脉만 사용한다. 牢는 즉 革脉이다. 陽脉이라고 하였다. 沈而有力하고 動而不移하니 牢라고 한 것이다. 牢는 弦緊에 비해서 轉堅而勁하다. 또한 寒虛가 相搏하면 즉 革이니 婦人은 즉 半産崩漏하고 남자는 즉 亡血失精한다.

實하면 牢라고 하고, 虛하면 革이라고 한다. 革脉은 고혈압에 많이 나타나는데, 대개는 虛證이다. 寸·關·尺 모두에서 革脉이 나오는 경우가 많다. 左寸部의 革脉은 간간이 기절할 정도의 대량출혈로 인한 경우도 있다.

【譯者註】(2) 革乃虛寒相搏成

虛寒이라고 하는 것은 仲景이 革을 芤弦으로 보고 있기 때문이다. 일반적으로 芤는 虛를 말하는데 血不足을 의미하고 弦은 風寒을 말하는 것이다. 革脉은 弦大動 혹은 弦大脉으로 보는 것이 옳다. 中風에 人蔘이 들어가는 處方이 많이 보이는 것도 위와 같은 이유에서이다.

【譯者註】(3) 崩漏

血은 熱하면 즉 流하고 虛하면 즉 溜한다. 무릇 때가 아닌 때에 淋瀝하면서 피가 行하여 그치지 않는 것을 漏下라고 이른다. 홀연히 갑작스럽게 내려앉아 마치 山이 무너지는 듯하면 崩中이라고 이른다. 또한 經行 중에 犯房하거나 또한 勞役이 과도하여 衝任을 손상하고 氣血이 俱虛하여 制約할 수가 없으니 經血이 홀연히 暴下한다. 奇效四物湯(p.321)은 血崩을 치료하는데 神效하다.

【譯者註】(4) 半産

半産이라는 것은 중간에 流産이 되는 것을 말하는 것이니, 半産으로 인한 漏下는 革脉이 主한다. 弱하면 즉 血耗하니 바로 보이면 危急하다. 半産에는 마땅히 金匱當歸散(p.319)이다. 하지만 이미 革脉으로 半産한 경우에는 대량출혈을 동반하고 있어 쉽지 않다.

【譯者註】(5) 亡血

亡血이라는 것은 출혈을 말하는 것으로 출혈량에 따라서 芤脉, 動脉, 革脉의 순으로 더 크게 출혈이 된 것으로 볼 수 있다. 六脉이 弦細하면서 澁하고 눌러서 空虛하면 그 色이 반드시 白하면서 夭하고 不澤하니 脫血이다. 通用으로는 四物湯(p.368), 三才丸(p.382)을 應用한다. 三才丸은 血虛를 補한다. 역시 革脉의 亡血은 대량출혈이기 때문에 응급처치 후에 원인을 찾아서 치료해야 한다.

【譯者註】(6) 失精

失精家는 小腹이 弦急하고 陰頭가 寒하고 目眩하고 髮落하고 脉이 極虛하여 芤遲하니 淸穀을 下하고 亡血하고 失精한다. 남자는 失精하고 女人은 夢交하니 桂枝龍骨牡蠣湯(p.302)으로 主한다. 革脉으로 발생하는 亡血과 失精은 응급한 상황을 말하는 것이다.

更①是中風兼感濕이니 爲滿爲急②異常情③이라.

또한 이것은 風邪에 맞았거나 濕邪에 감촉되어 腹滿, 拘急 등의 이상한 情況이 된다.

與人迎으로 相應하면 則中風④暑濕이오, 與氣口로 相應하면 則半産脫精이라.

人迎과 相應하면 風·暑·濕邪에 的中된 것이고, 氣口와 相應하면 半産脫精이 발생한다.

【譯者註】(1) 更是中風

革脉은 본래 대량출혈의 脉이기 때문에 뇌출혈의 경우에 많이 보이기는 하지만 腦梗塞의 경우에도 보인다. 더욱이 大脉을 가지고 있는 상황이 두드러지게 되면 위급한 증상으로 진행이 되는 경우가 많다. 예전에는 고혈압 약을 복용하지 않았기 때문에 뇌출혈이 더 많았을 것이라는 추측은 가능하다.

그러나 요즘은 고혈압 약을 복용하고 있는 환자가 많기 때문에 굳이 응급한 중풍환자가 아니더라도 革脉이나 弦大脉을 가지고 내원하는 환자들이 많다. 하지만 예전에 말한 革脉의 경우에는 卒然昏倒, 人事不省의 증상을 가진 急症의 革脉을 말하는 것이기 때문에 頭部 CT나 MRI를 촬영해서 증상을 확진한 다음 腦의 기능 회복을 돕는 牛黃淸心丸(p.426)을 복용하면서 적당하게 血壓을 조정하고 안정을 취하게 하는 것이 제일 중요한 초기 대응이다. 뒤에 「雜病脉法」에 자세히 설명하고 있으니 참고하기 바란다.

【譯者註】(2) 兼感濕

濕邪로 인한 脉象은 濡脉이나 細脉, 緩脉이 더욱 많다. 지금 여기에서 革脉을 말하면서 感濕을 말한 것은 中風에 兼感濕을 말하는 것이니 응급한 風濕을 말하는 것으로 보면 된다. 특히 人迎과 相應한 것이기 때문에 風濕으로 보면 된다.

風寒暴暑가 사람을 傷하게 하면 바로 알게 되는데, 濕氣가 薰襲하면 사람들이 잘 알지 못한다. 외부로부터 들어오는 경우에는 長夏에 鬱熱과 山澤의 蒸氣와 冒雨行濕과 땀이 옷에 스며든 것으로부터 하여 腰脚이 腫痛한 것이 많고, 안으로부터 얻는 경우에는 生冷酒麵이 脾에 滯하여 生濕鬱熱하는데 肚腹이 腫脹하는 것이 많다. 西北人은 內濕이 많고 東南人인 外濕이 많다. 風濕으로 인한 것은 除濕湯(p.451)을 기본으로 하여 사용한다.

除濕湯은 결국 二陳湯(p.437)과 平胃散(p.483)을 合方한 것에 手足陽明의 기운을 覺醒시켜 소통시키는 藿香을 加한 것이다. 外感의 風을 겸하면 桂枝湯(p.303)을 合方한다. 혹은 風이 爲主가 된 경우로 內中風의 증상이 동반되면 古防風湯(p.306)으로 한다. 濕이 風을 겸해서 熱이 동반된 경우라면 人蔘敗毒散(p.442)으로 한다.

---

① 更 : [gèng] 부사. 다시, 또, 또한, 되풀이해서, 게다가.
② 急 : 四肢拘急.
③ 情 : 정황.
④ 風 : 風邪.

【譯者註】 (3) 爲滿

이 條文은 風濕의 증상 중에 나타나는 肚腹腫脹을 말하는 것이다. 그렇기 때문에 本文에서 人迎脈과 相應하게 되면 爲滿爲急의 증상이 나타난다고 한 것이다. 中濕으로 腹이 脹滿한 것은 濕邪가 裏에 있는 것이다.

中濕이 脾에 붙으면 浮腫이 있고 黃疸이 생기고 腫脹滿이 생기는데 혹은 배꼽 밑이 단단하다. 五苓散(p.417)이나 滲濕湯(p.380)에 加 車前子·木通·葶藶子를 君으로 하고, 人蔘·白朮·茯苓을 佐로 한다.

【譯者註】 (4) 與氣口 相應 則半産脫精

이런 경우에는 急症이기 때문에 不立方하였다.

▸ **動脈多見關部中**이요,

動脈은 흔히 關部에 나타난다.

仲景이 **曰**하되 **若數脈**이 **見於關上**하야 **上下無頭尾**하고 **如豆大**하야 **厥厥**①**動搖**②**者**를 **名曰動脈也**라 하니라.

仲景이 말하기를, "만약 數脈이 關上에 나타나 상하로 頭尾가 없고 콩 크기만 한 것이 동글동글 자주 솟아오르는 것을 動脈이라 한다."고 하였다.

【譯者註】 (1) 動脈多見關部中

動脈은 往來가 없이 去來만 나타나는 脈인데, 革脈 자체가 弦大動으로 형상을 표현을 하고 있기 때문에 고혈압에도 나올 수 있다. 關部에서 많이 보인다고 하였지만 주로 左關部에 많이 보인다. 動脈을 內經에서는 陰脈으로, 仲景은 陽脈으로 보았다.

或驚或痛來相攻③이라.

或 心驚이나 疼痛이 서로 만들어진다.

與人迎으로 **相應**하면 **則寒疼冷痛**④이오, **與氣口**로 **相應**하면 **則心驚膽寒**이라.

人迎과 相應하면 寒冷으로 인한 疼痛이고, 氣口와 相應하면 心驚, 膽寒證이다.

【譯者註】 (1) 或驚

動脈이 氣口와 相應하게 되면 心驚膽寒하다고 하였다. 이것은 사려가 과도하거나, 또는 大驚, 大恐으로 인하여 心虛停痰에 이르게 되거나, 혹은 귀로 큰 소리를 듣고 눈으로 異物을 보고 위

① 厥厥 : 동글동글, 짧게 짧게.
② 動搖 : 자주 솟아오름.
③ 攻 : 作也, 짓다. 만들어짐.
④ 寒疼冷痛 = 寒冷疼痛.

험한 것에 臨하여 일을 닥치면 문득 驚悸를 느끼게 된다. 심하면 즉 心跳欲厥이라고 하였다.

역시 虛하게 되면 잘 놀라게 되기 때문에 脉弦濡者는 虛한 것이다. 지금은 놀라서 動脉이 나오는 것인데, 動脉이 나타나게 되는 원인도 虛를 기본으로 하고 위로 동동하게 뛰는 것이다. 加味溫膽湯(p.294)으로 한다.

【譯者註】(2) 或痛

動脉이 人迎과 같이 相應하게 되면 寒疼冷痛이 있다. 寒疼冷痛이라는 것은 寒冷으로 인한 疼痛을 말하는 것이다. 그런데 傷寒에 있어서 動脉은 실제로 傷寒의 脉이 아니다. 이처럼 傷寒의 각 條文에 動脉을 표현하고 있는 경우가 없기 때문에 비록 人迎脉을 가지고 왔다고 해도 傷寒에서 찾는 것보다는 寒冷으로 인한 疼痛으로 이해를 해야 한다. 본래 傷寒의 개념에서 身體痛은 風寒이 肌肉에 들어와 血脉이 凝滯되어야 나타난다고 하였으니, 이것을 動脉으로 보아 풀어가는 것이 옳다고 생각된다.

痛風은 밖의 風熱과 風濕으로 因하여 얻은 경우에는 처음 발병하는 것이 傷寒과 相似하니 表裏를 나누어서 치료하는 것이 마땅하다. 表證은 九味羌活湯(p.313)으로 하고, 氣虛表實히여 骨節痛者는 六一散(p.431)에 加 香附·黃芩하여 水煎하거나 혹은 薑汁으로 糊丸하여 服用한다. 裏證은 五積交加散(p.421)에 加 大黃을 한다.

四肢拘攣多疼痛이오, 虛勞血痢與崩中이라.

四肢가 拘急하거나 흔히 疼痛이 발생하고 虛勞血痢와 崩中을 主宰한다.

動은 爲拘攣이라. 動은 主體의 虛勞와 崩中과 血痢라.

動脉은 四肢의 拘攣을 主宰하고, 虛勞, 崩中, 血痢도 主宰한다.

【譯者註】(1) 四肢拘攣多疼痛

이 條文은 動脉이 四肢拘攣과 疼痛이 같이 나오는 것을 말하고 있다. 動脉은 驚悸에서도 이미 언급했다시피 虛한 것을 기본으로 하여 나오기 때문에 그 바탕에 있는 虛를 보아야 할 것이다.

筋의 病은 寒하면 즉 反折筋急하고, 熱하면 즉 筋弛하고 縱不收하여 陰痿不用한다. 寒하면 급히 燔鍼을 사용하는데 熱로 弛하면 燔針이 필요 없다. 脉이 不榮하면 즉 筋急한다. 仲景이 이르기를 血虛하면 즉 筋急한다고 하였다. 이것은 대개 血脉이 筋을 營養하지 못하여 變해서 된 것이다. 그렇기 때문에 丹溪는 攣을 치료할 때에 四物湯(p.368) 加減方을 사용하였다. 建理湯(p.300)도 임상적으로는 좋다.

【譯者註】(2) 虛勞

勞는 倦이다. 氣血이 勞倦하여 不運하면 즉 凝滯하여 疏漏하게 되는데 四氣가 이것으로 相乘하게 된다. 또한 飮食勞倦으로 傷한 것은 즉 上焦가 不行하고 下脘이 不通하면 熱이 胸中을 熏蒸하여 內熱이 생하는 것이다. 임상적으로 남자는 雙和湯(p.411)으로, 여자는 人蔘養榮湯(p.440)으로 한다.

【譯者註】(3) 崩中

動脈은 虛가 기본이기 때문에 經行 時에 犯房하고 또한 勞役이 과도하여 衝任을 손상하면 氣血이 俱虛하여 制約할 수 없으니, 經血이 忽然히 暴下를 한다. 革脈보다는 출혈량이 적지만 어느 정도 심한 출혈이다. 임상적으로는 奇效四物湯(p.321)이 제일 좋다.

【譯者註】(4) 血痢

熱이 偏僻되면 순전히 赤色인데 暑證에 보인다. 熱이 胃를 迫하여서 小腸으로 들어가면 熱痢가 되는데, 鬱하여서 아래로 흩어지면 腸癰이 되고 鬱하여서 流動하면 血痢가 된다. 腹痛이 심하면 怒責이 되는데, 色은 鮮血의 色이다. 輕한 경우에는 黃芩湯(p.489)이다. 重한 경우에는 導滯湯(p.337)이다.

陽動汗出陰發熱이니 形冷惡寒陽不通이라.

寸에 動脈이 나타나면 땀이 나고, 尺에 나타나면 熱이 나니, 몸이 차고 惡寒하면 이는 陽氣가 流通되지 않는 것이다.

仲景이 **曰**하되 **陰陽相搏**을 **名曰動**이라 하니라. **言陰陽相搏**하면 **則虛**니, **陽動**은 **爲陽虛**라. **故**로 **汗出**이라. **陰動**은 **爲陰虛**라. **故**로 **發熱**이라. **如不汗出發熱**하고 **而反形冷惡寒者**는 **陽氣不通**하야 **而致**①**身冷惡寒也**라.

仲景이 말하기를 "陰陽이 相搏하는 것을 動脈이라고 한다"고 하였다. 陰陽이 相搏한다는 것은 곧 虛한 것을 말하는 것이니, 寸에 動脈이 나타나면 陽이 虛하기 때문에 땀이 나고, 尺에 動脈이 나타나면 陰이 虛하기 때문에 熱이 난다. 만약 땀이 나면서 發熱이 있지 않고 도리어 形이 冷하면서 惡寒이 있는 것은 陽氣가 유통하지 않아 身冷惡寒한 것이기 때문이다.

【譯者註】(1) 陰陽相搏 名曰動

陰陽相搏이라는 것은 動脈의 형성기전을 설명하고 있다. 陽部에 動脈이 나온다는 것은 寸部에 動脈이 나온다는 것이니 바로 陽이 虛하게 되는 것이고, 陰部에 動脈이 나온다는 것은 尺部에 動脈이 나온다는 것이니 바로 陰이 虛하게 된다.

【譯者註】(2) 陽動汗出

陽動汗出이라는 것은 自汗出을 말하는 것인데, 이것은 陽氣가 衛護하기에 부족한 것이다. 그 치료는 補中益氣湯(p.357) 계열을 사용하면 될 것이다. 다만, 動脈의 汗出인 경우에는 牡蠣를 加하는 것이 좋다.

---

① 致 : 야기된다.

【譯者註】(3) 陰發熱

陰發熱이라고 한 것은 陰虛로 인한 發熱이니 함부로 苦寒之品을 사용하는 것은 좋지 않다. 도리어 補中益氣湯(p.357) 계열에 滋陰하는 藥을 加하는 것이 좋다. 이 경우에 補陰益氣煎(p.356)도 무난한 處方이다.

【譯者註】(4) 形冷惡寒陽不通

自汗發熱이 있어야 함에도 불구하고 形冷惡寒이 나타나는 것은 陽氣가 不通하는 것이다. 陽氣가 不通하면 결국 厥症이 나타나게 된다. 厥이 발생하는 경우에는 古芪附湯(p.305)을 應用한다.

若見轉豆①如麻促하면 此是肺枯胃亦亡이라.

만약 動脉이 마치 麻促脉처럼 나타나면 이것은 肺氣가 枯渴되고 胃氣마저 없어진 것이다.

【譯者註】(1) 麻促脉

麻促脉은 셀 수 없을 정도로 빠른 脉이니, 疾脉보다 빠른 것으로 死脉 중의 하나이다.

▸ **散脉不聚命將崩이니 到此無由得再生이라.**

散脉은 모이지 않는 것으로 命이 장차 붕괴될 것이니 이러한 것에 이르러서는 다시 살아날 것이 없다.

與人迎으로 相應하면 則淫邪②脫泄③이오, 與氣口로 相應하면 則精血敗耗④이라.

散脉이 人迎과 相應하면 六淫의 邪氣로 인한 脫泄이고, 氣口와 相應하면 精血이 쇠약해지고 손실된 것이다.

【譯者註】(1) 散脉不聚命將崩

散脉의 경우는 일반적으로 한의원에서 보기 어렵고, 완전히 침상에 누워 있는 환자가 거의 命이 다했을 때에 나타나는 脉이다. 비록 氣口와 人迎으로 나누어서 六淫과 精血로 원인을 나누기는 했지만 到此無由得再生이라고 하였으니 굳이 자세히 언급을 하지 않겠다.

五臟氣散利不禁이오, 六腑氣散四肢青⑤이라.

五臟의 氣가 耗散되면 泄利를 禁할 수 없고, 六腑의 氣가 耗散되면 四肢가 寒冷해진다.

---

① 轉豆 : 動脉을 말함.
② 淫邪 : 病毒.
③ 脫泄 : 正氣가 새어 나감.
④ 敗耗 : 쇠약해지고 손실됨.
⑤ 青 : 찰 청(淸도 차다는 뜻), 寒冷해진다는 뜻이다.

手足이 寒하고 上氣라.

手足이 寒冷해지고 上氣가 발생한다.

【譯者註】 (1) 五臟氣散利不禁, 六腑氣散四肢青

五臟이 虛脫해지면 精을 간직할 수 없기 때문에 泄利를 禁할 수가 없는 것이고, 六腑의 氣가 흩어지게 되면 血의 따뜻함을 잃기 때문에 四肢가 寒冷해지게 된다. 四肢青이라는 것은 四肢厥冷을 말하는 것으로 氣가 逆上하게 되는 것을 표현한 것이다. 이때에는 응급상황으로 O_2 흡입 등의 적극적인 관리가 중요하다.

▸ 伏因邪閉成霍亂이오,

伏脉은 邪氣의 閉塞으로 因하여 霍亂을 이룬다.

與人迎으로 相應하면 則寒暑濕邪 固閉하야 而成霍亂이라.

伏脉이 人迎과 相應하면 寒·暑·濕의 邪氣가 굳게 폐색되어 霍亂을 형성한다.

【譯者註】 (1) 伏因邪閉成霍亂

伏脉은 응급의 경우가 많기 때문에 이것도 임상에서 보기는 어렵다. 일단 霍亂을 의심하는데, 간간이 위 천공이나 장 천공으로 인하여 복직근이 심하게 경직이 되고 손발이 차가워지면서 얼굴이 하얗게 변하는 경우가 있다. 이때 적절한 대응을 못하면 생명이 위급할 수 있으니, 바로 그에 대한 처치가 가능한 곳으로 전원을 하는 것이 중요하다.

霍亂은 脉이 伏脉이 많거나 혹은 絶脉이 나온다. 脉이 微하면서 澁하거나, 혹은 代하면서 散하거나, 혹은 隱하면서 伏하거나, 혹은 大하면서 虛하거나, 혹은 結하거나, 혹은 促하거나, 혹은 代하면, 대개 死脉이라고 단정할 수는 없으니 脉이 亂한 것이기 때문이다. 임상적으로는 藿香正氣散(p.311)에 蘇合香元(p.398)을 같이 투여하는 것이 좋다.

積①痂溏泄貫膿窠라.

食積, 痂瘕, 溏泄이 발생하며, 惡膿이 肌肉을 관통하여 둥지를 이루기도 한다.

伏은 爲宿食하고 爲痂瘕하며 爲溏泄하고 爲惡膿貫肌라.

伏脉은 宿食, 痂瘕, 溏泄을 主宰하기도 하고, 惡膿이 肌肉을 관통하여 고름집을 형성하기도 한다.

【譯者註】 (1) 食積

食積의 경우는 우선 氣滯로 인한 鬱結이 있어야 시작되는 것이다. 伏脉은 沈脉보다 더 심한 것이고, 沈脉은 氣鬱을 나타내고 있어 더욱이 伏脉으로 인한 食積은 그 증상이 심한 것으로 이

① 積 : 食積.

해하면 된다. 氣結은 五積, 六聚, 癥瘕, 疝氣, 大實痛 등의 질병이 되는데, 잠시로는 阿魏撞氣丸(p.413), 木香分氣丸(p.343), 大黃備急丸(p.333)으로 한다.

氣鬱은 역시 그 근본을 氣虛로 보아야 하나, 일반적으로 伏脉의 경우에는 대개 같은 食積이라도 예후가 불량할 수가 있기 때문에 우선 막힌 것을 뚫고 보는 것이 더 급하다고 할 것이다. 그 막힌 것을 뚫고 나서 그 뒤에 虛함이 있으면 補하면 된다.

【譯者註】(2) 疝瘕

疝瘕는 남자의 경우를 疝이라고 하고 여자의 경우를 癥瘕라고 하는 것을 합해서 하는 말이다. 伏脉이 나타나는 疝瘕는 급한 통증을 호소하니 남자는 蟠葱散(p.348)으로 主하고, 여자는 五積散(p.421)으로 主한다.

【譯者註】(3) 溏泄

鴨溏은 즉 寒瀉, 虛瀉, 滑瀉에서 다 보인다. 본래 泄瀉의 경우도 역시 脉이 沈한 것을 기본으로 하고 있는데 지금 伏脉이 나오는 것은 泄瀉가 심하고 급하다는 것이다. 또한 앞의 條文과 이어서 본다면 疝瘕로 인한 溏泄로도 생각할 수 있다. 이미 脫水가 진행된 溏泄로 보면 된다.

急한 경우에 氣脫하려고 하면 眞人養臟湯(p.460)에 加 附子하거나, 혹은 四柱散(p.374), 大斷下丸(p.330), 古蔻附丸(p.304), 香茸丸(p.486)하는데 婦人은 四制香附丸(p.373)이다.

【譯者註】(4) 貫膿竄

癰疽의 脉은 염증으로 인하여 脉이 洪數한 것이 대부분이다. 하지만 충수돌기염(맹장염)의 경우에 이것이 化膿하여 터지게 되면 인체에서 응급상황에 대처하기 위하여 장간막이 그 터진 膿을 감싸게 되는 경우가 있다. 이런 경우에는 伏脉이 나올 수가 있다.

하지만 이 경우에는 韓方에서 특별히 처치할 방법이 없으니, 급하게 상위 의료기관으로 이송하여 수술을 받게 하는 것이 현명하다고 본다. 이것을 단순한 복중협착으로 보아서 誤治하면 안 된다.

惡膿이 貫肌하였다고 한 부분을 단순하게 피부질환으로 이해할 경우에는 膿痂疹의 경우를 제외하고 별다르게 일치하는 病이 없다. 膿竄는 焮痛이 있으면 脾의 壅熱로 인한 것이다. 통증이 緩慢하고 虛火는 腎이 不充한 것이다. 머금은 漿液이 끈적거리고 膿의 色이 厚하고 痛하고 便秘者는 濕熱이다. 五香連翹湯(p.422), 升麻和氣飮(p.402)하거나, 혹은 竹葉石膏湯(p.456)에 合 四物湯(p.368)한다. 머금은 漿液과 膿이 淸色이 淡하고 不痛하고 便利者는 腎의 虛火이다. 八味逍遙散(p.481)을 하는데, 혹은 四物湯에 加 知母·黃柏하거나 혹은 四生散(p.370), 腎氣丸(p.407)이다.

寸伏痰熱尺寒積이오,

寸部의 伏脉은 痰熱로 因한 것이고, 尺部는 寒積이다.

【譯者註】 (1) 寸伏痰熱

임상에서 伏脉이 나타나면 六腑에서 다 같이 나오는 것이 대부분인데, 만약 어느 한 부위에서만 나온다면 증상에 맞추어서 보는 것이 옳다. 예를 들면 伏脉이 나왔는데 痰熱의 증상이 있으면 이것은 寸部의 伏脉으로 보고 寒積의 증상이 있으면 尺部로 보면 된다. 『脉訣』에서는 寸部에의 伏脉이 나타나면 積氣가 胸中에 있는 것으로 보아 沈香丸①을 사용하였다.

【譯者註】 (2) 尺寒積

『脉訣』에서는 尺部에 伏脉이 나타나면 飮食이 不消한 것이라고 하였다. 지금 尺部에 伏脉이 나오면서 寒積이 있다고 한 것은, 飮食이 不消하여 발생한 寒積으로 보는 것이 옳다. 『脉訣』에서는 瀉白散(p.370)을 사용한다고 하였으나 임상에서는 生冷之物을 풀어주는 內消散(p.322)을 사용한다.

關伏寒熱②兩爲痾라.

關部에 伏脉이 나타나면 寒과 熱 두 가지 病이 발생할 수 있다.

寸이 得之면 爲痰爲熱이오, 尺이 得之면 爲寒爲積이오, 關中이면 則痰熱이니 俱有寒熱不定이라.

寸部에 나타나면 痰이나 熱證이고, 尺部는 寒證이나 積滯며, 關部는 痰과 熱이 모두 있는 것이므로 寒·熱證이 일정하지 않다.

【譯者註】 (1) 關伏寒熱兩爲痾

寸部에 伏脉이 나오면 痰熱이라고 하였고, 尺部에 伏脉이 나오면 寒積이라고 하였다. 關部에 伏脉이 나오면 寒熱의 증상이 모두 나올 가능성이 있다. 그렇기 때문에 寒熱이 不定하다고 한 것이다. 『脉訣』에서는 關部의 伏脉은 腸澼으로 보아 二膈寬中丸(p.433)을 사용하였다.

蓄水停痰氣厥逆이오,

蓄水停痰과 氣上衝과 厥逆을 主宰하기도 한다.

爲停痰蓄水하고 爲諸氣上衝하며 爲厥逆이라.

停痰蓄水하고 諸氣上衝하며 厥逆이 된다.

【譯者註】 (1) 蓄水停痰

沈脉의 病이 爲水, 爲泄, 爲厥逆으로 되어 있는데, 伏脉은 沈脉보다 심한 것이다. 氣가 厥逆이 된다면 氣는 자연히 胸中으로 모여 上衝하게 되는 것이니 氣上衝의 표현을 더한 것이다.

---

① 脈訣의 處方이기 때문에 굳이 뒤에 用藥篇에 記載하지 않았다. 沈香丸 : 沈香·木香 各一錢半, 蘿葍子炒·枳殼麵炒 各一錢, 右作, 一服, 水二盞, 生薑三片, 煮至一盞, 不拘時服.

② 寒熱 : 痰熱과 寒積을 말함.

偏弦脉은 飮인데 혹은 沈弦滑하고 혹은 結하고 혹은 伏한데 痰飮으로 中이 節한다. 痰證이라면 우선 瓜蔞枳實湯(p.310)으로 痰이 배출되게 하는데, 伏脉인 경우에는 쉽지 않다.

【譯者註】(2) 氣厥逆

氣가 厥逆한다는 것은 결국 喘息과 厥冷을 말한다. 喘急은 脉이 沈한데 肺脹으로 停水하고 氣逆으로 塡胸하면 脉이 반드시 伏으로 取한다. 沈하면서 實滑하고 身溫하면 易愈한다. 身冷하고 脉浮하면서 尺濇은 難補한다. 그 治法으로는 加味生脉散(p.293)은 脉伏하고 喘促하며 手足이 厥逆하는 것을 치료한다.

伏濇吐逆神思多라.

伏濇하면 吐逆하고 思慮過多가 발생한다.

伏則吐逆하고 **濇則食不得入**하니 **關格證也**라. **與氣口**로 **應者**는 **乃凝思**①**勞神過多**하니 **不可專**②**責外邪也**라.

伏脉이면 吐逆이 발생하고 濇脉이면 飮食을 먹지 못하니 곧 關格證이다. 氣口와 相應하면 곧 凝思와 勞神의 過多로 인한 것이니, 오직 外邪로만 책임을 지워서는 안 된다.

【譯者註】(1) 伏濇吐逆

伏脉이 나타나면 霍亂의 吐逆을 하게 되는데, 지금 濇脉이 나타나서 飮食마저 들어가지 못하고 있으니 이것을 關格證이라고 한다. 關格證은 氣口와 人迎脉이 調和를 이루지 못하여 나타나는 것이다. 지금은 伏濇으로 吐逆을 말하고 있다.

關은 이에 陽이 不下하여 寒이 胸中에 있어 塞하여 들어가지 못하는 것이다. 格은 이에 陰이 不上하여 熱이 下焦에 있어서 막혀서 나오지 못하는 것이다. 上下가 不通하고 三焦가 搖亂하며 中氣가 不足하고 陰陽이 不能相榮하게 된다. 그렇기 때문에 즉 關하고 또한 格하게 된다.

中虛者는 補中益氣湯(p.357)에 加 檳榔하여 升降을 시켜야 한다. 中虛로 痰盛者는 六君子湯(p.429)에 去 朮하고 加 柏子仁 및 麝香을 약간 넣는다. 虛가 심하여 吐利가 모두 안 되는 경우에는 旣濟丸(p.320)으로 치료한다.

【譯者註】(2) 神思多

伏濇脉은 단순하게 신경을 많이 쓴 정도가 아니고 정신노동을 많이 하여 정말 勞心焦思한 상태가 되어야 가능한 脉이다. 특히 氣口와 相應하면 外感보다는 內傷七情으로 보아야 한다. 『脉訣』에 이르기를 손을 대서 脉이 沈하면 문득 이것이 氣病임을 알게 되며, 沈極하면 즉 伏하는데 濇弱하면 難治라고 하였다. 그 중에 혹은 沈滑하면 痰飮을 겸한 것이라고 하였다. 거의 難治로 보아야 한다.

---

① 凝思 : 일이 꼬여서 계속 생각을 하는 것.
② 專 : 오로지.

▸ **短爲氣滯心腹痛**이오, **宿食內積三焦壅**이라.

短脈은 氣滯로 인한 心腹痛을 主宰하니 宿食과 內積으로 三焦의 氣循環이 壅滯된 것이다.

與人迎으로 **相應**하면 **則邪閉經脈**하고 **與氣口**으로 **相應**하면 **則積遏臟氣**라.

人迎과 相應하면 邪氣가 經脈을 막은 것이고, 氣口와 相應하면 積이 臟氣를 막은 것이다.

【譯者註】 (1) 短爲氣滯心腹痛

長脈은 氣가 이롭게 되어 별다른 문제가 없지만 短脈은 氣가 滯하여 문제가 발생된다. 短脈은 대개 心腹痛으로 많이 나타난다. 頭疼이 있으면서 惡心이 있고, 몸이 아프지 않은 것은 食積이다. 頭疼이 있으면서 몸도 역시 아픈 것은 傷寒이다.

지금 그 아래 條文에 人迎과 相應하면 邪閉經絡한다고 하였으니 類傷寒의 腹痛으로 보는 것이 옳다. 또한 挾食傷寒은 太陰積證이라고 말한다. 表證은 藿香正氣散(p.311)으로 主하고, 혹은 五積散(p.421)에 去 當歸·麻黃하고 加 人蔘·蘇葉으로 한다.

【譯者註】 (2) 宿食內積三焦壅

宿食이 內積하여 三焦가 막힌 경우에는 『脈訣』에서는 溫白元(p.424)의 類를 사용하여 막힌 三焦를 뚫어주었다. 積聚, 癥瘕, 痞滿은 대개 太陰濕土의 氣이다. 처음의 시작은 外感, 內傷, 氣鬱로 因하였는데 의사가 잘못 補하여 留滯하게 되면 積이 된다.

積은 처음에는 寒이니 辛溫으로 消導하는 것이 마땅하다. 大七氣湯(p.333), 烏白丸(p.419), 大小溫中丸(p.331, 394), 退黃丸(p.479) 等으로 主한다. 오래 되면 즉 熱이니 辛寒으로 推蕩하는 것이 마땅하다. 木香檳榔丸(p.343), 通玄二八丹(p.478), 消塊丸(p.389)으로 主한다. 通用으로는 纂積丹(p.462), 生漆膏(p.385)로 한다.

陰中伏陽血不行이오,

陰 가운데 陽이 潛伏하여 血이 순환되지 않는 것이다.

短脈은 **屬陰**하되 **而又伏於陽者**는 **何也**오? **經**에 **云**하되 **脈有一陽三陰者**는 **謂脈來**에 **沈濇而短**하고 **時一浮**①**也**라 하니라. **在秋時**면 **則爲正脈**이나 **在三時**면 **則爲七情宿食壅滯**하고 **氣不足**하야 **以導血行也**라.

短脈은 陰에 屬하는데 또 陽이 잠복하였다는 것은 어째서인가? 『難經·四難』에 脈에 이르기를 "一陽三陰이 있다는 것은 脈이 올 때에 沈濇하면서 短하고 때로 한 번 浮한 것을 말한다."라고 하였다. 가을에는 正常脈이지만 春·夏·冬 三時에는 七情이나 宿食이

---

① 沈濇而短時一浮 : 결국 浮濇而短, 즉 肺의 平脈이다. 여기서 濇이 중요하다. 濇이 빠지면 頭痛 등의 증상이 나타난다.

壅滯되어 氣가 혈액의 순환을 부족하게 유도하기 때문이다.

【譯者註】(1) 陰中伏陽血不行

短脉은 본래 陰에 屬하기 때문에 陰이라고 한 것이고, 다시 伏陽하여 血이 不行한다고 질문이 시작된 것이다. 伏陽의 근거를 가지고 오기 위하여 一陽三陰을 가지고 온 것이다. 三陰의 脉은 沈의 陰, 濇의 陰, 短의 陰을 말하는 것이고, 一陽이라고 하는 것은 때로 한 번 浮하다는 것이다. 이 一陽으로 伏陽을 설명한 것이다.

또 가을의 本脉은 浮短而濇으로, 다시 短脉이 나오는 가을을 가져와서 가을이 되면 正常脉이라 괜찮은데 나머지 三時가 되면 七情宿食으로 壅滯가 되어서 氣가 부족해 血行을 이끌 수가 없다고 한 것이다.

쉽게 표현을 하자면 '氣不足以導血行'이라는 것은 원래 氣가 血을 추동하여 운행시키는데 따라서 血藥 中에는 반드시 氣藥이 들어가야 진정으로 短脉을 풀어낼 수가 있다는 것이다. 단순하게 短脉의 壅滯를 풀기 위하여 苦寒之品이나 瀉下劑만을 사용해서는 안 된다는 것을 말하는 것이다.

短急病上亦可惡라.

脉이 短急하면 病이 上部에 있는 것이며, 또한 미워할 脉이다.

經에 曰하되 短而急者는 病在上이라 하니라. 寸口에 短者는 頭痛이라 하니라. 又曰하되 短而數者는 心痛必煩이라 하니 皆上體病也라. 短도 亦可惡니 無胃氣也라.

『脉經·遲疾短長雜脉』에 脉이 短하면서 급하면 病이 上部에 있다고 하였다. 『素問·平人氣象論』에 寸口에 短脉이 나타나면 頭痛이 발생한다고 하였다. 또 『脉經·平雜病脉』에 短하면서 數하면 心痛이 발생하고 반드시 煩躁症을 겸한다고 하였으니 모두 上體의 病이다. 또한 短脉도 역시 미워할 脉이라는 것은 胃氣가 없기 때문이다.

【譯者註】(1) 短急病上亦可惡

病이 만약에 頭痛, 目痛한데 脉이 急短濇者는 死한다. 頭痛에 浮滑은 易除하고, 短濇은 不愈한다. 寸口脉에 中短者는 頭痛이다. 寸口緊이 급한데 혹은 浮하고, 혹은 短하고, 혹은 弦하면 대개 頭痛이다. 頭風에는 마땅히 白芷散(p.353), 天香散(p.465), 加減芎辛湯(p.291), 菊花茶調散(p.315) 등으로 主한다.

▸ 促脉陽盛陰不足이오, 氣血痰食壅爲毒이라.

促脉은 陽이 盛하고 陰은 不足한 것이고, 氣·血·痰涎·飮食이 壅滯되어 毒이 된 것이다.

陰陽之氣 不和하야 不相續也라. 非若結代之脉의 動而中止라. 有① 因氣血과 食飮과 痰涎이 留

滯不行而止라. **促**은 **不可槩爲惡脈**이라. **凡臟腑熱盛**하면 **則促急**이라. **故**로 **曰**하되 **與人迎**으로 **相應**하면 **則痰壅陽經**하고, **與氣口**로 **相應**하면 **則積留胃府**라.

陰氣와 陽氣가 조화되지 못하여 서로 接續하지 못하는 것이다. 結脈이나 代脈이 박동하다가 중지하는 것과는 다르다. 氣血과 飮食과 痰涎이 留滯되어 流行하지 못하므로 중지하기도 한다. 促脈을 개괄적으로 좋지 않은 脈이라고 하여서는 안 된다. 대개 臟腑에 熱이 盛하면 脈이 促急하게 된다. 그렇기 때문에 人迎과 相應하면 痰이 陽經에 壅滯된 것이고, 氣口와 相應하면 積이 胃府에 머물러 있는 것이라고 말한다.

【譯者註】(1) 促脈陽盛陰不足

脈이 일정하게 오지 못하고 중간에 쉬는 것 중에 或一止의 濇脈을 제외하고 促脈, 結脈, 散脈, 代脈이 있다. 이 중에 促脈, 結脈, 散脈, 代脈이 나오게 되면 命이 얼마 남지 않는 것이다. 다만, 그 중에 促脈은 陽을 위주로 하고 있고 人體 역시 陽으로 살고 陰으로 죽는 것이기 때문에 結代脈보다는 좋은 脈이라고 한 것이다. 그렇지만 促脈도 대개 眞元이 쇠약해져서 온 것이 많고, 그 외에 氣血滯, 食積, 七情 等 막혀서 오는 것이 있다. 결국 치료가 쉽지 않은 것이 사실이다.

【譯者註】(2) 人迎相應 則痰壅陽經

痰이 陽經을 막게 되면 그 陽이 나오는 흉부에 熱이 몰리게 된다. 懊는 心中이 자기 같지 않은 것으로 躁에 비해서 더욱 심한 것이다. 傷寒에서는 大小陷胸湯(p.333, 398)이나 梔豉湯(p.473)으로 主한다.

【譯者註】(3) 氣口相應 則積留胃府

促脈으로 胃府에 積이 막히게 되면 자연스럽게 上氣의 喘促이 유발된다. 宿食으로 秘喘하는 경우에는 寒熱을 봐야 한다. 熱物로 傷한 것은 二黃丸(p.439)을 사용하고, 寒物로 傷한 것은 丁香脾積丸(p.450)을 사용한다. 通用으로는 大黃備急丸(p.333)을 쓰고, 脾胃에 伏火者는 潤腸丸(p.433)을 쓴다.

裏熱瘀血發狂斑이오,

裏熱과 瘀血로 狂證이나 斑疹이 발생한다.

風熱壅盛하면 **則瘀血凝滯**하야 **發爲狂斑**이라.

風熱이 막혀 盛하면 瘀血이 凝滯되어 狂證이나 斑疹이 발생한다.

【譯者註】(1) 裏熱瘀血

裏라고 하는 것은 陽明을 말하는 것이다. 陽明의 熱이 있거나 瘀血이 발생하면 狂證이나 斑證이 나오게 된다. 狂證일 경우에는 承氣湯을 위주로 하고, 發斑의 경우에는 犀角消毒飮(p.385)을

① 有 : 又也. 또 유.

위주로 한다.

【譯者註】(2) 發狂

陽明發狂에 傷寒雜證이 보이는 것은 胃와 大腸이 實熱燥火가 中에 鬱結된 것이다. 大便閉者는 凉膈散(p.414)에 加 大黃으로 下한다고 하였다. 임상에서는 當歸承氣湯(p.328)을 사용한다.

【譯者註】(3) 發斑

陽明의 熱이나 瘀血이 있으면 斑疹이 나타난다. 斑疹은 火에 屬하니 두 가지 원인이 있다. 斑은 三焦의 無根之火에 屬하고 疹은 心火에 屬한다. 그것이 위에 있는 肺에 침범하는 것은 즉 하나이다. 임상에서는 犀角消毒飮(p.385)으로 한다.

怒氣激之發厥搐①이라.

怒氣가 激烈하여 厥逆이나 搐搦이 발생한다.

或은 因怒氣로 氣逆發厥하니 上盛下虛라.

或은 怒氣로 氣가 逆上하여 厥逆이 발생하기도 하니, 上盛下虛이다.

【譯者註】(1) 怒氣激之發厥搐의 응급 鍼치료

厥搐이라는 것은 四肢厥冷이 있으면서 손발이 돌아가고 오그라드는 것으로 히스테리, 발작, Shock 등의 경우에 많이 발생한다. 이때에는 응급의 상황으로, 굳이 여러 貼을 먹어야 하는 韓藥 處方을 하기는 무리가 있다. 급히 사용하기에는 蘇合香元(p.398)이 마땅하나 막상 응급의 상황에서 丸劑를 먹이는 것도 쉽지 않은 것이 현실이기 때문에 鍼으로 치료 할 수밖에 없다.

神門은 정신질환에 많이 選穴하며, 手三里는 氣滯를 풀어주고, 陽陵泉은 근육강직을 풀어준다. 奇經八脈으로는 陽急而陰弱, 陰急而陽弱으로 陰陽의 근육경직에 따라서 照海와 申脈을 取穴하기도 한다. 手三里만으로 풀릴 때도 있고 照海를 쓸 수도 있다. 四關의 개념으로 合谷·太衝을 刺鍼하기도 한다.

【譯者註】(2) 怒氣激之發厥搐

七情傷脈에 喜則脈散하고 怒則脈促한다. 暴喜는 傷陽하고 暴怒는 傷陰하며 憂愁怫意는 氣病이 많다. 厥逆에 문득 涎潮하는 것을 느끼고 昏塞하고 牙關緊急하는데 만약 中風으로 藥을 사용하면 殺人에 이르는 경우가 많다. 이러한 證에는 급히 蘇合香元(p.398)을 녹여서 灌之하고, 醒한 후에 證을 따라서 調治한다.

中氣에 虛者는 八味順氣散(p.481)을 사용하고, 實者는 四七湯(p.374)을 사용한다. 中氣는 다른 사람과 서로 싸우다가 갑자기 怒氣가 逆하는 것으로 인하여 昏倒하는 것이다. 먼저 薑湯으로 灌하여 救한 然後에 蘇生하면 후에 木香順氣散(p.344)을 사용한다고 하였다. 이처럼 대개 응급

① 搐 : 당길 휵.

의 상황이 지난 뒤에 處方하게 된다.

漸加①卽死漸退生이오, **久病得之亦非福**이라.

점차 증가하면 죽고 점차 감소하면 蘇生하며, 오래된 病에 促脉이 나타나는 것도 福된 것이 아니다.

促脉은 **雖非惡脉**이나 **但老病及久病**에 **得之**하면 **上愈盛**하고 **而下愈虛**하야 **亦非福也**라.

促脉이 비록 나쁜 脉은 아니지만 노인의 病이나 오래된 病에 나타나면 上部는 더욱 盛하고 下部는 더욱 虛한 것이므로 또한 福된 脉은 아니다.

【譯者註】(1) 漸加卽死漸退生

脉이 쉬는 횟수가 증가하게 되면 죽게 되는 것이고, 점차 쉬는 횟수가 감소하게 되면 산다는 것이다. 促脉의 경우 陽이 홀로 되어서 陰이 그것을 따르지 못하게 되어 나타나는 脉인데, 그 脉이 쉬는 것이 더 많아지면 많아질수록 그 陰이 陽에 따르지 못하기 때문에 죽는다고 한 것이고, 그 陰이 陽에 어느 정도 맞추게 되면 자연히 脉이 쉬는 횟수가 감소하기 때문에 病이 나아서 살게 된다는 것이다.

【譯者註】(2) 久病得之亦非福

비록 促脉이 陽이 홀로 되어 陰이 그것을 따르지 못하는 脉이고, 인체는 陽으로 산다고 하여 그렇게 나쁜 脉은 아니라고 하였다. 그러나 陰이라는 것이 人體를 유지하는 根幹이 되기 때문에, 만약에 오랜 病이라고 하면 陰이 이미 枯渴되었을 경우가 많아 久病에 促脉을 얻게 되면 좋은 것이 아니라는 것이다.

▸ **結因陰盛主有積**이오, **結甚積甚微則微**라.

結脉은 陰이 盛하기 때문에 형성되어 積滯가 있음을 主宰하니, 結脉이 심하면 積도 심하고 적으면 積도 微弱하다.

與人迎으로 **相應**하면 **則陰散陽生**이오, **與氣口**로 **相應**하면 **則積阻氣節**이라. **陰盛**하면 **則結脾間積氣**하야 **大腸秘痛②**이라. **結甚**하면 **則積甚**하고 **結微**하면 **則積微**라.

結脉이 人迎과 相應하면 陰이 陽의 生함을 흩어버리는 것이고, 氣口와 相應하면 積이 氣의 순환을 막은 것이다. 陰이 盛하면 脾胃 사이에 積氣가 鬱結되어 便秘가 생기고 이로 인하여 大腸에 疼痛이 발생한다. 脉이 정지하는 횟수가 심하면 積도 심하고 적으면 積도 微弱하다.

---

① 漸加는 麻促脉이다.
② 大腸秘痛 : 便秘로 인한 통증.

【譯者註】 (1) 結脈

結脈을 쉽게 보면 便秘지만 어렵게 보면 사실 癌腫인 경우가 더 많다. 근래의 임상에 있어서 말기 임종 환자들을 보기란 쉽지가 않다. 그렇기 때문에 추후에 이 부분에 대해서 다시 고민할지도 모르겠지만, 譯者의 지금 생각으로는 促結代散의 脈에 굳이 그리 많이 노력을 하기보다는 일반적으로 한의원에서 보는 환자들에 대해서 고민하는 것이 투입한 노력에 비해서 얻는 것이 더 많으리라고 본다. 그러나 학자적 소임으로 어느 정도 언급은 하고 더 깊은 내용에 대해서는 추후에 이 부분에 대해서 고민하는 사람들이 더 정리해 주길 바란다. 후에 임상적으로는 澁脈을 結脈으로 보는 경우도 많다.

【譯者註】 (2) 結因陰盛主有積

促脈이 陽을 주관하는 것에 反하여 結脈은 陰을 주관하게 된다. 結脈이 나타나게 되는 이유는 陰이 盛하게 되어 그런 것이고, 陰이 盛하다는 것은 움직이지 않는 것이 되기 때문에 積이 발생하는 것이다.

그렇기 때문에 人迎과 相應하게 되면 陰이 陽의 生하는 것을 흩어버리게 된다고 한 것이고, 또한 氣口와 相應하게 되면 氣의 治節하는 것이 막혀 쌓이게 된다는 것이다.

【譯者註】 (3) 結甚積甚微則微

陰이 盛하게 되면 脾間의 積氣가 結滯되어서 大腸이 秘痛하게 된다. 結脈이 심하게 되면 자연히 積聚도 심하게 되는 것이고, 結脈이 微하게 되면 積聚도 역시 微하게 되는 것이다.

陽結①茫茫如車盖이오,

陽結은 수레의 덮개처럼 넓다.

脈이 藹藹②하야 如車盖大者를 名陽結이라. 爲陽氣鬱結於外하야 不與陰氣로 和雜也라.

脈이 펄렁거려 마치 수레의 덮개와 같이 大한 것을 陽結이라 이름을 하니, 陽氣가 밖에서 鬱結되어 陰氣와 조화롭게 섞이지 못하는 것이다.

【譯者註】 (1) 陽結茫茫如車盖

陽結이라는 것은 結大脈을 말하는 것으로 結脈이 나오지만 그것이 넓게 퍼지면서 나오는 것을 말한다. 비록 促脈이 陽을 주관하고 結脈이 陰을 주관한다고 하지만 그 結脈 중에서 陽結과 陰結을 나누어 본 것이다. 脈이 表盛하여 수레의 덮개와 같이 大한 것을 陽結이라 하니, 陽氣가 밖에서 鬱結되어 陰氣와 섞이지 못하기 때문에 형성되는 것으로 보아서 치료하는 것이다.

---

① 陽結 : 結大脈.
② 藹藹 : 펄렁거리는 모양.

陰結①累累與陽違이라.

陰結은 낚싯대처럼 거듭 이어져 陽結과는 다르다.

脉이 **累累**하야 **如循長竿②强直者**를 **名陰結**이라. **爲陰氣鬱結於內**하야 **不與陽氣**로 **和雜也**라.

脉이 마치 긴 낚싯대를 어루만지듯 거듭 이어지며 강하고 곧은 것을 陰結이라 이름을 하니, 陰氣가 안에서 鬱結되어 陽氣와 섞이지 못하기 때문에 형성된다.

【譯者註】 (1) 陰結累累與陽違

如循長竿强直하다는 것은 일반적으로 弦脉을 말하는 것이다. 陽結의 脉이 結大脉이라면 陰結의 脉은 結弦脉이다. 다만 陽結과 陰結을 단순한 便秘로 보는 부분에 대한 논란의 여지가 있을 수는 있지만, 한의원에서 적용하려면 陽結과 陰結을 燥結로 파악하는 것도 가능하다.

胃氣의 有無에 따라서 胃氣가 거의 존재하지 않는 陽結과 陰結은 癌의 腫塊로 보아야 할 것이고, 胃氣가 존재하는 陽結과 陰結은 雜病의 燥結로 보는 것도 가능하다.

結浮寒邪滯經絡하고 **結沈痰飮瘀血基③**이라. **亦有七情氣鬱者**는 **脉道不通實由之**라.

結脉에 浮脉을 겸하면 寒邪가 經絡에 鬱滯된 것이고, 沈脉을 겸하면 痰飮이나 瘀血이 자리를 잡은 것이다. 또한 七情의 과도로 氣가 鬱滯된 경우도 있으니 실제는 脉道가 막혔기 때문이다.

裏寒하야 **脉緩**하면 **則爲結**하고 **裏熱**하야 **脉數**하면 **則爲促**이라. **緩促**이 **不同**하나 **結**도 **亦當如促脉**이니 **分痰飮氣血積**으로 **可也**라.

裏寒하여 脉이 緩하면 즉 結이 되고, 裏熱하여 脉이 數하면 즉 促脉이 된다. 緩·促脉이 같지 않으나, 結脉도 促脉과 같이 痰飮이나 氣·血·積으로 구분하여 보는 것이 옳다.

【譯者註】 (1) 結浮寒邪滯經絡

비록 陽結이라고 하지만 寒邪가 經絡에 滯한 것이니, 和解를 하거나 經絡을 소통시키는 방법으로 치료한다. 和解는 小柴胡湯(p.391)을, 經絡을 소통시키는 것은 五積散(p.421)을 應用한다.

【譯者註】 (2) 結沈痰飮瘀血基

中은 곧 水穀이 出入하는 通路이다. 飮食·七情이 鬱積하면 痰이 된다. 白芥丸(p.353)이다.

---

① 陰結 : 結弦脉.
② 竿 : 장대 간.
③ 基 : 자리잡다.

【譯者註】(3) 亦有七情氣鬱者

積聚는 氣滯로 인하여 발생하는데, 七情飮食으로 因하여 鬱하면 濕熱이 되어 痰과 積을 만든다. 初起에는 辛溫으로 開鬱하여 行氣豁痰消積하고, 오래 되면 즉 辛寒으로 降火하여 除根하는 것이 마땅하다. 임상적으로는 二和湯(p.383)을 사용한다.

【譯者註】(4) 脈道不通實由之

지금 小註에서 緩脈과 數脈으로 促脈과 結脈을 비교하고 있다. 緩脈은 結脈이 되고 數脈은 促脈이 된다고 설명하면서 促脈도 결국에는 陰이 虛하여 陽이 홀로 되면서 나타나는 것이니 이 모든 것이 결국 脈道가 不通하여 나타나는 것이라고 한 것이다. 참고로 『傷寒論』에서는 太陽病에 身黃하고 脈이 沈結하며 小腹이 硬하고 小便이 自利하고 그 사람이 마치 미친 것과 같은 경우는 抵當湯(p.448)으로 主之한다고 하였다.

【譯者註】(5) 結脈에 의한 積에 대한 處方

결국 結脈도 胃氣의 有無에 따라서 胃氣가 없는 結脈이라면 癌積으로 볼 수가 있다. 潰堅湯(p.316)은 微則微에 사용할 수가 있다. 그리고 眞人化鐵湯(p.461)도 사용이 가능하다.

일반적으로 고민을 심하게 하는 경우에 積聚, 癌, 腫瘍 等이 발생하는 경우가 많다. 신경을 많이 쓰거나, 심하게 맞아서 다쳐도 結脈이 나올 수 있다. 대개 結·促은 七情, 元氣衰弱의 경우가 많다.

▶ 代脈必死臟氣絶이니 平人見此大不祥이라.

代脈은 반드시 죽는 脈으로 臟氣가 단절된 것이니, 平常人에게 나타나면 매우 상서롭지 못하다.

病人에 見之면 反有可生者나 平人은 大忌라.

病人에 代脈이 나타나면 도리어 살 수 있는 경우가 있으나, 平常人은 매우 꺼린다.

【譯者註】(1) 代脈必死臟氣絶

脈에서 나올 수 있는 부정맥의 경우는 모두 5가지로 나눌 수가 있다. 그 첫 번째가 바로 或一止의 濇脈이다. 이것은 일반적으로 10動 이내에서 2번 뛰다가 한 번 쉬고 3번 뛰다가 한 번을 쉬는 것이니, 피곤한 상태이거나 단순한 부정맥으로 인하여 나타나는 것이다. 특별히 문제될 것은 없고 補藥을 복용하면 피곤한 증상은 개선되니 특별히 문제를 유발하지는 않는다.

두 번째는 促脈의 부정맥으로 陰虛로 인하여 獨陽이 발생하여 나타난다. 세 번째로는 結脈의 부정맥으로 陰으로 인하여 結滯되어서 나타나는 양상이다. 네 번째로는 10動 단위의 有定數로 쉬는 代脈이다. 마지막으로 散脈은 새우가 헤엄치는 모양의 脈으로 두서없이 흩어지면서 이곳저곳에서 쉬었다가 다시 나오는 脈이다. 或一止의 濇脈을 제외하고는 促結代散의 부정맥이 모두 좋은 상태가 아니니, 그 내용을 분류하여야 실수가 없을 것이다.

惟有風家幷痛極이니 三月姙孕却①無妨이라.

오직 중풍환자나 통증이 심한 경우와 임신 3개월에는 도리어 無妨하다.

痛風②은 痰濕阻碍하고 有孕이면 胎氣阻碍라. 故로 無妨也라.

痛風은 痰濕이 막아서 생긴 것이고, 임신하였으면 胎氣가 氣血의 循環을 막기 때문에 무방하다.

【譯者註】 (1) 惟有風家幷痛極

風家라고 하는 것은 風病을 말하는 것으로 中風, 痛風 等도 포함된다. 특히 『東醫寶鑑』에서는 痛風도 中風의 범주에 포함시킨다. 痛風(Gout)은 주로 남자에게 好發하고, 여자의 경우에는 痛風보다는 관절염이 많다. 간혹 남자에게 관절염이 있고, 여자에게 痛風이 있는 경우가 있기 때문에 痛風과 관절염 검사를 같이 하는 것도 좋다.

痛風은 대개 엄지발가락의 太白穴 부위에 많이 발생하지만, 팔꿈치에 생기기도 하고 전신의 어디에도 발생할 수 있다. 술을 마시면 악화되고 튀긴 飮食이나 너무 기름진 것도 피하는 것이 좋다. 원인은 체내에 요산이 축적되어 나타는데 검사 상으로 정상수치임에도 증상이 나타나는 경우도 많이 있다. 痛風은 역시 歷節痛風으로 본다. 술을 잘 마시는 사람의 경우에 五積散(p.421)에 加 葛根 二錢을 하여 사용하기도 한다.

【譯者註】 (2) 三月姙孕却無妨

임신으로 인해서 胎氣가 脉道를 막게 되면 代脉이 나온다. 이때에는 임산부에게 특별한 이상이 나오지 않는 경우가 많다. 八珍湯(p.481)을 사용해서 補하면 된다.

又有暴傷氣血者는 古人立有炙甘③湯이라.

또 氣血이 갑자기 손상되어 代脉이 나타날 수도 있으니, 古人이 炙草甘湯을 立方하였다.

又有暴傷損氣血者는 一時로 元氣未和하고 非臟絶也니 宜炙甘草湯으로 救之라.

또한 갑자기 氣血이 손상되어 代脉이 나타나기도 하니, 元氣가 한때 조화되지 않은 것이고, 臟氣가 단절된 것은 아니니 炙甘草湯으로 치료하는 것이 마땅하다.

【譯者註】 (1) 代脉이 나와도 무방한 경우

代脉은 원래 10動 단위로 1번씩 쉬는 有定數의 부정맥이다. 脉이라는 것은 원래 如環無端하여 쉬지 않고 나오는 것인데, 代脉의 代라는 말은 대신한다는 말로 일단 한 번 쉬게 되고 다른

---

① 却 : 도리어.
② 痛風 : ㉠ 발가락, 太白穴 부위에 多發. 팔꿈치 등에도 생긴다. ㉡ 風濕, 濕痰, 尿酸으로 因한다. 갑자기 생긴다. ㉢ 통증이 심할 때에는 등이 푸른 생선을 禁한다.
③ 炙甘草 : 자르지 않은 甘草를 석쇠를 이용해 굽는다. 黃芪蜜炙는 꿀을 발라서 석쇠에 굽는다.

臟의 脉이 대신하여 뛰기 때문에 代脉이라고 하는 것이다.

그렇지만 風家와 아울러 통증이 심한 경우에는 濕痰으로 氣血이 阻滯되기 때문에, 즉 脉道가 막히기 때문에 이런 경우에는 代脉이 나온다고 하더라도 정확한 원인이 있어 별다른 문제가 되지 않는다고 한 것이다. 그리고 임신의 경우에 胎氣가 脉道를 막기 때문에 이 경우에도 별다른 문제가 없다고 하는 것이다. 또한 갑작스럽게 氣血이 손상당한 경우에도 이미 옛사람이 炙甘草湯(p.312)이라는 處方을 해 놓았기 때문에 별다른 문제가 없다고 한 것이다.

臟腑六脉診法

此는 卽上古診法의 其一也라. 臟腑는 同氣니 所以로 古人不立六腑脉訣하고 但旣以浮取로 候腑하고 沈取로 候臟하며 數爲腑病①이오 遲爲臟病②이라. 又以急大緩濇하고 沈甚者는 爲臟요, 微急微大微緩微濇하고 微沈者는 爲腑라 하니 其故는 何耶오? 盖急大緩濇하고 沈甚者는 浮沈皆然하고 微者는 浮取하면 則然이나 而沈取하면 則不然也라. 二說은 似異而實同이라. 要之하면 浮中有沈하고 沈中有浮하며 陰中有陽하고 陽中有陰이라. 卽如上竟上③者는 胸喉中事하고 下竟下者는 小腹腰股膝脛中事라. 其實은 寸脉도 亦有主下病者하고 尺脉도 亦有主上病者하니 此는 診家의 活妙이라. 許氏④는 所謂以意로 會⑤之라하니 非言語로 可傳得之니라.

이것은 즉 上古診法의 그 첫 번째이다. 臟腑는 同氣이기 때문에 옛사람이 六腑의 脉訣을 세우지 아니하고 단지 浮를 取하여 腑를 살피고 沈을 取하여 臟을 살피며, 數하면 腑의 病이고 遲하면 臟의 病이라고 하였다. 또한 急大緩濇하고 沈이 심한 것을 臟이라고 하였고, 微急, 微大, 微緩, 微濇, 微沈한 것을 腑라고 하였으니 그 까닭은 어째서인가? 대개 急大緩濇沈이 심하다고 하는 것은 浮沈이 모두 그렇다는 것이고, 微라고 하는 것은 浮로 取할 때에는 그렇지만 沈으로 取할 때에는 그렇지 않다는 것이다. 두 가지 說은 서로 다른 것 같으나 실은 같은 것이다. 요약해 보면 浮中에 沈이 있고 沈中에 浮가 있는 것이니 陰中에 陽이 있고 陽中에 陰이 있는 것이다. 가령 上竟上者는 胸喉中의 일을 보는 것이고, 下竟下者는 小腹, 腰, 股, 膝, 脛 중의 일을 보는 것인데, 그 실은 寸脉으로 역시 아래의 病을 主宰하는 것이고, 尺脉도 역시 상부의 病이 있는 것이다. 이것은 診脉을 하는 사람의 活妙한 것이다. 許氏가 이른바 뜻으로 이해하라고 한 것이니, 言語로 가히 傳하여 얻을 수는 없는 것이다.

【譯者註】(1) 臟腑六脉診法의 용어풀이

六脉診法은 各 臟腑간의 生·克·侮·乘의 관계에 의한 虛邪·微邪·實邪·賊邪·正邪등으로 臟腑 관계를 살펴서 보는 것을 원칙으로 한다. 虛邪는 從後來者로 母가 發病하여 子에 미치는 것이고, 實邪는 從前來者로 子에서 發病하여 母에 미치는 것이고, 賊邪는 從所不勝者로 勝하지

---

① 數爲腑病 : 數而有力한 脉으로 眞數脉을 말한다.

② 遲爲臟病 : 遲而無力한 脉으로 眞遲脉을 말한다.

③ 如上竟上者 下竟下者 : 『素問·脉要精微論』. 上은 寸을, 下는 尺을 말한다.

④ 許氏 : 許胤宗. 隋唐間의 名醫. 骨蒸病치료에 능통. 切脉, 議病을 중시하였다. "脉之妙處는 不可傳言이오 虛著方論은 終無人能言이니 此吾所以不著書也라." 하였다.

⑤ 意會 : 心得, 以心傳心.

못하는 곳에서 오는 病을 말하는 것이고, 微邪는 從其所勝者로 勝하는 곳에서 오는 病을 말하고, 正邪는 自病을 말하는 것이다.

또한 六脉診法에서 浮부위는 六腑를 의미하고, 沈부위는 六臟을 의미한다. 그리고 六脉診法에서 浮溢脉이라 함은 尺에서 關으로, 關에서 寸으로, 寸에서 魚際까지 넘치는 것을 말한다. 또한 六脉診法에서 浮甚이나 沈甚 등은 부위가 아니라 體像을 말한다.

【譯者註】(2) 脉有輕重

脉의 輕重이라는 것은 환자의 脉管을 누르는 의사의 힘을 말하는 것으로 한의학에서는 콩의 무게로 표현하고 있다. 『難經 · 五難』에 나온다.

▸ 心浮大散是本宮이오,

心은 浮大而散하는 脉이 本宮의 脉이다.

心之本宮은 平脉也라. 虛實賊微邪는 過宮脉也라. 餘는 皆雜脉이 相兼而見이라.

心의 本宮은 平脉이다. 虛實賊微邪는 本宮을 지나치는 脉이다. 나머지는 대개 雜脉이 相兼하여서 보이는 것이다.

【譯者註】(1) 浮大而散은 心의 本脉이다.

心臟의 脉을 浮大散이라 하였는데, 여기서의 散脉은 부정맥의 散脉을 말하는 것이 아니다. 原文의 散은 부드럽게 확산된다는 의미로 해석해야 한다. 다시 말하면 浮大散이라는 것은 洪而軟이라고 보면 된다.

【譯者註】(2) 心之本宮 平脉也 虛實賊微邪 過宮脉也 餘皆雜脉 相兼而見

이 條文은 「臟腑六脉診法」의 활용이해를 보기 위해서 설명한 것이다. 원칙적으로 「臟腑六脉診法」에서는 基本脉을 바탕에 두고 그 위에 어떤 脉이 들어오게 되는지에 따라서 五行으로 보아 살펴서 脉理를 파악하고 病의 발생기전에 대해서 확인하는 것이다. 그렇기 때문에 本宮이라는 표현을 하게 된 것이다.

각 장부의 本宮은 다음과 같다. 心은 浮大而散이 되어 洪脉을 말하고, 肝은 弦而軟, 腎은 沈實而滑, 肺는 浮短而濇, 脾는 緩, 命門도 역시 沈實而滑로 기억하면 된다. 이 本脉을 기본으로 해서 洪脉이 나와야 하는 心臟의 脉에 弦脉이 나오면 母病이 子로 간 것이 되어서 虛邪가 된다고 하는 것이다.

하지만 脉이라는 것이 반드시 五臟의 五行으로만 나오는 것은 아니기 때문에 이것만으로 脉을 보기에는 무리가 많은 것이 사실이고, 비록 「七表八裏九道脉名」에서 脉을 五行으로 구분하였다고는 하지만 五臟의 脉을 제외한 나머지 脉들의 五行구분이 명확하지 않은 것도 문제이다. 그렇기 때문에 너무 五行에 집착하지 말고 脉象과 증상을 비교해서 맞추어 나가는 것이 중요하다. 따라서 나머지는 대개 雜脉이 相兼하여서 보이는 것이라고 하였다.

微大邪歸小腸中이라.

微大한 것은 小腸으로 邪氣가 들어간 것이다.

大는 卽洪也라. 微는 有初暫하야 而不久意니 詳總看十變①脈註라. 各部는 倣此라. ○ 脈有輕重하니 如左寸에 先以輕手로 得之면 是小腸이오, 후에 重手하야 如六菽之重으로 得之면 是心이라. 左關에 先以輕手로 得之면 是膽이오, 후에 以重十二菽으로 取之면 是肝이라. 左尺에 先以輕手로 得之면 是膀胱이오, 후에 重手하야 如十五菽之重으로 取之면 是腎이라. 右寸에 先以輕手로 得之면 是大腸이오, 후에 以重手하야 如三菽之重으로 得之면 是肺라. 右關에 先以輕手로 得之면 是胃요, 후에 重手하야 如九菽之重으로 得之면 是脾라. 右尺에 先以輕手로 得之면 是三焦요, 후에 以重手하야 如十五菽之重으로 取之면 是命門이라.

大는 즉 洪이다. 微라고 하는 것은 처음에는 잠시 그런데 오래가지 않는다는 말이다. 總看十變脈註에 상세히 나와 있다. 各部도 이것을 모방한다. ○ 脈에는 輕重이 있으니 가령 左寸에 먼저 손을 가볍게 해서 얻으면 이것이 小腸이고, 후에 손을 무겁게 해서 가령 콩 6개의 무게로 하여 얻으면 이것이 心이다. 左關에 먼저 가볍게 해서 얻으면 이것이 膽이고, 후에 콩 12개의 무게로 얻으면 이것은 肝이다. 左尺에 먼저 손을 가볍게 해서 얻으면 이것이 膀胱이고, 후에 콩 15개의 무게로 얻으면 이것이 腎이다. 右寸에 먼저 손을 가볍게 해서 얻으면 이것이 大腸이고, 후에 가령 콩 3개의 무게로 얻으면 이것은 肺다. 右關에 먼저 손을 가볍게 해서 얻으면 이것은 胃이고, 후에 손을 무겁게 하여 가령 콩 9개의 무게로 얻으면 이것은 脾다. 右尺에 먼저 가볍게 해서 얻으면 이것은 三焦이고, 후에 손을 무겁게 해서 콩 15개의 무게로 얻으면 이것은 命門이다.

浮數風熱頭疼痛이오,

浮數은 風熱로 頭疼痛이 있다.

數는 兼弦緊而言이라. 浮數은 主頭疼身熱하고 面赤骨節煩疼하며 甚則心痛面赤이니 乃外感鬱熱의 表證이라. 小腸은 爲膀胱之標라. 故로 脈見此라.

數이라는 것은 弦緊을 겸하여 말하는 것이다. 浮數의 脈은 頭疼身熱하고, 面赤骨節煩疼이 있고, 심하면 心痛面赤인데 이것은 外感鬱熱의 表證이다. 小腸은 膀胱의 標가 된다. 그렇기 때문에 脈에서 이것이 보인다.

【譯者註】(1) 數兼弦緊而言과 浮數風熱

數은 弦緊의 脈을 겸하여 말하는 것이라고 하는 것은, 小腸脈의 數은 弦緊脈을 포함하고 있다는 말이다. 弦은 風을 말하고 緊은 寒을 말한다. 즉, 風寒으로 인해 熱이 생긴 것을 말하는 것이다.

---

① 十變 : ㉠ 五臟之剛柔. ㉡ 五臟之虛實賊微邪.

傷寒에 있어서 惡寒發熱이 나타나는 것에 대해서는 여러 가지 學說이 있다. 우선 太陽만으로 보아서 太陽과 寒水의 說이 있는데, 太陽의 陽과 寒水의 寒으로 인하여 發熱과 惡寒이 나타난다는 說이다. 두 번째는 太陽과 少陰의 標本으로 설명하는데, 太陽의 發熱과 少陰의 惡寒으로 惡寒發熱이 나타난다는 것이다. 마지막으로 足太陽膀胱經의 惡寒과 手太陽小腸經의 發熱로 인하여 惡寒發熱이 나타난다는 것이다. 어떤 것으로 설명하든지 간에 그 안에 弦緊이 있다는 것은 風寒의 원인이 된다는 것이고, 浮數의 脉이 나타난다는 것은 風熱이 발생한 것이라는 뜻이다.

【譯者註】(2) 浮數主頭疼身熱 面赤骨節煩疼

浮數의 風熱로 인한 頭痛身熱과 面赤, 骨節煩疼은 傷寒의 頭痛과 연결을 시켜야 하니, 傷寒의 頭痛은 일반적으로 三陽經에서 나타난다. 太陽의 증상이 있다면 九味羌活湯(p.313)으로 主하고, 陽明의 洪을 가지고 있다면 白虎湯(p.355)으로 主하고, 微洪인 경우에는 葛根解肌湯(p.297)을 사용한다. 단순한 外感이라면 川芎茶調散(p.463)을 사용하는데, 熱이 심하지 않다면 芎芷香蘇散(p.316)이나 消風散(p.397)을 사용한다. 이미 浮數이라고 하였기 때문에 風熱로 보아서 川芎石膏散(p.463)도 좋다.

浮遲腹冷胃虛空이라.

浮遲하면 腹冷한 것이고 胃가 無力한 것이다.

浮而帶遲는 主小腹寒痛하고 胃弱噯酸이라.

浮하면서 遲한 것은 小腹이 寒痛한 것이고 胃가 弱하고 噯氣나 呑酸을 나타낸다.

【譯者註】(1) 腹冷, 小腹寒痛

腹冷은 小腹寒痛이라고 하였다. 예전에는 虛痛은 喜按하고 實痛은 怕按한다고 하였다. 그러나 寒熱의 邪가 淺深이 있으니 크게 얽매일 필요는 없다.

비록 浮而帶遲라고 하였으나 굳이 浮에 얽매일 필요는 없이 左寸部에 遲脉이 나타나면 小腹이 寒痛하다고 보면 된다. 역시 아무리 左寸部에 浮而帶遲라고 하지만 腹痛의 脉은 沈할 수밖에 없으니 綿綿痛하고 增減이 없으며 脉沈遲한 것은 寒痛이라고 하였다. 理中湯(p.435)은 寒腹痛을 治한다.

굳이 浮脉을 고집한다면 外感의 冒寒證으로 인한 卒痛을 잘 살펴보면, 吐利에 모두 酸하고 熱物로 熨하는 것을 좋아하는 경우에는 五積散(p.421)에 加 吳茰 · 木瓜 · 煨葱을 하거나, 혹은 藿香正氣散(p.311)에 木香을 약간 加한다. 또한 寒邪가 小腸을 침범한 것으로 보아 극렬한 통증이면 蟠蔥散(p.348)을 사용한다.

【譯者註】(2) 胃虛空

胃虛空이라 함은 胃無力이나 胃下垂를 지칭한다. 일반적으로 遲脉은 虛冷함이다. 小腸이 寒해서 小腹이 寒痛한 것이다. 그래서 胃도 弱하고 呑酸하게 된다.

胃가 弱하고 中이 虛하여 나타나는 腹痛은 中虛로 脾弱하므로 隱隱하게 冷痛하고 전혀 飮食 생각이 없는 경우이다. 人蔘養胃湯(p.441)에 加 肉桂·吳茰·木香으로 한다. 평소에 氣虛로 挾痰者는 六君子湯(p.429)에 加 蒼朮로 한다.

【譯者註】(3) 胃弱噯酸

噯酸은 噯氣와 呑酸을 같이 이르는 말인데 諸嘔吐酸은 皆屬于熱이다. 지금은 浮遲腹冷胃虛空이기 때문에 熱로 인한 것이 아니고 寒으로 인하여 停滯가 되어서 그것으로 濕이 발생한 것이다.

呑酸은 곧 濕熱이 肺胃에 잠복된 것이니 咯不得上하고 咽不得下하여 宿食이 鬱遏하여 만들어진 것이다. 그 원인과 치료는 하나이다. 오직 濕이 多하면 呑하면서 便利하고, 熱이 多하면 吐하면서 便閉한다. 東垣이 寒을 말한 것은 그 標를 論함이다. 임상에서 寒熱을 구분하기 어렵다면 正傳加味二陳湯(p.450)이 제일 좋다.

浮虛偏頭耳頰痛이오,

浮虛하면 偏頭痛과 耳頰痛이다.

手太陽經이 **虛**하면 **苦偏頭痛**하고 **耳頰痛**이라.

手太陽經이 虛하면 偏頭痛이나 耳頰痛이 있어 고통스럽다.

【譯者註】(1) 浮虛偏頭耳頰痛

偏頭痛이나 耳頰痛은 手太陽小腸經이 지나가는 곳이다. 小腸虛로 인하여 통증이 발생한 것이다. 內傷으로 氣虛하여 相火가 上衝하면 耳鳴과 九竅가 不利한데, 兩太陽穴이 아픈 경우는 마땅히 補中益氣湯(p.357)에 倍 川芎하고 加 知母·蔓荊子하거나 혹은 四君子湯(p.366)한다. 大病 후 및 諸虛로 痛者는 四柱散(p.374)에 加 茶 一撮이다. 鍼으로는 列缺을 取하는 것이 효과가 좋다.

補中益氣湯에는 본래 川芎이 없다. 그런데 『醫學入門』에서 補中益氣湯에 倍 川芎을 하라는 것은 川芎을 二錢 加하라는 것이다. 나머지 加減도 이와 같다.

浮弦疝痛滑多蟲이라.

浮弦의 脉은 疝痛이 있고 滑脉이 있으면 蟲이 있는 경우가 많다.

訣에 **云**하되 급하면 **則腸中痛**으로 **不通**이라하니 **是也**라. **浮弦而滑**은 **主疝痛食蟲**이 **甚多**하니 **如面上有白點者**는 **必有血龜**①라.

訣에 이르기를 급하면 腸中痛이 있어 不通한 것이라고 한 것이 이것이다. 浮弦하면서 滑하면 疝痛과 食蟲이 매우 많으니, 가령 얼굴에 白點이 있는 경우에는 이것은 반드시 血龜인 것이다.

---

① 血龜 : 기생충.

【譯者註】(1) 浮弦疝痛

疝痛은 小腸氣로 인한 것이 대부분이기 때문에 지금 左寸部의 浮를 말하는 것은 小腸을 말하는 것이다. 弦이라고 하는 것은 疝痛의 근본이 근육에 경련이 오는 것으로 肝이 宗筋을 主하기 때문이다. 그렇기 때문에 浮弦疝痛이라고 한 것이다.

대개의 疝은 睾丸痛인 경우가 있고, 小腹으로 연달아서 아픈 경우가 있고, 冷氣에 감촉하거나 怒하면 塊物이 囊根에서 逆上하는데, 心和하고 氣平하면 塊物이 스스로 따라서 囊中으로 돌아들어가게 된다. 임상에서는 蟠葱散(p.348)을 많이 사용한다.

【譯者註】(2) 滑多蟲

緊滑宿食吐蛔蟲과 비교하자면, 緊滑宿食吐蛔蟲은 右尺部에서 나오는 脉인데, 浮弦疝痛滑多蟲은 左寸部에서 나타나는 것이 차이이다. 白點은 버짐이라고 하여 한의학에서는 蛔蟲이 있다는 증거로 본다. 예전에는 버짐이 피면 갱엿을 붙여 떼었으나 근래는 콜드크림으로도 없어진다. 만일 이와 같이 해도 없어지지 않으면 蛔蟲이 있는 경우가 많다. 근래에는 洋方에서 驅蟲藥이 많이 나오기 때문에 굳이 處方하지 않았다.

浮緊而滑爲淋閉요,

浮緊하면서 滑하면 淋閉의 경우가 많다.

浮緊而滑은 爲淋커나 혹은 二便閉澁이라.

浮緊하면서 滑하면 淋病이 있거나 혹은 二便이 閉澁하게 된다.

【譯者註】(1) 浮緊而滑爲淋閉

淋病이라는 것은 현대 질병인 淋疾로 봐도 무방하지만 韓方에서는 반드시 性病으로만 보는 것은 아니기 때문에 넓게 봐서 접근을 해야 한다. 특히 지금은 左寸部에서 緊而滑하면서 나타난 淋病이기 때문에 小腸의 염증이 膀胱으로 가서 생기는 것으로 이해하면 편하다.

淋은 小便이 澁痛하고 欲去不去하고 不去又來하고 滴滴하여 不斷한다. 淋病도 그 원인이 다양한데 지금은 小腸으로 인한 것이기 때문에 小腹이 脹滿하는 것이 甚者는 瀉腎湯(p.371), 火府丹(p.488)으로 한다. 小腸에 有氣하면 즉 脹하고, 有血하면 즉 澁하고, 有熱하면 즉 痛한다. 또한 土가 燥하고 水가 濁하면 四君子湯(p.366)에 加 滑石·澤瀉·麥門冬·淡竹葉하는 것이 마땅하다. 痛者는 六君子湯(p.429)에 加 知·柏·石葦·琥珀으로 치료하면 된다. 만약에 二便이 閉澁하면 八正散(p.482)을 사용한다.

浮洪膈脅滿難通이라.

浮洪하면 膈脅이 滿하여 通하지 않는 것이다.

胸連脇滿하니 痰熱盛也라.

胸에서 脇으로 연달아 滿한 것이니 痰熱이 盛한 것이다.

【譯者註】(1) 浮洪膈脅滿難通

여기에서 洪脉이라고 하는 것은 滑脉이 낀 洪脉이다. 心虛하면 즉 神昏하고 날아다니는 꿈을 꾸고 健忘하고 驚悸하고 즐겁지 아니한데, 심하면 즉 胸腹腰脇이 서로 당기면서 아프다. 心主厥陰의 脉이 胸中을 따라서 나와 心胞에 屬하고 膈의 아래를 따라서 三焦와 絡하는데, 그 支別은 胸을 따라서 나와 脇의 心系로 가고 膈의 아래로 가서 小腸에 絡한다. 그렇기 때문에 病이 이와 같은 것이다.

五行의 病理로 보면 洪脉이 小腸의 本脉이 되기 때문에 正邪로 보아도 된다. 滿이라고 한 것은 痞滿인데, 胸膈이 痞滿하여 疏通이 안 되는 것이다.

左右者는 陰陽의 道路다. 左肝陽은 血陰이고 右肺陰은 氣陽이다. 實者는 肝氣가 實한데, 痛하면 즉 手足이 煩躁하고 편안하게 잠을 자지 못한다.

임상에서는 柴胡四物湯(p.406)에 加 靑皮 一錢하여 사용한다. 임상적으로 흉부 통증이 위주가 되면 桔梗湯(p.321)이나 桔梗枳殼湯(p.321)을 사용하고, 脇痛이 爲主가 되면 柴梗半夏湯(p.404)을 사용하고, 정확하게 胸痛으로 心臟疾患이 의심되면 瓜蔞枳實湯(p.310)을 사용한다.

浮長風眩成癲癇이요,

浮長하면 風眩이나 癲癇을 이루게 된다.

浮大而長은 爲風眩癲癇이라.

浮大而長하면 風眩이나 癲癇이 된다.

【譯者註】(1) 浮長風眩成癲癇

長脉이 나타나면 어지러움이나 癲癇이 많다. 風眩이라는 것은 風火로 인한 어지러움이다. 眩暈의 원인은 風, 痰, 火, 虛로 나뉘게 된다. 혹은 眩暈이라고 하고 혹은 眩冒라고 한다. 眩은 검게 되는 것을 말하고, 暈은 회전하는 것을 말하고, 冒는 흐린 것을 말한다. 지금은 風眩을 말하고 있으니 임상적으로는 淸暈化痰湯(p.471)을 사용한다.

【譯者註】(2) 成癲癇

癲癇은 痰火로 인해 생긴 것이다. 風이 심해지면 痰火가 생긴다. 多喜하면 癲이고, 多怒하면 狂이다. 喜는 屬心하고 怒는 屬肝한다. 二經은 대개 火가 有餘한 곳이다. 그러나 喜하면 즉 氣散하니, 도모한 것이 이루지 못하여 鬱結하고 뜻을 얻지 못한 경우가 많다. 대개 痰迷心竅者는 葉氏淸心丸(p.387), 朱砂安神丸(p.453)을 사용한다. 心風癲者는 牛黃淸心丸(p.426), 追風祛痰丸(p.472)으로 한다.

五志의 火가 鬱하면 成痰하여 癲이 되고 狂이 되니 人事로 制之하는 것이 마땅하다. 가령 喜傷心者는 以怒로 解之하고 以恐으로 勝之한다. 憂傷肺者는 以喜로 勝之하고 以怒로 解之한다.

浮實面赤熱生風이라.

浮實하면 面赤이 되니 熱生風한 것이다.

浮實은 **面赤如騂**①하니 **熱則生風**이라. **訣**에 **云**하되 **大實**은 **由來面赤風**이니 **燥痛**하고 **面色**이 **與心**으로 **同**이라 하니라.

浮實하면 얼굴이 붉은 것이 마치 붉은 소와 같으니, 熱하면 즉 風을 生한다. 訣에 이르기를 大實한 것은 面赤風에서 유래한 것이니, 燥痛이 있고 얼굴색이 心臟과 같다고 하였다.

【譯者註】(1) 浮實面赤熱生風

面赤風이라는 것은 얼굴에 땀띠 같은 것이 나고, 붉게 부어 있는 것이다. 陽盛하면 面熱하고 陽衰하면 寒이다. 手足陽明經의 氣가 盛하면 즉 身의 以前이 모두 熱하고, 風熱이 上衝하면 즉 面이 홀로 熱하니, 먼저 調胃承氣湯(p.451)에 加 黃連·犀角으로 下法을 두세 차례 쓰고, 다음에 升麻葛根湯(p.401)에 加 黃連·川芎·荊芥·薄荷하여 調服한다.

【譯者註】(2) 燥痛

燥痛이라는 것은 血燥로 인한 통증을 말한다. 피부가 갈라지는 통증이 있고, 燥結로 인한 便秘痛을 말할 수도 있다. 일반적으로 小腸의 火로 인해 面赤이 나타나고 火生土하여 陽明으로 간다. 便秘痛의 경우에는 潤血飮(p.433)으로 主하고, 皮膚燥痛인 경우에는 生血潤膚飮(p.385)으로 主한다. 두 경우 모두 四物湯(p.368)을 合方하면 더욱 좋다.

浮濡虛損足多汗이오,

浮濡脉이 있으면 虛損으로 발에 땀이 많다.

浮濡는 **五臟虛極**하야 **而汗出於足**이니 **蓋五臟**의 **絲系**②는 **發之於足故也**라.

浮濡한 脉이면 五臟의 虛가 極하여 발에 땀이 나는 것이니, 대개 五臟의 絲系가 발에서 시작되기 때문이다.

【譯者註】(1) 浮濡虛損足多汗

小腸은 主液하기 때문에 영양분이 많아서 濡脉이 나오기 힘들다. 그런데 小腸에서 濡脉이 나오면 虛損이 극심한 것이다. 발은 가장 근본이고 五臟이 연결되어 있으므로, 발에서 땀이 나는 것은 五臟의 氣가 虛極한 것이다. 이것은 氣血俱虛로 보아서 黃芪建中湯(p.489)을 사용한다.

---

① 騂 : 붉은소 성, 약간 갈색이 섞임.
② 絲系 : 經絡이 실처럼 이어진 것.

浮芤積瘀吐痢紅이라.

浮芤脉이 있으면 積瘀가 있으니 吐血을 하거나 便血下利한다.

血瘀가 **胸中不散**하야 **以致氣道不通**하니 **在內作聲**①이라. **氣升**하면 **則吐血**하고 **氣降**하면 **則便血下痢**라. **甚則吐痢交作**이라.

血瘀가 胸中에서 흩어지지 않으면 氣道가 不通하여 안으로 숨소리가 크게 들린다. 氣가 升하면 吐血을 하게 되고, 氣가 降하면 便血로 下利를 하게 된다. 심하면 즉 吐利가 번갈아 나오게 된다.

【譯者註】(1) 浮芤積瘀吐痢紅

紅이라는 것은 출혈을 의미한다. 積瘀로 인하여 발생한 吐血이기 때문에 犀角地黃湯(p.386)으로 한다. 痢紅이라는 것은 痢疾에 의한 출혈이다. 熱이 쌓여서 紫黑色이 되는 경우에는 瘀血인데, 腹痛, 後重이 있으면 桃仁承氣湯(p.336)으로 下한다.

浮溢骨痛心煩躁요,

浮溢한 脉이 나오면 骨痛이 있고 心이 煩躁하다.

左寸脉이 **滿過關部**하면 **主骨節疼痛**하고 **心中煩躁**하며 **面赤**하니 **乃心熱之候**라.

左寸脉이 關部를 그득하게 지나게 되면 骨節煩痛, 心中煩躁, 面赤의 증상이 있으니 心熱의 징후이다.

【譯者註】(1) 浮溢

溢脉이라고 하는 것은 長脉보다 길며 尺에서 關으로, 關에서 寸으로, 寸에서 魚際까지 넘치는 것을 말한다. 대개 寸에서 魚際로 넘어가는 경우가 많다. 弦脉이 魚際까지 나오면 급히 婚姻을 시키라고 하는 경우가 있는데, 과부, 여승, 수녀 등에게 많이 보이며 柴胡抑肝湯(p.406)이 좋다. 반대로 남자의 경우라면 龍膽瀉肝湯(p.426)을 쓴다.

【譯者註】(2) 浮溢骨痛心煩躁

지금은 關部에서 寸部로 滿溢한 것이기 때문에 左關部의 肝, 左寸部의 心의 熱로 인한 것이다. 小腸에 熱入하면 口渴하고 生瘡하고 火逆하여 嘔吐와 脹滿하는 것이 다름이 있다. 心熱이 小腸으로 들어간 경우는 血熱하고 煩悶하고 作渴하는데, 혹은 虛火가 도리어 거슬러 胃에 入하여 嘔噦하고 小便이 不通한다. 中滿하고 腹이 硬脹하면서 급히 갈증이 나지 않는 경우에는 淡滲하는 것이 不可하다. 마땅히 古方의 滋腎丸(p.445)이다.

---

① 聲 : 王淑和의 『脉經 · 心脉歌』에 "心脉芤, 陽氣作聲."이라고 하였는데, 陽은 大也요, 氣는 呼吸이니 숨소리가 크게 들린다는 의미이다.

小腸은 主液하고 大腸은 主津하기 때문에 小腸熱은 마디마디가 노곤하게 쑤시며 아프게 한다. 비록 小便이 不通하더라도 함부로 淡滲하면 안되기 때문에 導赤散(p.337)보다는 滋腎丸을 써야 한다.

浮絶臍腹痹痞衝라.

浮絶이면 臍腹에 痹痞衝이 있다.

浮絶者는 **無小腸脉也**라. **苦臍冷痹**하고 **小腹中**에 **有癥瘕**라.

浮絶한 것은 小腸의 脉이 없는 것이다. 臍部에 冷痹가 있거나 小腹 中에 癥瘕가 있다.

【譯者註】(1) 浮絶臍腹痹痞衝

絶이라는 것은 脉이 끊어진 상태이며, 임상에서는 腎·命門部에서 많이 나타난다. 지금은 小腸의 胃氣脉이 나오지 않는다는 것이다. 小腸은 火의 根本이고 小腹에 해당되기 때문에 小腸의 火가 絶하게 되면 臍부위에 冷痹가 있고 小腹 中에 癥瘕가 있다.

沈數狂言幷舌强이오,

沈數하면 狂言을 하며 아울러 舌强이 있다.

數은 **兼實滑而言**이라. **訣**에 **云**하되 **實大**는 **相兼**하야 **幷有滑**하면 **舌强心驚語話難**이라 하니라.

數은 滑實을 겸해서 말하는 것이다. 訣에 이르기를 實大한 것이 相兼하여 滑脉이 있으면 舌强, 心驚, 言語와 對話가 어렵다고 하였다.

【譯者註】(1) 沈數狂言

痰火가 心堂을 閉하면 이것으로 因하여 喜怒가 無常하다. 當歸承氣湯(p.328)으로 한다.

【譯者註】(2) 幷舌强

여기에서 數은 滑實을 포함하고 있다. 舌强이라는 것은 혀 자체가 뻣뻣해지는 것이 아니고 혀를 자유자재로 움직이지 못하는 것이다. 특히, 'ㄹ'이 들어가는 발음을 잘 못한다. 中風으로 인한 舌强은 'ㅅ', 'ㅈ', 'ㅊ' 발음이 잘 안 된다. 지금은 心實症이다. 임상적으로는 淸神導痰湯(p.468)을 사용하거나 省風淸痰轉舌湯(p.388)을 사용한다.

沈遲血冷神不充이라.

沈遲하면 血이 冷하고 神이 充滿하지 못한 것이다.

沈遲는 **或血虛**하고 **或上焦受寒**하고 **或心神衰少**라.

沈遲하면 혹은 血이 虛하거나 혹은 上焦에 寒을 받았거나 혹은 心神이 衰少한 것이다.

【譯者註】(1) 沈遲血冷①神不充

心虛하면 神昏하고 날아다니는 꿈을 꾸면서 健忘하고 驚悸가 있고 기쁘지 아니하니, 심하면 즉 胸腹腰脇이 당기면서 아프다. 心實하면 夢에 憂하거나 驚하거나 怪異한 일이 보이고, 虛하면 혼이 날아다니는 꿈을 꾼다. 氣가 心에 거스르게 되면 즉 夢에 丘山이 煙火하고 健忘하고 失記하며 驚悸하고 불안하며 心內가 懊憹하여 기쁘지 않으니, 대개 心血이 少한 것이라고 하였다. 그 處方으로는 歸脾湯(p.317)이 적당하다.

獨沈不睡皆因鬱이오, 努瘀侵睛崩漏紅이라.

홀로 沈한 脉이 나오면 잠을 못 자는데 모두가 鬱로 인한 것이고, 努瘀侵睛하게 되고 崩漏가 된다.

沈은 **主氣鬱**이니 **夜多不睡**하고 **或上攻**하면 **患目**하야 **必努肉瘀血侵睛**하고 **下流**하면 **則崩漏去紅**하며 **甚者**는 **咯血**이라.

沈脉은 氣鬱을 主하니 밤에 잠을 잘 못자고, 혹은 上攻하게 되면 눈병을 앓게 되니 반드시 努肉과 瘀血이 侵睛하게 되고, 下流하게 되면 즉 崩漏로 피가 나오게 되는데 심하게 되면 咯血을 하게 된다.

【譯者註】(1) 獨沈不睡皆因鬱

獨沈의 脉은 임상에서 자주 보이며 氣가 鬱滯한 것이다. 因鬱이라는 것은 心氣鬱結의 경우가 많다. 여자들이 좌측 寸部의 沈脉과 虛脉이 많이 나타난다. 단순한 不睡의 경우에는 仁熟散(p.443)을 사용한다. 鬱은 기본적으로 四七湯(p.374)을 사용한다.

【譯者註】(2) 努瘀侵睛

努於侵睛이라는 것은 흰 줄 같은 努瘀가 睛을 침범한 것을 말한다. 또한 睛 주위에 하얀 날개 모양을 형성하는 것도 포함된다. 주로 신경을 많이 쓴 경우에 흔히 보인다. 翼狀片을 말한다. 이 경우 獨沈不睡皆因鬱의 원인을 보자면 痰火와 濁氣가 上攻한 것이다.

비록 努肉瘀血侵睛이라고 할지라고 痰火濁氣上攻에 사용하는 引神歸舍丹(p.443)을 사용하는 것이 맞다. 적극적으로 눈 치료를 해야 할 경우에는『醫學入門』의「眼」條文을 참고하면 되는데, 임상적으로는 洗肝明目湯(p.388)을 사용한다.

【譯者註】(3) 崩漏紅

崩漏 중에 특히 氣鬱로 인한 것은 悲哀가 심하면 胞絡이 끊어지고, 胞絡이 끊어지면 陽氣가 內動하니, 發하면 心下가 崩하고 여러 차례 溲血하게 된다. 마땅히 備金散(p.364), 四制香附丸(p.373), 烏藥湯(p.421), 古橘歸丸(p.304)으로 主한다. 先富後貧하고 先順後逆하며 心事不足한

---

① 血冷 : 血汗, 즉 혈액순환장애로 인한 血虛를 말함.

것으로 因하여 憂鬱이 생기는데, 鬱火가 血脉의 中에 왕성한 것은 四物湯(p.368)에 加 香附·白朮 各一錢, 地楡·黃芪·人蔘 各五分, 升麻 二分을 하여 處方하고, 甚者는 加 棕櫚灰하여 酒調服을 하는 것이 마땅하다. 心痛이 甚者는 瘀血心痛이라고 이름을 한다.

【譯者註】 (4) 甚者 咯血

咯血은 血이 咽下에 있어 咯不出하는데 심하게 咯하면 피가 나온다. 이것은 精血이 竭한 것이다. 四物湯(p.368)에 加 竹瀝·薑汁·童便·靑黛를 하거나 혹은 如聖餠子(p.416), 地黃膏(p.459)로 하라고 하였다. 임상적으로는 痰中帶血에 加味逍遙散(p.293)을 써도 좋다.

沈微虛痞驚中熱이오,

沈微하면 虛痞가 있거나 驚中熱이 있다.

沈微는 榮弱하야 以致虛火上侵하니 胸膈痞悶하고 甚則脅亦脹痛이라. 驚中熱者의 脉微는 主心氣虛弱하야 易生驚惕이라. 但心은 屬火하니 驚하면 則血散火動하야 驚中에 有虛熱也라.

沈微하면 榮이 弱하여 虛火의 上侵을 불러일으키니 胸膈이 痞悶하고, 심하면 脇이 역시 脹痛해진다. 驚中熱인 경우에 脉이 微한 것은 心氣가 허약하여 쉽게 驚惕이 발생한다. 그러나 心은 火에 屬하니 놀라게 되면 血이 흩어지고 火가 動하게 되니 驚中에 虛熱이 있다는 것이다.

【譯者註】 (1) 沈微虛痞

痞와 否卦(☷)는 뜻이 같다. 大要는 大便을 쉽게 보면 虛이고, 大便을 보기가 어려우면서 閉하면 實이다. 지금은 특히 沈微하여 虛痞를 말한다. 타고난 바가 中虛하여 痞滯로 不運한 것이 마치 배가 고픈 것 같고, 마치 약간 찌르는 것 같은 경우에는 六君子湯(p.429)에 加 香附·砂仁을 한다. 內傷의 勞役으로 濁氣가 犯上하고 淸氣가 下陷하여 虛痞者는 補中益氣湯(p.357)에 加 黃連·枳實·芍藥으로 한다. 便閉에는 加 大黃하고, 嘔에는 加 黃連·生薑·陳皮를 한다. 冬月에는 加 黃連·丁香한다. 먹는 것이 그친 다음에 心下가 痞者는 平補枳朮丸(p.482)으로 한다. 停飮하고 中寒者는 枳實理中丸(p.458)으로 한다.

【譯者註】 (2) 驚中熱

驚中熱이라는 것은 결국 虛熱을 말하는 것이다. 血虛에는 四物湯(p.368), 茯神湯(p.361), 妙香散(p.346), 朱砂安神丸(p.453)으로 하고, 氣血俱虛에는 人蔘養榮湯(p.440), 養心湯(p.415)으로 한다.

沈實口瘡及喉嚨이라.

沈實하면 口瘡이 있거나 喉嚨이 발생한다.

主口舌生瘡하고 **咽喉腫痛**이라.

口舌生瘡과 咽喉腫痛을 主宰한다.

【譯者註】(1) 沈實口瘡

口瘡 중에 鵝口瘡과 같은 것은 한의원에서 보기 힘들다. 일반적인 口舌生瘡으로 보면 된다. 임상적으로 입병이 잘 나는 경우에 여자는 陰門이 잘 헐고 남자는 腎風瘡이 잘 온다. 치료는 虛·實로 구분하는데, 주로 虛症이 많으니, 즉 만성 질환, 피로, 소화불량 등의 증상과 같이 오는 경우가 많다.

지금의 口瘡은 實脈의 口瘡이기 때문에 實熱로 보아 치료하는 것이 좋다. 熱이 심하고 一臟이 偏勝하면 즉 口味가 失常한다. 心熱로 口苦하고 生瘡하면 凉膈散(p.414), 黃連阿膠丸(p.490)으로 한다.

【譯者註】(2) 及喉嚨

喉嚨의 경우에는 함부로 접근할 것이 아니다. 항상 입안을 직접 보아서 膿이 안으로 번진 경우에는 3세대 항생제를 써야 하는 경우가 있으니 바로 전원을 하는 것이 좋다. 일반적으로 예후가 불량한 것은 惡寒이 심하고 發熱이 있으면서 입을 벌리지 못하는 경우이다. 백혈구 수치를 반드시 확인해야 한다. 편하게 甘桔湯(p.297)이나 必用方甘桔湯(p.484)을 생각하다가 큰일을 치루는 경우가 있다.

沈緩專主項背强이오,

沈緩은 전적으로 項背强을 主한다.

沈緩은 **主項背**의 **筋急强痛**이라.

沈緩은 項背의 筋急强痛이 있다.

【譯者註】(1) 沈緩專主項背強

緩脈의 在上項强下脚弱과 비교해 보면 쉽게 이해할 수가 있다. 緩脈은 濕으로 보기 때문에 濕을 날리는 것은 바람으로 한다. 項强에는 일반적으로는 回首散(p.491)을 쓰는데, 虛緩의 경우라면 補中益氣湯(p.357)에 加 木瓜·羌活 各一錢으로 한다.

沈滑痰熱時相攻이라.

沈滑하면 痰熱이 때때로 서로 공격하게 된다.

滑은 **爲痰**이니 **合本位**의 **洪**①하면 **則爲痰熱**이라. **或嘔逆**하고 **或怔忡**이 **時作時止**라. **若沈細而滑**②하야 **全無本脉**하면 **則爲水克火**하니 **不治**라.

---

① 洪 : 洪滑이어야 한다.

滑은 痰이 되는데, 心臟의 本脈인 洪과 合하게 되니 痰熱이 되는 것이다. 증상으로는 혹은 嘔逆이 되고, 혹은 怔忡이 時作時止하게 된다. 만약에 沈細하면서 滑하게 되면 本脈이 全無하게 되니 水克火가 되어서 不治하게 된다.

【譯者註】(1) 沈滑痰熱時相攻

사실 이런 경우는 이론적으로 책으로만 보면 쉽게 느껴지는데, 실제 임상에 부딪혔을 때에는 과연 그런 病이 어떤 증상으로 오는가에 대해 고민하게 된다. 우선적으로 心臟의 本脈은 洪脈이 된다. 그 부위에 滑脈이 오게 되면 洪脈의 熱과 滑脈의 痰으로 痰熱이라는 결론을 내리게 된다. 이 痰熱이 때때로 서로 공격한다는 것이다. 熱이 있다면 小柴胡湯(p.391)으로 할 것이고, 熱이 없다면 溫膽湯(p.423)으로 한다.

【譯者註】(2) 或嘔逆

痰熱로 인한 嘔逆이기 때문에 滑脈으로 痰이 우선이 된다면 편하게 橘皮一物湯(p.318)을 사용한다. 熱로 인한 경우라면 黃連竹茹湯(p.490)으로 主한다. 痰熱의 구분이 애매하다면 小柴胡湯(p.391) 加減方을 사용한다.

【譯者註】(3) 或怔忡

怔忡이 時作時止하게 되는 것은 痰이다. 二陳湯(p.437)에 加 白朮·黃連·遠志·竹瀝·薑汁한다. 怔忡은 驚悸가 오래 되어서 만들어진 것이다. 痰이 아래에 있고 火가 위에 있기 때문이다. 溫膽湯(p.423)에 加 黃連·山梔·當歸·貝母하라고 하였다.

【譯者註】(4) 若沈細而滑 全無本脉 則爲水克火 不治

본래 左寸部는 洪脈이 나타나는 것이고 洪脈을 풀이하면 浮大而散이 되어서 五行으로는 火가 된다. 만약에 沈細脈이 나타나면 沈細脈은 水가 되어서 水克火가 되니 不治한다. 하지만 실제 임상에서는 左寸部가 沈細하게 나오는 경우가 많아 여기에서 不治한다고 한 것은 胃氣가 손상된 경우에 不治한다고 보면 될 것이다. 다만, 左寸部의 沈細脈은 일반적으로 濇脈과 같이 나오지 滑脈과 같이 나오는 경우는 많지 않다.

沈濇胃虧音容減이요,

沈濇한 脉이 나오면 胃氣가 虧損된 것이니 音聲이 나약해지고 顔色이 없게 된다.

濇則心經에 **氣虛血少**하고 **母不能以蔭子**하야 **以致胃氣下陷**하고 **心神虧少**하야 **面無顔色**하고 **言語聲音**도 **亦懶**라. 심하면 **則氣血凝滯**하야 **而爲虛痛**①이라.

濇脈이 즉 心經에 있으면 氣血이 虛少하고 어미가 능히 아들을 기를 수가 없어서 胃氣

---

② 沈細而滑은 不治는 아니다. 가끔 볼 수 있다.

① 虛痛 : 우리하게, 뻐근하게 아프다.

가 下陷하고 心神이 虧少하여 얼굴에 색깔이 없고 言語와 聲音이 역시 늘어진다. 심하면 즉 氣血이 凝滯되어서 虛痛이 발생한다.

【譯者註】(1) 沈濇胃虧音容減

左寸이 濇하게 되면 心血이 不足한 것이니, 火生土가 원활하게 이루어지지 못하게 된다. 音容減이라는 것은 말이 늘어지고 얼굴에 和色이 감소한다는 것이다.

본래 濇脉이면 陰血이 부족한 경우이기 때문에 熟地黃을 사용하는 것이 옳은 방법이다. 그러나 이미 火生土가 이루어지지 않아 胃氣가 부족한 상태이기 때문에 熟地黃을 사용하면 소화가 되지 않는다. 그래서 소화기가 약한 경우에 熟地黃 대신 龍眼肉을 사용하라고 하는데, 이는 잘못 알고 사용하는 것이다. 차라리 丹蔘을 쓰는 것이 좋다.

沈緊眞痛必然凶이라.

沈緊하면 眞心痛이니 반드시 不吉하다.

沈緊은 乃腎水가 逆上乘心하야 謂之賊邪라. 必發眞心痛이 如刺하니 必死無疑라.

沈緊하면 이것은 腎水가 逆上하여 心을 乘한 것이니 賊邪라고 말한다. 반드시 眞心痛이 발생하는 것이 마치 찌르는 것 같은 통증이 있으면 반드시 죽는 것을 의심할 것이 없다.

【譯者註】(1) 沈緊眞痛必然凶

眞痛이라는 것은 眞心痛을 말하는 것인데 본래 心部의 緊脉은 좋지 않다. 심근경색이나 협심증 等에서 보인다. 膻中穴 부근이 쥐어짜듯 아프다면 眞心痛이다. 緊은 寒이다. 心臟에 寒이 들어간 것이다. 眞心痛은 內外의 邪가 心君을 犯한 것으로 인한 것이니 一日이면 卽死한다.

沈弱陽虛多驚悸요,

沈弱한 脉은 陽이 虛한 것이고 驚悸가 많다.

權輿①에 云하되 左寸弱兮여 陽氣虛오, 心驚悸兮여 汗難除라.

權輿에 말하기를 左寸이 弱하면 陽氣虛이니 心의 驚悸가 있고 汗이 없어지지 않는다고 하였다.

【譯者註】(1) 沈弱陽虛多驚悸

左寸은 心으로 心이 弱하다는 것은 陽氣가 虛하다는 것이다. 陽氣가 虛하게 되면 心이 튼튼하지 못하기 때문에 心悸怔忡이 나타난다. 血虛에는 四物湯(p.368), 朱砂安神丸(p.453)을 사용하고, 氣血俱虛는 人蔘養榮湯(p.440)으로 한다.

---

① 權輿 : 虞摶의『醫學權輿』.

【譯者註】 (2) 汗難除

陽氣가 虛하기 때문에 固表하지 못하므로 自汗出이 있는 것이다. 人蔘養榮湯(p.440)의 경우에는 雙和湯(p.411)의 變方으로 自汗出에도 효과가 있기 때문에 自汗을 동반한 心悸怔忡에 좋다.

沈伏痰鬱聚胸中이라.

沈伏하면 痰鬱이 胸中에 뭉치게 된다.

伏은 主憂鬱하니 多痰心肺二經하야 積聚胸中이라.

伏은 憂鬱을 主하는데, 心肺二經에 痰이 많게 되면 胸中에 積聚하게 된다.

【譯者註】 (1) 沈伏痰鬱聚胸中

伏脈은 沈脈보다 심한 것이다. 沈脈이 氣鬱을 주관하는데 그것보다 더 심하게 되니 伏主憂鬱이라고 한 것이다. 憂鬱이 심해서 밖으로 正氣가 나가지 못하게 되면 停滯되어 痰이 발생하는 것이고, 憂鬱을 주관하는 心肺의 二經에 痰이 쌓이게 되니 胸中에 모인다고 하는 것이다.

時作時止者는 痰이다. 停飮으로 胸中에 漉漉有聲하고 怏怏하면서 不安者는 二陳湯(p.437)에 加 茯神 · 檳榔 · 麥門冬 · 沈香하거나 혹은 朱雀丸(p.455)을 사용한다. 임상적으로는 瓜蔞枳實湯(p.310)을 사용한다.

沈弦心懸或如滿이요,

沈弦하면 心懸如饑하거나 혹은 마치 飽滿한 것같이 된다.

弦은 乃肝邪乘心이니 主心懸如饑하고 或時拘急하야 如飽滿然이니 此는 虛邪也라.

弦이라는 것은 肝邪가 乘心한 것이니 心懸如饑하거나 혹은 때때로 拘急이 있고 마치 배가 부른 것 같으니 이것은 虛邪이다.

【譯者註】 (1) 沈弦心懸或如滿

心懸이라는 것은 胃氣가 부족한 사람이 명치 밑에 뭔가 매달린 것 같다고 호소하는 증상이다. 주로 배고플 때 느끼며 胃下垂, 胃無力 等에 보인다. 또한 반대로 가스가 많이 차는 경우에 胃가 위로 들리는 현상이 나타나게 되니 如飽滿然이라고 한 것이다.

좌측 寸部에 弦脈이 나왔으니 母病이 子로 간 것으로 虛邪이다. 風이 肝邪로 인하여 心을 乘하여 아프면 兩脇에서 小腹과 陰股까지 당긴다. 桂枝湯(p.303)에 加 附子하는데, 便閉에는 蜜을 一匙 넣어서 같이 끓인다. 혹은 分心氣飮(p.363)에 加 厚朴 · 枳殼 · 蘿卜子 · 木香하거나 혹은 阿魏撞氣丸(p.413)을 사용한다.

沈絶掌熱嘔上衝이라.

沈絶하면 掌中熱이 있고 嘔吐가 있으면서 上衝하게 된다.

沈絶者는 **無心脉也**라. **苦心下毒痛**하고 **掌中熱**하며 **時時善嘔**하고 **口中傷爛**이라.

沈絶者는 心脉이 없다는 것이다. 心下가 극렬하게 통증이 있고 掌中에 熱이 있으며 때때로 嘔吐를 잘하고 口中이 상처로 문드러지게 된다.

【譯者註】(1) 沈絶掌熱嘔上衝

心脉이 絶하게 되면 心火가 있을 곳이 없어 위로 上衝하게 된다.

浮沈俱虛苦洞泄이오,

浮沈이 모두 虛하면 洞泄로 고통스럽다.

心與小腸으로 **俱虛者**는 **苦洞泄**하고 **苦寒少氣**하며 **四肢寒**하고 **腸澼**이라.

心과 小腸이 모두 虛하면 洞泄을 하게 되고, 寒과 少氣로 고통을 받게 되며, 四肢가 寒하고 腸澼이 있게 된다.

【譯者註】(1) 浮沈俱虛苦洞泄

이 條文의 浮沈俱虛와 다음 條文의 浮沈이 俱實 때문에 마치 脉이 이중으로 나와서 浮脉에 虛가 나오고 沈脉에 또 虛가 나오는 것처럼 오해를 할 수 있지만 실제 小腸의 脉은 콩 5개의 무게이고, 心臟의 脉은 콩 6개의 무게로 콩 1개의 무게 차이 밖에 없다. 그 콩 1개의 加壓力을 가지고 浮沈을 나눌 수 있다는 것은 현실적으로 매우 어려운 일이다.

그렇기 때문에 비록 「臟腑六脉診法」에서 浮沈으로 나누어서 臟과 腑를 말하고 있지만 너무 이 부분을 고집할 필요 없이 左寸部에 제대로 虛脉이 나오고 그 증상이 苦洞泄하게 된다면 浮沈俱虛로 이해를 하는 것이 좋다. 臟腑의 病을 확연히 나눌 수가 있으면 편한데, 그렇지 않은 경우에는 浮沈俱虛는 虛脫證으로 보는 것이 좋다. 虛脫證은 그리 쉬운 상황은 아니다.

浮沈俱實便難通이라.

浮沈이 모두 實하면 便이 通하기 어렵다.

心與小腸으로 **俱實**하면 **苦便閉**하고 **心腹煩滿**이라.

心과 小腸이 모두 實하게 되면 便閉로 고통스럽게 되며 心腹이 煩滿해진다.

【譯者註】(1) 浮沈俱實便難通

이 條文은 앞의 浮沈俱虛苦洞泄과 對句가 되는 條文으로 浮沈이 모두 實하다면 便閉가 되어서 心腹이 煩滿한 閉塞證이 나타난다는 것이다. 이것도 역시 急症이다.

▸肝弦而軟無些病이오,

肝은 弦而軟하면 특별한 病이 없다.

弦은 乃肝之正脉이니 帶軟하면 則弦而得中①이라. 故로 無些病이라.

弦은 이에 肝의 正脉인데, 軟한 것을 띠고 있으면 中을 얻은 것이다. 그렇기 때문에 별다른 病이 없는 것이다.

【譯者註】(1) 肝弦而軟無些病

弦而軟하다는 것에서 軟은 無力하다는 의미가 아니라 柔軟하다는 의미이다. 軟은 즉 肝脉의 胃氣脉이다. 脉을 잡아 肝부위의 이상이라 생각되면 일단 정신적 상태를 의심할 수 있고, 여자의 경우라면 生理, 腹痛의 有無를 물어봐야 한다. 같은 弦脉이라도 부드러운 弦脉이 나타나게 되면 病이 없는 것이다.

微②弦膽驚欲發黃이라.

잠시 弦하면 膽이 놀란 것이니, 黃疸이 오려고 하는 것이다.

脉初微弦者는 主膽腑受驚하야 潮熱하고 欲發黃疸하니 爪甲眼目이 俱黃이라.

脉이 처음에 微弦한 것은 膽腑가 놀라서 潮熱이 있고, 黃疸이 발생하려고 하는 것이니 爪甲과 眼目이 모두 黃色이 된다.

【譯者註】(1) 微弦膽驚欲發黃

黃疸은 형광등 불빛이 아닌 自然光에서 望診을 해야 한다. 대개의 경우 膽道閉塞으로 인한 것이 많으며 증상으로는 몸이 가려우며 눈이 제일 먼저 노랗게 된다. 눈의 흰자위는 다른 부위에 비해 연약하고 색소도 없어서 침착이 잘 일어난다. 치료는 절대 안정을 취해야 한다. 쉬는 중에는 많은 血이 肝에 저장되지만, 활동하게 되면 血이 消耗되기 때문이다.

驚은 膽이 虛해서 놀라는 경우도 있고 膽의 濕熱로 인해 놀라는 것이 있다. 지금은 微弦하기 때문에 虛로 因한 것이다. 內虛의 發黃은 口淡하고 怔忡하며 耳鳴하고 脚軟하며 微寒하면서 發熱하고 白濁이 있다. 氣虛에는 四君子湯(p.366)으로 主하고, 血虛에는 四物湯(p.368) 合 四苓散(p.367)에 加 茵陳·麥門冬을 한 것으로 主하고, 氣血俱虛하면 人蔘養榮湯(p.440)이나 八味丸(p.482)을 사용한다.

다만, 黃疸로 藥을 사용할 때에 熟地黃은 조심해야 하고 당연히 烏頭類도 조심해야 한다. 그리고 최대한 藥의 數를 줄여야 한다.

浮數風熱筋抽搐이오,

浮數하면 風熱로 筋이 抽搐한다.

---

① 中 : 中氣, 胃氣脉.

② 微 : 잠시, 잠간, 약간.

數은 **包弦緊而言**이니 **主發潮熱**하고 **筋脈抽搐**이라.

數이라는 것은 弦緊을 포함해서 하는 말이니 潮熱이 발생하는 것이고 筋脈이 抽搐하는 것이다.

【譯者註】 (1) 數包弦緊而言

傷寒에서도 마찬가지이지만 人體는 熱이 발생하면 당연히 脈이 빨라지게 된다. 傷寒에서 浮緩이나 浮緊을 가지고 桂枝湯(p.303)과 麻黃湯(p.340)을 이야기하고 있지만, 傷寒으로 熱이 이미 발생하였는데 어찌 數脈이 없겠는가? 그렇기 때문에 數을 이야기할 때에는 그 안에 弦緊을 같이 포괄해서 말한다.

【譯者註】 (2) 浮數風熱筋抽搐

浮數이 되면 風熱이 나타나게 되니 이것으로 근육에 抽搐의 현상이 나타난다는 것은 열성경련을 말하는 것이다. 抽라고 하는 것은 근육이 경련하는 것을 말하고, 搐이라고 하는 것은 근육이 오그라드는 것을 말한다.

韓方에서는 痓의 증상이 열성경련과 같으니, 혹은 外因의 風邪이고 혹은 內因의 七情인데 대개 반드시 痰火를 낀 이후에 발한다. 痰이 壅하여 發하는데 깨어나지 못하거나 혹은 단지 手足이 搐搦하고 左右가 動搖하니 마땅히 祛風導痰湯(p.300)에 加 竹瀝·薑汁한다. 風痰이 盛한 경우에는 敗毒散(p.442)에 加 防風·天麻·黃芩·全蝎·生薑·薄荷를 하거나 혹은 防風通聖散(p.351)에 加 人蔘·柴胡를 하고 壽星丸(p.399)을 薑汁·竹瀝에 下하여 間服한다.

浮遲洒①淅淚成行②이라.

浮遲하면 洒淅惡寒이 있는데 冷淚가 흐르게 된다.

浮遲는 **主肝經受寒**하니 **洒淅惡寒**하고 **或時發熱**하며 **冷淚時流**라.

浮遲하면 肝經에서 寒을 받은 것이니 洒淅惡寒이 있고 혹은 때때로 發熱이 있으며 冷淚가 때로 흐르게 된다.

【譯者註】 (1) 浮遲洒淅淚成行

洒淅이라는 것은 '선뜩선뜩하다'는 의미로 약간 추운 것이다. 淚成行이라는 것은 눈물이 이어져 줄줄 흐르는 것을 말한다. 遲脈은 虛나 寒을 말하는 것이기 때문에 浮遲한 脈이 나오면 肝經에 寒을 받았다고 하는 것이다. 肝虛로 客熱하여 迎風冷泣하면 歸葵湯(p.317), 古木賊散(p.305)이다. 睛疼하여 有火者는 滋腎丸(p.445)을 사용하고, 無火者는 杞苓丸(p.320)을 쓴다.

---

① 洒 : 으슬으슬 떨릴 선.
② 行 : 줄기 항.

浮細振搖①多盜汗이요,

浮細하면 몸이 덜덜 떨리고 盜汗이 많다.

浮細는 膽氣虛怯이니 肢體振搖하고 夜出盜汗이라.

浮細하면 膽氣가 虛怯한 것이니 肢體가 振搖하고 밤에 盜汗이 나온다.

【譯者註】(1) 浮細振搖

振搖는 膽經이 虛怯하여 깜짝 놀라 오들오들 떠는 것이다. 浮細한 脉이 나오면 膽氣가 虛怯하기 때문에 肢體가 振搖한다. 임상적으로는 仁熟散(p.443)을 사용한다.

【譯者註】(2) 多盜汗

胃氣가 弱해지므로 盜汗이 나타난다. 盜汗이라는 것은 잠이 들면 바로 汗出이 있고, 깨면 점차 거둬지는 것을 말한다. 대개 잠들면 衛氣가 裏를 行하여 表虛하게 되고, 깨게 되면 즉 氣가 表에 흩어져서 汗이 그친다. 通用으로 黃芪六一湯(p.489)에 加 浮小麥·牡蠣·麻黃根을 사용한다.

浮弱微散視渺茫②이라.

浮弱微散하면 보이는 것이 渺茫하게 된다.

浮弱微散은 乃肺脉乘肝하야 致肝經氣虛니 目暗生花③하고 視物渺茫이라.

浮弱微散한 것은 肺脉이 乘肝하여 肝經의 氣虛가 발생한 것이니, 눈이 어두워서 꽃이 보이게 되고 사물이 渺茫하게 보인다.

【譯者註】(1) 浮弱微散

散이라는 것은 無力, 軟弱한 脉을 말하는 것이니, 가을의 脉인 浮短而濇과 의미가 같은 말이다. 心臟의 脉과 肺의 脉을 散脉으로 보았기 때문에 浮弱微散이라고 하는 것은 金克木으로 肝經氣虛하게 되어 目暗生花하는 것이다.

【譯者註】(2) 浮弱微散視渺茫

裏虛하면 昏昧하고 밝은 것을 매우 싫어한다. 上虛는 肝虛에 屬하니 반드시 頭暈, 目眩, 耳聾이 있다. 下虛는 腎虛에 屬하니 반드시 眼花, 睛痛, 耳鳴이 있다. 昏花者는 傷氣한 것이고, 昏暗者는 傷血한 것이다. 熱證도 역시 밝은 것을 꺼리고 해를 무서워한다. 그러나 內虛는 순전히 陽光을 가까이 할 수 없다. 그 치료에 있어서 內傷의 七情으로 氣壅하여 朦朧하고 眼胞가 腫하면서 軟하고 酸澁하면서 微赤하면 木香流氣飮(p.345)에 加 川芎·蒺藜를 한다.

---

① 振搖 : 몸이 덜덜 떨림.
② 渺茫 : 아득할 묘, 아득할 망 靑盲에 屬함. 희미함. 시신경염이나 시신경 위축을 말한다.
③ 目暗生花 : 눈앞이 깜깜해지며 불꽃같이 번쩍이며 흩어지는 것으로 갑자기 일어날 때에 발생한다.

五臟六腑의 精華는 대개 脾에서 받고 눈으로 주입된다. 그렇기 때문에 脾胃를 이롭게 하면 즉 氣가 上升하여 神이 淸한 것이다. 또한 肝의 系는 비록 目에서 총괄하더라도 照徹光彩는 實로 腎精과 心神이 主하기 때문에 補精氣하고 安神하는 것은 이에 眼을 치료하는 本이다.

浮芤失血肢體癱이오,

浮芤하면 失血이 나오고 四肢癱瘓이 된다.

芤主失血하니 **血虛**하면 **則不能運用**이라. **故**로 **四肢癱瘓**①이라.

芤는 失血을 主하는데 血이 虛하면 運用을 하지 못하게 된다. 그렇기 때문에 四肢癱瘓이 된다.

【譯者註】(1) 浮芤失血肢體癱

芤脉은 失血을 주관하는데, 失血이 있으면서 四肢에 痲痹가 오는 것은 薄厥證으로 볼 수 있다. 만약 고혈압으로 인한 뇌출혈의 경우라면 革脉이 나타나는 경우가 있다. 『瀕湖脉學』에서는 革脉을 芤弦으로도 표현하는데 참고할 만하다.

內傷으로 인한 薄厥은 痰火가 挾한 것이다. 內因의 喜怒로 傷氣하고 傷志하면 氣逆하여 下行을 하지 못하니 즉 血이 心胸에 쌓이게 된다. 『內經』에서 薄厥이라고 이름한 것은 陰陽이 相搏하여 氣血이 奔幷하여 成한 것이다.

古法에 暴厥에 氣逆身冷者는 蘇合香元(p.398), 八味順氣散(p.481)이다. 怒氣가 逆甚하여 嘔血하고 衄衄하고 發厥者는 四物湯(p.368)에 去 地黃하고 加 赤茯苓·人蔘·桔梗·陳皮·麥門冬·檳榔을 하여 薑煎으로 服用한다. 혹은 六鬱湯(p.431)이다.

浮甚筋痿澼在腸이라.

浮가 심하면 筋痿가 되고 腸癖이 된다.

浮甚은 **乃火旺血虛**니 **筋弱無力**하야 **終爲癱瘓腸澼**이라. **本脾胃濕熱**이나 **肝風**이 **乘虛下注**라. **輕則便血**하고 **重則痔漏**라. **故**로 **痔**는 **乃筋脉病也**라.

浮가 심하면 이에 火가 왕성해서 血이 虛한 것이니 筋이 弱하고 無力하게 되어서 마침내는 癱瘓이 되거나 腸癖이 된다. 본래 脾胃의 濕熱이 肝風으로 虛를 타게 되어서 아래로 注한 것이니, 가벼우면 便血이 되고 무거우면 痔漏가 된다. 그렇기 때문에 痔라는 것은 筋脉의 病이다.

【譯者註】(1) 浮甚

浮脉은 金을 주관한다. 左關部는 木이기 때문에, 浮甚이라는 것은 金이 木의 位를 犯했다는 것이다. 그렇기 때문에 金克木으로 인해서 발생이 되는 痿病이나 腸癖이 발생하는 것이다.

---

① 癱瘓 : 癱은 左側不遂, 瘓은 右側不遂이다.

【譯者註】(2) 筋痿

諸痿는 대개 肺熱로 因하여 발생한다. 肺가 熱하면 肺葉이 마르고 脾가 弱하여 足痿가 된다. 色이 白하고 毛枯하면 皮痿하고 한다.

色을 생각하는 것이 無窮하고 혹은 入房太甚하여 口苦하고 白淫하면 이에 肝熱로 膽의 津이 滲한 것이다. 이를 筋痿라고 하니, 즉 筋脈이 오그라들고 바르르 떨린다. 지금은 이미 筋痿로 인한 癱瘓을 이야기했으니 역시 痿가 심해져서 나타나는 癱瘓이기 때문에 痿의 범주로 보아서 치료하면 된다. 滋血養筋湯(p.448)으로 한다고 하지만 쉽지 않다.

【譯者註】(3) 澼在腸

澼在腸이라는 것은 腸澼을 말하는 것이다. 傷風으로 犯胃하여 飧泄하고, 오래 되면 濕毒이 成澼하게 되어 大腸으로 주입되고 少陰으로 傳하니 腸澼이라고 말하고, 世俗에서는 血箭이라고 한다. 그 便血이 出하고 有力하여 마치 箭射가 멀리 가는 것과 같아서 이렇게 이름을 붙인 것이다. 또한 마치 화살이 사방으로 흩어지듯이 漏下하는 경우도 있다.

初起에는 濕熱이니 혹은 長夏를 當하여 발생한다. 當歸和血散(p.329), 凉血地黃湯(p.415)에 加木香·檳榔으로 한다. 오래되어 色이 紫黑者는 濕毒이 심한 것이다. 升陽除濕和血湯(p.404), 升陽補胃湯(p.403)으로 하거나 혹은 補中益氣湯(p.357)에 去 柴·陳하고 加 芩·連·川芎·槐角·枳殼한다.

浮大滑實頭目病이오,

浮大滑實한 것은 頭目의 病이다.

浮大滑實은 **乃心脈乘肝**이니 **血熱生痰**하야 **以致頭目不淸**하고 **或腫**하며 **或痛**하고 **咽喉乾燥**라.

浮大滑實하면 이것은 心脈이 肝을 탄 것이니 血이 熱하고 痰이 生하여 頭目이 不淸하고, 혹은 腫하고, 혹은 痛하고 咽喉乾燥가 발생한다.

【譯者註】(1) 浮大滑實頭目病

浮大滑實은 心乘肝한 脈으로 血熱하여 生痰한 것이다. 즉 飮酒 후에 많이 보이며, 피로 시에 肝膽 부위에 모두 나타난다. 飮酒 시에 보이는 다른 脈으로는 肝部에 弦緊滑이나 弦滑大 等이 있다.

心의 脈은 洪脈인데, 이것은 浮大而散으로 풀어놓을 수 있다. 浮大滑實이라고 하는 것은 心脈이라고 볼 수 있고, 지금 肝의 부위에 心脈이 들어왔으니, 子病이 母로 들어간 實邪가 된다. 頭目이 不淸하고 혹은 腫하거나 혹은 痛하고 咽喉가 乾燥한 것은 처음은 風熱로 因한 것을 말하는 것이고, 血이 熱해진 다음에 痰이 생기게 되면 痰火가 된다.

外感의 頭痛은 반드시 寒熱이 있으니 輕重으로 나누어서 解表하는 것이 마땅하다. 風證은 芎芷香蘇散(p.316), 消風散(p.397)으로 하고, 風熱은 川芎石膏散(p.463)으로 한다. 痰火는 통증이 심하여 마치 깨질 것 같은 것인데 二陳湯(p.437)에 加 芩·連하는 것으로 한다.

浮溢眩暈筋痛傷①이라.

浮溢하면 眩暈이 나타나고 筋이 아프고 괴롭다.

浮弦이 溢上寸口하면 主目眩頭重하고 筋脉痠痛이라.

浮弦한 것이 寸口로 溢하게 되면 目眩, 頭重하고 筋脉이 痠痛하게 된다.

【譯者註】(1) 浮溢眩暈筋痛傷

溢이라고 하는 것이 지금은 左關部인 肝脉에서 나오는 것이기 때문에 關部에서 寸部로 넘어가는 것을 말한다. 弦은 風을 말하고 溢은 緊을 말하니 緊은 결국 寒을 뜻한다. 결국 浮溢은 浮弦緊이니 風寒으로 인한 目眩, 頭重, 筋脉痠痛을 말하는 것이다.

外感의 風으로 인한 頭眩의 경우에는 外因의 風은 脉浮하고 有汗하고 項强하는데, 熱者는 川芎茶調散(p.463)으로 하고, 혹은 蔘蘇飮(p.379)에 加 南星·黃芩으로 한다. 寒은 脉이 緊하고 無汗하고 四肢가 拘急하고 筋攣하고 頭가 掣痛하는데 五積散(p.421)으로 한다.

浮濇肋滿經不利요,

浮濇하면 肋骨 부위가 脹滿하게 되고 生理가 不利하다.

濇은 主肝血虛少하니 甚則吐逆하야 不能停藏이라. 輕則脇肋脹滿하고 身痛이라. 婦人은 血凝氣滯하야 多月經不利라. 若浮濇而短하면 則爲本經賊脉이라.

濇은 肝血이 虛少한 것을 主하기 때문에 심하면 즉 吐逆이 되어 貯藏을 할 수가 없다. 가벼우면 脇肋이 脹滿하고 몸이 아프게 된다. 婦人이면 血凝氣滯하기 때문에 月經不利가 많다. 만약에 浮濇하면서 短하게 되면 本經의 賊脉이 된다.

【譯者註】(1) 浮濇肋滿

좌측의 關은 肝血을 주관하고 濇脉은 不足을 말하니, 左關部에 浮濇이 나타나면 肝血이 부족한 것이다. 肝血이 虛少한 것이 심하면 吐逆하게 된다. 肝은 본래 藏血을 하는 곳인데, 肝이 藏血을 하지 못하게 되어 증상이 가벼우면 脇肋이 脹滿하게 되고 몸이 아프게 된다.

만약에 浮短而濇하게 되면 이것은 肺의 脉이 되어서 金克木을 하게 되니 肝經賊邪의 脉이다. 肋滿은 腹中滿이 아니니 이에 脇肋下의 脹滿은 半表半裏에 病이 되는 것이다. 耳聾하고 乾嘔하고 寒熱이 往來하고 默默不欲食이 많고 少陽이 主하니 小柴胡湯(p.391)으로 和解한다.

또한 虛者는 肝血이 虛한 것이니 痛하면 즉 悠悠不止하고 耳目瞶하고 善恐하여 如人將捕하는데 四物湯(p.368)에 加 柴胡梢하거나, 혹은 五積散(p.421)에 去 麻黃하고 加 青木香·青皮를 한다.

---

① 傷 : 괴로울 상.

【譯者註】(2) 經不利

婦人은 血이 채워져야 生理를 하게 되는데, 지금은 濇脉으로 肝血이 虛少하게 되니 經이 不利한다. 經不利는 虛·熱·痰·氣의 四證이 있을 따름이다. 不調도 역시 크게 같다. 證을 따라서 調治한다. 飮食이 調和하면 자연스럽게 血氣가 流通한다.

문득 凝滯가 있은 然後에 紅花當歸散(p.487), 紫葳散(p.445), 通經丸(p.477), 導經丸(p.334)의 類를 사용하는 것도 좋다. 虛者는 當歸散(p.328)만을 사용하여 通하게 하고, 通한 뒤에는 모름지기 陰血을 養益하여 津液을 流通하게 한다. 어찌 氣血이 充和되도록 하는 것에 힘쓰지 않고 毒藥으로 攻逼하는 것으로만 하겠는가? 이것은 千金을 거지에게 구하는 것과 같으니 반드시 죽게 될 따름이다.

浮絶膝痛善驚惶이라.

浮絶하면 膝痛이 있고 잘 놀라고 두려워한다.

無膽脉者는 **苦膝痠痛**이니 **口苦**하고 **善畏多驚**이라.

膽脉이 없는 것이니 膝이 痠痛하여 괴롭고 입이 쓰고 두려워하기를 잘하여 놀라는 것이 많다.

【譯者註】(1) 浮絶膝痛善驚惶

浮絶이라고 하면 이미 膽脉이 없는 것이다. 膝者는 肝之府라고 하였으니 膽脉이 없어 膝痛이 있는 것이고, 膽汁은 苦味이기 때문에 口苦하고, 膽脉이 없으면 心膽이 虛怯하기 때문에 善畏하고 多驚한다.

沈遲疝氣睡不著①이오,

沈遲하면 疝氣가 되고 잠을 잘 못 자게 된다.

沈遲는 **血冷**이니 **夜臥不安**하고 **疝氣時攻**이라.

沈遲하면 血冷하기 때문에 밤에 잘 때에 불안하게 되고 疝氣가 때때로 공격하게 된다.

【譯者註】(1) 沈遲疝氣

疝病의 기전에 대해서는 醉飽, 勞役, 房欲, 忿怒로 動火하는 것인데. 火鬱이 오래되면 즉 濕을 生하게 되니 津液이 凝하면 痰瘀가 肝經으로 流入하고, 肝性이 急速하니 혹 갑작스럽게 外寒이 얽은 바가 되면 이것으로 痛이 심하게 된다. 傳하는 말에 寒을 말하는 경우가 있으니 標를 論한 것이다.

그 원인이 너무 다양하지만 지금은 脉이 遲하다고 하였으니 寒으로 인한 疝證으로 보면 되므

---

① 著 : 동사 뒤에 붙어 목적을 이루지 못함을 나타냄. 할 수 없다. 하지 못하다.

로 五積散(p.421) 加 吳茱萸·小茴香하거나, 혹은 蟠葱散(p.348)이 가장 무난하다.

【譯者註】(2) 睡不著

睡不著이라는 것은 잠을 잘 수가 없다는 말이다. 본래 肝에 血이 들어가게 되면 血로 因해서 따뜻하게 되는데 지금은 血이 冷하기 때문에 긴장이 되어서 잠을 잘 수 없는 것이다. 膽이 熱하면 多眠하고 虛하면 不眠하는데, 獨臥하면 神이 붙을 곳이 없어서 더욱 驚畏가 발생한다. 善太息하고 마치 사람이 잡으러 오는 것처럼 두려워하거나 혹은 꿈에 細草가 보인다. 仁熟散(p.443)은 心膽虛로 恐畏하여 不能獨臥하는 것을 치료한다.

睡不著은 心脈의 "獨沈不睡皆因鬱"과 비교해 보면 더 좋다. 血冷은 血이 不足하다는 의미이다. 夜臥不安은 膽이 冷해서 못 자는 경우이니 溫膽湯(p.423)도 생각해볼 만하다.

沈數鬱怒苦生瘡이라.

沈數하면 鬱怒가 있는 것으로 瘡疥가 생겨서 고통스럽다.

沈數은 **善鬱善怒**하야 **肝火妄動**하면 **多生瘡疥癰疽**라.

沈數은 종종 鬱滯가 되고 잘 怒하게 되어 肝火가 妄動하게 되면 瘡疥와 癰疽가 있다.

【譯者註】(1) 沈數鬱怒苦生瘡

沈은 氣鬱을 말하고 數은 熱을 말한다. 左關部가 沈數하게 되면 肝이 怒를 주관하기 때문에 鬱怒로 인한 火로 생각하면 된다. 지금의 苦生瘡은 苦心이 많아 肝氣가 鬱結되어 瘡瘍이 잘 생기는 경우이다. 이런 경우에 托裏消毒飮(p.476)은 別無效果이다. 十六味流氣飮(p.409)으로 한다.

沈弦緊實痃癖病이오,

沈弦緊實한 것은 痃癖의 病이다.

沈弦緊實의 **四脈**은 **主腎水**가 **不能生木**하야 **以致肝虛**하니 **結成癖積**하고 **或近臍**커나 **或兩肋間**에 **作痛**이라.

沈弦緊實의 四脈은 腎水가 능히 木을 生하지 못하여 肝虛에 이른 것이니 맺혀서 癖積을 이루거나 혹은 배꼽 주변과 혹은 兩肋間에 통증이 있게 된다.

【譯者註】(1) 沈弦緊實痃癖病

沈緊은 水와 寒의 脈이고 沈實而滑은 腎의 本脈이다. 弦은 肝의 脈이니 腎水가 不能生木해서 肝虛가 되었다. 이것이 結하게 되면 積聚와 痃癖이 된다. 그 위치에 따라서 배꼽 주변으로 나오기도 하고 兩肋間에 있어서 통증이 발생하기도 한다.

여자의 경우에는 痃癖을 주로 말한다. 남자의 경우에는 積聚를 말한다. 脈이 沈伏하여 혹左或右하는데 發하는 데에 뿌리가 있고 痛에 일정한 곳이 있다. 肝積은 左脇下에 있으니 肥氣라고 말한다. 風氣가 有餘한 것을 말하니 血이 氣를 따라서 行하지 못하여 사람으로 하여금 脇痛과 痎瘧이 있게 한다.

임상적으로는 瘧疾로 인한 肝脾腫大에도 이와 같은 증상이 나타난다. 虛實을 따라 淸脾飮(p.466)이나 人蔘養胃湯(p.441)으로 한다.

沈實轉筋痛脇房①이라.

沈實하면 轉筋이 있고 옆구리에 통증이다.

實은 **主脇肋切痛**이니 **肝實者**는 **苦肉中痛轉筋**이라.

實은 脇肋이 切痛한 것이니 肝이 實하면 肉中痛이 있고 轉筋으로 괴롭게 된다.

【譯者註】 (1) 沈實轉筋痛脇房

左關部에 實脈이 나타나게 되면 脇肋이 切痛하게 된다. 특히 肝이 實한 경우에는 肉中痛이 있고 轉筋하게 되어서 괴롭게 된다. 轉筋이라는 것은 쥐가 잘 나는 것이다. 쥐가 나는 데는 照海穴을 쓴다.

左右者는 陰陽의 道路이다. 左는 肝陽으로 血陰을 主하고, 右는 肺陰으로 氣陽을 主한다. 實者는 肝氣가 實한 것이니 痛하면 즉 手足이 煩躁하고 安臥하지 못한다. 小柴胡湯(p.391)에 加芎·歸·白芍·蒼朮·靑皮·龍膽草를 하거나, 혹은 單黃連丸(p.326)으로 한다.

沈微內障或作泄이오,

沈微하면 內障이 있거나 혹은 泄瀉를 한다.

沈微면 **則肝氣虛**니 **主眼生內障**하고 **或時踈泄下利**라.

沈微하면 肝氣가 虛한 것이니 눈에 內障이 발생하고 혹은 때로 疎泄下利를 한다.

【譯者註】 (1) 沈微內障

左關部의 脈이 沈微하게 되면 肝氣가 虛한 것이니 눈에 內障이 발생한다. 임상에서 백내장은 나이가 들어서 발생하거나 당뇨로 오는 경우가 많다. 완전히 눈을 덮었을 때 수술해야지 중간에 수술을 하게 되면 바로 재발하는 경우가 있으니 주의해야 한다. 백내장은 쉽게 치료되지 않는다. 요즘은 백내장 수술에 하루 정도 소요되기 때문에 간단하게 치료한다면 洋方에서 수술을 하고, 자주 재발한다면 비록 沈微로 肝氣가 부족하다고 할지라도 임상에서는 洗肝明目湯(p.388)이 좋다.

【譯者註】 (2) 沈微內障或作泄

이 條文 역시 肝이 虛해서 발생하는 泄瀉이다. 肝虛하여 忿怒로 傷하면 木克脾土하고 門户가

---

① 房 : 곁 방.

不束하여 厥하면서 面靑한다. 當歸厚朴湯(p.330)이나 혹은 熟料五積散(p.401)에 去 麻黃을 한다.

沈弱筋枯腰脉僵이라.

沈弱하면 筋이 마르고 허리의 脉이 뻣뻣해진다.

弱은 主血虛니 筋脉이 枯痿短縮하고 腰脉도 亦痛하야 急如張弓①이라. 産後에 多有此疾이라.

弱은 血虛를 주관하니 筋脉이 마르고 萎縮이 되고 短縮이 있으면서 허리의 脉도 역시 아프게 되어 마치 張弓같이 緊急해진다. 産後에 이러한 질병이 많다.

【譯者註】(1) 沈弱筋枯腰脉僵

腰脉僵이라는 것은 腰部의 筋脉이 뻣뻣한 것으로, 强直이 와서 上體가 뒤로 젖혀진다는 말이다. 筋枯腰脉僵이라고 하면 지금 말하는 강직성 척추염이나 筋痿로 이해하면 된다.

그 치료의 대원칙은 瀉南하면 즉 肺金이 淸하여 東方이 不旺하고 脾가 不傷하여 宗筋이 潤하게 된다. 補北하면 즉 心火가 降하고 西方이 不虛하니 肺가 不焦하고 榮衛가 通하게 된다. 淸燥湯(p.471), 虎潛丸(p.487), 腎氣丸(p.407)으로 金水의 二臟을 조화롭게 하는 것이다.

지금은 左關部가 沈弱한 것이기 때문에 血虛로 보아야 한다. 血虛者는 四物湯(p.368) 合 生脉散(p.384)하고 加 蒼朮·黃柏·牛膝에 補陰丸(p.357)을 복용하면 된다. 하지만 루게릭병이나 근이영양증, 강직성 척추염 등의 病들이 이미 弱脉으로 들어선 경우에는 쉽게 낫는 病이 아님을 알고 접근해야 한다.

産後에 이런 病이 많다는 것은 産後에 氣血이 손상되어 病이 되는 것이 많다는 것이다. 産後에는 일반적으로 補氣血하면서 치료한다. 임상적으로는 人蔘養榮湯(p.440)이나 補虛湯(p.360)을 處方하는 것도 좋다.

沈緩醋心腹氣結이오,

沈緩하면 생목이 오르고 腹氣가 뭉친다.

肝緩하면 則宿食이 熏蒸하야 心頭②酸刺하고 或氣結하야 在腹作痛이라.

肝이 緩하면 宿食이 熏蒸해서 心頭에 생목이 오르고 찌르는 듯하며, 혹은 氣가 結滯되어서 복부에 통증이 있다.

【譯者註】(1) 沈緩醋心腹氣結

左關部인 肝에 緩脉이 나타나면 宿食이 발생하여 熏蒸하면 心臟 부위가 시고 찌르는 것 같다. 혹은 氣가 結滯된 것을 沈脉으로 표현한 것이다. 그렇기 때문에 腹痛도 같이 있는 것이다. 醋心이라는 것은 만성 위염으로 명치 밑이 쓰리고 아픈데 콕콕 찌르는 것 같은 것이다. 그렇기 때문

---

① 急如張弓 : 당기면서 아프다.
② 心頭 : 명치 밑.

에 醋心은 지금 표현으로는 胃酸이 역류되는 것으로 이해하면 된다.

역류성 식도염의 경우에는 遲脉일 경우에 遲濇咽酸癥瘕成이 있고, 緩脉인 경우에는 緩弱呑酸食不下가 있는데, 지금은 左關部인 肝에 緩脉이 나타나서 발생하는 沈緩醋心腹氣結이다. 二陳湯(p.437)에 加 丁香·木香·肉桂·乾薑·砂仁·薑·棗로 한다.

沈伏觸冷脚不强이라.

沈伏하면 冷氣에 감촉된 것으로 다리가 强하지 못하다.

沈伏은 **乃寒氣觸血**하야 **以致脚痛**이 **難以伸縮**이라.

沈伏은 이에 寒氣가 血을 感觸하여서 脚痛이 펴고 당기기가 어렵게 된 것이다.

【譯者註】 (1) 沈伏觸冷脚不强

沈伏觸冷脚不强이라는 것은 脚이 强하지 못한데 그 원인이 冷이라는 것이다. 또한 伏脉이라는 것은 沈脉보다 심한 것이니 沈脉은 寒이 된다. 즉, 冷痹나 寒痹로 보는 것이 옳다.

寒多하면 五積散(p.421)에 加 天麻·附子를 하거나 혹은 蠲痹湯(p.301)이다. 寒濕은 五積交加散(p.421)이다. 濕多는 川芎茯苓湯(p.463), 當歸拈痛湯(p.328), 防己黃芪湯(p.350), 羌活勝濕湯(p.299) 等으로 主한다. 또는 冷痹로 身寒不熱하고 腰脚이 沈冷하면 즉 寒痹가 심한 것이니 三痹湯(p.379)에 合 三五七散(p.381)하거나 혹은 舒經湯(p.386), 附子理中湯(p.362)으로 한다.

沈濡恍惚下體重이오,

沈濡하면 恍惚하고 下體가 무거운 것이다.

沈濡하면 **則魄**①**衰**하야 **不能與魂**②으로 **相守**하니 **心中恍惚**하고 **下體腰脚**이 **沈重**이라.

沈濡하면 魄이 衰하여 魂과 더불어 지키지 못하는 것이니 心中이 恍惚하고 下體와 腰脚이 沈重한 것이다.

【譯者註】 (1) 沈濡恍惚下體重

濡脉은 濇脉보다 심한 것이니 左關部에 濡脉이 나오면 血이 주관하는 肝에 치명적이다. 그렇기 때문에 魄이 衰하여서 魂과 더불어 서로 지킬 수가 없다는 말한 것이다. 血虛하면 온몸의 關節이 不利하고 심하면 즉 筋骨이 蹝痿한다. 血枯하면 즉 腰疼하고 脚弱하는데 濕熱을 낀 경우에는 膝脛이 痿痹한다. 血이 不足하면 즉 多懼하고 有餘하면 즉 多怒한다. 거의 不治라고 생각하면 되는데, 肝虛이므로 補肝丸(p.356)을 생각해볼 만하다.

---

① 魄 : 魄은 의식, 감정, 감각적 반응을 主한다. 참고로 魄을 '박'으로 발음하면 肛門을 뜻한다.
② 魂 : 魂은 무의식적인 예감, 정신적 느낌을 主한다.

沈絶遺溺命不長이라.

沈絶하면 遺尿가 있고 命이 길지 않다.

無肝脉者는 **苦遺溺**하니 **逢庚辛金日**에 **必死**라.

肝脉이 없으면 遺尿로 고통스러운데 庚辛金日을 만나면 반드시 죽는다.

【譯者註】(1) 沈絶遺溺命不長

沈絶하다는 것은 肝脉이 絶하였다는 것이다. 肝에 胃氣脉이 없으면 筋을 束하지 못해서 遺尿를 하게 되는데, 庚辛의 金日을 만나게 되면 반드시 죽게 된다.

俱實嘔逆食不化요,

모두 實하면 嘔逆이 있고 飮食이 소화가 잘 안 된다.

肝膽이 **俱實者**는 **苦嘔逆食不消化**라.

肝膽이 모두 實하면 嘔逆과 飮食이 소화가 안 되는 것으로 고통스러워한다.

【譯者註】(1) 俱實嘔逆食不化

肝膽의 脉이 모두 實하게 되면 苦嘔逆食不消化한다고 하는 것은 木克土로 위로 올라가서 내려오지 않는다는 말이다. 風邪가 胃에 있으면 翻翻하여 不定하는데, 혹은 酸水가 鬱滯되어 온전히 飮食이 들어가지 못하는 경우에는 不換金正氣散(p.364), 麥天湯(p.342), 安脾丸(p.413)으로 하는데 蔘, 朮 등의 藥을 함부로 사용할 수가 없으니 補하게 되면 邪氣가 도리어 심해지기 때문이다. 역시 閉塞證의 하나로 보면 된다.

俱虛厥冷性無常라.

모두 虛하면 厥冷이 있는데 性情이 無常하게 된다.

肝膽이 **俱虛**하면 **四肢厥冷**하고 **性情**이 **不樂**하야 **喜怒不常**이라.

肝膽이 모두 虛하면 四肢厥冷이 있고, 性情이 즐겁지 아니하여 喜怒가 不常한다.

【譯者註】(1) 俱虛厥冷性無常

肝膽이 모두 虛하면 四肢厥冷이 나타난다. 寒厥의 沈寒痼冷이다. 十全大補湯(p.410)을 사용한다. 四肢厥冷으로 보는 경우에는 當歸四逆湯(p.327)을 사용한다.

【譯者註】(2) 性無常

肝이 虛하게 되면 性情이 不樂하게 되니 喜怒가 不常하게 된다는 것은 臟躁症으로 보아서 히스테리 발작이다. 甘麥大棗湯(p.298)을 사용할 수가 있으나 역시 虛脫證으로 보면 된다.

▶ **腎本沈石帶滑形**이오,

腎은 본래 沈石한데 滑脉을 끼고 있는 형태이다.

沈實而滑者는 **腎之本脉也**라.

沈實하면서 滑하면 腎臟의 本脉이다.

【譯者註】 (1) 腎本沈石帶滑形

「臟腑六脉診法」을 공부하면서 가장 잘 살펴야 할 것은 그 부위에 해당되는 질병을 찾는 것이다. 예를 들면 肝의 경우는 膝者는 肝之府라고 했으므로 무릎을 살피거나, 肝이나 膽의 경우 少陽에 해당이 되므로 脇 부위의 질환을 먼저 보는 것이다. 또한 背者는 胸中之府라고 하였으니 좌우측 寸部의 心肺 부위에서는 등이나 가슴부위의 질병을 살피는 것이다. 역시 右關部는 脾胃를 보아야 하니 소화기 질환을 중점으로 보면 된다. 腎脉部에서는 대체로 허리, 精力, 生理, 耳病, 二便 等을 살핀다.

微沈病自膀胱生이라.

잠시 沈하면 病이 膀胱에서 生한 것이다.

暫沈者는 **膀胱經病也**라.

잠시 沈한 것은 膀胱經病이다.

【譯者註】 (1) 微沈病自膀胱生

沈은 腎臟의 脉인데 微沈하다는 것은 잠시 沈하다는 것이고, 약간 沈하다는 표현도 가능하다. 뒤에 나오는 浮의 의미와 微沈의 의미는 같은 것으로 본다.

浮數勞熱小便赤이오,

浮數은 勞熱로 小便이 赤하다.

浮數은 **膀胱火動**이니 **主勞熱小便赤**이라.

浮數은 膀胱의 火가 動한 것이니, 勞熱로 小便이 赤하다.

【譯者註】 (1) 浮數勞熱小便赤

浮는 膀胱의 脉이고 數은 熱이니, 浮數은 膀胱의 火熱을 말한다. 左尺部의 浮脉은 虛를 말하니 勞熱로 小便이 赤한 것이다. 勞熱이라는 것은 신체적, 정신적 勞役으로 인한 熱이다. 勞熱로 小便이 赤하게 되면 勞淋이다.

淋은 小便이 澁痛하고 欲去不去하고 不去又來하고 滴滴不斷하는 것을 말한다. 勞淋은 痛引氣衝하는데 피곤하면 즉 發하고 아픈 것이 尻에 미친다. 透膈散(p.479)을 사용한다. 勞傷은 四物

湯(p.368)에 加 知·柏·滑石·琥珀을 쓴다. 虛甚者는 鹿角霜丸(p.323)으로 한다.

浮遲帶濁耳蟬鳴이라.

浮遲한 脉이면 帶下와 白濁이 있고 耳蟬鳴이 있다.

浮遲는 乃傷精이니 患帶濁耳中蟬鳴하고 鳴久則聾이라.

浮遲한 脉은 이에 精을 傷한 것이니, 帶下나 白濁과 耳中에 매미울음 소리가 나는 病을 앓고, 우는 것이 오래되면 耳聾이 된다.

【譯者註】(1) 帶濁

浮遲한 脉이 나오면 精이 傷한 것이다. 精이 傷하면 여자의 경우에 帶下가 나오게 되고 남자의 경우에는 小便이 濁하게 된다. 帶下는 小腹이 冤熱하면 小便에서 白液이 나온다. 冤이라는 것은 濕熱이 屈抑하고 凝滯하여 任脉에 結滯한 것이다. 胞上으로부터 帶脉을 지나 大小腸의 부분에 나와서 아래로 淋瀝하기 때문에 帶下라고 한다. 지금은 虛寒의 傷情으로 인한 것이다.

虛는 月水가 淋瀝이 그치지 않거나, 혹은 崩中으로 暴下하고, 혹은 産後에 去血이 過多하여 陰虧하고 陽竭에 이르러 營氣가 不升하고 經脉이 凝泣하고 衛氣가 下陷하고 精氣가 下焦에 留滯하고 蘊積하여서 만들어진다.

白滑한 것이 如涕하고 腥臭가 밑으로 흐르는 경우에는 黃芪建中湯(p.489)에 去 桂枝, 加 當歸하여 水煎하여 苦楝丸(p.305)을 먹는다. 오래도록 그치지 아니하고 臍腹이 陰部까지 당기고 冷痛한 경우에는 東垣固眞丸(p.338)으로 한다.

【譯者註】(2) 浮遲帶濁耳蟬鳴

耳鳴은 이에 聾으로 진행되는 것이 맞다. 지금은 傷情으로 인한 耳鳴이기 때문에 虛이다. 그 치료는 滋腎丸(p.445)인데, 氣虛에는 四君子湯(p.366)으로 下하고, 血虛에는 四物湯(p.368)으로 下하고, 陰虛에는 虎潛丸(p.487)으로 한다.

浮滑實大淋澁證이오,

浮滑實大의 脉이면 淋澁證이 나타난다.

脉浮帶滑하고 而又實大하면 乃心經邪熱이 下侵이라. 故로 小便淋濇作痛이라.

脉이 浮하면서 滑을 끼고 또한 實大한 것은 心經의 邪熱이 아래로 침범한 것이다. 그렇기 때문에 小便이 淋濇하고 통증이 발생한다.

【譯者註】(1) 浮滑實大淋澁證

淋病은 虛實의 증상으로 나뉘는데,「諸脉相兼主病」에서 이미 언급한 滑弱陰痛溺如攙의 경우에는 虛證으로 인한 상황이기 때문에 補中益氣湯(p.357)에 加 木香·檳榔·車前子·澤瀉를 사용한 것이다. 지금은 浮滑實大의 脉이기 때문에 實證을 말한다. 大便의 상태를 같이 보아서 大便도 같이 나오지 않는 경우라면 熱淋과 暴淋이니 痛이 심하면 八正散(p.482)을 사용하거나, 혹은 五苓散(p.417) 合 敗毒散(p.442), 加味石膏湯(p.293)을 사용한다. 急痛者는 六一散(p.431) 二錢에 加 木香·檳榔·小茴 各一錢을 爲末하여 服用한다. 일반적인 小便이 淋澁해서 作痛이라면 五淋散(p.418)도 좋다.

甚浮偏墜寒邪並이라.

浮脉이 심하하면 偏墜가 되는데 寒邪가 아우른 것이다.

浮甚은 乃寒邪入小腸하니 主偏墜小便臊라.

浮가 심한 것은 이에 寒邪가 小腸으로 들어간 것이니, 偏墜가 나타나고 小便에서 누린내가 나는 증상이 있다.

【譯者註】(1) 甚浮偏墜寒邪幷

偏墜라는 것은 양쪽 고환의 크기가 심하게 다른 상황을 말한다. 脫腸 및 陰囊水腫과 감별이 필요하다. 脫腸의 경우에는 누운 상태에서 대부분 들어가는데, 아랫배에 힘을 주라고 한 다음에 아랫배를 누르게 되면 한쪽으로 빠지는 것을 볼 수가 있다. 陰囊水腫은 물이 찬 것이므로 불을 비춰보면 벌겋게 환하다. 그리고 囊水腫은 밀물 때면 물이 더 차고 썰물 때면 조금 빠지는 경우도 있다.

偏墜는 腫에 大小가 있으니 偏左는 瘀血과 怒火가 많고 혹은 腎氣가 虛橫한 것이며, 偏右는 濕痰과 食積이 많다. 小兒偏墜는 牡丹皮散(p.342)으로 主한다. 하지만 男兒인 경우에 추후 不姙의 원인이 될 수가 있으니 가능하면 외과적 수술을 권유하는 것이 좋다.

浮緊風炎腎竅塞이오,

浮緊은 風으로 인한 염증으로 腎竅가 막힌다.

浮緊은 主腎臟有風하고 上攻於耳하야 以致耳聾이라.

浮緊한 것은 腎臟에 風이 있는 것이 위로 귀를 공격하여 耳聾에 이르게 한다.

【譯者註】(1) 浮緊風炎腎竅塞

腎竅라고 하는 것은 귀를 말하는 것으로 浮緊의 脉이 나타나면 腎臟에 風이 침범한 것인데, 그것으로 염증이 발생하게 되어 위로 귀를 공격하여 耳聾이 된다고 하는 것이다. 風壅으로 頭目과 연결되어 맑지 않은 경우에는 清神散(p.468)이다. 風虛한 경우에는 排風湯(p.352), 桂香散(p.304), 芎芷散(p.316)이다.

虛實을 살펴서 風實의 염증이면, 風聾은 風邪가 귀로 들어간 것으로 반드시 안으로 痒이 있거나, 혹은 頭痛이 있다. 風熱이 혹은 鬱로 因한 경우에는 防風通聖散(p.351)에 우선 大黃酒煨를 먼저 하고 또한 酒炒를 세 번 한 뒤에 나머지 여러 藥을 같이 酒炒하여 煎服한다.

浮濇疝痛及遺精이라.

浮濇은 疝痛이 있거나 遺精이 있다.

腎濇則虛寒이니 **主小腸疝氣**①하고 **胞囊腫大**하며 혹은 **精於夢中遺漏**라.

腎의 脉이 濇하면 虛寒한 것이니, 小腸疝氣가 있고, 胞囊이 腫大하며, 혹은 夢精, 遺精, 漏精하게 된다.

【譯者註】 (1) 浮濇疝痛及遺精

腎의 脉이 濇하면 虛寒을 말한다. 小腸氣, 膀胱氣, 腎氣로 해서 많으나 역시 그 標와 末로 말한 것이고, 그 實은 肝이 主하는 것이다. 임상적으로는 浮濇의 虛寒이기 때문에 蟠蔥散(p.348)이나 煖肝煎(p.322)으로 한다.

【譯者註】 (2) 及遺精

浮濇의 遺精은 傷精血의 遺精이기 때문에 임상적으로는 秘元煎(p.365)을 사용한다.

浮虛牙痛背腰倦이오, 虛甚足膝瘡痍②縈이라.

浮虛하면 牙痛이 있고 腰背가 倦怠하게 되고, 虛가 심하면 足膝에 瘡痍가 얽히게 된다.

腎脉이 **浮虛**하면 **乃風與氣**③로 **摶**이니 **主牙疼出血**하고 **背腰跎倦**④하며 **甚則足膝生瘡**하니 **經久不愈**라.

腎脉이 浮虛하면 이것은 風과 邪氣가 얽어진 것이니 牙疼出血이 있고 腰背가 跎倦해진다. 심하면 足膝에 瘡이 나는데 오래 되어도 낫질 않게 된다.

【譯者註】 (1) 浮虛牙痛

앞니는 陽明이 주관하고, 송곳니는 少陽이 주관하고, 어금니는 少陰이 주관한다. 지금은 腎의 脉이 浮虛하니 牙痛이 있는 것이다. 牙齒骨屬은 腎의 標이다. 精이 完하면 즉 齒가 堅하고, 腎이 衰하면 즉 齒가 豁하며,. 虛熱하면 즉 齒가 動한다. 飮食이나 色欲의 과도로 인하여 濕熱이 上攻하게 되어서 입에서 酸水를 용출하면 즉 牙床의 아래로 내려와 붓고 아프며 혹은 출혈하고 혹은 충치가 있고 動搖하고 黑爛하고 脫落한다.

대개 齒齦이 宣露하고 動搖者는 腎元이 虛한 것이니 滋陰補腎이 마땅하다. 八味丸(p.482), 三味安腎丸(p.378), 虎潛丸(p.487)으로 한다.

---

① 小腸疝氣 : 일반적으로 Hernia가 많다.
② 痍 : 상처 이.
③ 氣 : 邪氣.
④ 跎倦 : 걸음걸이가 고달프다. 跎 : 헛디딜 타. 곱사등. 등에 짐을 짊어진 것처럼 굽은 것처럼 고달픔.

【譯者註】(2) 背腰倦

腰背倦이라는 것은 노인네가 무언가 짊어진 것 같은 형상을 말함이다. 즉, 등이 굽은 모습이니 腎이 虛해서 나타난다. 腎脉이 浮虛한 것은 風과 邪氣가 얽어진 것이다. 風傷腎하면 腰痛이 左右가 無常하고 牽連脚膝로 연결되고 당기고 뻣뻣하고 緊急해서 俯仰하여 돌릴 수가 없다. 그 치료는 風虛하면 小續命湯(p.390)에 加 桃仁하거나 혹은 烏藥順氣散(p.420)에 加 五加皮를 한다.

【譯者註】(3) 虛甚足膝瘡痍縈

瘡痍는 瘡瘍과 같은 말이다. 足膝에 나는 종기는 腎臟風瘡과 유사하게 언급하고 있다. 腎臟風瘡은 臁瘡이 아니고 역시 또한 外腎風瘡이 아니니, 이에 腎虛로 有火하여 血燥하거나 혹은 色을 생각했으나 精이 不出하여 안으로 敗한 것으로 因한다. 初起에는 兩足이 때로 熱하고 脚跟이 作痛하고 內脛 및 다리 위가 痒이 極하여 抓破하면 瘡이 되는데, 오래되면 즉 膿이 점차 이어져 열린다. 失治하면 腿股에서 遍身까지 번지는 경우가 있다.

그 치료는 內證이 晡熱하고 盜汗하며 口燥하고 咽乾하며 吐痰하고 体가 瘦하고 腰脚이 倦怠하면 腎氣丸(p.407)으로 치료를 爲主하고 四生散(p.370)으로 佐한다. 만약 脾胃가 虛者는 補中益氣湯(p.357)을 爲主하고, 佐하는 것은 腎氣丸, 四生散이다. 또한 遍身에 生瘡하여 膿水가 淋漓하고 兩腿가 더욱 심하고 몸이 倦怠하고 作痒하여 해가 지나도록 낫지 않으면 이에 腎의 虛火이니 八味丸(p.482)으로 한다.

浮芤尿血女經漏요,

浮芤하면 尿血이 있거나 여자의 경우에는 生理가 멈추지 않는다.

浮芤는 腎虛也니 男子는 尿血이오, 女人는 經漏라.

浮芤한 脉은 腎이 虛한 것이다. 남자는 血尿가 있고 여자는 生理가 멈추지 않는다.

【譯者註】(1) 浮芤尿血女經漏

浮芤의 脉은 腎虛로 因한 것인데, 남자의 경우에는 血尿가 된다. 血이 精竅의 中을 따라서 나오는 것은 이에 心熱이 小腸으로 轉移된 것이다. 四物湯(p.368)에 加 山梔·芩·連이라고 하였는데, 지금은 虛가 심한 것이니 만일 오래된 경우라면 四物湯에 加 山梔·牛膝하거나, 혹은 單牛膝膏(p.326)를 쓴다.

房勞로 傷精하고 火動으로 溺血한 경우에는 膠艾四物湯(p.312), 腎氣丸(p.407) 等을 應用한다. 虛가 심하고 病이 오래된 경우에는 鹿角膠丸(p.323), 秋石固眞丸(p.472) 等을 應用한다. 통증으로 참을 수가 없는 경우에는 單豆豉 一撮을 煎湯하여 溫服하면 甚效하다. 이 病은 날이 오래되고 中이 乾燥하게 되면 淸心靜養이 아니면 救할 수가 없다.

【譯者註】(2) 女經漏

經漏는 生理가 멈추지 않는다는 것이다. 血은 熱하면 흐르고 虛하면 멈춘다. 때가 아닌 경우에 血行이 淋瀝하여 그치지 않으면 漏下라고 말한다. 그 치료는 經行 중에 犯房하고 또한 勞役이 과도하여 衝任을 손상하고 氣血이 俱虛하여 制約할 수가 없고 經血이 홀연히 갑작스럽게 나오면 마땅히 大補氣血해야 하니 大溫經湯(p.331)으로 한다.

氣虛한 경우에는 四物湯(p.368) 加 蔘·芪를 하고, 血虛한 경우에는 四物湯에 加 膠·艾·炒乾薑을 한다. 오랫동안 그치지 않는 경우에는 百子附歸丸(p.353), 墨附丸(p.347)을 사용하고, 虛寒하여 臍腹이 冷痛者는 伏龍肝散(p.360)을 사용한다.

浮緩傷風瀉幾行이라.

浮緩脉이면 傷風으로 泄瀉를 몇 차례 한다.

浮緩은 乃風入太陽膀胱하야 見之니 主傷風自利라.

浮緩脉은 風이 太陽膀胱으로 들어가서 보이는 것이니 傷風으로 自利를 하게 된다.

【譯者註】 (1) 浮緩傷風瀉幾行

幾行은 일반적으로 5에서 7회를 말한다. 風瀉는 惡風自汗하고 혹은 淸血을 끼고 있으니 즉 太陰의 飧瀉로 그 먹은 원래의 물건이 나오는 것이다. 春에 傷風寒하고 夏에 冷濕을 感한 것으로 因하여 發動하기 때문에 그 泄瀉가 심하다.

要知컨대 四季에 脾가 風濕을 받으면 역시 飧瀉라고 이른다. 春은 古蒼防湯(p.308), 蒼芎湯(p.462)으로 主하고, 夏는 二香散(p.438)으로 하고, 秋는 神朮散(p.408)으로 하고, 冬은 不換金正氣散(p.364)으로 약간 發汗한다. 조금 오래된 경우에는 三白湯(p.378), 麴芎丸(p.315)으로 하고, 血虛를 끼는 경우에는 胃風湯(p.428)을 사용한다.

浮實小腹脹且痛이오,

浮實하면 小腹이 脹滿하고 또한 아프다.

脉實은 主心熱이 傳於小腸하야 脹滿作痛하고 小便淋瀝이라.

脉이 實하면 心熱이 小腸으로 전해져서 脹滿으로 作痛하고 小便이 淋瀝하게 된다.

【譯者註】 (1) 浮實小腹脹且痛

脉이 實하다는 것은 心臟의 熱이 小腸으로 傳해진 것이다. 韓方에서는 小腸과 膀胱은 같은 太陽으로 手足의 차이만 있을 뿐이니, 小腸에서 받은 熱은 膀胱으로 들어가 脹滿하고 作痛하게 되고 小便이 淋瀝하게 된다.

膀胱이 不利하면 癃이다. 그 證候는 鼻頭의 色이 黃者는 小便이 반드시 難한다. 腎은 水를 主하고 膀胱에 貯藏하여 小腸에서 泄하나 實은 相通하는 것이다. 그러나 腎이 心에 應하여 心火가 盛하면 즉 小腸이 熱結하는데, 熱이 微하면 즉 小便이 不利하여 겨우 보게 되고, 熱이 심하면 즉 小便이 절대적으로 나오지 않으니 마땅히 淸熱生津을 爲主한다. 單朴硝散(p.325), 五苓散(p.417)

으로 한다.

浮滑停水臍如冰이라.

浮滑하면 停水가 있어서 배꼽 주위가 얼음 같다.

滑은 **乃陽脉**이니 **左尺見之**하면 **則陽勝陰矣**라. **腎虛**로 **不能化水**하야 **以致停蓄**하고 **臍腹冰冷**하니 **甚則流利作聲**이라.

滑이라는 것은 陽脉이니 左尺部에 보이면 陽이 陰을 勝한 것이다. 腎虛로 물로 化하지 못하여 臍腹이 얼음처럼 차가운 것이니, 심하면 흐르는 소리가 난다.

【譯者註】(1) 浮滑停水臍如氷

滑脉은 陽의 脉인데, 左尺의 부위에 滑脉이 보이게 되면 陽이 陰을 乘한 것이다. 腎은 氣化를 이루어야 물로 化하게 되는데 지금 腎·膀胱 機能이 虛하여 水分代謝가 잘 안되어 臍腹部에 머물러 있는 것이다. 그렇게 되면 臍腹部가 얼음장처럼 차게 되고 심하면 물소리가 들리게 되는 것이다.

이 條文에서는 腎의 氣化能力을 활성화해서 小便을 원활하게 보게끔 하면 되는 것이다. 胞痹는 즉 寒淋이니 小便痛이 臍腹까지 당기고 위로 淸涕가 있으면 腎着湯(p.408)을 사용한다.

본래 腎을 치료할 때에 바로 腎을 치료하는 것보다는 脾胃로 다스리는 것이 좋은 방법이 된다. 胃弱하여 通調水道와 下輸膀胱을 하지 못하고 또한 氣虛한 경우에는 四君子湯(p.366)에 加黃芪·升麻를 한다. 또한 脾枯로 亡血 및 勞傷으로 血虛者는 四物湯(p.368)을 사용하고, 氣血俱虛者는 八物湯(p.481)을 사용한다.

浮洪陰虧脚痠軟이오,

膀胱脉의 洪脉은 陰이 虧損이 된 것이니 다리가 痠軟하게 된다.

左尺이 **浮洪**하면 **乃火乘水也**라. **外感**으로 **得之**하면 **則爲熱入膀胱**하야 **小便赤澁**하고 **兩脚隱痛**이라. **內傷**으로 **得之**하면 **則陰精**이 **虧甚**하니 **脚膝痠軟**이라.

左尺이 洪한 것은 이에 火가 水를 乘한 것이다. 外感으로 얻으면 즉 熱이 膀胱으로 들어간 것이니, 小便이 赤澁하고 양쪽 다리가 은은하게 아프게 된다. 內傷으로 얻으면 즉 陰精이 虧損된 것이 심한 것이니, 脚膝이 痠軟하게 된다.

【譯者註】(1) 浮洪陰虧脚痠軟

膀胱脉의 洪脉은 火를 대표하는 脉인데, 지금 左尺은 水가 되니 火가 水를 乘한 것이다. 外感으로 얻으면 浮洪이 우선이 되어 熱을 대표하게 되는 것이다. 熱이 膀胱으로 들어가 小便이 赤澁하게 되고 腎은 兩脚을 주관하니 腎의 熱로 인해서 兩脚이 隱痛하게 된 것이다.

痛風이 外風의 熱과 風濕으로 因하여 얻은 경우에는 初起에는 傷寒과 相似하니 表裏를 나누어서 치료하는 것이 마땅하다. 表證에는 九味羌活湯(p.313)으로 하고 氣虛表實하고 骨節痛者는 六一散(p.431)에 加 香附 · 黃芩을 하여 水煎하거나 혹은 薑汁으로 糊丸하여 服用한다. 裏證에는 五積交加散(p.421)에 加 大黃을 한다.

內傷으로 얻게 되면 陰精이 虧損해서 발생한 것으로 脚膝이 痿軟하다고 한 것이다. 腎脂가 枯涸하여 不行하고 髓少하고 筋弱하며 오싹하면서 攣急이 있는 경우에는 十全大補湯(p.410), 地仙丹(p.458)이고, 兩脚이 痲木하고 마치 火熱과 같은 경우에는 三妙丸(p.377)이다.

浮絶傷精與閉經이라.

浮絶하면 傷精이 되고 더불어 閉經이 된다.

無膀胱脉者는 苦逆冷하니 男子는 失精하고 尿有餘瀝이라. 婦人은 月經이 不調커나 或閉라.

膀胱脉이 없는 경우에는 逆冷으로 고생하게 되니 남자는 失精하고 小便에 餘瀝感이 있게 된다. 여자는 月經이 不調하거나 혹은 閉絶하게 된다.

【譯者註】(1) 浮絶傷精

膀胱脉이 없으면 氣化의 능력을 상실하게 된다. 逆冷하게 되어서 남자의 경우에는 失精하게 된다. 失精이라는 것은 夢精이나 遺精을 말하는 것이다.

【譯者註】(2) 與閉經

역시 生理라고 하는 것도 氣化가 이루어져야 하는 것인데, 지금 膀胱의 脉이 絶해서 氣化가 이루어지지 않으니 婦人의 경우에 月經이 不調하거나 혹은 閉絶하게 되는 것이다.

沈數陰虛火動證이오,

沈數하면 陰虛火動證이다.

沈而數者는 乃水竭이니 陰虛火動커나 或瘀血이라.

沈而數한 것은 이에 水가 枯渴된 것이니, 陰虛火動이거나 혹은 瘀血이다.

【譯者註】(1) 沈數陰虛火動證

陰虛火動의 대표적 脉象은 細數無力이다. 특히 結核의 경우는 萬의 얼굴을 가지고 있기 때문에 陰虛火動의 경우 원래 해당 부위를 찾아서 접근하는 것이 좋은 방법이다.

지금은 左尺部에 沈數이 나오고, 그것이 水渴로 陰虛火動이 되거나 혹은 瘀血이 발생한 것으로 본다. 그렇기 때문에 굳이 폐결핵으로 보지 않더라도 熱이 腎의 分野에 잠복하게 되면 精이 竭해서 물을 스스로 구하게 된다. 따라서 바로 小便이 나오게 되는데 소변이 混濁한 것이 마치 膏淋의 모양과 같고, 腿膝이 枯細하고 面黑하고 耳焦하고 形이 瘦한 경우에는 四物湯(p.368)에 加 知母 · 黃柏 · 五味子 · 玄蔘 · 人乳汁을 하여 水火를 잘 조절해야 한다.

沈遲臟冷精薄淸이라.

沈遲하면 臟이 冷한 것으로 精이 薄하고 淸하다.

沈遲는 **腎虛冷也**니 **臟寒自利**하고 **精氣淸薄**이라. **女人**은 **則爲血結**하고 **子宮**도 **亦冷**이라.

沈遲한 것은 腎이 虛冷한 것이니 臟이 寒하여 自利하고 精氣가 薄淸하게 된다. 여자는 血結이 되고 자궁도 역시 冷하다.

【譯者註】 (1) 沈遲臟冷精薄淸

臟冷에는 두 가지가 있다. 첫째는 腎泄의 경우이니 沈遲脈으로 腎泄도 알아낼 수가 있다. 두 번째의 경우는 자궁이 冷한 것이다. 자궁이 冷하다는 것은 일반적으로 膣이 찬 것인데, 여자는 못 느끼고 남자가 性관계시에 썰렁함을 느낀다. 이 경우는 不姙이 된다.

【譯者註】 (2) 臟寒自利

沈遲하면 腎이 虛冷한 것이니 腎者는 胃之關으로 戊癸合火를 이루어서 胃 속에 들어간 飮食을 쪄서 糟粕으로 넘기게 된다. 지금 腎이 虛冷하여서 戊癸合火를 이루지 못하게 되니 자연히 臟寒하여 自利하게 되는 것이다. 寒瀉는 惡寒하고 身痛하며 腹脹하고 切痛하며 雷鳴하고 鴨溏하며 淸冷하고 完穀이 不化하니 심하면 즉 脾敗로 肢冷한다. 理中湯(p.435)에 倍加 茯苓·厚朴을 하고, 治中湯(p.474)에 加 砂仁을 하거나 혹은 大已寒丸(p.332)으로 한다. 또한 一種의 臟冷瀉가 있으니 손을 따뜻하게 해서 만지면 즉 緩慢해지는 것은 四柱散(p.374), 古薑附湯(p.304)이다.

腎虛가 色欲으로 傷하여 瀉가 많고 足冷하고 오래되면 즉 肉이 削하고 五鼓①에 臍下가 絞痛하고 혹은 단지 약간 소리가 나고 溏瀉를 한 번 하는 것은 古味萸散(p.306), 二神丸(p.435), 四神丸(p.372)이다. 陽虛者는 三味安腎丸(p.378), 金鎖正元丹(p.320), 養氣丹(p.414)이라고 하였다.

【譯者註】 (3) 沈遲臟冷精薄淸

精液은 前立腺液, 精囊液, 精蟲의 세 가지로 이뤄지는데 精淸은 일반적으로 無精子症으로 소변 볼 때 느른한 느낌이 든다. 精薄은 精蟲數가 부족한 것이다. 결국 不姙의 脉이다.

男精女血이라는 것은 대개 氣血陰陽을 겸한 것이다. 모두 腎과 命門에 屬한다. 精血이 充盛하고 별다른 雜病이 없는 경우는 마땅히 때를 얻어 交會하면 임신이 이루어진다.

지금은 腎이 虛冷하여 精이 薄淸한 것이다. 人身의 眞陽이 耗散하고 脾胃가 허약하고 더하여 生冷한 것을 먹고 嗜欲이 과도하여 臟腑에 停寒이 不散에 이르는 것을 沈寒이라 한다. 積冷이 不解하는 것을 痼冷이라고 한다. 十全大補湯(p.410), 鹿茸大補湯(p.324)에 加 薑·桂·雄·附를 하여 마땅히 氣血을 滋養하고 下元을 補暖한다.

【譯者註】 (4) 婦人 血結 子宮冷

沈遲한 脉으로 血結이 되면 결국 따뜻한 血이 얼어서 氣化가 되지 못하니 生理를 하지 못하고

---

① 五鼓 : 五更을 말하는 것으로 새벽을 뜻한다.

자궁이 冷하게 된다. 經行하는 데에 화장실에 가서 風寒이 入內하여 凝澁에 이른 것은 小溫經湯(p.394)으로 한다. 經行이 막 올 때에 혹은 寒熱을 얻어서 이에 막혀 不通하거나 或寒或暑하면 모두 熱入血室이라고 말하는데, 小柴胡湯(p.391)에 加 生地하거나 혹은 黃芩芍藥湯(p.489)에 加 生地한다.

經行에 生冷한 것을 過食하거나 혹은 밖으로 冷濕을 얻어서 瘀血이 凝結한 경우에는 五積散(p.421)에 去 麻黃, 加 牡丹皮·紅花를 한다. 七情으로 心氣가 鬱結하여 不行하는 것은 分心氣飮(p.363)에 去 羌活·半夏·桑皮·青皮를 하고, 加 川芎·當歸·香附·莪朮·玄胡索을 한다. 火가 있는 경우에는 문득 加 黃芩하거나 혹은 小調經散(p.395), 單香附丸(p.326)이다.

沈緊滑弦腰脚痛이오,

沈緊滑弦은 腰脚痛이다.

脉沈이 帶弦帶緊帶滑하면 乃腎受風濕이니 而主於腰脚也라.

脉沈이 弦을 끼거나, 緊을 끼거나, 滑을 끼게 되면, 이것은 腎이 風濕을 받은 것이니 腰脚을 주관하게 된다.

【譯者註】(1) 沈緊滑弦腰脚痛

腰脚痛은 일반적으로 디스크 탈출증으로 인한 경우와 협착증으로 인한 경우가 종종 있고, 특별히 척추에 이상소견은 보이지 않으나 환자는 坐骨神經痛을 호소하는 경우도 있다. 濇緊脉도 腰脚痛이 있는 경우가 있다. 濇脉보다는 滑脉이 있으면 임상적으로 더 잘 낫는 경우가 많다.

腰痛의 脉은 沈弦滑緊이 제일 많으니 沈은 氣滯를 말하고, 弦은 근육의 긴장이나 風으로 因한 것을 말하고, 緊은 통증이나 寒을 말하고 滑은 濕이나 痰을 말한다. 그 證에 따라서 치료를 하는 것이 옳다.

沈脉의 氣滯에는 失志하면 즉 心血이 不旺하고 가지런하지 못하여 筋脉을 攝養하지 못하니 腰間이 鬱鬱하게 膨脹하여 不伸하고 사람으로 하여금 虛羸하고 面黑하며 오래 서 있거나 오래 걷지 못하게 한다. 七氣湯(p.474)에 倍 茯苓하고 沈香, 乳香을 조금 加한다. 虛者는 마땅히 心腎을 모두 補하니 人蔘養榮湯(p.440)에 加 杜仲·牛膝을 한다.

弦脉의 風에서 근육긴장에는 風傷腎하면 腰痛이 左右로 無常하고 脚膝로 연결이 되면서 당기고 强急하여 俯仰이 不可하고 고개를 돌리지 못한다. 風熱이면 敗毒散(p.442)에 加 杜仲을 한다. 二便이 閉者는 甘豆湯(p.298)에 加 續斷·天麻를 한다. 風虛에는 小續命湯(p.390)에 加 桃仁을 한다. 風에 寒濕을 낀 경우에는 五積交加散(p.421)에 全蝎을 사용하여 炒過하고 去 蝎을 한다. 獨活寄生湯(p.338), 羌活勝濕湯(p.299)을 하거나 혹은 單威靈仙을 末로 하여 술에 타서 服用한다.

滑의 痰이나 濕의 경우에는 濕痰이 經絡을 流注하면 背脇이 疼痛하고 脉이 滑하니 二陳湯(p.437)에 加 南星·蒼朮·黃柏을 한다. 風에는 加 麻黃·防風·羌活을 하고, 寒에는 加 薑·

桂·附子를 하거나, 控涎丹(p.309)으로 하고 大便이 泄者는 龜樗丸(p.318)한다. 食積에 醉飽하고 入房하여 濕熱이 虛를 타고 腎으로 入하여 腰痛이 되고 俯仰이 어려울 때에는 四物二陳湯①에 加 麥芽, 神麴, 葛花, 砂仁, 杜仲, 黃柏, 官桂, 桔梗을 한다. 痛甚者는 速效散(p.399)이다. 積聚者는 加味龍虎散(p.295)이고, 濕熱者는 七味蒼柏散(p.475), 淸燥湯(p.471)이다.

緊의 寒이나 통증에는 感冒로 暴痛하고 轉側이 불가능하다. 가령 寒傷腎者는 날씨가 추우면 發하고 背로 연결되어 拘攣하며 脉이 沈弦緊하니 五積散(p.421)에 加 吳茰·杜仲·桃仁을 한다. 통증이 심하면 黑牽牛를 약간 加한다. 肢厥者는 古薑附湯(p.304)하고 肩背와 연결이 되는 경우에는 通氣防風湯(p.478), 摩腰丹(p.339), 屈伸導法(p.316)으로 치료한다.

沈弦飮水下焦停이라.

沈弦은 飮水가 下焦에 停滯된 것이다.

沈弦은 胃寒으로 不能制水하니 所以停蓄下焦하야 必爲水病이라.

沈弦은 胃가 寒하여 水를 제어하지 못하니 下焦에 停蓄이 되어 반드시 水病이 된다.

【譯者註】(1) 沈弦飮水下焦停

弦脉이 나오면 항상 좌우측 脇 부위를 살펴야 하고, 痰飮을 우선적으로 보아야 하기 때문에 振水音도 살펴야 한다. 沈弦脉이 나오면 胃가 寒해서 水를 제어할 수가 없기 때문에 下焦에 쌓이게 되어서 水病이 되는 것이다. 지금은 胃寒이 원인이 되므로 飮水로 치료하면 된다.

陰이 안으로 쌓이면 水氣로 腫滿한다고 하였다. 치료함에는 마땅히 脾土를 補하여 運化의 常을 회복시키고 淸心火하고 降肺金하여 肝木으로 하여금 制하게 하면 滲道가 또한 開通하게 되니, 이것이 補中行濕이 겸하여 온전하게 하는 것이다. 虛하여 濕熱이 있는 경우에 가장 마땅하다.

만약 中寒者는 溫補하면 氣暖하여 小便이 自通하고 氣陷者는 升提하면 즉 陽擧하여 陰이 自降한다. 그렇기 때문에 이르기를 行濕은 五苓散이나 三花神佑丸을 말하는 것이 아니다. 補中氣하니 六君子湯(p.429)에 加 木香한다.

沈微氣虛崩帶病이오,

腎臟脉이 微하면 氣虛로 崩帶의 病이다.

沈微는 氣虛니 男子는 失精溺血하고 女子는 崩帶하고 經脉이 不調라.

沈微하면 氣虛가 되니 남자는 失精을 하고 血尿가 있고, 여자는 崩帶가 있거나 經脉이 不調하다.

【譯者註】(1) 沈微氣虛, 男子失精

氣虛는 肺뿐 아니라, 腎에도 腎主納氣로 인해서 氣虛가 온다는 것을 알 수 있다. 특히 이 경

---

① 四物二陳湯 : 四物二陳湯이나 二陳四物湯이라고 하는데, 四物湯에 合 二陳湯을 한 것이다.

우에는 微脉이 보인다는 것을 주의해야 한다. 沈微로 인한 氣虛가 나타나면 남자는 失精하고 血尿가 있다.

沈微의 氣虛는 沈寒痼冷을 의미한다. 男精女帶吐瀉奇라고 하였다. 혹은 暴下하고 혹은 久瀉하고 혹은 吐瀉가 俱發하는 경우에는 마땅히 古半附湯(p.306), 附子理中湯(p.362)이다. 遺精에는 金鎖正元丹(p.320), 究源心腎丸(p.315)이다.

【譯者註】(2) 沈微氣虛, 溺血

남자의 血尿도 비록 腎氣虛라고 하지만 心火가 動해야 血이 나올 수 있다. 久虛者는 四物湯(p.368)에 加 山梔·牛膝을 하거나 혹은 單牛膝膏(p.326)로 한다. 房勞로 傷精하고 火動으로 溺血者는 膠艾四物湯(p.312), 腎氣丸(p.407)이다. 虛甚하고 病久者는 鹿角膠丸(p.323), 秋石固眞丸(p.472), 金櫻膏(p.320)이다.

【譯者註】(3) 沈微氣虛崩帶病

역시 男精女帶吐瀉奇라고 하였다. 崩中帶下에 간혹 升提를 사용한다면 升陽調經湯(p.404) 같은 것이다. 혹은 收澁을 사용한다면 가령 伏龍肝散(p.360), 白芷散(p.353)이다.

그러나 잠시 그친다고 하여도 마침내 그치지 않는 경우에는 대개 衛가 開闔을 使令하여 榮血의 主가 되고 脾胃는 血海와 水液의 會가 되는데, 衛氣와 胃氣가 俱虛하면 혈액이 約制할 것이 없다. 이것 때문에 古方에서는 桂枝湯(p.303)에 加 附子를 하여 衛氣를 堅固하게 한 것이다. 四君子湯(p.366)에 加 草果·丁香·木香을 하여 燥水健脾하는 경우도 있다.

或은 理中湯(p.435)에 加 陳皮·半夏를 하고. 혹은 單半夏丸(p.325)에 用 芎·歸하여 煎湯으로 下하거나 혹은 補中益氣湯(p.357), 平胃散(p.483)으로 한다. 대개 補衛厚脾하여 氣血로 하여금 스스로 옛길을 돌게 하는 것이니 오로지 收澁하여 劫奪하는 것은 아니다.

沈甚陰痒衛不升이라.

沈한 것이 심하면 陰部搔痒이 있고 衛氣가 不升한다.

沈甚은 主陰痒하고 或腰脚痛이니 皆衛氣不升하야 濕熱이 盛也라.

沈이 심하면 陰痒을 主하게 되는데, 혹은 腰脚痛이 있으니 이것은 대개가 衛氣가 不升한 것으로 濕熱이 盛한 것이다.

【譯者註】(1) 沈甚陰痒衛不升

陰痒은 일반적으로 남자는 囊濕에 기인하며, 여자는 트리코모나스균이나 칸디다균에 의한다. 하지만 당뇨에 의해서도 多發한다. 男女를 不問하고 通風이 잘 되는 속옷을 입어야 한다. 특히 여자의 경우는 通風이 안 되면 冷帶下가 생긴다.

陰痒의 경우는 莖中痒하고 白津이 나오는 것은 脾土가 軟弱하여 金水를 滋生하지 못하고 肝經의 血虛로 火燥에 이른 것이 많으니 마땅히 補中益氣湯(p.357)과 淸心蓮子飮(p.468)을 間服

한다. 濕熱이 盛한 경우에는 龍膽瀉肝湯(p.426)으로 한다.

【譯者註】(2) 或腰脚痛

腰脚痛이 대개 衛氣가 不升하여 濕熱이 盛한 것이라고 하였으니 濕熱로 인한 腰痛을 중심으로 찾아보면 濕에 兼熱者는 長夏에 暑濕이 서로 얽히거나, 혹은 膏粱으로 인하여 濕熱者도 역시 같다. 實者는 二炒蒼柏散(p.438)에 加 柴胡·防風을 煎服하고 虛者는 七味蒼柏散(p.475)이다. 溺赤者는 五苓散(p.417), 淸燥湯(p.471), 健步丸(p.300)이다.

沈緩脚痹小腹冷이오,

沈緩은 脚痹證으로 小腹이 冷하다.

沈緩은 土邪乘水라. 故로 脚痹하야 而下元冷이라. 單緩則爲克脉이다.

沈緩하면 土邪가 乘水를 한 것이다. 그렇기 때문에 脚痹가 있고 下元이 冷한 것이다. 單緩脉은 즉 克脉이다.

【譯者註】(1) 沈緩脚痹小腹冷

「諸脉相兼主病」의 左尺單見命將殂의 경우는 單緩脉으로 土克水의 脉이기 때문에 克脉이라고 하였다. 지금은 沈緩脉으로 單緩脉의 증상보다 수월하기는 하다. 冷痹는 身寒不熱하고 腰脚이 沈冷하니 즉 寒痹가 심한 것이다. 三痹湯(p.379) 合 三五七散(p.381)하거나 혹은 舒經湯(p.386), 附子理中湯(p.362)이다.

沈伏疝瀉患癥瘕라.

沈伏은 疝痛과 泄瀉가 있고 癥瘕의 病을 앓는다.

脉伏은 乃陰積下部라. 故로 爲疝痛泄瀉하고 或結癥瘕라.

脉伏은 이에 下部에 陰이 쌓인 것이다. 그렇기 때문에 疝痛이 있고 泄瀉를 하고 혹은 結하여 癥瘕가 된다.

【譯者註】(1) 沈伏疝

沈伏의 脉은 이에 陰積이 下部에 쌓인 것이다. 그렇기 때문에 疝이 발생하는 것이다. 沈伏은 寒을 말하거나 虛를 말하는 積이다. 寒證은 心痛하고 筋縮하며 肢冷하고 식사를 마치면 즉 吐한다. 古梔附湯(p.309), 五積散(p.421)에 加 吳萸·小茴 및 食鹽을 少許한다. 四制茱萸丸(p.373), 硫荔丸(p.429)으로 하고, 寒冷者는 蟠葱散(p.348), 生料木香勻氣散(p.384)이고, 虛者는 十味蒼柏散(p.409)으로 한다.

【譯者註】(2) 瀉

沈伏의 泄瀉는 虛하거나 寒하여 발생한다. 虛瀉는 困倦無力하니 脾虛한데 飮食으로 傷한 것이다. 또한 飮食을 만나면 즉 瀉하는 것은 四君子湯(p.366)에 加 木香 · 砂仁 · 蓮肉 · 陳糯米를 爲末하여 砂糖을 넣은 湯에 調服한다. 久者는 단지 加 升麻 · 白芍을 하거나 혹은 平胃蒜肚丸(p.484)하는데 이것이 오래 되면 腸癖이 된다. 또한 脾瀉가 오래되어 腎으로 傳하면 腸癖이 되니 해가 되도록 낫지 않는 경우는 調中健脾丸(p.452)이다.

【譯者註】(3) 患癥瘕

남자는 疝病이 되고 여자의 疝은 오래되면 癥瘕가 된다. 이것은 즉 㿗疝이라고 하니, 婦人에 있으면 즉 陰户突出이다. 그 病이 남자와 다른 까닭은 대개 産後 및 經水가 行할 時에 혹은 飮食生冷하여 脾虛와 臟氣가 서로 結滯되거나 혹은 七情氣鬱로 生痰한 것으로 因하여 대개 반드시 瘀血을 낀 이후에 形을 이루는 것이다.

要知컨대 癥瘕, 痃癖, 石瘕, 腸覃, 癥食, 血癥, 食瘕, 血瘕가 種種이 하나가 아니지만 대개는 痞塊의 異名일 따름이다. 지금은 伏脉으로 積聚가 되어 癥瘕가 발생한 것이다. 그 치료에 대개 虛冷者는 內炙散(p.322), 琥珀丸(p.487), 溫白丸(p.424)이고, 瘀血에는 四物湯(p.368)에 加 桃仁 · 韭汁을 하고, 甚者는 加 蜀葵根하고 入 玄明粉하여 下하거나 혹은 桂枝桃仁湯(p.302)이다. 食積에는 三棱煎(p.376), 保和丸(p.360), 紅丸子(p.488)하고 虛者는 白朮膏(p.353), 補中益氣湯(p.357)이다.

沈濡便血女胎脫이오,

沈濡는 便血이 있고 여자의 경우에 胎脫한다.

濡則氣血이 耗散이니 男子는 便血이오, 女子는 胎脫이라.

濡는 즉 氣血이 耗散한 것이다. 남자는 便血이 있고 여자는 胎脫한다.

【譯者註】(1) 沈濡便血

濡脉은 濇脉보다 심한 것이니 氣血이 耗散된 것으로 남자의 경우에는 便血이 있다. 일반적으로 勞傷을 겸하게 된다. 內傷으로 勞傷하여 元氣가 下陷者는 補中益氣湯(p.357)이다. 脫肛者는 橡砂湯(p.429)이다.

內傷으로 中氣가 허약한 사람은 四君子湯(p.366)을 하거나 혹은 單人蔘湯(p.326)에 炒乾薑을 약간 加한다. 陽虛甚者는 蔘附丹(p.348)이다. 內傷으로 陰虛血弱者는 四物湯(p.368)에 加 乾薑을 한다. 內傷脉絡하여 下血者는 古連殼丸(p.305)이다. 虛者는 十全大補湯(p.410)으로 한다.

內傷憂思하고 怔忡하고 잠을 잘 못자고 有汗하는 경우에는 歸脾湯(p.317)이다. 혹은 寒熱하고 脇痛하고 小腹이 悶墜하고 拘急者는 逍遙散(p.394), 六君子湯(p.429)에 俱 加 柴胡 · 山梔를 하거나 혹은 木香을 약간 加한다.

【譯者註】(2) 女胎脫

女胎脫은 流産을 말하는 것이다. 일반적으로 임신 중에 濇脉이 尺部에 보이면 流産의 징조인데, 지금 濡脉은 澁脉보다 더 나빠진 상태이니 확연히 流産이 되는 경우가 많다. 간혹 이미 流産이 되었음에도 늦게 安胎나 保胎의 藥을 원하여 處方을 하였다가 그 藥으로 因하여 流産이 되었다고 주장하는 경우가 있다. 이런 脉이 나오면 일단 婦人科에서 초음파상으로 아직 胎가 살아 있는지를 확인한 다음에 韓藥을 투여하는 것이 더욱 현명하다.

沈緩而澁怠倦極이오, 不寒不熱病難名이라.

沈緩하면서 澁하면 倦怠와 勞倦이 極한 것으로 寒하지도 熱하지도 않아서 病을 이름하기가 어렵다.

尺脉이 緩澁을 謂之解㑊①이니 怠倦至極也라. 緩爲熱中하고 澁爲無血하니 熱而無血하면 寒不寒하고 熱不熱하야 病不可名이니 下虛極而挾外感이라.

尺脉이 緩澁하면 解㑊이라고 하니 怠倦이 지극한 것이다. 緩은 熱中이 되고 澁은 無血이니, 熱은 있는데 血이 없으면 寒한 것 같으나 寒하지 않고 熱한 것 같으나 熱하지 않으니 病을 이름하기가 어려운데 下虛가 極한 것에 外感을 挾한 것이다.

【譯者註】(1) 沈緩而澁怠倦極, 不寒不熱病難名

尺脉이 緩하면서 澁하게 되면 解㑊이다. 解㑊의 病은 倦怠가 至極할 때에 나타나는 것이다. 緩脉이 나타나면 熱中이 되고 澁脉이 나타나면 일반적으로 血不足을 말한다. 熱하면서도 血이 不足하게 되니, 寒하더라도 寒하지 않고 熱하더라도 熱하지 않은 病이 되어서 病名을 짓기가 어려운 상태가 된다. 대부분 이런 경우에는 너무 虛한 상태에서 外感을 끼게 되어서 나타나는 경우가 많다. 不寒不熱의 상태는 惡寒이 나야 하나 나지 않고, 熱이 나야 하나 나지 않는 것으로 老人에게 많다.

解는 肌肉이 解散한 것이고, 㑊은 筋이 骨을 단속하지 못하는 것이다. 그 증상은 似寒非寒하고 似熱非熱하고 四肢骨節이 解散하고 怠惰煩疼하고 飮食이 맛이 없다. 혹은 傷酒로 因하거나 혹은 中濕, 혹은 感冒風寒, 혹은 房事過多, 혹은 婦人의 經水不調로 因하는데, 마치 痧病 같으나 실제로는 痧病이 아니다. 治法에는 마땅히 그 氣血을 通하게 해야 하는데, 그 腠理를 疏通시키고 內傷에 外感藥을 겸하여 調한다. 輕者는 世俗의 刮痧를 따르니 十指 및 委中을 刺絡한다. 그 處方은 陶氏補中益氣湯(p.334)을 사용하는 것도 좋다.

沈澁逆冷腹有聲이오,

沈澁하면 逆冷한 것으로 배에 소리가 있다.

沈澁은 腎虛로 不能溫養腸胃하야 以致肢體逆冷하고 臍下雷鳴이라.

沈澁하면 腎虛로 腸胃를 溫養할 수가 없어 肢體逆冷에 이르게 되고 臍下에 雷鳴이 있

① 解㑊 : 팔다리에 힘이 없이 축 늘어짐.

게 된다.

【譯者註】(1) 沈濇逆冷腹有聲

沈濇한 脉이 나오면 腎이 虛한 것이니 腸胃를 溫養하지 못해서 肢體가 逆冷하게 되고 臍下가 雷鳴한다. 肢體가 逆冷하다는 것은 沈寒痼冷을 말하는 것이다. 臍下가 雷鳴한다는 것은 臍下에서 소리가 난다는 것이니 臍下의 冷으로 인한 것이다. 十全大補湯(p.410), 鹿茸大補湯(p.324)에 加 薑·桂·雄·附를 하여 마땅히 氣血을 滋養하고 下元을 補暖한다. 만약에 원인이 단지 生冷으로 傷脾者는 四柱散(p.374), 附子理中湯(p.362), 補眞丸(p.359)하여 오로지 脾胃를 補하는 것이 可하다.

沈散腰痛多小便이요,

沈散하면 腰痛이 있고 소변이 많다.

脉沈帶散은 必主腰痛尿多라.

脉이 沈하면서 散하면 반드시 腰痛과 多尿가 있다.

【譯者註】(1) 沈散腰痛多小便

沈하면서 散한 것을 끼고 있으면 腎에 문제가 발생한 것이다. 沈散이라고 하는 것은 沈이 弱하다고 보거나 沈濡로 보는 것이 마땅하다. 卑濕한 곳에 오래 있고 비와 이슬을 맞아서 濕으로 인하여 着한 것은 腰重이 如石하고 冷한 것이 如冰하고 熱物로 熨하는 것을 좋아하고 不渴하고 便利하고 飮食이 如故하니 腎着湯(p.408)에 加 附子를 한다.

單沈而勻病不成이라.

單沈하면서 勻하면 病이 이루어지지 않는다.

脉이 但沈無滑을 日單이오, 沈而帶滑을 日勻이니 兩脉이 皆腎之順候라.

脉이 단지 沈하면서 滑하지 않으면 單이라고 말하고, 沈하면서 滑脉을 끼고 있으면 勻이라고 말하니 두 脉은 모두 腎이 順한 證候이다.

【譯者註】(1) 單沈而勻病不成

腎臟의 脉은 沈實而滑이 本脉이다. 지금 脉에서 單沈이라고 한 것은 滑이 없다는 것이고, 滑脉을 끼고 있으면 勻하다고 표현을 한 것이다. 즉, 勻이라는 것은 滑이 끼어 있다. 이 두 가지의 脉은 腎의 順證이기 때문에 病이 생기지 않는다고 한 것이다.

지금 계속 病을 말하고 있다가 갑자기 單沈而勻病不成이라고 하여 病이 없음을 이야기하고 있으니 어리둥절할 수가 있다. 이것은 임신을 말하는 것으로 가임기의 여자 환자가 몸이 불편하다고 해서 내원을 했는데 脉이 單沈而勻하면 그 病이 다른 것이 아니고 임신으로 因하여 발생한 것이다.

沈弱體痠陰欲絶이요,

沈弱하면 體痠하는데 陰이 絶하려고 하는 것이다.

訣에 云하되 弱脉尺中陰欲絶이니 痠疼引變上皮膚라 하니라.

結에 이르기를 弱脉은 尺中에 陰이 끊어지려고 하는 것이니, 痠하고 아프고 당기는데 變하면 피부로 올라간다고 하였다.

【譯者註】(1) 沈弱體痠陰欲絶

본래 弱脉이 나오면 弱則精虛骨體酸이라고 하여 痿病을 의심하는데 지금은 陰欲絶로 인하여 疼痛이 變하여 피부까지 올라간다고 하였으니 陰이 絶해서 陽이 같이 絶하는 것이다.

痿病의 治法은 瀉南補北是大經이다. 瀉南하면 즉 肺金이 淸하여 東方이 不旺하고 脾가 不傷하여 宗筋이 潤하게 된다. 補北하면 즉 心火가 降하여 西方이 不虛하니 肺가 不焦하여 榮衛가 通하게 된다. 淸燥湯(p.471), 虎潛丸(p.487), 腎氣丸(p.407)으로 金水의 二臟을 조화롭게 하는 것이 治痿의 大經이다. 하지만 사실 쉽게 낫는 病이 아니다.

沈無足熱亡其精이라.

沈無하면 足이 熱한데 그 精이 亡한 것이다.

無腎脉者는 苦足下熱하고 裏急하니 精氣竭亡으로 勞倦所致라.

腎脉이 없는 경우에는 足下의 熱로 고생을 하는데 裏가 급하고 精氣가 竭亡한 것으로 勞倦한 까닭이다.

【譯者註】(1) 沈無足熱亡其精

尺部의 脉이 거의 없다는 말인데, 沈絶脉은 여자의 경우는 자궁을 적출하면 나오지만 남자의 경우는 精管手術을 해도 나오지 않는다. 精血이 枯渴된 것이니 兩足에 熱이 나게 되고, 裏急後重이 있으며 精氣가 竭亡한 것은 대부분 勞倦이 심해서 발생하는 것이다.

俱實癲疾頭目重이오,

모두 實하면 癲狂이 있고 頭目이 重한 것이다.

腎膀胱이 俱實者는 苦癲疾하고 頭目重痛이라.

腎膀胱이 모두 實하면 癲疾로 고생을 하고 頭目이 무겁고 아프다.

【譯者註】(1) 俱實癲疾頭目重

눈이 뒤집어지면서 쓰러지면 膀胱實로 인한 경우가 많은데, 지금은 腎·膀胱 모두 實한 것이다. 下焦에 熱이 結하면 小腹이 苦滿하고 俯仰이 어렵고 胞轉하여 閉塞하고 小便이 나오지 않으니 사람으로 하여금 發狂하게 한다. 대개 狂은 陽明實이고, 癲은 陰證으로 心火가 올라간 것이므로 血少해서 올라가게 된다.

癲은 평상과는 다른 것이다. 平日에 能言하다가 癲하면 沈默하고, 平日에 평안하지 않다가 癲하면 呻吟하고, 심하면 僵仆直視하고 마음이 항상 즐겁지 못하다. 이것은 陰虛血少하고 心火로 不寧하니 大調中湯(p.332)으로 한다. 역시 閉塞證을 말한다.

俱虛心痛瀉如傾이라.

모두 虛하면 心痛이 있고 泄瀉를 하는 것이 마치 물을 기울이는 것과 같다.

腎膀胱이 俱虛者는 苦心痛下重하고 洞瀉不止라.

腎膀胱이 모두 虛하면 心痛하고 下重하며 洞瀉가 그치지 않는 것으로 고생한다.

【譯者註】 (1) 俱虛心痛瀉如傾

腎膀胱이 모두 虛하게 되면 心痛과 下重으로 洞瀉가 그치지 않는다. 처음에는 土克水의 양상으로 濕邪의 형상이 된다. 濕瀉는 마치 물이 쏟아지는 것 같고 腸鳴하고 身重하고 腹이 아프지 않다. 外濕者는 胃苓湯(p.427), 除濕湯(p.451)으로 하는데, 혹은 朮附湯(p.473)에 加 茯苓을 하고 內濕者는 白朮芍藥湯(p.354), 白朮茯苓湯(p.354), 二白丸(p.434)으로 한다.

後에 虛瀉의 양상으로 腎虛로 色欲으로 傷하고 瀉가 많고 足冷하고 오래되면 肉이 削하고 五更이 되어 臍下가 絞痛하고 혹은 단지 약간 소리가 나면서 溏瀉를 한 번 하는 경우에는 古味萸散(p.306), 二神丸(p.435), 四神丸(p.372)으로 한다. 陽虛者는 三味安腎丸(p.378), 金鎖正元丹(p.320), 養氣丹(p.414)이다. 陰虛者는 腎氣丸(p.407)이다. 결국 虛脫證을 말한다.

▶ 肺脈浮濇短爲平이오,

肺脈은 浮濇短한 것이 平脈이다.

浮短而濇者는 肺之本脈也라.

浮短而濇은 肺의 本脈이다.

【譯者註】 (1) 五臟脈의 胃氣脈

肝의 本脈은 弦而軟, 心의 本脈은 浮大而散, 脾의 本脈은 善不見, 肺의 本脈은 浮短而濇, 腎의 本脈은 沈實而滑이다. 이때에 肝은 軟, 心은 散, 脾는 不見, 肺는 濇, 腎은 滑이 胃氣脈이다. 이 脈이 있으면 脈에 有神하다고 하여 正常脈이 되고, 이 脈이 나오지 않는 脈은 胃氣가 없어 眞臟脈이라고 한다. 간혹 絶했다는 표현을 한다. 眞臟脈은 死證의 脈이다.

微浮帶散大腸清이라.

잠시 浮大散의 脉이 나오면 大腸이 淸한 것이다.

初浮帶散은 大腸之氣가 淸而無病也라.

처음에 浮하면서 散한 것을 끼면 大腸의 氣가 淸하여 病이 없는 것이다.

【譯者註】(1) 微浮帶散大腸淸

「臟腑六脉診法」에서는 五臟의 脉은 胃氣脉이 포함된 本脉을 말하고 六腑의 脉은 항상 微字로 표현을 하면서 '잠시', 아니면 '처음에' 라는 표현을 하고 있다.

浮數風熱咳且秘요,

浮數하면 風熱이 있어 咳하면서 便秘가 있는 것이다.

浮數은 主中風咳嗽하고 身熱便秘라.

浮數은 中風, 咳嗽, 身熱, 便秘를 主宰한다.

【譯者註】(1) 浮數風熱

浮數의 脉은 浮數弦, 浮數緊을 같이 말하는 것이다. 浮數의 風熱로 因하여 中風이 오고 咳嗽가 있고, 身熱이 있고 便秘가 있게 된다.

【譯者註】(2) 中風

中風에 있어서 表證이 있다는 것은 脉浮에 有表하여 面見五色하고 惡寒하면 마땅히 小續命湯(p.390)이다. 혹은 排風湯(p.352)을 사용하는데, 風이 汗을 따라서 散하니 通因通用하는 것이다.

【譯者註】(3) 咳嗽

咳는 반드시 肺脉의 虛實을 살펴야 하니, 實者는 浮大有力하는데 만약에 沈而滑하면 痰氣가 盛한 것이다. 虛者는 弦大無力하는데 만약에 沈細帶數하면 즉 火鬱이 極한 것이다. 지금은 風熱을 말하고 있으니 浮數이라고 하였고, 實한 浮大有力을 말하는 것이다. 麻黃湯(p.340)을 기본으로 하여 麻黃杏仁飮(p.341)을 주로 한다.

風乘肺하여 咳하면 즉 鼻塞聲重하고 口乾喉痒하고 말을 마치지 못하고 기침을 하는데, 蔘蘇飮(p.379)에 加 桑白皮·杏仁을 하거나 혹은 柴胡半夏湯(p.406)을 사용하고 후에 諸咳丸(p.451)을 사용한다.

【譯者註】(4) 便秘

身熱은 風從汗散으로 하여 麻黃으로 풀리지만 안으로 便秘를 풀어주면 같이 풀린다. 혹은 臟에 가까워서 안으로 역시 便溺가 阻隔하면 즉 三化湯(p.383)에 加減하여 微利한다. 搜風順氣丸(p.400)도 좋다.

浮遲寒冷瀉難禁이라.

浮遲하면 寒冷한 것이니 泄瀉가 멈추질 않는다.

脈遲는 **肺寒**이니 **痰痞**①**胸前**하고 **飮食**이 **難消**하고 **作瀉**라.

脈이 遲하면 肺가 寒한 것이니, 痰이 胸前이 막히고 飮食이 소화가 안 되고 泄瀉를 한다.

【譯者註】(1) 浮遲寒冷瀉難禁

肺脈이 遲하면 肺가 寒하다는 것이니, 胸前에 痰이 막히게 되고 이것으로 인하여 飮食이 소화되지 않아 泄瀉를 하게 된다. 中이 虛하여 발생한 痰痞로 泄瀉를 하는 경우에는, 태어나기를 中虛한 경우가 있어 痞滯不運하여 마치 如飢如微하고 刺痛이 있는 경우에는 六君子湯(p.429)에 加 香附 · 砂仁으로 한다.

泄瀉가 甚할 때에 痰瀉가 或瀉不瀉하고 或多或少하면 이것은 痰이 肺中으로 흘러 들어가서 大腸이 不固한 것이니, 二陳湯(p.437)에 加 白朮 · 神麴을 한다. 實者는 海青丸(p.485)하고, 虛者는 六君子湯(p.429)이다.

浮實滑大咽乾燥요, **腸痛便難鼻乏馨**이라.

浮實滑大한 것은 咽이 乾燥한 것이고, 腸痛이 있고 大便을 보기가 어려우며 코로 냄새를 맡기가 어렵다.

浮實滑大는 **心火乘肺**니 **主咽門燥痛**하고 **腸如刀刺**하며 **毛焦唾稠**②하고 **鼻乏馨香**이라.

浮實滑大한 脈은 心火가 肺를 乘한 것이니, 咽門이 마르고 아프며, 腸이 칼로 찌르듯이 아프고, 모발이 바스라 지며, 가래가 끈적이며 코로 냄새를 잘 맡지 못하는 것을 主宰한다.

【譯者註】(1) 浮實滑大咽乾燥

經絡的으로 咽喉는 太陰과 少陰에 해당된다. 太陰은 咽에 絡하고 少陰은 喉에 絡하니 熱邪가 乘하면 이에 咽痛을 生하게 된다. 일반적으로는 甘桔湯(p.297)으로 主한다. 그 뒤에 腸痛과 便難을 이야기하고 있으니 二便이 難한 경우에는 甘桔湯에 加 玄蔘 · 枳殼을 한다.

【譯者註】(2) 腸痛便難

浮實滑大하여 津液이 枯渴이 되면서 나타나는 便秘이다. 燥는 少陰의 津液이 不足한 것에 屬하니 以辛으로 潤之한다. 結은 太陰에 燥糞이 있는 것에 屬하니 以苦로 瀉之한다. 무릇 結後에는 이에 潤血生津하는 藥을 服用해야 再結再通하여 도리어 元氣를 손상하게 되는 것을 免할 수가 있다.

---

① 痰痞 : 痰결린다고 하는 증상.
② 唾稠 : 가래가 끈적끈적한 것. 『醫學入門』에서 唾는 대개 痰을 말함.

그 치료는 津少가 發汗으로 因하였거나, 利小便의 過多 및 産後失血 等證으로 血液枯者는 五仁丸(p.421), 腎氣丸(p.407), 大補陰丸(p.330)이다. 혹은 導滯通幽湯(p.337)에 加 檳榔·條芩·陳皮를 한다. 지금은 肺와 大腸이 서로 관련이 되어서 나타나는 현상이고 肺와 大腸은 表裏가 되기 때문에 枳梗湯(p.457)에 加 紫蘇를 하거나 혹은 蘇子降氣湯(p.394)하고 혹은 蘇子痲仁煮粥(p.395)도 생각해볼 만하다.

【譯者註】(3) 鼻乏馨

鼻乏馨은 냄새를 못 맡는다는 의미이니 麗澤通氣湯(p.438)①을 쓴다. 麗澤通氣湯은 肺의 風熱로 인한 不聞香臭에 쓰는데, 實證의 初期에 麗澤通氣湯을 쓰고 虛證이나 만성의 코 막힘에는 補中益氣湯(p.357)을 應用한다. 그렇지만 不聞香臭라 함은 嗅覺神經의 마비로 인한 것이니 이러한 處方만 써서는 잘 안 낫고 원인이 되는 感氣나 鼻道의 閉塞이 치료되어야 한다.

浮芤衄血胸暴痛이요,

浮芤하면 衄血이 있고 가슴이 갑작스럽게 아프다.

浮芤는 **積瘀在胸**이니 **或衄或嘔**이라. **瘀滯胸中**하면 **則卒暴疼痛**이라.

浮芤하면 積滯된 瘀血이 胸中에 있는 것이니 혹은 衄血이 있고 혹은 嘔吐가 있다. 瘀滯가 胸中에 있으면 즉 卒然히 갑작스럽게 아프기도 하다.

【譯者註】(1) 浮芤

芤脉은 출혈이나 瘀血을 의미하고 지금 肺脉의 基本脉은 浮短而濇이기 때문에 「諸脉相兼主病」에서 "濇芤瘀血結成團"이라고 하였다. 그 小註에 "澁芤爲衄血, 或爲失血"이라고 하였다. 浮芤는 浮芤濇과 같이 봐도 무난하다. 大腸脉의 芤脉은 便血도 있지만 치질도 있으니 참고해야 한다.

【譯者註】(2) 衄血

肺는 鼻에 開竅하고 鼻는 腦에 通하니 血이 위로 腦에 넘치면 또한 淸道를 行한다. 그렇기 때문에 鼻를 따라서 나오게 된다. 겸하여 陽明의 熱鬱이 上行하면 血이 口鼻로 俱出한다. 莎芎散(p.367)으로 한다. 瘀血證은 물로 입을 적시는데 마시지는 못하고, 밖으로 寒熱이 없으며 喜忘하여 如狂하면 犀角地黃湯(p.386)으로 主한다.

【譯者註】(3) 胸暴痛

浮芤脉의 胸暴痛은 단순한 통증이 아니고 심근경색일 가능성도 있으나 다행히 좌측에 나오지 않고 우측에 나왔기 때문에 통증이 심하다면 失笑散(p.409)에 蘇合香元(p.398)으로 할 것이나 어느 정도 통증이 지난 다음에 내원을 한 경우라면 瓜蔞枳實湯(p.310)에 蘇合香元으로 한다.

---

① 麗澤 : '이택'으로 발음해야 한다. 『周易·第五十八卦』를 참고할 것.

浮溢膈滿或腸鳴이라.

浮溢하면 膈滿이 되고 혹은 腸鳴이다.

浮甚하야 **溢上魚際**하고 **氣不下行**하면 **胸膈滿悶**이라. **或時氣下**하면 **則大腸作鳴**이라.

浮甚하게 되어 魚際까지 넘치게 되고 氣가 下行하지 못하면 胸膈이 滿悶해진다. 혹은 때로 氣가 下行하게 되면 大腸에서 소리가 난다.

【譯者註】(1) 浮溢膈滿或腸鳴

본래 腸을 청진기로 聽診해 보면 꼬르륵 소리가 들리지만 청진기로 聽診하지 않아도 옆 사람에게까지 들릴 정도이면 이를 腸鳴이라 한다. 그런데 聽診 時에 아무런 소리가 안 들리면 腸痲痹이다. 반드시 엑스레이를 촬영해서 小腸에 가스까지 차 있으면 쉽게 접근해서는 안 되며 절대 금식을 시켜가면서 치료해야 한다.

腸鳴이 나오기 위해서는 바람이 불어야 하는데, 바람이 불기 위해서는 寒熱이 相雜해야 한다. 지금은 浮溢한 脉이 魚際까지 올라가고 있기 때문에 痰火로 인한 것이나 역시 痰火가 七情氣鬱을 같이 동반해야 胸膈이 滿悶하고 大腸이 作鳴하게 된다. 七情으로 인한 氣鬱로 痞하고, 不思飮食하며 먹으면 흩어지지 않는 경우에는 木香化滯湯(p.345)으로 하거나 혹은 順氣導痰湯(p.401)이다.

浮洪足熱唾稠濁이요,

浮洪하게 되면 足에 熱이 있고 唾液이 稠濁하다.

浮洪은 **火盛**이니 **足心熱**하고 **痰唾稠濁且臭**라.

浮洪하면 火가 盛한 것이니 足心이 熱하고 痰唾가 稠濁하거나 또한 냄새가 난다.

【譯者註】(1) 浮洪足熱

肺脉이 浮洪하게 되면 火가 盛한 것인데, 肺經에 火가 盛하게 되면 天地定位法에 의하여 땅이 메마르게 되니 자연히 腎에 熱이 들게 되고, 腎에 熱이 들게 되면 腎이 주관하는 양쪽의 足心에 熱이 盛하게 된다. 또한 熱로 인하여 痰唾가 稠濁해지고 또한 냄새가 나게 된다.

「臟腑六脉診法」 중에 腎臟脉에도 沈無足熱亡其精이 나와서 足熱의 증상이 보이는데, 이것은 腎精이 고갈되어서 나타나는 증상이다. 위의 증상은 水氣不足이 그 원인이니 六味地黃元(p.429)에 玄蔘을 加해서 쓴다. 玄蔘은 반드시 酒蒸이나 酒浸해야 泄瀉를 防止할 수 있다. 또는 玄蔘 대신 知母·黃柏을 쓸 수도 있다.

【譯者註】(2) 唾稠濁

咳는 반드시 肺脉의 虛實을 살펴야 하니 實者는 浮大有力한데 만약에 沈而滑하면 痰氣가 盛한 것이다. 虛者는 弦大無力한데 만약에 沈細帶數하면 火鬱이 極한 것이라고 하였다. 지금은 脉

이 浮洪하니 痰火가 盛한 것으로 보아야 한다.

火咳는 聲多痰少하다. 五更에 咳多者는 食積濕熱의 火가 肺中으로 흘러간 것이니 瀉白散(p.370)에 加 知母하거나 혹은 古二母散(p.308)이다. 上半午에 咳多者는 胃에 實火가 있으니 單石膏丸(p.325)에 加 知母·貝母를 한다. 便閉하고 喘渴하고 痰稠者는 凉膈散(p.414), 敗毒散(p.442), 古芩半丸(p.305)이다.

浮緊喘促冒時行①이라.

浮緊하면 喘促하고 時行感冒에 感觸된 것이다.

浮緊은 **感冒時行**하고 **風痰**으로 **咳嗽喘促**이라.

浮緊은 感冒가 때로 行하게 되고 風痰으로 咳嗽와 喘促이 있다.

【譯者註】(1) 浮緊喘促冒時行

冒時行이라는 것은 流行性 感冒이고 이 경우의 脈은 주로 浮數緊하다. 본래 일반적인 時行感冒에는 蔘蘇飮(p.379)이 적당하나 右寸部 緊脈이 있으면 麻黃을 사용해야 하니 麻黃杏仁飮(p.341)이 적당하다. 다만 咳嗽喘促이 주증상이 아니고 頭痛이 주증상일 때에는 九味羌活湯(p.313)이 더 좋다.

浮弦咳嗽冷氣結이오,

浮弦하면 咳嗽가 있고 冷氣로 結滯된다.

風邪가 **傳於大腸**이라. **故**로 **脈弦**하니 **咳嗽冷氣秘結**이라.

風邪가 大腸으로 傳하게 된다. 그렇기 때문에 脈이 弦하게 되어 咳嗽가 있고 冷氣로 秘結하게 된다.

【譯者註】(1) 浮弦咳嗽

脈이 浮弦하다고 하였으니 弦은 風邪를 말하고, 나온 부위가 大腸의 부위이기 때문에 風邪가 大腸으로 들어가서 咳嗽를 유발하고 冷氣로 인하여 秘結이 된다고 한 것이다. 咳嗽를 우선하고 그에 따른 便秘를 본다면 肺燥하여 皮枯瘡痒하고 便閉者는 活血潤燥生津飮(p.488)이다.

【譯者註】(2) 冷氣結

結은 癌腫을 제외하고 일반적으로 大便秘澁 즉 便秘를 말하는데 가장 많은 원인은 여자의 습관성 便秘이고 그 다음은 신경성 便秘이다. 습관성 便秘의 경우는 大腸 운동이 卯時에 가장 활발하여 이때에 便을 봐야 하는데 여자의 경우는 집안일 때문에 이때가 가장 바빠서 便을 참다가 배변감을 잊어버리게 되고 이러한 상황이 반복되어 便秘가 생긴다.

---

① 冒時行 : 유행성 感氣, 時行感冒를 말한다.

冷氣秘結을 우선한다고 보면 宿食秘喘審熱寒이다. 熱物에 傷한 者는 二黃丸(p.439)이고, 寒物에 傷한 者는 丁香脾積丸(p.450)이다. 通用으로는 大黃備急丸(p.333)이다. 脾胃에 伏火者는 潤腸丸(p.433)이다. 지금은 冷氣가 結한 것이므로 丁香脾積丸이 옳다.

浮滑痰多頭目傾이라.

浮滑의 脉은 痰이 많은 것이니 頭目이 기울어진다.

浮滑은 **痰多**니 **頭目昏眩**이라.

浮滑은 痰이 많은 것으로 頭目이 昏眩하다.

【譯者註】(1) 浮滑痰多頭目傾

頭目傾이라는 것은 頭暈을 말하는 것으로 어지러움으로 인하여 머리가 기울어지는 것이다. 滋陰健脾湯(p.447)은 氣血이 虛損되어 痰飮으로 眩暈하는 것을 치료하는 仙劑로 四物湯(p.368), 四君子湯(p.366), 二陳湯(p.437)의 의미를 모두 포함한다. 加減法으로는 血虛 時에는 四物湯을 倍하고, 氣虛 時에는 四君子湯을 倍하고, 痰多 時에는 二陳湯을 倍한다. 女子의 경우는 解鬱之劑인 香附子 · 梔子를 加하기도 한다. 火가 그 痰을 動하여 眩暈이 심한 경우에는 二陳湯 加 芩 · 連 · 蒼朮 · 羌活을 한다.

浮急腸風癰血痔요,

浮急하면 腸風, 腸癰, 血痔가 된다.

浮弦數急은 **主腸風腸癰**하고 **便血痔瘡**이라.

浮弦數急하게 되면 腸風腸癰하고, 便血痔瘡을 主宰한다.

【譯者註】(1) 浮急腸風癰血痔

急이라 함은 浮부위에 弦數緊한 脉을 말한다. 腸風은 결국 출혈로 표현된다. 腸癰의 경우에는 '芤緊或數腸內癰'의 條文에서와 같이 蟲垂突起炎을 말하는 경우도 있지만 芤脉이 있으면 어느 정도 출혈이 보이는 경우가 많고, 지금은 浮急하므로 芤緊或數腸內癰의 경우보다 더 급한 경우가 많다.

血痔도 결국 출혈의 양상으로 보이게 된다. 특히 단순 치질의 경우도 출혈이 많으면 전문병원으로 이송하는 것이 원칙이며, 腸癰의 경우에는 잘못하면 사망에 이를 수도 있으니 단순 急滯와 구별하여 이송하는 것이 좋다.

大腸의 기능이 弱한 자는 대개 疲困을 잘 느끼고 精力도 弱하며 피부도 弱하고 알레르기성 피부염도 많다. 이는 肺主氣이므로 대개 氣不足에 기인한다. 한편, 두드러기가 잘 나는 경우는 보통 大腸이 弱해서인데 이때는 曲池穴에 刺鍼한다.

浮絶少氣有水停이라.

浮絶하면 少氣하니 水氣가 停滯된다.

無大腸脉者는 **苦短氣**하고 **心下有水**라.

大腸脉이 없으면 短氣로 고통스럽고 心下에 水가 있다.

【譯者註】 (1) 浮絶少氣有水停

大腸脉이 없으면 肺氣가 손상된 것이다. 肺는 順氣를 말할 때에 下氣를 우선시하게 되어 그것이 逆하기 때문에 短氣로 고생하게 된다. 역시 肺는 膀胱과 相通하기 때문에 通調水道, 下輸膀胱이 이루어지지 않아 膀胱의 水氣가 逆上하여 心下에 水氣가 있게 된다.

원칙적으로 絶脉은 그 치료가 원활하지 않은 것이나 少氣에는 四君子湯(p.366)으로 氣化를 돕는 방법을 사용한다. 지금의 心下有水氣도 苓桂朮甘湯(p.416)을 사용하는 것이 올바른 방법이지만 만약에 이미 氣가 絶한 상태에서는 회복하기가 쉽지 않다.

沈數火盛痰氣升이요,

沈數하면 火가 盛한 것이고 痰氣가 升한다.

沈數은 **火乘肺**니 **痰壅喘急**이라.

沈數은 火가 肺를 乘한 것이니 痰壅하고 喘急이 있다.

【譯者註】 (1) 沈數火盛痰氣升

數脉은 火를 말하는 것이고 그 부위는 肺가 되니 火克金이 되어서 痰壅喘急이 나타나는 것이다. 火盛으로 痰氣가 升한 경우에는 대개 喘息이 있다. 痰喘에 반드시 痰聲이 있으니 風痰에는 千緡湯(p.465)이고 혹은 合 導痰湯(p.334)한다. 痰氣에는 蘇子降氣湯(p.394), 四磨湯(p.368)이다.

沈遲氣痞冷涎縈이라.

沈遲하면 氣痞가 있고 冷涎이 얽어져 있다.

歌에 **云**하되 **肺遲**는 **氣痞寒痰盛**이니 **飮食難消**①하야 **氣漸衰**라 하니라.

歌에 이르기를, 肺脉이 遲하면 氣痞가 있고 寒痰이 盛하게 되니 飮食이 소화가 잘 안 되어서 氣가 점차 衰해진다고 하였다.

【譯者註】 (1) 沈遲氣痞

肺는 氣의 순환을 이루는 것이고 또한 胃의 소화와 肅降을 이루는 곳이기 때문에 肺脉이 遲하게 되면 氣가 원활한 순행을 이루지 못하고 있다는 것이니 氣痞가 발생되고 寒痰이 盛하게

---

① 飮食難消 : 肺와 소화기와의 연관성을 인식하라.

되는 것이다. 또한 飮食이 소화가 되지 않고 氣는 점점 衰하게 되는 것이다.

氣痞는 氣가 停滯하여 속이 답답하고 더부룩한 것이다. 태어나길 中虛하여 痞滯로 不運하고 마치 배고픈 듯 하고 마치 약간 刺痛이 있는 것 같은 경우에는 六君子湯(p.429)에 加 香附 · 砂仁을 하고, 內傷勞役으로 濁氣가 犯上하고 淸氣가 下陷하여 虛痞者는 補中益氣湯(p.357)에 加 黃連 · 枳實 · 芍藥을 한다.

【譯者註】 (2) 冷涎綮

사람들이 氣血이 病이 됨을 알지만 痰이 病이 되는 것이 가장 많음을 알지 못한다. 腎에 모여서 足膝이 酸軟하는 것이 많고 腰背가 强痛하고 肢節이 冷痹하고 骨痛하면 寒痰이다. 또한 虛痰이라고 말한다. 寒痰이 形寒飮冷으로 인하여 色이 깊게 靑黑한 것이 마치 灰와 같고 善唾하거나 혹은 喘하는데 輕者는 五積散(p.421), 藿香正氣散(p.311)이고 重者는 溫中化痰丸(p.425), 古半硫丸(p.306)이다.

沈緊而滑仍咳嗽요,

沈緊하면서 滑하면 이에 咳嗽가 있다.

肺部에 得此三脉이면 有寒하고 有風하고 有痰이라. 故로 發咳嗽라.

肺部에 이 세 가지의 脉을 얻으면 寒이 있고, 風이 있고, 痰이 있다. 그렇기 때문에 咳嗽가 發한다.

【譯者註】 (1) 沈緊而滑仍咳嗽

肺의 脉에서 沈緊하면서 滑을 얻었다는 것은 風寒에 痰을 끼고 있다는 것이다. 그렇기 때문에 咳嗽가 발생한다. 咳嗽 질환에 있어서 대개는 蔘蘇飮(p.379)을 應用하는 것이 제일 무난하면서 좋은 방법이다.

沈細兼滑是骨蒸이라.

沈細하면서 겸하여 滑하면 이것은 骨蒸이다.

子乘母虛하니 病在骨內라. 訣에 云하되 沈細仍兼滑은 因知是骨蒸이라. 皮毛皆總①澁하고 寒熱兩相幷이라 하니라.

子가 母의 虛를 乘한 것이니 病이 骨內에 있다. 訣에 이르기를 "沈細하고 이에 滑을 겸한 것으로 因하여 骨蒸이라는 것을 알게 된다. 皮毛의 대개가 거칠어지고 寒熱이 서로 아우르게 된다."고 하였다.

---

① 總 : 모두 총.

【譯者註】(1) 沈細兼滑

脉을 六經과 배합하게 되면 太陽은 浮, 陽明은 長, 少陽은 弦, 太陰은 沈, 少陰은 細, 厥陰은 微가 된다. 지금 沈細한 것이 肺脉에 나타나게 되면 細脉은 少陰이 되고, 少陰은 腎으로 骨을 주관하게 된다. 滑은 염증이나 熱을 의미하게 되니 子乘母虛하여 骨에 病이 있다고 한 것이고, 骨에 熱이 들어가니 骨蒸熱이다. 骨蒸은 結核性 질환이며 찌르듯 아프며 노곤노곤하게 쑤신다. 쉽게 치료가 되지 않는 病이다.

【譯者註】(2) 是骨蒸

骨熱은 氣虛로 因하여 血로 化하지 못하여 血乾하면 火가 스스로 沸騰하고 살이 마치 鍼으로 찌르는 것 같고 骨熱하고 煩疼하거나, 혹은 五心이 모두 熱하고, 혹은 兩肋이 마치 불과 같고, 혹은 子午가 相應하고 혹은 낮에는 微惡寒하고 밤에는 도리어 大熱한다.

비록 腎經이 主하나 傳變이 不常하여 蒸上하면 즉 喘咳하고 痰血하며 唇焦하고 舌黑하며 耳鳴하고 目眩하는 等證이 보인다. 蒸下하면 즉 遺精, 淋濁, 泄瀉, 腰痛, 脚酸, 陰物이 自强하는 等證이 보인다. 蒸中하면 즉 腹脹, 脇痛, 四肢倦怠하는 等證이 보인다.

지금은 肺에 그 원인이 있으니 肺證의 發熱은 皮毛에 있어 해질 무렵이면 즉 심해진다. 瀉白散(p.370)으로 한다. 甚者는 凉膈散(p.414)이다.

沈實熱結微寒結이요,

沈實은 熱結한 것이고 微하면 寒結한 것이다.

沈實은 乃邪熱結胸이오, 沈微는 乃寒結胸이라.

沈實은 이에 邪熱이 胸에 結한 것이고, 沈微는 이에 寒이 胸에 結한 것이다.

【譯者註】(1) 沈實熱結微寒結

沈實은 邪熱이 胸에 結한 것이다. 微라고 하는 것은 陽氣가 微弱한 것인데, 이것은 寒氣가 胸에 結한 것이다. 外感邪氣가 肌表로부터 전하여 胸膈에 이르면 半表裏證이 되니 和解하는 것이 마땅하다. 혹은 이미 下法을 경험하여 胸滿하면서 痛한 경우에는 結胸이 되고 不痛者는 痞滿이 되니 傷寒治法과 같다. 우선 통증의 有無로 結胸과 痞滿을 구분하게 된다.

그 치료는 傷寒에 준해서 치료를 하는 것이다. 寒實結胸者는 身이 不熱하고 口가 不渴하나 心中이 脹硬하면서 痛하다. 枳實理中丸(p.458), 五積散(p.421)이다. 甚者는 三物白散(p.377)이다. 熱實結胸者는 心下가 滿硬하고 懊憹하며 煩躁하면서 渴하니 柴陷湯(p.405)이다. 甚者는 大陷胸湯(p.333)이다.

沈甚膹鬱引背疼라.

沈甚하면 膹鬱한 것이 등까지 당기고 아프다.

沈甚은 **胸中膹悶之氣 與背**로 **牽引而痛**이라.

沈甚하면 胸中의 膹悶한 기운이 등과 더불어 牽引하면서 아프다.

【譯者註】(1) 沈甚膹鬱引背疼

등이라는 것은 背者胸中之府라고 하여 胸中의 영향을 받게 되는 것이다. 沈이 심하다는 것은 氣鬱이 심하다는 것이고 氣鬱이 심하면 胸中의 膹鬱之氣가 등까지 당기면서 아프다. 膹鬱이라는 것은 숨이 차고 답답하며 등까지 땅기고 아픈 것으로, 정신적 충격이나 근심에서 많이 보이며 肺主憂와 관련이 있다. 膹은 奔과 相通하여 치받는다는 의미도 있다. 만약에 膹鬱이 息賁이라는 肺積까지 이르게 되면 不治하게 된다. 胸膈痞塞은 枳梗湯(p.457)이고, 胸痹氣塞은 枳橘湯(p.458)하는데 浮腫이면 木香流氣飮(p.345)이다.

沈弱驚汗濡寒熱이요,

沈弱하면 驚汗이 있게 되고 沈濡하면 寒熱이 있다.

沈弱은 **陽虛**니 **主驚悸多汗**하고 **沈濡**는 **虛損**이니 **主增寒發熱**이라.

沈弱은 陽虛니 驚悸와 多汗을 主하고, 沈濡하면 虛損이니 憎寒發熱이다.

【譯者註】(1) 沈弱驚汗濡寒熱

沈하면서 弱하다는 것은 陽이 虛하다는 것이니, 陽이 虛하게 되면 衛氣가 不固하게 되어서 多汗하게 되고, 衛氣가 不固하게 되면 자연스럽게 몸을 지킬 수가 없으니 驚悸가 나타나는 것이다.

驚悸를 보자면 思慮를 과도하게 하거나 大驚, 大恐로 인하여 心虛停痰에 이르거나 혹은 귀로 큰 소리를 듣고 눈으로 異物을 보고 위험한 것에 臨하여 일을 당하고 문득 驚悸를 느끼어 심하면 즉 心跳欲厥하고 脉弦濡者는 虛이다. 血虛는 四物湯(p.368), 茯神湯(p.361), 妙香散(p.346), 朱砂安神丸(p.453)이다. 氣血俱虛에는 人蔘養榮湯(p.440), 養心湯(p.415)이다.

【譯者註】(2) 汗

陽이 虛하여 衛氣가 不固하므로 自汗이 나타나는 것이다. 汗者는 元陽의 眞液이다. 飮食, 驚恐, 房勞, 行動으로 因하여 出汗하는 것을 多汗이라고 한다. 昏醒과 朝夕을 불문하고 점점 出汗하는 것을 自汗이라고 한다. 이것은 陽氣가 衛護하지 못하는 것이다. 그 處方은 補中益氣湯(p.357)에 加 麻黃根 · 浮小麥을 하는 것이 좋고, 陽虛의 증상이 심하면 附子를 加하는 것이 좋다.

【譯者註】(3) 濡寒熱

濡脉이 있으면 濇脉보다 심한 虛損을 말하는 것이다. 陽이 虛하면 惡寒이 있고 陰이 虛하면 發熱이 있게 된다. 지금은 陰陽이 같이 虛해서 惡寒과 發熱이 生한다. 심하지 않은 경우에는 陰陽이 兩虛하고 晝夜에 發熱하고 煩渴이 不止하여 證이 마치 白虎湯(p.355)과 같으나, 目痛과 鼻乾이 없는 경우에는 古歸芪湯(p.304)으로 한다.

가령 臟冷하고 榮熱하고 脉浮한 경우에는 人蔘地骨散①(p.442)이다. 久虛로 積損者는 八物湯(p.481), 人蔘養榮湯(p.440)이다. 甚者는 旣濟湯(p.320)에 去 半夏를 하고, 加 五味子·當歸·地黃에 童便을 약간 넣는다. 혹은 二至丸(p.436), 八味丸(p.482), 二神交濟丹(p.434)이다. 發熱이 우선될 경우에는 陰虛로 微惡寒하면서 發熱이 있으면 二陳四物湯②에 加 知母·黃柏·地骨皮를 한다.

沈絶欬逆喉瘡生이라.

沈絶하면 咳逆이 있고 咽喉에 瘡이 생긴다.

無肺脉者는 **苦短氣**하니 **欬逆喉塞**③이라.

肺脉이 없는 경우에는 短氣로 괴로워하니 咳逆이 있고 咽喉가 막힌다.

【譯者註】(1) 沈絶欬逆喉瘡生

肺脉이 없으면 肺가 絶하게 되는 것이니, 短氣로 고생을 하고 咳逆이 있고 咽喉가 막히게 된다.

俱實唇吻手臂捲이요,

모두 實하게 되면 입술을 다물게 되고 手臂가 오그라들게 된다.

肺大腸이 **俱實者**는 **主唇吻不收**하고 **手臂捲**이라.

肺·大腸이 모두 實하게 되면 입술이 늘어져 거두지 못하고 手臂가 오그라들게 된다.

【譯者註】(1) 俱實唇吻手臂捲

脣吻이라는 것은 입술이 뒤집어진 듯이 아래로 처져 있는 것으로 본래는 脾氣絶이다. 捲이라는 것은 팔다리가 오그라들 듯이 떨리는 것이다. 즉 拘攣이다. 지금의 증상은 痓病과 유사하다. 혹은 外因의 風邪이거나 혹은 內因의 七情인데, 대개 반드시 痰火를 낀 이후에 發한다. 痰이 壅하여 發하는데 不醒하거나 혹은 단지 手足이 搐搦하고 左右가 動搖하니 마땅히 祛風導痰湯(p.300)에 加 竹瀝·薑汁한다. 다만 치료에 있어서 風藥을 忌하는데, 대개 火는 風燥의 本이기 때문에 능히 그 火를 治하면 風이 스스로 흩어지게 되고 燥가 스스로 潤澤해지는 것이다. 閉塞證이다.

俱虛憂恐見光明이라.

모두 虛하면 憂恐이 있고 헛것을 보게 된다.

肺大腸이 **俱虛**는 **情中不樂**하니 **或如恐怖**하고 **時**로 **望見光明**이라.

肺·大腸이 모두 虛하면 정서가 不樂하여 혹은 마치 恐怖가 있는 것 같고 때로 헛것을

---

① 人蔘地骨散은 뒤에 用藥篇에는 人蔘地骨皮散으로 되어 있다.
② 二陳四物湯이나 四物二陳湯으로 표시되는 處方은 그냥 四物湯에 合 二陳湯을 하면 된다.
③ 喉塞 : 디프테리아에서도 이 증상이 나올 수 있다.

보게 된다.

【譯者註】 (1) 俱虛憂恐見光明

俱虛라는 것은 肺·大腸脉에 虛脉이 보인다는 것으로, 이런 경우는 보통 氣虛로 因한 것이 많다. 見光明이라는 것은 헛것이 보인다는 의미이다. 몸 안에 陽氣가 부족하게 되면 자연스럽게 靜中하고 不樂하게 되고 본인의 몸을 지킬 수가 없으니 恐怖感이 생기게 되며 때로 헛것이 보이게 되는 것이다. 虛脫證이다. 血虛는 四物湯(p.368), 茯神湯(p.361), 妙香散(p.346), 朱砂安神丸(p.453)이다. 氣血俱虛에는 人蔘養榮湯(p.440), 養心湯(p.440)이다.

▸ **脾脉本緩善不見**이요,

脾脉은 본래 緩脉인데, 잘 안 보이는 것이 좋다.

緩은 **乃脾之本脉**이니 **隱隱和緩**하야 **不可見者**를 **爲善**이라. **惡者**는 **來**가 **如水之流**①니 **此**는 **爲太過**로 **病在外**하니 **令人**으로 **四肢不擧**②라. 혹은 **如鳥之喙**③이니 **此**는 **爲不及**으로 **病在內**니 **令人**으로 **九竅壅塞**이라.

緩은 이에 脾臟의 本脉이니, 은은하고 和緩하여 잘 보이지 않는 것이 좋다. 나쁜 것은 脉이 오는 것이 마치 물이 흐르는 것 같은 것이다. 이것은 太過한 것으로 病이 밖에 있으므로 사람으로 하여금 四肢를 不擧하게 한다. 혹은 마치 새의 부리와 같은 것인데, 이것은 不及한 것으로 病이 안에 있으므로 사람으로 하여금 九竅를 壅塞하게 한다.

【譯者註】 (1) 脾脉本緩善不見

脾臟의 脉은 緩脉이다. 緩脉은 「諸脉體狀」에서 緩比遲脉快些兒라고 하여 단지 遲脉보다는 약간 빠른 脉으로만 설명하고 있고, 일반적인 모양으로 비유하기에는 마치 버드나무가 흔들리는 모양이라고 설명하는 것이 있다.

그리고 지금은 병리적인 緩脉을 다시 太過와 不及의 虛實로 나누어서 표현한 것이 특징이다. 특히 脾胃질환은 그 내용에 따라 太過와 不及으로 나누는 것이 임상에서 중요하므로 더욱 조심해서 살펴야 할 것이다.

來如水之流라고 한 것은 명확하게 脉管의 흐름이 느껴진다고 하는 것인데 指頭로 느껴질 때에는 長脉이나 弦脉처럼 확연하게 느껴지는 모양을 말하는 것이고, 或如鳥之喙라고 한 것은 거의 脉의 느낌을 못 느끼다가 간간이 새가 모이를 쪼는 것처럼 톡톡 나오는 것을 말한다.

【譯者註】 (2) 惡者 來如水之流 此爲太過 病在外 令人四肢不擧

中風은 심혈관계의 문제로 인하여 病이 된다. 한의학에 있어서는 그 원인을 風邪의 침범으로

---

① 來如水之流 : 長, 弦脉을 말한다.
② 四肢不擧 : 無力을 말함. 脾胃病.
③ 鳥之喙 : 短脉을 말한다. 喙 : 부리 훼.

이해하고 있다. 그렇기 때문에 中風으로 因한 四肢痲痹를, 風이라는 것이 일반적으로 土에 침범하는 경우가 많기 때문에 緩脈의 太過와 不及의 상황을 설명하고 있다.

太過는 眞中中腑着四肢라고 하여 설명하고 있다. 手足이 拘攣하고 혹은 身前, 身後, 身側하면 可治이다. 脈浮하면 表에 있으니 얼굴에 五色이 보이고 惡寒하면 마땅히 小續命湯(p.390)이다. 혹은 排風湯(p.352)이다. 風이 汗을 따라서 흩어지니 通因에 通用하는 것이 이것이다.

【譯者註】 (3) 或如鳥之啄 此爲不及 病在內 令人九竅壅塞

不及의 경우에는 中臟閉塞九竅多昏危라고 하여 설명하고 있다. 臟의 絡에 的中한 것은 口眼이 모두 閉하더라도 可治한다. 가령 入臟이 깊은 경우에는 心이 絶하면 口開하고, 肝이 絶하면 眼閉하고, 脾가 絶하면 手散하고, 肺가 絶하면 痰소리가 마치 톱질 하는 것과 같고 코를 골면서 잠을 자고, 腎이 絶하면 遺尿하고 혹은 大吐大瀉하는데 下血吐血者는 대개 죽는다. 三化湯(p.383)이 마땅하고 搜風順氣丸(p.400), 痲子仁丸(p.339)이다.

微緩胃氣得其平이라.

잠시 緩하면 胃氣가 안정을 얻은 것이다.

初微緩者는 胃之平脈也라.

처음에 잠시 緩한 것은 胃의 平脈이다.

【譯者註】 (1) 微緩胃氣得其平

微緩이라는 것은 잠깐 緩脈이 보이는 것으로, 즉 善不見이므로 정상적인 상태이다.

浮數胃火或誤下요,

胃脈이 數하면 胃의 火가 있거나 혹은 잘못 下法을 사용한 것이다.

浮數有力은 乃胃中有火니 呑酸吐逆하고 齒腫出血하며 中消善食하고 夜多盜汗이라. 如浮數無力은 乃醫誤下하야 損傷脾胃所致라.

胃脈이 數하면서 有力한 것은 胃中에 火가 있는 것이니, 呑酸吐逆하고, 齒腫出血이 있고 中消善食하고, 밤에 盜汗이 많다. 만약 浮數하면서 無力하다면, 이는 의사가 잘못 下法을 하여 脾胃를 손상시킨 까닭이다.

【譯者註】 (1) 浮數胃火

右關部가 數하다는 것은 胃의 火가 있는 것인데, 有力한 것은 實火를 말하는 것이고, 無力한 것은 虛火를 말하는 것이다.

【譯者註】 (2) 呑酸

呑酸吐酸은 대개 濕熱이고, 諸嘔吐酸은 대개 熱에 屬한다. 少陽이 勝하면 嘔酸한다. 대개 酸

이라는 것은 木의 味인데 火가 盛하여 金을 제압하면 平木을 하지 못하게 되어 肝木이 스스로 심해져 酸하게 된다.

吐酸은 이에 平時의 津液이 上升하는 氣鬱로 痰火가 되어 留飮이 不化하면 醸하여 酸水를 吐出하게 되는 것이고, 呑酸은 이에 濕熱이 肺胃에 伏하여 咯不得上하고 咽不得下하여 宿食이 鬱遏하여 만들어진 것이니, 그 원인과 치료는 하나이다. 오직 濕이 많으면 즉 呑하면서 便이 利하고, 熱이 많으면 즉 吐하면서 便이 閉한다. 東垣이 寒을 말한 것은 그 標를 論한 것일 따름이다.

그 치료는 痰火의 停食이 一日이나 半日에 酸水로 腐化하고 黃臭를 吐出하는데 혹은 酸心하고 불안하면 通用으로는 二陳湯(p.437)에 加 山楂 · 神麴 · 桔梗 · 南星 · 枇杷葉 · 黃連 · 竹茹을 薑煎하는데 익을 때에 薑汁 一匙를 넣어서 調服하거나 혹은 九味萸連丸(p.315)이다.

【譯者註】(3) 吐逆

肥白人은 肉이 浮①하니 寒濕이 많고, 瘦黑人은 骨이 露②하니 燥熱이 많아 脉證을 더욱 참고해야 한다. 胃冷하면 面靑하고 手足이 厥冷하고 飮食을 먹으면 이에 吐한다. 二陳湯(p.437)에 加 薑 · 桂을 하고 심하면 加 丁 · 附를 하거나 혹은 丁香半夏丸(p.450)이다. 胃熱하면 面紅하고 手足이 熱하고 식사를 마치면 즉 吐한다. 二陳湯에 加 薑炒芩 · 連 · 山梔를 한다.

특히 嘔吐는 痰火가 많다. 二陳湯에 加 薑炒芩 · 連을 하거나 혹은 小調中湯(p.396)으로 主한다. 肝火가 胃로 나온 것은 單黃連丸(p.326)으로 하고 혹은 單人中白을 薑汁으로 녹여 服用한다. 脾經에 濕痰이 上中의 二焦에 鬱滯하여 時時로 惡心하고 吐出淸水하거나 혹은 마치 豆汁과 같은 경우에는 胃苓湯(p.427)에 加 半夏 · 檳榔을 한다.

【譯者註】(4) 齒腫出血

예전에는 치과가 많지 않아서 잇몸질환이나 치통으로도 한의원에 많이 내원하였으나 지금은 치과가 전문적으로 많이 치료를 하고 있기 때문에 많이 내원하지 않는 것이 현실이다.

牙齒는 骨屬이니 腎의 標이다. 精이 온전하면 齒가 堅하고, 腎이 衰하면 즉 齒가 豁하고, 虛熱하면 齒가 動한다. 足陽明胃의 絡脉이 齒의 上縫으로 入하여 그치고 움직이는 곳이 아니니 寒飮을 좋아하고 熱飮을 싫어하는 것이다. 手陽明大腸의 絡脉이 齒의 下縫으로 入하여 움직임에 쉼이 없으니 熱飮을 좋아하고 寒飮을 싫어하는 것이다.

지금은 足陽明胃의 實熱로 因하여 잇몸이 붓고 피가 나는 것이니, 惡寒熱하면서 口臭가 고약한 것은 腸胃의 熱이다. 마땅히 凉藥으로 瀉火하고 祛風한다. 淸胃散(p.470)이다.

【譯者註】(5) 中消善食

中消善食이라는 것은 消渴을 말하는 것이다. 특히 消渴 중에 中消를 말하는 것이다. 熱이 中焦의 脾胃에 쌓이면 消穀하고 善飢하는데 渴이 심하지는 않다. 小便이 赤數하고 大便이 硬한 경우에는 四物湯(p.368)에 加 知母 · 黃柏 · 石膏 · 黃芩 · 滑石으로 降火한다. 熱이 심한 경우에는

---

① 浮 : 살이 쪘다는 말이다. 뚱뚱한 사람을 보고 몸이 부하다고 하는 경우이다.
② 露 : 뼈가 노출이 될 정도로 살이 없다는 말이다.

調胃承氣湯(p.451), 三黃丸(p.384)이다.

【譯者註】(6) 夜多盜汗

盜汗은 잠이 들면 出汗하고 깨면 점차 그친다. 대개 잠들면 즉 衛氣가 裏를 行하여 表가 虛하게 되고, 깨면 氣가 表에 흩어지게 되니 땀이 그치게 된다. 心火가 炎盛하여 肺가 衛護하는 것을 잃은 것이다. 當歸六黃湯(p.329)이다.

【譯者註】(7) 或誤下

浮數이 有力한 것은 胃의 火가 있는 것이다. 가령 浮數하면서 無力한 것은 이에 의사가 誤下하여 脾胃를 손상한 것이다. 본래 誤下한 것은 傷寒에서 結胸과 痞氣로 구분이 되지만 지금의 내용에는 그에 대한 특별한 증상이 나와 있지 않다. 만약에 結胸과 痞氣의 증상이 보이면 傷寒의 治法에 準하여 치료하면 된다. 그렇지 않은 경우에는 三白湯(p.378)으로 胃氣의 회복을 기다린다.

浮遲胃冷氣①膨膨②이라.

浮遲하면 胃가 冷하여 가스가 부풀어서 膨膨하다.

脾胃氣虛冷이니 作嘔하고 肚腹이 膨脹이라.

脾胃氣가 虛冷한 것으로 嘔吐가 있고 肚腹이 膨脹한 것이다.

【譯者註】(1) 浮遲胃冷氣膨膨

氣膨膨은 脹滿으로 봐야 하나 肝硬化의 鼓脹은 아니다. 지금은 胃가 虛冷하여서 발생한 것이기 때문에 溫補를 하면서 氣化능력을 높여야 하니 俗에 倒飽라고 이른다. 氣虛한 경우에는 六君子湯(p.429)에 加 黃芪·厚朴·木香을 하고 食積은 加 山楂·麥芽를 한다.

浮澁下利穀不化요,

浮澁하면 下利를 하고 穀食이 소화가 되지 않는다.

浮爲胃虛요, 澁爲脾寒이니 脾胃虛寒하야 水穀不化하니 法當下利③라.

浮하면 胃가 虛한 것이고 澁하면 脾가 寒한 것이니, 脾胃가 虛寒하여 水穀이 不化하므로 法에 마땅히 下利를 하게 된다.

【譯者註】(1) 浮澁下利穀不化

浮하다는 것은 虛해서 出하는 것이니 胃의 虛를 말하고, 澁脉은 不足을 말하니 脾가 寒한 것

---

① 氣 : 위장 내의 가스를 말한다.
② 膨膨 : 부풀어서 팽팽한 모양이다.
③ 法當下利 : 마땅히 下利를 하게 된다. 病理를 말함이지 治法은 아니다.

이다. 즉, 脾胃가 虛寒하기 때문에 水穀이 不化하면서 下利를 하는 것이다. 脾에서의 濇脉은 胃陰이 부족한 경우이므로 소화기의 문제이지만 熟地黃을 써야 하는 경우가 있다. 正法으로는 理中湯(p.435)으로 하지만, 變法으로는 四神丸(p.372)이나 胃關煎(p.427)을 생각해볼 만하다.

浮實消渴因勞成라.

浮實하면 消渴이 있는데 勞倦傷로 인하여 生成되는 것이다.

脉浮而實은 원인이 **勞倦傷脾**하야 **以致心火乘土**하니 **善消水穀**하야 **爲糟粕而不化**하고 **爲精血**하야 **營養五臟**이라. **故**로 **口乾發渴**①하고 **滌蕩腸胃**②하야 **小便數**하고 **而血肉耗散**이라. **故**로 **名消中**③**也**라.

脉이 浮하면서 實한 것은 원인이 勞倦으로 脾가 손상이 되어 心火가 土를 乘하게 한 것에 이른 것이니, 水穀을 잘 소화시켜 糟粕이 變化하여 精血이 되지 못하여 五臟을 營養하지 못한다. 그렇기 때문에 口乾이 있고 渴症이 있게 되니 腸胃가 蕩滌이 되어 小便이 數하고 血肉이 耗散된다. 그렇기 때문에 消中이라고 이름을 한 것이다.

【譯者註】(1) 浮實消渴因勞成

앞에서는 浮數胃火로 中消가 발생되었다고 하였는데, 지금은 浮實로 인하여 특히 勞로 인하여 消渴이 발생되었다고 설명하고 있다. 일반적으로 消渴에 있어서 因勞成이라고 하는 것은 정신적인 고통에 의한 것을 말하며 房勞나 虛勞로 因한 것은 아니다.

浮實消渴이라는 것은 勞倦傷脾하여 心火가 乘土하여 水穀을 잘 소화하는 것이니 糟粕이 精血로 變化하지 못하는 것을 말한다. 정신적인 고민이 가장 많으며 대개 心部에 滑而微한 脉이 보인다. 일반적으로 水分이 고갈되어 便秘가 심하고 小便은 黃赤하고 頻數하며 舌苔는 黃燥하다. 또한 당뇨가 생기면 제일 먼저 齒牙가 弱해지는 경우가 많다.

血分渴者는 內傷勞役으로 인하여 精神이 耗散하고 胃氣가 不升하거나 혹은 病後에 胃虛하여 亡津하거나 혹은 餘熱이 肺에 있어 口乾하고 渴證이 있고 熱湯을 마시기를 좋아한다. 마땅히 甘溫酸의 藥劑로 滋益해야 하니 陰이 生하면 즉 燥가 除去되어 渴證이 스스로 그치게 된다. 지금은 內傷勞役과 精神耗散으로 胃氣가 不升한 것으로 보아야 한다.

消渴을 치료할 때에는 처음에는 마땅히 養肺降心하고, 오래되면 즉 滋腎養脾해야 한다. 대개 本은 腎에 있고 標는 肺에 있는데, 腎이 暖하면 즉 氣가 上升하여 肺가 潤하고, 腎이 冷하면 즉 氣가 不升하여 肺가 焦하게 된다. 그렇기 때문에 腎氣丸(p.407)이 消渴의 良方이 되는 것이다. 그러나 心·腎은 대개 脾에 通하니 養脾하면 즉 津液이 自生한다. 蔘苓白朮散(p.375)이 이것이다. 三消에는 通用으로는 單文蛤을 爲末하여 水로 調服하여 回津止渴한다. 單瓜蔞根丸(p.325)은

① 口渴 : 일단 환자가 자꾸 입이 마른다면 당뇨를 의심하고, 소변검사를 한다.
② 滌蕩腸胃 : 腸에 水分이 枯渴된 것이다.
③ 消中 : 中消症이다.

消渴의 神藥이다. 半夏와 같은 燥劑를 크게 忌한다.

물이 天地를 감싸듯 人身의 臟腑도 역시 津液의 眞水가 둘러싼 것이다. 그렇기 때문에 形이 있는 것은 대개 水이고, 兌이고, 坤이다. 無形한 것은 天一所生하는 水氣이니 坎이고 乾이다. 能히 無形의 水라야 無形의 火에 물을 댈 수가 있는 것이다. 이것을 旣濟라고 말한다. 雜病에 消渴은 虛熱이 많으나 實熱者도 적지 않다. 무릇 消渴에 鍼灸를 忌하는데, 瘡口에서 出水하면 죽기 때문이다.

浮芤甲錯身體瘦요,

浮芤하면 甲錯이 되어 身體가 마르게 된다.

浮는 爲胃氣衰요, 芤는 爲榮氣傷이라. 故로 肌肉甲錯하야 而不光澤하고 且漸瘦也라.

浮한 것은 胃氣가 衰한 것이고 芤라는 것은 榮氣가 傷한 것이다. 그렇기 때문에 肌肉이 甲錯되어 光澤이 없고 또한 점차 마르게 된다.

【譯者註】 (1) 浮芤甲錯身體瘦

浮脉은 앞에서 언급을 했듯이 胃氣가 弱하거나 衰한 것이고, 芤脉은 榮血이 衰한 것이다. 그렇기 때문에 氣血이 不足하게 되어서 당연히 몸에 살이 찌지 않게 되어 肌肉이 甲錯하게 되고 또한 점차 마르게 되는 것이다. 胃部에서 芤脉이 보일 때 마른 자라면 太和丸(p.477)을 쓴다.

丸도 좋고 湯도 좋지만 다만 뚱뚱한 사람에게는 맞지 않다. 太和丸은 마른 사람에게 쓰며 특히 성질이 나쁜 사람에게 쓰는데, 대개 脾胃가 안 좋은 사람은 성격을 고치라는 것과 상통한다. 甲錯이라는 것은 피부가 말라 거칠어진다는 것이다.

調和心腎養脾胃라고 하였다. 陰陽의 손상을 막론하고 대개 水火不濟로 인한 것이다. 火降하면 즉 血脉이 和暢하고 水升하면 즉 精神이 充滿한다. 혹은 心腎이 俱虛하고, 혹은 心脾가 俱虛하고, 혹은 心肝이 俱虛하고, 혹은 肺腎이 俱虛하고, 혹은 五臟이 俱虛한다.

그러나 調和心腎을 爲主로 하고 겸하여 補脾胃하면 즉 飮食이 進하고 精神氣血이 自生한다. 調和心腎하는데 虛中에 有熱者는 古庵心腎丸(p.306)하고, 虛中에 有寒者는 究源心腎丸(p.315)한다. 峻補를 이기지 못하는 경우에는 歸茸丸(p.317), 瑞蓮丸(p.387), 冷補丸(p.323)이다. 겸하여 脾胃를 補하는 데에는 二神交濟丹(p.434), 還少丹(p.488), 天眞丸(p.465), 返本丸(p.348)이다.

浮緊腹中痛且鳴이라.

浮緊하면 腹中痛이 있으면서 또한 腸鳴이 있다.

趺陽脉이 浮而緊하면 浮는 爲氣요, 緊은 爲寒이라. 浮는 爲腹滿하고 緊은 爲絞痛이라. 浮緊이 相搏하면 腸鳴而轉①이라.

---

① 轉 : 轉失氣. 방귀를 의미. 矢氣라고도 한다.

趺陽脉이 浮하면서 緊하게 되면, 浮하다는 것은 氣가 되고 緊하다는 것은 寒하다는 것이다. 浮하게 되면 腹滿이 있고 緊하게 되면 쥐어짜듯 아프게 된다. 浮緊이 서로 얽히게 되면 腸鳴이 있으면서 방귀가 있게 된다.

【譯者註】(1) 趺陽脉

지금 趺陽脉이 갑자기 튀어 나와서 공부하는 後學들이 혼란스러울 터인데 이 부분은 「雜病脉法」에서 다시 언급되는 것으로 단순하게 右關脉을 말하는 것이다. 너무 복잡하게 생각할 필요는 없다. 다만 『醫學入門』이라는 것이 책을 완전히 한번 다 읽은 사람에게는 편한 반면 부분만을 읽는 사람에게는 불편함이 있으니 가능하다면 처음부터 끝까지 다 읽어 보는 것이 좋을 것이다.

【譯者註】(2) 浮緊腹中痛且鳴

右關部가 浮而緊하다는 것은 寒氣가 서로 얽히게 되면, 浮脉으로 氣滯가 발생하여 腹滿이 되고, 緊脉으로 絞痛이 있으니 결국 腹滿腹痛이 있으면서 腸鳴이 있는 것이다. 虛寒을 치료하는 理中湯(p.435)에 腹痛證을 치료하는 小建中湯(p.388)을 合方한 建理湯(p.300)을 사용한다.

浮微而緊爲短氣요,

浮하면서 微緊하게 되면 短氣가 된다.

微則爲虛요, 緊則爲寒이니 中虛且寒하면 氣自短矣라.

微한 것은 虛가 되고 緊한 것은 寒이 되니 中이 虛하면서 寒하게 되면 氣가 스스로 短하다.

【譯者註】(1) 浮微而緊爲短氣

微脉이 나타나면 陽氣가 微한 것이고 緊脉이 나타나면 寒한 것이 되니, 지금 微하면서 緊하다는 것은 陽氣가 虛하여 中虛로 寒하게 되어 短氣가 된다. 지금의 短氣는 氣가 虛한 것으로 因하여 발생한 것이기 때문에 四君子湯(p.366)이 적합하나 워낙에 너무 虛한 상황이면 單人蔘湯(p.326)을 사용한다.

浮滑吐噦口不馨이라.

浮滑하면 吐噦가 있고 口臭가 나게 된다.

訣에 云하되 弦以滑兮여 胃寒이라하고, 又云하되 單滑은 脾家熱이니 口臭氣多粗라 하니라. 盖滑은 爲噦爲吐爲口臭나 兼弦커나 或無力者는 則爲胃寒하고, 兼浮大有力者는 則爲痰火라.

訣에 이르기를 弦하면서 滑한 것은 胃가 寒한 것이라고 하였다. 또한 單滑한 것은 脾家가 熱한 것이니 口臭가 있고 氣가 거칠게 된다고 하였다. 대개 滑脉은 噦가 되고 吐가 되고 口臭가 있게 되나, 弦脉을 겸하거나 혹은 無力한 것은 胃가 寒한 것이 되고, 浮大를 겸하고 有力한 것은 痰火가 된다.

【譯者註】(1) 浮滑

滑脉은 澁脉에 비해서 虛實로 나눌 때에 實을 표현하는 것이 옳다. 하지만 實하다고 해서 마냥 實한 것이 아니라 實한 중에도 역시 虛함이 있다는 것을 분명히 學部 때에 배웠으나 지금에 와서 그것을 부정하는 경우가 많다.

특히 임상에 있어서 實한 것이 오로지 實하고 虛한 것이 오로지 虛한 것만 있지 않다. 공부하는 사람들이 이 부분에 대해서 자세히 살펴야 한다. 本人이 이해되지 않는 부분을 모두 誤字나 誤譯이라고 한다면 공부를 할 필요가 없는 것이다.

滑脉의 경우에도 마찬가지이다. 비록 滑脉이 實證을 말한다고 하더라도 이것은 單滑脉의 경우를 말한다. 만약에 單滑脉이 아니고 弦脉이나 無力을 겸하게 되면 胃가 寒한 것이다. 역시 滑脉이 浮大하면서 有力하게 되면 痰火인 것이다. 이 부분을 잘 살펴야 한다. 胃의 滑脉은 일반적으로 脾家熱을 말한다. 가령 口渴, 煩燥, 胸悶, 脹滿, 便秘, 小便黃 등의 증상이다.

비록 李時珍이 『瀕湖脉學』에서 이 부분을 『脉訣』의 잘못으로 辛辣하게 비판하고 있으나 「總看三部脉法」에서 또한 "洪大의 一脉은 有力하여 實하면 熱이 심한 것이 되고 無力하여 虛하면 虛가 심한 것이다. 微澁의 一脉은 無力하여 短하면 진실로 虛가 되는 것이다. 그러나 伏熱과 痰氣가 凝滯한 것도 있으니 역시 대개가 다 虛로 볼 수가 있겠는가?"라고 설명하고 있다.

【譯者註】(2) 吐

吐는 胃氣가 逆上하여 나오는 것이다. 胃熱은 面紅하고 手足이 熱하고 먹는 것이 그치면 즉 吐하니 二陳湯(p.437)에 加 薑炒芩 · 連 · 山梔라고 하였다. 지금의 浮滑은 痰火의 경우로 嘔吐는 痰火가 많으니 二陳湯에 加 薑炒芩 · 連하거나 혹은 小調中湯(p.396)으로 主한다.

【譯者註】(3) 噦

噦라는 것은 옛날에는 피기라고 하여 딸꾹질을 말한다. 不足은 內傷脾胃하거나 혹은 大病 후에 胃弱한 것으로 因하니 面靑하고 肢冷하고 便軟이 많다. 有餘는 外感으로 胃燥하거나 大怒, 太飽한 것으로 因하니 面紅하고 肢熱하고 便閉가 많다. 有餘는 可治이나, 不足한 경우는 위험하다.

지금은 有餘의 상태로 痰火로 인한 것이다. 膏粱으로 濕熱者는 十味小柴胡湯(p.409)에 單黃柏丸(p.327)을 삼키거나 혹은 益元散(p.439)을 調服한다. 胃火로 善食者는 小半夏湯(p.390)에 加 山梔 · 黃芩으로 吐한다. 火盛者는 益元散에 加 黃連 · 黃柏을 한다.

만약 痰火가 盛한 경우라면 痰이 위로 막히고 火가 아래로 動하여 다른 특별한 증상이 없는데 忽然히 呃이 胸中으로 따라서 발생하는 경우에는 芩連二陳湯(p.319)을 하거나 혹은 단지 陳皮 · 半夏를 薑煎하여 服用하거나 혹은 人蔘蘆를 煎湯하여 吐하게 한다.

【譯者註】(4) 口不馨

口不馨은 口臭를 말한다. 胃에 熱이 발생하면 그 熱로 인하여 口臭가 나게 된다. 단순한 胃熱

로 인한 것이라면 胃中鬱火하고 膈上에 稠痰하여 飮食으로 鬱이 成하면 마땅히 祛痰火丸(p.300), 潤下丸(p.433), 古萸連丸(p.307)이다. 傷食을 겸한 것이라면 飮食을 마친 다음에 트림을 할 때에 썩는 냄새가 심하니 二陳湯(p.437)에 加 蒼朮·神麴·麥芽·薑炒黃連을 하거나 혹은 保和丸(p.360)이 좋다.

【譯者註】(5) 弦以滑兮 胃寒

單滑脉의 경우에는 滑脉이 實한 것이지만, 弦을 겸하던지 虛를 겸하게 되면 虛寒으로 보아야 한다. 胃冷하면 面靑하고 手足이 厥하고 飮食이 들어가면 이에 吐하니 二陳湯(p.437)에 加 薑·桂를 한다. 심하면 加 丁·附를 하거나 혹은 丁香半夏丸(p.450)이다.

浮溢中風涎出口이요,

浮溢하면 中風이니 느침이 입으로 나온다.

浮大帶弦하야 溢過寸口하면 主本經中風이니 流涎不止라.

浮大하면서 弦한 것을 겸하고 寸口를 지나 넘치게 되면 本經에 中風이 온 것이니 계속해서 느침을 흘린다.

【譯者註】(1) 浮溢中風涎出口

浮大하면서 弦을 끼고 그것이 寸口까지 이르고 있다고 하지만, 弦大의 脉은 바로 다름이 아닌 革脉이다. 더욱이 浮溢하면 病의 進行을 말하는 것이니 제대로 中風의 증상을 말하는 것이다. 중풍환자들이 끈끈한 침을 흘리는 것을 말한다. 溢이라는 것은 본래 魚際 쪽으로 넘어섰다는 것이다.

痰이 水化로 말미암아 制火하여 心竅를 閉塞하고 말을 못한다. 熱한 경우에는 凉膈散(p.414)에 加 黃連을 하거나 혹은 牛黃淸心丸(p.426)으로 하고 虛者는 星香散(p.388), 三生飮(p.379), 導痰湯(p.334), 小省風湯(p.390)이다.

浮弦肢急瘧痢行이라.

浮弦하면 四肢가 拘急해지고 瘧痢가 行한다.

浮弦은 肝氣太盛하야 有妨脾土하니 四肢拘急倦怠커나 或患時行瘧痢라. 弦甚하면 則爲克脉이라.

浮弦하면 肝氣가 太盛하여 脾土를 방해하니, 四肢가 拘急하고 倦怠로우며 혹은 時行瘧痢가 발생하고 弦脉이 심하면 克脉이다.

【譯者註】(1) 浮弦肢急

右關部에 弦脉이 나타난 것이다. 胃의 弦脉은 肝氣가 太盛하여 脾土를 방해하니 四肢가 拘急하고 권태롭게 된다. 脾主四末하기 때문에 脾胃가 손상되면 四肢가 拘急해지는 것이고 木克土가 되면 脾가 困窮해져서 倦怠롭게 되는 것이다.

그렇지만 대부분 右關部의 弦脉으로 인하여 四肢가 拘急하고 倦怠로운 것은 情志의 鬱滯로 인한 弦脉이 많다. 가령 思慮로 살이 빠지고, 憂愁로 四肢가 廢하고, 悲哀로 筋攣하고, 지나치게 기뻐하여 피부가 槁하고, 盛怒하여 腰脇하면, 즉 河間이 말한 바 將息失宜하게 되어 五志過極하게 되면 즉 心火가 暴甚하고 腎水가 難制하여 熱氣가 怫鬱하여 昏倒하고 筋骨이 不用하고 오래되면 즉 癱瘓한다고 한 것이다. 風藥을 服用하는 것을 忌하고 단지 藿香正氣散(p.311)에 合 星香散을 한다. 虛者는 八味順氣散(p.481)이고 實者는 四七湯(p.374)이다.

【譯者註】(2) 瘧痢行

瘧疾이라는 것은 학질모기로 인하여 발생하는 것이다. 瘧은 대개 肝 부위에서 弦脉이 나타나는데 瘧疾이 되면 또한 胃와 腸이 잘 붓는다. 瘧疾에 있어서 泄瀉를 동반하는 경우에는 太陰瘧이니 腹滿自利하고 善嘔하는데, 嘔가 그치면 이에 衰한다. 輕者는 異功散(p.433)이고, 重者는 理中湯(p.435)이다. 가령 濕이 陰分에 편중되어 단지 寒하고 氣虛하여 泄瀉를 하는 경우에는 古棗附湯(p.308), 附子理中湯(p.362)이다.

單浮胃虛生脹滿이요, 浮甚鼓脹蜘蛛形이라.

單浮하게 되면 胃가 虛한 것으로 脹滿이 있게 되고, 浮甚하면 鼓脹이 되어 蜘蛛의 모양이 된다.

浮甚은 **風聚於胃**니 **胃虛甚**하면 **則腹大四肢瘦**하야 **如蜘蛛形然**이라.

浮가 심하면 風이 胃에 모이게 되니 胃가 虛한 것이 심하면 배가 커지게 되고 사지가 마르게 되어 마치 蜘蛛의 모양과 같다.

【譯者註】(1) 單浮胃虛生脹滿

浮脉은 風과 虛가 기본인데 지금 右關部가 單浮하다는 것은 胃氣가 지극히 虛한 상태에서 風이 들어가 脹滿한 것이다. 거기에 浮脉이 더욱 심하게 되면 鼓脹의 형태가 나와서 蜘蛛의 모양과 같이 된다.

蜘蛛形은 홀로 腹이 腫大하고 四肢가 지나치게 마른 것을 말한다. 古方에 비록 八物湯(p.481)에 去 地黃 倍 蔘·朮을 하고 加 黃連·厚朴를 하거나, 또는 四柱散(p.374), 諸蠱保命丹(p.450), 蛤蟆煮肚法(p.485)이 있다. 그러나 이것은 대개 脾氣가 虛極하여 本經이 自病한 것이고, 문득 相生相制가 없으니 이에 眞臟病으로 不治이다.

微浮客熱洪翻胃이요,

微浮하면 客熱이고 洪脉이 있으면 翻胃①證이다.

---

① 翻胃 : 反胃證을 말한다.

胃邪發하면 **爲浮洪**하니 **胃火**는 **主翻胃**라. **但畧浮而不兼別脈者**는 **乃風邪客熱**이 **侵犯本經**하야 **或來或去**니 **但安脾土**하면 **則客熱**이 **自去矣**라.

胃邪가 發하면 浮洪이 되니 胃火는 翻胃를 主한다. 그러나 약간 浮하면서 별다른 脈을 겸하지 않는 경우에는 風邪의 客熱이 本經을 침범하여 들락날락하게 되니, 脾土를 안정시키면 즉 客熱이 스스로 없어지게 된다.

【譯者註】 (1) 微浮客熱洪翻胃

右關部에 浮脈으로 虛한 상태에서 客熱이 들어왔다는 것이다. 胃土에 들어오는 客熱은 거의 木克土로 인하여 들어오기 때문에 굳이 弦脈이 아니더라도 風邪客熱이라고 한 것이고 더욱이 浮脈은 風을 主하고 있기 때문에 風邪客熱이 本經을 침범했다고 하는 것이다. 그렇기 때문에 木克土로 인하여 嘔吐가 유발될 가능성이 높은데, 더욱이 洪脈이 보이게 되면 자연히 翻胃하게 된다.

翻胃라는 것은 反胃, 噎膈과 같다. 뒤집어진다는 의미로 대개 胃癌을 지칭하지만 胃無力이나 幽門 狹窄이 있을 때에도 吐하게 된다. 飮食을 먹고서 五分 내에 吐하는 것은 食道狹窄이며 膻中 부위에 통증을 느낀다.

微浮客熱의 경우에는 脾土만 안정시키면 客熱이 스스로 제거된다. 이때 大病 後 調理脾胃의 개념으로 蔘苓白朮散(p.375)을 쓴다. 蔘苓白朮散은 위의 경우에도 쓰고 그 외에 翻胃로 嘔吐할 때는 藿香 一錢을 加해 쓰면 좋다. 또는 補中益氣湯(p.357)에 藿香을 加해 써도 좋다. 蔘苓白朮散을 사용할 때에 心下痞滿이 있는 경우라면 去 薏苡仁하고 加 陳皮·白豆蔻를 해서 쓴다. 胃癌에도 쓸 수 있다.

다만 翻胃가 實證의 翻胃라면 胃熱의 嘔吐로 보아야 할 것이다. 風邪가 胃에 있으면 翻翻하여 不定하니 혹은 鬱滯된 酸水로 전혀 식사를 못하는 것이다. 不換金正氣散(p.364), 麥天湯(p.342), 安脾丸(p.413)이다. 함부로 蔘·朮을 사용해서는 안 되니 補住하면 邪氣가 도리어 심해진다. 오직 久病으로 肋痛者는 木克土이니 이때 감히 六君子湯(p.429)에 加 靑皮·芍藥·柴胡·升麻·川芎·砂仁·神麴을 한다.

浮絶膚硬冷如氷이라.

胃脈이 끊어지면 피부가 단단하고 얼음같이 냉하게 된다.

無胃脈者는 **氣衰**하면 **則身冷**이오, **血衰**하면 **則膚硬**이라.

胃脈이 없는 경우에 氣가 衰하면 몸이 冷하게 되고, 血이 衰하면 피부가 단단해 진다.

【譯者註】 (1) 浮絶膚硬冷如氷

浮絶이라는 것은 胃脈이 없다는 것이니, 胃脈이 없으면 氣血이 虛衰하게 되어 몸이 얼음처럼 冷하게 되고 피부가 단단해진다.

沈數中消好嗜臥요,

沈數하면 中消한 것이니 눕기를 좋아한다.

歌에 **云**하되 **脾數**은 **中消好嗜眠**이오, **胃翻口臭及牙宣**①이라 하니라.

歌에 이르기를, 脾가 數하면 中消이니 잠 자기를 좋아하게 되고, 胃가 뒤집어지고 口臭가 나게 되고 牙宣이 된다고 하였다.

【譯者註】(1) 沈數

지금은 脾의 數脉을 말하는 것이고, 이미 앞에서 胃의 數脉은 浮數胃火或誤下라고 하여 언급했다. 脾의 數脉에 대한 病은 中消, 好嗜眠, 胃翻, 口臭, 牙宣이라고 하였고, 胃의 數脉에 대한 病은 呑酸吐逆, 齒腫出血, 中消善食, 夜多盜汗이라고 하였다.

결국, 中消의 消穀善飢와 牙宣으로 인한 齒腫出血, 그리고 呑酸吐逆의 翻胃는 脾胃의 病이 一脉相通하고 脾病에는 好嗜眠이 있고 胃病에는 夜多盜汗이 차이가 난다.

心肺는 大小腸과 더불어 거리가 멀기 때문에 臟腑의 病을 구분하기가 쉬우나, 脾胃와 肝膽 그리고 腎膀胱의 病은 서로 붙어 있기 때문에 구분하기가 쉽지 않다.

【譯者註】(2) 中消好嗜臥

中消善食이라는 것은 消渴을 말하는 것이다. 특히 消渴 中에 中消를 말한다. 好嗜臥는 일반적으로 掌黃證이 있는 경우에 잘 볼 수 있다. 中消로 인하여 中氣가 不足해지니 好嗜臥하게 된다. 熱이 中焦의 脾胃에 쌓이면 消穀善飢하는데 渴證이 심하지는 않다. 小便이 赤數하고 大便이 단단한 경우에는 四物湯(p.368)에 加 知母·黃柏·石膏·黃芩·滑石으로 降火한다. 熱이 심한 경우에는 調胃承氣湯(p.451), 三黃丸(p.384)이다.

【譯者註】(3) 胃翻

胃熱嘔吐로 보아야 한다. 風邪가 胃에서 소용돌이치면 不定하니, 혹은 鬱滯된 酸水로 전혀 식사를 못하는 경우는 不換金正氣散(p.364), 麥天湯(p.342), 安脾丸(p.413)으로 한다.

【譯者註】(4) 口臭

胃에 熱이 발생하면 그 熱로 인하여 口臭가 나게 된다. 단순한 胃熱로 인한 것이라면 胃中鬱火하고, 膈上에 稠痰하여 飮食이 鬱하여 이루어진 경우면 마땅히 祛痰火丸(p.300), 潤下丸(p.433), 古英連丸(p.307)이다.

【譯者註】(5) 牙宣

足陽明胃의 實熱로 인하여 잇몸이 붓고 피가 나는 것이니, 惡寒熱하면서 口臭가 고약한 것은 腸胃의 熱이다. 마땅히 凉藥으로 瀉火祛風한다. 淸胃散(p.470)이다.

---

① 牙宣 : 이가 흔들리는 것으로 腎病만이 아니라 脾病에도 牙病이 있다는 것을 염두해야 한다.

沈遲中滿[①]積滯凝이라.

沈遲하면 中滿하고 積滯가 한 곳에 멎는다.

沈遲는 中寒이니 因傷冷物成積하야 以致腹中脹滿하고 少食痰飮하며 氣促痃癖하고 鼓脹急痛이라.

沈遲하면 中이 寒한 것이니 冷物에 傷하여 積을 이루어 腹中脹滿에 이른 것이고, 少食하게 되고 痰飮이 있고 氣가 促하고 痃癖이 있고 鼓脹으로 急痛한다.

【譯者註】(1) 沈遲中滿積滯凝

遲한 것은 寒으로 인한 것이니 본래 寒하였거나 아니면 冷物에 傷하여 積을 이룬 것이다. 感寒으로 脹한 경우에는 不換金正氣散(p.364)에 加 檳榔·枳殼·乾薑을 하고, 風寒兩感으로 脹한 경우에는 五積散(p.421)이다.

沈甚氣促[②]胸腹痛이요,

沈甚하면 숨이 차고 胸腹이 아프게 된다.

氣短促胸하야 至臍腹疼痛이라.

숨이 차고 胸에서 臍腹까지 아프게 된다.

【譯者註】(1) 沈甚氣促胸腹痛

沈甚은 伏脈으로 氣鬱이 심한 것이다. 驚憂로 氣鬱하고 惕惕하고 悶悶하고 숨을 당기고 코를 넓게 하고 氣喘하고 呼吸이 急促한다. 痰聲이 없는 경우는 四七湯(p.374), 枳梗湯(p.457), 分氣紫蘇飮(p.362), 四磨湯(p.368)이다. 補藥으로 인하여 喘者는 三拗湯(p.381)이다. 만약에 脉을 復元시킬 목적이라면 우선 加味生脉散(p.293)을 사용한다.

沈緩氣結腹不寧이라.

沈緩하면 氣가 結해서 배가 불편하다.

沈緩은 乃上盛下虛니 氣不升降하야 而氣結在腹하고 短促不舒[③]라.

沈緩하면 이에 上盛下虛가 되니, 氣가 升降이 되지 않아 氣가 배에 結滯하여 호흡이 짧고 급하며 편하지가 않다.

【譯者註】(1) 沈緩氣結腹不寧

沈緩하면 결국 中焦에 氣가 結滯되어서 升降이 이루어지지 않는다. 氣가 中焦에 滯하면 즉 心

---

① 中滿 : 속이 그득함.
② 氣促 : 숨이 참.
③ 短促不舒 : 短促은 中氣症, 즉 鬱滯되어 편하지 못하다.

腹脇肋이 刺痛하는데, 伏梁 같은 痞塊가 있는 경우에는 神保丸(p.408), 一塊氣丸(p.443), 木香分氣丸(p.343), 阿魏撞氣丸(p.413), 古枳巴丸(p.308)이다.

沈實虛火蒸脾土요,

沈實하면 虛火가 脾土를 熱로 찌게 된다.

實은 乃隱伏陽火在內하고 炎蒸脾土하야 致脾氣虛하고 胃氣壅하야 所以不能食이니 須要溫和脾胃라.

實은 이에 隱伏된 陽火가 안에서 脾土를 熱로 熏蒸하여 脾氣를 虛하게 하고 胃氣를 막아서 식사를 하지 못하게 된 것이니 모름지기 溫和脾胃가 필요하다.

【譯者註】(1) 沈實虛火蒸脾土

脉을 정확하게 공부하지 않고 막연하게 脉이란 환자의 상태를 표현해주는 것으로 공부를 하는 경우에 가장 실수를 하는 脉이 實脉과 滑脉이다. 특히 實脉이 나오게 되면 손끝에 느끼는 상태가 實한 것이 되니, 이때 잘못 생각하여 下法을 쓰게 되면 문제가 발생한다.

實이라는 것은 停滯된 三焦의 實이거나, 아니면 隱伏된 火이다. 沈實虛火蒸脾土는 안에서 陽火가 隱伏되어서 脾土를 熱로 찌게 되니, 脾氣가 虛해지고 이것으로 인하여 胃氣가 壅塞한 것이다. 그렇기 때문에 식사를 잘 못하게 된다.

이런 경우에 함부로 胃氣의 壅塞을 풀기 위해서 下法을 사용하면 안 된다. 壯火食氣라고 하였으니 溫和脾胃하는 補中益氣湯(p.357)과 같은 藥을 사용하여 脾氣가 虛한 것을 풀게 되면 자연히 胃氣의 壅塞이 풀리게 된다. 만약에 胃氣壅이 걱정이 된다면 補中益氣湯에 加 枳實도 좋다.

沈微土鬱致心疼이라.

沈微하면 土鬱이 되어 心疼에 이른다.

沈微는 乃脾土鬱結之氣로 爲患이니 上挑於心①하야 爲痛하고 혹은 爲噫氣阻食이라.

沈微하면 이에 脾土에 鬱結된 氣가 질병이 되어서 위로 心으로 올라가 긁듯이 아프게 되고, 혹은 噯氣가 있고 식사를 못한다.

【譯者註】(1) 沈微土鬱致心疼

沈微한 것은 脾土가 鬱結된 것이다. 이것으로 因하여 위로 치받아서 통증이 유발되는 것이다. 心痛은 思慮로 인해 傷한 것이고, 脾胃痛은 飮食으로 인해 傷한 것이다. 胃痛은 善噫하고 兩脇과 咽膈이 不利한데, 脾痛은 舌强하고 喜嘔하고 腹脹하고 二便이 不通한다. 古方에 實痛은 黃連으로 治心하고, 山梔로 治胃한다. 虛痛은 蔘·歸·小草로 治心하고 丁·砂·豆蔻로 治胃한다.

水飮으로 傷하여 痰涎이 모이거나 心痛이 마치 찌르는 듯한 경우에는 溫膽湯(p.423)에 加 白

---

① 上挑於心 : 명치 밑을 긁는 것처럼 아프다.

朮을 한다. 生冷을 먹는 것으로 傷하여 熱한 飮食을 만나면 잠시 흩어지는 경우는 香蘇散(p.486)에 加 生薑·菖蒲·半夏·枳殼을 한다. 혹은 人蔘養胃湯(p.441)에 加 肉桂·吳茰를 하거나, 혹은 木香化滯湯(p.345), 感應丸(p.299)이다.

沈伏積塊或發痔요,

沈伏은 積塊가 되고, 혹은 치질이 발생한다.

伏은 **主積氣塊與痔**니 **皆陰積所結而成**이라.

伏은 積과 氣塊와 치질을 主하는데, 대개가 陰積이 結滯되어서 이루어진다.

【譯者註】(1) 沈伏積塊或發痔

伏脈은 霍亂이나 積의 증상에 많이 나온다. 지금의 치질은 腸澼으로 인한 치질을 말하는 것이다. 대개 沈脈의 積이 심해져서 나오는데, 陰積이 結滯가 되어서 이루어지는 경우가 많다. 腸澼도 癥瘕와 그 뿌리는 같다.

積聚, 癥瘕, 痞滿은 대개 太陰濕土의 氣이다. 시작할 때에 外感, 內傷, 氣鬱로 된 것을 의사가 잘못 補하여 머물러서 積이 된 것이다. 積者는 陰氣이니 五臟이 主한다. 脈이 沈伏하여 或左或右하는데 發하는 것이 뿌리가 있고 痛處가 일정하다.

그 치료에 있어서는 積의 初起는 寒이 되니 마땅히 辛溫으로 消導한다. 大七氣湯(p.333), 烏白丸(p.419), 大小溫中丸(p.331, 394), 退黃丸(p.479), 阿魏撞氣丸(p.413)이다. 오래되면 즉 熱이 되니 마땅히 辛寒으로 推蕩한다. 木香檳榔丸(p.343), 通玄二八丹(p.478), 消塊丸(p.389)이다. 通用으로는 纂積丹(p.462), 生漆膏(p.385)이다.

沈濇少食肌不生이라.

沈濇하면 식사를 적게 하고 살이 찌지 않는다.

濇은 **乃心火虛少**하야 **致令脾無生氣**하고 **不能宣化水穀**하니 **或作嘔吐**하고 **或只食少**하나 **雖食**이라도 **亦不生肌**라.

濇은 이에 心火가 虛少해서 脾로 하여금 生氣가 없고 水穀을 宣化할 수가 없으니, 혹은 嘔吐를 하고, 혹은 단지 식사를 적게 하는데 비록 먹더라도 역시 살이 찌지 않는다.

【譯者註】(1) 沈濇少食肌不生

濇이라는 것은 心火가 虛少하여 火生土가 안 되는 것이다. 土가 소화력을 얻기 위해서는 心血로 火生土를 이루어야 하는데 지금은 心血의 不足으로 인하여 濇脈이 나온다고 한 것이다. 이렇게 되면 脾로 하여금 生氣가 없어서 水穀을 宣化할 수가 없다. 혹은 嘔吐를 하고, 혹은 단지 식사를 적게 하거나 비록 먹더라도 역시 살이 찌지 않는다고 한 것이다.

앞에 「臟腑六脈診法」의 心臟 條文에 沈澁胃虧音容減이라고 하였다. 그리고 그 小註에 濇脈이

있으면 즉 心經에 氣血이 虛少하다고 하였다. 어미가 능히 아들을 기를 수가 없어서 胃氣가 下陷하고 心神이 虧少하여 얼굴에 안색이 없고 言語와 聲音이 역시 늘어지고, 심하면 氣血이 凝滯되어서 虛痛이 발생한다고 하였다. 만약에 左寸과 右關에 濇脉이 나오게 되면 이 부분을 같이 이해하여야 할 것이다.

久病으로 胃氣가 허약하고 온전히 飮食을 먹을 수가 없고 飮食냄새를 맡으면 즉 嘔逆를 하는 경우에는 四味藿葉湯(p.370)이나, 혹은 四君子湯(p.366)에 去 茯苓을 하고 加 香附·蔘·芪를 한다. 임상적으로는 比和飮(p.365)이다.

또한 沈脉으로 인하여 濇脉이 유발되어서 식사를 못하는 경우에는, 憂思로 傷脾하고 飮食생각이 없는 것이니 淸六丸(p.470)에 加 香附·炒黃連·白芍을 하여 薑汁으로 쪄서 떡을 만든 뒤에 糊丸하여 服用한다. 전혀 飮食을 못 먹는 경우에는 溫膽湯(p.423)도 神效하다. 憂思에 傷食을 겸한 경우에는 木香化滯湯(p.345)이다. 痩倦하고 氣抑하여 먹지 못하는 경우에는 二炒蒼柏散(p.438)에 加 香附·白芍·陳皮·半夏·黃連·扁柏을 等分하는데 白朮을 君으로 하여 薑汁으로 麵丸하여 服用한다. 濕痰으로 氣滯하여 먹지 못하는 경우에는 三補丸(p.378)에 加 蒼朮하고 倍 香附를 한다.

沈濡少氣弱氣喘이요,

沈濡하면 少氣하는데 沈弱하면 喘息이 있다.

沈濡는 **主少氣**요, **沈弱**는 **主氣喘**이라.

沈濡는 少氣하고 沈弱하면 氣喘이다.

【譯者註】(1) 沈濡少氣弱氣喘

濡脉이라는 것은 濇脉보다 심한 것으로 虛가 심한 것이다. 沈濡하게 되면 氣가 少하게 되기 때문에 四君子湯(p.366)으로 補氣하는 것이 무난하다. 만약에 少氣하여 숨을 쉬기가 어렵게 되면 補中益氣湯(p.357)을 사용할 만하다.

弱脉으로 진행이 되면 그나마 氣가 거의 탈진하게 되어서 氣喘이 심하게 되기 때문에 胃虛가 극심하면 즉 氣가 上逆하니 어깨를 들썩이고 배가 실룩거리면서 숨을 쉰다. 生脉散(p.384)에 加 杏仁·陳皮·白朮를 하거나 혹은 理中丸(p.436)에 加 胡椒로 救한다.

땀이 마치 기름과 같고, 汗出하는 것이 마치 구슬이 흐르지 않는 것 같으면서 어깨를 들썩이고 배가 실룩거리면서 숨을 쉬고, 喘息이 不休하면서 또한 胸前高起하고 脉絡이 散張하고 手足이 厥冷하고 脉散하거나 또는 數한 경우에는 대개 죽는다.

그러나 婦人은 喘病이 매우 심하더라도 産後에 榮이 竭하고 胃氣가 根据가 없어 홀로 肺에 모여서 喘이 發作하는 경우에는 죽는 것도 빠르다.

沈絶腹滿四肢羸이라.

沈絶하면 腹滿이 있고 四肢가 마른다.

無脾脉者는 苦下利하니 善嘔腹滿하고 身重하야 四肢不欲動하고 甚則肢瘦腹大하야 乃氣蠱①也니 必有腹痛이라.

脾脉이 없는 경우에는 下利로 고생을 하게 되니 嘔吐를 잘하며 腹滿이 있고 몸이 무거워서 四肢를 움직이려고 하지 않고, 심하면 사지가 마르고 배가 커지게 되니 이것은 氣蠱니 반드시 腹痛이 있다.

【譯者註】(1) 沈絶腹滿四肢羸

이미 앞에서 單浮胃虛生脹滿, 浮甚鼓脹蜘蛛形이라고 하였다. 浮甚하면 風이 胃에 모이게 되니 胃가 虛한 것이 심하면 배가 커지게 되고 四肢가 마르게 되어 마치 蜘蛛 모양과 같다고 하였다. 胃氣가 絶하게 되면 四肢는 마르고 腹滿이 되는 것이고, 역시 脾氣가 絶하게 되어도 四肢가 마르고 腹滿이 된다. 위의 경우에는 그나마 浮와 單浮로 脉이 있으나 지금은 脾脉이 絶하게 되어서 안으로는 下利 때문에 비게 되고 밖으로는 四肢가 움직이지 못하게 된다.

俱虛四逆瀉不已요,

모두 虛하면 四逆이 되고 泄瀉가 그치지 않는다.

脾胃俱虛하면 少氣하야 不足以息하고 四肢逆冷하며 寒瀉不已라.

脾胃가 모두 虛하면 少氣하여 숨을 쉬기가 어렵고 四肢가 逆冷하며 寒瀉가 그치지 않는다.

【譯者註】(1) 俱虛四逆瀉不已

俱虛하다는 것은 脾胃가 모두 虛하다는 것이다. 脾胃는 四肢를 주관하기 때문에 脾胃가 虛하게 되면 四肢가 厥冷한다. 우선 四逆湯(p.372)으로 구해야 한다. 瀉不已의 경우에는 역시 虛脫證을 말하는 것이다.

俱實身熱脹喘驚이라.

모두 實하면 身熱하고 脹滿이 있고 喘息이 있고 놀라게 된다.

脾胃俱實하면 身熱腹脹脇痛하고 作喘多驚이라.

脾胃가 모두 實하면 身熱, 腹脹, 脇痛하고 喘息이 있고 잘 놀라게 된다.

---

① 氣蠱 : 氣脹症이다.

【譯者註】(1) 俱實身熱脹喘驚

脾胃가 모두 實한 脉이 나오면 停滯가 되어 있는 것인데, 身熱이 있으면서 脹滿이 있게 되면 그 熱로 因하여 驚悸가 되는 것이다. 榮衛가 俱實하기 때문에 無汗하면서 煩躁한 것이니 大靑龍湯(p.332)이다. 역시 閉塞證을 말한다.

▸ **命門沈實最爲佳**요,

命門은 沈實한 것이 제일 좋은 것이다.

命門脉은 **喜滿指**니 **沈實**하고 **帶滑不數**이라.

命門脉은 손에 가득한 것이 좋은데 沈實하면서 滑하고 不數하다.

【譯者註】(1) 命門沈實最爲佳

命門脉은 주로 泌尿, 生殖器病이나 精神病을 많이 본다. 본래 心藏神하기 때문에 心臟의 脉을 보는 것인데, 心臟은 직접 邪氣가 침범하지 않아 他部에 多見하니 주로 命門에 多見한다. 沈實이라는 것은 沈實而滑로 腎과 같이 본다.

문제는 命門과 이어지는 것이 三焦인데, 命門과 三焦 모두 無形의 臟器이며 더욱이 心包가 빠지게 되어서 臟腑配屬에 혼란을 주게 된다. 『醫學入門』에서는 命門은 아래로 右腎에 寄生을 하고 위로 올라가서 包絡이 된다고 하였으니, 右尺部에 命門·心包·三焦를 같이 配屬한 것이다.

微沈胞絡無火邪라.

약간 沈하면 胞絡에 火邪가 없다.

初沈者는 **胞絡**①**相火本脉也**니 **浮數**하면 **則爲火動**이요, **沈遲**하면 **則爲火衰**②라.

처음에 沈한 것은 胞絡相火의 本脉이니 浮數하면 火가 動한 것이고 沈遲하면 火가 衰한 것이다.

【譯者註】(1) 微沈胞絡無火邪

心胞絡은 心包를 말하는 것으로 현대의학에서는 心臟膜을 가리키고 있다고 생각해도 무방하다. 絡이라는 것은 動脉, 靜脉, 神經까지를 포괄한다. 본래 胞絡이라는 것은 相火를 말하는 것이니, 浮數하면 火가 動한 것이고 沈遲하면 火가 衰한 것이다. 지금 微沈하다는 것은 정상적인 相火의 活動을 하는 것으로 보면 된다.

三焦呼吸審虛實이오,

三焦는 呼吸으로 虛實을 심판한다.

---

① 胞絡 : 命門이어야 함.
② 火衰 : 命門火衰니 八味元을 쓴다.

三焦는 **無位**하야 **惟浮診**하되 **以呼吸**으로 **審其虛實**하니 **呼出二至**①하면 **則心肺**의 **上焦邪輕**이요, **吸入二至**하면 **則肝腎**의 **下焦邪輕**이요, **呼吸之間**에 **一至**②하면 **則脾胃**의 **中焦邪輕**이라. **先輩**는 **有以浮**로 **取上焦**하야 **合心肺脈**하고 **中取中焦**하야 **合脾胃脈**하고 **沈取下焦**하야 **合肝腎脈**하야 **不合則氣亂**이니 **須再切之**라. **但右尺**에 **有三脈**하니 **浮爲三焦**하고 **畧沈**③**爲胞絡**하고 **沈爲命門**이라 하니 **不若以呼吸間**으로 **取之**니라.

三焦는 위치가 없어 오직 浮脈으로 診察하되 呼吸으로 그 虛實을 살피니 呼出에 두 번 脈이 오는 것은 즉 心肺의 上焦邪氣가 경미한 것이고, 吸入에 두 번 脈이 오는 것은 즉 肝腎의 下焦邪氣가 경미한 것이고, 呼吸의 사이에 한 번 오는 것은 즉 脾胃의 中焦邪氣가 경미한 것이다. 先輩는 浮로 上焦를 取하여 心肺의 脈과 合하고, 中으로 中焦를 取하여 脾胃의 脈과 合하고, 沈으로 下焦를 取하여 肝腎의 脈과 合하니 合하지 않으면 즉 氣가 亂하게 되니 모름지기 다시 診脈을 하여야 한다. 그러나 右尺에는 三脈이 있으니 浮脈은 三焦가 되고, 약간 沈脈은 胞絡이 되고, 沈은 命門이 된다고 하였으니 呼吸의 사이에 取하는 것과 같지 않다.

【譯者註】(1) 三焦呼吸審虛實

三焦라는 것은 決瀆之官으로 水道出焉하는 곳이다. 心包와는 表裏관계가 있다. 三焦는 호흡기, 순환기, 소화기, 經絡, 열에너지와 밀접한 관계를 갖고 있으며, 이것은 自律神經反射에 해당한다. 그러므로 대뇌피질, 소뇌, 간뇌, 연수, 척수 등에 각기 적절한 反射系를 형성하여 호흡, 순환, 소화, 체온조절, 수분대사 등 생명활동에 필요한 기능을 한다.

만약 三焦가 實하면 水路가 막힘을 말하는 것이니 實脈과 같이 나와서 소통을 시켜주면 되는 것이고, 三焦가 虛하면 元氣가 부족하여 피부가 꺼칠해지니 순환기인 心肺와, 소화기인 脾胃와 비뇨생식기인 下焦에 이상이 생긴 것이다.

命門에 대해서는 右腎이 命門이 된다고 하기도 하고, 兩腎이 命門이라고 하기도 하고, 腎間動氣가 命門이라고 하기도 한다. 일반적으로 命門이라 함은 부신과 생식선을 말하는데 여자는 자궁과 생식호르몬을, 남자는 전립선을 가리키는 것으로 이해하면 된다.

결론적으로 命門, 三焦, 心包에서 命門은 부신으로 이해하면 좋고, 三焦는 에너지를 발생시키는 중추기관으로 이해를 하면 좋고, 心包는 心臟을 싸고 있는 動脈, 靜脈, 神經을 포함하는 것으로 이해하면 좋을 것 같다.

命門을 腎陽이라고 이해한다면 腎陽虛라는 것은 시상하부의 뇌하수체의 부신피질의 기능과 세포 면역 기능이 저하되고 적혈구와 열량 공급이 감소되는 것을 말한다. 이런 경우에 溫補腎陽을 하게 되면 전립선기능과 노인의 갑상선 기능저하에 좋다.

---

① 呼出二至 吸入二至는 「臟腑總論」의 "呼出心與肺 吸入腎與肝"의 原文을 인용한 것이다.
② 一至 : 損脈을 말한다. 遲脈은 一息에 三至, 損脈은 一息에 一~二至를 한다.
③ 畧沈 : 中部를 말함.

女人三脉滑浮嘉라.

女人은 三脉이 滑浮한 것이 좋다.

女人은 喜滿指浮泛이니 伏澁者는 無子라.

女人은 손에 가득하게 넘치는 것이 좋으니, 伏濇한 경우에는 아이를 낳지 못한다.

【譯者註】(1) 女人三脉滑浮嘉

이것은 浮中沈 三部의 脉이 沈實而滑한 것이다. 결국 李梴 선생님은 三焦, 命門, 胞絡脉의 三脉을 지칭하신 것이다. 三焦는 浮脉으로, 命門은 沈脉으로, 胞絡은 약간 沈한 것으로 이해를 하고 있으니 浮中沈으로 보아도 무방하다. 여자는 命門에 伏濇脉이 보이면 자식이 없다.

浮數遺精還是熱이요,

浮數하면 遺精이 되는데 熱이다.

相火盛熱하면 則精自流通이라.

相火로 熱이 盛하게 되면 精이 스스로 流通하게 된다.

【譯者註】(1) 浮數遺精還是熱

遺精이라는 것은 精이 스스로 나오는 것으로 지금 數脉으로 인하여 遺精이 되었으니 相火가 妄動하면 遺精이 된다. 여기서는 熱 때문이지만 대개 虛損으로 因한 경우가 많다. 金鎖正元丹(p.320), 究源心腎丸(p.315)이다.

浮遲冷瀉氣不奢라.

浮遲하면 冷瀉가 되는데 氣가 부족한 것이다.

浮遲는 陽氣已衰라. 故로 見冷瀉하고 盜汗等證이라.

浮遲하면 陽氣가 이미 衰한 것이다. 그렇기 때문에 冷瀉, 盜汗 等證이 보인다.

【譯者註】(1) 浮遲冷瀉氣不奢

遲脉은 寒하다. 陽氣가 이미 衰하여 冷瀉가 보이는 것이고 이것으로 因하여 盜汗이 발생한다. 盜汗이라고 하여 무조건 苦寒之品을 사용하면 안 된다. 氣不奢라는 것은 氣不足을 말한다. 지금은 沈寒痼冷으로 인한 冷瀉를 말한다. 혹은 暴下하고, 혹은 久瀉하거나, 혹은 吐瀉가 있으면 마땅히 古半附湯(p.306), 附子理中湯(p.362), 沈香蓽澄茄丸(p.475)이다.

【譯者註】(2) 盜汗

虛寒으로 因한 盜汗의 경우에는 當歸六黃湯(p.329)을 사용하는 것이 아니고 도리어 八物湯(p.481)에 合 黃芪健中湯(p.489)으로 구성된 十全大補湯(p.410)으로 한다.

獨浮便結風侵肺요,

獨浮하면 便結이 되는데, 風이 肺를 침범한 것이다.

訣에 **云**하되 **尺部**에 **見之**면 **風入肺**니 **大腸乾澁**하야 **固難通**이라 하니라.

訣에 이르기를, 尺部에 보이면 風이 肺로 들어간 것으로 大腸이 乾澁하기 때문에 반드시 通하기 어렵다고 하였다.

【譯者註】 (1) 獨浮便結風侵肺

肺와 大腸이 서로 相通하게 되어 있으니 肺에 風邪가 침범하면 大便이 燥結하다. 肺와 大腸이 表裏가 되기 때문이다. 枳梗湯(p.457)에 加 紫蘇를 하거나, 혹은 蘇子降氣湯(p.394)으로 하고, 혹은 蘇子麻仁煮粥(p.395)이다.

浮大腹脹臉紅華라.

浮大하면 腹脹이 되고 볼이 붉다.

腹脹은 **脉浮大**하니 **宜調其血**이요, **火盛則臉紅心燥**①라.

腹脹은 脉이 浮大하니 마땅히 그 血을 調理해야 한다. 火가 盛하면 볼이 붉어지는데 心이 燥한 것이다.

【譯者註】 (1) 浮大腹脹

脉이 浮大한 것이니 火로 因하여 발생한 것이다. 다른 부위에 보이면 實證으로 보아서 實脹은 陽熱로 邪가 된 것이다. 身熱하고 咽乾하고 항상 脹滿하여 안으로 아픈데 눌러보면 들어가지 않고 단단하다.

그러나 지금은 命門脉에서 보이기 때문에 함부로 承氣湯類를 사용할 수가 없고 마땅히 氣血을 調理해야 한다. 특히 補中을 爲主로 해야 한다. 六君子湯(p.429)에 去 甘草를 하고 加 大腹皮·厚朴으로 君하고 佐하는 것은 澤瀉로 利濕하고 黃芩·麥門冬으로 制肝한다. 朝寬暮急하면 血虛가 되니 去 蔘을 하고 合 四物湯(p.368)한다. 朝急暮寬하면 氣虛가 되니 倍 蔘·朮을 한다. 朝暮로 모두 급하면 血氣가 俱虛하니 合 八物湯(p.481)을 한다.

【譯者註】 (2) 臉紅華

臉紅華라는 것은 볼과 뺨이 붉고 밝다는 것이다. 臉紅華의 경우에는 熱證에 輕者는 臉紅이 赤硬하고 睛疼하고 泣出하면서 羞明한다. 重者는 兩臉의 上下에 初生如粟하다가 漸大如米하거나 或赤或白한데 疼痛이 심하지 않고 堅硬하니 이것은 肝壅瘀血이다. 마땅히 加味荊黃湯(p.296)이다.

---

① 心燥 : 마음이 조급하다.

浮弦停水或蒸怯이요,

浮弦하면 停水가 되거나 혹은 蒸怯한다.

弦은 **主臍下急痛**하니 **停水爲積**이라. **素虛者**에 **得之**면 **爲骨蒸怯證**이라.

弦은 臍下에 急痛과 停水로 積이 되는 것을 主한다. 평소에 虛한 사람이 이 脉이 나오면 骨蒸과 虛怯症이다.

【譯者註】 (1) 浮弦停水

脉에 弦이 보이면 항상 옆구리 통증을 우선해야 하고 특히 물이 차 있는지를 확인해야 한다. 洋方의 경우에는 엑스레이가 있기 때문에 불안하면 바로 사진으로 확인할 수가 있지만 현재 韓方 임상의 경우에는 이것이 어렵기 때문에 반드시 聽診을 해야 한다.

弦이 實한 사람에게 보이면 臍下急痛이 있더라도 停水로 인한 積이 되기 때문에 停水에 집중을 해야 한다. 脉이 浮弦한 것은 風痰으로 보아야 한다. 風痰은 外感의 賊邪이거나 혹은 腎이 쇠약하여 木이 動하고, 혹은 內風으로 鬱熱하여 色이 靑하면서 밝다. 風虛는 三生飮(p.379), 古龍虎丹(p.307)으로 하고, 風熱은 小省風湯(p.390), 搜風化痰丸(p.401), 四神丹(p.371), 竹瀝膏(p.455)로 한다. 만일 이미 積이 진행된 경우에 痰癖으로 단단한 것이 盞과 같고 때로 물소리가 있는 경우라면 神保丸(p.408)이다.

【譯者註】 (2) 浮弦停水或蒸怯

평소에 虛한 사람이 이 脉을 얻으면, 浮는 虛한 것이 되고 弦은 勞가 되니 骨蒸勞熱로 인한 怯證이 발생한다. 蒸怯이라는 것은 骨蒸으로 인한 虛怯證이며 虛損, 혹은 氣血이 不足하여 자꾸 두려워하는 것이다. 대개 心勞로 神機를 완곡하게 運用하면, 즉 血脉이 虛하고 面이 無色하고 驚悸하고 夢遺하고 盜汗하니, 極하면 心痛, 咽腫한다. 그 치료는 腎虛에는 小兎絲子丸(p.397), 玄菟固本丸(p.486), 三味安腎丸(p.378), 太極丸(p.477)이다.

浮滑火瀉渴飮茶①라.

浮滑하면 火瀉가 되는데, 口渴로 茶를 마시게 된다.

浮滑은 **痰火作瀉**하고 **口渴腹鳴**이라.

浮滑하면 痰火로 泄瀉를 하게 되는데, 口渴과 腹鳴이 있다.

【譯者註】 (1) 浮滑火瀉渴飮茶

浮滑이 있으면 痰火가 발생하여 火瀉가 된다. 痰瀉는 或瀉不瀉하고 或多或少하다. 이것은 痰이 肺中으로 들어가서 大腸을 堅固하게 하지 못하는 것이다. 二陳湯(p.437)에 加 白朮·神麴을

---

① 茶는 '차'로 발음한다.

한다. 實者는 海青丸(p.485)이고, 虛者는 六君子湯(p.429)이다. 火瀉는 實火면 口渴하고 喜冷하고 痛一陳, 瀉一陳하면서 肛門이 焦痛하고 그 오는 것이 暴速하고 稠粘한다.

五苓散(p.417)에 去 桂를 하고 加 黃連·芍藥을 하거나, 혹은 黃芩湯(p.489)에 加 木通을 하고 六一散(p.431)을 調服하는데, 嘔吐를 겸한 경우에는 加 薑汁을 한다. 또한 火性은 급하니 간혹 米穀이 不化하는 경우에는 薑汁炒黃連으로 丸을 지어 服用한다. 虛火는 氣虛하여 水穀을 分別할 수가 없으니 衛生湯(p.428)이다. 陰虛火動하여 凝聚가 안 되는 것은 三白湯(p.378)으로 收斂한다. 오래된 경우에는 升陰丸(p.404)이다.

浮緊小腹築築①痛이요,

浮緊하면 小腹이 벌떡벌떡 뛰면서 아프다.

浮緊은 下部가 築然掣痛②이라.

浮緊하면 下部가 築然하게 掣痛한다.

【譯者註】(1) 浮緊小腹築築痛

築築痛이라는 것은 손으로 누르면 벌떡벌떡 뛰는 것처럼 느끼며 땅기면서 아픈 것이다. 動悸의 증상을 말한다. 築築然하면서 跳動하는 것을 動氣라고 이름을 하였다. 五積은 오직 臍下에 奔豚으로 衝心하는 것이 가장 심한 것이다. 대개는 汗下로 인하여 心虛하고 腎氣가 乘虛하여 上衝하는 것이 마치 복어가 拜浪하는 것과 같다. 桂枝湯(p.303)에 加 桂 一倍를 한다.

浮芤便血定無差③라.

浮芤하면 便血이 틀림없다.

浮芤는 大腸便血이라.

浮芤하면 大腸의 便血이 있다.

【譯者註】(1) 浮芤便血定無差

尺部에 芤脉이 나오고 있지만 그 출혈의 시작은 大腸의 便血이다. 비록 자세한 증상이 나오지 않은 상황이기 때문에 본래 虛實을 보아서 處方을 해야 하나 지금은 命門脉에서 보이고 있으니, 內傷에 勞傷으로 元氣가 下陷한 경우에는 補中益氣湯(p.357)이다.

浮細虛汗心振懼요,

浮細하면 虛寒이 있고 心臟이 뛰고 두려워한다.

---

① 築築 : 上下로 動함. 벌떡벌떡 뜀.
② 掣痛 : 잡아당기듯이 아픔.
③ 差 : 어긋남. 틀림.

浮細는 **主畏寒**하고 **多汗心振**이라.

浮細한 것은 寒氣를 두려워하고 多汗이 있고 心臟이 뛴다.

【譯者註】(1) 浮細虛汗心振懼

細脈은 본래 少陰腎의 脈으로 지금 浮細한 脈이 나오는 것은 陽虛를 말하기 때문에 陽이 虛하게 되면 추위를 싫어하게 되고 虛汗이 나게 되며 心振懼가 나오게 되는 것이다. 心振懼라는 것은 心悸도 있으면서 무섭고 두려워하는 것이다. 땀이 나더라도 간간이 좌측 가슴 부위나 오목가슴 부위에만 유별나게 땀이 나는 경우도 있다. 이런 경우는 대부분 思慮過多가 많다. 思慮가 과도하여 心孔에 홀로 땀이 나게 되는 경우에는 古芷莎散(p.308)이다. 通用으로는 黃芪六一湯(p.489)에 加 浮小麥·牡蠣·麻黃根을 한다.

浮絶陰冷子戶遮라.

浮絶하면 陰冷한 것으로 자궁이 막히게 된다.

右尺에 **浮取**하야 **脈絶者**는 **無子戶脈也**니 **苦足冷陰寒**하고 **婦人**은 **絶産帶瘕無子**라.

右尺에 浮脈으로 取할 때에 脈이 없는 경우는 자궁이 없는 脈이니, 足冷·陰寒으로 고생을 하는데 婦人은 絶産이 되거나 帶下·癥瘕가 있고 자식을 낳지 못한다.

【譯者註】(1) 浮絶陰冷子戶遮

陰冷이라는 것은 陰部가 차갑다는 것으로 이런 脈의 경우에는 命門의 火가 충족되지 못한 것이니 足冷이나 陰部가 진정으로 冷하여 婦人의 경우에는 絶産하거나 帶下病이 있어 無子가 된다. 子戶遮라는 것은 자궁이 가로 막혀 있다는 의미이니, 처녀막 폐색 및 나팔관 폐색으로 즉 不姙을 말한다.

沈數消渴小便赤이요,

沈數하면 消渴로 小便이 赤色이다.

沈數은 **命門火盛**이니 **主作渴溺赤**이라.

沈數하면 命門火가 盛한 것이니 渴症이 나고 小便이 赤色이다.

【譯者註】(1) 沈數消渴小便赤

沈數脈은 命門의 火가 盛한 것이니 相火로 因하여 발생하는 消渴이라 渴症이 나고 小便이 赤色이 나는 것이다. 熱이 腎의 分野에 잠복하게 되면 精竭하여 물을 스스로 찾게 되고 바로 즉 小便이 나오게 되는데, 小便이 混濁한 것이 마치 膏淋과 같고 腿膝이 枯細하고 面이 黑하고 耳가 焦하고 形이 瘦한다.

四物湯(p.368)에 加 知母·黃柏·五味子·玄蔘·人乳汁을 하여 水火를 잘 調理해야 한다. 혹

은 補陰丸(p.357), 腎氣丸(p.407), 先坎離丸(p.387), 八味丸(p.482)에 去 附子를 하고 加 五味子를 하거나 혹은 十全大補湯(p.410)에 去 桂를 하고 倍 地黃하며 加 知母·黃柏을 한다.

沈遲冷瀉便清頻이라.

沈遲하면 冷瀉가 있고 淸便이 자주 나온다.

沈遲는 命門火衰라. 故로 瀉冷便淸이라.

沈遲하면 命門의 火가 衰한 것이다. 그렇기 때문에 冷瀉와 淸便이 있다.

【譯者註】 (1) 沈遲冷瀉便淸頻

沈遲한 것은 命門의 火가 衰한 것이니, 이것으로 冷瀉나 淸便이 나오게 되는 것이다. 冷瀉는 寒瀉라는 것이다. 寒者는 小便이 淸白하고 不渴하며 腹中이 冷하고 完穀하며 色도 不變하는데, 變하더라도 역시 白色이고, 몸이 나태하게 움직이고 目睛이 不了了하고 飮食이 不下한다. 便淸頻이라는 것은 쫙쫙 길게 나오는데 먹는 대로 즉시 나오는 것을 말한다. 대개 痢疾은 短澁하고 통증의 有無는 상관없는데, 泄瀉는 일반적으로 통증이 유발되는 경우가 많다. 그 치료는 또한 일종의 臟冷瀉가 있으니 熱手로 按之하면 즉 緩한 것이다. 四柱散(p.374), 古薑附湯(p.304)으로 한다.

沈甚水腫緩腰痛이요,

沈甚하면 水腫이 있고 沈緩하면 腰痛이다.

沈甚은 水證이니 必先脚膝하고 沈緩은 專主腰痛이라.

沈이 심하면 水證이 있는데 반드시 脚膝이 먼저 붓고, 沈緩하면 전적으로 腰痛이 있다.

【譯者註】 (1) 沈甚水腫緩腰痛

沈脉은 水腫이 있을 때에 나타나는 脉인데, 지금 沈이 심하다고 하면 당연히 浮腫이 심한 것이다. 腎虛로 인하여 浮腫이 발생되면 脚膝이 먼저 붓게 된다. 陽水는 먼저 上體浮腫이 있어 肩背手膊의 手三陽經이고, 陰水는 먼저 下體浮腫이 있어 腰腹脛跗의 足三陰經이다. 지금은 陰水를 말한다. 다만 命門이 衰하여 발생하는 차이가 있으니 이 부분을 조심하면 된다.

腎經으로 下注하면 陰部가 腫한다. 腎은 水를 主하는데, 오직 脾가 病들면 즉 飮食을 소화할 수가 없어 腎水를 滋養하지 못한다. 오직 腎精이 虧損된 것만은 아니니, 濕熱이 下注하여 陰部로 홀로 붓는 경우도 있다. 심하면 온몸으로 泛濫하게 되어 돌아갈 곳이 없으니, 반드시 土를 實하게 한 이후에 족히 邪水를 수습하여 腎氣가 歸源하게 해야 한다.

그 치료는 陽水는 마땅히 辛寒으로 散結하고 行氣하며, 苦寒으로 瀉火하고 燥濕한다. 陰水는 마땅히 苦溫으로 燥脾하거나, 혹은 辛熱로 導氣한다. 甘한 藥으로 濕을 도와서 滿에 이르게 하는 것을 제일 忌한다. 鍼刺도 더욱 忌하니 이것을 잘못 犯하면 물이 흘러 죽게 된다.

通用으로는 二陳湯(p.437)에 去 甘草를 하고 加 蒼朮·白朮로 君을 하고, 佐하는 것은 猪苓·澤瀉·山梔로 하여 濕熱을 消하고, 麥門冬·黃芩으로 使를 하여 淸肺制肝한다.

【譯者註】(2) 緩腰痛

命門이 火에 屬하지만 尺部는 水가 主하는 것이기 때문에 命門에 濕을 주관하는 緩脉이 나타나면 土克水에 해당된다. 오랫동안 卑濕한 곳에 있어서 雨露가 浸淫하여 濕이 붙게 되면 허리가 무거운 것이 마치 돌과 같고, 차가운 것이 마치 얼음과 같아 따뜻한 물건으로 熨하게 된다. 不渴하면서 便利하고 飮食은 옛날과 같으면 腎着湯(p.408)에 加 附子를 한다. 停水로 沈重하고 小便이 不利하면 五苓散(p.417), 滲濕湯(p.380)으로 한다. 腰重痛하면 單角茴散(p.325)이다. 久不已하면 單牛膝을 浸酒하여 服用하는데, 靑娥丸(p.469)에 加 萆薢도 最妙하다.

沈微疝痛瀉濁津이라.

沈微하면 疝痛이 있고 泄瀉를 하고 津液이 밑으로 내려와서 白濁이 되고 帶下가 된다.

沈微는 主膀胱疼痛作瀉하고 혹은 津液이 下流하야 爲濁爲帶라.

沈微하면 膀胱이 疼痛하고 泄瀉를 하며, 혹은 津液이 下流하여 白濁이 되고 帶下가 된다.

【譯者註】(1) 沈微疝痛

沈하면 陽氣가 微弱하다. 陽氣가 微弱하여 膀胱이 疼痛하고 疝痛이 발생하는 것이다. 지금은 微弱하면 寒冷을 말하니, 寒冷者는 五積散(p.421), 蟠葱散(p.348), 當歸四逆湯(p.327), 木香勻氣散(p.343), 靑木香丸(p.466), 茱萸內消丸(p.400), 黑錫丹(p.492)이다.

【譯者註】(2) 瀉

沈微의 泄瀉는 역시 寒瀉를 의미하는 것인데, 遲脉과 약간 차이가 있다. 遲는 寒을 의미하고 微는 陽氣가 微弱함을 의미한다. 寒瀉와 冷瀉로 구분을 하여 遲脉을 冷瀉로 보고 微脉을 寒瀉로 보았다.

寒瀉는 惡寒하고 身痛하며 腹脹하고 切痛하며 雷鳴하고 鴨溏하며 淸冷하고 完穀이 不化하는데 심하면 즉 脾敗肢冷한다. 理中湯(p.435)에 倍加 茯苓·厚朴을 하고, 治中湯(p.474)에 加 砂仁을 하거나, 혹은 大已寒丸(p.332)이다.

【譯者註】(3) 濁津

白濁이라는 것은 다른 말로 白淫이다. 思想은 無窮한데 원하는 것을 얻지 못하고 뜻이 밖으로 넘치고 入房이 太甚하면 筋痿가 發하는데 오래되면 白淫이 된다. 白物이 넘치는 것이 마치 白精의 모양과 같다고 이른 것이다. 白帶로 잘못 보아서 熱藥을 과도하게 服用하면 안 된다.

또한 밤낮으로 津液이 흐르는 것이 마치 맑은 쌀뜨물과 같고, 혹은 阿膠와 같은 것은 白崩이라고 이름하는데 白淫과 대체로 같다. 憂思를 과도하게 하여 이른 것이니 진실로 치료하기가 어렵다. 마땅히 平補鎭心丹(p.483)으로 한다.

思傷脾胃者는 四七湯(p.374)에 靑州白丸子①를 먹거나 혹은 歸脾湯(p.317)이다. 痞悶少食者는 沈香降氣湯(p.475)이다. 勞傷腎氣하여 心腎이 不交者는 金鎖正元丹(p.320), 小兎絲子丸(p.397), 威喜丸(p.428), 硫苓丸(p.429)이다.

【譯者註】(4) 帶下

陽氣가 微弱한 帶下를 말한다. 寒의 시작은 亡血로 因한 것인데 다시금 그 陽을 잃어서 陽氣가 虛極하고 帶下가 腥臭하고 多悲하고 不樂하면 附桂湯(p.361)이다. 腹痛으로 陰冷者는 四物湯(p.368)에 加 桂·附를 한다. 常用으로는 酒煮當歸丸(p.454), 小烏鷄丸(p.393), 螽斯丸(p.453), 琥珀調經丸(p.487)이다.

沈實轉筋兼膝痛이요,

沈實하면 轉筋이 되는데 겸하여 膝痛이 있다.

沈實은 **主轉筋膝下痛**하고 **或下利或便難**이라.

沈實하면 轉筋으로 膝下가 아픈데, 혹은 下利가 있고 혹은 便難이 있다.

【譯者註】(1) 沈實轉筋兼膝痛

沈實의 脉이 나오면 轉筋이 된다고 하는 것은 實脉이 막히는 것을 의미하여 氣血의 循環이 정상적으로 이루어지지 못하고 막혀서 轉筋이 되는 것이다. 이 轉筋 역시 종아리의 근육이 많이 뭉치게 되는 것이다.

脚跟痛에 血熱이 있는 경우에는 四物湯(p.368)에 加 知母·黃柏·牛膝을 하고, 痰이 있는 경우에는 五積散(p.421)에 加 木瓜로 한다. 脚轉筋에 血熱이 있는 경우는 四物湯에 加 酒芩·紅花를 한다. 근육이 足大指에서 動하여 위로 大腿에 이르고 허리 근처에서 結하는 경우에는 奉養을 厚하게 하고, 風寒으로 因하여 만들어진 것이니 또한 마땅히 加 蒼朮·南星을 한다. 感濕者는 除濕丹(p.451)이다.

「諸脉相兼主病」에서 공부한 '實緊作泄胃家寒, 或時腰痛亦難住'에서 或時腰痛亦難住에 해당되는 腰脚痛으로 보아도 무방하다.

【譯者註】(2) 或下利, 或便難

이 條文은 앞에 「諸脉相兼主病」의 '實濇氣塞痢且墜'와 같이 보는 것이 좋다. 火性이 急速하여 傳下하기 때문에 혹은 化하고 혹은 不化하며 食物의 瘀穢가 나오려고 하는데 氣가 도리어 滯하고 멈추어서 이른바 欲便不便하고 腹痛窘迫하며 拘急大腸하고 무겁게 下墜하는데, 심하면 즉 肛門이 作痛한다. 마땅히 木香·檳榔으로 通氣하고, 大黃으로 降火하고, 芩·連으로 解毒하고, 歸·芍으로 和血하고, 枳殼·陳皮로 行滯한다. 和血하면 즉 便膿이 自愈하고, 行氣하면 後重이 自除한다.

---

① 靑州白丸子 : 半夏 七兩, 南星·白附子 各二兩, 川烏 五錢.

그 사이에 虛火의 경우에는 蔘·朮·歸·芎으로 補하고, 寒凝은 乾薑·肉桂로 溫한다. 또한 평소에 積聚가 있는데 우연히 한 臟의 氣가 發動한 것으로 因하여 腸胃를 간섭하고 犯하여 痢疾이 되는 경우에는 모름지기 어느 臟이 相乘하였는지는 살펴서 平治한다.

임상적으로 輕한 경우에는 黃芩湯(p.489)으로 하고, 重한 경우에는 導滯湯(p.337)으로 한다.

沈濇臍冷竭精人이라.

沈濇하면 배꼽 주위가 冷하고 精이 枯渴된 사람이다.

沈濇은 **眞精枯竭**하야 **大便秘滯**하고 **小腹**이 **與脛**으로 **俱冷**이라.

沈濇하면 眞精이 枯渴되어서 大便이 秘滯하고 小腹과 정강이가 모두 冷하다.

【譯者註】(1) 沈濇臍冷竭精人

濇脉은 精血이 傷할 때에 나오는 것으로 命門에 沈濇脉이 나오게 되면 眞精이 枯渴되는 것이고, 眞精이 枯渴되면 자연히 大便이 안 나오게 되는 것이다. 精血이 枯渴되면 少陰이 주관하는 小腹과 다리가 모두 冷하게 된다.

津液이 不足한 것이 發汗과 利小便의 過多 및 産後에 失血 等證으로 인하여 혈액이 마른 경우에는 五仁丸(p.421), 腎氣丸(p.407), 大補陰丸(p.330)이다. 혹은 導滯通幽湯(p.337)에 加 檳榔·條芩·陳皮이다. 만약 臟腑의 虛冷으로 因하여 발생하는 경우에는 臟寒하면 즉 氣澁하고, 臟冷하면 즉 血枯한다. 痃癖이 冷氣로 結滯한 경우에는 古半硫丸(p.306), 古薑附湯(p.304), 五積散(p.421)을 차갑게 해서 投與한다. 임상적으로는 濟川煎(p.451)이나 潤血飮(p.433)을 사용한다.

沈弱滑瀉伏痛逼이요,

沈弱하면 滑瀉가 되고, 沈伏하면 통증이 심하다.

弱脉은 **主臟冷滑瀉**요, **伏脉**은 **主下寒痛逼**이라.

弱脉은 臟冷의 滑瀉를 主하고, 伏脉은 下部가 寒하여 통증이 심하다.

【譯者註】(1) 沈弱滑瀉

弱脉은 精血이 枯渴된 것이다. 臟이 冷할 수밖에 없어 滑瀉를 하게 된다. 滑瀉라는 것은 콰콰 나가는 泄瀉다. 滑瀉는 不禁해서 氣가 陷脫하는 것이다. 泄瀉가 오래도록 그치지 아니하고 大孔이 마치 竹筒처럼 直出하면서 참을 수가 없다. 氣陷者는 升陽補胃湯(p.403), 補中益氣湯(p.357)에 加 白芍을 한다. 有風者는 小白朮湯(p.390)이고, 挾熱者는 訶子散(p.296), 没石子丸(p.346)이다. 혹은 古萸連丸(p.307)을 罌粟殼 煎湯으로 下한다.

氣欲脫者는 眞人養臟湯(p.460)에 加 附子를 하거나 혹은 四柱散(p.374), 大斷下丸(p.330), 古蔻附丸(p.304), 香茸丸(p.486)이다. 婦人은 四制香附丸(p.373)으로 한다. 또한 大腸이 滑瀉하고

小便에 精이 나오는 경우에는 萬全丸(p.342)이다.

【譯者註】 (2) 伏痛逼

痛逼이라는 것은 매우 아프다는 의미이다. 沈伏脈이 나타났다는 것은 아래에 陰寒이 몰려 있다는 것이다. 心腹絞痛이 甚者는 椒附丸(p.472), 復陽丹(p.361)이다. 外感을 낀 경우에는 正氣補虛湯(p.449)이다. 만약 이것이 疝痛의 현상으로 나온다면 蟠蔥散(p.348)이 무난하다.

沈絶足冷見鬼神이라.

沈絶하면 발이 冷하고, 鬼神을 보게 된다.

無命門脈者는 苦足逆冷하고 上搶胸痛①하며 夢入水하고 見鬼善魘②이라.

命門脈이 없는 경우에는 足이 逆冷하여 고통스럽고, 위로 가슴을 찌르듯이 통증이 있으며, 꿈에 물로 들어가고, 鬼神이 보이고 가위에 잘 눌린다.

【譯者註】 (1) 沈絶足冷見鬼神

命門脈이 없으면 生命의 根源인 발에 陽氣가 絶해지게 되어서 足이 逆冷하게 되고, 心臟에 부담이 있게 되어서 胸痛이 나타나게 된다. 陽이 枯渴되어서 陰分으로 빠지게 되니 꿈에 자꾸 물로 들어가게 되며, 鬼神을 본다는 것은 꿈이 많고 가위에 눌리는 것이다. 마치 귀신을 본 듯 이야기를 하는 것이다.

三脈貴有虛中實이요,

三脈이 虛中에 實한 것이 貴한 것이다.

三脈이 俱實하면 則熱極難解③요, 三脈이 俱虛하면 則冷極難補라. 貴乎似虛而實하고 似弱而滑이라.

三脈이 모두 實하면 즉 熱이 極해서 풀리지 않는 것이고, 三脈이 모두 虛하면 지극히 冷해서 補하기가 어려운 것이다. 마치 虛한 것 같으면서 實하고, 弱한 것 같으면서 滑한 것이 貴한 것이다.

【譯者註】 (1) 三脈貴有虛中實

三脈이라는 것은 浮·中·沈을 말하는 것으로 命門, 三焦, 그리고 心包를 말한다. 이 三脈이 모두 實하게 되면 熱이 極해서 풀리기가 어렵고, 三脈이 모두 虛하게 되면 冷이 極해서 회복이 어려운 것이다. 命門의 脈은 沈實而滑이 貴한 것이니, 있는 듯하고 없는 듯 오래 누르면 누를수록 힘이 있는 脈이 貴한 것이다.

---

① 上搶胸痛 : 위로 치밀어 올라오듯 가슴이 아픔. 搶은 위로 부딪힐 창.
② 魘 : 가위눌릴 염.
③ 難解 : 疏散시키기 어렵다. 즉 疏散시켜야 한다. 實·熱은 疏散시키고, 虛·冷은 補해야 한다.

生死兼此斷爲眞이라.

生死를 이것으로 겸하여 판단하는 것이 진정한 것이다.

命門은 **一云命脉**이요, **又兩尺前一分**을 **名神門**이라 하니 **診命門脉**이 **上溢耳**니라. **凡病**에 **有此脉**하면 **則生**이요, **無此脉**하면 **則死**니 **斷生死**이 **固以胃氣**로 **爲主**로되 **兼此**면 **尤爲眞的**①이라. **但命門**은 **男女有異**하니 **天道**는 **右旋**하야 **男子**는 **先生右腎**이라. **故**로 **命門**이 **在右而腎在左**하고 **地道**는 **左旋**하야 **女子**는 **先生左腎**이라. **故**로 **命門**이 **在左而腎在右**이라. **若男子病**에 **右尺部命脉**이 **好**면 **病雖危**나 **不死**하고 **若女子病**에 **左尺部命脉**이 **好**면 **病雖危**나 **亦不死**②라.

命門은 다르게 命脉이라고 말한다. 또한 兩尺의 앞 一分을 神門이라고 말하는데, 命門脉을 진찰할 때에 위로 上溢한 것일 뿐이다. 무릇 病에 이 脉이 있으면 살고 이 脉이 없으면 죽게 되니, 生死를 결정하는데 진실로 胃氣가 爲主로 되나 이것을 겸해야 진정한 것이다. 그러나 命門은 男女의 차이가 있으니, 天道는 右旋하여 남자는 右腎이 먼저 生하기 때문에 命門이 우측에 있고 腎은 좌측에 있는 것이고, 地道는 左旋하여 여자는 左腎이 먼저 生하기 때문에 命門이 左에 있고 腎이 右에 있는 것이다. 만약에 남자가 病이 들었는데 命脉이 좋으면 病이 비록 위중하다고 하나 죽지 않게 된다. 만약에 여자가 病이 들었는데 命脉이 좋으면 病이 비록 위중하다고 하나 역시 죽지 않게 된다.

---

① 眞的 : 진실로 적당한 것, 즉 참된 것이다. 白話文에서 眞的은 영어의 really의 뜻이다.

② 若男子病 右尺部 命脉 好 病雖危 不死 若女子病 左尺部 命脉 好 病雖危 亦不死 : 반드시 맞는 것은 아니다. 男左女右에 대한 理論은 후에 많은 논란을 가져왔다.

氣口人迎脉訣

此는 卽上古診法의 其二也라. 氣口는 右手關前 一分이니 以候七情과 及房勞工作①勤苦②와 與飮食으로 無節하니 皆爲內傷不足之證이라. 其所以名氣口者는 五臟之氣는 必因胃氣하야 而升於手太陰故也라. 人迎은 左手關前 一分이니 以候六淫과 及起居失宜③와 感冒時行의 不正之氣니 皆爲外感有餘之證이라. 其所以名人迎者는 外邪는 必因虛而入故也라. 若臟氣平者는 邪自難犯이라. 故로 先④氣口하고 而後人迎也라. 漢論⑤에 人迎緊盛은 傷於寒이요, 氣口緊盛은 傷於食이라 하니라. 然이나 七情蘊鬱이 正⑥由宿食의 助發하니 若專傷食하고 而無七情⑦하면 則不應氣口라. 又論傷寒에 皆自太陽始라 하니라. 然이나 經⑧에 云하되 風喜傷肝하고 寒喜傷腎하고 暑喜傷心胞하고 濕喜傷脾하고 熱喜傷心하고 燥喜傷肺라 하니 以類推之하면 風當自少陽하고 濕當自陽明하고 暑當自三焦하고 寒當自太陽이라. 此는 丹溪가 獨得經旨하야 發仲景의 未發也라. 其外非六淫과 內非七情而病者를 謂之不內外因이라 하니 本經自病也라. 非若氣口人迎이 傳變乘克이로되 但三因이 皆以胃氣爲主라. 經⑨에 云하되 氣口는 太陰也니 兼屬脾라 하니라. 又云하되 人迎도 亦胃脉也라 하니라. 脉贊⑩에 曰하되 關前 一分은 人命之主라 하니라. 故로 取李仲南⑪의 三因歌括⑫로 于前하고 而以丹溪圖說로 註之하니라.

이것은 즉 上古診法의 그 두 번째이다. 氣口는 右手의 關前 一分이니 이것으로 七情 및 房勞, 일하는 것이 힘이 드는 것과 더불어 飮食에 節度가 없는 것을 살피니 대개 內傷不足의 證이다. 이른바 氣口라고 이름을 한 것은 五臟의 氣가 반드시 胃氣로 인하여 手太陰에 오르기 때문이다. 人迎은 左手의 關前 一分이니 이것으로 六淫 및 起居의 마땅함을 잃은 것과 感冒의 時行하는 不正한 기운을 살피니 대개 外感의 有餘한 證이다. 이른바 人迎이라고 이름을 한 것은 外邪는 반드시 虛한 것을 因하여 들어오기 때문이다. 만약에 臟氣

---

① 工作 : 노동을 하는 것. 일을 하는 것.
② 勤苦 : 마음과 힘을 다하여 애를 씀.
③ 起居失宜 : 『內經』에는 房勞도 포함. 즉 여름에 차게 살고, 겨울에 덥게 사는 것 등.
④ 先과 氣 사이에 '言'字가 빠짐.
⑤ 漢論 : 仲景傷寒論을 말하는 것 같으나, 『醫部全錄』에서는 '訣論'으로 되어 있음.
⑥ 正 : 바로.
⑦ 七情 : 飮食傷과 七情傷. 七情은 氣口脉에 應한다.
⑧ 『內經 · 六微旨大論』에서 끌어 씀.
⑨ 『內經 · 五藏別論』.
⑩ 脉贊 : 崔嘉彦이 撰한 『四言脉訣』을 말한다. 12世紀末, 南宋의 醫家, 號는 紫虛道人.
⑪ 李仲南 : 元代의 醫生.
⑫ 『三因歌括』 : 冊名.

가 平한 사람은 邪氣가 스스로 犯하기가 어렵기 때문에 먼저 氣口를 말하고 후에 人迎을 말한 것이다. 漢에 말하기를 人迎이 緊盛하면 寒에 傷한 것이고, 氣口가 緊盛하면 食에 傷한 것이라고 하였다. 그러나 七情蘊鬱이 정히 宿食으로 도움 받아 發動하니 만약에 온전히 傷食으로 되고 七情이 없는 경우에는 氣口에 應하지 않는다. 또한 論에서 傷寒이 대개 太陽에서 시작된다고 하였다. 그러나 經에 이르기를 風은 肝을 잘 傷하게 하고, 寒은 腎을 잘 傷하게 하고, 暑는 心包를 잘 傷하게 하고, 濕은 脾를 잘 傷하게 하고, 燥는 肺를 잘 傷하게 한다고 하였다. 이것으로 類推해 미루어보면 風은 마땅히 少陽으로부터 하고, 濕은 마땅히 陽明으로부터 하고, 暑는 마땅히 三焦로부터 하고, 寒은 마땅히 太陽으로부터 하는 것이다. 이것은 丹溪가 홀로 經의 뜻을 얻은 것으로 仲景이 밝히지 못한 것을 밝힌 것이다. 그 중에 外感이 六淫으로 因하지 않고 內傷이 七情으로 因하지 않고 病이 된 것을 不內外因으로 本經이 自病을 한 것이다. 이것은 氣口人迎이 傳變하여 乘克한 것과는 다른 것이나 三因은 대개가 胃氣로 主를 한다. 經에 이르기를 氣口는 太陰이라고 하니 脾에 겸하여 屬한다고 한 것이다. 또한 人迎도 역시 胃脈이라고 하였다. 『脈贊』에 關前 分이 人命을 主한다고 하였다. 그렇기 때문에 李仲南의 『三因歌括』을 앞으로 하고 『丹溪圖說』로 註解를 하였다.

【譯者註】 (1) 氣口人迎脈

아마 『醫學入門』의 診脈을 공부하면서 두 번째 넘겨야 할 고비가 바로 「氣口人迎脈訣」이다. 「臟腑六脈診法」의 경우에는 浮沈의 혼란만 겪으면 되지만, 「氣口人迎脈訣」의 경우에는 關前 一分에서 脈을 찾아야 하는가에 대한 혼란을 겪게 된다.

그렇기 때문에 이 부분에 대한 논란으로 많은 억측을 만들게 된 것이다. 「氣口人迎脈訣」이라는 것은 「諸脈主病」, 「諸脈相兼主病」, 「臟腑六脈診法」을 거치면서 病이 걸러지지 않게 되었을 때에 氣口와 人迎 부위인 좌우측 關前 一分에 緊盛한 것이 발생되면 氣口人迎으로 病을 보는 것이다. 만약에 氣口人迎에 緊盛한 것이 나오지 않는다면 이것은 氣口人迎에 들어가지 않는 것이기 때문에 굳이 「氣口人迎脈訣」로 보지 않는 것이다.

그렇지 않고 氣口人迎의 부위에 緊盛이 나타나게 되면 그때부터 바로 「氣口人迎脈訣」로 들어가게 된다. 만약 右氣口脈에 緊盛이 나타나고 좌측 寸部가 虛脈이 나타나게 되면 이것이 바로 喜則傷心脈必虛으로 들어가게 되는 것이다.

喜則傷心脈必虛요,

喜하게 되면 즉 心이 傷한 것이니 脈이 반드시 虛하다.

喜則氣緩하야 **脈散而虛**①하고 **甚則神庭**②이 **融溢而心脈**이 **反沈**이라. **蓋喜甚**하면 **則火盛侮金**하

① 脈散而虛 : 脈에 힘이 없다.
② 神庭 : 督脈의 穴名.

니 腎水復①母讐하야 而克心이라. 暴喜暴怒에 多有暴中之患②도 亦此意也니라.

기쁘면 즉 氣가 緩해져서 脉이 흩어지면서 虛하게 되고, 심하게 되면 神庭이 融溢하게 되어서 반대로 心脉이 沈하게 된다. 대개 喜가 심하게 되면 즉 火가 盛해서 金을 侮하게 되니 腎水가 어미의 복수를 하게 되기 때문이다. 갑작스럽게 기쁘거나 갑작스럽게 怒해서 暴中의 疾患이 많이 있는 것도 역시 이 뜻이다.

【譯者註】(1) 喜則傷心脉必虛

左寸部에 虛脉이 나타나게 되면 「諸脉主病」에 '虛乃氣血俱虛, 故多恍惚驚悸'이라고 하여 氣血이 虛하여 발생하는 恍惚驚悸가 발생하거나, 「臟腑六脉診法」에서 '手太陽經虛, 苦偏頭痛, 耳頰痛'이라고 하여 偏頭痛이나 耳頰痛이 발생하여야 하는데 지금은 驚悸와 頭痛이 전혀 없는 증상이 나오게 된다.

이때 우측 氣口脉에 緊盛이 있고 좌측 寸部脉에 虛脉이 있다면 喜則傷心脉必虛가 되는 것으로 너무 기쁜 나머지 갑작스럽게 脫盡을 하는 것이 나온다. 그렇기 때문에 기쁘면 氣가 緩해져서 脉이 흩어지면서 虛하게 된다고 설명한 것이다.

【譯者註】(2) 甚則神庭融溢, 而心脉反沈

七情의 상황이 심해지게 되면 그 臟腑와 연결이 되어 있는 經穴로 연관되어 발현되는데, 心의 경우에는 神庭이 되는 것이고, 脾의 경우에는 意舍가 되는 것이고, 肺의 경우에는 魄戶가 되는 것이고, 肝의 경우에는 魂門이 되는 것이다.

이처럼 五臟과 연관이 되는 經穴을 주로 언급하여 대개는 足太陽經의 背兪穴에 있는데, 神庭만이 督脉에 있어서 차이가 난다. 그런데 굳이 五臟을 모두 膀胱經에 配屬을 한 이유에 대해서는 명확하지 않다. 背兪穴을 診斷에 이용하라는 뜻이면 李梴 선생님이 寸關尺에 氣口人迎과 三部九候를 配屬한 뜻에 어긋나고, 또한 背兪穴을 이용한 診斷방법에 대해서 설명이 없는 것으로 봐서 꼭 背兪穴을 診斷에 이용하라는 뜻은 아닌 것 같다.

喜則傷心脉必虛는 너무 기쁜 나머지 傷心하게 되면 左寸部에 虛脉이 나오는데, 심하게 되면 火克金을 하게 되고 火克金을 받게 되면 金生水를 하여 水克火를 하기 때문에 水의 脉인 沈脉이 나타나게 된다는 것이다.

이 부분은 정도의 차이로 보아야 하는데, 만약에 氣口脉이 있는 상황에서라면 인정이 될 것이지만, 그냥 左寸이 沈한 상태라면 굳이 火克金에 金生水에 水克火로 보는 것은 문제가 발생한다.

【譯者註】(3) 喜動心

喜動心하면 氣散하여 不斂하는데, 지나치게 되면 즉 健忘이 된다. 歸脾湯(p.317)이다.

---

① 復讎 : 원수를 갚다.
② 暴中之患 : Shock을 말함.

思傷脾脈結中居이라.

생각으로 脾를 傷하게 되면 脈이 右關部에 結脈이 있다.

思則氣凝하야 脈短而結하고 甚則意舍①가 不寧而脾脈이 反弦②③이라.

생각을 하면 즉 氣가 凝滯되어 脈短結하며, 심하면 意舍가 편하게 되지 못하여 脾脈이 도리어 弦하다.

【譯者註】(1) 思傷脾脈結中居

생각을 많이 하게 되면 氣가 鬱滯가 되기 때문에 脈이 短하면서 結하게 된다. 結中이라는 것은 結脈이 關部에 있다는 말이다. 사실 結脈이라기보다는 濇脈이나 短脈에 가깝다고 보는 것이 좋다.

심하게 되면 太陽經에 應하는 意舍穴이 不寧하게 된다. 土克水에 水生木에 木克土를 하게 되니 右關部에 弦脈이 나오게 되는 것이다.

思傷脾하면 그 氣가 結하는데 지나치게 되면 즉 痞滿이 된다. 退熱淸氣湯(p.479), 溫膽湯(p.423), 木香化滯湯(p.345), 木香枳朮丸(p.345)이다.

因憂傷肺脈必濇이요,

걱정으로 肺를 傷하게 되면 脈이 반드시 濇한다.

憂則氣滯하야 而脈沈濇하고 甚則④魄戶가 不閉而肺脈이 反洪⑤이라.

걱정하게 되면 氣가 滯하게 되어 脈이 沈濇하고, 심하면 즉 魄戶가 닫히질 않아서 脈이 도리어 洪하다.

【譯者註】(1) 因憂傷肺脈必濇

걱정을 많이 하게 되면 氣가 滯하게 되는데, 그렇게 되면 脈이 우측 寸部에 沈濇한 것으로 보이게 된다. 역시 심하게 되면 肺가 應하는 魄戶가 不閉하게 되고 金克木에 木生火에 火克金을 하게 되니, 火의 脈인 洪脈이 보이게 되는 것이다.

다만 肺의 氣口脈의 病은 喘促과 噎膈으로 나뉜다. 憂傷肺하면 그 氣가 모이는데, 지나치게 되면 즉 喘促이 된다. 蘇子降氣湯(p.394), 分氣紫蘇飮(p.362)이다. 噎膈者는 五膈寬中散(p.417)을 잠시 사용한다.

---

① 意舍 : 經穴. 脾藏意. 脾의 精氣가 있는 곳으로 思慮하고 選擇함.
② 脾脈反弦 : 有勞傷인 경우가 많으니 신체적, 정신적 피로를 모두 생각하라.
③ 弦 : 가끔은 心部에 弦脈이 나타나면 심하게 怒한 경우도 있다.
④ 甚則~ : 肺病이다.
⑤ 洪 : 木克土也.

怒氣傷肝脉定濡라.

怒氣가 肝을 傷하게 되면 濡脉이 나타난다.

怒則氣逆하야 而脉濡하고 或激甚하면 則魂門弛長하야 而肝脉反濇①이라.

怒하게 되면 즉 氣가 逆하게 되니 脉이 濡하다. 혹은 激怒가 심하게 되면 魂門이 弛長되어서 肝脉이 도리어 濇하게 된다.

【譯者註】(1) 怒氣傷肝脉定濡

怒하게 되면 氣가 上逆하게 되는데, 그렇게 되면 좌측 關部에 濡脉이 나온다. 만약에 怒氣가 激上한 것이 심하게 되면 肝이 應하는 魂門이 弛長하게 되고 肝脉이 도리어 木克土, 土生金, 金克木을 하여서 濇하게 된다.

怒傷肝하면 氣上逆하는데 지나치게 되면 즉 嘔逆이다. 枳梗二陳湯(p.457), 紺珠正氣天香湯(p.299)이다. 熱한 경우에는 柴陳湯(p.405)이다.

恐傷於腎脉沈是요,

무서우면 腎이 傷하게 되니 脉이 沈한 것이 옳다.

恐則氣下怯②하야 而脉沈하니 甚則志室③가 不遂④하야 而腎脉反濡라. 濡는 屬土也라. 或이 疑神庭志室等穴은 皆屬太陽이라 하나 殊不知五臟이 系背하니 諸穴이 於五臟이면 則爲有形之經絡이요, 於太陽이면 則爲無形之經絡이니 特⑤其過脉耳니라.

무섭게 되면 즉 氣가 아래로 겁박하게 되어서 脉이 沈하게 되니, 심하면 志室이 따르지 않게 되어 腎脉이 도리어 濡하게 된다. 濡脉은 土에 屬한다. 或이 의심하기를 神庭이나 志室 등의 穴은 모두 太陽에 屬한다고 한다. 그러나 五臟이 등에 연계되어 있어 여러 穴들이 五臟에 있으면 즉 有形의 經絡이 되고 太陽에 있으면 즉 無形의 經絡으로 다만 그것이 지나가는 脉일 따름이라는 것을 모르는 것일 뿐이다.

【譯者註】(1) 恐傷於腎脉沈是

무섭게 되면 氣가 아래로 내려가게 되니 脉이 沈하게 되고 심하게 되면 志室이 不遂하게 되어서 水克火, 火生土, 土克水를 하여 脉이 濡하다. 濡脉은 五行의 屬性으로는 土가 된다.

「七表八裏九道脉」의 내용은 五行의 屬性을 밝히고자 함에 있는 것인데, 李梴 선생님이 굳이 「七表八裏九道脉」을 다루시면서 五行의 答을 알려 놓지 않고 지금 濡脉을 土로 配屬한 것이다.

---

① 肝脉反濇 : 肝은 본래 弦而軟. 여기서는 肝血不足.
② 怯 : 氣弱해지는 것.
③ 志室 : 太陽經의 穴名. 腎藏志를 의미한다.
④ 不遂 : 마음대로 되지 않는 것.
⑤ 特 : 다만, 특별히.

자세한 내용은 各家의 說이 분분하기 때문에 억지로 맞출 필요는 없다. 다만, 李梴 선생님이 제시한 부분만이라도 확인해서 이해하면 될 것이다.

恐傷於腎에 脉이 沈하게 되는 것은 恐傷腎하면 精怯하여 不升하니 지나치면 도리어 下焦가 脹滿하게 되는 것이다. 三和散(p.382), 補中益氣湯(p.357)이다.

【譯者註】(2) 太陽經에 配屬한 이유

일단 心의 配屬을 神庭으로 해 놓았기 때문에 다 太陽經은 아니다. 그렇기 때문에 혹시 太陽經에 해당되는 神堂穴을 말한 것이 아닌가란 생각도 하게 되지만 다른 책에서도 穴자리는 똑같이 나오기 때문에 誤字는 아닌 것 같다. 心君의 독특함 때문에 굳이 督脈으로 설명한 것이 아닌가 생각된다.

그렇기 때문에 或이 의심하여 말하기를 神庭 志室 등의 穴들이 대개가 太陽에 屬한다고 한 것이다. 본래 五兪穴이 五臟으로 연관되어 있기는 하지만 그것은 五臟의 有形의 經絡을 말한 것이고, 지금 언급된 穴들은 無形의 經絡으로 특별히 그 脉이 지나가는 곳이다.

緣驚傷膽動相胥①이라.

놀란 것으로 膽을 傷하게 되면 動脉이 서로 기다리게 된다.

驚則氣亂하야 **而脉動**하고 **甚則入肝**하야 **脉散**하니 소아는 **瀉青**하고 **大人**은 **面青**이라. **又大驚入心者**는 **尿血怔忡**이라.

놀라게 되면 즉 氣가 亂하게 되어 脉이 動하고, 심하게 되면 즉 肝으로 들어가 脉이 흩어지게 되니 소아는 푸른색의 泄瀉를 하게 되고 大人은 얼굴이 파랗게 된다. 또한 크게 놀란 것이 心臟으로 들어가게 되면 血尿가 있고 가슴이 뛰게 된다.

【譯者註】(1) 緣驚傷膽動相胥

臟이 본래 五臟이 있으니 情도 五情이 있어야 하지만 한의학에서는 七情을 말하고 있으니 二情이 남게 된다. 이것을 배치하기 위해서 膽과 心包를 가지고 와서 驚은 膽에 配屬을 하고 悲는 胞絡에 配屬을 한 것이다.

놀라게 되면 膽이 傷하게 되어 氣가 亂해지고 脉은 左關部에 動脉이 나온다. 五臟의 경우에는 太陽經에 연관된 穴에 相應하게 되지만 膽과 心包의 경우에는 그에 해당이 되는 臟으로 들어가게 된다. 그렇기 때문에 심하게 되면 즉 入肝하여 脉이 散하게 된다.

소아의 경우에는 瀉青하고 大人의 경우에는 面青하게 되는데, 본래 驚이라는 것은 心이 主하는 것이기 때문에 大驚入心하게 되면 尿血과 怔忡이 있다고 한 것이다. 그 치료는 驚傷膽하면 神亂不定하는데 지나치면 즉 怔忡失志한다. 妙香散(p.346), 十味溫膽湯(p.409)이다.

---

① 胥 : 기다릴 서.

脈緊因悲傷胞絡이요,

脈이 緊하게 된 것은 슬픔으로 因하여 胞絡이 傷한 것이다.

悲는 **則氣急**하야 **而脈緊縮**이니 심하면 **則心胞絡**이 **與肺系**로 **氣消**하야 **而脈虛**라.

슬프게 되면 즉 氣가 급하여 脈이 緊縮하게 되니, 심하게 되면 心包絡이 肺系와 더불어 氣가 소모하게 되어 脈이 虛하게 된다.

【譯者註】(1) 脈緊因悲傷胞絡

슬프게 되면 氣가 급해지게 된다. 그렇게 되면 脈이 緊縮해지니 右尺部에 緊脈이 나타나게 된다. 심하게 되면 心包와 肺系가 더불어 氣가 소모되니 脈이 虛하게 된다.

悲哀甚하면 즉 胞絡이 絶하고, 胞絡이 絶하면 즉 陽氣가 內動하는데, 發하면 즉 心下崩하고 溲血이 여러 번 나오게 된다. 마땅히 備金散(p.364), 四制香附丸(p.373), 烏藥湯(p.421), 古橘歸丸(p.304)이다.

悲哀가 太甚하게 되면 胞絡이 영향을 받게 된다. 脈緊因悲傷胞絡의 경우에 悲가 心胞 및 肺系를 傷하면 그 氣가 급한데 지나치면 狂이 된다. 枳殼煮散(p.457), 升陽順氣湯(p.403)이다.

七情氣口內因之라.

七情으로 氣口가 應하게 되면 內傷으로 인한 것이다.

凡七情傷之淺者는 **惟氣口緊盛而已**니라. **傷之深者**는 **必審何部**로 **相應**하고 **何臟**으로 **傳次**하야 **何臟**으로 **相克**하니 **克脈**이 **勝**하야 **而本臟脈**이 **脫者**는 **死**라. **噫**라! **七情**으로 **爲患**이 **如此**하니 **和樂**①으로 **以養中和**②하니 **實養德**③**養身**④이 **急務也**니라.

무릇 七情傷이 얕은 것은 氣口가 緊盛할 따름이다. 傷한 것이 심하면 반드시 어떤 부위인지를 살피고 어느 臟에 相應하는지를 살피며, 어느 臟의 相克으로 傳變하였는지를 살펴서 克脈이 勝하고 本臟脈이 脫하면 死하게 된다. 아! 七情으로 病이 드는 것이 이와 같으니 和樂으로 中和를 길러야 하는 것이니 실로 養德하고 養身하는 것이 급선무인 것이다.

【譯者註】(1) 七情氣口內因之

일반적인 七情病은 모두 沈脈으로 六鬱에 해당되는 脈이다. 하지만 지금 七情傷이 右關前 一分인 氣口에 應하게 되면 氣口가 緊盛하게 되어 나타나게 되지만, 심하게 되면 生克으로 傳變을 하게 되니 傳變을 하는 곳을 잘 찾아가야 한다.

---

① 和樂 : 마음 편하고 즐겁게 해 줌.
② 養中和 : 온화한 마음을 기름.
③ 養德 : 어질고 너그러운 마음을 수양함.
④ 養身 : 신체를 保養함.

하지만 그 원인이 七情傷으로 인한 것이기 때문에 반드시 藥만으로는 치료하기가 어렵고 和樂하여 中和를 길러야 하니 실로 養德하고 養身하는 것이 급선무인 것이다. 또한 해당 情志의 生克을 찾아 치료하는 것도 중요하다.

緊則傷寒腎不移요,

緊하게 되면 즉 傷寒으로 腎이 移動하지 않는 것이다.

寒傷腎하면 **脉**이 **沈而緊**이라. **初自足太陽**으로 **而入**하야 **其脉**이 **浮盛而緊**이라. **浮者**는 **足太陽**이요, **緊者**는 **傷寒**이요, **盛**①**者**는 **病進也**라.

寒으로 腎이 傷하게 되면 脉이 沈하면서 緊하게 된다. 처음에는 太陽으로부터 들어가서 그 脉이 浮盛하면서 緊하다. 浮는 足太陽이고, 緊은 傷寒이며, 盛은 病이 진행되는 것이다.

【譯者註】(1) 緊則傷寒腎不移

지금부터는 外感人迎으로 인하여 病이 드는 것을 말한다. 腎不移라는 것은 腎과 寒의 밀접한 관계를 표현한 것이다. 寒邪는 傷腎한다. 暑邪는 傷心하고, 燥邪는 傷肺하며, 濕邪는 傷脾하고, 風邪는 傷肝하며, 熱邪는 傷心包한다. 지금은 寒으로 腎이 傷한 것이다.

感冒를 살펴보면 表證이 보이는 경우에는 九味羌活湯(p.313), 芎芷香蘇散(p.316)이다. 寒이 腸胃로 入한 경우에는 霍亂轉筋하고 洞泄下利하고 乾嘔吐逆한다. 藿香正氣散(p.311)이나 혹은 五積散(p.421)이다.

【譯者註】(2) 外感의 人迎

內傷이 太陽經의 經穴과 相應하는 것과는 달리, 外感의 人迎이 動할 때의 상황은 일반적으로 陽經絡을 가지고 표현하고 있다. 寒으로 腎이 傷하게 되면 그 처음에는 左尺部에 沈하면서 緊한 脉으로 나온다. 그렇지만 外感이기 때문에 바로 腎으로 들어간다면 直中으로 하여야 하니, 처음에는 足太陽으로부터 들어간다고 한 것이다. 그렇기 때문에 脉도 浮하면서 緊하고 盛하다고 한 것이다. 浮한 脉은 足太陽을 말하는 것이고, 緊한 것은 傷寒을 말한 것인데, 지금 盛이라고 한 것은 病이 진행된 것이다.

虛因傷暑向心推라.

虛하게 되면 暑로 인하여 傷한 것이니 心을 向하고 있음을 推論한다.

暑傷心하면 **脉虛**라. **初自手少陽**으로 **而入**하야 **脉洪虛而數**이라. **洪者**는 **手少陽**이요, **虛者**는 **傷暑**요, **數者**는 **病增也**라.

暑에 心을 傷하게 되면 脉이 虛하다. 처음에는 手少陽으로부터 들어가서 脉이 洪하면서 虛하고 數하다. 洪하다는 것은 手少陽을 말하는 것이고, 虛하다는 것은 傷暑를 말하는 것

---

① 盛 : 有力.

이며, 數이라는 것은 病이 심해지는 것이다.

【譯者註】(1) 虛因傷暑向心推

熱傷氣하기 때문에 傷暑의 脉은 左寸이 虛하게 된다. 그런데 지금 人迎을 이야기해야 하기 때문에 初自手少陽而入이라는 표현을 한 것이다. 만약에 傷暑가 심해지게 되면 熱이 盛하기 때문에 脉洪虛而數하게 되니 洪이라는 것은 手少陽을 말하는 것이고, 虛라는 것은 傷暑를 표현한 것이며, 數은 病이 增하게 되는 것을 말한다. 向心推라는 것은 心을 向하여 추측하라는 말로, 즉 心을 의심하라는 뜻이다.

暑病은 身熱自汗하고 口渴面垢할 따름이다. 나머지 증상은 대개 傳變 후에 생긴 것이다. 혹은 內傷을 겸하기도 한다. 반드시 먼저 그 사람이 평소에 虛하고 胃가 弱하거나, 혹은 大病이나 大勞 후에 放縱하게 행동하여 暑로 重傷한 것인지 살펴 마땅히 淸暑益氣해야 한다. 평소에 强性하고 壯實한데 虛損의 病이 없는 경우에는 祛暑和中한다. 淸暑益氣에는 淸暑益氣湯(p.467)이고, 祛暑에는 二香散(p.438), 和中에는 六和湯(p.432)이다.

濇緣傷燥須觀肺요,

濇脉은 燥로 傷한 것이니 모름지기 肺를 보아야 한다.

燥傷肺하면 **脉濇**이라. **初自手陽明**으로 **而入**하야 **脉浮而數**이라. **浮者**는 **手陽明**이요, **數者**는 **傷燥**라.

燥가 肺를 傷하면 脉이 濇하다. 처음에는 手陽明으로부터 들어가서 脉이 浮하면서 數하다. 浮한 것은 手陽明을 말하는 것이고, 數한 것은 燥에 傷한 것을 말한다.

【譯者註】(1) 燥傷肺 脉濇 初自手陽明而入 脉浮而數 浮者 手陽明 數者 傷燥

燥가 肺를 傷하면 右寸이 濇하게 되는데, 처음에는 手陽明大腸經으로 들어가게 되니 脉이 浮하면서 數하다. 脉이 浮하다는 것은 手陽明經으로 들어간 것을 말하는 것으로 문제가 없는데, 본문의 취지대로 이해를 하자면 數者傷燥가 아니라 濇者傷燥로 바꾸어야 하고, 數이 되면 病이 더 심해지는 것으로 보아야 할 것 같으나 뒤에 心包絡의 경우에도 완전하게 일치하는 것은 아니니 本文의 뜻을 더 살펴야 할 것 같다.

【譯者註】(2) 濇緣傷燥須觀肺

燥로 인하여 病이 드는 것에 대해서 명백하게 外因인 것은 陽明燥金의 때를 만나서 오랫동안 날이 맑고 비가 오지 않아 누런 먼지가 하늘에 뿌옇게 되니 사람으로 하여금 狂惑하고 피부가 乾燥하고 마르며 屑이 일어나게 된다.

內因은 七情으로 인한 火燥이거나, 혹은 大便이 不利하여 津液이 亡한 것이거나, 혹은 金石으로 血이 燥한 것이거나, 혹은 房勞로 竭精한 것이거나, 혹은 飢飽하고 勞逸하여 胃를 손상시킨 것이거나, 혹은 구운 飮食이나 暴酒, 醬의 厚味로 인한 것으로, 대개 火邪를 편벽하게 도와서 혈액을 消濼한다. 그 치료는 일반적으로 標病의 피부의 건조는 生血潤膚飮(p.385)이고, 裏病의 燥結은 當歸承氣湯(p.328)이다.

濡細傷濕更看脾라.

濡細하면 濕에 傷한 것이니 문득 脾를 보아야 한다.

濕傷脾하면 脉細而濡라. 初自足陽明으로 而入하야 脉細濇而長이라. 濇者는 足陽明이요, 濡者는 傷濕이요, 長①者는 病襲也라.

濕이 脾를 傷하면 脉이 細하면서 濡하다. 처음에는 足陽明으로부터 들어가서 脉이 細濇하면서 長하다. 濇은 足陽明이고, 濡는 濕에 傷한 것이고, 長은 病이 侵襲한 것이다.

【譯者註】(1) 濡細傷濕更看脾

濕이 脾를 傷하게 되면 右關이 細하면서 濡하다. 처음에는 足陽明으로부터 들어간다. 본래 濡脉이라는 것은 濇脉이 심한 것을 말하는 것이고 足陽明은 燥金을 말하게 되니 그 脉이 濇하다고 한 것이다. 濡脉은 濕에 傷한 것을 말하는 것이고, 長은 病이 진행되고 있는 것을 말한다.

濡細脉은 굳이 氣口人迎脉이 아니더라도 항상 비를 맞고 다니던지 군대에서 벙커생활을 오래한 남자, 또는 밤낚시를 하는 사람들처럼 濕氣가 찬 곳에서 일하는 사람에게 많이 보이는데, 일반적으로 氣虛와 같이 오는 경우가 많다. 그렇기 때문에 腎이 不足한 細脉이 같이 나오고 處方의 이름도 升陽, 益氣 이런 식의 處方名이 濕病에 많은 것이다.

風寒과 暴暑가 사람을 傷할 때에는 바로 느끼는데, 濕氣가 사람을 薰襲할 때에는 느끼지 못하는 경우가 많다. 밖에서부터 안으로 들어오는 경우는 長夏의 鬱熱과 山澤의 蒸氣와 冒雨의 行濕으로, 汗透沾衣하면 腰脚이 腫痛하는 경우가 많다.

안으로부터 얻는 경우는 生冷과 酒麵으로 脾에 滯하여 生濕하는데, 鬱熱하면 肚腹의 腫脹이 많다. 西北人은 內濕이 많고, 東南人은 外濕이 많다. 그 치료의 大綱은 濕이 上에 있으면 마땅히 微汗하고, 中下에 있으면 마땅히 利二便을 하거나 혹은 升提한다. 그 處方은 朮附湯(p.473), 三白湯(p.378), 滲濕湯(p.380)이다.

浮則傷風肝部應이요,

浮하면 즉 傷風한 것이니 肝部에 應한다.

風傷肝하면 脉浮而盛이라. 初自足少陽으로 而入하야 脉弦浮而散이라. 弦者는 足少陽이요, 浮者는 傷風이요, 散者는 病至也라.

風이 肝을 傷하면 脉이 浮하면서 盛하다. 처음에는 足少陽으로부터 들어가서 脉이 浮弦하면서 散하다. 弦은 足少陽이고, 浮는 傷風이고, 散은 病이 至極한 것이다.

---

① 長 : 緩脉을 끼지 않은 長脉.

【譯者註】(1) 浮則傷風肝部應

風으로 肝이 傷하게 되면 左關部가 浮하면서 盛하게 된다. 처음에는 足少陽으로 들어가는데 심하게 되면 弦浮하면서 흩어지게 된다. 弦은 足少陽을 말하고, 浮는 傷風을 말하고, 散은 病이 至極해지는 것이다.

肺는 皮毛를 主하니 膀胱과 通하여 가장 쉽게 感冒를 받는다. 처음에는 咳嗽하는데 惡風하고 鼻塞하고 聲重하고 噴嚏하니, 이것이다. 柴胡半夏湯(p.406), 蔘蘇飮(p.379)이다.

弱緣傷熱察心①知라.

弱은 熱로 인하여 傷한 것이니 心包를 관찰하여야 하는 것을 알아야 한다.

熱傷心胞絡하면 **脉沈弱而緩**이라. **初自三焦**으로 **而入**하야 **脉浮而弱**이라. **沈者**는 **心胞絡**이요, **弱者**는 **傷熱**이요, **緩者**는 **病倦②也**라. **暑與熱**로 **同氣**나 **正③心**이 **多不受邪**하야 **每歸胞絡**하니 **此**는 **與暑傷心**으로 **互看**이라.

熱이 心包絡을 傷하면 脉이 沈弱하면서 緩하게 되는데, 처음에는 三焦로부터 들어가게 되어 脉이 浮하면서 弱하다. 沈은 心包絡이고, 弱은 熱에 傷한 것이고, 緩은 病으로 困倦한 것이다. 暑와 熱은 同氣이나, 바로 心은 邪를 받지 않는 것이 많으니 매번 胞絡으로 들어간다. 이것은 暑傷心과 같이 보아야 한다.

【譯者註】(1) 弱緣傷熱察心知

한의학에서 心包絡은 心臟을 싸고 있는 神經, 靜脉, 動脉을 모두 포함하는 경우가 많다. 熱이 心包를 傷하게 되면 脉이 沈弱하면서 緩하게 되는데 처음에는 三焦로 들어가게 되니 심하게 되면 脉이 浮하면서 弱하게 된다. 沈한 것은 心包絡을 말하는 것이고, 弱한 것은 熱로 傷한 것을 말하는 것이며, 緩이라고 하는 것은 病이 들어서 몸이 勞困해지는 것을 말한다.

外因은 邪가 經絡에 鬱滯되어 臟腑에 積熱이 된 것이니, 이것은 有餘의 火이다. 內因은 飮食情慾으로 氣가 盛하여 마치 火와 같으나 이것은 有餘한 中에 不足한 것으로 陰虛火動이니 이에 不足의 火이다. 大要는 脉弦數無力한 것은 虛火이고, 實大有力한 것은 實火이다.

그 치료는 實火는 外感으로 因하여 邪鬱이 表에 있는 경우에는 九味羌活湯(p.313)이고, 半表裏는 小柴胡湯(p.391)이고, 入裏는 大承氣湯(p.331)이고, 燥渴은 白虎湯(p.355)이고, 金石炙煿으로 因한 것은 黃連解毒湯(p.491), 防風當歸飮(p.350), 三黃丸(p.384), 大金花丸(p.330)이다. 狂者는 黑奴丸(p.492)이다. 虛火로 氣虛火盛한 것이 勞倦으로 因하여 傷胃하고 無力하고 身熱하면 마땅히 保元湯(p.356), 補中益氣湯(p.357)에 加 芍藥·黃柏을 하거나 혹은 四君子湯(p.366)으로 滲한다.

---

① 心 : 心包.
② 病倦 : 피로가 심해짐. 병으로 몸이 지침.
③ 正 : 바로의 뜻.

外因但抱人迎審이니 細別六淫皆可醫①라.

外因으로는 人迎을 포함하여 볼 것이니 六淫을 細別하면 대개 치료할 수가 있다.

凡外感이 **輕者**는 **惟人迎**이 **緊盛**커나 혹은 **各部**에 **單見而已**니라. **重則各部**가 **與人迎**으로 **相應**하니 **其傳變**은 **與傷寒**으로 **叅看**이라.

무릇 外感이 輕하면 오직 人迎이 緊盛하거나 혹은 각 部에 홀로 보일 뿐이다. 심하면 各部가 人迎과 더불어 相應하게 된다. 그 傳變은 傷寒으로 참고하여 보아야 한다.

【譯者註】(1) 氣口人迎의 鑑別

氣口와 人迎이 緊盛함으로 인해서 應해 주어야 한다. 게다가 人迎과 같은 경우에 있어서는 특히 지금 傷寒으로 인하여 變하는지 아니면 內部六氣의 變化에 따라서 應하는지를 살펴야 할 것이다. 더욱이 氣口人迎의 脉法은 그 甚함에 따라서 生克으로 傳變하게 되니 더욱 어려운 것이다.

勞神役慮愛傷心이요, 虛濇之中仔細尋이라.

勞神役慮하면 心을 傷하기 쉬우니 虛濇한 중에 자세하게 살펴야 한다.

血虛神耗라.

血이 虛하고 神이 耗散된 것이다.

【譯者註】(1) 勞神役慮愛傷心, 虛濇之中仔細尋

이 文句부터 本文 '燥弱脉中豈能避'까지는 左人迎 右氣口로 인한 病이 아니라 本經自病으로, 스스로 自經絡에 病이 든 것이다. 勞役으로 心神이 고달프게 되면 心이 손상을 받게 된다. 「諸脉相兼主病」에서는 細脉에서 內傷得之心神勞라고 하였다. 지금은 左寸部에 虛濇脉이 나온다고 한 것인데, 이미 氣口脉에서 喜則傷心脉必虛라고 하였으니 그 차이가 있다. 그렇기 때문에 같은 氣口脉의 虛脉이라도 濇을 가지고 있으면 內傷勞役으로 傷心한 것으로 보고 그렇지 않다면 喜則傷心脉必虛로 보면 된다.

心勞가 발생하면 心勞로 神機를 간곡히 運用한 것이니, 즉 血脉이 虛하고 面無色하며 驚悸하고 夢遺하고 盜汗하는데, 심하면 즉 心痛하고 咽腫한다. 그 치료는 心虛에는 人蔘固本丸(p.440), 夢受天王補心丹(p.346), 朱子讀書丸(p.454)이다.

勞役陰陽每傷腎이요, 須因脉緊②看來因이라.

陰陽으로 勞役하게 되면 매번 腎을 傷하게 되니, 모름지기 脉이 緊한 것으로 원인이 되는 것을 보아야 한다.

---

① 醫 : 치료하다의 의미.
② 緊 : 弦緊으로 봐야 옳을 것 같다.

房勞傷精이라.

房勞하면 精이 傷하게 된다.

【譯者註】(1) 勞役陰陽每傷腎, 須因脈緊看來因

勞役陰陽이라는 것은 性생활을 과도하게 한 것을 말하는데, 性생활 후 2일까지 脈으로 나타나는 경우가 많다. 임상상으로 弦脈이나 弦緊脈의 순서로 많이 보인다. 지금은 腎勞이기 때문에 腎勞는 矜持志節하니 즉 腰骨이 痛하고 遺精하고 白濁하는데, 심하면 즉 面垢하고 脊痛한다. 그 치료는 腎虛에는 小兎絲子丸(p.397), 玄菟固本丸(p.486), 三味安腎丸(p.378), 太極丸(p.477)이다.

房帷任意傷心絡이요, 微濇之中細忖度이라.

임의로 性행위를 하게 되면 心絡을 傷하게 되니 微濇之中에 細脈으로 헤아릴 수가 있다.

精枯라.

精이 枯渴된 것이다.

【譯者註】(1) 房帷任意傷心絡, 微澁之中細忖度

房帷任意라고 하는 것은 '방에 휘장을 치고 마음대로 하면'의 뜻으로, 정상적인 성생활을 말하는 것이 아니고 歡樂에 의한 性행위를 말한다. 心包는 喜樂이 出焉하는 곳으로 과도한 喜樂은 心包를 傷하게 된다. 微濇之中의 濇은 요즘으로 말하면 마리화나, 마약 등을 맞고 억지로 性생활을 하여 精이 枯渴된 것을 말한다. 右尺部에 보이게 된다. 이런 경우 射精 후에도 勃起가 계속된다. 內傷으로 思慮하고 色欲하여 血衰하고 火燥者는 滋陰降火湯(p.446), 加味逍遙散(p.293), 節齋四物湯(p.449), 腎氣丸(p.407)이다.

疲劇筋痛要傷肝이요, 仔細思量脈弦弱이라.

피로가 심하면 筋痛이 나는데 반드시 肝을 傷하니 자세히 헤아리면 脈이 弦弱하다.

筋痛則動①하니 脈이 弦弱帶數이라.

근육에 통증이 있으면 動하게 되니 脈은 弦弱하면서 數한 것을 끼고 있다.

【譯者註】(1) 疲劇筋痛要傷肝, 仔細思量脈弦弱

要라는 것은 '꼭 반드시'의 뜻이다. 근육통이 있으면 근육이 튀게 되니 動한다고 한 것이다. 脈은 左關部에서 弦弱한데 數하게 된다. 肝勞는 盡力으로 謀慮를 한 것이니, 즉 筋骨이 拘攣하는데 極하면 즉 頭目이 昏眩하다. 그 치료는 肝虛에는 天麻丸(p.464), 鹿茸四斤丸(p.324)이다.

---

① 動 : 박동한다는 의미.

饑則緩弦脾受傷이요,

배가 고프면 緩弦하니 脾가 傷한 것이다.

胃氣虛也라.

胃氣가 虛한 것이다.

【譯者註】(1) 饑則緩弦脾受傷

緩弦이라는 것은 극도로 배고픔이 있을 경우에 나타나는 것으로 일반적인 배고픔에 보이기도 한다. 이때에는 右關部에 날카로운 弦脈이 아니라 和緩한 弦脈을 말하는 것이다. 다시 말하면 弱한 弦脈이라고 보아도 무방하다.

脾勞는 뜻이 밖으로 지나치게 생각을 하여 脹滿하고 少食하는데 極하면 즉 吐瀉하고 肉이 削하고 四肢가 倦怠롭고 關節肩背가 强痛한다. 그 치료는 脾虛하면 蔘苓白朮散(p.375), 橘皮煎丸(p.319), 蒼朮膏(p.462), 白朮膏(p.353), 蔘苓造化糕(p.376)이다.

若還滑實飽無疑라.

만약 滑實한 脉이면 배부른 것을 의심할 것이 없다.

脾氣滯也라.

脾氣가 滯한 것이다.

【譯者註】(1) 若還滑實飽無疑

식사를 많이 해서 배가 아주 부를 때에는 滑實, 또는 滑大脉이 많이 나타난다. 傷食이 아니라면 크게 문제가 될 것이 없으나 만약 傷食이 있다면 上脘에 停滯되어 氣壅痰盛하는 경우에는 마땅히 吐해야 한다. 가령 冷食에 傷하여 腹脹하고 氣逆하고 噫氣呑酸하고 惡心하고 欲吐不吐하면 마땅히 平胃散(p.483)에 소금을 약간 넣어서 探吐한다.

叫呼傷氣須損肺이요, **燥①弱脉中豈能避**라.

소리를 질러서 氣를 傷하면 모름지기 肺를 손상한 것이니 燥로 傷하면 弱脉이 나오는 것을 어찌 피할 수가 있겠는가?

氣耗也라.

氣가 소모된 것이다.

【譯者註】(1) 叫呼傷氣須損肺, 燥弱脉中豈能避

肺는 濕潤하여야 하는데 燥가 發動이 되면 손상을 받게 된다. 그렇기 때문에 弱脉이 나오는

---

① 燥 : 躁脉의 뜻이다. 快速한 것이니 浮短而弱한데 浮하고 빠르다.

것으로 생각하면 된다. 肺勞는 일을 미리 걱정하면 즉 氣가 결핍되고 心腹이 冷하고 胸背가 痛하는데, 極하면 즉 毛焦하고 津枯하며 咳嗽하고 哄熱한다. 그 치료는 肺虛에는 單人蔘膏(p.326), 單五味子膏(p.325)이다.

不內外因乃如是요, 氣口人迎皆無與①라.

不內外因은 이와 같은 것이니 氣口와 人迎이 모두 干與하는 것이 없는 것이다.

各脈이 不與二脈으로 相應이라.

各脈이 氣口人迎脈으로 相應하는 것은 아니다.

【譯者註】(1) 不內外因乃如是, 氣口人迎皆無與

'勞神役慮愛傷心, 虛濇之中仔細尋'에서부터 '叫呼傷氣須損肺, 燥弱脈中豈能避'까지의 내용은 모두 氣口人迎脈과 相應하지 않고 나타난 것으로, 그 부위에 보이는 脈을 설명하는 것이다. 그렇기 때문에 不內外因으로 본다. 正經自病이다.

氣口人迎若俱緊이요, 夾食傷寒兼理治라.

氣口와 人迎이 모두 緊盛하면 挾食과 傷寒을 모두 겸한 것으로 理致에 맞게 치료해야 한다.

內傷外感을 分多少하야 治之라.

內傷과 外感의 많고 적음으로 나누어서 치료하여야 한다.

【譯者註】(1) 氣口人迎若俱緊, 挾食傷寒兼理治

挾食傷寒처럼 즉 內傷과 外感이 모두 있는 것을 말하는 것이다. 일반적으로 어느 것이 많고 적은지를 보아서 치료를 하는데 실제 임상에서는 그렇게 나누기가 어렵다. 일반적으로 人蔘養胃湯(p.441)이 제일 무난하다. 陶氏平胃散(p.335)도 있으나 실제 임상에서 사용할 때에 豆豉를 준비하기가 어려워 쓰기 힘들다.

氣口人迎若過盛이요, 內關外格詳經義라.

氣口와 人迎이 만약 지나치게 盛하면 內關外格이니 經書의 뜻을 상세히 설명하였다.

按內經②하되 人迎이 一盛③則躁면 在手足少陽이요, 二盛躁면 在手足太陽이요, 三盛躁면 在手足陽明이라하니 一盛者는 人迎이 大於氣口의 一倍也라. 四倍면 則陽盛已極이라. 故로 格則吐逆하야 而食不得入이라. 三陽은 兼手足而言이니 或入手經하고 或入足經하야 下三陰도 倣此라. 又

① 無與 : 干與의 뜻이다.
② 內經 : 『靈樞·終始編』, 『素問·六節藏象論』에도 약간 나옴.
③ 一盛 : 한 倍의 뜻. 뒤의 二盛은 두 倍의 뜻.

氣口가 一盛則躁면 在手足厥陰이요, 二盛躁면 在手足少陰이요, 三盛躁면 在手足太陰이요, 四倍면 則陰盛己極이라. 故로 關則不得小便이라. 若人迎氣口이 俱盛하야 四倍已上이면 盛極①하야 衰至니 必死라. 抑論②하면 關格은 二證也라. 然이나 氣口人迎이 俱盛하면 則吐逆과 不便이 交作이라. 故로 丹溪總之하야 曰關格이라. 但以兩寸過盛하야 推之면 則尺脉이 一盛하면 病在手足厥陰하고 二盛이면 病在手足太陰하고 三盛이면 病在手足少陰이라. 傳③에 曰하되 尺部一盛하면 瀉足少陽하고 補足厥陰하며 二盛이면 瀉足太陰하고 補足少陰하며 三盛이면 瀉足陽明하고 補足太陰하며 四盛이면 則三陽이 已極하니 當峻補④其陰이라 하니라. 一至寸而反之하니 亦推廣經義也라.

『內經』을 살펴보면 人迎이 一盛하면 手足의 少陽이 躁動하고, 二盛하면 手足의 太陽이 躁動하고, 三盛하면 手足의 陽明이 躁動한다고 하니, 一盛이라고 하는 것은 人迎이 氣口보다 一培가 크다는 것이다. 四倍가 넘으면 즉 陽이 盛한 것이 이미 極한 것이다. 그렇기 때문에 格이 되어서 吐逆을 하고 飮食이 들어가지 못하게 된다. 三陽이라는 것은 手足을 겸하여서 말하는 것이다. 혹은 手經으로 들어가고 혹은 足經으로 들어가게 되니 아래의 三陰도 이와 같다. 또한 氣口가 一盛하면 手足厥陰이 躁動하고, 二盛하면 手足少陰이 躁動하고, 三盛하면 手足太陰이 躁動하고, 四倍가 되면 陰이 盛한 것이 이미 極하게 된다. 그렇기 때문에 關이 되어서 便이 나오지 않게 된다. 만약에 人迎과 氣口가 모두 盛하여 四倍 이상이 되면 盛이 極하여 衰가 이르게 되니 반드시 죽게 된다. 抑論하건데 關格의 二證은 氣口와 人迎이 모두 盛하면 吐逆과 不便이 交作하게 된다. 그렇기 때문에 丹溪가 총괄하여 關格이라고 말한 것이다. 그러나 兩寸이 過盛하여 미루어 보면 尺脉에 비하여 一盛하게 되면 病이 手足厥陰에 있게 되고, 二盛하면 病이 手足太陰에 있게 되고, 三盛하면 病이 手足少陰에 있게 된다. 傳에 이르기를 尺部가 一盛하면 足少陽을 瀉하고 足厥陰을 補할 것이며, 二盛하면 足太陰을 瀉하고 足少陰을 補할 것이며, 三盛하면 足陽明을 瀉하고 足太陰을 補할 것이며, 四盛하면 즉 三陽이 이미 極한 것이니 마땅히 그 陰을 峻補해야 한다고 하였다. 한 번 寸에 이르면 그 반대가 되니 역시 經의 뜻을 미루어 넓혀 보아야 한다.

【譯者註】 (1) 氣口人迎若過盛, 內關外格詳經義

氣口人迎의 緊盛에 대한 세기로 外感과 內傷의 정도를 파악하는 條文이나, 실제 임상에서 氣口와 人迎이 같이 나오는 경우에는 이미 많은 병치레를 하는 경우도 많아 이것을 세분하여 접근하기에는 무리가 많다. 다만 內關과 外格의 경우에는 『內經 · 六節藏象論』에도 衍文으로 들어

---

① 盛極 : 陽盛極則陰, 陰盛極則陽.
② 抑論 : '삼가 논해보건대'로 해석.
③ 傳 : 丹溪圖說.
④ 峻補 : 크게 補함.

가 있기 때문에 참고할 만하다. 關格은 『醫學入門 · 雜病 · 關格』에 자세히 나와 있으나 急症이 많으므로 이송하는 것이 더욱 현명하다.

先賢① 又恐② 病流傳③ 이요, 取諸④ 雜脈乃全備라.

先賢은 또한 病이 流傳하는 것을 두려워하였으니 雜脈에서 取하여 완전하게 갖추었다.

此는 丹溪의 示人活法⑤ 이라. 病有傳變하니 如傷寒에 緊不在腎하고 傷怒에 濡不在肝하야 流傳別經⑥ 이라. 是以로 取各部中에 見脈하되 與人迎氣口으로 相應者는 以斷內外二因이라. 凡二十七種의 脈形이 隨其部位所見이나 但與人迎으로 應則爲外感이요, 與氣口로 應則爲內傷이라. 其病證은 則與諸脈主病으로 同이라.

이것은 丹溪가 사람들에게 活用法을 설명한 것이다. 病에는 傳變하는 것이 있으니, 가령 傷寒에 緊脈이 腎에 없고, 傷怒에 濡脈이 肝에 없는 것은 다른 經絡으로 流傳한 것이다. 이것으로 각 부분 중에 脈이 보이는 것을 取하여야 하는데, 氣口人迎으로 相應하는 것은 이것으로 內外의 二因을 판단하게 된다. 무릇 二十七種의 脈形이 그 부위에 보이는 바를 따르게 되나, 人迎과 相應하게 되면 즉 外感이고, 氣口와 相應하면 즉 內傷이다. 그 病證은 「諸脈主病」과 같다.

【譯者註】(1) 先賢又恐病流傳, 取諸雜脈乃全備

기존에 여러 책에서 氣口人迎에 대해 설명하고 있으나 『醫學入門』처럼 이렇게 자세하고 정리된 형식으로 쓴 경우가 거의 없으니, 아마 李梴 선생님께서 『丹溪脈訣指掌』과 『三因方』의 글을 또 오묘하게 合하여 만든 것 같다.

임상에서 제일 필요한 부분은 우선 「諸脈主病」과 「諸脈相兼主病」으로 먼저 환자의 脈과 증상을 한번 거르고 나서 확인이 안 되는 부분이 발생이 되면 「臟腑六脈診法」으로 거르게 된다. 그것으로도 합당한 질병과 脈象이 나오지 않는 경우에, 다행히 氣口와 人迎에 緊盛이 있다면 氣口人迎으로 보아서 「氣口人迎脈訣」로 처리하면 되지만 해당되는 脈이 나오지 않는 경우에는 傳變이 있다는 것이다.

예를 들어 '喜則傷心脈必虛'가 되면 좌측 寸部에 虛脈이 나와야 하지만 도리어 沈脈이 나오는 경우에는 火克金, 金生水, 水克火로 인하여 沈脈이 나온 것이니 傳變까지 잘 살펴야 한다는 말이다.

---

① 先賢 : 丹溪.
② 恐 : 염려할 공. 아마도의 뜻.
③ 流傳 : 퍼뜨려 전함.
④ 諸 : 之於의 뜻.
⑤ 活法 : 융통성 있는 법칙.
⑥ 別經 : 肝, 腎을 제외한 다른 經脈.

總看三部脉法

此는 **卽上古診法**의 **其三也**라. **決虛實**하고 **斷死生**이 **全在總看**이라. **故**로 **融會**①**經意**하야 **爲歌**하고 **且引證什**②**之**하니 **業者**는 **幷小字**으로 **讀之**를 **可也**라.

이것은 즉 上古診法의 그 세 번째이다. 虛實을 決定하고 死生을 판단하는 것은 모두가 다 總看에 있다. 그렇기 때문에 經書의 뜻을 融會하여 歌訣로 만들고, 또한 인용하여 증거하고 모았으니, 醫業을 하는 者는 小字와 아울러서 읽는 것이 옳을 것이다.

【譯者註】 (1) 上古診法에 대한 이해

上古診法의 그 첫 번째는 「臟腑六脉診法」이고, 그 두 번째는 「氣口人迎脉訣」이다. 그리고 마지막 세 번째가 「總看三部脉法」이다. 이 바탕에는 李梴 선생님의 임상적 소견이 깔려 있는 것이다.

「氣口人迎脉訣」의 경우를 예로 들어보자. 陳無擇의 『三因極』에서는 氣口人迎을 강조하여 外因과 內因을 구별하는 것이 우선이라고 말하고 있으나, 李梴 선생님께서는 그것을 뒤로 놓은 것이다. 대부분 「諸脉主病」이나 「諸脉相兼主病」에서 脉象과 관련된 疾患들이 어느 정도 다 걸러지게 마련인데 굳이 「臟腑六脉診法」이나 「氣口人迎脉訣」, 「總看三部脉法」까지 갈 필요는 없는 것이다.

다만, 「臟腑六脉診法」은 같은 脉이 나오더라도 그 장부적인 특성에 따라서 五行配屬으로 五邪에 맞추어서 診斷과 치료 할 수 있는 특징이 있고, 「氣口人迎脉訣」은 특별히 氣口와 人迎에 相應하는 경우에 다른 病證으로 보일 수 있는 脉이 나오는 것을 감별하는데 특징이 있다.

그러나 「總看三部脉法」의 경우에는 「諸脉主病」, 「諸脉相兼主病」, 「臟腑六脉診法」, 「氣口人迎脉訣」과 달리, 脉理를 爲主로 서술한다. 그렇기 때문에 「總看三部脉法」을 먼저 공부하고 나서 脉을 공부하는 것이 어떤가란 생각을 하기도 한다. 하지만 중간에 초심자들이 오류에 빠질 수 있는 것들이 많아서 위험한 방법이기도 하다. 마치 『醫學入門』을 다 보고 나서 맨 마지막에 나오는 「習醫規格」을 보게 되면, 「習醫規格」을 먼저 공부하고 『醫學入門』을 볼 걸 하는 생각이 드는 것과 비슷한 느낌이다. 그러나 만약 「習醫規格」을 먼저 보고 『醫學入門』을 본다면 그 느낌이 달라서 지금과 같음을 얻을 수가 있을까란 생각을 하기도 한다.

脉會太陰③**決死生**이요, **寸關尺具陰陽情**④이라.

脉은 太陰에서 모여서 死生을 決定하니 寸關尺에 陰陽의 情況이 갖추어져 있다.

---

① 融會 : 통틀어서 한데 모음.
② 什 : 줄 습, 拾과 같다.
③ 太陰 : 手太陰肺經. 寸口를 말한다. 『脉經』에 "太陰者, 寸口也"로 되어 있다.
④ 情 : 상태, 정황.

총간삼부맥법

難에 曰寸口者는 脉之大會니 手太陰之動脉也라. 寸口는 卽寸關尺이니 五臟六腑之所始終也라. 他如衝陽은 傳應乎胃하고 太衝은 傳應乎肝하며 太谿는 傳應乎腎하니 豈能通乎十二經哉아? 故로 法에 取寸口也라. ◯ 脉은 本生①於陰陽이나 但陽은 生於尺하야 而動②於寸하고 陰은 生於寸하야 而動於尺矣라. 關則陰陽相半하야 界二者之中이라. 陽脉은 常浮而數하야 病在頭目胸膈하고 陰脉은 常沈而遲하야 病在臍腹腰脚하고 中脉③은 隨時浮沈하야 病在腹脇胃脘하니 陰陽이 恒宜相濟하고 不宜偏勝이라. 若陽一④於上하야 而高過魚際를 名曰溢이요, 陰一於下하야 而深入尺澤을 名曰覆이라. 寸脉이 下不至關을 爲陽絶이요, 尺脉이 上不至關을 爲陰絶이니 乃眞臟之脉으로 而無中氣往來하야 以和之也라. 學者는 於此에 而善悟焉하면 則終始一寸九分之間⑤에 週身陰陽의 太過不及之情이 見矣라. ◯ 叔和가 云하되 陽弦頭痛定無疑요, 陰弦腹痛何方走라. 陽數卽吐兼頭痛이요, 陰微卽瀉臍中吼⑥라. 陽實應知面赤風이요, 陰微盜汗勞兼有이라. 陽實大滑應舌强이요, 陰數脾熱幷口臭라. 陽微浮弱定心寒⑦이요, 陰滑食注脾家咎이라. 關前關後辨陰陽이요, 察病根源應不朽라. 諸浮躁脉皆爲陽이요, 諸沈細脉皆爲陰이라 하니라. 凡脉은 從陰陽은 易已요, 脉은 逆陰陽은 難已라.

『難經』에서 말하기를 "寸口라는 것은 脉의 大會이니 手太陰의 動脉이다."라고 하였다. 寸口는 즉 寸關尺이니 五臟六腑의 시작과 마치는 바이다. 가령 衝陽은 오로지 胃에 相應하고, 太衝은 오로지 肝에 相應하고, 太谿는 오로지 腎에 相應하니 어찌 능히 十二經에 通할 수 있겠는가? ◯ 脉은 본래 陰陽에서 시작하게 된다. 그러나 陽은 尺에서 시작해서 寸에서 나타나게 되고, 陰은 寸에서 시작해서 尺에서 나타나게 된다. 關은 즉 陰陽의 相半으로 두 경계의 가운데이다. 陽脉은 항상 浮하면서 數하니 病이 頭目과 胸膈에 있고, 陰脉은 항상 沈하면서 遲하니 病이 臍腹과 腰脚에 있고, 中脉은 때에 따라 浮하고 沈하니 病이 腹脇과 胃脘에 있다. 陰陽은 항상 서로 돕는 것이 마땅하고 偏勝하는 것은 마땅하지 않다. 만약에 陽이 오로지 위로 하여 魚際까지 높이 지나치게 되면 溢脉이라고 하고, 陰이 오로지 아래로 하여 尺澤까지 깊게 들어가게 되면 覆脉이라고 한다. 寸脉이 아래로 關에 이르지 못하는 것을 陽絶이라고 하고, 尺脉이 위로 關에 이르지 못하는 것은 陰絶이라고 한다. 이것은 眞臟脉으로 中氣의 往來가 和平하게 할 것이 없는 것이다. 배우는 사람이 이에 잘 깨달으면 즉 始終 一寸九分의 사이에 온몸 陰陽의 太過와 不及의 情況이 드러날 것이다. ◯ 叔和가 말하기를, "陽에서 弦脉이 나타나면 頭痛을 의심할 것이 없고, 陰

---

① 生 : 시작하다.
② 動 : 박동하다. 나타나다.
③ 中脉 : 關脉을 말함.
④ 一 : '오로지'의 뜻이다. 한결같이.
⑤ 一寸九分之間 : 黃鐘律法을 말한다.
⑥ 臍中吼 : 腸鳴을 말함.
⑦ 心寒 : 추우면 속이 떨린다는 표현과 동일함.

에 弦脉이 나타나면 腹痛이 어디로 가겠는가? 陽이 數하면 즉 吐하고 頭痛이 있고, 陰이 微하면 泄瀉가 있고 배꼽에서 腸鳴이 있다. 陽이 實하면 面赤風을 알 수가 있고, 陰이 微하면 盜汗이 있고 虛勞를 겸한 것을 알 수가 있다. 陽이 實하고 大하고 滑하면 마땅히 舌强이고, 陰이 數하면 脾熱과 아울러 口臭가 있다. 陽이 微하면서 浮弱하면 반드시 心寒이고, 陰이 滑하면 食傷으로 인한 泄瀉로 脾家의 허물이다. 關前과 關後로 陰陽을 分別하는 것이니, 마땅히 病의 根源을 살피는 것은 영구히 전할 것이다. 저 浮躁한 脉은 대개가 陽이 되는 것이고, 저 沈細한 脉은 대개가 陰이 되는 것이다."라고 하였다. 脉이 陰陽을 따르게 되면 쉽게 낫는 것이고, 脉이 陰陽을 거스르게 되면 잘 낫지 않는 것이다.

【譯者註】 (1) 寸關尺과 陰陽

脉은 항상 陰陽을 대표하는데 寸을 陽이라고 보고 尺을 陰이라고 본다. 하지만 洋方에서는 心臟에서 혈액을 보내기 때문에 혈액이 한쪽 방향으로 진행하는 것으로 보고 있다. 하지만 한의학에서는 寸은 尺에서 기원하여 寸으로 가고, 尺은 寸에서 기원하여 尺으로 가는 것으로 이해하고 있다. 그렇기 때문에 뒤에 橫脉의 경우처럼 뒤로 거스르는 脉이 가능한 것으로 보는 것이다. 그런데 실제 洪脉의 경우에는 뒤로 넘어가는 느낌이 있고 吐하기 전에 미식거릴 때에는 脉이 뒤로 역류하는 느낌이 들기도 한다. 이것을 橫脉이라고도 한다.

이러한 陰陽의 관계로 인하여 일반적으로 陽脉은 항상 浮하면서 數하니 病이 頭目과 胸膈에 있고, 陰脉은 항상 沈하면서 遲하니 病이 臍腹과 腰脚에 있는데, 關部의 脉은 때에 따라 浮하고 沈하니 病이 腹脇과 胃脘에 있다고 한 것이다.

【譯者註】 (2) 溢脉과 覆脉

陰陽은 항상 서로 돕는 것이 마땅하고 偏勝하는 것이 마땅하지 않다. 만약에 陽이 오로지 위로 하여 魚際까지 높이 지나치게 되면 이것을 溢脉이라고 하고, 陰이 오로지 아래로 하여 尺澤까지 깊게 들어가게 되면 이것을 覆脉이라고 한다.

【譯者註】 (3) 陰陽의 絶

특별히 寸部에서만 脉이 絶하는 것은 「諸脉相兼主病」의 沈重前絶瘀血凝을 참고하면 된다. 그리고 各部의 絶脉은 「臟腑六脉診法」을 참고하면 된다.

【譯者註】 (4) 叔和와 陰陽

叔和는 아래와 같이 歌訣을 만들었는데 "陽弦頭痛定無疑, 陰弦腹痛何方走. 陽數卽吐兼頭痛, 陰微卽瀉臍中吼. 陽實應知面赤風, 陰微盜汗勞兼有. 陽實大滑應舌强, 陰數脾熱幷口臭. 陽微浮弱定心寒, 陰滑食注脾家咎. 關前關後辨陰陽, 察病根源應不朽. 諸浮躁脉皆爲陽, 諸沈細脉皆爲陰."이다.

이 歌訣 하나를 가지고 李梴 선생님은 「諸脉主病」에서도 인용하고, 「諸脉相兼主病」에서도 인용하고, 「臟腑六脉診法」에서도 인용하고 있다.

浮中沈法知遲數이요, 逆順虛實應① 五行이라.

浮中沈法에 遲數을 알게 되면 逆順虛實이 五行에 應한다.

初持脉에 見於皮膚之間者를 曰浮라 하니 浮而大散者는 心이요, 浮而短濇者는 肺라. 見於肌肉之下者를 曰沈이라 하니 沈而弦長②者는 肝이요, 沈而濡滑③者는 腎이라. 不輕不重하야 與肌肉으로 相得④者는 脾니 多有兼乎四臟之邪하면 則和緩之中에 亦必兼乎浮沈滑濇과 長短弦大하니 各脉이 皆然이라. 如沈滑하면 則順於左尺이나 逆於左寸하고 如浮濇하면 則順於右寸이나 逆於左關이라. 寸口는 宜浮而反損小⑤하면 陽虛하야 而陰入乘之也니 或時로 浮滑而長을 謂之陰中伏陽이라. 尺部는 宜沈而反實大하면 陰虛하야 而陽入乘之也니 或時로 沈濡而短을 謂之陽中伏陰이라. 如尺은 本沈而又沈을 謂之重陰이오, 寸은 本浮而又浮를 謂之重陽이요, 寸尺이 俱微甚을 謂之脫陽脫陰이니 無非五行生克偏全하고 四時五臟에 各部應得與否로 以爲逆順虛實이라. 浮沈遲數歌는 見前이라.

처음 脉을 잡을 때에 피부 사이에서 나타나는 것을 浮라고 한다. 浮하면서 大散하는 것은 心이고, 浮하면서 短濇하는 것은 肺이다. 肌肉의 아래에서 나타나는 것을 沈이라고 한다. 沈하면서 弦하고 長한 것은 肝이고, 沈하면서 濡하고 滑한 것은 腎이다. 가볍지도 무겁지도 않게 肌肉에서 나타나는 것은 脾이다. 四臟의 邪가 겸하는 것이 많으니 和緩한 가운데에 또한 浮沈滑濇과 長短弦大가 반드시 겸하게 되니 각 脉들이 대개가 그러하다. 가령 沈滑한 脉은 즉 左尺에는 順하지만 左寸에는 逆한 것이고, 가령 浮濇한 脉은 右寸에는 順하지만 左關에는 逆한 것이다. 寸口는 浮하는 것이 마땅하지만 반대로 감소하게 되면 陽이 虛해서 陰이 타고 들어간 것이니, 혹은 때로 浮滑하면서 長하게 되면 陰中의 伏陽이라고 하는 것이다. 尺部는 沈하는 것이 마땅한데 반대로 實大하게 되면 陰이 虛해서 陽이 들어간 것이니 혹은 때로 沈濡하면서 短하게 되면 陽中에 伏陰이라고 말하는 것이다. 가령 尺部는 본래 沈한데 또한 더욱 沈하게 되면 重陰이라고 말하고, 寸은 본래 浮한데 또한 浮하게 되면 重陽이라고 말하며, 寸尺이 모두 微한 것이 심하면 脫陽脫陰이라 말한다. 五行의 生克이 두루 갖추어지지 않은 것이 없고, 四時의 五臟이 各部가 應하는 곳이 적합한 것과 그렇지 않은 것으로 逆한 것과 順한 것 虛한 것과 實한 것으로 삼는다. 浮沈遲數은 앞의 歌訣에 나온다.

【譯者註】(1) 浮中沈

처음 脉을 잡을 때에 피부 사이에서 나타나는 것을 浮라고 한다. 浮하면서 大散하는 것은 心

---

① 應 : 附合하다.
② 沈而弦長者 : 弦而軟의 뜻하는 것으로 長脉을 말하는 것은 아님.
③ 沈而濡滑者 : 濡는 軟하다는 의미.
④ 相得 : 相等하다, 서로 고르게 나온다는 의미.
⑤ 損小 : 감소를 말한다.

이고, 浮하면서 短澁하는 것은 肺이다. 肌肉의 아래에서 나타나는 것을 沈이라고 한다. 沈하면서 弦하고 長한 것은 肝이고, 沈하면서 濡하고 滑한 것은 腎이다. 가볍지도 무겁지도 않게 肌肉에서 나타나는 것은 脾이다.

【譯者註】(2) 遲數을 알다.

사실 가장 보기 쉬운 脉이 遲數이다. 숫자만 세면 된다. 하지만 임상에 나와 있는 한의사들은 이마저도 놓치는 것이 현실이다. 脉의 횟수도 확인을 않고 느낌상으로 빠르면 '어! 빠른 脉이네' 하면서 당당하게 數脉이라고 적고, 느낌상 脉이 느리게 오면 '좀 脉이 느리네' 하면서 遲脉이라고 적는다. 이것도 역시 개탄할 일이다. 그 손으로 느낀 빠른 脉은 數脉이 아니고 滑脉일 가능성이 높고, 그 손으로 느낀 느린 脉은 遲脉이 아니고 緩脉일 가능성이 높다. 반드시 1분에 몇 번 박동하는지 세어야 할 일이다.

遲數을 안다는 것은 李梴 선생님이 편하게 한 말이고 사실은 陰陽을 안다는 말이다. 脉의 陰陽은 앞에서는 寸과 尺을 구분하는 말이고, 지금은 脉象의 陰陽을 나눌 수 있어야 한다는 말이다.

【譯者註】(3) 脉의 逆順

脉을 공부하면서 빠지는 많은 오류 중에 하나가 脉을 보고 사람을 보지 못하는 것이다. 즉, 다른 말로 하면 어느 부위에 어떤 脉이 나오면 正常이고, 어느 부위에 어떤 脉이 나오면 病인지를 모르고 脉象만 가지고 曰可曰否하는 것이다.

우선 환자가 호소하는 증상을 중심으로 脉을 찾아 나가야 하는 것이다. 그리고 그 증상에 맞는 脉이 있는지를 찾아보고 거기에 辨證을 해서 적당한 處方을 찾는 방법이 제일 좋은 방법이다.

脉이란 뒤에 나오듯이 홀로 나오는 경우가 거의 없고, 또한 환자가 하나의 病만을 가지고 오는 경우가 없기 때문에 여러 脉이 나올 수가 있다. 거기에다가 脉에는 常과 變이 있으니 그때의 감정이나 상황에 따라서 脉이 變하기도 하고 지금의 증상과 별다른 상관이 없이 원래부터 가지고 있거나 과거에 앓고 지나간 것 때문에 나타나는 脉象도 있는 것이다. 그렇기 때문에 지금 호소하는 증상이 가장 중요한 것이다.

그렇게 해서 脉象을 찾게 되면 그 脉象이 어느 부위에 나왔는지를 확인해서 그 脉의 逆順을 알아야 한다. 일반적으로 자기 부위에 자기 脉이 나오게 되면 順이라고 하고, 克하는 것이 나오게 되면 逆이라고 하는 것이다. 그렇기 때문에 가령 沈滑한 脉은 즉 左尺에는 順하지만, 左寸에는 逆한 것이다. 가령 浮澁한 脉은 右寸에는 順하지만, 左關에는 逆한 것이다.

【譯者註】(4) 虛實을 알다.

脉에 있어서 陰陽이라는 것은 寸과 尺을 말한다. 寸口는 浮하는 것이 마땅하지만 반대로 감소하게 되면 陽이 虛해서 陰이 타고 들어간 것이다. 그렇지만 간혹 때때로 浮滑하면서 長하게 되면 陰中之伏陽이라고 말하는 것이다. 尺部는 沈하는 것이 마땅한데 반대로 實大하게 되면 陰이 虛해서 陽이 들어간 것이다. 간혹 때때로 沈濡하면서 短하게 되면 陽中之伏陰이라고 말하는 것이다. 가령 尺部는 본래 沈한데 또한 더욱 沈하게 되면 重陰이라고 말한다. 寸은 본래 浮한데 또한 더욱 浮하게 되면 重陽이라고 말한다. 寸尺이 모두 微한 것이 심하면 脫陽脫陰이라고 말한다. 이것으로 陰陽의 虛實을 판단한다.

【譯者註】(5) 마지막으로 五邪를 본다.

浮中沈과 遲數, 逆順, 虛實을 보고 난 뒤에 각 左右 寸關尺의 부위를 五行으로 分類를 하고 그것을 바탕으로 해당되는 脉象의 五行을 판단한 다음에 五邪를 보아서 辨證을 하고 치료를 하는 방법을 말하는 것이다. 그래서 뒤에 五行에 相應한다는 말을 하였다.

極煩九候①幷十變②이요, 無非臟腑合流形③이라.

九候와 아울러 十變이라는 것이 극히 번거로운 것이나 臟腑와 流形이 相合한 것이 아닌 것이 없다.

九候에 上部天은 足少陽膽이니 以候頭角하고 上部人은 手少陽相火三焦니 以候耳目하고 上部地는 足陽明胃니 以候口齒라. 中部天은 以候肺하고 中部人은 以候心하고 中部地는 以候胸中之氣라. 下部天은 以候肝하고 下部人은 以候脾胃之氣하고 下部地는 以候腎이라. 左尺은 外以候腎하고 內以候腹中하며 左關은 外以候肝하고 內以候膈中하며 右關은 外以候脾하고 內以候胃脘하며 右寸은 外以候肺하고 內以候胸中하며 左寸은 外以候心하고 內以候膻中이라. 前以候前④하고 後以候後⑤하니 上竟上者⑥는 胸候中事也하고 下竟下者⑦는 小腹腰股와 膝脛足中事也라. 三部九候가 皆相失⑧者는 死니 九候가 雖調나 肌肉이 已脫者도 死라. 是는 陰陽交錯之妙니 而虛實微賊正之五邪로 因以分焉이라. ◯ 十變은 心脉急甚⑨者는 肝邪가 干心也요, 微急⑩者는 膽邪가 干小腸也니 爲從後來者로 爲虛邪라. 心脉大甚者는 心邪가 自干心也요, 微大者는 小腸邪者가 干小腸也니 爲正邪라. 心脉緩甚者는 脾邪가 干心也요, 微緩者는 胃邪가 干小腸也니 爲從前來者를 爲實邪라. 心脉濇甚者는 肺邪가 干心也요, 微濇者는 大腸邪가 干小腸也니 從其所勝者를 爲微邪라. 心脉沈甚者는 腎邪가 干心也요, 微沈者는 膀胱邪가 干小腸也니 是從所不勝者를 爲賊邪라. 五臟이 各有剛柔邪라. 故로 令一脉으로 輒變爲十也라. 曰九하고 曰十이 似煩이나 而簡하니 不外乎⑪浮中沈하야 而自然得之也라. 故로 曰數者는 腑也요, 遲者는 臟也니 以是

① 九候 : 「三部九候論」의 王氷註.
② 十變 : 『難經 · 十難』. 從後來者 爲虛邪, 從前來者 爲實邪, 自干者 爲正邪, 從其所勝者 爲微邪, 從所不勝者 爲賊邪, 五臟各有剛柔邪故 令一脉輒變 爲十也.
③ 流形 : ㉠ 流動하는 형태. ㉡ 脉의 형태.
④ 前以候前 : 앞의 前은 寸, 뒤의 前은 腹.
⑤ 後以候後 : 앞의 後는 尺, 뒤의 後는 背.
⑥ 上竟上 : 寸部.
⑦ 下竟下 : 尺部.
⑧ 相失 : 서로 돕지 못하는.
⑨ 急甚者 : 弦脉이 强하게 나오는 것.
⑩ 微急者 : 잠깐 弦脉이 나오는 것.
⑪ 不外乎 : ~에 지나지 않는다.

로 **別知臟腑之病**이라. **後世**에 **分析**이 **太甚**하야 **不知陰陽**의 **交錯**과 **臟腑**의 **同氣故耳**니라.

九候는 上部天은 足少陽膽으로 頭角을 살피고, 上部人은 手少陽三焦로 耳目을, 上部地는 足陽明胃로 口齒를 살핀다. 中部天은 肺를 살피고, 中部人은 心을, 中部地는 胸中의 氣를 살핀다. 下部天은 肝을 살피고, 下部人은 脾胃의 氣를, 下部地는 腎을 살핀다. 左尺은 밖으로는 腎을 살피고, 안으로는 腹中을 살핀다. 左關은 밖으로는 肝을 살피고, 안으로는 膈中을 살핀다. 右關은 밖으로는 脾를 살피고, 안으로는 胃脘을 살핀다. 右寸은 밖으로는 肺를 살피고, 안으로는 胸中을 살핀다. 左寸은 밖으로는 心을 살피고, 안으로는 膻中을 살핀다. 前으로는 앞부분을 살피고, 後로는 뒷부분을 살핀다. 上竟上은 胸喉中의 일을 보는 것이고 下竟下는 小腹腰股膝脛足의 일을 보는 것이다. 三部九候가 모두 서로 돕지 못한 경우에는 죽게 된다. 九候가 비록 조화롭다고 하더라도 肌肉이 이미 脫한 경우에는 죽게 된다. 이것이 陰陽交錯의 妙이니 虛實賊微正의 五邪가 因하여 나뉘게 된다. ○ 十變은 心脉이 급한 것이 심한 것은 肝邪가 心臟을 干涉한 것이고, 약간 급한 것은 膽邪가 小腸을 干涉한 것이니, 뒤에서 온 것이기 때문에 虛邪가 된다. 心脉이 大한 것이 심한 것은 心邪가 心을 干涉한 것이고, 약간 大한 것은 小腸의 邪가 小腸을 干涉한 것이니 正邪이다. 心脉이 緩한 것이 심하게 되면 脾邪가 心臟을 干涉한 것이고, 약간 緩한 것은 胃邪가 小腸을 干涉한 것이니, 앞에서 온 것이기 때문에 實邪이다. 心脉이 澁한 것이 심한 것은 肺邪가 心을 干涉한 것이고, 약간 澁한 것은 大腸의 邪가 小腸을 干涉한 것이니 勝하는 곳에서부터 온 것으로 微邪가 된다. 心脉에서 沈이 심한 것은 腎邪가 心을 干涉한 것이고, 약간 沈한 것은 膀胱의 邪가 小腸을 간섭한 것이니, 勝하지 못한 곳에서 온 것으로 賊邪이다. 五臟에는 각기 剛柔의 邪가 있다. 그렇기 때문에 一脉이 문득 變하여 十이 되는 것이다. 九라고 말하거나 十이라고 말하고 있어 마치 번거로운 것 같으나 浮·中·沈을 벗어나는 것은 없이 자연히 얻게 되는 것이다. 그렇기 때문에 數은 腑이고 遲는 臟이라고 하였으니, 이것으로 臟腑의 病을 알게 되는 것이다. 後世에 分析한 것은 너무 심하게 되니 陰陽의 交錯과 臟腑가 同氣인 것을 알지 못할 따름이다.

【譯者註】(1) 三部九候

三部와 九候는 본래 인체 전체를 살피는 방법이고, 지금은 寸關尺으로 보아 살피는 것이다. 九候 중에 上部天은 足少陽膽으로 頭角을 살피고, 上部人은 手少陽三焦로 耳目을 살피고, 上部地는 足陽明胃로 口齒를 살핀다. 中部天은 肺를 살피고, 中部人은 心을 살피고, 中部地는 胸中之氣를 살핀다. 下部天은 肝을 살피고, 下部人은 脾胃의 氣를 살피고, 下部地는 腎을 살핀다.

또한 左尺은 밖으로는 腎을 살피고 안으로는 腹中을 살핀다. 左關은 밖으로는 肝을 살피고 안으로는 膈中을 살핀다. 右關은 밖으로는 脾를 살피고 안으로는 胃脘을 살핀다. 右寸은 밖으로는 肺를 살피고 안으로는 胸中을 살핀다. 左寸은 밖으로는 心을 살피고 안으로는 膻中을 살핀다. 前으로는 앞부분을 살피고 後로는 뒷부분을 살핀다. 上竟上은 胸喉中의 일을 보는 것이고, 下竟下

는 小腹腰股와 膝脛足의 일을 보는 것이다. 三部九候가 모두 相失한 경우에는 죽게 된다. 비록 三部九候가 안정적이라고 할지라도 肌肉이 이미 脫한 것은 五脫에 해당하는 것이니 죽게 된다.

【譯者註】 (2) 五邪의 十變

각기 臟腑에 五邪가 있으니 剛柔가 있기 때문에 十變이라고 한 것이다.

그렇기 때문에 心臟을 예로 들자면, 心脈이 급한 것이 심한 것은 肝邪가 心臟을 干涉한 것이고, 약간 급한 것은 膽邪가 小腸을 干涉한 것이니, 뒤에서 온 것이기 때문에 虛邪가 된다. 心脈이 大한 것이 심한 것은 心邪가 心을 干涉한 것이고, 약간 大한 것은 小腸의 邪가 小腸을 干涉한 것이니 正邪이다. 心脈이 緩한 것이 심하게 되면 脾邪가 心臟을 干涉한 것이고, 약간 緩한 것은 胃邪가 小腸을 干涉한 것이니, 앞에서 온 것이기 때문에 實邪이다. 心脈이 澁한 것이 심한 것은 肺邪가 心을 干涉한 것이고, 약간 澁한 것은 大腸의 邪가 小腸을 干涉한 것이니 勝하는 곳에서부터 온 것으로 微邪가 된다. 心脈에서 沈이 심한 것은 腎邪가 心을 干涉한 것이고, 약간 沈한 것은 膀胱의 邪가 小腸을 간섭한 것이니, 勝하지 못한 곳에서 온 것으로 賊邪이다.

그리고 역시 五臟에는 각기 剛柔의 邪가 있다고 한 것은 臟腑를 의미하는 것이다. 그렇기 때문에 一脈이 문득 變하여 十이 되는 것이다.

굳이 三部와 九候를 나누면서 五邪와 그에 따른 十變을 같이 이야기할 것은 아니지만 脉을 보는 위치가 左右 寸關尺에 浮中沈을 같이하여서 九候와 十變을 같이 설명한 것이다. 더군다나 臟腑의 病을 遲數으로 나눈 것까지 설명하고 있으니 조금 번거롭기는 하다.

三部脉全①容易識이요,

三部脉이 온전하면 容易하게 알게 된다.

三部通度②하고 六脉이 俱全하야 浮沈遲數이 相等者는 脉易識하고 而病易愈也③라. 歌에 云하되 三部俱浮肺臟風④이요, 惡風發熱鼻流涕라. 三部沈遲冷積成이요, 皮膚枯槁眞元⑤憊라. 三部俱緩脾家熱이요, 口臭齒腫時飜胃라. 三部俱弦肝好怒⑥요, 目翳淚疼多痃癖라. 三部俱數心熱狂이요, 口舌生瘡⑦唇破碎라. 三部虛濡微濇伏이요, 久病必死卒病生이라. 三部浮滑芤弦數이요, 卒病相宜久病傾라 하니라. 又有六部同脉者는 古에 云하되 雙弦之脉⑧土易虧요, 雙浮之脉⑨水易虧라 하니 餘는 以類推니라. ◯ 凡三部脉이 滑而微者는 病在肺요, 下緊上虛者는 病在脾요, 長

---

① 全 : 온전한 것은.
② 通道 : 法度대로 流通함.
③ 寸關尺에 脉이 같게 나오면 病도 쉽고 쉽게 낫지만, 다른 脉이 나오면 病도 힘들고 낫기도 힘든 환자다.
④ 肺藏風 : 病名.
⑤ 眞元 : 眞氣 또는 腎精.
⑥ 肝好怒 : 肝氣鬱結로 인하여 화를 잘 내는 것.
⑦ 口舌生瘡 : 虛熱로 인한 경우가 많다. 問診時에 陰部가 같이 허는 것이 있는가를 확인해야 한다.
⑧ 雙弦之脉 : 兩關부위를 말한다.
⑨ 雙浮之脉 : 兩寸부위를 말한다.

而弦者는 病在肝요, 脉小血少者는 病在心요, 實者는 爲心勞요, 大而緊者는 病在腎이요, 緩滑者는 熱在胃中이요, 遲緩而澁者는 胃中有寒하고 有癥結이요, 脉實緊者는 胃中有寒하고 苦不能食하니 時時自利者는 難治라. 脉來에 累累如貫珠①하고 不前至寸者는 有風寒이 在大腸②하야 伏留不去요, 脉來에 累累而止하고 不至寸口하며 濡者는 結熱이 在小腸③하야 伏留不去요, 脉代而鉤者④는 病在絡脉이니 鉤는 卽夏脉이라. 經絡이 皆實者는 寸脉急而尺緩이요, 絡氣不足하고 經氣有餘者는 脉寸熱而尺寒이요, 經虛絡滿者는 尺熱滿而寸寒澁이라.

三部가 法度대로 流通을 하고 六脉이 모두 갖추어져 있어 浮沈遲數이 서로 均等한 경우에는 脉을 쉽게 알 수가 있고 쉽게 낫는다. 歌에 이르기를, "三部脉이 모두 浮하면 肺臟風인데 惡寒發熱이 있고 코에 流涕가 있다. 三部脉이 沈遲하면 冷積이 成하고 피부가 枯槁하고 眞元이 고달프게 된다. 三部가 모두 緩하면 脾家가 熱한 것이니 口臭와 齒腫이 있고 때로 反胃가 있다. 三部脉이 모두 肝弦하면 잘 怒하게 되고 目翳가 있고 눈물이 나고 아프며 痃癖이 많다. 三部脉이 모두 數하면 心熱이 있어 狂하게 되고, 口舌生瘡이 있고 입술이 터지게 된다. 三部脉이 虛濡微濇伏하게 되면 久病이면 반드시 죽게 되고 갑작스러운 病이면 낫는다. 三部脉이 浮滑芤弦數하게 되면 갑작스러운 病이면 마땅한데 오래된 病이면 위험하다."라고 하였다. 또한 六部脉이 같은 경우가 있으니 옛날에 이르기를, "雙弦의 脉은 土가 쉽게 虧損이 되고, 雙浮의 脉은 水가 쉽게 虧損이 된다."라고 하였으니 나머지는 類推하면 된다. ○ 三部의 脉이 滑하면서 微弱하면 病이 肺에 있고, 尺은 緊한데 寸이 虛하면 病이 脾에 있고, 長하면서 弦하면 病이 肝에 있고, 脉이 小하고 血이 少하면 病이 心에 있는데 實하면 心勞가 되고, 大하면서 緊하면 病이 腎에 있고, 緩滑하면 熱이 胃中에 있고, 遲緩하면서 澁하면 胃에 寒이 있고 癥結이 있고, 脉이 實緊하면 胃中에 寒이 있는데 식사를 하지 못하여 괴로우니, 때때로 自利하는 경우에는 難治이다. 脉이 오는 것이 累累하여 마치 구슬을 꿰어 놓은 것 같고 앞에 寸에 이르지 못하는 것은 風寒이 大腸에 있어서 伏留하여 없어지지 않는 것이다. 脉이 올 때에 累累하여 그치고 寸口에 濡한 것이 있는 것은 小腸에 熱結이 있어서 伏留하여 없어지지 않는 것이다. 脉이 代하면서 鉤한 것은 病이 絡脉에 있는 것이니 鉤는 즉 여름의 脉이다. 經絡이 모두 實한 경우에는 寸脉이 급한데 尺膚는 緩하고, 絡氣가 不足하고 經氣가 有餘하면 脉의 寸이 熱하고 尺膚가 寒하고, 經이 虛하고 絡이 滿하면 尺膚는 熱이 滿하고 寸의 寒이 澁하다.

【譯者註】 (1) 三部의 脉이 온전한 경우

寸關尺의 三部가 法度대로 流通하고 六脉이 모두 갖추어져 있어 浮沈遲數이 서로 均等한 경

---

① 累累如貫珠 : 滑脉을 말하는데, 脉이 오는 것을 표현한 것이다.
② 風寒在大腸 : 風秘.
③ 結熱在小腸 : 口舌生瘡, 小便赤難의 증상이 나타난다.
④ 脉代而鉤者 : 代는 交代의 의미, 鉤는 洪脉.

우에는 脉을 쉽게 알 수 있고 쉽게 낫는다. 아마 이것 때문에 이름을 「總看三部脉法」이라고 하지 않았나 생각이 된다. 아무리 病이 심해도 眞臟脉의 경우를 제외하고 寸關尺과 浮中沈에 脉이 균등하게 나오는 것은 病을 찾기도 쉽고 낫기도 쉽다는 말이다.

【譯者註】(2) 雙弦과 雙浮

雙이라는 표현을 하는 脉은 雙弦急痛轉難當으로 한 번 나온다. 文句의 뜻으로 보건대 雙弦은 좌우측 關部에 弦脉이 같이 나타나는 것을 말하는 것이고, 雙浮라고 하면 좌우측 寸部에 浮脉이 같이 나타나는 것을 말하는 것 같다.

【譯者註】(3) 寸脉과 尺膚

寸脉이라는 것은 寸關尺의 寸口를 말하는 것인데, 지금 尺이라고 한 것은 寸關尺의 尺이 아니라 尺膚를 말하는 것이다. 즉 上腕의 피부를 말하는 것이다. 만약 글자 그대로 해석을 하여 寸과 尺으로 본다면 어찌 經絡이 모두 實한 경우에 寸脉이 급한데 尺은 緩한 脉이 나오고, 絡氣가 不足하고 經氣가 有餘한데 脉의 寸이 熱하고 尺이 寒한 脉이 나오고, 經이 虛하고 絡이 滿하면 尺의 熱이 滿한데 寸의 寒이 澁한 脉이 나오겠는가?

이것은 寸口의 脉은 緊急하게 나오지만 尺膚의 피부는 緩慢하거나, 寸口는 熱이 있는데 尺膚는 寒하다는 내용이다.

或至不至①更難憑②이라.

或은 至하거나 不至하는 것은 문득 證據를 하기 어렵다.

寸口는 壯大하고 而尺中이 無者는 此爲陰盛干陽이니 若腰背痛足脛寒이요, 尺脉은 浮大하고 而寸口가 無者는 此爲陽盛干陰이니 其人이 虛而損하고 多汗하며 혹은 小腹滿痛하고 不能溺하며 溺卽陰中痛하고 大便亦然이라. 尺寸脉이 牢而長하고 關中이 無者는 此爲陰陽相干이요, 尺寸이 俱無하고 而關中이 有者는 此爲陰陽氣 歸於中이라. 左關으로 以驗風寒하니 혹은 風與火之盛衰하고, 右關으로 以驗七情하니 혹은 勞與飮食之內傷이라. 三部 或至或不至者는 冷氣在脾라. 故로 令脉不通也요, 上部에 有脉하고 下部에 無脉하면 宿食塡胸③也니 其人을 當吐나 不吐者는 死요, 上部에 無脉하고 下部에 有脉하면 雖困이나 無能爲害라. 所以然者는 譬如樹有根本이라. 故로 寸口平而死者는 腎氣가 先絶於內故也니라.

寸口脉은 壯大한데 尺部脉이 없는 경우, 이것은 陰이 陽보다 盛한 것이니 腰背痛과 足脛寒이 있고, 尺脉이 浮大한데 寸口가 없는 경우, 이것은 陽이 陰보다 盛한 것이니 그 사람이 虛하고 損하여 多汗하며 혹은 小腹이 滿痛하고 小便을 보기가 어려운데 小便을 보

---

① 或至不至 : 寸은 있고 尺은 없고, 尺은 있고 寸은 없고, 尺寸은 있고 關은 없는 것을 말한다.
② 難憑 : 증거를 하기가 어렵다.
③ 塡胸 : 가슴이 답답하고 막힘. 塡 : 막힐 전.

게 되면 陰中에 통증이 있고 大便도 역시 그러하다. 尺寸의 脉이 牢하면서 長한데 關中에 脉이 없는 경우, 이것은 陰陽이 相干한 것이요, 尺寸이 모두 없는데 關中에 脉이 있는 경우, 이것은 陰陽의 氣가 中으로 돌아간 것이다. 左關으로 風寒을 경험하게 되는데 혹은 風과 火의 盛衰도 있다. 右關으로 七情을 경험하게 되는데 혹은 勞役과 飮食의 內傷도 있다. 三部가 혹은 至하고 혹은 不至하는 것은 冷氣가 脾에 있는 것이기 때문에 脉이 不通하는 것이다. 上部에는 脉이 있는데 下部에는 脉이 없는 것은 宿食이 가슴을 막고 있는 것이니, 그 사람을 마땅히 吐를 해야 하는데 吐하지 못하면 죽게 된다. 上部에는 脉이 없는데 下部에는 脉이 있는 것은 비록 困窮하다고 하지만 害가 되지 않는다. 그런 이유는 比喩하자면 나무에 根本이 있는 것과 같다. 그렇기 때문에 寸口가 平하지만 죽게 되는 것은 腎氣가 먼저 안에서 絶한 것이기 때문이다.

【譯者註】(1) 左關 以驗風寒 或 風與火之盛衰, 右關 以驗七情 或 勞與飮食之內傷.

이것은 左人迎 右氣口를 말하는 것인데, 지금은 左人迎을 左關으로 하고 右氣口를 右關으로 하여 氣口人迎을 나눈 것이다.

上下來去存消息①이요,

上下去來에 消息이 있다.

上者는 自尺部로 上於寸口하니 陽生於陰也로 爲表요, 下者는 自寸口로 下於尺部하니 陰生於陽也로 爲裏라. 來者는 自骨肉之分으로 出皮膚之際하야 氣之升也로 爲表요, 去者는 自皮膚之際로 還於骨肉之分하야 氣之降也로 爲裏라. 上下來去는 乃陰陽消長之消息也라. 以上下로 言之하면 上盛則氣高②하고 下盛則氣脹③하며 短而急者는 病在上이요, 長而緩者는 病在下며, 太過는 多上溢하고 不及은 多下落이라. 以來去로 言之하면 脉이 來疾去徐는 上實下虛니 爲厥癲病④이요, 來徐去疾는 上虛下實하야 爲惡風이라. 脉이 雖失이라도 而有一線往來者⑤는 可治로되 脉이 雖全이라도 而無往來者는 死라. 上下左右之脉이 相應而參春⑥者는 病甚이요, 上下左右之脉이 相失而不可數者는 死라. 又左脉이 不和하면 病在表하니 主四肢하고, 右脉이 不和하면 病在裏하니 主腹臟이라. 有有表無裏者하고 有有裏無表者니라.

上이라는 것은 尺部에서 寸口로 가는 것이니 陽이 陰에서 生하는 것으로 表가 되고, 下

---

① 消息 : 징조로 볼 수 있다. 消息은 기별을 전한다는 의미, 즉 기별을 알 수 있다는 뜻이다. 上·下·去·來의 의미를 설명하는 것이다.
② 氣高 : 上氣한 것으로 숨이 차다, 즉 喘息이다.
③ 氣脹 : 脹滿의 대표적 표현. 胃腸에 가스가 찬 것. 『醫學入門』의 氣는 七情을 의미한다. 증상은 腹部脹滿, 트림, 鼓鳴, 방귀를 뀌고 나면 편해짐, 四肢는 바싹 마름, 입맛이 없음 等이다.
④ 厥癲病 : 厥症은 갑자기 픽 쓰러지는 것이고, 癲病은 癲癎이다.
⑤ 一線往來者 : 細脉.
⑥ 參春 : 들쑥날쑥하다, 즉 마음대로 뛴다. 參差와 같다.

라는 것은 寸口에서 尺部로 가는 것이니 陰이 陽에서 生하는 것으로 裏가 된다. 來라는 것은 骨肉의 분야에서부터 피부의 경계까지 나오는 것이니 氣의 升하는 것으로 表가 되고, 去라는 것은 피부의 경계에서 骨肉의 분야까지 들어가는 것이니 氣가 降하는 것으로 裏가 된다. 上下去來는 陰陽이 消長하는 소식이다. 上下로써 말을 하면 上이 盛하면 氣가 高한 것이고, 下가 盛하면 氣가 脹한 것이다. 短하면서 급한 것은 病이 上에 있는 것이고, 長하면서 緩한 것은 病이 下에 있는 것이다. 太過하면 上으로 溢하는 것이 많고, 不及하면 下로 떨어지는 것이 많다. 去來로 말을 하면 脉이 올 때에 빠르고 갈 때에 느린 것은 上이 實하고 下가 虛한 것이니 厥이나 癲病이 되고, 오는 것이 느리고 가는 것이 빠르면 上이 虛하고 下는 實하니 惡風이 된다. 脉이 비록 恒常됨을 잃었으나 일직선으로 往來를 하는 것은 可히 치료할 수가 있다. 脉이 비록 온전하나 往來가 없는 것은 죽게 된다. 上下左右의 脉이 서로 應하지만 어그러지게 되는 것은 病이 심한 것이다. 上下左右의 脉이 서로 恒常됨을 잃고 헤아릴 수가 없으면 죽게 된다. 또한 左脉이 不和하면 病이 表에 있어 四肢를 主하게 되고, 右脉이 不和하면 病이 裏에 있어 腹臟을 主하게 된다. 表는 있고 裏가 없는 경우도 있고, 裏가 있고 表가 없는 경우도 있다.

【譯者註】(1) 上下

본래 上下나 往來는 같은 말이다. 처음에 脉象을 설명할 때에는 往來라고 하여 脉象을 설명하고 있었으나, 來가 往來에서도 나오고 去來에서도 나오기 때문에 「總看三部脉法」에서는 上下라는 표현을 한 것이다. 上이라고 하는 것은 尺部에서 寸口로 가는 것이니 陽生於陰이라고 하여 表가 되는 것이고, 下는 寸口에서 尺部로 가는 것이니 陰生於陽이라고 하여 裏가 되는 것이다.

【譯者註】(2) 去來

去來에서 來는 骨肉之分에서 皮膚之際로 올라오는 것으로 氣之升이니 表가 되는 것이고, 去는 皮膚之際에서 骨肉之分으로 내려가는 것으로 氣之降이니 裏가 되는 것이다. 원래 脉을 알려면 上·下·去·來·至·止의 여섯 가지를 잘 알아야 한다. 무턱대고 脉象을 찾으려고 하면 아무것도 얻을 수 없다. 우선 의사의 指頭에서 上下去來至止의 여섯 가지를 느끼지 못하고 脉을 본다고 하면 語不成說이다. 그 기초가 중요하니 脉을 배우는 사람은 항상 이 여섯 가지를 느끼는 연습을 먼저 해야 한다.

【譯者註】(3) 消息

이와 같이 上下去來를 잘 이해하게 되면 陰陽消長의 徵兆를 잘 알 수 있다. 上下로써 말을 하면 上이 盛하면 氣가 高한 것이고, 下가 盛하면 氣가 脹한 것이다. 短하면서 급한 것은 病이 上에 있는 것이고, 長하면서 緩한 것은 病이 下에 있는 것이다. 太過하면 上으로 溢하는 것이 많고, 不及하면 下로 떨어지는 것이 많다. 去來로 말을 하면 脉이 올 때에 빠르고 갈 때에 느린 것은 上이 實하고 下가 虛한 것이니 厥이나 癲病이 되고, 오는 것이 느리고 가는 것이 빠르면

上이 虛하고 下는 實하니 惡風이 된다.

推法①應須竪且橫이라.

推法은 응당 竪法과 또한 橫法이 있다.

脉이 **隱伏者**는 **乃用推法**이라. **經**②에 **曰**하되 **推而外之**③면 **屬腑**요, **內而不外**면 **有心腹積也**라. **推而內之**면 **屬臟**요, **外而不內**면 **身有熱也**라. **推而上之關前**④하야 **上而不下**면 **腰足淸也**요, **推而下之關後**하야 **下而不上**이면 **頭項病也**라. **按之至骨**하야 **脉氣少者**는 **腰脊痛**하고 **而身有痹也**라하니라. **蓋脉有隱顯**은 **皆陰陽變化**의 **錯綜**⑤이니 **須橫看竪看**이라야 **乃可以盡**⑥**其變也**라.

脉이 隱伏하는 경우에는 이에 推法을 사용하여야 한다. 經에 이르기를, "밀어서 밖으로 하면 腑에 屬하고, 안으로 하여 밖에 없으면 心腹에 積이 있다. 밀어서 안으로 하면 臟에 屬하고, 밖으로 하여 안에 없으면 몸에 熱이 있다. 밀어서 위로 關前으로 하여 위에 있고 내려오지 않으면 腰足이 淸한 것이다. 밀어서 아래로 關後로 하여 아래에 있고 위에 없으면 頭項의 病이다. 脉을 볼 때에 뼈에 이르러서 脉氣가 적은 것은 腰脊痛이 있고 몸에 痹證이 있는 것이다."라고 하였다. 대개 脉에 지금까지 없었던 것이 나타나는 것이 있으니, 대개가 陰陽變化로 錯綜된 것이다. 모름지기 橫看 · 竪看하여야 그 變化를 다 알 수가 있다.

【譯者註】(1) 脉을 찾는 방법

脉을 찾는 방법이 바로 推法이다. 推法을 할 때에는 우선 먼저 피부에 指頭를 닿게 한 다음에 밀어서 안으로 들어가는 것을 말한다. 밀어서 안으로 들어가는 방법에는 竪法과 橫法이 있다. 가로질러서 밀면서 보는 방법이 있고 세로로 밀면서 보는 방법이 있다. 굳이 가로 세로가 중요한 것은 아니고, 피부에서 肌肉을 밀어내면서 脉管을 찾아가는 방법을 말하는 것이다.

惟有天和脉不應⑦이요,

오직 天和가 있어 脉이 不應한다.

歌에 **曰**하되 **天和脉**⑧**只論三陰**이요, **南天高**⑨**兮北泉深**⑩이라. **太陰專主右尺寸**이요, **厥陰尺寸**

---

① 推法 : 脉을 찾는 방법으로 피부, 혈관을 밀어내면서 찾는다. 竪法은 脉의 흐름과 같은 방향으로 본다. 橫法은 脉의 흐름에 수직으로 손가락을 얹혀서 본다. 脉을 보는 法은 먼저 寸關尺을 살피고 各各의 上下去來를 보고 그 후에 推法으로 본다.

② 經曰 : 『素問 · 脉要精微論』.

③ 推而外, 內 : 外는 浮부위를 內는 沈부위를 이른다.

④ 推而上之關前 : 關에서 寸部로 밀어 보는 것.

⑤ 錯綜 : 서로 얽혀 있다.

⑥ 盡 : 알 진.

⑦ 『素問 · 五常政大論』의 馬氏 註를 인용함.

⑧ 天和 : 天氣 · 地氣가 相應하는 規則의 正常脉으로 五運六氣로 이해하는 것으로 「五常政大論」의 馬氏註를 참조할 것.

左邊沈이라. 少陰尺寸兩不應이요, 相交相反死將臨이라 하니라. ○ 天和는 乃平脉也라. 諸陽은 爲浮요, 諸陰은 爲沈이라. 故로 不言三陽의 司天在泉이라. 南政은 以天道로 言이니 甲己二歲로 論脉하면 則寸在南하고 而尺在北이라. 三陰이 司天하면 則兩寸이 不應하고, 太陰이 司天하면 右寸이 不應하고, 少陰이 司天하면 兩寸이 不應하고, 厥陰이 司天하면 左寸이 不應이라. 三陰이 在泉하면 則兩尺이 不應하고, 太陰이 在泉하면 右尺이 不應하고, 少陰이 在泉하면 兩尺이 不應하고, 厥陰이 在泉하면 左尺이 不應이라. 北政은 以地道로 言이니 乙丙丁戊庚辛壬癸之歲로 論脉하면 則寸在北하고 而尺在南이라. 三陰이 司天하면 則兩尺이 不應하고, 太陰이 司天하면 右尺이 不應하고, 少陰이 司天하면 兩尺이 不應하고, 厥陰이 司天하면 左尺이 不應이라. 三陰이 在泉하면 則兩寸이 不應하고, 太陰이 在泉하면 右寸이 不應하고, 少陰이 在泉하면 兩寸이 不應하고 厥陰이 在泉하면 左寸이 不應이라. 不應者는 皆爲沈脉也라. 紺珠經에 曰하되 五行에 君火는 不用事라. 故로 南政에 少陰이 司天하야 君火在上하면 則兩寸이 不應하고, 司泉①으로 君火在下하면 則兩尺이 不應하고, 厥陰이 司天하야 君火在左라. 故로 左寸이 不應하고, 司泉이면 則左尺이 不應하고, 太陰이 司天하야 君火在右라. 故로 右寸이 不應하고, 司泉이면 則右尺이 不應이라. 北政에 少陰이 司天하야 君火在上하면 則兩尺이 不應하고, 司泉하야 君火在下하면 則兩寸이 不應하고, 厥陰이 司天하야 君火在左라. 故로 左尺不應이라. 司泉하면 則左寸이 不應하고 太陰이 司天하야 君火在右라. 故로 右尺이 不應하고 司泉이면 則右寸이 不應이라. 凡不應者는 謂脉沈而細하야 不應於手也라. 反之면 則沈爲浮하고 細爲大也라. 歲當②君火하야 在寸而沈이나 反應於尺하고 歲當君火하야 在尺而沈이나 反應於寸하니 經에 曰尺寸이 反者는 死라 하니라. 歲當君火하야 在左而沈이나 反應於右하고, 歲當君火하야 在右而沈이나 反應於左니 經에 曰하되 陰陽易者는 死③라 하니라. 又曰하되 學診之士는 必先歲氣라 하니 良④有以⑤哉인저! 此는 與仲景과 丹溪의 所說로 不同이나 然이나 所論이 深得素問의 君火以退之旨라. 故로 從之니라.

歌에 말하기를, "天和의 脉은 단지 三陰을 말하니, 南天은 높고 北泉은 깊다. 太陰은 오로지 右尺寸을 말하고, 厥陰은 左尺寸이 沈한 것이다. 少陰은 尺寸이 모두 不應하니 相交하거나 相反하게 되면 장차 죽음에 臨하게 된다."고 하였다. ○ 天和는 이에 平脉이니, 諸陽은 浮가 되고 諸陰은 沈이 된다. 그렇기 때문에 三陽의 司天과 在泉은 말하지 않은 것이다. 南政은 天道로 말한 것이니, 甲己의 二歲에 脉을 論하면, 즉 寸은 南이 되고 尺은 北이 되는 것이다. 三陰이 司天하면 兩寸이 不應하고, 太陰이 司天하면 右寸이 不應하고,

---

⑨ 南天高 : 三陽司天.
⑩ 北泉深 : 三陰在泉.
① 司泉 : 運氣篇을 참고하면 在泉으로 되어야 함. 뒤의 司泉도 마찬가지임.
② 當 : 맞이하다.
③ 陰陽易者 死 : 거스를 역, 바뀔 역. 「五運行大論」에는 '交'로 되어 있다. 즉 歲가 陽年이면 脉이 좌측에 見하여야 하나, 우측에 나타나는 것 등이다.
④ 良 : 진실로 양.
⑤ 以 : 까닭이다.

少陰이 司天하면 兩寸이 不應하고, 厥陰이 司天하면 左寸이 不應한다. 三陰이 在泉하면 즉 兩尺이 不應하고, 太陰이 在泉하면 右尺이 不應하고, 少陰이 在泉하면 兩尺이 不應하고, 厥陰이 在泉하면 左尺이 不應한다. 北政은 地道로 말한 것이니 乙丙丁戊庚辛壬癸의 歲를 脉으로 論하면, 寸은 北이 되고 尺은 南이 된다. 三陰이 司天하면 兩尺이 不應하고, 太陰이 司天하면 右尺이 不應하고, 少陰이 司天하면 兩尺이 不應하고, 厥陰이 司天하면 左尺이 不應한다. 三陰이 在泉하면 즉 兩寸이 不應하고, 太陰이 在泉하면 右寸이 不應하고 少陰이 在泉하면 兩寸이 不應하고, 厥陰이 在泉하면 左寸이 不應한다. 不應한다는 것은 대개 沈脉이다. 『紺珠經』에 이르기를, "五行은 君火가 用事하지 못하기 때문에, 南政에 少陰이 司天을 하게 되면 君火가 위에 있어서 兩寸이 不應하게 되고, 在泉으로 君火가 아래에 있으면 兩尺이 不應하게 되고, 厥陰이 司天하면 君火가 左에 있기 때문에 左寸이 不應하고, 在泉하면 즉 左尺이 不應한다. 太陰이 司天하면 君火가 右에 있기 때문에 右寸이 不應하고, 在泉하면 즉 右尺이 不應한다. 北政에 少陰이 司天하면 君火가 위에 있으면 즉 兩尺이 不應하고, 在泉하면 君火가 아래에 있으니 즉 兩寸이 不應한다. 厥陰이 司天하면 君火가 左에 있으니 그렇기 때문에 左尺이 不應하고, 在泉이면 左寸이 不應한다. 太陰이 司天이면 君火가 右에 있으니 그렇기 때문에 右尺이 不應하고, 在泉이면 즉 右寸이 不應한다."라고 하였다. 무릇 不應한다고 하는 것은 脉이 沈細하여서 손에 應하지 않는 것을 말한다. 反한다고 하는 것은 즉 沈은 浮가 되고 細는 大가 된다는 것이다. 歲는 君火가 寸에 있어야 하는 것을 當했는데 沈脉이 도리어 尺에 應하고, 歲는 君火가 尺에 있는 것을 當했는데 沈脉이 도리어 寸에 應하니, 經에 이르기를 "尺寸이 反하게 되니 죽는다."고 한 것이다. 歲는 君火가 左에 있는 것을 當했는데 沈脉이 도리어 右에 應하거나, 歲는 君火가 右에 있는 것을 當했는데 沈脉이 도리어 左에 應하니, 經에 이르기를 "陰陽이 逆한 것은 죽는다."고 한 것이다. 또한 말하기를 "診脉을 공부하는 이들은 먼저 歲氣를 우선해야 한다."고 하니 진실로 까닭이 있다. 이것은 仲景과 丹溪의 말한 것이 같지 않다. 그러나 『素問』에서 "君火가 退位한다."는 經의 뜻을 깊이 터득한 바가 있었기에 따랐다.

【譯者註】(1) 惟有天和脉不應

비록 先賢들은 先立歲氣하라 하였으나, 현재 여러 가지 이론적이나 현실적인 이유 때문에 運氣로 환자를 보는 것은 쉽지 않다. 다만 그 해의 특징적인 歲氣를 定해서 보는 것은 좋다. 그렇기 때문에 간단하게 설명하고자 한다.

결론적으로 말하자면 寸關尺을 六氣의 순환으로 보았을 때에 少陰君火가 자리를 잡고 있는 곳은 脉이 不應한다는 것이다. 司天·在泉에 있을 때에는 그에 相應해서 양쪽 寸이나 양쪽 尺이 脉이 不應한다는 것이고, 다른 부위에 少陰君火가 자리 잡고 있으면 해당 부위에 脉이 不應한다는 것이다.

여기에서 不應이라는 것은 脉이 沈細하여서 손에 應하지 않는 것을 말한다. 이러한 脉法을 지킨다고 굳이 運氣에 맞추어서 환자를 보기보다는, 일반적으로 증상에 脉을 맞추어 보았을 때에 굳이 沈細脉이 나오지 않아도 될 상황인데 沈細脉이 나와서 脉과 증상을 맞추기가 어려울 때에 運氣를 확인해 보니 少陰君火가 자리하고 있다는 식으로 이해를 하면 될 것이다.

急彈靡常是奇經이라.

急彈하여 일반적이지 않은 것은 奇經이다.

歌에 曰하되 督衝猶豫①苦狂癡②이요, 兩手堅實浮沈齊라. 尺寸俱浮俱牢者요, 直上直下③亦如之라. 任緊細長至關止요, 陰中切痛引腹臍라. 前部④左右脉彈手요, 陽蹻癲癎痹皮肌라. 後部彈手陰蹻脉요, 裏急陰疝崩漏危라. 中部彈手帶脉病이요, 走精⑤經絶恐無兒라. 從少陰斜至太陽이요, 陽維顚仆聲如羊⑥이라. 從少陽斜至厥陰이요, 陰維癢痹惡風侵이라. 來大時小是陰絡이요, 肉痹⑦應時還自覺이라. 來小時大陽絡病이요, 皮膚不仁汗滴落이라 하니라. ◯ 按脉經컨대 兩手脉에 浮沈의 實盛이 一般⑧者는 衝督脉也니 主凡事에 猶豫有兩心⑨하고 甚則癲狂癡迷不省이라. 尺寸이 俱浮하고 直上直下하며 或只關浮하고 直上直下者는 督脉也니 主腰背强하고 大人癲하며 小兒癎이라. 尺寸이 俱牢하고 直上直下하며 或只關實者는 衝脉也니 主胸中有寒하고 婦人瘕疝絶産이라. 脉來에 緊細實長者는 任脉也니 苦小腹痛引臍하고 陰中切痛이라. 前部에 左右彈手者는 陽蹻脉也니 苦癲癎惡風하고 偏枯하며 僵仆羊鳴하고 身體强痹라. 後部에 左右彈手者는 陰蹻脉也니 苦小腹痛하고 裏急하며 引陰中痛하고 男子는 爲疝하며 女子는 崩漏라. 中部에 左右彈手者는 帶脉也니 苦小腹痛引腰하고 男子는 失精하며 女子는 絶經하야 令人으로 無子라. 從少陰斜至太陽者는 陽維也니 顚仆羊鳴하고 或失音不能言이라. 從少陽斜至厥陰者는 陰維也니 苦癲癎하고 肌肉淫癢痹하며 汗出惡風이라. 陰絡은 來大時小하니 苦肉痹應時自發하야 身洗洗也요, 陽絡은 來小時大하니 皮膚不仁且痛하고 汗出而寒이라. 凡見奇經之病而後에 有奇經之脉이니 病證詳前經絡이라.

歌에 "督脉과 衝脉이 狂癡와 같은 것이니 兩手에 堅實한데 浮沈이 가지런하다. 尺寸이 俱浮하고 俱牢하면 直上直下하여 역시 이와 같다. 任脉은 緊細長한 것이 關에 이르러서 그치게 되니 陰中切痛하고 引腹臍한다. 前部의 左右脉이 손에 튀면 陽蹻脉으로 癲癎과 皮

---

① 猶豫 : 의심하여 결정하지 못함. 망설여 결정하지 못함.
② 狂癡 : 정신병자처럼 멍청하고 神心이 분명치 못함.
③ 直上直下 : 『診家正眼』에는 弦長脉으로 나와 있다. 弦長脉 : ㉠ 쫙쫙 弦脉이 나오면서(尺→寸) 약간 뒤로 물러서는 듯함. ㉡ 곧게 내려감.
④ 前部 : ㉠ 九宮圖의 앞부분. ㉡ 寸部.
⑤ 走精 : 精泄.
⑥ 顚仆聲如羊 : 羊癎. 가래 끓는 소리가 羊聲과 同一하다.
⑦ 肉痹 : 肉痹는 肌痹를 말하니, 風寒濕으로 인하여 저리고 아픈 것이다.
⑧ 一般 : 똑같음.
⑨ 兩心 : 주저하는 마음.

肌가 痹하게 된다. 後部에서 손에 튀면 陰蹻脉이니 裏急하고 陰疝이 있고 崩漏로 危急한 것이다. 中部에서 손에 튀면 帶脉의 病이니 走精하고 經絶하는 것을 두려워하게 된다. 少陰에서부터 비스듬히 太陽에 이르게 되면 陽維의 病으로 갑작스럽게 쓰러지는데 羊같은 소리가 나게 된다. 少陽에서 비스듬히 厥陰에 이르게 되면 陰維脉이니 痒하고 痹하고 惡風이 침범하게 된다. 來하는 것이 大하고 때로 小하게 되면 陰絡의 病이니 肉痹가 되고 應하는 때에 문득 스스로 自覺하게 된다. 來할 때에 小하고 때로 大하면 陽絡의 病이니 피부가 不仁하고 汗이 滴落하게 된다."라고 하였다. ○ 『脉經』을 살펴보면 兩手의 脉이 浮沈이 實盛하여 똑같은 경우에는 衝督의 脉이다. 일에 있어서 망설여져 결정을 하지 못하고, 심하면 癲狂이 있고 癡呆가 있어 迷惑하여 깨지 못하게 된다. 尺寸이 모두 浮하여 直上直下하거나 혹은 단지 關이 浮하여 直上直下하는 것은 督脉病이다. 腰背强과 大人은 癲하고 소아는 癎하는 것을 主한다. 尺寸이 모두 牢하고 直上直下하거나 혹은 단지 關이 實한 것은 衝脉病이다. 胸中有寒과 婦人瘕疝과 絶産을 主한다. 脉이 올 때에 緊細實長하는 것은 任脉病이다. 小腹痛이 배꼽까지 당기는 것을 主하고 陰中이 切痛한 것을 主한다. 前部에 左右로 손에 튀면 陽蹻脉病이다. 癲癎과 惡風으로 괴롭고, 偏枯와 僵仆하는데 羊鳴이 있는 것과 身體가 强痹하는 것을 主한다. 後部에 左右로 손에 튀면 陰蹻脉病이다. 小腹痛과 裏急으로 引陰中痛하고, 남자는 疝이 되고 女子는 崩漏가 되는 것을 主한다. 中部의 左右로 손에 튀면 帶脉病이다. 小腹이 허리까지 당기면서 아프고 남자는 失精하고 여자는 絶經하여 아이를 낳지 못하는 것을 主한다. 少陰에서 비스듬히 太陽으로 이르게 되면 陽維脉病이다. 癲仆할 때에 羊鳴이 있고, 혹은 失音하고 不能言하는 것을 主한다. 少陽에서 비스듬히 厥陰에 이르는 것은 陰維脉病이다. 癲癎으로 고통스럽고 肌肉이 가렵고 저리는 것을 主하고 汗出惡風하는 것을 主한다. 陰絡은 올 때에 大하게 오는데 때로 小한 것은 肉痹가 나타나게 되고 應할 때에 스스로 發하여 몸이 洗洗한다. 陽絡은 올 때에 小하고 때로 大한 것은 피부가 不仁하고 또한 痛이 있게 되는데 汗出하면서 寒하게 된다. 무릇 奇經의 病이 보인 이후에 奇經의 脉이 있으니 病證은 앞에 「經絡」에 상세히 나와 있다.

【譯者註】 (1) 奇經八脉

急彈이라고 하는 것은 斜線이나 橫線으로 오면서 탁탁 튀는 것을 말한다. 靡常이라는 것은 非正常을 의미한다. 奇經은 奇經八脉을 의미하는 것으로 「五運行大論」, 「至眞要大論」 等에 지금의 표현이 나온다.

一脉二變尤堪①怪요,

한 脉에 두 가지의 變化가 있으니 더욱 怪異한 것을 堪當할 수 있다.

---

① 堪 : 능히 ~할 수 있다.

動脈①은 陰陽氣相搏②耳니라. 陰陽이 和하면 則脈不動이나 今에 氣先中於邪하면 則氣爲之是動③하고 氣旣受邪하면 則血도 亦不行하야 而病所由生④이라. 故로 一脈之動이 變爲氣血兩病이라. 豈特左爲血하고 而右爲氣哉아! 又洪大一脈에 有力而實者는 爲熱甚하고 無力而虛者는 爲虛甚하며 微濇一脈에 無力而短者는 固爲虛나 然이나 伏熱과 痰氣와 凝滯도 亦可槩以虛로 視之乎인저! 是로 知脈之變化가 不拘如此라. 故로 有舍證하고 而從脈者하며 有舍脈하고 而從證者하며 有從一分脈하고 二分證者하며 有從一分證하고 二分脈者라. 有淸高貴人은 兩手俱無脈者하고 有左小右大하고 左大右小者는 有反關脈者⑤하며 又有折一手와 及瘡傷脈道者하니 可不從其證乎아! 善診者는 尙其悟之니라.

脈이 變動하는 것은 陰陽의 氣가 서로 얽인 따름이다. 陰陽이 和하면 脈이 不動하는데, 지금 氣가 먼저 邪에 的中되면 즉 氣가 是動이 된다. 氣가 이미 邪를 받으면 血도 역시 不行하게 되어 病이 所生한다. 그렇기 때문에 한번 脈이 動하면 變하여 氣血의 두 개가 病이 되는 것이니, 어찌 특별히 左를 血이라고 하고 右를 氣라고 하겠는가? 또한 洪大의 一脈이 有力하여 實하면 熱이 심한 것이 되고, 無力하여 虛하면 虛가 심한 것이다. 微澁의 一脈이 無力하여 短하면 진실로 虛가 되는 것이나, 그러나 伏熱과 痰氣가 凝滯한 것도 있으니 역시 대개가 다 虛로 볼 수가 있겠는가? 이것으로 脈의 變化가 이처럼 拘束되지 않음을 알 수 있다. 그렇기 때문에 證을 버리고 脈을 따르는 경우가 있고, 脈을 버리고 證을 따르는 경우가 있으며, 1/3은 脈을 따르고 2/3는 證을 따르는 경우가 있고, 1/3은 證을 따르고 2/3는 脈을 따르는 경우가 있는 것이다. 淸高의 貴人은 兩手에 모두 脈이 없는 경우가 있고, 左小右大하거나 左大右小하는 경우가 있고, 反關脈이 있는 경우가 있고, 또한 한 팔이 잘리거나, 또는 瘡으로 脈道가 傷한 경우가 있으니 그 證을 따르지 않을 수가 있겠는가? 診脈을 잘하는 사람은 그것을 깨달아야 한다.

【譯者註】 (1) 一脈二變

二變이라고 하는 것은 본래는 氣血의 두 가지 病을 말하는 것인데 是動病과 所生病을 말하는 것이다. 그러나 뒤로 가면서 有力과 無力을 말하고 있으니 같은 脈이라도 一脈의 有力과 無力을 반드시 보아야 한다는 것이다. 굳이 모든 것을 左血右氣로 나누어서 설명하기에는 무리가 있다.

【譯者註】 (2) 怪

우리가 일반적으로 보는 환자는 정상적으로 寸關尺이 있는 환자이고, 지금에 怪라고 하는 것은 정상적인 寸關尺이 없는 환자이다. 다시 말하면 양쪽 손 중에 하나가 없거나, 아니면 脈道가

① 動脈 : 變動된 脈으로 非正常脈이다.
② 相搏 : 서로 얽히다. 다투다.
③ 是動病 : 邪氣가 氣分에 있어 氣로 인한 病이다.
④ 所生病 : 邪氣가 血分에 있어 血로 인한 病이다.
⑤ 反關脈 : 정상위치에서 벗어난 脈으로 일반적으로는 斜行하여 陽谿穴로 들어간다. 病은 아니다.

손상을 받았거나, 反關脉이 있는 환자라면 정상적인 寸關尺이 없는 환자이기 때문에 怪라고 표현을 한 것이다. 이러한 환자가 오더라도 놀라지 말고 대처를 해야 하나 억지로 할 것은 아니고 증상을 따라 하면 된다.

男女寅申莫浪①驚이라.

男女는 寅申의 차이가 있으니 크게 놀라지 말라.

天之陽은 在南하고 而陰은 在北하니 男子는 面②南하야 而生於寅하면 則兩寸은 在南하야 而得其陽하니 寸脉이 洪하고 而尺脉이 弱者는 常也라. 地之陽은 在北하고 而陰은 在南하니 女子는 面北하야 而生於申하면 則兩尺이 在北하야 而得其陰하니 寸脉이 弱하고 而尺脉이 洪者는 常也라. 陽强則陰弱은 天之道也니 反之者는 病이라. 男得女脉은 爲不足이요, 女得男脉은 爲太過라. 左得之면 病在左요, 右得之면 病在右니 男左女右者는 地之定位也라. 蓋人立形於地라. 故로 從地化라. 楚人이 尚左者는 夷③道也라. 故로 男子는 左脉이 强하고 而右脉이 弱하며 女子는 則右脉이 强하고 而左脉이 弱이라. 天는 以陰으로 爲用이라. 故로 人之左耳目이 明於右耳目하고, 地는 以陽으로 爲用이라. 故로 人之右手足이 强於左手足니 陰陽互用也요, 非反也라. 凡男子診脉에 必先伸左手하고 女子診脉에 必先伸右手라. 男子는 得陽氣多라. 故로 左脉盛이요, 女子는 得陰氣多라. 故로 右脉盛이라. 男子는 以左尺으로 爲精府④하고 女子는 以右尺으로 爲血海⑤하니 此는 天地之神化⑥也라. 所以別男女하야 決死生이라. 叔和는 云하되 女人反此背看之요, 尺脉第三同斷病이라 하니 是也라. 或이 不知此하고 陰陽五臟을 倒裝者는 非라.

天의 陽은 南에 있고 陰은 北에 있으니, 남자는 南을 向하여 寅에서 生하기에 兩寸이 南에 있어 그 陽氣를 얻으니, 寸脉이 洪하고 尺脉이 弱한 것이 常이다. 地의 陽은 北에 있고 陰이 南에 있으니, 여자는 北을 向하여 申에서 生하기에 兩尺이 北에 있어 그 陰氣를 얻으니, 寸脉이 弱하고 尺脉이 洪한 것이 常이다. 陽이 强하면 즉 陰이 弱하니 天의 道이므로 이것이 반대가 되면 病이다. 남자가 여자의 脉을 얻으면 不足한 것이 되고, 여자가 남자의 脉을 얻으면 太過한 것이 된다. 좌측에서 脉을 얻었으면 病이 左에 있고 우측에서 脉을 얻었으면 病이 우측에 있으니 男左女右한 것은 地의 定位이다. 대개 사람은 地에 形을 존재하기 때문에 地道를 따라 變化하는 것이다. 楚나라 사람들이 좌측을 崇尙하는 것은 큰 道인 것이다. 그렇기 때문에 남자는 左脉이 强하고 右脉이 弱하며, 여자는 즉 右脉이 强하고 左脉이 弱하다. 天은 陰으로써 用事를 하기 때문에 사람의 左耳目이 右

① 浪 : 함부로 랑.
② 面 : 향한다.
③ 夷 : 클 이.
④ 精府 : 腎.
⑤ 血海 : 자궁(子宮).
⑥ 神化 : 神靈스런 變化, 天地神明의 조화.

耳目에 비해 밝은 것이고, 地는 陽으로써 用事를 하기 때문에 사람의 우측 손발이 좌측 손발에 비해서 强한 것이다. 陰陽은 互用하는 것이니, 反對되는 것은 아니다. 남자를 診脈할 때에는 반드시 좌측 손을 먼저하고 여자를 診脈할 때에는 우측 손을 먼저 하는 것이니, 남자는 陽氣를 많이 얻었기 때문에 좌측 脈이 盛한 것이고, 여자는 陰氣를 많이 얻었기 때문에 우측 脈이 盛한 것이다. 남자는 左尺으로 精府를 삼고 여자는 右尺으로 血海를 삼으니 이것은 天地神明의 造化이다. 이것으로 男女를 구별하여 死生을 決定한다고 한 것이다. 叔和가 이르기를, "女人이 이것을 反對가 되어 뒤집어서 보아야 하니, 尺脈은 第三部에서 같이하여 病을 판단하여야 한다."는 것이 이것이다. 或이 이러한 것을 알지 못하고 陰陽의 五臟을 뒤집어서 놓는다면 틀린 것이다.

【譯者註】 (1) 男女의 常

寅申을 말하는 것은 남자는 寅時에 生하고 女子는 申時에 生하기 때문에 『難經 · 十九難』에 말하는 것처럼 남자는 尺弱하고 寸强해야 하고 女子는 尺强하고 寸弱해야 한다는 내용이다. 거기에 따라서 診脈을 할 때에 남자는 반드시 佐手를 먼저 하고 女子는 반드시 右手를 먼저 한다고 하였으나 크게 중요한 것은 아니다.

이것은 너무 左右의 陰陽에 치우친 것으로 임상에서 큰 의미가 없는 내용이다. 다만 左得之에 病在左하고 右得之에 病在右하는 것은 임상에 맞는 내용이 많다. 예를 들면 좌우측 尺部에 澁緊脈이 자궁 질환을 의미할 때에 좌측이면 좌측 난소에, 우측이면 우측 난소에 나오는 경우가 많다.

大衍五十爲至數이요, 主位①先天見聖靈이라.

大衍은 五十으로 至極한 數가 되니 先天圖에 對하여 聖靈을 보는 것이다.

脈은 以息數로 爲主하니 血爲脈이요, 氣爲息이요, 應②曰至요, 息③曰止라. 呼吸者는 氣之橐籥④이요, 動應⑤者는 血之波瀾이라. 人은 一呼에 脈行三寸하고 一吸에 脈行三寸하니 呼吸이 定하면 脈行六寸이라. 人은 一日一夜에 凡一萬三千五百息하고 脈行五十度하야 周於身하니 漏水下百刻에 榮衛는 行陽二十五度하고 行陰도 亦二十五度하야 爲一周也라. 故로 五十度에 復會於手太陰이라. 法에 以一呼一吸으로 爲一息하니 一息之間에 脈來四至五至하고 和緩舒暢者로 爲平이니, 六數七極은 熱之甚也요, 三遲二慢⑥은 冷危證也라. 兩息에 一至와 與八九十餘⑦하면 則不成息矣⑧라. 凡至數多者는 爲至⑨요, 至數少者는 爲損⑩이니 損脈은 從上損肺起하야 而下

---

① 主位 : 四時에 五臟이 主宰되는 位置. 萬物의 根源, 主要한 位置.
② 應 : 손에 박동이 느껴지는 것을 말함.
③ 息 : 脈이 멈추는 것을 말함.
④ 橐籥 : 호흡할 때에 氣가 풀무질 할 때와 같은 것.
⑤ 動應 : 박동이 손에 느껴지는 것을 말함.
⑥ 三遲二慢 : 慢은 損脈을 이름.
⑦ 與와 八九十餘 사이에 一息을 넣는 것이 의미상 통한다.

及於腎하고 至脉은 從下損腎起하야 而上及於肺라. 捷徑①에 曰하되 從上損下死猶遲요, 至脉多從下損上이라 하니, 然이나 此는 小衍之數也라. 大衍은 以五十數로 爲極至하니 三部平均하고 滿五十數하야 而一止커나 혹은 不止者는 無病이라. 若覺腎脉이 忽沈하면 就②腎部를 數起③하야 不滿五十動而止者는 一臟無氣라. 呼出은 心與肺하니 一動肺하고 一動心이요, 吸入은 腎與肝하니 一動肝하고 一動腎이요, 呼吸之間에 一動脾라. 今에 吸이 不能至腎하고 至肝하야 而還復動肺脉하면 則四十動後에 一止者니 是는 腎先絶하고 肝臟이 代至일새 期四年春草生時에 死④라. 就肝部를 數起하야 三十動에 一止者는 肝腎의 兩臟에 無氣하야 心臟이 代至일새 期三年穀雨⑤時에 死라. 就心部를 數起하야 二十動에 一止者는 腎肝心의 三臟에 無氣하야 脾臟이 代至일새 期二年桑柘赤時에 死⑥라. 就脾部를 數起하야 十五動에 一止者는 腎肝心脾의 四臟에 無氣하야 肺脉이 代至일새 期一年草枯時에 死⑦라. 至於兩動에 一止커나 혹은 三四動에 一止者는 死를 以日로 斷矣라. 是로 知脉之虛實死生이 皆在息數之間이거늘 奈何로 今之診者는 或專究析諸般脉形하야 而不暇察夫⑧至數하고, 又有雖知察夫至數라도 而無得手應心之妙하야 數之⑨愈煩하고 而愈失其眞⑩이라. 噫라! 折一臂하고 瞽一目라도 而不夭나, 脉이 少有變하면 則病患이 隨之라. 今人이 問病에 每日脉息이 何如오? 라 하나 醫者가 於此에 未達은 奈何오? 學者는 要在平時에 對先天圖하야 靜坐調息하고 觀氣往來하야 臨時에 又有屛氣不息⑪之敬⑫하면 則是⑬以吾心之太極⑭으로 而驗彼身之太極하야 不離乎氣血⑮하되 不雜乎氣血하니 乃先天之靈也라. 豈泥象數⑯者之可語哉리오! 斷病之法은 四時四季에 以其當旺者로 爲主하고 五臟六腑는 候其盛衰之極者로 爲病하며 本位⑰에 太過不足之極者도 亦死라. 素問⑱에 云하되 人之居處動靜에 而脉도 亦能爲⑲

---

⑧ 不成息 : 脉의 형태를 이루지 못하는 것이다. 모두 損至脉이다.
⑨ 至脉 : 一息 六至 以上. 위중한 病에 나타나는 脉象으로 陽氣가 偏旺하여 지나치게 빠른 脉.
⑩ 損脉 : 一息 三至 以下. 위중한 病에 나타나는 脉象으로 지나치게 느린 脉.
① 捷徑 : 『醫學捷徑』.
② 就 : 聚也.
③ 數起 : 數를 헤아리기 시작함. 셈을 하기 시작함.
④ 期四年春草生時死 : 水生木이 안 되므로 春에 死한다.
⑤ 穀雨 : 陰曆 3月에 해당.
⑥ 桑柘赤時 : 산뽕나무 열매가 붉게 익을 때인 음력 5~6月을 말함.
⑦ 草枯時 : 陰曆 10月인 肅殺之氣를 말함.
⑧ 察夫 : 『中庸』에 나오는 말로, '잘 살피다'로 해석하면 된다.
⑨ 數之 : 數는 脉을 보는 術數.
⑩ 愈~愈~ : ~할수록 더욱 ~하다.
⑪ 屛氣不息 : 숨을 죽이고 끊임없이
⑫ 敬 : 신중할 경.
⑬ 則是 : 오직 무엇일 뿐이다.
⑭ 太極 : 치우치지 않고 太過不及이 없는 가장 바른 性情.
⑮ 氣血 : 精神까지 포함함.
⑯ 泥象數 : 泥는 집착하다. 象數는 脉象과 맥박수.
⑰ 本位 : 四時와 四臟의 관계.
⑱ 『素問·經脉別論』
⑲ 爲 : 때문에.

之改①라 하니 則凡不幸而脈稍有變者는 可不②調養之하야 以盡其天年③乎아? ◯ 叔和가 云하되 五十不止身無病이요, 數內有止皆知定이라. 四十一止一臟絶이요, 卻後四年多沒命이라. 三十一止卽三年이요, 二十一止二年應이라. 十五一止一年殂요, 已下有止看暴病이라 하고, 又云하되 兩動一止커나 或三四三動에 一止는 六七死요, 四動一止卽八朝④니 倣此推排⑤但依次⑥라 하니 不問內因外因과 久病暴病하고 見代止면 必死라. 凡諸般死脈은 皆十動以下之變名也라.

脈은 呼吸의 數로써 爲主하니, 血은 脈이 되고 숨은 一呼一吸이 되며, 應하는 것은 至라고 말을 하고, 멈추는 것은 止라고 말을 한다. 呼吸이라는 것은 숨이 풀무질하는 것과 같고, 박동하여 應指하는 것은 血의 波浪이 되는 것이다. 사람이 한 번 呼할 때에 脈은 三寸을 運行하게 되고, 한 번 吸할 때에 脈은 三寸을 運行하게 되니, 呼吸이 定해지면 脈은 六寸을 運行하게 된다. 사람은 一日一夜에 대개 一萬三千五百息을 하고 脈은 五十度를 運行하여 몸을 돌게 되니 漏水로 百刻이 된다. 榮衛는 陽을 二十五度를 行하고, 陰을 역시 二十五度를 行하게 되어 一周가 된다. 그렇기 때문에 五十度를 돌아 다시 手太陰에 모이게 된다. 脈法에 一呼一吸을 一息이 되고, 一息의 사이에 四至하거나 五至하게 되는데, 和緩하고 舒暢한 것이 平이 된다. 六至의 數脈과 七至의 極脈은 熱이 심한 것이다. 三至의 遲脈과 二至의 慢脈은 冷의 危證이다. 兩息에 一至하거나 八九十餘至하는 것은 즉 不成息한 것이다. 至數가 많은 것은 至脈이 되고, 至數가 적은 것은 損脈이 되니, 損脈은 위로부터 肺가 손상한 것으로 아래로 腎에 미치게 되고, 遲脈은 아래로부터 腎이 손상한 것으로 肺에 미치게 된다. 『捷經』에 이르기를, 위로부터 아래로 내려가면서 손상하여 죽는 것은 도리어 늦고, 至脈은 아래로부터 위로 손상된다고 하였으니, 이것은 小衍의 數이기 때문이다. 大衍은 五十數로 極至가 되는 것이니, 三部가 平均하고 五十數를 가득 채워서 한 번 쉬거나 혹은 쉬지 않으면 病이 없는 것이다. 만약에 腎의 脈이 홀연히 沈하면 腎部를 셈하기 시작하여 五十動을 채우지 않고 그치는 경우에는 一臟이 氣가 없는 것이다. 呼出은 心과 肺에서 하는데 한 번 박동하면 肺이고, 한 번 박동하면 心이다. 吸入은 腎과 肝에서 하는데 한 번 박동하면 肝이고, 한 번 박동하면 腎이다. 呼吸의 사이에 脾가 한 번 박동한다. 지금 吸을 하는데 腎에 이르지 못하고 肝에 이르지 못해서 돌아가 다시금 肺脈이 박동하게 되면, 즉 四十動 후에 한번 그치게 되는 것이니, 이것은 腎이 먼저 絶하여 肝이 대신 이른 것이니 四年 後 春에 풀이 자랄 때에 죽게 된다. 이에 肝部에 셈하기 시작하여 三十動에 한 번 그치게 되는 것은 肝腎의 兩臟에 氣가 없어서 心臟이 대신 이

① 亦能爲之改 : '改'는 「經脈別論」에는 '變'으로 되어 있고, 또 勇怯의 내용이 빠짐.
② 可不 : ~ 하지 않겠는가?
③ 天年 : 天壽, 天命.
④ 八朝 : 八日을 말함.
⑤ 推排 : 미루어 배열을 함.
⑥ 依次 : 차례를 매김.

른 것이니, 三年 後 穀雨의 때에 죽게 된다. 이에 心部에 셈하기 시작하여 二十動에 한 번 그치는 것은 腎肝心의 三臟에 氣가 없어 脾臟이 대신 이른 것이니 二年 後 桑柘가 붉게 될 때에 죽게 된다. 이에 脾部에 셈하기 시작하는데 十五動에 한 번 그치게 되면 腎肝心脾의 四臟에 氣가 없어 肺臟이 대신 이른 것이니 一年 後 풀이 마르는 때에 죽게 된다. 二動에 한 번 그치거나 三四動에 한 번 그치는 경우에는 죽는 것을 날짜로 판단할 수 있다. 이것으로 脉의 虛實死生이 대개 息數의 사이에 있다는 것을 알 수가 있거늘 어찌하여 오늘날의 診脉을 하는 사람들은 혹은 오로지 諸般의 脉形만을 연구하고 저 至數를 살필 겨를이 없는가? 또한 저 至數를 살핀다고 하더라도 손에서 얻어 感應된 至數를 마음의 妙術로 깨닫지 못하여, 脉을 보는 방법이 더욱 번잡하게 되고 그 참됨을 더욱 잃게 되니, 슬프도다! 한 팔을 잘리거나 한 눈이 멀어도 일찍 죽지는 않지만, 脉은 조금이라도 變하게 되면 즉 病患이 따르게 된다. 오늘날 사람들이 病을 물을 때에 매번 脉息은 어떠한가? 라고 말하니, 醫者가 이것에 미치지 못하면 어떻게 하는가? 공부하는 사람들은 반드시 평시에 先天圖를 앞에 대하여 靜坐調息하고 精神의 往來를 살펴보아, 임상을 할 때에는 또한 숨을 죽이고 끊임없이 신중해야 하고, 오직 내 마음의 太極으로 환자의 太極을 徵驗할 수가 있어야 하고, 정신을 흩어뜨려서도 안 되지만 정신을 난잡하게 해서도 안 되니 이에 先天의 靈이 되는 것이다. 어찌 象數에 집착하여 말할 수 있겠는가? 病을 診斷하는 방법은 四時와 四季에 그 마땅히 왕성하는 것으로써 爲主하고, 五臟六腑는 그 盛衰의 극심한 것으로 病을 삼으니, 本位의 太過와 不及이 극심한 것도 또한 죽게 된다. 『素問』에 사람의 居處와 動靜에 따라 脉도 역시 이것 때문에 바뀌게 된다고 하였으니, 불행히 脉이 약간 變하면 調養하여 그 天年을 다하지 않겠는가? ○ 叔和가 말하기를, "五十動에 그치지 않으면 몸에 病이 없는 것이고, 五十動 數 안에 그침이 있으면 대개가 그 定한 시기를 알게 된다. 四十動에 한 번 그치게 되면 一臟이 絶한 것이니 문득 四年 후에 죽게 되는 것이다. 三十動에 한 번 그치게 되면 즉 三年이고, 二十動에 한 번 그치게 되면 二年에 應한다. 十五動에 한 번 그치게 되면 一年에 죽게 되니, 그 以下에 그침이 있게 되면 갑작스러운 病이 보인다."라고 하였다. 또한 이르기를 "두 번에 한 번 쉬거나 혹은 三四動에 한 번 그치게 되면 六七日에 죽게 되고, 四動에 한 번 그치게 되면 八日 안에 죽게 되니, 이것으로 미루어 보아 배열하여 차례를 매긴다."라고 하였다. 內因과 外因을 不問하고 久病과 暴病에 代脉으로 그치는 것이 보이면 반드시 죽게 된다. 무릇 諸般의 死脉들은 대개 十動 以下에 變故가 있는 脉의 名稱이다.

【譯者註】 (1) **大衍五十爲至數**

大衍數가 五十이고 脉을 보는 기준의 맥박수가 五十動이다. 五十動이 되면 五臟을 한 바퀴 다 돌았다고 보는 것이다. 그렇기 때문에 그 안에 脉이 쉬면 문제가 발생하지만 五十動이 되었을 때에 脉이 한번 쉬는 것은 별다른 문제가 되지 않는 것이다.

【譯者註】(2) 代脈

促結散의 부정맥인 경우에는 일정한 숫자에 쉬는 경우는 없다. 하지만 代脈의 경우에는 일정한 數를 가지고 쉰다.

【譯者註】(3) 主位先天見聖靈

『醫學入門』은 앞에 先天圖로 시작을 하면서 '思過半矣'라는 표현을 하고 있다. 마치 명상을 하면 다 알 수 있을 것 같은 표현을 하고 있기 때문에 공부는 안 하고 머리만 굴리면 큰 오류에 빠지게 된다. 우선 글자공부를 하고 나서 冥想을 해도 하길 바란다.

四時胃氣爲之本이요,

四時는 胃氣가 根本이 된다.

人之氣血은 春升夏浮하고 秋降冬沈하야 應周天之常度하고 配四時之定序라. 以各部로 言之면 肝弦心洪하고 肺濇腎沈하며 脾緩者는 本臟脈也라. 以時令으로 言之면 春時는 六部中에 俱帶弦하고 夏俱帶洪하며 秋俱帶濇하고 冬俱帶沈하며 長夏四季는 俱帶和緩이라. 凡人이 得應時之脈者는 無病也라. 然이나 必微弦微洪하고 微毛微石이라야 爲有胃氣요, 若純見弦洪毛石을 謂之眞臟之脈이라 하니 無胃氣하야 以和之者니 必死라. 故로 曰四時는 以胃氣爲本이라 하니 此는 脈之常體也라. 然이나 消息盈虧의 理化①가 不住하야 運動이 密移하니 春行冬令하고 夏行春令하며 秋行夏令하고 冬行秋令하야 四變之動脈이 與之應者는 乃氣候之至脈也니 亦必脈有胃氣라야 無害라. 胃氣者는 中氣也니 不大不細하고 不長不短하며 不浮不沈하고 不滑不濇하야 應手中和하고 意思欣欣②하야 難以名狀者가 是也라. 有胃氣하면 則脈이 有力有神하고 無胃氣하면 則脈이 無力無神하니 神은 卽胃氣也라. 男子는 左手重하야 而氣口脈이 和하고 女子는 右手重하야 而人迎脈이 和하니 亦爲有胃氣라. 今人이 泥以浮로 取腑하고 沈取臟하며 中取胃氣나 而不知中固中也라. 浮之中에도 亦有中也하고 沈之中에도 亦有中也일새 不當泥其形하고 而當求其神也니, 神은 卽有力也라. 或이 疑七診之法에 亦以中으로 爲胃氣라 하니 且如六脈이 俱沈하면 可斷其無中氣耶아? 其九候指法의 輕重은 經③論에 詳矣요, 已釆入心部脈註라.

사람의 氣血은 봄에 升하고 여름에 浮하고 가을에 降하고 겨울에 沈하게 되어 周天의 常度에 相應하여 四時의 정한 순서에 배합된다. 各部로 말하게 되면 肝弦, 心洪, 肺澁, 腎沈, 脾緩이 本臟脈이다. 時令으로 말하면 春時는 六部 中에 弦을 띠고, 夏에는 洪을, 秋에는 澁을, 冬에는 沈을 모두 갖추게 되고, 長夏四季에는 和緩한 것을 띠어야 한다. 사람이 제철에 맞는 脈을 얻게 되면 病이 없는 것이다. 그러나 반드시 微弦, 微洪, 微毛, 微石하

---

① 理化 : 天地變化.
② 意思欣欣 : 脈이 생기 있게 뛰는 것.
③ 經論 : 『素問 · 三部九候論』.

는 것이 胃氣가 있는 것이나, 만약에 순전한 弦, 洪, 毛, 石이 보이게 되는 것을 眞臟의 脉이라고 하는 것이니, 胃氣와 和合한 것이 없으면 반드시 죽게 된다. 그렇기 때문에 四時는 胃氣로 本이 된다고 하니 이것이 脉의 常體인 것이다. 그러나 消息과 盈虧의 天地變化가 멈추지 않고, 運動이 은밀하게 移動하니 春에 冬令이 流行하고, 夏에 春令을, 秋에 夏令을, 冬에 春令이 流行하는데 四時에 變動된 脉이 相應한다. 이에 氣候에 따라 이르는 脉이기 때문에 반드시 脉에 또한 胃氣가 있어야만 害가 없다. 胃氣라고 하는 것은 中氣를 말하는 것이다. 不大不細하고, 不長不短하며, 不浮不沈하고, 不滑不澁하여 손에 感應할 때에 中和하고 脉에 생기 있게 뛰나, 形狀을 이름을 하기 어려운 것이 이것이다. 胃氣가 있으면 즉 脉이 有力하고 有神하며, 胃氣가 없으면 즉 脉이 無力하고 脉이 無神한 것이니, 神은 즉 胃氣이다. 남자는 左手脉이 沈重하고 氣口脉이 부드러우며, 여자는 右手脉이 沈重하고 人迎脉이 부드러운 것도 또한 胃氣가 있는 것이다. 오늘날 사람들이 浮脉으로 腑를 取하고 沈脉으로 臟을 取하고 中으로 胃氣를 取한다는 것에 얽매여 中의 眞實된 中을 알지 못한다. 浮의 가운데에 역시 中이 있고, 沈의 가운데에 역시 中이 있다. 그 脉形에 얽매이는 것은 마땅하지 않고 그 神을 救하는 것이 마땅하다. 神은 즉 有力한 것이다. 或이 疑心하건데 七診之法에 역시 中으로 胃氣가 된다고 하니 또한 가령 六脉이 모두 沈하다고 하면 可히 그것에 中氣가 없다고 하겠는가? 그 九候指法의 輕重은 經論에 상세하고, 이미 心部脉註에 採錄을 하였다.

【譯者註】(1) 眞臟脉

眞臟脉이라고 하는 것은 胃氣가 없는 脉을 말하는 것이다. 그렇기 때문에 眞臟脉이 나오면 豫後가 좋지 않다고 하는 것이다.

六甲循環若弟兄라.

六甲循環이 마치 兄弟와 같다.

氣候陰陽이 更迭①四時하야 冬至에 陰極②陽生하고 夏至에 陽極陰生이라. 冬至後에 得甲子는 少陽이 旺六十日하야 其氣尙微라. 故로 脉이 來乍大乍小하고 乍短乍長이라. 第二甲子는 陽明이 旺六十日하야 其氣始萌이라. 故로 脉이 浮大而短이라. 第三甲子는 太陽이 旺六十日하야 其氣太盛이라. 故로 脉來에 洪大而長이라. 夏至後에 第四甲子는 太陰이 旺六十日하야 陰氣初生이라. 故로 脉이 緊大而長이라. 第五甲子는 少陰이 旺六十日하야 陰氣漸盛이라. 故로 脉이 緊細而微라. 第六甲子는 厥陰이 旺六十日하야 陰氣極盛이라. 故고 脉이 沈短而敦重③이라. 六六三百六十日로 以成一歲하니 此는 三陰三陽之旺이요, 時日之大要也라. 又大寒至春分은 厥陰風木之至

① 更迭 : 번갈아 함.
② 極 : 다할 극.
③ 敦重 : 두텁고 가라앉음.

하니 其脈이 弦하고, 春分至小滿은 少陰君火之至하니 其脈이 洪而鉤하고, 小滿至大暑는 少陽相火之至하니 其脈이 大而浮하고, 大暑至秋分은 太陰濕土之至하니 其脈이 沈①하고, 秋分至小雪은 陽明燥金之至하니 其脈이 短而濇하고, 小雪至大寒은 太陽寒水之至하니 其脈이 大而長이라. 或이 問하되 六甲六氣의 主脈은 皆本內經이나 而脈形이 有不同者는 何耶오? 蓋人이 禀氣盛하면 則脈이 應時而盛이나 禀氣弱커나 或有病邪凝滯하면 則脈不能應時라도 而不失其眞氣하면 則亦隨陰陽하야 微盛而變化가 略不同耳니 非相反也라. 此는 言人身과 氣候는 有一日一應②週天者하고 有一年一應週天者라. 丹溪는 曰하되 脈은 神也요, 陽也니 其行이 速하야 猶太陽③이 一日一週요, 息은 氣也요, 陰也니 其行이 遲하야 猶太陰④이 一月一週라 하니 是也라. ◯ 歌에 云하되 春弦夏洪秋似毛요, 冬沈如石應天地라. 阿阿⑤緩若春楊柳요, 此是脾家居⑥四季라. 氣候變動或不同이요, 生死總訣在胃氣라 하니라.

氣候의 陰陽이 四時에 번갈아 들어, 冬至에는 陰이 다하고 陽이 발생하며, 夏至에는 陽이 다하고 陰이 발생한다. 冬至 후에 第一 甲子를 甲子를 얻으면 少陽이 六十日을 왕성하니, 그 氣가 오히려 微弱하기 때문에 脈은 乍大乍小, 乍短乍長하게 된다. 第二 甲子에는 陽明이 六十日을 왕성하니, 그 氣가 싹트기 시작하기 때문에 脈은 浮大而短하다. 第三 甲子는 太陽이 六十日을 왕성하니, 그 氣가 大盛하기 때문에 脈은 洪大而長하다. 夏至後의 第四 甲子는 太陰이 六十日을 왕성하니, 陰氣가 初生하기 때문에 脈은 緊大而長한다. 第五 甲子는 少陰이 六十日을 왕성하니, 陰氣가 점점 왕성하기 때문에 脈은 緊細而微한다. 第六 甲子는 厥陰이 六十日을 旺하니, 陰氣가 極盛하기 때문에 脈은 沈短而敦重한다. 六六은 三百六十日로 一歲를 이루게 되니 이것은 三陰三陽이 왕성한 것이고, 時日의 大要이다. 또한, 大寒에서 春分은 厥陰風木이 이르니 그 脈이 弦하고, 春分에서 小滿은 少陰君火가 이르니 그 脈이 洪而鉤하고, 小滿에서 大暑는 少陽相火가 이르니 그 脈이 大而浮하고, 大暑에서 秋分은 太陰濕土가 이르니 그 脈이 沈하고, 秋分에서 小雪은 陽明燥金이 이르니 그 脈이 短而澁하고, 小雪에서 大寒은 太陽寒水가 이르니 그 脈이 大而長한다. 或 묻기를 六甲六氣의 主脈이 대개가 『內經』에 根本을 두었는데 脈形이 不同한 것은 어째서인가? 대개 사람의 禀賦 받은 氣가 盛하면 즉 脈이 때에 應하여 盛하지만, 禀賦 받은 氣가 弱하거나 혹은 病邪로 凝滯하면 즉 脈이 때에 相應할 수가 없다고 할지라도 그 眞氣를 잃지 않으면 즉 역시 陰陽을 따라서 약간 盛하게 되고 變化가 약간 같지 않을 따름이지 相反된 것은 아니다. 이것은 人身과 氣候가 一日에 한 번 應하여 周天하는 것이 있고, 一年에

---

① 太陰濕土之至 其脈沈 : 즉 長夏(雨期)에는 沈脈이 나올 수도 있다.
② 一應 : 일시에 순응하여 변화함.
③ 太陽 : sun, 태양을 말한다.
④ 太陰 : moon, 달을 말한다.
⑤ 阿阿 : 길게 늘어져 부드러움.
⑥ 居 : 상당함. 相應함.

한 번 應하여 周天하는 것이 있는 것이다. 丹溪가 말하기를, “脉은 神이고 陽이니 그 運行함이 빨라서 마치 태양이 하루에 한 번 도는 것과 같고, 息은 氣이고 陰이니 그 運行함이 느려서 마치 달이 한 달에 한 번 도는 것이다.”라고 하니 이것이다. ○ 歌에 이르기를, “春에는 弦이고, 夏에는 洪이고, 秋에는 마치 毛와 같고, 冬에은 沈하여 마치 石과 같아 天地에 應한다. 아아! 緩은 마치 봄의 楊柳와 같이 길게 늘어져 부드러우면 이것은 脾家로 四季에 相應한 것이다. 氣候의 變動이 혹은 같지 않으니 生死의 總訣은 胃氣에 있다.”고 하였다.

【譯者註】(1) 脉과 氣候相應

脉은 四季節의 영향도 받게 되는데, 그 구분에 의해서 五行과 六氣의 영향을 받기도 한다. 六氣의 영향을 받는 것은 六甲에 의한 것이니 冬至 이후를 기준으로 하여 六十日 단위로 甲子를 얻으면 脉이 應하는 것을 말한다.

【譯者註】(2) 脉과 節侯相應

脉은 역시 二十四節氣에 의해 영향을 받게 되니 大寒에서 春分은 厥陰風木이 이르니 그 脉이 弦하고, 春分에서 小滿은 少陰君火가 이르니 그 脉이 洪而鉤하다. 小滿에서 大暑는 少陽相火가 이르니 그 脉이 大而浮하고, 大暑에서 秋分은 太陰濕土가 이르니 그 脉이 沈하다. 秋分에서 小雪은 陽明燥金이 이르니 그 脉이 短而澁하고, 小雪에서 大寒은 太陽寒水가 이르니 그 脉이 大而長한다.

【譯者註】(3) 脉의 節氣相應

脉은 사람이 天地間에서 生한 것이기 때문에 天地의 움직임에 따라서 같이 영향을 받게 되는 것으로, 만약 정상적인 사람이라면 그 영향에 따라서 脉이 變하게 되는 것이다. 이것을 잘못하여 病으로 판단하면 안 된다.

約哉四脉千古訣①이요,

要約하면 四脉이 되는 것이 千古의 要訣이다.

博之면 二十七種이요, 約之면 則爲浮沈遲數과 滑澁緩大의 八要요, 又約之면 則爲浮沈遲數이요, 又至約하면 則爲浮中沈이라. 蓋②浮는 兼數하고 沈은 겸한遲하고 中은 則浮沈之間이라. 故로 所集六部脉訣에 每以浮沈의 二字로 貫之라. 難에 曰하되 浮者는 陽也요, 沈者는 陰也라 하니 陰陽이 辨而脉無餘蘊矣라. 是로 知浮沈遲數의 四脉이 眞千古要訣也라. 彭用光③이 曰하되 浮陽曰金④은 輕清于上이니 芤實洪長은 在心⑤取象이라. 沈陰曰水는 潤滑⑥在下하니 微弱伏虛은 由

① 訣 : 외우기 쉽도록 요점을 간추려 시나 노래의 형식으로 만든 것. 要訣.
② 蓋 : ㉠ ~하기 때문에. ㉡ 대개. 뒤에 의문사가 있는지를 보고 해석할 것.
③ 彭用光 : 『太素脉訣』의 著者.

沈化生이라. 遲寒曰土①는 三至一息하고 內涵四脉하니 濡緩濇結이라. 數熱曰火는 一息六至하니 弦緊은 彷彿②이나 滑大는 爲異라 하니라. 蓋浮는 乃輕手로 取之하야 而芤實洪長之類니 皆輕手하야 而得之也라. 沈은 乃重手로 取之하야 而微弱伏虛③之類니 皆重手하야 而得之也라. 遲者는 不急이니 一息三至하야 而濡緩濇結之類也라. 數者는 頻急이니 一息六七至하야 而弦緊滑大之類也라. 學者는 能以四脉으로 爲祖하야 先看五臟之中에 何臟이 得之하고 후에 看三部之中에 何部得之하면 庶乎據脉으로 可以識證하고 因證으로도 亦可以識脉하니 隨人하야 人之脉과 與證으로 而立方하면 庶乎不致誤人也라.

펼치면 二十七種이 되고, 要約하면 浮·沈·遲·數·滑·澁·緩·大의 八要가 되고, 또 다시 要約하면 浮·沈·遲·數이 되고, 또 지극히 要約하면 浮·中·沈이 된다. 대개 浮는 數을 겸하고, 沈은 遲를 겸하고, 中은 浮沈의 사이에 있기 때문에 六部脉訣을 集成할 때에 매번 浮沈의 二字로 一以貫之한 것이다. 『難經』에 浮는 陽이고, 沈은 陰이라고 하였으니, 陰陽이 分別이 되면 脉은 더 이상 남아 쌓을 것이 없다. 이것으로 浮沈遲數의 四脉이 진실로 千古의 要訣임을 알 수 있다. 彭用光이 말하기를 다음과 같다. 浮脉의 陽을 金이라고 한 것은 위에서 輕淸한 것이니 芤實洪長은 心에서 取象하였다. 沈脉의 陰을 水라고 한 것은 물이 아래에서 흐르니 微弱伏虛는 沈에서 化生하였다. 遲脉의 寒을 土라고 한 것은 三至一息하고 안으로 四脉을 포함하니 濡緩濇結이다. 數의 熱을 火라고 한 것은 一息六至하니 弦緊은 비슷하고 滑大는 차이가 있다고 하였다. 대개 浮는 輕手로 取하는데 芤實洪長의 部類가 대개 輕手로 얻게 된다. 沈은 이에 重手로 取하는데 微弱伏虛의 部類가 대개 重手로 얻게 된다. 遲는 不急하니 一息에 三至하는데 濡緩澁結의 部類이다. 數은 頻急하니 一息에 六七至하여 弦緊滑大의 部類이다. 배우는 사람은 四脉을 祖宗으로 삼아서 먼저 五臟의 어느 臟에 보이는가를 보고, 三部의 중에 어느 부위를 얻었는가를 보아야 거의 脉을 根據하여 證을 알았다고 하고 證으로 因하여도 역시 脉을 알았다고 할 것이니, 사람에 따라서 사람의 脉과 證으로 立方을 하면 거의 사람들을 誤治하지는 않을 것이다.

【譯者註】 (1) 約哉四脉千古訣

脉象을 공부하기 전에 언급하였다시피, 脉이라는 것은 보는 사람의 관점에 따라서 다양한 脉象의 분류가 가능하기 때문에 『醫學入門』에서 조차 二十七種의 脉이라고 하고, 『診宗三昧』 같은 경우는 三十二種으로 분류하기도 하였다. 더군다나 근래에는 脉象도 잘 모르면서 본인이 새롭게 脉을 만들었다고 하기도 한다.

---

④ 金 : 금빛 금.
⑤ 心 : 나무나 꽃 수술의 芽尖. 뾰족한 부분. 즉, 浮부위를 말함.
⑥ 滑 : 물 흐를 골.
① 土 : 소통이 잘 안됨.
② 彷彿 : 비슷함.
③ 虛脉 : 浮部에서 多見.

비록 다양한 脉象이 있다고는 하지만 펼치면 二十七種이 되고, 요약하면 浮·沈·遲·數·滑·澁·緩·大의 八要가 된다. 또 다시 요약하면 浮·沈·遲·數이 되고, 또 지극히 요약하면 浮·中·沈이 된다. 또한 이것을 다시 더 요약을 하자면 陰陽으로 구분을 할 수가 있는 것이다.

【譯者註】(2) 脉의 四類

脉은 크게 四脉인 浮·沈·遲·數으로 나뉠 수가 있으니 이것을 脉의 四類라고 한다. 浮脉의 部類는 芤·實·洪·長이고, 沈脉의 部類는 微·弱·伏·虛이고, 遲脉의 部類는 濡·緩·濇·結이고, 數脉의 部類는 弦·緊·滑·大이다.

動靜①玄機②太簡明이라.

脉의 動靜하고 심오한 이치가 매우 간단하다.

脉理는 繁浩하고 治法은 多端하니 若不憑浮沈遲數하면 則指下에 茫然③이라. 且脉有單看浮이나 而總看沈者하고 有總看浮나 而單看沈者하니 遲數도 亦然이라. 要之컨데 審決經絡은 惟總看이라야 可憑이라. 凡脉은 以得中으로 爲靜하나 太過로 而爲盛之極하며 不及으로 而爲衰之極하니 俱謂之動이라. 只取其動者하야 治之면 則經絡不雜하니 何其④簡且明哉리오!

脉理는 繁雜하고 治法은 多端하다. 만약에 浮沈遲數에 근거하지 않으면 손 밑이 茫然해진다. 또한 脉을 單看으로 보았을 때 浮한데 總看으로 보았을 때 沈한 것이 있고, 總看으로 보았을 때 浮한데 單看으로 沈한 경우가 있다. 遲數脉도 역시 그러하다. 要約하면 經絡을 결정하는 경우에는 오직 總看해야 憑據할 수 있다. 脉은 中을 얻으면 靜이 되는데, 太過로 얻으면 盛한 것이 정점에 이른 것이고, 不及으로 얻으면 衰한 것이 심하게 되니 모두 動이라고 한다. 그 動한 것을 取하여 치료하게 되면 즉 經絡이 繁雜하여지지 않으니 얼마나 簡單하고 또 분명한가?

【譯者註】(1) 動靜玄機太簡明

간간이 脉을 볼 때에 갑자기 茫然해지는 경우를 겪는다. 특히 脉象에 따른 증상을 물어 보았을 때에 환자가 忌醫諱疾하여 정상적으로 대답을 하지 않고 고의로 엉뚱하게 대답을 하는 경우에도 마찬가지로 혼란을 겪게 된다.

지금 脉을 보는 목표가 脉理를 파악하여 處方을 구성하기 위함이다. 그러나 脉理는 繁雜하고 治法은 多端하기 때문에 비록 이 책에서 나오는 대로 處方을 하지 않더라도 분명히 낫게 될 경우가 많다. 하지만 지금 우리의 목표는 일정한 기준을 脉으로 하자는 것이므로 규율에 맞게 하는 것이 좋을 것이다.

---

① 動靜 : 맥박이 변하는 상태.
② 玄機 : 玄妙한 기틀, 심오한 이치를 말한다.
③ 茫然 : 막연함.
④ 何其 : 얼마나 ~ 한가?

不問在經並臟腑요, 有力無力要叮嚀①이라.

어느 經에 있고 아울러 어느 臟腑에 있는지를 묻지 않더라도 有力한가 無力한가는 반드시 알기를 신신당부한다.

四脈을 不問何部得之하고 有力하면 則爲風積痛熱이요, 無力하면 則爲虛氣寒瘡이니 百病이 無不包括이라.

四脈이 어느 부위에 있는지를 不問하고 有力하면 즉 風積痛熱이 되고 無力하면 虛氣寒瘡이 되니 百病이 包括하지 않는 것이 없다.

【譯者註】(1) 不問在經並臟腑, 有力無力要叮嚀.

有力과 無力, 有神과 無神을 알아야 한다. 하지만 四脈이 어느 부위에 있는지를 보는 것도 역시 重要하다.

欲識根源無別巧요, 只要臨時心氣清이라.

根源을 알려고 한다면 별다른 것이 없고, 단지 임상을 할 때에 心氣를 맑게 하라.

根源은 卽手太陰也요, 胃氣也니 先天之靈은 非心清氣定者면 不能察識이라. 七診法에 云하되 一은 靜其心하고 存其神也요, 二는 忘外意하고 無私慮也요, 三은 匀呼吸하고 定其氣也요, 四는 輕指於皮膚之間하야 探其腑脈이니 浮也요, 五는 微重指於肌肉之間하야 取其胃氣니 中也요, 六은 沈指於筋骨之上하야 取其臟脈이니 沈也요, 七은 察病人의 脈息數來也라.

根源은 즉 手太陰이고 胃氣니, 先天의 靈은 마음이 맑고 精神이 안정되지 않으면 診察하여 알 수가 없다. 七診法에 첫 번째는 그 마음을 가라앉혀 神을 보존하는 것이다. 두 번째는 딴 마음과 삿된 생각을 妄覺하는 것이다. 세 번째는 呼吸을 均等하게 하여 그 정신을 안정해야 한다. 네 번째는 피부의 사이에 손가락을 가볍게 짚어 그 腑의 脈을 탐색하여야 하니 浮인 것이다. 다섯째는 肌肉의 사이에 손가락을 짚어 그 胃氣를 取하니 中인 것이다. 여섯째는 筋骨의 위에 손가락을 짚어 그 臟의 脈을 取하는 것이니 沈인 것이다. 일곱째는 病者의 脈動과 息數를 살피는 것이다.

【譯者註】(1) 七診法

七診法은 脈을 보는 방법과 마음가짐 일곱 가지이다. 처음에는 어렵지만 숙달이 되면 어느 정도 할 수 있는 일인데, 다른 것보다도 心氣淸하는 것이 중요하기 때문에 根源을 알려고 한다면 별다른 것이 없고, 단지 임상을 할 때에 心氣를 맑게 하라고 하신 것이다.

---

① 叮嚀 : 신신 당부를 한다.

用藥篇

ㄱ

가감궁신탕(加減芎辛湯)

『東醫寶鑑』 : 川芎 · 細辛 · 白芷 · 石膏 · 藁本 · 皂角 · 羌活 · 防風 · 荊芥 · 桔梗 · 蔓荊子 · 甘菊 · 薄荷 · 甘草 各五分, 右剉, 作一貼, 水煎服.

方解 : 頭風을 치료하거나, 혹은 風邪가 눈을 공격한 것을 치료하는 處方이다. 참고로 熱이 없는 경우에는 『醫學入門』의 芎辛湯을 생각해 볼 수가 있다. 芎辛湯은 川芎 二錢, 細辛 · 白朮 各一錢, 甘草 五分, 生薑三片을 細茶 少許로 水煎溫服하는 處方이다. 芎辛湯은 風寒이 腦에 있거나 혹은 濕邪에 感觸이 되어 頭重痛하고 眩暈으로 嘔吐가 안정되지 못하는 것을 치료하는 處方이나. 風의 外感이 상한 경우에는 『方藥合編』의 芎芷香蘇散을 사용한다. 濕이 우선시 된다면 『醫學入門』의 芎朮湯으로 한다. 痰이 우선이 된다면 芎辛導痰湯으로 한다.

가감사물탕(加減四物湯)

『醫學入門』 : 生地黃 · 當歸 · 白芍藥 · 山梔 · 牧丹皮 · 貝母 · 知母 · 黃柏 · 陳皮 · 白朮 · 甘草 · 玄蔘 · 麥門冬 各等分, 水煎服.

『東醫寶鑑』 : 側柏葉 · 生地黃 · 當歸 · 川芎 各一錢, 枳殼 · 荊芥 · 槐花炒 · 甘草炙 各五分, 右剉, 作一貼, 薑三片, 烏梅一箇, 煎服.

方解 : 가령 身熱이 있으면 加 地骨皮 · 子芩을 한다. 嘔血과 吐血에는 加 知母 · 石膏로 胃火를 瀉한다. 衄血과 咳血에는 加 茅根 · 黃芩으로 肺火를 瀉한다. 唾血과 咯血에는 加 山梔 · 黃柏를 하고 또한 肉桂를 약간 加해서 腎火를 瀉한다. 吐衄이 그치지 않는 경우에는 加 炒黑乾薑 · 側柏葉 · 茜草根 · 大小薊를 한다. 便血이 그치지 않는 경우에는 加 槐花 · 地楡 · 百草霜을 한다. 尿血이 그치지 않는 경우에는 車前子 · 小薊 · 黃連을 모두 炒焦해서 加한다. 여러 失血이 오래되는 경우에는 加 升麻 · 阿膠 · 人蔘에 童便 · 薑汁 · 韭汁을 加한다.

『醫學入門』의 處方에 비해서 『東醫寶鑑』의 處方은 止血을 목적으로 하는 藥材가 더 많이 들어가 있다. 한의학에서 止血은 단순하게 피를 멈추는 것이 아니라, 凉血과 清氣를 목적으로 하는 것이니 이 점을 주의해서 보면 된다.

四物湯의 加減方은 워낙 다양하고 많으니, 여러 醫書를 참고하여 증상에 맞는 處方을 찾아야 할 것이다. 지금의 加減四物湯은 出血에 사용을 하는 處方이다. 또한 陰虛로 인한 勞損이나 여러 증상에도 사용되는 處方이다.

가감팔미환(加減八味丸)

『醫學入門』: 熟地黃·山茱萸·山藥·茯苓·牧丹皮·澤瀉 各三兩, 五味子·肉桂 各一兩, 爲末 地黃膏 加 蜜丸梧子大, 每七八十丸, 白湯下.

『萬病回春』: 六味丸, 加 肉桂 一兩, 五味子 四兩.

『萬病回春』 又方 : 山藥 一兩, 山茱萸去核淨肉酒浸熬膏·桂心去粗皮·澤瀉·白茯苓去皮 各五錢, 五味子 二兩半, 牧丹皮 五錢, 熟地黃用生者半斤, 酒拌砂鍋蒸半日搗膏. 右爲末, 入膏加蜜少許同丸, 如梧子大, 每服六七十丸, 五更初未言語前, 或空心用鹽湯送下.

『東醫寶鑑』: 熟地黃 二兩, 山藥微炒·山茱萸 各一兩, 澤瀉酒蒸·牧丹皮·白茯苓 各八錢, 五味子略炒 一兩半, 肉桂 五錢, 右爲末, 蜜丸梧子大, 五更初未言語時, 鹽湯或溫酒下五七十丸, 又晩間空腹在服, 或以此材細剉, 煎服, 名曰 加減八味湯.

方解 : 腎水가 枯涸하고 虛火가 上炎하고 口乾作渴하고, 或은 舌이 黃하고 갈라지고, 或은 小便이 頻數하고, 或은 口舌生瘡하고, 或은 兩足이 發熱하고, 或은 痰氣가 上湧한 이후에 癰疽가 발생하는 것을 치료한다. 마땅히 이 處方을 服用하여 예방해야 한다.

『萬病回春』에서는 腎水가 不足하고 虛火가 上炎하며 發熱이 있고 渴證이 있으면서 口舌生瘡을 하고 或은 牙齦이 潰蝕하며 咽喉가 痛證이 있고, 或은 身體가 憔悴하고 잠을 잘 때에 땀이 나면서 五臟이 두루 傷한 것을 치료한다고 하였다.

『萬病回春』의 又方은 癰疽와 瘡瘍이 나은 後, 或은 장차 나으려고 하는 때에 口乾하고 渴證이 甚하며 舌이 或은 黃色으로 된다. 또는 아직은 앓지 않았는데 먼저 渴證이 난다. 이것은 腎水가 위로 潤澤하게 하지 못해서 心火가 上炎한 것에 이르러서 水火가 交濟를 할 수가 없기 때문이다. 그렇기 때문에 心이 煩躁를 하고 小便이 頻數하며, 或은 白濁이 있고 陰痿가 있으며 飮食이 감소하고 肌膚가 마르는 여러 證狀을 치료한다. 이것을 服用하면 腎水를 生하고 心火를 내리니 여러 證狀이 갑자기 그치게 된다. 또한 口舌生瘡이 그치지 않는 것을 치료한다.

『東醫寶鑑』에서는 오로지 腎水를 補하고 兼해서 命門의 火를 補한다고 하였다. 『脉學眞要』의 加減八味丸은 腎虛로 淋瀝하고 莖中이 澁痛한 경우에 사용을 한다.

가미사근원(加味四斤元)

『東醫寶鑑』: 牛膝酒浸 一兩半, 川烏·虎脛骨·肉蓯蓉 各一兩, 乳香·沒藥 各五錢, 木瓜蒸熟 一箇, 右爲末, 入木瓜膏和酒糊丸如梧子, 溫酒或鹽湯下七十丸.

方解 : 肝腎이 모두 虛하고 脚膝이 痠疼하고 痿弱하거나 혹은 風寒濕氣로 因해서 脚痛에 이른 것을 치료하는 處方이다. 痿病의 原因은 陽明의 濕熱이지만, 加味四斤元의 處方 구성은 陽明의 濕熱을 去하는 것보다는 經絡을 疏通시키고 筋肉痛을 치료하며 筋肉에 營養을 供給하면서 筋骨을 壯하는 것으로 되어 있으니 그에 적당한 경우에 사용이 가능하다.

가미생맥산(加味生脈散)

『醫學入門』: 五味子 三錢, 人蔘·麥門冬·杏仁·陳皮 各二錢, 薑五片, 棗二枚, 水煎溫服.

『東醫寶鑑』: 五味子 三錢, 人蔘·麥門冬·杏仁·陳皮 各二錢, 薑五片, 棗二枚, 水煎溫服.

方解 : 手足이 厥冷하고 脉伏하며 喘促해서 위험한 경우에 이 處方을 써서 救한다. 生脈散에 杏仁·陳皮·生薑·大棗를 加하여 心肺의 脉을 살리고자 함이다. 『東醫寶鑑』에서는 加味生脈散이 五味子湯으로 되어 있다. 傷寒으로 喘促하고 脉이 伏하면서 厥하는 것을 치료한다고 하였다.

가미석고탕(加味石膏湯)

『醫學入門』: 石膏 八錢, 山梔子·人蔘·茯苓·知母 各三錢, 生地黃·淡竹葉 各一兩, 每一兩, 水煎去滓, 下蜜半合煮二沸, 食前服.

方解 : 膀胱實熱로 轉胞證이 되어 小便을 볼 수가 없고, 煩滿으로 고통스러우며 俛仰이 어려운 것을 치료하는 處方이다. 淋病의 脉이 浮大滑實로 因한 것을 치료한다.

가미소요산(加味逍遙散)

『醫學入門』: 牧丹皮·白朮 各一錢半, 當歸·白芍藥·桃仁·貝母 各一錢, 山梔·黃芩 各八分, 桔梗 七分, 青皮 五分, 甘草 三分, 水煎服.

『醫學入門』 又方 : 白芍藥·白朮 各一錢, 白茯苓·麥門冬·生地黃 各六分, 甘草·桔梗 各二分, 地骨皮·當歸 各八分, 山梔仁·黃柏 各三分, 水煎溫服.

『萬病回春』: 當歸·白芍藥炒·白朮去蘆·茯苓去皮·柴胡·生地·遠志去心·桃仁去皮尖·蘇木·紅花·甘草 右剉一劑, 煨薑一片, 水煎溫服.

『東醫寶鑑』: 牧丹皮·白朮 各一錢半, 當歸·赤芍藥·桃仁·貝母 各一錢, 山梔·黃芩 各八分, 桔梗 七分, 甘草 三分, 右剉, 作一貼, 水煎服.

『東醫寶鑑』 又方 : 白芍藥·白朮 各一錢二分, 知母·地骨皮·當歸 各一錢, 白茯苓·麥門冬·生地黃 各八分, 梔子·黃柏 各五分, 桔梗·甘草 各三分, 右剉, 作一貼, 水煎服.

『方藥合編』: 牧丹皮·白朮 各一錢半, 當歸·赤芍藥·桃仁·貝母 各一錢, 山梔·黃芩 各八分, 桔梗 七分, 青皮 五分, 甘草 三分, 右剉, 作一貼, 水煎服.

方解 : 『醫學入門』의 첫 번째 加味逍遙散은 痰中帶血을 치료하는 處方이다. 일반적으로 痰中帶血을 치료한다고 하지만 陰虛火動이나 女人의 七情鬱結에도 사용을 한다. 특히 柴胡劑가 사용이 어려운 경우에 많이 쓰인다. 『醫學入門』의 두 번째 加味逍遙散은 潮熱이 나고 땀이 나면서 咳嗽를 하는 것을 치료하는 處方이다. 이런 경우의 땀은 自汗보다는 盜汗의 경우가 많다. 虛가 甚한 경우에는 加 山藥·破古紙·枸杞子를 한다. 나머지는 勞瘵와 加減이 같다. 『萬病回春』의 加味逍遙散은 女人의 癲狂에 사용하는 處方이니 지금의 痰中帶血에 사용하는

處方과는 다르다. 뒤에 나오는 『東醫寶鑑』의 加味逍遙散도 역시 처음 나오고 牧丹皮가 들어가 있는 處方은 痰中帶血을 치료하는 處方이고, 뒤에 나오는 處方은 血虛로 煩熱이 있으면서 潮熱이 있고, 盜汗이 나면서 痰嗽를 하는 것이 마치 五勞와 같은 것을 치료하는 處方이다. 『方藥合編』에서는 痰中帶血을 치료하는데 火가 있는 경우라야 비로소 사용할 수가 있다고 하였다. 白芍藥보다는 赤芍藥을 사용하는 것이 좋고, 오래된 咳嗽로 痰中帶血이 나타나는 것이기 때문에 靑皮를 加한 『方藥合編』의 處方이 임상적으로 좋다.

가미십전탕(加味十全湯)

『東醫寶鑑』: 黃芪酒蒸·熟地黃·當歸·川芎·人蔘·白茯苓·白芍藥炒·白朮·陳皮·烏藥·五味子·桂心·甘草 各八分, 右剉, 作一貼, 入薑三棗二, 水煎服.

『方藥合編』: 十全大補湯 加 陳皮·烏藥·五味子 各八分.

方解 : 癰疽가 潰한 후에 補氣血하고 飮食을 먹게 하며 排膿生肌를 돕는 處方이다. 癰疽의 虛證에 사용을 한다.

가미온담탕(加味溫膽湯)

『醫學入門』: 陳皮·半夏·茯苓·枳實·人蔘 各一錢, 竹茹·香附子·麥門冬·柴胡·桔梗 各八分, 甘草 三分, 薑三片, 棗二枚, 水煎溫服.

『萬病回春』: 半夏泡七次 三錢半, 竹茹·枳實麩炒 各一錢半, 陳皮 二錢二分, 茯苓·甘草 各一錢一分, 酸棗仁炒·遠志去心·五味子·人蔘·熟地黃 各一錢, 右剉一劑, 薑棗煎服.

『東醫寶鑑』: 香附子 二錢四分, 橘紅 一錢二分, 半夏·枳實·竹茹 各八分, 人蔘·白茯苓·柴胡·麥門冬·桔梗 各六分, 甘草 四分, 右剉, 作一貼, 薑三片, 棗二枚, 水煎服. 入門 名 蔘胡溫膽湯.

『東醫寶鑑』 又方 : 半夏 三錢半, 陳皮 二錢二分, 竹茹·枳實 各一錢半, 山棗仁炒·遠志·五味子·人蔘·熟地黃·茯苓·甘草 各一錢, 右剉, 分作二貼, 薑五片, 棗二枚, 水煎服.

『方藥合編』: 香附子 二錢四分, 橘紅 一錢二分, 半夏·枳實·竹茹 各八分, 人蔘·白茯苓·柴胡·麥門冬·桔梗 各六分, 甘草 四分, 生薑三片, 大棗二枚.

方解 : 心膽虛怯으로 일을 당해서 쉽게 놀라고, 잠들면 꿈 때문에 不安하며 氣鬱로 痰이 생기고 變해서 여러 證狀이 생기는 것을 치료한다. 或은 短氣로 心悸가 있고 氣力이 缺乏하며 或은 다시금 自汗이 있고 四肢가 浮腫이 있으면서 飮食이 맛이 없고 煩躁不安한 것을 치료하는 處方이다. 『醫學入門』에서는 蔘胡溫膽湯으로 되어 있다. 『萬病回春』에서는 病後에 虛煩으로 잠을 자지 못하는 것과 心膽이 虛怯해서 觸事易驚하는 것, 그리고 短氣와 悸乏을 치료한다고 하였는데 處方이 많은 變化가 발생을 했다. 『東醫寶鑑』에서는 『醫學入門』의 蔘胡溫膽湯을 引用하면서 用量을 대폭조정해서 지금 『方藥合編』의 用量으로 하였다. 『東醫寶鑑』의 두 번째 處方은 『萬病回春』를 引用하면서 溫膽湯의 心膽虛怯으로 觸事易驚하면서 夢寐

가 不爽하고 虛煩으로 잠을 잘 수가 없는 것을 치료한다고 하였다. 즉 溫膽湯에 酸棗仁·五味子·遠志·人蔘·熟地黃을 加한 것인데 心肝의 氣血이 虛한 경우에 더욱 마땅히 복용을 한다.

溫膽湯의 適應症이 실제 임상에서 많이 보이지만 사용을 하면 부작용이 많이 발생한다. 그 부작용의 원인은 心膽虛怯과 觸事易驚이 痰證으로만 발생을 하기가 어렵기 때문이다. 이에 溫膽湯의 痰證에 약간의 虛를 동반한다면 加味溫膽湯을 사용하는 것이 더욱 좋다. 일반적으로 夢遺에 歸脾湯을 사용한다고 하지만, 우선 溫膽湯을 먼저 사용하고 나서 歸脾湯을 사용하는 것이다.

가미용호산(加味龍虎散)

『醫學入門』 : 蒼朮 一兩, 草烏·黑附子 各二錢, 全蠍 五錢, 天麻 三錢, 爲末, 每一錢 黑豆淋酒調服.

『東醫寶鑑』 : 蒼朮 一兩, 全蝎 五錢, 草烏·附子並炮製 各二錢, 天麻 三錢, 爲末, 每一錢, 空心, 黑豆淋酒調服.

方解 : 능히 腎氣를 길러주고 積聚癥瘕를 치료하며 內傷生冷을 치료하는 處方이다. 밖으로 風寒을 맞아 腰脚膝脛이 曲折하고 攣拳하며 筋骨이 疼痛하여 한해가 되도록 걷지를 못하는 경우에 사용하면 神效하다. 『東醫寶鑑』에서는 風寒腰痛으로 筋骨이 踡攣하는 것을 치료한다고 하였다.

烏頭類를 사용할 때에는 항상 處方에 의할 것이 아니라 烏頭類의 함유성분에 따라서 확인을 해야 한다. 매년 구입되는 烏頭類의 함유성분의 편차가 다양하고 특히 새것일수록 그 차이가 심하기 때문에 반드시 丸散劑를 만들게 되면 직접 씹어 먹어봐서 혀가 아리는 정도로 丸散劑의 복용한도를 정해야 한다.

가미이진탕(加味二陳湯)

『萬病回春』 : 陳皮·半夏薑製·白茯苓去皮·當歸·枳實麸炒·桔梗去蘆·杏仁去尖皮 各一錢, 良薑·砂仁 各七分, 木香·官桂·甘草 各三分, 右剉一劑, 生薑煎服.

『東醫寶鑑』 : 半夏製·陳皮·白茯苓·當歸·枳實·桔梗·杏仁 各一錢, 良薑·縮砂 各五分, 木香·桂皮·甘草 各三分, 薑五片, 水煎服.

方解 : 痰厥로 暈倒하는 것을 치료하는 處方이다. 痰厥者는 대개는 內虛로 因하여 寒痰을 받아서 氣가 阻塞하고 手足이 厥冷하며 痲痹가 있고 暈倒하며 脉이 沈細하다. 氣逆에는 加 蘇子를 한다. 元氣가 허약한 경우에는 去 枳實을 한다. 『萬病回春』의 處方이 『東醫寶鑑』로 오면서 良薑과 砂仁이 五分으로 줄었다. 『方藥合編』의 加味二陳湯은 濕痰이 흘러서 발생을 한 夢遺를 치료하는 處方으로 痰厥을 치료하는 것과는 다르기 때문에 記載하지 않았다. 二陳湯의 加味方은 참으로 많다. 二陳湯의 加減方을 공부하는 경우에는 『醫學入門』의 二陳湯 加減

法을 따로 정리하여 공부하는 것이 도움이 된다.

가미팔진탕(加味八珍湯)

『方藥合編』: 人蔘·白朮·白茯苓·甘草·熟地黃·白芍藥·川芎·當歸 加 陳皮·砂仁 各一錢, 海蔘(人蔘代) 三五錢.

方解 : 평소에 稟賦 받은 것이 虛弱해서 胎元이 不固한 것을 치료하는데, 이에 氣血을 壯陽해서 終始에 이 處方으로 많이 사용한다.

근래 韓藥에 대한 오해와 不信으로 임신 中에 韓藥服用을 禁하는 경우가 있어 개탄할 지경이다. 한의학은 수천년의 걸친 임상경험의 축적으로 姙娠禁忌藥이 明示되고 있으며 이러한 姙娠禁忌藥을 除하고 사용을 한다면 태아와 임산부에게도 많은 도움이 되는 珠玉과 같은 處方이 많다.

安胎飮의 경우에는 임신 五·六月에 사용을 하는 것이 특징이고, 加味八珍湯의 경우에는 平素에 계속 복용을 하여도 무방하다. 다만, 海蔘의 경우에는 굳이 韓藥에 넣을 것이 아니라 平素에 잘 먹게 하면 된다. 加味八珍湯의 경우에 임신 七·八月이 되면 浮腫이 발생하게 되니 大腹皮를 加하는 것이고, 出産할 무렵이 되어서 逆産의 조짐이 보이면 加味八珍湯에 加 蘇葉을 하면 奇效가 있으니 임신 九月이 되면 加味八珍湯에 加 蘇葉을 하여서 服用하면 더욱 좋다.

가미형황탕(加味荊黃湯)

『醫學入門』: 荊芥·大黃 各五錢, 牛蒡子·甘草 各一分, 每 三錢, 水煎服.

『東醫寶鑑』: 大黃煨·荊芥穗 各二錢, 惡實·甘草 各一錢, 右剉, 水煎服. 一名 加味荊黃湯.

方解 : 肝壅瘀血로 兩瞼의 上下에 좁쌀 같은 것이 생기는데, 或은 赤하고 或은 白하며, 甚하게 疼痛하거나 堅硬하지 않는 것을 치료하는 處方이다. 『東醫寶鑑』에서는 消毒飮이라는 이름으로 記載가 되어 있다. 瞼生風粟을 치료하는 處方이다.

가자산(訶子散)

『醫學入門』: 訶子半生半熟 一兩, 木香 五錢, 甘草·黃連 各三錢, 爲末 每 二錢, 白朮芍藥煎湯下.

『東醫寶鑑』: 訶子皮半生半炒 三錢, 桔梗半生半炒 五錢, 甘草半生半炒 二錢, 木通 三錢, 右剉, 分二貼, 每一貼, 水煎去滓, 入生地黃汁一小盞, 臨臥嚥下.

『東醫寶鑑』 又方 : 訶子半生半熟 一兩, 木香 五錢, 甘草·黃連 各三錢, 爲末 每 二錢, 白朮芍藥煎湯調下.

『東醫寶鑑』 又方 : 訶子炮·厚朴·乾薑炮·草果·陳皮·良薑炒·茯苓·神麴炒·麥芽炒·甘草炙 各等分, 右麤末, 每三錢, 水一盞, 入鹽一捻, 候痛時煎服.

方解 : 瀉痢가 오래도록 그치지 않는 것을 치료하는 處方이다. 訶子의 경우에 止咳와 收斂을

하는 데에 靈驗한 藥이 되지만 잘못 사용하면 도리어 津液이 枯渴되고 血이 燥해져서 勞瘵가 되기 때문에 오래 사용할 藥은 아니다. 그렇기 때문에 三白湯의 變方인 白朮芍藥煎湯으로 服用하라고 한 것이다.

『東醫寶鑑』의 앞에 나온 處方은 기침으로 목소리가 안 나오는 것을 치료하는 處方이고, 『東醫寶鑑』의 又方이 오래된 泄瀉를 치료하는 處方이다. 『東醫寶鑑』의 마지막 處方은 心脾冷痛으로 참을 수가 없는 경우에 한번 服用을 하면 효과가 있는 處方이다.

갈근해기탕(葛根解肌湯)

『醫學入門』: 葛根 三錢, 麻黃 二錢, 芍藥 一錢半, 桂枝 一錢, 甘草 八分, 薑三片, 棗二枚, 水煎溫服 取汗 加 黃芩 二錢.

『萬病回春』: 柴胡·黃芩·乾葛·芍藥·羌活·白芷·桔梗·石膏·甘草 右剉, 生薑三片, 棗一枚, 水煎溫服.

『東醫寶鑑』: 葛根·柴胡·黃芩·芍藥·羌活·石膏·升麻·白芷·桔梗 各一錢, 甘草 五分, 右剉, 作一貼, 入薑三棗二, 水煎服.

『東醫寶鑑』 又方: 葛根 三錢, 麻黃·黃芩 各二錢, 芍藥 一錢半, 桂枝 一錢, 甘草 八分, 右剉, 作一貼, 入薑三棗二, 水煎服.

『方藥合編』: 葛根·柴胡·黃芩·赤芍藥·羌活·石膏·升麻·白芷·桔梗 各一錢, 甘草 五分, 生薑三片, 大棗二枚.

方解: 陽明經病으로 눈이 아프고 코가 말라서 잠을 잘 수가 없는 것을 치료한다. 마땅히 解肌를 해야 한다. 치료는 葛根湯과 같은데 溫疫으로 發熱이 있으면서 渴證이 나는 것을 치료하는 處方이다. 葛根解肌湯은 葛根湯에 加 黃芩 二錢을 한 것이다. 본래 解肌를 하려면 石膏가 들어가야 한다. 임상적으로 頭額角痛이 있고 鼻鳴乾嘔가 있는 경우에 石膏가 들어간 『方藥合編』의 葛根解肌湯을 많이 사용한다.

『東醫寶鑑』에서 『萬病回春』를 인용하면서 『萬病回春』에서는 柴葛解肌湯이라고 하였으나 『萬病回春』에서는 본래 柴胡解肌湯으로 되어 있다. 역시 『萬病回春』에서 石膏가 들어가기 시작을 했다. 『萬病回春』에서는 本經에 無汗하면서 惡寒을 하는 경우에는 去 黃芩을 하고 加 麻黃을 한다고 하였다. 나중에 『東醫寶鑑』의 又方은 春疫으로 發熱이 나면서 渴證이 있는 것을 치료한다고 하고, 溫疫條文에 있으면서 『醫學入門』를 인용하고 있다.

감길탕(甘桔湯)

『醫學入門』: 甘草 一兩, 桔梗 五錢, 水一盞半, 煎至一盞, 日進三服.

『萬病回春』: 桔梗 二錢, 防風·荊芥·薄荷·黃芩·甘草 各一錢, 右剉一劑, 水煎, 食後頻頻溫服.

『東醫寶鑑』: 桔梗 三兩, 甘草 一兩, 右剉, 五錢, 水煎, 徐徐服之. 加 牛蒡·竹茹 各一錢, 治咽痛尤妙.

『方藥合編』: 桔梗 三錢五分, 甘草 一錢五分.

方解 : 陽邪가 少陰으로 傳해서 客熱이 있고 咽痛이 발생한다. 가령 寒熱이 서로 얽혀서 咽痛이 있는 경우에 單甘草湯에 桔梗 五錢을 넣어 쓰는데 이것을 甘桔湯이라 한다.

方意는 甘草의 甘平으로 熱을 除去하고, 桔梗의 辛溫으로 散寒을 하는 것이다. 甘草와 桔梗이 相合을 하면 寒熱을 調節해서 少陰의 氣를 和하게 한다. 少陰의 客寒으로 인한 咽痛을 치료한다. 鼠粘子 · 竹茹 各一錢을 加하면 더욱 좋다. 『萬病回春』의 甘桔湯은 소아가 咽喉가 腫痛하고 風熱 等의 毒으로 因한 것을 치료하는 處方이다. 임상적으로 염증이 많이 발생한 경우에는 玄蔘이 없으면 없어지지 않는다.

감두탕(甘豆湯)

『醫學入門』: 黑豆 二合, 甘草 二錢, 生薑七片, 水煎服.

『東醫寶鑑』: 甘草 · 黑豆 皆解百藥百物毒 各取五錢, 作一貼, 水煎取汁, 溫冷任意服之, 神效. 或加 竹葉, 或 加 薺苨 尤妙.

方解 : 諸熱로 인한 煩渴과 大小便이 澁한 것을 치료하며, 또한 風熱이 腎으로 들어간 腰痛을 치료하는 處方이다. 二便이 閉者는 甘豆湯에 加 續斷 · 天麻를 한다.

감로음(甘露飮)

『醫學入門』: 生地黃 · 熟地黃 · 茵蔯 · 天門冬 · 麥門冬 · 枇杷葉 · 枳殼 · 黃芩 · 石斛 · 甘草 各等分, 水煎服.

『萬病回春』: 熟地黃 · 生地黃酒洗 · 天門冬去心 · 麥門冬去心 · 枳殼酒炒 · 茵蔯 · 黃芩酒炒 · 枇杷葉 · 石斛 · 甘草 各等分, 右剉, 一劑, 水煎, 食後臨臥服.

『東醫寶鑑』: 寒水石 · 石膏 · 鬱金 · 薄荷 · 甘草 各等分, 右爲末, 每一錢, 薄荷湯調下.

方解 : 胃中 客熱로 咽膈이 乾燥하고 牙宣齦腫이 있고 或은 身黃하여 마치 疸과 같은 증상을 치료하는데 사용하면 神效하다. 口臭에 사용을 한다. 『萬病回春』에서는 小兒의 胃中에 客熱이 있어서 牙宣과 口臭가 있고, 齒齦이 腫爛하며 때로 膿血이 나오고, 배가 고파 煩渴하면서 飮食을 먹지 못하며, 또는 目赤腫痛하는데 차가운 藥을 먹지 못하고, 口舌生瘡을 하면서 咽喉가 腫痛하며, 또는 몸과 얼굴이 모두 黃色이고, 肢體가 약간 붓고 大便이 不調하며 小便이 赤澁한 것을 아울러 치료한다고 하였다. 『東醫寶鑑』의 甘露飮은 潮熱을 치료하는 甘露飮이다.

감맥대조탕(甘麥大棗湯)

『東醫寶鑑』: 甘草 一兩, 小麥三合, 大棗七枚. 右剉, 作一貼, 水二升, 煎至一升, 溫服. 産前産後皆可用.

方解 : 婦人의 藏燥를 치료한다. 슬픔으로 傷하고 울려고 하는 모습이 마치 神靈이 만든 것

같고 수차례 하품을 하는 것을 치료하는 處方이다. 女人의 히스테리 發作에도 좋다.

감응환(感應丸)

『醫學入門』: 百草霜·丁香·乾薑 各一兩, 木香 二兩, 杏仁 四十九粒, 肉荳蔻 二十一枚, 巴豆霜 七十二枚, 一方 有 黃丹`乳香 爲末, 用黃蠟濾去渣, 又用酒煮溶, 取浮者 四兩, 如春夏用淸油 一兩, 秋冬 一兩半, 熬熟, 入前蠟熔化 候溫, 入前末和勻, 油紙包裹旋丸梧子大, 小兒麻子大每二十丸, 空心, 米湯或薑湯下.

方解 : 男婦小兒에 宿食과 冷物이 停積해서 소화가 되지 않고, 脾胃를 傷하거나, 或은 더러운 냄새가 나는 泄瀉를 하거나, 或은 下利膿血을 하고 肚熱이 있으며, 心腹이 疼痛하는 것을 치료하는 處方이다. 土鬱로 因한 心痛을 치료한다. 『東醫寶鑑』와 『方藥合編』에는 感應元으로 記載되어 있다.

감주정기천향탕(紺珠正氣天香湯)

『醫學入門』: 烏藥 一錢半, 香附 六錢, 陳皮·紫蘇·乾薑 各六分, 水煎熱服.

『方藥合編』: 香附子 三錢, 烏藥·陳皮·蘇葉 各一錢, 乾薑·甘草 各五分.

方解 : 婦人이 一切의 諸氣로 作痛하고, 或은 心胸으로 上湊하며, 或은 脇肋으로 攻築하고, 腹中에 結塊가 있으며 渴證이 나면서 刺痛을 하고 月水가 이것으로 不調하며, 或은 眩暈嘔吐가 있고 往來寒熱이 있는 것을 치료하는데 胎前이나 産後의 一切 氣證을 치료하는 處方이다. 九氣로 인한 통증을 치료하는데 역시 婦人의 氣痛도 치료한다. 心印紺珠經에 나온다고 해서 紺珠正氣天香湯이라고 하는 것이다. 그냥 正氣天香湯으로도 부른다.

강활승습탕(羌活勝濕湯)

『醫學入門』: 羌活·獨活 各一錢, 藁本·防風·甘草 各五分, 蔓荊子·川芎 各二分, 水煎溫服.

『東醫寶鑑』: 羌活·獨活 各二錢, 藁本·防風·甘草 各一錢, 川芎·蔓荊子 各五分, 右剉, 作一貼, 水煎服.

方解 : 脊痛項强하고 腰似折하며 項似拔한 것을 치료하는데 이것은 足太陽의 經氣가 不行한 것이다. 가령 몸이 무겁고 허리가 沈沈然한 것은 이에 經中에 濕熱이 있는 것이니 加 附子·黃柏·蒼朮을 한다. 太陽經에 寒濕이 的中을 해서 項强이 있고, 或은 빠지는 것 같아 回顧를 할 수가 없는 것을 치료하는 處方이다. 『東醫寶鑑』으로 오면서 量이 倍로 늘었다.

개결서경탕(開結舒經湯)

『萬病回春』: 紫蘇·陳皮·香附子·烏藥·川芎·蒼朮米泔製·羌活·南星薑製·半夏·當歸 各八分, 桂枝·甘草 各四分, 右剉一劑, 生薑三片, 水煎, 臨服入竹瀝薑汁少許同服.

『東醫寶鑑』: 紫蘇葉·陳皮·香附子·烏藥·川芎·蒼朮·羌活·南星·半夏·當歸 各八分, 桂

枝 · 甘草 各四分, 右剉, 作一貼, 薑三片煎, 入竹瀝薑汁調服.

『方藥合編』 : 蘇葉 · 陳皮 · 香附子 · 烏藥 · 川芎 · 蒼朮 · 羌活 · 南星 · 半夏 · 當歸 各八分, 桂枝 · 甘草 各四分, 薑三片 入 竹瀝 薑汁 調服.

方解 : 婦人의 手足이 痲痹가 되는 경우는 七情六鬱로 經絡이 滯한 것이다. 婦人의 七情六鬱로 經絡에 氣滯가 있어 手足이 痲痹되는 것을 치료하는 處方이다.

거담화환(祛痰火丸)

『醫學入門』 : 南星 · 半夏 · 香附 · 石膏 · 山梔 各等分, 爲末, 薑汁浸蒸餠爲丸服, 或薑煎服, 亦可.

方解 : 胃火와 痰火로 噯氣를 하는 것을 치료하는 處方이다.

거풍도담탕(祛風導痰湯)

『醫學入門』 : 半夏 四兩, 茯苓 · 陳皮 · 南星 · 枳實 各一兩, 甘草 五錢, 每 四錢, 薑煎服. 加 羌活 · 防風 · 白朮 名 祛風導痰湯.

『方藥合編』 : 半夏 二錢, 南星炮 · 橘皮 · 枳殼 · 赤茯苓 · 甘草 各一錢, 薑五片 加 羌活 · 白朮 名 祛風導痰湯.

方解 : 『醫學入門』에서는 半夏 四兩, 茯苓 · 陳皮 · 南星 · 枳實 各一兩, 甘草 五錢, 每 四錢, 薑煎服하는 導痰湯에 加 羌活 · 防風 · 白朮을 하여 祛風導痰湯이라고 이름을 하였다. 『方藥合編』에서는 半夏 二錢, 南星炮 · 橘皮 · 枳殼 · 赤茯苓 · 甘草 各一錢, 薑五片으로 구성된 導痰湯에 加 羌活 · 白朮을 한 것이다. 方意로 보면 祛風導痰湯은 中風에 사용하는 것이니 防風을 더 加한 『醫學入門』가 옳다고 본다.

건리탕(建理湯)

『方藥合編』 : 白芍藥 五錢, 桂枝 三錢, 人蔘 · 乾薑炮 · 白朮 各二錢, 甘草炙 一錢, 生薑五片, 大棗二枚.

方解 : 腹直筋의 통증을 비롯한 일반적인 筋肉硬直과 筋肉痛에 사용을 한다. 小建中湯과 理中湯의 合方이다. 白芍藥의 分量이 많으니 임상에서 사용할 때에는 微炒해서 사용하는 것이 좋다.

건보환(健步丸)

『醫學入門』 : 蒼朮 · 當歸尾 各一兩, 生地 · 陳皮 · 芍藥 各一兩半, 牛膝 · 吳茱萸 · 條芩 各五錢, 大腹子 三錢, 桂心 一錢, 爲末, 蒸餠糊丸梧子大, 每百丸, 白朮木通煎湯下.

『醫學入門』 又方 : 羌活 · 柴胡 · 滑石 · 甘草 · 瓜蔞根 各半兩, 防己 一兩, 防風 · 澤瀉 各三錢, 川烏 · 苦蔘 各一錢, 肉桂 五分, 爲末, 酒糊丸梧子大, 每日十丸, 煎愈風湯下.

方解 : 앞의 處方은 血虛 및 濕熱로 인한 脚氣를 치료하는 處方이다. 뒤의 處方은 下虛로 濕

熱이 있어 腰腿가 重痛하고 行步가 艱難하는 것을 치료하는 處方이다. 健步丸은 虎潛丸과 合方을 하여 健步虎潛丸으로 사용을 하면 中風癱瘓으로 手足을 움직일 수가 없고 舌强하여 말을 잘 못하는 경우에 사용할 수가 있다.

견비탕(蠲痹湯)

『醫學入門』: 當歸 · 赤芍 · 黃芪 · 防風 · 薑黃 · 羌活 各一錢半, 甘草 五分, 薑棗煎 溫服.

『萬病回春』: 當歸 · 赤芍藥 · 黃芪 · 羌活 · 薑黃 · 防風 · 甘草炙 各等分, 右剉一劑, 生薑三片, 水煎服.

『東醫寶鑑』: 當歸 · 赤芍藥 · 黃芪 · 防風 · 薑黃 · 羌活 各一錢半, 甘草 五分, 右剉, 作一貼, 入薑五, 棗二枚, 水煎服.

方解: 手足의 冷痹로 腰腿가 沈重하고 身體가 煩疼하며 背項이 拘急하는 것을 치료하는 處方이다. 臂痛이 濕으로 因한 경우를 치료하는데 兼해서 風濕이 서로 얽혀서 身體가 煩疼을 하고 手足이 麻痹가 있으며 四肢가 沈重한 것을 치료한다. 『東醫寶鑑』에서는 手冷痹를 치료한다고 하였다. 冷痹는 몸이 寒하고 熱이 없으며 腰脚이 沈重한데 즉 寒痹가 甚한 것을 말한다.

경옥고(瓊玉膏)

『醫學入門』: 生地黃搗絞取汁 十六根, 人蔘細末 一斤半, 白茯苓細末 三斤, 白蜜煉去滓 十斤.

方解: 크게 능히 精을 채우고, 骨髓를 補하며, 腸胃를 化해서 筋骨이 되게 하고, 萬神을 고루 충족시키고, 五臟을 채워 넘치게 하고, 白髮을 검게 만들고, 늙은 것을 돌이켜서 아이처럼 만들며, 行하는 것이 마치 말이 달리는 것과 같게 된다. 하루에 여러 번 복용을 하면 종일토록 먹지 않아도 배가 고프거나 渴證이 생기지 않고, 癱瘓勞瘵에 더욱 좋다. 모름지기 만들 때에 목욕재계를 하고 닭이나 개, 상복을 입은 사람이나 婦人을 보지 않게 해야 한다.

계마각반탕(桂麻各半湯)

『醫學入門』: 麻黃 一錢半, 桂枝 · 芍藥 · 杏仁 各一錢, 甘草 七分, 薑三片, 棗二枚. 水煎服.

方解: 傷寒六七日에 發熱惡寒을 하는데 舌卷囊縮이 없고 脉이 浮緩하고 便이 淸한 것은 陰經으로 傳하지 않고 나으려고 하는 것이다. 이것은 厥陰瘧과 유사한 것이다. 가령 낫지 않는 경우에는 이것이 마땅하다. 또는 太陽病이 날이 오래 되었는데 瘧疾처럼 寒熱이 있고, 或은 熱多寒少한데 그 사람이 嘔吐를 하지 않고 大小便이 調和롭고 裏가 和해서 나으려고 하는데, 만약에 裏가 虛하고 脉이 微한데 表가 虛하고 惡寒이 있는 것은 表裏가 모두 虛한 것이다. 그렇게 되면 面色이 淸白해야 하는데 지금 얼굴이 도리어 赤色인 경우는 表가 아직 풀리지 않은 것이니 그 몸이 반드시 가렵다. 마땅히 이 湯藥으로 약간 發汗을 하게 되면 表邪를 除去할 수 있다. 결론은 太陽病에 脉이 微한데 몸이 가려운 것을 치료하는 處方이다.

계부탕(桂附湯)

『醫學入門』: 桂枝 · 附子 各三錢, 芍藥 二錢, 甘草 一錢, 生薑五片, 大棗二枚, 水煎溫服.

『東醫寶鑑』: 桂枝 · 附子炮 各二錢半, 右剉, 如前法服.

方解 : 太陽病에 發汗을 한 후에, 漏汗이 그치지 않고, 惡風이 있고, 小便을 보기가 어렵고, 四肢가 拘急하고 屈伸하는 것이 어려운 것을 치료한다. 겸해서 傷寒 八九日에 風濕이 서로 얽혀서 身體가 煩疼하고 轉側을 하지 못하고 不嘔不渴한데 脉이 浮虛澁한 것을 치료하는 處方이다.

方意는 다음과 같다. 過多하게 發汗하면 陽이 虛해서 堅固하지 못하니 汗出이 많으면 津液이 亡해서 小便이 難하게 된다. 四肢는 諸陽의 本이니, 津液이 脫하게 되면 骨屬이 屈伸하는데 不利하게 된다. 桂枝 · 甘草의 辛甘으로 溫經하고, 附子의 辛熱과 더불어 生薑과 大棗의 辛甘으로 津液을 通해서 表를 和하게 하는 것이다. 가령 裏가 寒하면 芍藥을 去하고, 小便이 利하면 桂枝를 去하고 白朮을 加한다. 桂附湯은 본래 桂枝附子湯을 말한다. 결론적으로 自汗이 멈추지 않는 것을 치료하는 處方이다.

계지가대황탕(桂枝加大黃湯)

『醫學入門』: 桂枝 三錢, 芍藥 四錢, 甘草 二錢半, 大黃 二錢, 薑四片, 棗一枚, 水煎溫服.

方解 : 太陰傳經熱證으로 腹滿하면서 아프고, 咽乾하면서 渴證이 나고, 手足이 溫하고 脉이 沈하면서 有力하는 것을 치료하는 處方이다.

계지도인탕(桂枝桃仁湯)

『醫學入門』: 桂枝 · 桃仁 · 生地 · 芍藥 各一錢, 甘草五分, 薑棗煎服.

『東醫寶鑑』: 桂枝 · 赤芍藥 · 生乾地黃酒洗 各二錢, 甘草炙 一錢, 桃仁 三十箇, 右剉, 作一貼, 入生薑三片, 棗二枚, 水煎溫服.

方解 : 寒客血室이 원인이 되어 月水가 不通하고, 배꼽 주변에 寒疝으로 통증이 있으며, 혹은 月候의 前後로 腹痛이 있어 참을 수가 없는 것을 치료하는 處方이다. 寒入血室을 치료하는 處方이다.

계지용골모려탕(桂枝龍骨牡蠣湯)

『醫學入門』: 桂枝 一錢半, 甘草 · 牡蠣 · 龍骨 各一錢, 水煎服.

『東醫寶鑑』: 桂枝 · 白芍藥 · 龍骨煆 · 牡蠣煆 · 生薑 各三兩, 甘草 二兩, 大棗 十二枚, 右剉, 以水七升, 煮至三升, 分三服.

方解 : 一切의 火逆 및 誤下로 裏虛하거나 또한 溫鍼을 더해서 煩躁, 驚狂, 遺精 等證에 이르게 한 것을 치료하는 處方이다. 이 處方은 桂枝, 甘草의 辛甘으로 經絡 中에 火邪를 흩어버

린다. 龍骨, 牡蠣의 澁으로는 浮越하는 正氣를 收斂한다. 본래 桂枝甘草龍骨牡蠣湯이다.『醫學入門』에서는 桂甘龍骨牡蠣湯이라고 하였다. 일반적으로 桂枝加龍骨牡蠣湯으로 부른다.『東醫寶鑑』에서는 桂枝龍骨牡蠣湯이라 되어 있고 失精을 치료한다.

계지이월비일탕(桂枝二越婢一湯)

『醫學入門』 : 桂枝 · 麻黃 · 芍藥 各一錢, 石膏 二錢, 甘草 三分, 薑三片, 棗二枚, 水煎溫服.

方解 : 脉弱하고 亡陽이 되어 熱多寒少한 것을 치료하는 處方이다. 仲景傷寒에 太陽病, 發熱惡寒, 熱多寒少, 脉微弱者, 此無陽也, 不可發汗, 宜桂枝二越婢一湯方이라고 되어 있다. 脉이 微弱한 것은 越婢를 하지 못해서 발생한 것이니 비록 겉으로 脉이 微弱하더라도 陽氣의 微弱을 말하는 것이 아니라 안에서 鬱滯되어 밖으로 하지 못하는 것이기 때문에 石膏를 사용해서 越婢를 하게 되면 脉이 回復이 된다.

계지탕(桂枝湯)

『醫學入門』 : 桂枝 三錢, 白芍 二錢, 甘草 一錢, 薑三片, 棗二枚, 水煎, 熱服, 微汗.

『萬病回春』 : 桂枝 · 芍藥 · 防風 · 羌活 · 川芎 · 白朮 · 甘草 右剉, 生薑三片, 大棗一枚, 水煎溫服.

方解 : 太陽傷風으로 衛實榮虛하고 自汗, 頭痛이 있고, 鼻鳴, 項强, 乾嘔가 있으며, 嗇嗇惡寒, 洒洒惡風, 翕翕發熱을 하거나, 혹은 熱多寒少하고 面色이 빛나면서 처참하지 않고, 煩躁가 있고 身痛하며 手足이 不冷하고 脉이 浮緩하면서 寸大尺弱한 경우에 마땅하다. 가령 無汗하고 溺數하며 手足이 冷하고 不惡寒 하는 경우에는 사용을 忌한다. 夏月에 麻黃 · 桂枝를 잘못 사용하면 發黃, 發斑, 狂悶하면서 죽게 된다.

方意는 風으로 衛를 傷하면 즉 衛는 盛하고 榮은 虛하게 된다. 衛脉의 外로 風邪가 盛하게 되면 發熱自汗하게 되고, 氣가 逆하면 鼻鳴乾嘔하게 되니, 桂枝 · 乾薑의 辛味로 흩어준다. 榮이 虛하면 마땅히 惡寒하면서 또한 惡風을 하게 되니, 自汗으로 因하여 腠理가 성긴 것이다. 마땅히 芍藥의 酸味로 收斂해야 한다. 衛가 盛하고 榮이 虛하면 싸워서 寒熱이 된다. 그렇기 때문에 甘草 · 大棗의 甘으로 和하게 하는 것이다.

經에 이르기를 風淫이 勝하게 되면 辛凉으로 平하게 하고, 甘苦로 左를 하며 辛으로 散하게 하고 酸으로 收斂하게 하며 甘으로 緩하게 한다고 하니 이것이다.

或이 묻기를, "『傷寒論』에서 이르기를 '陽虛陰盛한 경우에 發汗을 하면 낫는데 下法을 하면 죽는다.'고 하였다. 또한 이르기를 '桂枝湯을 먹는데 陽이 盛하면 죽는다.'라고 하였다. 이는 桂枝를 麻黃에 포함해서 하는 말인가? 그렇다면 즉 桂枝도 역시 發汗劑인가?"라 하였다. 답하기를 "대개 表陽이 虛한 이후에 風邪가 안으로 들어가서 榮衛의 分에 客한 것이다. 榮衛도 역시 皮毛의 表分에 屬하는 것이니, 發散이 아니면 어떤 연유로 낫겠는가? 또한 桂枝가 비록 능히 止汗을 한다고 하더라도 역시 능히 和血을 하면서 땀으로 하여금 스스로 나오게 하는 것이다. 肉桂에 相對해서 말하자면 實로 發汗하는 것이고, 麻黃에 相對해서 말하자면

止汗이 되는 것이다. 요약해보면 麻黃이나 桂枝는 모두 表藥이다. 하나는 즉 크게 汗을 하는 것이고 하나는 즉 解肌를 하는 것이다. 그러나 有汗이면 麻黃을 사용할 수가 없고, 無汗이면 桂枝를 사용할 수가 없다는 것이 實로 仲景의 格言이다."라고 하였다. 『萬病回春』의 桂枝湯은 임상가의 處方이다.

계향산(桂香散)

『醫學入門』: 辣桂 · 川芎 · 當歸 · 細辛 · 菖蒲 · 木香 · 木通 · 白蒺藜 · 麻黃 · 甘草 各二分半, 南星 · 白芷 各四分, 紫蘇 一分, 葱二莖, 水煎服.

『東醫寶鑑』: 南星炮 · 白芷 各一錢, 辣桂 · 川芎 · 當歸 · 細辛 · 菖蒲 · 木香 · 木通 · 白蒺藜 · 麻黃 · 甘草 各七分, 右剉, 作一貼, 入紫蘇七葉, 薑三片, 葱白二莖, 水煎服.

方解 : 風虛耳聾을 치료하는 處方이다. 方意로 보면 『東醫寶鑑』이 더 임상에 적합하다.

고강부탕(古薑附湯)

『醫學入門』: 乾薑一兩, 生附一枚, 水三盞, 煎至一盞, 去渣頓服.

方解 : 直中陰經을 한 眞寒證을 치료한다. 가령 厥逆으로 脉이 이르지 않는 경우에는 甘草를 加一倍한다. 古薑附湯은 薑附湯이다. 『醫學入門』에서는 古方들 앞에 '古'字를 붙이는 경우가 많으니, 處方을 찾을 때에 주의해야 한다.

고구부환(古蔻附丸)

『醫學入門』: 肉荳蔻 二兩, 附子 一兩半, 爲末, 粥丸梧子大, 每八十丸, 蓮子湯下.

方解 : 臟寒으로 因한 脾泄를 치료한다. 또한 老人이 中氣가 不足하여 久瀉가 그치지 않는 것도 치료한다.

고궁귀탕(古芎歸湯)

『醫學入門』: 川芎 · 當歸 各二錢, 水煎, 入酒溫服.

方解 : 胎前이나 産後에 腹痛이 있고 몸에 熱이 나고 頭痛이 있는 諸疾患을 치료한다. 남자의 一切 出血證에도 더욱 마땅한 處方이다.

고귀기탕(古歸芪湯)

『醫學入門』: 當歸 一錢, 黃芪 一錢半, 水煎服.

方解 : 虛火가 頭目으로 上攻한 것으로, 渾身과 胸背에 發熱이 있는 것을 치료하는 處方이다.

고귤귀환(古橘歸丸)

『醫學入門』: 橘皮 四兩, 當歸 二兩, 爲末, 蜜丸梧子大, 每五十丸, 溫酒下.

方解 : 婦人의 피부와 肌膚, 手足에 血絲가 드러나는 것을 치료한다. 이것은 怒氣로 傷肝해서

血이 經의 항상 됨을 잃은 것이다. 室女가 氣血이 서로 얽혀서 腹中이 刺痛하는 것이 心으로 당기고, 혹은 生理가 行하는 것이 澁少하며, 혹은 月事가 不調한 경우에는 玄胡索을 加하는 方法이 있다. 當歸는 血이 肝으로 들어가게 하고자 함이고, 橘皮는 利氣를 시키는 것이니 특히 女人의 悲哀鬱結로 인한 諸般 출혈에도 사용을 한다.

고금반환(古芩半丸)

『醫學入門』: 黃芩 · 半夏 各一兩, 爲末, 薑汁和丸梧子大, 每七十丸, 薑湯下.

方解 : 熱嗽로 痰이 생긴 것을 치료하는 處方이다. 熱水로 因한 痰은 많이 稠粘한 특징이 있으니 半夏를 사용함에 주의해야 한다. 그렇기 때문에 肺의 裏熱을 瀉하는 黃芩과 같이 한 것이다. 그리고 역시 薑汁으로 和丸을 한 다음에 다시금 薑湯으로 服用을 한 것이다.

고기부탕(古芪附湯)

『醫學入門』: 黃芪 · 附子 各等分, 薑煎服.

方解 : 氣虛로 自汗하고 몸이 나른한 것을 치료하는 處方이다. 氣虛로 自汗을 하는 경우에는 發熱이 있어야 함에도 불구하고 形冷惡寒이 나타나는 것은 陽氣가 不通한 것이다. 陽氣가 不通한 것은 결국 厥症이 나타나게 된다. 自汗을 하면서 厥이 발생하는 경우에 사용한다.

고련각환(古連殼丸)

『醫學入門』: 黃連 · 枳殼 各二兩, 用槐花炒過, 去槐花爲末, 蒸餠爲丸服.

方解 : 內傷經絡으로 下血을 할 때에 이것으로 絡脉이 結滯된 것을 풀어준다.

고련환(苦楝丸)

『醫學入門』: 苦楝肉 · 小茴香 · 當歸 各一兩, 爲末, 酒糊丸梧子大, 每五十丸, 酒下.

方解 : 一名 小煖宮丸이라고 한다. 熱이 大小腸으로 들어가서 발생한 赤白帶下를 치료하는 處方이다. 帶下가 白色으로 매끄러운 것이 마치 콧물과 같고 腥臭가 밑으로 흐르는 경우에는 黃芪建中湯에 去 桂를 하고, 加 當歸하여 水煎하여 苦楝丸을 먹는다.

고목적산(古木賊散)

『醫學入門』: 木耳 · 木賊 各等分, 燒存性爲末. 每二錢. 熱米泔下.

方解 : 눈에서 冷淚가 흐르는 것을 치료하는 處方이다.

고몽석환(古礞石丸)

『醫學入門』: 靑礞石搗碎 一兩, 同焰硝 五錢, 入砂鍋內, 炭火煆紅, 候冷爲末, 蒸餠丸菉豆大, 每二丸.

方解 : 急驚風에는 薄荷荊芥煎湯으로 먹는다. 慢驚風이나 慢脾風에는 木香煎湯으로 먹는다. 다

만, 靑礞石이나 焰硝는 비록 능히 利痰을 하지만, 胃家에 좋은 것은 아니다. 그렇기 때문에 木香으로 佐를 하면 능히 痰을 싸서 大便으로 나오게 되는데, 大便으로 나오지 않더라도 臟腑를 動하지 않으니 비로소 藥의 妙함을 알게 된다.

고미유산(古味萸散)

『醫學入門』: 五味子 四兩, 吳茱萸 一兩, 同炒香熟, 爲末, 每二錢, 陳米飮下. 一方 加 破古紙·肉荳蔲, 搗蒜膏爲丸服之, 亦妙.

方解 : 腎虛로 五更洞瀉를 치료하는 處方이다.

고반류환(古半硫丸)

『醫學入門』: 硫黃·半夏 各等分, 爲末, 麻仁汁或薑汁, 打糊丸梧子大, 每七十丸, 溫酒米飮下.

方解 : 年高한 冷痹를 치료하는 處方이다. 痃癖이 冷氣로 結滯한 경우에도 사용을 한다.

고반부탕(古半附湯)

『醫學入門』: 生附子·半夏 各二錢半, 生薑十片, 水煎, 空心服. 或 加 木香 少許, 尤妙.

方解 : 胃가 冷해서 痰이 生하고 嘔吐를 하는 것을 치료하는 奇妙한 處方이다. 或은 暴下하고 或은 久瀉하며 或은 吐瀉가 俱發하는 경우에도 사용한다.

고방풍탕(古防風湯)

『醫學入門』: 防風·羌活 各三錢, 甘草 一分, 水煎, 入麝香一厘, 調服.

方解 : 卒中風으로 口眼喎斜와 語言乾澁이 있는데 四肢는 옛날과 같고 별로 苦痛스러운 것이 없는 것을 치료하는 處方이다. 羌活과 防風은 風을 치료하지만, 風은 능히 濕을 말리게 되니 感濕을 한 것이 혹은 風이 爲主가 된 경우로 內中風의 증상이 동반이 되면 사용한다.

고사궁산(古莎芎散)

『醫學入門』: 香附 四兩, 川芎 二兩, 爲末, 每二錢, 茶淸下.

方解 : 대개 香附子는 開鬱行氣하여 邪火로 하여금 經絡에서 흩어지게 하고, 川芎은 和血通肝하여 血로 하여금 肝臟으로 들어가게 한다. 血이 돌아가고 火가 흩어지면, 그 血이 바로 멈추게 된다.

『醫學入門』의 古莎芎散은 『東醫寶鑑』와 『方藥合編』의 莎芎散으로 衄血을 치료하는 處方이다. 이 부분은 뒤에 莎芎散條文에서 다시 설명하였다.

고암심신환(古庵心腎丸)

『醫學入門』: 熟地黃·生地黃·山藥·茯神 各三兩, 山茱萸·枸杞子·龜板·牛膝·黃連·牧丹皮·鹿茸 各一兩, 當歸·澤瀉·黃柏 各一兩半, 生甘草 五錢, 爲末, 蜜丸梧子大, 辰砂爲衣, 每五十丸加至百丸, 空心, 鹽湯溫酒任下.

『東醫寶鑑』 : 熟地黃 · 生地黃 · 山藥 · 茯神 各三兩, 當歸 · 澤瀉 · 黃柏鹽酒炒 各一兩半, 山茱萸 · 枸杞子 · 龜板酥炙 · 牛膝 · 黃連 · 牧丹皮 · 鹿茸酥炙 各一兩, 生甘草 五錢, 朱砂 一兩, 爲衣, 右爲末, 蜜丸梧子大, 朱砂爲衣, 空心, 鹽湯或溫酒呑下百丸.

方解 : 法에 이르기를 心은 惡熱하고 腎은 惡燥한다고 하였다. 이 處方은 補精益血하고 淸熱潤燥하여 心腎이 虛하고 熱이 있어 驚悸, 怔忡, 遺精, 盜汗, 目暗, 耳鳴, 腰痛, 足痿를 치료하고 수염과 머리털을 검게 하고 오래 복용하면 자식을 낳을 수가 있다.

朱砂로 옷을 입히는데 굳이 朱砂를 다시 一兩을 加할 필요는 없다. 일단 朱砂를 곱게 빻은 다음에 蜜丸 梧子大로 만든 것을 그 위에 올리고 흔들면서 옷을 입히기 때문에 정확하게 一兩으로 옷을 입힌다고 하기에는 무리가 많다.

이 處方에는 黃柏이 들어가 있기 때문에 虛熱이 있는 경우에 사용을 하는 處方이고, 究原心腎丸은 附子가 들어가 있기 때문에 虛陽이 있는 경우에 사용을 해서 비교가 되는 處方이니 같이 공부하면 좋다.

고용호단(古龍虎丹)

『醫學入門』 : 蒼朮 半斤, 用生薑 十二兩, 搗汁, 或入童便同拌成餠, 草烏 四兩, 或 半斤, 用生葱四兩, 搗汁拌成餠, 俱攤壁上陰乾, 脚疾 加 黃柏 半斤, 爲末,麪糊丸梧子大. 蒼朮燒灰, 草烏爲末 各等分, 每二錢, 熱酒調服, 溫服, 可發痛風破傷風汗. 草烏 一兩, 豆腐煮過, 爲末, 每二分, 體盛者, 三五分, 酒調服之發汗, 死去一時久, 忌風, 密室中睡甦服薑湯解之, 痛風卽愈. 或 加 胡蜂窠 燒存性 一兩, 生川烏 五錢 爲末, 每三分, 或 五分, 諸風通用, 冷風濕氣, 薑湯下, 痲木痲痺葱煎湯下, 四肢痛風酒下.

方解 : 一切의 痰火로 因한 癱瘓, 痛風, 咳喘, 脹滿을 치료한다. 술로 五十丸을 服用하면 즉 吐한다. 가령 下行을 하고자 한다면 薑湯으로 吐下를 한다. 吐下 후에는 모두 마땅히 薑湯으로 和胃를 한다. 蒼朮을 燒存性으로 하고 草烏를 末로 하여 各等分을 한 다음에 每二錢을 熱酒로 調服한 다음에 따뜻하게 덮고 있으면 痛風과 破傷風에 땀을 낼 수 있다. 草烏 一兩을 豆腐로 끓이고 나서 末로 한 다음에 每二分을 복용한다. 體가 盛한 경우에는 三五分을 熱酒로 服用하면 땀이 나면서 죽은 듯이 한 시간 정도 있게 된다. 風을 忌하고 密室에서 자고 나서 薑湯을 服用하여 풀어주면 痛風이 즉시 낫게 된다. 或은 胡蜂窠를 燒存性으로 하여 一兩을 加하고 生草烏 五錢을 末로 하여 每三分, 혹은 五分으로 하여 여러 風에 通用한다. 冷風濕氣에는 薑湯으로 服用하고, 痲木이나 痲痺에는 葱煎湯으로 服用하고, 四肢痛風에는 酒로 服用한다.

고유련환(古萸連丸)

『醫學入門』 : 黃連 六兩, 吳茱萸 一兩, 爲末水丸, 或蒸餠丸, 菉豆大, 白湯下.

方解 : 肝의 火氣가 왼쪽으로부터 일어나는 것을 치료한다. 가령 痢疾을 치료할 때에는 吳茱萸와 黃連을 等分으로 같이 酒浸透를 한 후, 각기 꺼내어 焙乾하거나 曬乾하여, 가루를 내어 糊丸梧子大로 만든다. 赤痢에는 黃連丸 三十丸을 甘草煎湯으로 服用하고, 白痢에는 吳茱萸丸 三十丸을 乾薑煎湯으로 服用한다. 赤白이 서로 兼한 경우에는 吳茱萸 · 黃連 各十五丸을 甘草乾薑煎湯으로 服用한다.

고이모산(古二母散)

『醫學入門』: 知母 · 貝母 各一兩, 巴霜 十粒, 爲末, 每服一字, 薑三片, 臨臥, 細嚼白湯下.

方解 : 문득 藥을 입에 머물고, 입을 다문 다음에 잠을 자면, 그 기침이 즉시 진정이 된다. 胸膈으로 부터 반드시 寒痰이 利下하게 된다. 粥으로 兼해서 補하면 遠年과 近日의 諸般 咳嗽를 치료하는데 겸해서 痰證을 치료한다.

고조부탕(古棗附湯)

『醫學入門』: 附子半枚 鹽水浸泡 七次, 棗子七枚, 生薑七片, 水煎, 當發日早, 溫服, 仍喫棗子三五枚.

方解 : 五臟의 氣虛로 瘧疾이 발생하는 것을 치료한다. 寒熱의 先後 및 獨作, 疊作, 間作을 不問하고 아울러서 치료한다. 특히 瘧疾로 발생되는 痢疾인 瘧痢를 치료한다.

고지사산(古芷莎散)

『醫學入門』: 白芷 一兩, 朱砂 五錢, 爲末, 每 一錢, 茯神麥門冬煎湯下.

方解 : 驚恐으로 自汗을 하고 倦怠困弱한 것을 치료하는 處方이다. 黃芪와 牡蠣를 복용했는데도 그치지 않는 것에 효과가 있다. 思慮가 過度하여 心孔에 홀로 땀이 나게 되는 경우에도 사용을 한다.

고지파환(古枳巴丸)

『醫學入門』: 大枳殼 二箇 去瓤, 每箇入巴豆一粒在內, 綿札, 置砂鍋內, 以醋浸一宿, 煮乾, 爲末, 濕紙蘸藥敷根上, 痔去卽用生肌散, 如日久頑漏, 用津液調敷, 敗肉自去, 或去巴豆, 醋糊爲丸梧子大, 每十五丸, 茶淸下.

方解 : 痔漏와 下血, 痒痛하는 것을 치료하는 處方이다. 氣가 中焦에 滯하면 즉 心腹脇肋이 刺痛하는데 伏梁같은 痞塊가 있는 경우에도 사용을 한다.

고창방탕(古蒼防湯)

『醫學入門』: 蒼朮 四錢, 防風 二錢, 一方 加 麻黃 一錢, 薑七片 煎服.

方解 : 風邪를 兼한 泄瀉와 痢疾로 脉이 弦하고 머리가 약간 아픈 경우에 이것으로 약간 發汗

을 시킨다. 飧泄이 外感으로 因한 경우에 四季는 脾가 風濕을 받으니 春에는 古蒼防湯으로 한다. 임상적으로는 春에 굳이 麻黃을 加할 필요는 없다.

고천지교(古天地膠)

『醫學入門』: 天門冬 一斤, 熟地黃 八兩, 蜜丸酒下.

方解 : 咳血을 치료하는데 또한 가히 辟穀을 할 수가 있다. 혹은 生地黃·麥門冬을 等分으로 해서 水煎服을 하면 吐衄이 여러 藥으로 그치지 않는 것을 치료한다.

고치부탕(古梔附湯)

『醫學入門』: 山梔仁半炒 四兩, 大附子炮熟 一枚, 剉散, 每服二錢, 水一盞, 酒半盞 煎至七分, 入鹽一撮, 溫服卽愈.

方解 : 寒疝이 入腹하여 心腹이 卒痛하고 또한 小腸膀胱氣로 㽲痛하고 脾腎의 氣攻으로 攣急하며 극렬한 통증으로 참을 수가 없고 屈伸이 不能하며 腹中에 冷으로 무거운 것이 마치 돌과 같고 自汗이 그치지 않는 경우에 마땅하다.

곤담환(滾痰丸)

『醫學入門』: 大黃·黃芩 各八兩, 沈香 五錢, 礞石·焰硝 各一兩.

方解 : 大黃·黃芩은 陽明의 濕熱을 瀉해준다. 沈香은 모든 氣를 당겨 위로는 天에 이르게 하고 아래로는 泉에 이르게 한다. 礞石과 焰硝는 墜痰을 한다. 礞石과 焰硝의 二味는 같이 砂罐 內에 넣고 덮는다. 鐵線으로 묶어 固定한 다음에 소금물로 갠 진흙으로 堅固하게 바른 뒤에 曬乾을 하고 火煆하여 붉게 만들고 식기를 기다렸다가 꺼낸다. 앞의 藥들과 같이 末로 하여 水丸으로 梧子大를 한다. 혹은 加 朱砂 二兩을 해서 옷을 입힌다. 每四五十丸을 하는데 虛實을 헤아려서 加減을 하고 食後 잠을 자려고 할 때에 茶淸溫水로 임의대로 服用한다. 腸胃의 痰積 및 소아의 食積을 공격하고 痰驚風과 痰이 盛해서 實熱이 있는 경우에 가장 要藥이다. 몸이 弱한 경우에는 加 六君子湯 一料를 하고 竹瀝과 薑汁을 넣어서 묽은 풀처럼 한 다음에 磁器에 가득하게 넣어서 曬乾을 하는데 다시 竹瀝과 薑汁으로 버무려서 曬乾을 한다. 이런 것을 세 차례 하고 또 다시 竹瀝과 薑汁으로 丸을 하는데 小豆大로 하고 每百丸을 식사를 한 다음에 한참 지나서 米飮으로 服用한다. 이것을 竹瀝達痰丸이라고 한다. 능히 大腸의 痰을 運行시켜서 大便으로 나오게 하는데 元氣를 손상시키지 않는데 妙味가 있다. 오직 泄瀉를 하거나 姙娠 中인 경우에는 사용을 忌한다.

공연단(控涎丹)

『醫學入門』: 甘遂·大戟·白芥子 各等分.

方解 : 驚痰에는 朱砂를 加해서 옷을 입힌다. 痛證이 甚하면 加 全蝎을 한다. 酒痰에는 加 雄

黃·全蝎을 한다. 驚氣로 인해서 痰이 槐가 된 경우에는 加 穿山甲·鱉甲·玄胡索·莪朮을 한다. 痹痛에는 加 木鱉子·桂心을 한다. 熱痰에는 加 消硝를 한다. 寒痰에는 加 丁香·胡椒·肉桂를 末로 하여 糊丸梧子大로 한 다음에 每五七丸에서 十丸으로 한다. 虛實을 헤아려서 丸數를 加減한다. 食後 臨臥에 淡薑湯으로 服用한다.

홀연히 胸背脇項과 手足腰跨가 隱隱하게 아프고, 筋骨이 牽引하면서 釣痛을 하고 때때로 走注하는 것은 이에 痰이 胸膈에 있어서 上下로 아프게 하는 것이다. 혹은 手足이 冷痹가 있고 氣脉이 不通하니 癱瘓으로 誤認하는 경우도 있다.

과루지실탕(瓜蔞枳實湯)

『萬病回春』: 瓜蔞去殼·枳實麸炒·桔梗去蘆·茯苓去皮·貝母去心·陳皮·片芩去朽·山梔 各一錢, 當歸 六分, 砂仁·木香 各五分, 甘草 三分 右剉一劑, 生薑煎, 入竹瀝薑汁少許, 同服.

『東醫寶鑑』: 瓜蔞仁·枳實·桔梗·赤茯苓·貝母炒·陳皮·片芩·梔子 各一錢, 當歸 六分, 縮砂·木香 各五分, 甘草 三分, 右剉, 作一貼, 水煎, 入竹瀝五匙, 薑汁半匙, 化服.

『方藥合編』: 瓜蔞仁·枳實·桔梗·赤茯苓·貝母·陳皮·片芩·梔子 各一錢, 當歸 六分, 縮砂·木香 各五分, 甘草 三分, 竹瀝五匙 薑汁半匙調服.

方解: 痰結로 喀吐를 하려고 해도 나오지 않고 胸膈이 作痛을 하며 轉側을 하지 못하고, 혹은 痰結로 胸膈이 滿悶하고 寒熱이 있으면서 氣가 急한 것을 치료한다. 아울러 痰迷心竅를 하여 말을 할 수가 없는 경우에도 대개 치료를 한다.

痰迷心竅를 해서 말을 할 수가 없는 경우에는 加 石菖蒲를 하고 去 木香을 한다. 氣喘에는 加 桑白皮·蘇子를 하고 外用으로는 生薑 찌꺼기로 痛處를 문지른다. 痰結로 胸滿하고 氣急한 것을 치료하는 處方이다. 임상적으로는 濁飮과 燥痰을 같이 없애기 때문에 動脉硬化로 인한 心筋梗塞에도 有意하다.

과체산(瓜蒂散)

『醫學入門』: 瓜蔕·赤小豆 各五分, 爲末, 用豆豉煎湯調服, 或以鹽湯一二碗頓服, 服後宜臥片時, 欲吐且忍之, 良久用指探指, 隨吐得快, 乃止. 如不吐, 飮熱湯一碗, 以助藥力, 如服藥過多者, 飮水解之, 未吐, 次日又服之.

方解: 寒邪가 表에 있지도 않고 역시 裏에 있지도 않아 胸中의 半表之分에 있는 경우에 사용한다. 증상은 마치 桂枝와 같으나, 頭가 不疼하며 項이 不强하고 寸脉은 微浮하거나 혹은 大하고, 胸中에 痞硬이 있고 痰涎이 壅盛하여 氣가 咽으로 上衝하고 숨을 쉴 수가 없으며, 혹은 懊惱, 煩躁하고 잠을 잘 수가 없는데 汗法이나 下法을 거치지 않은 것을 實煩이라고 하는데 이것에 마땅히 사용한다. 가령 여러 亡血 및 여러 虛家에는 사용할 수가 없다.

곽향정기산(藿香正氣散)

『醫學入門』: 藿香·紫蘇·白芷·大腹皮·茯苓 各六分, 厚朴·白朮·陳皮·桔梗·半夏麴 各四分, 甘草 二分, 薑棗煎服.

『萬病回春』: 藿香 二錢, 紫蘇·陳皮·厚朴薑汁炒·半夏薑汁炒·白朮去蘆·茯苓去皮·桔梗·大腹皮·白芷·甘草炙 各一錢, 右剉一劑, 生薑棗煎, 溫服.

『東醫寶鑑』: 藿香 一錢半, 紫蘇葉 一錢, 白芷·大腹皮·白茯苓·厚朴·白朮·陳皮·半夏製·桔梗·甘草炙 各五分, 右剉, 作一貼, 入薑三片, 棗二枚, 水煎服.

方解: 內傷脾胃하고 外感寒邪하여 寒熱이 拘急하고 頭痛이 있고 嘔逆이 나며 胸中이 煩悶한 것을 치료한다. 아울러 傷食, 傷冷, 傷濕, 中暑, 霍亂, 山嵐瘴氣, 不服水土와 寒熱이 마치 瘧疾과 같은 것에 아울러 마땅한데 增損해서 사용을 한다. 正傷寒의 藥이 아니니, 만약에 病이 太陽에 있어 頭疼發熱하고 骨節痛이 있는 경우에는 이 處方으로 절대 相干이 없으니 誤服하면 도리어 正氣가 虛해지고 그 經絡이 거스르게 된다. 무릇 氣虛 및 挾飮傷寒한 것에 모두 사용이 不可하다.

四時의 不正之氣와 寒疫時氣, 山嵐瘴氣, 雨濕蒸氣를 치료한다. 或은 中寒으로 腹痛自利하고 中暑와 冒風으로 吐瀉를 하며, 中濕으로 몸이 무겁고 泄瀉를 하는 것을 치료한다. 或은 不服水土와 脾胃不和로 飮食이 停滯한데 다시금 外感에 感觸되어 頭痛憎寒이 있는 것을 치료한다. 或은 嘔逆과 惡心, 胸膈이 痞悶한 것을 치료한다. 或은 發熱하는 데에 無汗한 경우에 아울러 대개 치료한다.

霍亂轉筋에는 加 木瓜를 한다. 腹痛에는 加 炒芍藥을 한다. 寒痛에는 加 官桂를 한다. 冷이 甚한 경우에는 加 乾薑을 한다. 飮食이 不化해서 心下가 痞悶하는 경우에는 加 香附子·砂仁을 한다. 米穀이 不化하는 경우에는 加 神麴·麥芽를 한다. 肉食이 不化하는 경우에는 加 山楂를 한다. 心下痞에는 加 枳實·靑皮를 한다. 中暑로 冒風한 경우에는 加 香油·白扁豆를 한다. 時氣로 憎寒壯熱하는 경우에는 加 柴胡·乾葛을 한다. 發熱에는 加 麥門冬·淡竹葉을 한다. 口渴로 泄瀉를 하며 小便이 不利한 경우에는 合 五苓散을 한다. 濕熱이 서로 얽혀서 霍亂轉筋하고 煩渴悶亂한 경우에는 合 黃連香薷散을 한다. 心腹이 絞痛하는 경우에는 加 木香을 한다. 만약에 화장실에 빈번하게 가려고 하는데 通利를 못하는 경우에는 加 枳殼을 한다.

傷寒陰證으로 頭痛身疼을 치료한다. 만약에 表裏證이 나누어지지 않은 경우에는 이 藥으로 經絡을 導引해서 變動이 없게 해야 한다. 『方藥合編』는 『東醫寶鑑』의 내용을 그대로 따랐다.

內傷疾患의 큰 갈래는 二陳湯과 平胃散이다. 二陳湯은 痰飮을 小便으로 排出하고 하는 小腸의 藥이고, 平胃散은 體內의 濁飮을 大便으로 排出하고자 하는 胃에서 大腸으로 가는 藥이다. 不換金正氣散은 平胃散으로 시작되는 處方이고, 藿香正氣散은 二陳湯으로 시작되는 處方이니, 임상에서 藿香正氣散과 不換金正氣散의 구분이 어려우면 二陳湯과 平胃散으로 구분해서 사용을 하면 된다.

교애궁귀탕(膠艾芎歸湯)

『醫學入門』: 阿膠 · 艾葉 · 川芎 · 當歸 各一錢, 甘草二分, 水煎服.

『東醫寶鑑』: 阿膠珠 · 艾葉 · 川芎 · 當歸 各二錢, 甘草炙 一錢, 右剉, 作一貼, 水煎服.

方解 : 胎動不安이나 혹은 下血을 치료한다. 八九個月 內에는 砂仁을 약간 加한다. 胎動下血을 하는데 八九個月 안으로 하는 경우와 半産 後에 이것으로 因하여 연속으로 下血이 나오고 그치지 않는 경우에 치료하는 處方이다. 胎動腹痛이 있는 것과 或은 黃汁으로 마치 漆과 같은 것이 나오거나 豆汁과 같은 경우에는 野苧根 · 金銀花根 各五錢을 水酒相反으로 煎服한다. 『方藥合編』에서는 『東醫寶鑑』와 내용이 같다. 膠艾芎歸湯은 통증이 없이 下血을 하는 胎動不安을 치료한다.

교애사물탕(膠艾四物湯)

『醫學入門』: 阿膠 · 艾葉 · 當歸 · 川芎 · 甘草 各四分, 芍藥 · 熟地 各八分, 水酒各半, 空心煎服.

『萬病回春』: 當歸 · 川芎 · 白芍藥酒炒 · 熟地黃 · 阿膠珠炒 · 黃芩 · 白朮去蘆 · 砂仁 · 香附子炒 · 艾葉少許, 右剉劑, 糯米一撮, 水煎, 空心服.

『東醫寶鑑』: 熟地黃 · 當歸 · 川芎 · 白芍藥 · 阿膠珠 · 條芩 · 白朮 · 縮砂 · 艾葉 · 香附子炒 各一錢, 右剉, 作一貼, 入糯米一撮, 水煎, 空心服.

方解 : 勞傷氣血로 月水가 過多하거나 혹은 崩漏가 不止하고 또한 임신으로 胎氣가 불안하고 혹은 損으로 因해서 胎가 動하고 漏血을 하면서 胎를 傷한 경우에 역시 마땅하다. 『萬病回春』에서는 一名 安胎飮이라 하였다. 胎漏로 인해서 下血을 하면서 배가 아픈 것을 치료하는 處方이다. 『方藥合編』에서는 『東醫寶鑑』와 내용이 같다. 膠艾四物湯은 胎漏로 인한 腹痛을 치료한다. 膠艾芎歸湯과의 차이점은 腹痛의 有無로 구분을 하는 것이다.

구감초탕(炙甘草湯)

『醫學入門』: 甘草 三錢, 人蔘 二錢二分, 生地 · 桂枝 · 麻仁 · 麥門冬 各二錢半, 阿膠 二錢, 薑三片, 棗二枚, 酒七分, 水一盞三分, 煎至三分服.

『東醫寶鑑』: 甘草炙 二錢, 生乾地黃酒炒 · 桂枝 · 麻仁 · 麥門冬 各一錢半, 人蔘 · 阿膠珠 各一錢, 右剉, 作一貼, 入薑五片, 大棗三枚, 水二分, 酒一分, 同煎至半, 去渣入阿膠, 再一沸, 溫服日三.

方解 : 傷寒에 脉이 結代하고 心이 動悸하는 것을 치료한다. 方意는 다음과 같다. 脉이 結代한 것은 血氣가 허약해서 서로 接續을 할 수 없는 것이다. 心이 動悸를 하는 것은 眞氣가 虛한 것이다. 이것은 蔘 · 草 · 大棗의 甘으로 不足을 補하고, 桂 · 薑의 辛으로 正氣를 益하는 것이다. 本草에 이르기를 補는 可히 弱한 것을 없앤다고 하는 것이 이것이다. 麻仁 · 阿膠 · 生

地 · 門冬의 甘은 潤經하고 益血을 해서 脉을 復元시키고 心을 通하게 하는 것이다. 經에 이르기를 津液이 耗散하면 즉 枯가 되고, 五臟이 痿하게 되니 마땅히 榮衛가 마르게 된다. 溫劑가 潤하게 한 까닭이다. 單甘草湯, 滋陰降火湯, 補陰丸, 生脉散, 補中益氣湯의 一切 滋補하는 藥은 대개 이 處方으로부터 變化한 것이다. 다른 이름으로는 復脉湯이라고 한다.

구미강활탕(九味羌活湯)

『醫學入門』 : 羌活 · 防風 各一錢半, 蒼朮 · 川芎 · 白芷 · 黃芩 · 生地 各一錢二分, 甘草 · 細辛 各五分, 生薑三片, 大棗二枚, 葱白二莖, 水煎熱服.

『萬病回春』 : 羌活 二錢, 防風 一錢半, 蒼朮米泔浸 一錢, 川芎 一錢半, 細辛 三分, 白芷 · 生地黃 · 黃芩 各一錢, 甘草 三分, 右剉, 生薑三片, 蔥白三根, 水煎熱服. 如汗不出, 用紫蘇葉煎湯, 以器盛放被內, 於脚腕下熏之, 用生薑渣綿裹, 周身擦之, 其汗自出.

『東醫寶鑑』 : 羌活 · 防風 各一錢半, 蒼朮 · 川芎 · 白芷 · 黃芩 · 生地 各一錢二分, 甘草 · 細辛 各五分, 右剉, 作一貼, 入生薑三片, 大棗二枚, 蔥白二莖, 水煎服.

『方藥合編』 : 羌活 · 防風 各一錢半, 川芎 · 白芷 · 蒼朮 · 黃芩 · 生地黃 各一錢二分, 細辛 · 甘草 各五分.

方解 : 傷風과 傷寒을 不問하고 惡寒과 身熱이 나는 것과 頭項腰脊과 四肢가 强痛하고 아울러 四時感冒, 疫癘, 晩發 等證과 雜病도 역시 可히 通治한다. 이 處方은 三陽經의 禁하는 것을 犯하지 않고 解利하는 神方이다. 다른 이름으로는 羌活冲和湯이다. 麻黃湯과 桂枝湯을 구별하듯이 羌活冲和湯은 防風冲和湯과 비교가 되는 處方이다.

羌活은 太陽의 肢節痛을 치료하는 것으로 君이 된다. 크게는 通하지 못하는 곳이 없고, 작게는 들어가지 않는 곳이 없다. 가령 關節痛이 심하거나 또는 無汗한 경우에는 倍로 사용한다. 防風은 少陽의 一身盡痛을 치료하는데 佐使를 따라서 引經을 한다. 가령 有汗한 경우에는 防風을 倍로 하고 羌活을 줄인다. 蒼朮은 雄壯하게 上行을 하여 크게 能히 濕을 除하고 邪氣로 하여금 太陰으로 傳하지 않게 한다. 가령 有汗한 경우에는 白朮로 바꾼다. 川芎은 厥陰頭痛이 腦에 있는 것을 치료한다. 白芷는 陽明頭痛이 額에 있는 것을 치료한다. 細辛은 少陰에 頭痛이 齒牙와 연결되면서 苦痛스러운 것을 치료한다. 黃芩은 太陰의 肺熱이 胸에 있는 것을 치료한다. 生地黃은 少陰의 心熱을 치료하니 熱이 있는 경우에 사용할 수가 있고 熱이 없으면 去한다. 甘草는 능히 利를 緩하게 하고 中을 和하게 한다. 各 藥의 主治를 서술했으니 사용하는 사람들이 詳細히 할 것이다.

生薑三片, 大棗二枚, 蔥白二莖으로 水煎해서 熱服을 하여 땀을 낸다. 가령 땀이 안 나는 경우에는 熱粥을 사용하여 돕는다. 이 處方은 春夏秋의 三時에 表證이 발생했을 때에 桂枝, 麻黃, 靑龍, 各半의 네 處方을 代身한다. 대개 三時는 暄熱하니 傷寒이 되면 즉 감히 冬月처럼 麻黃湯으로 發表를 하지 못한다. 그렇기 때문에 羌活, 蒼朮로 代身한다. 傷風이 되면 즉 冬月처럼 桂枝湯을 사용하여 表를 實하게 하지 못한다. 그렇기 때문에 防風 · 白朮 · 川芎 ·

白芷·細辛으로 代身을 한다. 發表에는 杏仁을 熟地黃으로 代身을 하고, 救血에는 芍藥을 代身해서 黃芩을 加한 것은 天時를 順하게 한 것이다.

加減法은 다음과 같다. 太陽證에는 加 羌活·藁本을 하고, 陽明證에는 加 升麻·葛根·白芷를 하고, 少陽證에는 加 柴胡·黃芩·半夏를 하고, 太陰證에는 加 蒼朮·厚朴·枳實을 하고, 少陰證에는 加 桔梗·知母·黃柏을 하고, 厥陰證에는 加 川芎·柴胡를 한다.

가령 夏月에는 加 石膏·知母를 하는데 이 湯藥을 복용한 후에 땀이 나지 않으면 加 蘇葉을 한다. 惡風自汗을 하는 경우에는 加 桂枝를 하는데 夏月에는 去 桂를 하고 加 芍藥을 한다. 發汗을 한 후에 풀리지 않으면 加 大黃을 하고, 嘔逆에는 加 薑汁을 하고, 痰이 있는 경우에는 地黃을 去하고 半夏를 加하고, 肌熱에는 加 柴胡·葛根을 하고, 喘이 있으면서 惡寒이 있고 身熱이 있는 경우에는 加 杏仁·生地黃을 하고, 虛煩에는 加 知母·麥門冬·竹茹를 하고, 胸中에 飽悶한 경우에는 加 枳殼·桔梗을 하고, 中風으로 行經을 하려고 하면 加 附子를 하고, 便閉에는 加 大黃을 한다. 中風이 五痹의 等證과 겸한 경우에는 各 十二經絡의 內外上下와 寒熱溫凉, 四時六氣를 따라서 加減으로 補瀉를 해서 사용을 하는데 煉蜜로 丸을 만들면 더욱 좋다. 發汗을 위해서는 生薑三片, 大棗二枚, 蔥白二莖으로 水煎해서 熱服을 하여 땀을 낸다.

春夏秋에 때가 아닌 때의 感冒와 갑작스러운 寒으로 머리가 아프고, 發熱이 있으면서 無汗하고, 脊强이 있으며 脉이 浮緊한 것을 치료한다. 이것은 足太陽膀胱經에 邪를 받은 것이니 마땅히 이것으로 發散을 해야 한다. 四時를 不問하고 단지 頭痛, 骨節痛이 있으면서 發熱惡寒을 하고 無汗한데 脉이 浮緊하면 마땅히 이것을 麻黃湯을 대신해서 사용을 하는 것이 적당하다. 有汗에는 麻黃을 복용할 수가 없고, 無汗하면 桂枝를 복용할 수가 없으니 만약에 잘못 복용을 하면 즉 그 變故를 다 말할 수가 없다. 그렇기 때문에 이 法을 세워서 三陽의 禁忌를 犯하지 않게 하는 것이니 이에 解表의 神方이다. 一名 羌活冲和湯이라 한다.

羌活은 太陽의 肢節痛을 치료하는데 撥亂反正하는 主가 되는 것이다. 防風은 一身의 盡痛을 치료하는데 軍將의 命令을 들어서 行하는 것이다. 蒼朮은 雄壯하게 上行하는 氣이니 능히 濕氣를 除去하고 아래로 太陰을 便安하게 한다. 甘草는 裏急을 緩하게 하고 여러 藥을 和平하게 한다. 川芎은 厥陰頭痛이 腦에 있는 것을 치료한다. 生地黃은 少陰의 心熱이 안에 있는 것을 치료한다. 黃芩은 太陰肺의 熱이 가슴에 있는 것을 치료한다. 白芷는 陽明의 頭痛이 額에 있는 것을 치료한다. 細辛은 少陰의 腎經이 頭痛으로 苦痛스러운 것을 치료한다.

감기약으로 사용할 때에는 頭痛이 있어야 사용이 가능하고 發寒을 위해서는 蔥白이 들어가야 하는데 『方藥合編』에서 生薑三片, 大棗二枚, 蔥白二莖으로 水煎해서 熱服을 하여 땀을 내야 한다고 하는 부분이 빠졌다.

구미안신환(九味安腎丸)

『醫學入門』: 破古紙·小茴香·胡蘆巴·川楝肉·續斷·桃仁·杏仁·山藥·茯苓 各等分, 蜜丸,梧子大.

『東醫寶鑑』: 胡蘆巴 · 破古紙炒 · 川楝子 · 茴香 · 續斷 各一兩半, 桃仁 · 杏仁 · 山藥 · 白茯苓 各一兩, 右爲末, 蜜丸梧子大, 空心, 鹽湯下五七十丸.

方解 : 三味安腎丸은 破古紙 · 小茴香 · 乳香 各等分으로 爲末하여 蜜丸梧子大로 하여 每三十丸을 空心에 鹽湯으로 먹는다. 혹은 煎湯하는 藥에 服用을 한다. 三味安腎丸에 去 乳香을 하고 胡蘆巴 · 川楝肉 · 續斷 · 桃仁 · 杏仁 · 山藥 · 茯苓을 같은 分量을 더 넣은 것을 九味安腎丸이라고 한다. 腎虛腰痛과 目眩하고 耳聾하며 얼굴이 검고 羸瘦하는 것을 치료한다. 腎氣가 歸源하지 못한 경우에 사용을 한다.

구미유련환(九味萸連丸)

『醫學入門』: 吳茱萸 · 陳皮 · 蒼朮 · 黃連土炒 · 黃芩土炒 · 桔梗 · 茯苓 · 半夏 各一兩, 爲末 神麴糊丸 菉豆大 每二三十丸 時時津液下.

方解 : 鬱積의 酸證을 치료하는 處方이다. 痰火의 停食이 一日이나 半日에 酸水로 腐化하고 黃臭를 吐出하는데 혹은 酸心하고 불안할 때에 사용한다.

구원심신환(究原心腎丸)

『醫學入門』 : 牛膝 · 熟地黃 · 肉蓯蓉 · 鹿茸 · 附子 · 人蔘 · 遠志 · 茯神 · 黃芪 · 山藥 · 當歸 · 龍骨 · 五味 各一兩, 兎絲子 三兩, 浸藥酒 煮糊丸 梧子大 每五十丸 空心 棗湯下.

『東醫寶鑑』 : 菟絲子酒浸 三兩, 牛膝 · 熟地黃 · 肉蓯蓉 · 鹿茸 · 附子炮 · 人蔘 · 遠志 · 茯神 · 黃芪 · 山藥 · 當歸 · 龍骨 · 五味子 各一兩, 右爲末, 以浸兎絲酒煮, 糊和丸梧子大, 棗湯下七九十丸.

方解 : 치료는 古庵心腎丸과 같다. 常服하면 陰陽을 調和롭게 하고, 心腎의 虛를 補하며, 寒을 溫하게 하고, 濕을 燥하게 하는데 가장 효과적이다. 古庵心腎丸이 黃柏으로 虛熱을 除한다고 하면 究原心腎丸은 附子로 虛陽을 補하는 차이가 있다.

국궁환(麯芎丸)

『醫學入門』: 神麴 · 川芎 · 白朮 · 附子 各等分, 爲末, 麯糊丸梧子大, 每三五十丸, 米飮下.

方解 : 臟腑에 風濕을 받아서 泄瀉가 그치지 않거나 또한 食積으로 痢疾이 되는 것을 치료한다. 겸해서 飱瀉를 치료한다.

국화차조산(菊花茶調散)

『萬病回春』: 川芎 · 荊芥穗 各二兩, 薄荷 · 香附子 各四兩, 羌活 · 白芷 · 甘草炙 各一兩, 防風 七錢半, 右爲細末, 每服二錢, 食後茶淸調下, 薑葱煎湯亦可. 一方 加 菊花 一兩, 細辛 五錢, 僵蠶 · 蟬退 各二錢半, 名 菊花茶調散.

『東醫寶鑑』: 甘菊 · 川芎 · 荊芥 · 羌活 · 白芷 · 甘草 各一兩, 防風 七錢半, 細辛 五錢, 蟬殼 · 白

殭蠶 · 薄荷 各二錢, 右爲 細末, 每取二錢, 茶淸調下 食後.

方解 : 頭風, 鼻塞을 치료한다. 혹은 偏正頭痛을 치료한다. 川芎茶調散에 加 甘菊 · 蟬退 · 白殭蠶을 하면서 頭風을 치료하는 處方으로 만든 것이다. 川芎茶調散과 같이 공부하면 좋다. 차를 마시는 것이기 때문에 '천궁차조산', '국화차조산'으로 읽는 것이 맞다.

굴신도법(屈伸導法)

『醫學入門』 : 正東坐, 收手抱心, 一人前躡其兩膝, 一人捧其頭, 徐牽令偃臥, 三倒三起, 久久效.

方解 : 屈伸導法은 동쪽으로 향해서 앉은 다음에 팔을 거두어 가슴을 감싸 안고 다른 사람이 앞에서 양쪽 무릎을 밟고 또 다른 사람은 뒤에서 머리를 받쳐 올린다. 서서히 당겨서 위로 보고 눕게 한다. 세 번 눕고 세 번 일어나게 하는데 오래도록 하면 효과가 있다. 韓藥 處方은 아니고 導引法이다. 근래에 牽引하는 方法과 유사하다.

궁지산(芎芷散)

『醫學入門』 : 白芷 · 菖蒲 · 蒼朮 · 陳皮 · 細辛 · 厚朴 · 半夏 · 甘草 · 木通 · 紫蘇 · 辣桂 各二分半, 川芎 一分, 薑葱煎服.

『東醫寶鑑』 : 川芎 一錢半, 白芷 · 蒼朮 · 陳皮 · 細辛 · 石菖蒲 · 厚朴 · 半夏 · 木通 · 紫蘇葉 · 辣桂 · 甘草 各七分, 右剉, 作一貼, 入薑三片, 蓮鬚葱白二莖, 煎服.

方解 : 風이 귀로 들어가서 耳鳴이 있는 것을 치료한다. 風虛한 경우에 사용한다.

궁지향소산(芎芷香蘇散)

『東醫寶鑑』 : 香附子 · 紫蘇葉 各二錢, 蒼朮 一錢半, 陳皮 · 川芎 · 白芷 各一錢, 甘草 五分, 右剉 作一貼, 入薑三片, 棗二枚 水煎服.

『方藥合編』 : 香附子 · 蘇葉 各二錢, 蒼朮 一錢半, 陳皮 一錢, 甘草炙 五分, 薑三片, 棗二枚. 香蘇散 加 川芎 · 白芷 名 芎芷香蘇散.

方解 : 傷寒傷風의 表證으로 頭項强하고 百節痛을 치료한다. 陰陽이 아직 나누어지지 않은 경우에 대개 服用할 수가 있다. 일반적으로 處方에 加味를 하는 경우에 특별히 引經을 원하지 않는 경우에는 各一錢으로 하는 것이다.

궤견탕(潰堅湯)

『萬病回春』 : 當歸 · 白朮去蘆 · 半夏薑汁炒 · 陳皮 · 枳實麩炒 · 山査肉 · 香附 · 厚朴薑汁炒 · 砂仁 · 木香 各等分, 右剉一劑. 薑一片. 水煎, 磨木香調服.

『東醫寶鑑』 : 當歸 · 白朮 · 半夏 · 陳皮 · 枳實 · 山楂肉 · 香附子 · 厚朴 · 縮砂 各一錢, 木香 五分, 水磨取汁, 右剉, 作一貼, 水煎調木香汁服之.

方解 : 五積六聚와 諸般癥瘕, 痃癖, 血塊를 모두 司令한다. 左脇에 塊가 있으면 加 川芎을 한

다. 右脇에 塊가 있으면 加 靑皮를 한다. 肉食으로 塊가 이루어진 것이면 加 薑炒黃連을 한다. 粉麵으로 積이 된 경우에는 加 神麴을 한다. 血塊에는 加 桃仁·紅花·官桂를 하고 去 半夏·山楂를 한다. 痰塊에는 加 海粉·瓜蔞仁·枳實을 하고, 去 山楂를 한다. 飽脹에는 加 蘿葍子·檳榔을 하고 去 白朮을 한다. 健壯한 사람의 경우에는 加 蓬朮을 하고, 마르고 弱한 경우에는 人蔘을 약간 加한다.

귀규탕(歸葵湯)

『醫學入門』: 升麻 一錢, 黃芪·酒芩·防風·羌活 各七分半, 生甘草·蔓荊子·連翹·生地黃·當歸·紅葵花·人蔘 各四分半, 柴胡 三分, 水煎服.

『東醫寶鑑』: 升麻 一錢, 黃芪·酒芩·防風·羌活 各七分, 蔓荊子·連翹·生地黃·當歸·紅葵花·人蔘·生甘草 各五分, 柴胡 三分, 右剉, 作一貼, 水煎, 食後溫服.

方解 : 눈 사이에 火가 노는데, 日光과 火光을 싫어하고, 小眥가 緊急하며, 隱澁하여 뜨기가 어렵고, 물건을 보는데 어둡고, 꽃이 보이며, 바람을 맞으면 눈물이 나는 것을 치료한다. 肝虛로 客熱하여 迎風冷泣하는 것에 사용한다. 라섹수술 후에 발생하는 눈부심과 안구 건조증에 사용해서 유의한 효과가 있었다.

귀룡환(歸茸丸)

『醫學入門』: 鹿茸酒蒸·當歸酒浸 各等分, 爲細末, 用烏梅水煮去核, 和前末, 搗勻和丸梧子大, 每服六七十丸, 空心 米飮送下.

方解 : 精血이 枯渴되어 面色이 黧黑하고 耳聾目暗하며 口乾多渴하고 腰痛脚弱하며 小便이 白濁하는 것을 치료한다. 上은 燥하고 下는 寒한데 峻補를 받아들이기 어려운 等證에 效果가 있다.

귀비탕(歸脾湯)

『醫學入門』: 當歸·龍眼肉·酸棗仁·遠志·人蔘·黃芪·白朮·茯神 各一錢, 木香 五分, 甘草 三分, 薑棗煎服.

『萬病回春』: 人蔘·白朮·黃芪炒·白茯苓去皮·龍眼肉·當歸·遠志甘草泡去心·山棗仁炒 各一錢, 木香·甘草炙 各五分, 生薑三片, 棗一枚, 水煎服. 本方 加 柴胡, 山梔 名 加味歸脾湯.

『東醫寶鑑』: 當歸·龍眼肉·山棗仁炒·遠志製·人蔘·黃芪·白朮·白茯神 各一錢, 木香 五分, 甘草 三分, 右剉, 作一貼, 薑五片, 棗二枚, 水煎服.

『方藥合編』: 當歸·龍眼肉·山棗仁炒·遠志·人蔘·黃芪·白朮·白茯神 各一錢, 木香 五分, 甘草 三分, 生薑五片, 大棗二枚.

方解 : 憂思로 傷脾해서 안이 熱하고 食少하고 體倦하며, 혹은 血이 妄行하여 發熱嘔吐를 하고, 혹은 健忘怔忡을 하고 驚悸를 하며 잠을 잘 못자며, 혹은 心脾가 作痛하고 自汗盜汗이

있고, 혹은 經候가 不調하고 日晡에 熱이 나고 안으로 熱이 있으며, 혹은 脣口가 生瘡을 하고 流注하는 等證을 치료한다.

脾經에 血이 不足해서 잠을 자지 못하고, 發熱이 있고 盜汗이 있는 것을 치료한다. 혹은 思慮로 脾를 傷해서 不能攝血해서 妄行하는 데에 이르게 한 것을 치료한다. 혹은 心脾가 傷해서 아프고 血虛로 發熱을 하는 것을 치료한다. 혹은 肢體가 통증이 있고 日晡에 熱이 있으며 안으로 熱이 나는 것을 치료한다. 혹은 瘰癧이 流注해서 흩어지지도 않고 潰斂하지도 않는 것을 치료한다.

憂思로 勞傷心脾를 하고 健忘怔忡하는 것을 치료한다. 처음『醫學入門』에서는 단지 薑棗煎服이라고 하였는데 歸脾湯의 특성상 心脾에 泥滯가 되는 副作用이 동반이 되게 된다. 그렇기 때문에 生薑을 일반적인 사용하는 三片이 아니고 五片으로 올려서 脾에 鬱結이 되지 않도록『東醫寶鑑』에서 사용한 것이다. 그럼에도 불구하고 歸脾湯을 잘못 사용하면 몸이 더 가라앉고 무거우면서 消化가 잘 안되고 가슴이 답답한 부작용을 경험하게 되니 주의해서 사용해야 한다.

귀저환(龜樗丸)

『醫學入門』: 龜板 一兩, 樗白皮 · 蒼朮 · 滑石 各五錢, 白芍藥 · 香附子 各四錢, 爲末, 粥丸服.

方解 : 濕痰腰痛과 大便이 泄하는 것을 치료한다. 혹은 加 蒼朮 · 威靈仙을 하면 더욱 妙하다. 무릇 腹腔 안의 氣病에는 모름지기 木香을 조금 사용하면 行氣를 한다.

귤반지출환(橘半枳朮丸)

『醫學入門』: 橘皮 · 半夏 · 枳實 各一兩, 白朮 二兩, 爲末, 荷葉煨飯, 搗丸梧子大, 每五六十丸, 橘皮煎湯下.

『東醫寶鑑』: 枳朮丸 加 橘皮 · 半夏薑製 各一兩, 製法服法同上.

方解 : 飮食傷脾로 痰飮이 停積해서 心胸이 痞悶한 것을 치료한다. 가령 食이 不消하면 加 神麴 · 麥芽를 하고, 氣逆하면 加 木香 · 白荳蔲를 하며, 胃脘痛에는 加 草豆蔲를 하고, 氣升하면 加 沈香을 한다.

귤피일물탕(橘皮一物湯)

『醫學入門』: 橘皮洗淨 一兩 新汲水煎 溫服.

方解 : 諸氣가 攻刺한 것과 風寒暑濕으로 感觸된 初證에 通用을 한다. 무릇 酒食으로 傷하여 中脘이 痞塞하고 妨悶하여 嘔吐呑酸을 하는 것을 치료한다. 痰熱로 인한 嘔逆으로 滑脉으로 痰이 우선이 될 때에 사용한다.

귤피전환(橘皮煎丸)

『醫學入門』: 陳皮 十五兩, 甘草 十兩, 當歸·萆薢·蓯蓉·吳茱萸·厚朴·肉桂·陽起石·巴戟·石斛·附子·菟絲子·牛膝·鹿茸·杜仲·乾薑 各三兩 爲末, 用酒五升於磁器, 入橘皮末煎熬如飴, 却將諸末入內攪勻, 仍入石臼內, 搗丸梧子大, 每三十丸, 空心溫酒鹽湯任下.

方解 : 脾腎이 크게 虛하여, 飮食을 먹지 않고, 肌體가 羸瘦하며, 四肢가 無力한 것을 치료한다. 兼해서 久瘧이나 久痢, 癥瘕를 치료한다. 脾勞는 뜻이 밖으로 지나치게 생각을 하니 脹滿하고 少食하는데 極하면 즉 吐瀉하고 肉이 削하며 四肢가 倦怠하고 關節肩背가 强痛하게 된다. 이런 경우에 사용한다.

귤피탕(橘皮湯)

『東醫寶鑑』: 橘皮 三錢, 靑竹茹, 甘草 各一錢, 人蔘 五分, 右剉, 作一貼, 入薑三棗二, 煎服.

方解 : 虛煩을 치료한다.

금궤당귀산(金匱當歸散)

『醫學入門』: 黃芩·白朮·當歸·川芎·白芍藥 各一兩, 爲末, 每一錢, 酒調服, 或酒糊爲丸, 茶淸下.

『東醫寶鑑』: 黃芩·白朮·當歸·川芎·白芍藥 各一兩, 右爲末, 每三錢, 溫酒調下, 或酒糊和丸, 米飮下五七十丸.

方解 : 養血하고 淸熱하는 處方으로 孕婦는 마땅히 常服해야 한다. 가령 瘦人이 血은 적고 熱이 있는데 胎動不安하고 平素에 일찍이 半産이 있는 경우에는 대개 마땅히 服用하여 그 源을 淸하게 하면 後患이 없는 것이다.

婦人이 姙娠을 하면 脾의 運化에 障碍가 있어 느려져서 濕이 生하고, 濕이 되면 熱이 생긴다. 古人이 白朮과 黃芩을 安胎의 聖藥으로 한 것은 대개 白朮은 補脾와 燥濕을 하고, 黃芩은 淸熱을 하기 때문이다. 하물며 姙娠을 하면 血에 의지하여 培養을 하는 것이니 이 處方에 當歸·川芎·白芍藥으로 補血을 하는 것이 더욱 잘 갖추어진 것이다. 이 藥을 복용하면 쉽게 出産을 하게 되는데 아들이나 딸을 얻더라도 兼하여 胎毒이 없게 되니 즉 痘疹도 역시 드물게 된다. 病이 없어 쉽게 기를 수가 있고 聰明하고 知慧로운 것이 거짓된 말이 아닌 것이다. 누차 試驗해서 누차 效驗이 있었다. 평소에 習慣性 流産이 되는 경우에 姙娠을 하면 그 流産된 달을 미리 하여 사용하면 된다.

금련이진탕(芩連二陳湯)

『醫學入門』: 二陳湯 加 黃芩·黃連.

方解 : 火痰降火를 잘 한다. 痰火가 盛한 경우라면 痰이 위로 막히고 火가 아래로 動하여 다

른 특별한 증상이 없는데 忽然히 呃이 胸中으로 따라서 발생하는 경우에 사용을 한다.

금쇄정원단(金鎖正元丹)

『醫學入門』: 五倍子·茯苓 各八錢, 巴戟·胡蘆巴·肉蓯蓉 各一兩六錢, 補骨脂 一兩, 朱砂·龍骨 各二錢, 爲末, 酒糊丸, 梧子大, 每二十丸, 空心溫酒鹽湯任下.

方解: 元臟이 虛冷하고, 眞氣가 不足하며, 胸脇이 痞脹하고, 呼吸短氣가 있으며, 四肢가 倦怠하고, 腰膝이 痠疼하며, 目暗耳鳴하고, 心悸가 있으며, 盜汗이 있고, 遺精白濁이 있는 것을 치료한다. 또한 一切 虛損의 證 및 水穀이 不消하는 것과 嘔逆惡心을 치료한다.

금수육군전(金水六君煎)

『方藥合編』: 熟地黃 三錢, 當歸·半夏·白茯苓 各一錢, 陳皮 一錢半, 甘草 一錢, 白芥子 七分, 氣弱不用 生薑五片.

方解: 脾腎虛寒으로 水가 넘쳐서 咳嗽喘急하는 것을 치료한다. 老人의 오래된 기침을 치료한다.

금앵고(金櫻膏)

『醫學入門』: 經霜後用竹夾, 夾摘金櫻子, 先杵去刺, 勿令損, 以竹刀切作兩片, 刮去腹內子毛, 用水洗過, 搗爛, 置砂鍋內, 水煎至半耗, 取出濾去渣, 仍以文武火, 熬似稀飴, 每服一匙, 酒調服.

方解: 養精益腎을 하고, 活血하게 하며, 顔色을 좋게 한다. 虛甚하고 病이 오래된 血尿에도 사용을 한다.

기령환(杞苓丸)

『醫學入門』: 枸杞子 二兩, 茯苓 四兩, 當歸·兎絲子 各一兩, 靑鹽 五錢, 爲末, 蜜丸梧子大, 每七十丸, 空心, 熱湯下.

『東醫寶鑑』: 茯苓半赤半白 四兩, 枸杞子酒浸 二兩, 兎絲子酒製·當歸 各一兩, 靑鹽 五錢, 右爲末, 蜜丸梧子大, 空心, 溫水下五七十丸.

方解: 腎臟이 虛耗해서 水가 升降을 하지 못하고 眼目이 昏暗하며 遠視로 밝지 못하고 점차 內障이 되는 것을 치료한다. 눈동자가 아픈데 火가 없는 경우에 사용을 한다.

기제탕(旣濟湯)

『醫學入門』: 竹葉石膏湯 去 石膏, 加 附子 二錢.

『東醫寶鑑』: 竹葉石膏湯 去 石膏, 加 附子炮 二錢也.

方解: 虛煩으로 上盛下虛하고 煩躁自利하며 手足이 冷한 것을 치료하는 處方이다.

기제환(旣濟丸)

『醫學入門』: 人蔘·附子 各一錢, 麝香 少許, 爲末, 飯丸梧子大, 麝香爲衣, 每七丸燈心煎湯下.

『東醫寶鑑』： 兎絲子酒劑·益智仁炒·白茯苓·韭子炒·肉蓯蓉酒洗·當歸·熟地黃 各五錢, 黃柏·知母並鹽炒·牡蠣煆·山茱萸酒蒸去核 各三錢, 五味子 一錢, 右爲末, 酒麵糊和丸梧子大, 空心, 鹽湯下百丸.

方解 : 關格으로 吐利가 不得하고 脉이 沈하고 手足이 微冷한 것을 치료한다. 『醫學入門』의 旣濟丸은 關格으로 因한 것을 치료하는 處方이고, 『東醫寶鑑』의 旣濟丸은 膀胱虛로 小便이 不禁하는 것을 치료하는 處方이다.

기효사물탕(奇效四物湯)

『東醫寶鑑』: 四物湯 加 阿膠·珠艾葉·黃芩 共七錢, 右剉, 作一貼, 薑五片, 煎服.

方解 : 血崩을 치료하는데 神效하다.

길경지각탕(桔梗枳殼湯)

『醫學入門』: 桔梗·枳殼·甘草 等分 水煎 溫服.

『東醫寶鑑』: 桔梗·枳殼 各二錢, 甘草 一錢, 右剉, 作一貼, 薑五片, 煎服. 一名 枳梗湯.

方解 : 痞氣로 胸滿하고 不利하며 煩悶하여 죽으려고 하는 것과 寒熱을 莫論하고 通用한다. 또한 傷寒結胸으로 胸滿하고 죽으려고 하는 것에 服用하면 神效하다.『東醫寶鑑』와 『方藥合編』에서는 桔梗枳殼湯으로 되어 있으나, 『醫學入門』에서는 枳梗湯으로 되어 있다. 뒤에 枳梗湯 항목을 참고하기 바란다.

길경탕(桔梗湯)

『醫學入門』 : 桔梗·防己·貝母·瓜蔞仁·人蔘·當歸·薏苡仁·桑白皮 各四分, 百合·甘草節·杏仁·黃芪 各一分, 生薑煎服.

『東醫寶鑑』: 桔梗 一兩, 甘草 二兩, 右剉, 五錢, 水煎, 如上法服之, 二味等分, 名 如聖湯.

『東醫寶鑑』 又方 : 甘草 三錢半, 桔梗 一錢半, 右剉, 水煎服.

『東醫寶鑑』 又方 : 桔梗·貝母 各一錢二分, 當歸·瓜蔞仁·薏苡仁 各一錢, 枳殼·桑白皮·防風·黃芪 各七分, 杏仁·百合·甘草節 各五分, 右剉, 作一貼, 入薑五片, 水煎服.

方解 : 肺癰으로 因한 咳嗽, 膿血, 咽乾, 多渴한 것을 치료한다. 가령 大便이 秘하면 加 大黃을 하고 小便이 赤하면 加 木通을 한다. 『東醫寶鑑』의 처음 處方은 少陰에 客寒으로 因한 咽痛을 치료하는 處方이다. 두 번째 處方은 少陰의 寒熱이 서로 얽혀서 咽痛하는 것을 치료하는 處方이다. 마지막 處方은 肺癰을 치료하는 處方이다. 특히 『東醫寶鑑』의 경우에는 桔梗湯의 이름으로 너무 많은 處方이 나오기 때문에 굳이 다 記載하지 않았다.

ㄴ

난간전(煖肝煎)

『方藥合編』: 枸杞子 三錢, 當歸·白茯苓·烏藥·小茴香 各二錢, 肉桂 一錢, 沈香 或 木香 一錢.

方解: 肝腎寒으로 小腹이 疼痛한 疝氣를 치료한다. 鎭痛을 목적으로 할 때에는 芍藥甘草湯을 合方해야 한다.

내구산(內灸散)

『醫學入門』: 藿香葉·丁香皮·茴香·肉桂·熟地黃 各一兩半, 甘草·白朮·當歸·山藥·白芷 各八兩, 藁本·乾薑·川芎·白芍藥·木香 各一兩, 陳皮 四兩, 每三錢, 薑艾煎服, 或爲末, 溫酒調服.

方解: 胎前産後에 一切 血疾, 血崩으로 虛憊한 것을 치료한다. 腹脇이 疼痛하고, 氣逆으로 嘔吐를 하며, 冷氣가 凝積하고, 塊硬으로 刺痛하며, 靑白으로 泄下하는 것을 치료한다. 或은 五色으로 下를 하고, 腹中이 虛鳴하며, 氣가 滿하고 堅硬하며, 血이 淋瀝하고, 腰痛이 있으며, 嘔吐淸水를 하는 것을 치료한다. 頻繁한 出産으로 血이 衰하고, 顔色이 靑黃하며, 勞傷으로 劣弱하고, 月經이 不調하며, 下血하고, 墮胎를 하고, 血迷, 血暈, 血痛이 있는 것을 치료한다. 때로 疼痛이 발생하고, 頭目이 眩暈하며, 惡血이 衝心하고, 悶絶하여 昏迷하며, 惡露가 不止하고, 몸이 虛해서 多汗을 하며, 手足이 厥冷한 等證을 치료한다. 가령 産後에 下血이 過多한 경우에는 加 蒲黃을 하고, 惡露가 깨끗해지지 않은 경우에는 加 當歸·紅花를 하며, 嘔에는 加 生薑을 하고, 上熱下冷한 경우에는 加 荊芥를 한다.

내소산(內消散)

『醫學入門』: 蜈蚣酒炙爲末, 每服一錢, 用鷄子二箇打開, 將蜈蚣末入內攪勻, 紙糊乾, 內沸湯煮, 日進一服, 連進三服, 患卽瘳矣.

『萬病回春』: 陳皮·半夏薑製·白茯苓去皮·枳實去瓤麩炒·山査肉·神麴炒·砂仁·香附子·三稜·莪朮·乾生薑, 右剉一劑, 水煎溫服.

『東醫寶鑑』: 陳皮·半夏·白茯苓·枳實·山査肉·神麴·縮砂·香附子·三稜·蓬朮·乾生薑 各一錢, 右剉, 作一貼, 水煎服.

『方藥合編』: 陳皮·半夏·白茯苓·枳實·山査肉·神麴·砂仁·香附子·三稜·蓬朮·乾薑 各一錢.

方解: 일개 腹脹이 큰 것이 마치 箱箕만큼 큰 것에 神效하다. 傷食을 치료하는데 生冷硬物로

痞滿하고 脹痛을 하는 데 크게 效驗이 있다. 『萬病回春』에서부터 冷積을 치료하는 處方으로 되어 있기 때문에 生冷之物로 滯한 경우에는 『萬病回春』의 內消散으로 한다. 傷食生冷硬物로 痞滿하고 脹痛하는 것을 치료하는 處方이다. 『東醫寶鑑』에서부터 各一錢으로 하였고, 『方藥合編』에서부터 乾生薑을 乾薑으로 바꾸었다.

내소황련탕(內疎黃連湯)

『醫學入門』: 連翹 二錢, 大黃 一錢半, 黃連·黃芩·山梔·薄荷·木香·檳榔·芍藥·當歸·桔梗·甘草 各一錢, 水煎服, 量虛實用之.

『東醫寶鑑』: 大黃 二錢, 連翹·赤芍藥 各一錢半, 黃連·黃芩·當歸·梔子·檳榔 各一錢, 木香·薄荷·桔梗·甘草 各五分, 右剉, 作一貼, 水煎服, 以通利爲度.

方解: 熱毒이 臟에 있어서 癰疽가 붓고 단단하고, 發熱이 있으면서 嘔吐를 하며, 大便이 秘結하고, 脉이 洪하면서 實해서 純陽證에 屬하는 것을 치료한다. 一方에는 去 木香·檳榔을 하고 加 金銀花·牧丹皮를 하였다. 癰疽를 치료하는데 脉이 洪實하고 發熱이 있고 煩躁를 하는데 臟腑가 秘澁하면 당연히 먼저 通利를 해야 하니 이것을 服用하는 것이 마땅하다.

냉보환(冷補丸)

『醫學入門』: 天麥二門冬·生熟二地黃·牛膝·白芍藥·地骨皮·石斛·玄蔘·磁石·沈香·蒺藜 等分, 蜜丸梧子大, 鹽湯下七十丸.

『東醫寶鑑』: 天門冬·麥門冬·生乾地黃·熟地黃·牛膝·白芍藥·地骨皮·石斛·玄蔘·磁石·沈香 各等分, 右爲末, 蜜丸梧子大, 鹽湯下七十丸.

方解: 金石의 峻烈한 藥을 잘못 服用하여, 腎水가 焦燥하고, 口渴이 있으며, 目昏하고, 耳聾이 있으며, 腿가 弱하고, 腰痛이 있으며, 小便이 赤하고, 大便은 혹은 秘한 것을 치료한다. 『醫學入門』에는 白蒺藜가 있는데 『東醫寶鑑』에서는 빠졌다.

녹각교환(鹿角膠丸)

『醫學入門』: 鹿角膠 五錢, 沒藥·髮灰 各爲末, 用茅根汁, 打糊丸梧子大, 每五十丸, 鹽湯下.

『東醫寶鑑』: 鹿角膠炒作珠 一兩, 沒藥·油髮灰 各六錢, 右爲末, 取白茅根汁, 打糊和丸梧子大, 空心, 呑鹽湯下七十丸.

方解: 房勞로 小便에 尿血이 있는 것을 치료한다.

녹각상환(鹿角霜丸)

『醫學入門』: 鹿角霜·秋石丹·白茯苓 各等分, 爲末 麪糊丸 梧子大 每五十丸, 空心米飮下.

『萬病回春』: 黃芪蜜水炒 三兩, 人蔘去蘆 二兩, 白茯苓去皮 三兩, 白朮去蘆 二兩, 當歸酒洗 三兩, 川芎 二兩, 白芍酒炒 二兩, 熟地黃酒蒸 二兩, 蒼朮米泔水浸 二兩, 肉桂 一兩, 破古紙酒炒二兩, 小茴酒炒 一兩, 肉蓯蓉酒洗 一兩半, 木瓜 一兩五錢, 牛膝去蘆 一兩, 杜仲酒炒 二兩, 檳榔 一兩, 木香 二錢, 烏藥炒 一兩半, 續斷 一兩, 虎脛骨酥灸 一兩半, 防風 一兩半, 羌活 一兩, 獨活 一兩, 甘草生 五錢, 大附子童便浸濕和麵炮煨去皮尖 一兩, 鹿角霜 一斤, 川烏炮去皮尖 一兩半, 右爲細末, 好酒煮米糊爲丸, 如梧桐子大, 每服七十丸, 空心米湯, 酒亦可下.

『東醫寶鑑』: 鹿角霜, 白茯苓, 秋石煉者 各等分, 右爲末, 麵糊和丸梧子大, 空心, 米飮下五十丸.

方解: 憂思로 失志하여 小便이 淋閉하고 어두운 것이 마치 脂膏와 같으며, 피로가 극심해서 筋力이 없는 것을 치료한다. 혹은 寒濕에 傷해서 역시 이런 증상이 있는 것을 치료한다. 『萬病回春』의 鹿角霜丸은 虛損으로 因한 半身痿弱을 치료하고, 或은 二三年 동안 움직이거나 걷지를 못하는 경우를 치료하는 處方이다.

녹용대보탕(鹿茸大補湯)

『醫學入門』: 鹿茸 · 黃芪 · 當歸 · 白茯苓 · 熟地黃 各二分, 白芍藥 · 白朮 · 附子 · 人蔘 · 肉桂 · 半夏 · 石斛 · 五味子 各三分, 肉蓯蓉 · 杜仲 各四分, 甘草 一分, 空心 薑棗煎服.

『東醫寶鑑』: 肉蓯蓉 · 杜仲 各一錢, 白芍藥 · 白朮 · 附子炮 · 人蔘 · 肉桂 · 半夏 · 石斛 · 五味子 各七分, 鹿茸 · 黃芪 · 當歸 · 白茯苓 · 熟地黃 各五分, 甘草 二分半, 右剉, 作一貼, 薑三棗二, 煎服.

方解: 男子의 一切 虛損과 女子의 亡血 等證을 치료한다. 虛勞로 少氣하고 一切의 虛損證을 치료한다.

녹용사근환(鹿茸四斤丸)

『醫學入門』: 肉蓯蓉 · 天麻 · 兎絲子 · 牛膝 · 熟地黃 · 杜仲 · 鹿茸 · 木瓜 各半斤, 爲末, 蜜丸梧子大, 每五十丸, 空心米湯, 或酒下.

『東醫寶鑑』: 肉蓯蓉 · 牛膝 · 木瓜 · 兎絲子 · 熟地黃 · 鹿茸 · 天麻 · 杜仲 · 五味子 各等分, 爲末, 蜜丸梧子大, 溫酒 或米飮下三五十丸.

方解: 肝腎의 虛損이 極하여 筋骨이 痿弱한 것에 이르고, 스스로 몸을 지탱할 수가 없으며, 起居에 無力하고, 足膝이 痠疼하며, 肌體가 瘦悴하고, 血氣가 生하지 않는 것을 치료한다. 身軟과 筋骨褘弱을 치료하는 處方이다. 『醫學入門』에서는 鹿茸이 포함되어 八種의 藥材로 四斤이 되었는데, 『東醫寶鑑』에서는 鹿茸을 除外하고 五味子가 더해져서 各等分으로 되었다. 즉, 『醫學入門』의 鹿茸四斤丸에 五味子가 더 들어간 것이다.

ㄷ

ㄷ

단각회산(單角茴散)

『醫學入門』: 古方單角茴散, 炒爲末, 酒下二錢,

方解 : 茴香을 炒하여 末로 한 다음에 술로 二錢을 服用하는 것이다. 腰重痛을 치료하는 데에 효과가 있다.

단과루근환(單瓜蔞根丸)

『醫學入門』: 瓜蔞根薄切, 以人乳汁拌澄, 竹瀝拌曬, 爲末, 蜜丸彈子大, 噙化, 或菉豆大, 米飮下百丸.

方解 : 三消에 妙한 處方이다.

단박초산(單朴硝散)

『醫學入門』: 朴硝取末 二錢, 茴香煎湯 調服.

方解 : 小便不通과 膀胱濕熱을 치료한다.

단반하환(單半夏丸)

『醫學入門』: 半夏用香油炒, 爲末, 粥丸梧子大, 每三五十丸, 薑湯下.

方解 : 濕痰으로 喘急한 것을 치료하고 心痛을 그치게 한다.

단석고환(單石膏丸)

『醫學入門』: 石膏用火煆去火毒, 爲末, 醋糊丸菉豆大, 服之.

方解 : 오로지 胃火와 食積, 痰火를 치료한다.

단오미자고(單五味子膏)

『醫學入門』: 用北五味子 一斤, 洗淨, 水浸一宿, 以手挼去核, 再用溫水將核洗取餘味, 通用布濾過, 置砂鍋內, 入冬蜜 二斤, 慢火熬之, 除砂鍋斤兩外, 煮至二斤四兩, 成膏爲度, 待數日後, 略去火性, 每服一二匙, 空心白滾湯調服.

方解 : 夢遺가 虛脫로 因한 것을 치료한다. 南五味子는 붉은 색이 많고 北五味子는 검은 색이 많으니 咳嗽를 치료할 때에는 南五味子를 사용하고, 補腎을 하려고 하는 경우에는 北五味子를 사용한다.

단우슬고(單牛膝膏)

『醫學入門』 : 牛膝一合, 用水五盞, 煎至一盞, 入麝少許, 空心腹, 或單以酒煮亦可.

方解 : 死血로 淋疾이 된 것과 腎虛로 腰膝이 疼痿한 것을 치료하고, 女人의 一切 血疾을 치료한다. 다른 곳에서는 이 藥이 능히 胃를 손상시켜 먹지 못하게 한다고 하니 마땅히 斟酌해서 사용해야 한다.

단인삼고(單人蔘膏)

『醫學入門』 : 每用人蔘一斤切片, 入砂鍋內, 水浮藥一指, 文武火煎乾一半, 傾在別處, 又將渣如煎三次, 嚼蔘無味乃止, 却將煎汁仍入鍋內, 文武火慢慢熬成, 一碗服之.

方解 : 七情勞傷으로 因하여, 精神이 短少하고, 言語가 이어지지 않으며, 肺虛로 咳嗽를 하는 것을 치료한다. 諸失血 후에 혹은 倒脹法을 시행한 후에 진실로 능히 元氣를 本鄕으로 들어가게 한다.

단인삼탕(單人蔘湯)

『醫學入門』 : 人蔘 二兩, 水三盞, 煎至八分 熱服 兼以蔘汁煮粥食.

『東醫寶鑑』 : 人蔘 一兩, 剉, 水煎頓服之.

方解 : 만약에 卒然히 吐하고 嘔逆을 하면서, 粥이나 飮이 입으로 들어가면 즉 吐하고, 困弱한 경우에는 丸으로 服用한다. 翻胃에 역시 마땅하다. 『東醫寶鑑』에서는 氣虛로 因한 喘急을 치료한다. 한 사람이 傷寒으로 咳嗽를 하는데 咽喉에서 코를 고는 소리가 들여서 獨蔘湯을 服用했더니 코고는 소리가 없어지고, 다시금 두 斤을 服用했더니 이에 나았다고 하였다.

단향부환(單香附丸)

『醫學入門』 : 香附 一斤, 用米泔浸一宿曬乾, 又以米醋於砂鍋內同煮, 旋添旋煮, 以極透爛爲度, 取焙爲末, 醋糊丸梧子大, 每服五十丸, 米飮淡醋湯任下.

方解 : 오로지 婢妾의 氣鬱로 情이 마땅히 通하지 않아서, 經이 不調한 것이 많고 血氣가 刺痛하며 腹脇이 膨脹하고 頭暈이 있으며 惡心을 하고 帶下와 便血, 癥瘕를 치료한다. 혹은 炒焦하여 丸으로 하면 血崩을 잘 그치게 한다. 一方에는 加 當歸 二兩, 艾葉 四兩으로 해서 艾附丸이라고 이름을 한다.

단황련환(單黃連丸)

『醫學入門』 : 黃連用薑汁炒或酒炒, 爲末, 粥丸湯下.

方解 : 心火를 치료하는데 一切의 血熱, 伏熱, 酒熱, 暑毒 및 肝火로 嘔逆하는 等證을 치료한다.

단황백환(單黃柏丸)

『醫學入門』: 黃柏炒褐, 爲末, 水丸.

方解 : 氣虛에는 補氣藥으로 먹고, 血虛에는 補血藥으로 먹는다. 腎經의 火를 去하고 下焦의 濕을 燥하게 하며 筋骨이 軟하고 또한 陰火로 氣가 臍下로부터 일어나는 경우를 치료한다.

담죽여탕(淡竹茹湯)

『東醫寶鑑』: 麥門冬 · 小麥 各二錢, 半夏 一錢半, 人蔘 · 白茯苓 各一錢, 甘草 五分, 右剉, 作一貼, 入薑五片, 棗二枚, 靑竹茹一塊, 煎服.

方解 : 心虛煩悶을 치료한다.

당귀건중탕(黃芪建中湯)

『醫學入門』: 白芍藥 五錢, 肉桂 三錢, 甘草 二錢, 飴糖 盤盞, 生薑五片, 大棗四枚, 加 當歸.

方解 : 小建中湯에 血虛로 當歸를 加한 것을 當歸建中湯이라고 한다. 子宮外姙娠에도 사용이 가능하다. 小建中湯, 黃芪健中湯과 같이 공부하면 좋다.

당귀사역탕(當歸四逆湯)

『醫學入門』: 當歸 · 芍藥 各二錢, 肉桂 一錢半, 細辛 · 通草 · 甘草 各一錢, 薑五片, 棗二枚, 水煎溫服.

『東醫寶鑑』: 當歸 · 白芍藥 各二錢, 桂枝 一錢半, 細辛 · 通草 · 甘草 各一錢, 右剉, 作一貼, 入棗二枚, 水煎服.

『方藥合編』: 當歸 一錢二分, 附子炮 · 官桂 · 茴香 各一錢, 白芍藥 · 柴胡 各九分, 川楝子 · 玄胡索 · 白茯苓 各七分, 澤瀉 五分.

方解 : 厥陰病으로 氣가 弱하고 手足이 厥冷하며 小腹이 疼痛하고 혹은 嘔噦이 있고 혹은 囊縮이 있는 것을 치료한다. 血虛하여 脈이 細하고 欲絶하는 것을 치료하는데 역시 陰毒의 要藥이다.

脈은 血의 府이다. 모든 血은 대개 心에 屬한다. 脈을 通하게 하려면 반드시 먼저 補心益血을 해야 한다. 苦味는 心으로 들어가니 當歸의 苦味로 心血을 돕고, 心은 苦緩하니 급히 酸味를 먹어서 收斂을 해야 하니 芍藥의 酸味로 心氣를 收斂하고, 肝은 苦急하니 급히 甘味를 먹어서 緩하게 해야 하니 通草 · 甘草 · 大棗의 甘으로 陰血을 緩하게 하는 것이다. 厥陰證을 치료하는데 手足이 厥冷하고 脈微欲絶하는 것을 치료하는 處方이다. 『方藥合編』의 當歸四逆湯은 寒疝을 치료하는 處方이다.

당귀산(當歸散)

『醫學入門』 : 白朮 五錢, 黃芩 · 山茱 · 當歸 · 川芎 · 白芍 各一兩, 冷者 去 芩, 加 肉桂, 爲末, 每二錢, 空心酒下, 日二服.

『東醫寶鑑』 : 當歸 · 川芎 · 白芍藥炒 · 條黃芩炒 各一兩, 白朮 五錢, 右爲末, 每服二錢, 空心, 酒調下, 日二, 良方 有 山茱萸 一兩半.

方解 : 經脉이 期日이 지나서 不勻하거나, 혹은 三四個月 동안 不行하거나, 혹은 一月에 두 번 오거나 해서 腰腹이 疼痛하는 것에 이른 것을 치료한다. 婦人의 天癸가 이미 期日을 지났는데 經脉이 不勻해서 或은 三四月 동안 行하지 않고, 或은 一月에 두 번 오면서 腰腹이 疼痛한 것을 치료한다. 內經에 七損八益이라고 하였다. 이것은 여자가 七數로 다했는데 經脉이 때에 依據하지 않는 것은 血이 有餘한 것이다. 그치게 하는 것은 不可하고 단지 때의 依據함을 얻게 해서 腰痛이 없게 하는 것이 좋은 것이다.

당귀승기탕(當歸承氣湯)

『東醫寶鑑』 : 當歸 · 大黃 各一兩, 芒硝 七錢, 甘草 五錢, 右剉, 每一兩, 薑五片, 棗十枚, 水一椀煎至半, 去渣溫服.

『方藥合編』 : 當歸 · 大黃 各三錢半, 芒硝 二錢半, 甘草 一錢, 薑五片 棗十枚.

方解 : 陽狂으로 奔走하는 것을 치료한다. 硝黃은 胃中의 實熱을 去하고, 當歸는 補血을 하며 甘草는 緩中을 한다. 薑棗를 加하는 것은 胃中으로 끌고 들어가기 때문이다.

당귀염통탕(當歸拈痛湯)

『醫學入門』 : 當歸 · 防風 · 猪苓 · 澤瀉 · 茯苓 · 知母 各三分, 羌活 · 茵陳 · 甘草 · 黃芩 各五分, 升麻 · 乾葛 · 苦蔘 · 人蔘 · 蒼朮 各二分, 白朮 一分半, 水煎溫服.

『萬病回春』 : 羌活 · 當歸酒洗 · 豬苓 · 澤瀉 · 知母酒炒 · 白朮去蘆 各五分, 人蔘 · 苦蔘 · 升麻 · 葛根 · 防風 · 蒼朮 各四分, 黃芩酒炒 · 茵蔯酒洗 · 甘草炙 各五分, 右剉一劑, 水煎, 空心服.

『東醫寶鑑』 : 羌活 · 茵蔯酒炒 · 黃芩酒炒 · 甘草炙 各一錢, 知母 · 澤瀉 · 赤茯苓 · 豬苓 · 白朮 · 防己 各六分, 人蔘 · 苦蔘 · 升麻 · 乾葛 · 當歸 · 蒼朮 各四分, 右剉, 作一貼, 水二盞, 浸藥少時, 煎至一盞, 空心, 臨臥各一服.

方解 : 濕熱로 病이 되어 肢節이 煩疼하고, 肩背가 沈重하며, 胸膈이 不利하고, 遍身이 疼痛하며, 足脛이 붓고 아픈 경우를 치료하는 處方이다. 濕熱脚氣로 病이 된 것을 치료한다. 四肢의 骨節이 煩疼하고 肩背가 沈重하며 胸脇이 不利하고 遍身이 疼痛하며 足脛으로 下注하여 腫痛하고 生瘡하는 것이 赤腫하고 膿水가 그치지 않으며 或은 痒하고 或은 아픈 것을 치료하는 데에 아울러서 마땅히 服用을 한다. '당귀점통탕'으로 發音이 되고 있으나 '당귀염통탕'이 맞다. 척추협착증으로 인한 발이나 발바닥의 감각이상에 사용을 하면 좋다.

당귀용회환(當歸龍薈丸)

『醫學入門』: 當歸·龍膽草·山梔·黃連·黃柏·黃芩 各一兩, 大黃·蘆薈·靑黛 各五錢, 木香 一錢, 麝香 五分, 爲末, 蜜丸小豆大, 每二三十丸, 薑湯下.

『萬病回春』: 當歸·龍膽草·山梔子仁·黃連·大黃酒浸濕火煨·蘆薈·靑黛 各五錢, 加 柴胡 五錢, 木香 二錢半, 麝香別硏 五分, 靑皮去穰醋炒 一兩, 右爲細末, 神麴糊爲丸, 如梧桐子大, 每服二十丸, 薑湯送下.

『東醫寶鑑』: 當歸·龍膽草·山梔·黃連·黃柏·黃芩 各一兩, 大黃·蘆薈·靑黛 各五錢, 木香 二錢半, 麝香 半錢, 右爲末, 蜜丸小豆大, 薑湯下二三十丸.

方解 : 肝에 風熱이 쌓여서 때로 驚悸가 있고 筋惕肉瞤하며 瘈瘲搐搦하고 頭目이 昏眩하며 神志가 不寧하고 狂走罵詈하며 胸膈咽嗌이 不利한 것을 치료하는 處方이다. 또한 濕熱脇痛 및 食積이 大飽, 勞力, 行房으로 인하여 脇痛이 있고 腸胃가 燥澁하고 一切의 火熱 等證을 치료하는 處方이다.

肝火가 熾盛하는 것을 치료하는 要藥이다. 안에 濕熱로 因한 것으로 兩脇痛이 甚한 경우에 肝木의 氣를 伐한다. 肝臟實熱로 脇痛이 있는 것을 치료하는 處方이다.

당귀육황탕(當歸六黃湯)

『醫學入門』: 黃芩·黃連·黃柏·生地·熟地·當歸 各五分, 黃芪 三錢, 臨臥水煎溫服.

『萬病回春』: 當歸·黃芪 各一錢, 生地黃·熟地黃·黃柏·黃芩·黃連 各七分, 右剉一劑, 水煎, 通日服.

『東醫寶鑑』: 黃芪 二錢, 生地黃·熟地黃·當歸 各一錢, 黃芩·黃連·黃柏 各七分, 右剉, 作一貼, 水煎服.

『方藥合編』: 黃芪 二錢, 生地黃·熟地黃·當歸 各一錢, 黃芩·黃連·黃柏 各七分

方解 : 盜汗을 그치게 하는 聖藥이다. 黃芩·黃連·黃柏은 降火를 하는 藥이고, 生地·熟地·當歸는 補陰을 하는 藥이고, 黃芪는 止汗을 하는 藥이다. 黃芪는 表氣를 實하게 하고, 當歸·生熟地黃은 陰血을 補하며, 黃芩·黃連·黃柏은 안의 火를 去하기 때문에 효과가 있는 것이다. 血虛에 火가 있는 경우에 사용하는데 氣虛하면 加 蔘·朮을 한다. 정확하게 陰虛火動으로 因한 盜汗이 아니라면 사용하기가 어렵다. 특히 便滑한 경우에는 사용할 수 없다.

당귀화혈산(當歸和血散)

『醫學入門』: 當歸·升麻 各二錢, 槐花·靑皮·荊芥·白朮·熟地 各六分, 川芎 四分, 爲末, 每二錢, 米飮下.

『東醫寶鑑』: 當歸·升麻 各一錢半, 槐花炒·靑皮·荊芥·白朮·熟地黃 各七分, 川芎 五分, 右爲末, 每二錢, 空心, 米飮調下, 一名 槐花散.

方解 : 腸澼과 濕毒으로 下血을 하는 것을 치료하는 處方이다. 行氣를 목적으로 한다면 加 木香 · 檳榔을 같이 하는 것이 좋다. 腸風으로 射血하는 것과 濕毒으로 下血하는 것을 치료한다.

당귀후박탕(當歸厚朴湯)

『醫學入門』 : 良薑 二錢, 官桂 一錢二分, 當歸 · 厚朴 各八分, 水煎服.

方解 : 肝經이 寒邪를 받아서 面色이 青慘하고 厥하면서 下利하는 것을 치료하는 處方이다. 肝虛하여 忿怒로 傷하면 木克脾土하고 門户가 不束하여 厥하면서 面青한 肝이 虛해서 발생하는 泄瀉를 치료한다.

대금화환(大金花丸)

『醫學入門』 : 黃連 · 黃芩 · 黃柏 各等分, 三補丸 加 大黃 等分. 自利 去 大黃, 換 山梔, 水丸小豆大, 每服二三十丸, 新汲水下.

『東醫寶鑑』 : 黃連 · 黃柏 · 黃芩 · 大黃 各等分, 右爲末, 水丸, 菉豆大, 溫水下二三十丸. 去 大黃, 加 梔子, 名曰 梔子金花丸, 又名 旣濟解毒丸.

方解 : 內外의 諸熱과 寢汗으로 咬牙를 하고, 妄語, 驚悸와 尿血, 淋閉와, 咳血, 衄血을 치료한다. 瘦弱하고 頭痛이 있으며 아울러서 骨蒸과 肺痿로 喘咳하는 것을 치료하는 處方이다. 三焦의 火熱을 치료한다.

대단하환(大斷下丸)

『醫學入門』 : 龍骨 · 附子 · 枯礬 · 肉荳蔲 · 牡蠣 · 訶子 · 酸石榴皮 各二兩, 良薑 · 乾薑 · 赤石脂 各一兩半, 細辛 七錢半, 爲末, 醋糊丸梧子大, 每三十丸粟米飮下.

『東醫寶鑑』 : 龍骨 · 附子炮 · 枯白礬 · 肉荳蔲煨 · 牡蠣煅 · 訶子皮 · 酸石榴皮 各一兩, 良薑 · 乾薑 · 赤石脂 各七錢半, 細辛 三錢七分半, 右爲末, 醋糊和丸梧子大, 粟米飮下三十丸.

方解 : 脾胃가 虛耗하고 또한 臟腑에 停寒해서 臍腹이 絞痛하고, 下利가 滑數하며, 肌肉이 消瘦하고, 飮食이 들어가지 못하며, 氣가 弱해서 때로 虛熱이 발생하는 것을 치료하는 處方이다.

대보음환(大補陰丸)

『醫學入門』 : 黃柏 · 知母 各四兩, 熟地黃 · 龜板 各六兩, 爲末, 豬脊髓和蜜丸梧子大, 每七十丸, 空心, 鹽湯下.

『東醫寶鑑』 : 黃柏鹽酒半炒褐色 · 知母酒炒 各四兩, 熟地黃 · 龜板酥灸 各六兩, 右爲末, 猪脊髓和煉蜜爲丸梧子大, 空心, 鹽湯下七九十丸.

方解 : 降陰火하고 壯腎水하는 要藥이다. 가령 腎脉이 洪大한데 오직 峻補하는 藥을 받아들일 수가 없거나 뿐만 아니라 비록 枸杞子, 山茱萸의 補藥도 역시 받아들일 수가 없는 경우에 마땅히 服用한다.

대승기탕(大承氣湯)

『醫學入門』: 大黃 · 厚朴 · 芒硝 · 枳實 各二錢半, 水一盞, 先煎枳朴, 減三分, 下大黃二三沸, 去渣, 下芒硝煎一二沸, 溫服, 得利卽止, 未利再服.

『東醫寶鑑』: 大黃 四錢, 厚朴 · 枳實 · 芒硝 各二錢, 右剉, 作一貼, 水二大盞, 先煎枳朴, 煎至一盞, 乃下大黃, 煎至七分, 去渣入硝, 再一沸, 溫服.

方解 : 陽明病에 脉이 實하고 몸이 무겁고 汗出이 나는데 惡寒이 없고 譫語와 煩躁가 있으며, 五六日 동안 大便을 보지 못하여 臍腹이 脹滿하고 硬痛하고 煩渴하면서 喘이 있는 것을 치료한다. 手足心과 아울러 腋下에 濈濈하게 汗出이 나오는 것을 치료한다.

少陰病에 口燥하고 咽乾하는 것을 치료한다. 晡熱이 있고 胃熱이 있으면 마땅히 消穀하고 引飮하는데 지금 도리어 不能食하는 경우는 안에 반드시 燥屎가 있는 것이다. 만약에 能食을 하는 것은 단지 便이 단단한 것일 따름이다. 또한 脉이 滑하고 數한 경우에는 宿食이 있는 것이다. 무릇 病이 大熱하고 大實하고 大滿한 경우에 마땅하다.

그 大黃은 모름지기 酒煨를 해서 使用한다. 만약에 生用하여 峻烈하게 下를 하면, 반드시 邪熱이 至高之分까지 이르게 된다. 이것 때문에 나은 다음에 대개 頭目 등의 疾患을 앓게 된다.

活人大全에 이르기를 裏證에 脉이 沈해서 마땅히 下法을 사용하는 경우에는 大承氣湯으로 主한다. 肝의 裏證이 보이는 경우에는 加 柴胡 · 黃芩을 한다. 心의 裏證이 보이는 경우에는 加 黃連을 한다. 脾의 裏證이 보이는 경우에는 加 白芍藥 · 生地를 한다. 肺의 裏證이 보이는 경우에는 加 黃芩 · 石膏를 한다. 腎의 裏證이 보이는 경우에는 加 知母 · 黃柏을 한다.

대온경탕(大溫經湯)

『醫學入門』: 阿膠 · 芍藥 · 川芎 · 當歸 · 人蔘 · 肉桂 · 牧丹皮 · 吳茱萸 · 甘草 各二分, 甘草 二分半, 麥門冬 五分, 薑煎溫服.

『東醫寶鑑』: 麥門冬 二錢, 當歸 一錢半, 人蔘 · 半夏製 · 白芍藥 · 川芎 · 牧丹皮 各一錢, 阿膠珠 · 甘草炙 各七分半, 吳茱萸 · 肉桂 各五分, 右剉, 作一貼, 薑三片, 水煎服. 一名 溫經湯.

方解 : 衝任의 虛損으로 月事가 不調하고, 혹은 崩中에 去血이 過多하거나, 혹은 姙娠 中에 손상된 것을 받은 적이 있어서 瘀血이 停留하고 小腹이 急痛하고 五心煩熱이 있는 것을 치료하는 處方이다. 大溫經湯은 후에 溫經湯, 調經散으로 이름이 바뀌어서 사용되었다. 『東醫寶鑑』의 處方은 調經散이다. 『方藥合編』에도 역시 調經散으로 되어 있다.

대온중환(大溫中丸)

『醫學入門』: 鍼砂 一兩, 陳皮 · 蒼朮 · 厚朴 · 靑皮 · 三稜 · 莪朮 · 黃連 · 苦蔘 · 白朮 各五錢, 生甘草 二錢, 香附子 一兩半, 一方 無 黃連 · 蔘 · 朮, 爲末, 俱醋糊丸, 梧子大, 每七八十丸, 空心鹽湯下.

『東醫寶鑑』: 香附子 一兩半, 鹹砂 一兩, 陳皮·蒼朮·厚朴·靑皮·三稜·蓬朮·黃連·苦蔘·白朮 各五錢, 生甘草 二錢, 法製服法同上.

方解 : 黃疸, 黃胖과 黃腫을 치료하는 處方이다. 또한 가히 이 藥의 힘을 빌려서 制肝燥脾하는 데에 사용한다. 가령 脾虛한 경우에는 모름지기 蔘·朮·芍·甘·陳皮로 湯을 만들어서 사용한다. 이상 小溫中丸과 大溫中丸에서 鹹砂를 사용하는 것은 靑礬을 대신하여 사용하는 것의 妙함에 비할 것은 아니다. 鹹砂 대신에 靑礬을 써도 역시 妙하다.

대이한환(大已寒丸)

『醫學入門』: 蓽撥·肉桂 各四兩, 乾薑·良薑 各六兩, 爲末, 麵糊丸梧子大, 每三十丸, 米飮下.

方解 : 沈寒痼冷으로 인하여, 臟腑가 虛痞하고, 心腹이 疞痛하며, 脇肋이 脹滿하고, 腸鳴泄瀉를 하며, 自利自汗하는 것을 치료한다.

대조중탕(大調中湯)

『醫學入門』: 黃連煎水浸甘草·甘草煎水浸黃連·瓜蔞仁煎水浸半夏·半夏煎水浸瓜蔞仁 各炒 水乾爲度, 四味 各等分, 薑煎溫服, 或薑汁糊爲丸服, 尤妙, 加 人蔘·白朮·茯苓·川芎·當歸·生地·白芍.

方解 : 즉, 小調中湯에 人蔘·白朮·茯苓·川芎·當歸·生地·白芍을 加한 것이 大調中湯이다. 虛하면서 痰火를 낀 경우에 사용한다. 百般의 加減은 사람을 봐서 한다. 大小調中湯은 일반적으로 火를 끄는 處方이다.

대청룡탕(大靑龍湯)

『醫學入門』: 麻黃 三錢, 桂枝 二錢, 杏仁 一錢半, 石膏 四錢, 甘草 一錢, 生薑三片, 大棗二枚, 水煎溫服.

『東醫寶鑑』: 麻黃 三錢, 桂枝 二錢, 杏仁 一錢半, 石膏 四錢, 甘草 一錢, 右剉, 作一貼, 入薑三片, 棗二枚, 水煎如上法, 有汗勿服.

方解 : 方意는 다음과 같다. 寒은 마땅히 甘味로 發散을 하니, 麻杏石甘棗의 甘으로 榮中의 寒을 풀어준다. 風은 마땅히 辛味로 發散을 하니, 桂枝와 生薑의 辛으로 衛中의 風을 흩어준다. 辛甘이 相合하면 이에 榮衛의 風寒을 능히 發散할 수가 있다. 風으로 傷하면 즉 衛가 實한 것이고, 寒으로 傷하면 즉 榮이 實한 것이니, 榮衛가 모두 實하면 太陽證이 갖추어지게 된다. 無汗하면서 煩躁가 있는 경우에는 마땅히 服用한다. 만약에 脉이 微弱하고 땀이 나고 榮衛가 모두 虛하게 된 경우에는 誤服하면 즉 厥逆하고 筋惕肉瞤하면서 亡하게 된다.
大靑龍湯의 妙味는 九五의 大人에 있어 비가 내리게 하는 특징이 있는 것이고, 小靑龍湯의 妙味는 九二의 大人에 있어 백성을 따뜻하게 하는 특징이 있는 것이다. 小靑龍湯과 같이 공부를 하면 더욱 좋다.

대칠기탕(大七氣湯)

『醫學入門』: 三稜·莪朮·青皮·陳皮·藿香·桔梗·官桂·益智仁 各一錢, 甘草 七分半, 香附 一錢半, 薑棗 煎服.

『東醫寶鑑』: 三稜·蓬朮·青皮·陳皮·桔梗·藿香·益智仁·香附子·肉桂·甘草 各一錢, 右剉, 作一貼, 薑三棗二, 水煎服.

方解 : 七情이 相干해서 陰陽이 升降을 얻지 못하고, 氣道가 壅滯하며, 攻衝해서 쑤시는 것이 생기는 것을 치료한다. 一方에는 三稜이 없고 半夏曲이 있다. 五積六聚를 치료한다. 心腹이 痛脹하고 二便이 不利하는 것을 치료한다.

대함흉탕(大陷胸湯)

『醫學入門』: 大黃 三錢半, 病重壯人 五錢, 用水一盞, 煎至七分, 入芒硝 二錢, 再煎二三沸, 去渣, 入甘遂末一分, 和勻溫服, 若腹中不動, 再進一服.

『東醫寶鑑』: 大黃 三錢, 芒硝 二錢, 甘遂末 五分, 右剉, 分二貼, 每取一貼, 先煮大黃六分, 納硝再煎一二沸, 去渣, 納甘遂末, 攪服, 得快利, 止後服.

方解 : 傷寒의 表가 아직 풀리지 않았는데 의사가 도리어 下法을 사용해서 膈內로 拒痛하고 손을 댈 수가 없으며, 短氣하고 心이 煩躁하며, 懊惱를 하고, 心下가 硬하며, 大便이 閉하고, 舌이 燥하며, 渴하고, 熱이 實하며, 脉이 沈而緊하는 것을 치료한다. 겸하여 몸에 大熱이 없고 胸脇間에 水結이 있는 경우를 치료한다.

方意는 다음과 같다. 大黃의 苦味로 蕩滌을 하고, 芒硝의 鹹味로 軟堅하고, 甘遂로 水를 通하게 하니, 가히 그 氣를 반듯하게 통달해서 胸膈의 結滯를 뚫어주는 것이다. 그러나 이것은 크게 峻烈한 藥이니 가볍게 사용해서는 안 된다. 가령 부득이 하게 사용한다면 즉 大陷胸丸을 사용한다.

대황목단탕(大黃牧丹湯)

『東醫寶鑑』: 大黃·芒硝 各一錢半, 牧丹皮·桃仁·瓜蔞仁 各二錢半. 右剉, 作一貼, 水煎服. 有膿卽下膿, 無膿卽下血.

方解 : 腸癰에 脉이 遲緊하고 膿이 아직 未成해서 가히 下法을 할 수 있는 것을 치료한다. 濕熱이 腸內에 鬱積하여 癰이 되는데 脉이 遲緊한 경우에 사용을 한다.

대황비급환(大黃備急丸)

『醫學入門』: 大黃·乾薑·巴豆 各等分, 爲末, 蜜丸小豆大, 每三丸, 熱水或酒下, 量大小服之. 忌生冷肥膩.

方解 : 中惡客忤와 心腹이 脹滿하고 卒痛으로 마치 송곳으로 찌르는 것 같고, 口噤, 尸厥, 卒死 等證을 치료하는 處方이다. 藥이 너무 剛烈하니 함부로 사용할 것은 아니다.

도경환(導經丸)

『醫學入門』: 四物湯 加 官桂·桃仁 各一兩, 大黃 二兩, 血竭 二錢半, 紅花少許, 地鷄 二十一箇, 爲末, 蜜丸梧子大, 每五十丸, 量虛實加減, 空心酒下.

『東醫寶鑑』: 大黃 二兩, 當歸·川芎·白芍藥·官桂·桃仁·甘草 各一兩, 血竭 二錢半, 紅花 一錢, 斑猫糯米同炒 二十箇, 右末, 蜜丸梧子大, 酒下三十丸.

方解 : 月候가 不通하고 臍腹이 腰腿와 연결이 되면서 쑤시고 아픈 것을 치료한다. 『醫學入門』에는 地鷄로 되어 있으나 『東醫寶鑑』으로 오면서 斑猫로 바뀌었다. 斑猫의 경우도 잘못 사용하면 콩팥이 망가질 수가 있으니 斑猫를 사용하고 血尿가 나온다면 즉시 중단해야 한다.

도기제조탕(導氣除燥湯)

『醫學入門』: 茯苓 二錢半, 滑石·知母·澤瀉 各一錢, 黃柏 一錢二分, 空心, 水煎服.

『東醫寶鑑』: 赤茯苓 一錢半, 黃柏 一錢二分, 滑石·知母·澤瀉 各一錢, 右剉, 作一貼, 入 燈心 一錢, 空心, 水煎服.

方解 : 小便이 막힌 것을 치료한다.

도담탕(導痰湯)

『醫學入門』: 半夏 四兩, 茯苓·陳皮·南星·枳實 各一兩, 甘草 五錢, 每 四錢, 薑煎服.

『東醫寶鑑』: 半夏薑製 二錢, 南星炮·橘紅·枳殼·赤茯苓·甘草 各一錢, 右剉, 作一貼, 薑五片, 水煎服.

方解 : 痰飮으로 言語가 乾澁하고 頭目이 眩暈하며 혹은 胸膈에 留飮이 있는 것을 치료하는 處方이다. 風痰을 치료한다.

도씨보중익기탕(陶氏補中益氣湯)

『醫學入門』: 人蔘·黃芪·當歸·生地·川芎·柴胡·陳皮·甘草·細辛·羌活·防風·白朮, 薑三片, 棗二枚, 蔥二莖, 水煎溫服.

『東醫寶鑑』: 人蔘·生地黃·黃芪·當歸·川芎·柴胡·陳皮·羌活·白朮·防風 各七分, 細辛·甘草 各五分, 右剉, 作一貼, 入薑三片, 棗二枚, 蔥白二莖, 水煎服, 如元氣不足, 加 升麻三分.

方解 : 勞力으로 內傷氣血하고 外感風寒으로 頭疼이 있고 身熱이 있으며 惡寒이 있고 약간 渴證이 나고 自汗이 있고 身腿가 痠軟하고 無力한 것을 치료한다.

가령 元氣가 不足한 경우에는 升麻를 약간 加해서 升하게 한다. 喘嗽에는 加 杏仁을 한다.

汗이 그치지 않는 경우에는 去 細辛을 하고 加 芍藥을 한다. 胸中에 煩熱이 있는 경우에는 加 山梔·竹茹를 한다. 乾嘔에는 加 薑汁炒半夏를 한다. 胸中이 飽悶한 경우에는 去 生地·甘草·黃芪·白朮을 하고, 加 枳殼·桔梗을 한다. 痰이 盛한 경우에는 去 防風·細辛을 하고 加 瓜蔞仁·貝母를 한다. 腹痛에는 去 朮을 하고 加 芍藥·乾薑을 한다. 熱鬱로 因하여 內傷으로 痛處가 있고 혹은 大便이 黑한 경우에는 去 羌活·防風·黃芪·白朮·細辛을 하고 加 桃仁·紅花를 한다. 심한 경우에는 加 大黃을 해서 아래로 瘀血을 다하면 스스로 낫는데 나은 후에는 大黃을 去한 다음에 調理를 한다. 날이 오래되고 下證을 갖춘 경우에는 역시 헤아려서 酒劑大黃을 加한다. 體가 厚한 경우에는 大柴胡湯으로 下한다.

丹溪가 한 사람을 치료하는데 옛날에 下疳瘡을 앓고 있었는데 홀연히 頭疼이 있고 發熱, 惡寒이 있어서 小柴胡湯에 加 草龍膽·胡黃蓮을 해서 熱服한 다음에 便安해졌다. 또한 한사람이 홀연히 배고픔을 참고 서리를 밟고 물을 건넌 다음에 惡寒이 있고 吐血이 있었는데 小建中湯에 去 芍藥을 하고 加 陳皮·半夏를 煎服한 다음에 便安해졌다. 이 두 處方은 가히 內傷에 外感을 挾한 경우의 方式이다.

도씨생지금련탕(陶氏生地芩連湯)

『醫學入門』: 生地·黃芩·黃連·山梔·川芎·芍藥·柴胡·桔梗·甘草·犀角, 棗一枚, 水煎, 臨熟, 入茅根, 或藕節搗汁, 磨京墨調服.

『東醫寶鑑』: 生地黃·黃芩·黃連·梔子·川芎·赤芍藥·柴胡·桔梗·犀角鎊·甘草 各一錢, 右剉, 作一貼, 大棗一枚同煎, 臨服藕汁磨墨汁調服.

方解 : 鼻衄으로 줄줄 흐르는 것을 치료한다. 一切의 去血이 過多하여 譫語하고 失神하며 虛空을 잡으려고 하고 눈을 감고 人事不省이 된 것을 치료한다.

도씨재조산(陶氏再造散)

『醫學入門』: 人蔘·黃芪·桂枝·甘草·附子·細辛·羌活·防風·川芎·煨生薑, 夏月, 加 黃芩·石膏, 棗二枚煎, 再加 炒芍藥 一撮, 煎三沸, 溫服.

『東醫寶鑑』: 人蔘·黃芪·桂枝·附子炮·細辛·羌活·防風·川芎·甘草炙 各一錢, 右剉, 作一貼, 入煨薑三片, 棗二枚, 至煎半, 入 炒芍藥 一錢, 再煎至二三沸, 溫服.

方解 : 陽이 虛해서 땀을 낼 수 없는 것을 亡陽證이라고 한다. 亡陽證으로 땀이 나지 않는 것을 치료한다. 그러나 잘못해서 거듭 湯火로 劫迫하여 땀을 내는 경우에는 죽는다. 진액이 없는 경우에 억지로 熱을 내리기 위해서 發汗을 하는 방법은 매우 위험하다. 근래에는 수액이 있으니 수액을 補充하면서 熱이 내리는 것을 기다려야 한다.

도씨평위산(陶氏平胃散)

『醫學入門』: 蒼朮 一錢, 厚朴·陳皮·白朮 各七分, 甘草·乾薑·山查·神麴 各二分, 草菓 三分, 黃連 · 枳實 各四分, 薑三片, 水煎, 臨服, 入木香磨汁, 調下.

『**東醫寶鑑**』: 蒼朮 一錢半, 厚朴 · 陳皮 · 白朮 各一錢, 黃連 · 枳實 各七分, 草果 六分, 神麴 · 山査肉 · 乾薑 · 木香 · 甘草 各五分, 右剉, 作一貼, 薑三, 水煎服.

方解: 食積類傷寒을 치료한다. 가령 腹痛에는 加 桃仁을 하고, 통증이 심하고 大便이 實熱한 경우에는 去 楂 · 曲 · 果 · 薑을 하고, 加 大黃으로 下를 한다. 가령 心中이 兀兀해서 欲吐不吐하고 어찌할 바를 모르는 경우에는 진한 鹽湯에 皂角末 五分을 調服해서 探吐를 한다.

『方藥合編』에서는 鬱熱이 있는 경우에 梔子와 豆豉를 加하라고 하였다. 梔豉湯의 뜻을 가지고자 함이나 임상에서 梔豉湯을 사용하는 경우에는 豆豉로 因해서 藥材의 보관도 어려울 뿐더러 服用 후에 吐하는 경우가 발생하기 때문에 陶氏平胃散을 고집할 것이 아니라 人蔘養胃湯으로 하는 것이 편한 경우가 많다.

도인승기탕(桃仁承氣湯)

『**醫學入門**』: 大黃 四錢, 桃仁 三錢, 桂枝 · 芒硝 各二錢, 甘草 一錢, 水煎溫服, 血盡爲度, 未盡再服.

『**萬病回春**』: 桃仁去皮尖硏 十箇, 桂枝 一錢, 大黃 三錢, 芒硝 一錢, 甘草 一錢, 右剉一劑, 生薑三片, 水煎去滓, 入芒硝再煎一沸溫服. 血盡爲度, 未盡再服.

『**東醫寶鑑**』: 大黃 三錢, 桂心 · 芒硝 各二錢, 甘草 一錢, 桃仁留尖 十枚, 右剉, 作一貼, 水煎, 入芒硝, 溫服. 以瘀血盡下爲度.

方解: 方意는 다음과 같다. 太陽은 經이고, 膀胱은 府이다. 太陽經의 熱이 풀리지 않으면 즉 府로 들어가서 膀胱에 結滯가 되어 사람으로 하여금 마친 것 같이 되니, 熱이 血을 逼迫하여 아래로 나오는 경우에는 낫는다. 만약에 熱이 血과 서로 얽혀서 下焦에 쌓이게 되면 사람으로 하여금 小腹이 急結하게 되고 大便이 검고 小便은 澁하고 脉이 沈하면서 有力해서 一切 瘀血, 結胸, 譫語, 漱水 等證이 되니, 마땅히 이 湯으로 攻擊해서 黑物을 다하게 되면 낫는다. 만약에 外證이 풀리지 않으면 마땅히 먼저 그 밖을 풀어준 이후에 그 裏를 攻擊해야 한다. 經에 이르기를 外로부터 안으로 해서 안이 盛한 경우에는 그 外를 먼저 調理하고 이후에 그 안을 調理한다고 하는 것이 이것을 이름이다. 그렇기 때문에 桃仁의 甘으로 小腹의 急結을 緩하게 하고, 桂枝의 辛으로 下焦의 蓄血을 흩어지게 하고, 芒硝, 大黃의 寒으로 膀胱의 熱을 꺾는 것이다. 本方에 陶氏는 加 芍藥 · 柴胡 · 靑皮 · 當歸 · 枳實 · 生薑三片을 해서 끓인 다음에 익을 때를 기다려 蘇木汁을 세 숟가락을 타서 服用하는데 치료는 위와 같다.

熱瀉가 裏로 傳해져서 熱이 膀胱에 停蓄이 되어서 그 사람이 마치 미친 것과 같고, 小便이 自利하고 大便은 黑하는데 小腹이 滿痛하고 身面目이 黃하며 譫語로 燥渴하는 蓄血證이라는 것을 치료하는데 脉이 沈하고 有力하면 마땅히 이것을 복용하여 黑物이 다 나오게 하면 낫는다. 藥을 服用하지 않았는데 血이 스스로 나오는 경우에는 복용할 필요가 없으니 나으려고 하는 것이다. 血結膀胱으로 小腹이 急結하고 便黑하며 譫語하고 漱水하는데 이 藥으로 攻下를 한다.

도적산(導赤散)

『醫學入門』: 生地·木通·甘草·竹葉 各等分, 水煎溫服.

『東醫寶鑑』: 生地黃·木通·甘草 各一錢, 右剉, 入青竹葉 七片, 同煎服.

『方藥合編』: 生地黃·木通·甘草 各一錢, 燈心一團.

方解 : 小腸實熱로 小便이 赤澁해서 渴證이 있고 煩渴이 있으면서 口舌에 生瘡하는 것을 치료한다. 導赤散은 처음에는 竹葉으로 되어 있었는데 후에 燈心으로 바뀌었다. 임상적으로는 대개 增味導赤散으로 사용한다.

도체탕(導滯湯)

『醫學入門』: 芍藥 一錢, 當歸·黃芩·黃連 各五分, 大黃 三分, 肉桂 二分半, 木香·檳榔·甘草 各二分, 水煎服 一方 無 肉桂·甘草, 有 枳殼.

『東醫寶鑑』: 白芍藥 二錢, 當歸·黃芩·黃連 各一錢, 大黃 七分, 桂心·木香·檳榔·甘草 各三分, 右剉, 作一貼, 空心, 水煎服.

方解 : 下利膿血로 裏急後重하고, 腹痛이 있으면서 渴證이 나고, 밤낮으로 여러 차례 下痢를 하는 것을 치료한다. 大要는 다음과 같다. 芍藥, 甘草로 和中하여 腹痛을 그치게 한다. 惡熱하면서 통증이 있는 경우에는 加 黃芩을 하고, 惡寒하면서 통증이 있는 경우에는 加 乾薑·肉桂를 한다. 木香·檳榔으로 行氣를 하여 後重을 除去한다. 氣分에는 加 枳殼·滑石하여 寬腸을 하고, 血分에는 加 當歸·桃仁을 해서 和血을 한다. 秦艽·皂子는 腸風을 祛하고, 黃芩·黃連은 熱毒을 淸하게 하며, 白朮·陳皮는 胃를 調理하고, 茯苓·澤瀉는 滲濕을 하고, 山梔·枳實은 消積을 한다.

嘔吐에는 加 石膏·陳皮·山梔·薑汁으로 한다. 痢疾이 멈추었는데 後重이 풀리지 않는 경우에는 檳榔·枳殼을 去하고 條芩으로 바꾸고 升麻를 加해서 升提한다. 虛한 경우에는 黃芩·黃連·大黃을 減하게 한다. 氣虛에는 加 白朮·黃芪·砂仁을 하고, 血虛에는 加 芎·歸·阿膠·側柏葉·炒乾薑을 한다. 이 處方은 行血和氣하니 經의 뜻이 깊게 符合된다.

도체통유탕(導滯通幽湯)

『醫學入門』: 升麻·當歸·桃仁 各一錢, 生地·熟地 各五分, 甘草·紅花 各一分, 水煎, 入 檳榔末 五分, 或 麻仁泥 調服.

方解 : 大便이 噎塞하여 不通하고 氣가 밑으로 내려가지 않는 것을 치료하는 處方이다. 一方에는 加 大黃을 해서 當歸潤燥湯으로 이름을 하였다.

독활기생탕(獨活寄生湯)

『**醫學入門**』 : 獨活 三錢, 桑寄生 · 杜仲 · 牛膝 · 細辛 · 人蔘 · 秦艽 · 茯苓 · 桂心 · 防風 · 川芎 各二分, 芍藥 · 生地 · 當歸 各三分, 甘草 半分, 薑煎溫服 或爲丸 加 乳香 · 沒藥.

『**萬病回春**』 : 獨活 · 桑寄生 · 牛膝去蘆酒洗 · 杜仲薑酒炒 · 秦艽 · 細辛 · 桂心 · 川芎 · 白芍酒炒 · 茯苓去皮 · 人蔘 · 當歸 · 熟地黃 · 防風去蘆 各等分, 甘草半減, 右剉, 生薑三片, 水煎, 空心溫服, 外用 金鳳花 · 柏子仁 · 朴硝 · 木瓜煎湯洗浴, 每日三次.

『**東醫寶鑑**』 : 獨活 · 當歸 · 白芍藥 · 桑寄生 各七分, 熟地黃 · 川芎 · 人蔘 · 白茯苓 · 牛膝 · 杜仲 · 秦艽 · 細辛 · 防風 · 肉桂 各五分, 甘草 三分, 右剉, 作一貼, 薑三片, 水煎, 空心服.

『**方藥合編**』 : 獨活 · 當歸 · 白芍藥 · 桑寄生 各七分, 熟地黃 · 川芎 · 人蔘 · 白茯苓 · 牛膝 · 杜仲 · 秦艽 · 細辛 · 防風 · 肉桂 各五分, 甘草 三分, 生薑三片.

方解 : 腎氣가 虛弱해서 腰背가 拘急하고, 筋攣이 있고, 骨痛이 있으며, 脚膝이 偏枯하고, 冷痺緩弱 한 것을 치료한다. 一方에는 附子가 들어있다. 가령 歷節風에 脚氣를 겸했으면 加乳香 · 沒藥으로 酒糊丸을 해서 服用한다. 肝腎의 虛弱으로 인한 근육경련, 骨痛과 脚膝의 偏枯, 冷痺를 다스린다.

腎氣가 虛弱하고 冷臥濕地를 하여 腰背가 拘急하고 筋攣骨痛을 한 것을 치료한다. 當風取冷을 過度하게 해서 風邪가 脚膝에 流入이 되어 偏枯冷痺하고 緩弱疼痛하며 牽引脚重하여 行步가 艱難한 것을 치료한다. 兼해서 白虎歷節痛風을 치료한다.

桑寄生이 眞品이 아니면 도리어 害가 된다는 것 때문에 사용을 못하는 경우가 많은데 굳이 부담이 된다면 續斷으로 대신해서 사용을 하면 된다. 後에 三痺湯의 基本方이 된다.

동원고진환(東垣固眞丸)

『**醫學入門**』 : 黃柏 · 白芍 各五錢, 柴胡 · 白石脂 各一兩, 龍骨 · 當歸 各二兩, 乾薑 四兩, 爲末. 麵糊丸梧子大, 每十丸, 白湯下, 少時以早飯壓之, 勿令熱藥犯胃也, 忌生冷, 熱, 酒, 濕, 麵.

方解 : 白帶下가 오래도록 그치지 않고, 臍腹이 冷痛하며, 陰中도 역시 그런 것을 치료한다. 目中에 溜火하여 視物이 昏花하고 齒牙가 熱飮을 싫어하는 것을 치료한다. 이것은 대개 寒濕이 胞內를 乘한 것이니, 肝經의 陰火가 上溢한 것이다. 그렇기 때문에 目中에 溜火하는 것이다. 그것이 熱飮을 싫어하는 것은 陽明經 中에 伏火가 있는 것이니, 마땅히 이 丸藥으로 크게 寒濕을 瀉해야 한다.

ㅁ

마요단(摩腰丹)

『醫學入門』: 附子尖·草烏尖·南星·朱砂·乾薑 各一錢, 雄黃·樟腦·丁香·麝香 各五分, 爲末, 蜜丸芡實大, 每一丸, 薑汁 化開, 灯熱, 置掌中, 摩腰上, 令盡粘肉熱, 帛縛定, 腰熱如火妙, 間三日用一丸, 或 加吳茱萸·肉桂.

方解 : 寒濕腰痛 및 婦人白帶를 치료한다. 가령 疝氣로 外腎이 腫大한 경우에는 加 丁香·麝香을 하고 문지른다. 또한 橫骨 上으로 가볍게 덮어주고 하룻밤을 자면 즉 消滅된다. 지금으로 말하자면 濕布劑가 되는 것이다.

마자인환(麻子仁丸)

『醫學入門』: 大黃·枳殼·厚朴·芍藥 各五錢, 杏仁 二錢, 麻仁 三錢, 爲末, 蜜丸菉豆大, 每三十丸, 溫湯下, 未利再服, 得快方止.

『東醫寶鑑』: 大黃酒蒸 四兩, 枳實·厚朴·赤芍藥 各二兩, 麻子仁 一兩半, 杏仁 一兩二錢, 右爲末, 蜜丸梧子大, 空心, 溫湯下五十丸. 一名 麻仁丸.

方解 : 一名 脾約丸이다. 小便이 數하고 大便이 難하면 이름을 하기를 脾約이라고 하니 마땅히 이것으로 通腸潤燥를 한다.

方意는 다음과 같다. 麻黃·杏仁의 甘으로 脾를 緩하게 하고 潤燥를 한다. 津液이 不足하면 酸으로 收斂을 하니, 芍藥의 酸으로 津液을 收斂한다. 腸은 燥하고 胃가 强하여 苦味로 泄해야 하니, 枳·朴·大黃의 苦味로 燥結을 下하고 胃强을 泄한다. 겸하여 老年과 怯弱한 사람의 血燥風秘와 津液이 不足해서 大便이 堅하고 또한 脚氣로 大便이 燥한 것을 치료한다. 『東醫寶鑑』에서는 麻仁丸으로 되어 있다.

마황부자세신탕(麻黃附子細辛湯)

『醫學入門』: 麻黃·細辛 各二錢, 熟附半枚, 寒甚者一枚, 薑五片 棗二枚, 水煎溫服, 取汗至足乃愈. 如嘔吐去細辛, 倍生薑.

『東醫寶鑑』: 麻黃·細辛 各二錢, 附子炮 一錢, 右剉, 作一貼, 水煎服.

方解 : 少陰病에 但欲寐하고 發熱脉沈하는 것을 치료한다. 方意는 다음과 같다. 傷寒에 無熱하면서 惡寒을 하는 경우에는 陰經의 病이다. 지금 少陰病을 처음 얻었는데 마땅히 無熱해야 하지만 도리어 發熱이 있고 그러나 머리가 아프지 않은 것이 다를 뿐이니 이에 邪가 表에 있는 것이다. 脉이 비록 沈하지만 시작되어 얻은 邪氣는 아직 깊지 않기 때문에 도리어 마

땅히 溫劑로 發汗을 하여서 흩어줘야 한다.

이것에 附子와 細辛의 辛으로 少陰의 經을 溫하게 하고 麻黃의 甘으로 少陰의 寒을 흩어주는 것이다. 經에 이르기를 寒이 안에 침범을 했으면 甘熱로 치료를 하고, 苦辛으로 佐를 하고 辛으로 潤하게 하라고 하였으니 이것이다. 무릇 房欲 후에 寒에 傷한 경우에는 이 證을 앓는 경우가 많다. 活人大全에 이르기를 少陰證에 脉이 沈하고 자려고 하는데 처음 얻을 때에 發熱하고 四肢가 厥冷하고 無汗을 하는 경우는 表가 病이 들고 裏는 和한 것이니 마땅히 이 湯藥으로 緩하게 發汗을 해야 한다고 하였다. 各臟의 증상이 보이는 것에 따라서 藥을 加하는 것은 麻黃湯과 같다. 만약에 少陰의 밖으로 앞의 증상이 보이고 안으로 二便의 閉澁이 보이거나 혹은 赤水를 瀉하는 경우에는 表에 있고 다시금 裏에 있다는 것이니 마땅히 本方에 去 麻黃을 하여 附子細辛湯으로 이름을 한다. 各臟에 보이는 증상을 따라서 藥을 加하는 것은 麻黃湯과 같으나 그러나 다시금 大黃을 加해서 微利를 해야 한다.

마황승마탕(麻黃升麻湯)

『醫學入門』: 麻黃·升麻·芍藥·黃芩·石膏·茯苓·甘草 各等分, 薑煎, 熱服, 微汗.

『東醫寶鑑』: 麻黃·升麻·赤芍藥·黃芩·石膏·赤茯苓·甘草 各一錢, 右剉, 作一貼, 生薑三片, 水煎熱服, 微汗.

方解: 傷寒에 太陽證이 풀리지 않고 血이 氣를 따라서 壅滯가 되어 鼻衄이 있으니 俗에 紅汗이라고 부른다. 一方에는 加 桂枝·當歸尾·天門冬·知母·葳蕤·白朮·乾薑을 한다. 傷寒 六七日에 邪가 厥陰으로 傳하고 크게 下를 한 후에 寸脉이 沈遲하고 尺脉이 不至하며 咽喉가 不利하고 膿血을 唾吐하고, 手足이 厥冷하고, 泄瀉가 그치지 않는 경우에는 難治이다.

方意는 다음과 같다. 大熱의 氣는 寒으로 取하고, 심한 熱의 氣는 汗으로 發散을 하는 것이다. 이것으로 麻黃·升麻의 甘으로 浮熱을 發散시키고, 當歸·桂·薑의 辛으로 寒을 흩어지게 하고, 知母·黃芩의 苦로 凉心去熱을 하고 茯苓·白朮의 甘으로 緩脾生津을 하고, 芍藥의 酸으로 逆氣를 收斂하고, 葳蕤·麥門冬·石膏·甘草의 甘으로 潤肺除熱을 한다.

마황탕(麻黃湯)

『醫學入門』: 麻黃 三錢, 桂枝 二錢, 杏仁 十粒, 甘草 六分, 薑三片, 葱二葉, 水煎熱服, 取汗.

『萬病回春』: 麻黃·桂枝·川芎·杏仁·白芷·防風·羌活·升麻·甘草, 右剉, 生薑三片, 葱白三根, 豆豉一撮, 水煎熱服, 以被蓋出汗.

『東醫寶鑑』: 麻黃 三錢, 桂枝 二錢, 甘草 六分, 杏仁 十枚, 右剉, 作一貼, 入薑三片, 葱白二莖, 水煎服, 如上法, 有汗勿服. 陶氏麻黃湯, 本方 加 升麻·川芎·白芷·防風·羌活·藁本·入薑·葱·豆豉, 煎服, 服如上法.

方解: 太陽證으로 頭疼, 發熱惡寒, 脊强, 身痛, 無汗, 脉浮緊하면서 喘하는 것을 치료한다. 太陽病으로 八九日이 지났는데 풀리지 않는 경우에는 이것으로 發汗을 하면 반드시 衄血이 있으면서 풀리게 된다. 또한 땀을 내지 않더라도 衄血이 발생을 한다. 또한 太陽陽明合病에 喘하면서 胸滿하고 腹이 不滿해서 邪가 表分에 있어서 下를 하지 못하는 경우를 치료한다. 또한 陽明에 脉이 浮하고 無汗하면서 喘을 하는 것을 치료한다. 무릇 脉이 올라오는 것이 浮하고 나머지 증상이 없는 경우에 대개 마땅히 服用한다.

무릇 發汗藥은 한번 服用해서 病에 的中이 되면 즉시 그칠 것이고 藥을 다 복용할 필요가 없다. 가령 感寒이 深重하여 湯藥을 복용하더라도 땀이 안 나는 경우에는 마땅히 다시 服用한다. 半日에 연달아서 二三劑를 服用하였는데 땀이 안 나는 경우에는 죽는다.

方意는 다음과 같다. 寒이 榮을 傷하면 즉 榮이 盛하고 衛는 虛해진다. 榮脉이 寒에 的中이 되어 邪氣가 盛하면 즉 血脉이 凝滯가 되어 頭項背腰가 强痛한다. 이것에 桂杏의 辛甘으로 흩어지게 한다. 衛가 虛하면 즉 惡寒하고 無汗하며 氣가 逆해서 喘이 되는데 마땅히 麻黃·甘草의 甘으로 크게 發汗을 하면 衛分의 陽을 充實하게 한다. 或이 無汗에 桂枝를 사용하는 것을 疑心하는데 대개 榮이 脉中을 行하는데 衛氣를 아울러서 犯한 것이기 때문이다. 經에 이르기를 寒淫이 안에 침범을 하면 甘熱로 치료하고 苦辛으로 佐를 한다고 하였고 또한 이르기를 辛甘은 發散으로 陽이 된다고 하였다. 무릇 寒淫이라는 것은 대개 이러한 例이다.

『萬病回春』의 麻黃湯은 臨床家의 麻黃湯이다. 冬月 正傷寒으로 頭疼, 發熱, 惡寒을 하고 脊强하면서 脉이 浮緊하고 無汗한 表證을 치료한다. 이것은 足太陽膀胱經에 邪를 받은 것이니 마땅히 發汗을 해야 한다. 太陽傷寒으로 頭痛, 身疼, 百節痛을 하면서 無汗하고 惡風寒하는 것을 치료한다.

마황행인음(麻黃杏仁飮)

『醫學入門』: 麻黃·桔梗·前胡·黃芩·陳皮·半夏 各一錢, 杏仁·細辛 各八分, 防風 七分, 甘草 四分, 薑三片, 水煎溫服.

『東醫寶鑑』: 麻黃·桔梗·前胡·黃芩·陳皮·半夏製 各一錢, 杏仁·細辛 各八分, 防風 七分, 甘草 四分, 右剉, 作一貼, 入生薑三片, 水煎服.

方解: 太陽證에 發熱惡寒하고, 頭痛無汗하며 脉浮緊하면서 咳嗽를 하는 것을 치료한다. 가령 夏月에는 去 麻黃을 하고 加 蘇葉을 한다. 自汗에는 去 麻黃을 하고 加 桂枝·芍藥을 한다. 表熱에는 柴胡로 바꾸고, 口渴에는 加 天花粉을 하고, 胸滿에는 加 枳殼을 하고, 喘急에는 加 瓜蔞仁을 한다.

만보회춘탕(萬寶回春湯)

『醫學入門』: 甘草·麻黃·黃芩·防己·杏仁·生地·熟地·川芎·當歸·人蔘·防風·肉桂·乾薑·陳皮·黑附子·香附子 各一分, 白芍藥 五分, 黃芪 三分, 沈香·烏藥·川烏 各半分, 半夏·茯神 各一分半, 白朮 二分, 薑煎服.

『方藥合編』: 白芍藥 一錢二分, 黃芪 八分, 白朮 六分, 白茯神·半夏 各五分, 附子·人蔘·麻

黃 · 黃芩 · 防己 · 杏仁 · 川芎 · 當歸 · 陳皮 · 防風 · 肉桂 · 乾薑 · 香附子 · 熟地黃 · 生乾地黃 · 甘草 各四分, 沈香 · 烏藥 · 川烏 各三分, 生薑三片, 大棗二枚.

方解 : 八味는 祛風하고, 八味는 活血하고 八味는 和氣를 한다. 一切 虛風으로 胃弱하고 氣血이 凝滯하고 脉絡이 拘急하고, 攣拳하며 癱瘓疼痛하고 痰涎이 壅盛하여 오로지 風藥을 사용하는 것이 不可한 것을 치료하는 處方이다. 萬寶回春湯은『方藥合編』에 이르러서는 八寶廻春湯으로 이름이 바뀌었다.

만전환(萬全丸)

『醫學入門』: 赤石脂 · 乾薑 各一兩, 胡椒 五錢, 爲末, 醋糊丸梧子大, 每五七丸, 米飮下.

『東醫寶鑑』: 赤石脂 · 乾薑炮 各一兩, 胡椒 五錢, 右爲末, 醋糊和丸梧子大, 空心, 米飮下五七丸.

方解 : 大腸이 寒滑하고 小便으로 精이 나올 때, 여러 熱藥으로 效果가 없는 경우를 치료한다. 久痢 및 泄瀉, 寒滑이 不禁하는 것을 치료한다.

맥천탕(麥天湯)

『醫學入門』: 麥門冬 一錢二分, 天麻 一錢, 白朮 · 半夏 · 神麯 · 陳皮 各八分, 薑煎溫服.

『東醫寶鑑』: 麥門冬 一錢半, 天麻 一錢三分, 白朮 · 白茯苓 · 半夏 · 神麯 · 陳皮 各一錢, 右剉, 作一貼, 薑五, 水煎服.

方解 : 風邪가 脾胃를 얽어서 몸이 무겁고, 痰이 있어서 惡心이 있고 吐하려고 하는데 마땅히 이것으로 脾를 實하게 한 다음에 消導를 한다.

모화탕(茅花湯)

『醫學入門』: 單茅花 一大把, 無花用根, 洗淨搗碎, 水煎濃汁, 服之, 或加藕節同煎, 尤妙.

方解 : 衄血이 不至하는 것을 치료한다.

목단산(牧丹散)

『醫學入門』: 牧丹皮 · 人蔘 · 天麻 · 白茯苓 · 黃芪 · 薏苡仁 · 桃仁 · 白芷 · 當歸 · 川芎 各一錢, 官桂 · 甘草 各五分, 木香 三分, 水煎服.

『東醫寶鑑』: 牧丹皮 · 人蔘 · 天麻 · 白茯苓 · 黃芪 · 薏苡仁 · 桃仁 · 白芷 · 當歸 · 川芎 各一錢, 官桂 · 甘草 各五分, 木香 三分, 右剉, 作一貼, 水煎服.

方解 : 腸癰冷證을 치료하는데, 腹이 부드러우면서 아프고 때때로 膿이나 혹은 血이 나오는 것을 치료한다. 小腹이 疼하고 尿澁者는 膿이 滯한 것이니 이때에 사용한다.

목단피산(牡丹皮散)

『醫學入門』: 牧丹皮 · 防風 各等分, 爲末 每 二錢, 溫酒或鹽湯調服.

方解 : 小兒의 外腎이 偏墜한 것을 치료한다. 外用으로는 鹽湯으로 씻는다.

목향견현환(木香見晛丸)

『醫學入門』: 巴豆霜 五錢, 荊三菱·神麴 各十兩, 木香·柴胡 各二兩, 香附·石三菱·草豆蔻 各五梁, 升麻 三兩, 爲末, 蒸餠丸菉豆大, 每二十丸, 白湯下, 量所傷服之.

『東醫寶鑑』: 荊三稜·神麴 各一兩, 石三稜·草豆蔻 各五分, 升麻·柴胡 各三錢, 木香 二錢, 巴豆霜 五分, 右爲末, 蒸餠和丸菉豆大, 白湯下三十丸. 一名 巴豆三稜丸.

方解 : 生冷으로 傷해서 心腹이 滿痛하는 것을 치료한다. 食者는 有形之物로 傷한 것이니, 즉 損其穀하는 것이 마땅하고 그 다음으로 消導를 하는 것이다. 重한 경우에 사용을 한다.

목향균기산(木香匀氣散)

『醫學入門』: 木香·丁香·檀香·白豆蔻 各二錢, 藿香葉·甘草 各八錢, 砂仁 四錢, 一方 有 沈香, 爲末, 每二錢, 入鹽少許, 沸湯點服.

『東醫寶鑑』: 藿香·甘草炙 各八錢, 縮砂 四錢, 沈香·木香·丁香·白檀香·白荳蔻 各二錢, 右爲末, 每二錢, 薑三片, 紫蘇 五葉, 鹽少許, 煎湯, 點服.

方解 : 氣가 胸膈에 滯해서 虛痞하고 惡心이 있으며 宿冷이 不消하고 心腹이 刺痛하는 것을 치료한다. 또한 木香調氣散이라고 이름을 한다. 氣가 鬱滯된 것을 치료한다.

목향분기환(木香分氣丸)

『醫學入門』: 木香·甘松 各一兩, 甘草 六兩, 香附 一斤, 莪朮 半斤, 爲末, 糊丸梧子大, 每三十丸, 薑湯, 橘皮煎湯 任下.

『東醫寶鑑』: 木香·檳榔·青皮·蓬朮·乾生薑·當歸·薑黃·玄胡索·白朮·枳殼·三稜·赤茯苓·陳皮·肉荳蔻, 右爲末, 麵糊和丸小豆大, 薑湯呑下三五十丸.

方解 : 一切 氣逆으로 心胸이 痞悶하고 腹脇이 虛脹한 것을 치료한다. 혹은 加 丁皮·藿香·薑黃·砂仁·檀香을 한다. 常服하면 寬中進食을 한다. 脾胃不和로 腹脇이 膨脹하며 痰嗽로 喘急하고 飮食이 不化하는 것을 치료한다.

목향빈랑환(木香檳榔丸)

『醫學入門』: 木香·枳殼·青皮·杏仁·檳榔 各一兩, 郁李仁·皂角·半夏麯 各二兩, 爲末, 別用皂角熬膏, 入蜜少許, 和丸梧子大, 每五十丸, 食後薑湯下.

『東醫寶鑑』: 大黃 四兩, 黑丑頭末·黃芩 各二兩, 木香·檳榔·黃連·當歸·枳殼·青皮·陳皮·香附子·蓬朮·黃柏 各一兩, 右爲末, 水丸梧子大, 溫水下五七十丸.

方解 : 三焦를 이끌어 胸膈을 넓히고, 破痰, 逐飮을 하며 快氣하고 消食을 하게 한다. 一方에는 去 杏仁·皂角·半夏·郁李仁을 하고 加 當歸·黃連·黃芩·黃柏·陳皮·三稜·莪朮·

大黃 · 牽牛를 하여 糊丸으로 服用한다. 濕熱, 濕痰을 치료하고 氣實로 耳聾한 것을 치료하는데 겸해서 諸氣와 諸積으로 腹脹하고 痢疾이 있는 것을 치료한다. 濕熱氣滯로 痞痛하는 것을 치료한다.

목향순기산(木香順氣散)

『醫學入門』 : 木香 · 草豆蔻 · 蒼朮 各三分, 厚朴 四分, 靑皮 · 陳皮 · 益智仁 · 茯苓 · 澤瀉 · 生薑 · 半夏 · 吳萸 · 當歸 各五分, 升麻 · 柴胡 各一分, 水煎溫服.

『萬病回春』 : 木香別研 · 砂仁 各五分, 烏藥 · 香附子 · 靑皮去穰 · 陳皮 · 半夏薑製 · 厚朴薑炒 · 枳殼麩炒 各一錢, 官桂 · 乾薑 · 甘草 各三分, 右剉一劑, 生薑三片, 水煎木香調服, 氣不轉 加蘇子 · 沈香.

『東醫寶鑑』 : 烏藥 · 靑皮 · 香附子 · 陳皮 · 半夏製 · 厚朴 · 枳殼 各一錢, 木香 · 縮砂 各五分, 桂枝 · 乾薑 · 甘草炙 各三分, 右剉, 薑三片, 水煎服.

方解 : 濁氣가 위에 있어 䐜脹이 되는 것을 치료한다. 『萬病回春』의 處方은 中氣로 昏倒하는 것을 치료하는 處方이다. 또한 氣痛을 치료한다. 『東醫寶鑑』의 處方도 역시 中氣를 치료하는 處方이다.

목향순기탕(木香順氣湯)

『醫學入門』 : 木香 · 乾生薑 · 升麻 · 柴胡 各四分, 厚朴 · 白茯苓 · 澤瀉 · 半夏 各一錢, 靑皮 · 陳皮 六分, 益智仁 · 吳茱萸 各三分, 草豆蔻 · 當歸 各五分, 蒼朮 八分, 水煎服, 忌生冷硬物.

『東醫寶鑑』 : 厚朴 · 白茯苓 · 澤瀉 · 半夏 各一錢, 蒼朮 八分, 靑皮 · 陳皮 各六分, 草豆蔻 · 人蔘 · 當歸 各五分, 益智仁 · 吳茱萸 各三分, 木香 · 乾生薑 · 升麻 · 柴胡 · 甘草 各四分, 右剉, 作一貼, 入薑三, 水煎服.

『方藥合編』 : 厚朴 · 白茯苓 · 澤瀉 · 半夏 各一錢, 蒼朮 八分, 靑皮 · 陳皮 各六分, 草豆蔻 · 人蔘 · 當歸 各五分, 木香 · 乾薑 · 升麻 · 柴胡 · 甘草 各四分, 益智仁 · 吳茱萸 各三分, 生薑三片.

方解 : 內傷으로 인한 濁氣가 위에 있어서 䐜脹이 되는 것이 밤에 이르러 더욱 심한 것을 치료한다. 이 處方에서 升麻 · 柴胡는 淸氣를 끌어당겨 上行을 하고, 茯苓 · 澤瀉는 陰氣를 引導하여 下降을 한다. 더욱 吳茱萸를 佐로 해서 苦味로 瀉하고, 生薑 · 荳蔻 · 半夏 · 益智仁으로 溫中을 하며, 蒼朮 · 厚朴 · 靑皮 · 木香으로 順氣를 하고, 當歸 · 橘皮로 榮衛를 調和한다. 經에서 이른바 留者는 行止하라고 하고 結者는 散之하라고 하였으니 瀉하고, 위로 하게하고, 아래로 하게하면 淸濁이 각기 그 位置에 便安해진다. 濁氣가 위에 있어서 䐜脹이 발생하는 것을 치료하는데 먼저 中脘에 뜸을 뜨고 나서 후에 이것을 복용한다.

經에 이르기를 留者는 行之하고 結者는 散之하라 하였다. 柴胡 · 升麻의 苦平으로 少陽 · 陽明의 二經을 行하게 하여 淸氣를 發散하고 陽分으로 運行을 하게 하여 君으로 삼았다. 生薑 · 半夏 · 草豆蔻 · 益智仁의 辛甘大熱로 中寒을 消散시키는 것으로 臣을 삼았다. 厚朴 · 木

香·蒼朮·青皮의 苦辛大溫으로 濁氣를 通順하게 하였고, 當歸·人蔘·陳皮의 辛甘溫으로 榮衛를 調理하고 中氣를 滋養한다. 氣가 薄한 것은 陽中의 陰이다. 茯苓·甘草·澤瀉의 氣薄으로 濁陰의 氣를 끌어내리는 것이니 하늘로부터 아래로 하였다. 그렇기 때문에 佐로 삼았다. 濁氣가 아래로 내려가지 않으니 苦味로 泄하여야 하니 吳茱萸의 高熱로 泄之를 해야 한다. 그렇기 때문에 使로 하였다. 氣味가 相合하여 散之하고 泄之를 하게 하는 것이고, 위로 하고 아래로 하는 것이니 淸濁之氣로 하여금 각기 그 位置로 편안하게 하는 것이다.

목향유기음(木香流氣飮)

『醫學入門』: 木香·藿香·草菓·檳榔·丁香·大腹皮·香附 各一錢半, 茯苓·人蔘·白朮·木瓜·菖蒲·白芷·麥門冬 各四分, 木通 八分, 半夏 二分, 薑棗煎服.

『萬病回春』: 陳皮 一錢四分, 青皮去穰·香附子·紫蘇 各一錢二分, 赤茯苓·木瓜·白朮去蘆·麥門冬·大黃 各二錢五分, 白芷·枳殼麩炒 各三分, 草果·人蔘去蘆 各一錢半, 官桂·蓬朮·大腹皮·丁皮·檳榔·木香·沈香 各四分半, 木通 六分, 甘草·半夏薑汁炒·厚朴薑汁炒 各一錢二分, 右剉一劑, 生薑三片, 棗一枚, 水煎, 不拘時熱服.

『東醫寶鑑』: 陳皮 一錢, 藿香·木香·厚朴·青皮·香附子·麥門冬·白芷·沈香 各七分半, 白朮·肉桂·木通·檳榔·紫蘇葉 各六分, 草果·甘草 各五分, 大腹皮·木瓜·人蔘·蓬朮·丁香皮·半夏製·赤茯苓·石菖蒲 各三分, 右剉, 作二貼, 薑三片, 棗二枚, 水煎服.

方解: 諸氣로 痞塞하고 胸膈이 膨脹하며 面目이 虛浮하고 四肢가 腫滿하며 口苦咽乾하고 大小便이 秘한 것을 치료한다. 榮衛를 調順하게 하고, 血脈을 流通하게 하며, 三焦를 快利하게 하고, 五臟을 安和하게 한다. 諸氣로 痞滯不通을 하고 胸膈이 膨悶하며 口苦咽乾을 하고 嘔吐를 하면서 식사를 하지 못하고 肩背와 腰脇이 走注하면 즉 아픈 것을 치료한다. 喘急으로 痰嗽하고 面目이 虛浮하며 四肢가 腫脹하고 大便이 閉結하며 小便이 赤澁하는 것을 치료한다. 또한 憂思가 太過하고 怔忡鬱積이 있으며 脚氣風濕으로 結聚하고 腫痛하며 脹滿하고 喘急하며 水腫 等의 證狀을 아울러 대개 치료를 한다. 諸氣로 痞滿하고 或腫或脹하는 것을 치료한다.

목향지출환(木香枳朮丸)

『醫學入門』: 木香·枳實 各一兩, 白朮 二兩, 爲末 荷葉煨飯, 搗丸梧子大, 每五十丸, 溫水下.

方解: 滯氣를 破하고 消食을 하는 處方이다. 결국 枳朮丸에 木香을 加한 處方이다.

목향화체탕(木香化滯湯)

『醫學入門』: 半夏 一錢, 柴胡·蒼朮 各四分, 草豆蔻 五分, 木香·陳皮 各三分, 歸尾 一分, 枳實 二分, 紅花·甘草 各半分 薑煎溫服.

『東醫寶鑑』: 半夏 一錢半, 草豆蔻·甘草 各一錢, 柴胡 七分, 陳皮·乾生薑·木香 各六分, 當

歸尾 · 枳實 各四分, 酒紅花 一分, 右剉, 作一貼, 薑五, 水煎服.

方解 : 憂氣와 濕麵을 먹어서 中脘에 結滯가 되고 腹皮 밑으로 徹痛이 있고 心下가 痞滿하고 飮食생각이 없고 항상 痞氣가 있는 것을 치료한다. 憂와 麵을 먹은 것으로 因하여 心下가 痞滿으로 作痛하는 것을 치료한다.

몰석자환(沒石子丸)

『醫學入門』 : 沒石子 一箇, 白荳蔲 五箇, 訶子 二箇, 木香 · 黃連 各一錢, 爲末, 飯丸麻子大, 每五十丸, 米飮下.

方解 : 소아가 오랫동안 泄瀉가 그치지 않은 것을 치료하는데 겸해서 疳痢와 瀼瀉를 치료한다.

몽수천왕보심단(夢受天王補心丹)

『醫學入門』 : 熟地黃 · 白茯苓 · 人參 · 遠志 · 菖蒲 · 玄參 · 柏子仁 · 桔梗 · 天門冬 · 丹蔘 · 酸棗仁 · 麥門冬 · 甘草 · 百部根 · 五味子 · 茯神 · 當歸 · 杜仲 各等分, 爲末, 蜜丸彈子大, 金箔爲衣, 每一丸, 燈心棗湯, 化下, 食遠臨臥服, 或作小丸, 亦可.

『萬病回春』 : 人蔘 五錢, 五味子 · 當歸酒洗 · 天門冬去心 · 麥門冬去心 · 柏子仁 · 山棗仁炒 · 玄蔘 · 白茯神去皮 · 丹蔘 · 桔梗去蘆 · 遠志去心 各五錢, 黃連去毛酒炒 二兩, 生地黃酒洗 四兩, 石菖蒲 一兩, 右爲細末, 煉蜜爲丸如梧桐子大, 朱砂爲衣, 每服三十丸, 臨臥時服, 燈心竹葉煎湯送下.

『東醫寶鑑』 : 生乾地黃酒洗 四兩, 黃連酒炒 二兩, 石菖蒲 一兩, 人蔘 · 當歸酒洗 · 五味子 · 天門冬 · 麥門冬 · 柏子仁 · 山棗仁炒 · 玄蔘 · 白茯神 · 丹蔘 · 桔梗 · 遠志 各五錢, 右爲末, 蜜丸梧子大, 朱砂爲衣, 臨臥以燈心竹葉煎湯, 呑下三五十丸.

方解 : 전적으로 책을 많이 읽고 著作을 하여 勞神이 過度한 것으로 潮熱盜汗, 咳嗽, 失血遺精, 怔忡健忘, 咽乾口燥, 肌體羸瘦를 한 것을 치료한다. 心腎의 二經을 調和하는 要藥이다. 一方에는 石菖蒲 · 熟地黃 · 杜仲 · 百部根 · 茯神 · 甘草가 없다.

寧心保神을 하고 益血固精을 하며 壯力强志를 하여 사람으로 하여금 健忘하지 않게 한다. 怔忡을 없애고, 驚悸를 안정시키며, 三焦를 淸하게 하고, 痰涎을 化하게 하며 煩熱을 없애고 咽乾을 치료하며 精神을 養育하게 한다. 일반적으로 天王補心丹으로 부른다.

묘향산(妙香散)

『醫學入門』 : 麝香 一錢, 山藥 · 茯苓 · 茯神 · 黃芪 · 遠志 各一兩, 人蔘 · 甘草 · 桔梗 各五錢, 木香 二錢半, 辰砂 三錢, 爲末 每二錢, 溫酒調服.

方解 : 男婦의 心氣不足으로 精神이 恍惚하고 虛煩으로 잠을 잘 안 오고 盜汗이 많은 것을 치료한다. 常服하면 補益氣血을 하고 心腎을 安鎭시킨다.

묵부환(墨附丸)

『**醫學入門**』: 四製香附 一斤, 淨綿艾 四兩, 用醋一碗, 煮二味至乾, 入石臼內搗爛, 捏成餠子于新瓦上焙乾, 入 白茯·當歸·人蔘·川芎·熟地·徽墨火煆紅醋淬 各一兩, 木香 五錢, 爲末, 醋糊丸梧子大, 每七八十丸, 酒下.

『**東醫寶鑑**』: 四製香附 一斤, 淨熟艾 四兩, 用醋一碗煮至乾, 入石臼內搗爛, 捏成餠子, 於新瓦上焙乾, 入 白茯·當歸·人蔘·川芎·熟地·京墨火煆紅醋淬 各一兩, 木香 五錢, 爲末, 醋糊丸梧子大, 溫酒呑下七八十丸.

方解 : 婦人이 오래도록 자식이 없고 經水가 不調하고 또한 평소에 墮胎가 되는 경우에 역시 효과가 있다. 婦人이 經水가 不調해서 오랫동안 아이를 갖지 못하는 것을 치료한다.

ㅂ

반본환(返本丸)

『醫學入門』: 黃犍牛肉 五斤, 去筋膜切片, 河水洗數遍, 仍浸一宿, 再洗一二遍, 用好酒入磁器內, 重泥封固, 桑柴火煮一日夜, 取出焙乾爲末半斤, 山藥·蓮肉, 俱用葱鹽炒, 去葱鹽, 白茯苓·小茴香 各四兩, 爲末棗肉搗膏, 入好酒和丸梧子大, 曬乾, 空心酒下五十丸, 日三服. 久則日一服. 忌用麵糊米飮之類爲丸.

『東醫寶鑑』: 黃犍牛肉, 不拘多少, 去筋膜, 切作棊子大, 河水洗數遍, 仍浸一宿, 再洗數遍, 用好酒, 入磁缸內, 油紙封口, 用桑柴火煮一晝夜, 取出焙乾爲末, 其色如黃沙爲佳, 炒黑不可用. 每肉末半斤, 入後藥一斤, 蓮肉山藥並葱鹽同炒, 去葱鹽, 白茯苓·小茴香微炒 並爲末 各四兩, 右和勻, 用蒸棗肉硏爲膏, 加好酒入前藥末, 搜和搗作丸梧子大, 曬乾透, 空心, 溫酒下五七十丸, 初則日進三服, 久則止進一服. 和劑忌用麵糊米飮之類, 其藥不靈.

方解 : 補脾 및 諸虛損을 치료한다. 『東醫寶鑑』에서는 還元丹으로 記載되어 있다. 內傷虛損을 치료하고 五臟을 편안하게 하며 百病을 없애고 精髓를 實하게 하며 元氣를 堅固하게 하고 마른 사람을 크게 능히 살찌게 한다.

반부단(礬附丹)

『醫學入門』: 青礬 四兩, 用瓦罐盛火煅, 食頃, 候冷入鹽一合, 硫黃 一兩, 再煅, 食頃, 候冷取出, 入附子 一兩, 爲末, 粟米粥丸梧子大, 每三十丸, 空心, 生地汁下.

方解 : 陽虛로 因한 腸風下血을 치료하는데 當日에 바로 멈추고 한 달을 복용하면 뿌리를 除去할 수가 있다. 久服하면 下元을 도와서 風氣를 除去하고 臟腑를 益하게 한다.

반총산(蟠葱散)

『醫學入門』: 玄胡索·肉桂·乾薑 各一分, 蒼朮·甘草 各四分, 砂仁·檳榔·丁皮 各二分, 三稜·莪朮·青皮·白茯苓 各三分, 連鬚葱 一根. 水煎熱服.

『東醫寶鑑』: 蒼朮·甘草 各一錢, 三稜·蓬朮·白茯苓·青皮 各七分, 縮砂·丁香皮·檳榔 各五分, 玄胡索·肉桂·乾薑 各三分, 右麤末, 作一貼, 葱白 一莖, 煎服.

『方藥合編』: 蒼朮·甘草 各一錢, 三稜·蓬朮·白茯苓·青皮 各七分, 砂仁·丁香皮·檳榔 各五分, 玄胡索·官桂·乾薑 各三分, 葱白 一莖.

方解 : 男婦의 脾胃가 虛冷해서 氣滯로 行하지 않고 心腹을 攻刺해서 통증이 胸脇으로 연결이 되고 膀胱, 小腸, 腎氣 및 婦人의 血氣로 刺痛하는 것을 아울러서 치료한다. 脾胃가 虛冷하

여 心腹이 刺痛한 것이 胸脇까지 連結이 되는 것을 치료한다. 膀胱, 小腸, 腎氣로 作痛하는 것을 치료한다.

반하금출탕(半夏芩朮湯)

『東醫寶鑑』: 半夏·蒼朮 各一錢半, 片芩酒炒·白朮·南星炮·香附子 各七分, 陳皮·赤茯苓 各五分, 威靈仙·甘草 各三分, 右剉 作一貼, 薑五片, 水煎服.

『方藥合編』: 半夏·蒼朮 各一錢半, 片芩酒炒·白朮·南星炮·香附子 各七分, 陳皮·赤茯苓 各五分, 威靈仙·甘草 各三分.

方解: 痰飮으로 因한 臂痛으로 팔을 들 수가 없는 것을 치료한다. 『方藥合編』에서는 生薑五片이 빠져 있으니 生薑五片을 加하는 것이 맞다.

반하백출천마탕(半夏白朮天麻湯)

『醫學入門』: 半夏·陳皮·麥芽 各一錢半, 茯苓·天麻·黃芪·人蔘·澤瀉·蒼朮 各五分, 白朮·神麴 各一錢, 乾薑 三分, 黃柏 二分, 薑煎熟服.

『萬病回春』: 半夏薑汁製·陳皮去白·麥芽 各七分半, 白茯苓去皮·黃芪蜜水炒·人蔘·澤瀉·蒼朮米泔浸·天麻 各三分半, 神麴炒 五分, 黃柏酒炒·乾薑炒 各二分, 右剉一劑, 生薑三片, 水煎, 食前熱服.

『東醫寶鑑』: 半夏製·陳皮·麥芽炒 各一錢半, 白朮·神麴炒 各一錢, 蒼朮·人蔘·黃芪·天麻·白茯苓·澤瀉 各五分, 乾薑 三分, 黃柏酒洗 二分, 右剉, 作一貼, 薑五片, 水煎服.

『方藥合編』: 半夏·陳皮·麥芽 各一錢半, 白朮·神麴炒 各一錢, 蒼朮·人蔘·黃芪·天麻·白茯苓·澤瀉 各五分, 乾薑 三分, 黃柏酒洗 二分, 生薑五片.

方解: 二陳湯을 爲主로 한다. 半夏는 痰厥頭痛을 치료하고, 陳皮는 益氣調中을 하면서 升陽을 한다. 麥芽는 寬中助胃를 한다. 各一錢半으로 한다. 茯苓은 火痰한다. 天麻는 風虛로 머리가 旋回하면서 눈이 검어지는 것을 치료한다. 黃芪는 火를 瀉하고 氣를 補하면서 止汗을 한다. 人蔘은 火를 瀉하고 補中益氣를 한다. 澤瀉는 利尿를 하고 濕을 分導한다. 蒼朮은 濕을 除한다. 各五分이다. 白朮은 補中한다. 神麴은 消導하고 蕩滯를 한다. 各一錢이다. 乾薑은 溫中을 한다. 三分이다. 黃柏은 火를 瀉한다. 二分이다. 薑煎하여 熱服을 한다.

痰厥頭痛과 眼黑頭旋, 惡心煩悶, 氣促上喘, 無力하여 말을 할 수가 없는 것, 神昏으로 顚倒하고 눈을 감히 뜰 수가 없어 마치 風雲 中에 있는 것과 같고 또한 頭痛이 마치 깨지는 것과 같고, 몸이 무거운 것이 마치 山과 같고, 四肢가 厥冷하고, 便安하게 잠을 잘 수가 없는 것을 치료한다.

痰厥頭痛을 치료한다. 眼黑頭旋하고, 惡心煩悶하며 氣가 短促하고 上喘하며 言語에 無力하고 心神이 顚倒하며 눈을 감히 뜰 수가 없고, 마치 風雲 中에 있는 것과 같으며 頭痛으로 머리가 깨질 듯 하고 몸이 무거운 것이 마치 山과 같으며 四肢가 厥冷하여 편안하게 잠을 잘 수가 없는 것을 치료한다. 이것은 이에 胃氣가 虛損해서 停痰으로 된 것이다.
頭痛으로 苦痛이 甚한 것은 足太陰痰厥頭痛이라고 한다. 半夏가 아니면 치료를 할 수가 없다. 眼黑하고 頭旋하며 風虛로 안에서 만들어지는 것은 天麻가 아니면 除去할 수가 없다. 黃芪는 甘溫으로 火를 瀉하면서 元氣를 補하니 表虛를 實하게 하고 自汗을 그치게 한다. 人蔘은 甘溫으로 火를 瀉하면서 補中益氣를 한다. 二朮은 모두 苦甘溫하니 除濕補中益氣를 한다. 澤瀉, 茯苓은 利小便을 해서 濕을 引導한다. 橘皮는 苦溫하니 益氣하고 調中을 한다. 神麴은 消食을 하면서 胃中의 滯氣를 蕩滌한다. 大麥蘖은 寬中을 하면서 胃氣를 돕는다. 乾薑은 辛熱하여 中寒을 씻어낸다. 黃柏은 大苦寒하니 酒洗를 해서 冬天에 小火가 在泉을 해서 發生하는 燥를 치료한다.

방기황기탕(防己黃芪湯)

『醫學入門』: 防己·黃芪 各二錢, 白朮 一錢半, 甘草七分. 薑棗煎服.

『東醫寶鑑』: 防己·黃芪 各三錢, 白朮 二錢, 甘草 一錢半, 右剉, 作一貼, 入薑三片, 棗二枚, 水煎服.

方解 : 諸風, 諸濕에 脉이 浮하고 몸이 무겁고 自汗이 있고 또한 惡寒하여 汗出이 그치지 않는 것을 치료한다. 가령 胸膈이 不和하면 加 芍藥을 한다. 氣上衝을 하면 加 桂枝를 한다. 有汗하면 加 細辛을 한다. 風이 많아 走注하면 加 麻黃·薏苡仁·烏頭를 한다. 熱이 많아 赤腫을 하면 加 黃芩을 한다. 寒이 많이 掣痛이 있으면 加 官桂·薑·附를 한다. 濕이 많아 重着을 하면 加 茯苓·蒼朮·乾薑을 한다. 中氣로 堅滿하고 癃閉가 있으면 加 陳皮·蘇葉·枳殼을 한다. 甚한 경우에는 加 葶藶子를 한다. 風濕으로 身重痛하고 自汗하는 것을 치료한다.

방출모려탕(防朮牡蠣湯)

『醫學入門』: 防風·白朮·牡蠣 各等分, 爲末, 每一錢, 米飮或酒下, 日三服. 汗止, 服小建中湯.

『東醫寶鑑』: 防風·牡蠣·白朮 各等分, 右爲末, 每二錢, 酒或米飮調下, 日二三.

方解 : 煩躁로 惡風을 하고 잠을 잘 수가 없고 汗出이 그치지 않고 또한 火邪로 汗多하고 煩躁하는 경우에 더욱 妙하다. 動氣를 치료할 때에 잘못해서 發汗을 해서 筋惕肉瞤하는 것을 치료한다. 自汗의 경우에 補中益氣湯과 合方을 해서 사용을 하면 더욱 좋다.

방풍당귀음(防風當歸飮)

『醫學入門』: 滑石 六兩, 大黃·黃芩·柴胡·防風·人蔘·甘草·當歸·芍藥 各一兩, 每 三錢, 薑煎服.

『東醫寶鑑』: 滑石 三錢, 柴胡·人蔘·黃芩·甘草 各一錢, 大黃·當歸·赤芍藥·防風 各五分, 右剉, 作一貼, 生薑三片, 水煎服.

方解 : 心肝의 火를 瀉하고, 脾腎의 陰을 補하는 藥이다. 風熱, 潮熱, 濕熱을 치료하는데 補虛

의 良劑이다. 方意는 다음과 같다. 滑石 六兩은 三焦의 蘊熱을 치료해서 火로 하여금 小便을 따라 나오게 한다. 大黃은 陽의 濕熱을 瀉해서 大便으로 나오게 한다. 黃芩은 膈을 凉하게 한다. 柴胡는 解肌를 한다. 防風은 頭目을 淸하게 한다. 人蔘·甘草는 補氣를 한다. 當歸·芍藥은 補血을 한다. 各一兩이다. 每三錢을 薑煎으로 해서 服用한다.

이 處方은 心肝의 陽을 瀉하고 脾腎의 陰을 補하는데 辛香燥熱하는 藥이 없기 때문에 진실로 風熱, 燥熱, 濕熱에 虛를 낀 것을 치료하는 良劑이다. 그 功이 防風通聖散보다 크고 또한 益元散으로 降火를 하는 것보다 더욱 甚한 功이 보인다.

방풍산(防風散)

『醫學入門』: 防風 五分, 黃芩·人蔘·甘草·川芎·麥門冬 各二分, 爲末, 食後沸湯調服.

『東醫寶鑑』: 防風·川芎·白芷·甘菊·甘草 各一兩, 右爲末, 每二錢, 茶淸調下.

『東醫寶鑑』 又方 : 羌活·防風·當歸·大黃·川芎·山梔子·薄荷 各一錢, 蟬殼·甘草 各五分, 右剉, 作一貼, 入 燈心十二莖, 苦竹葉十片, 水煎服.

方解 : 鼻淵으로 腦가 熱하고, 濁涕가 내려오는 것이 그치지 않는 것을 치료한다. 『東醫寶鑑』의 앞 處方은 頭目이 不淸한 것을 치료하고 祛風明目하는 處方이다. 又方은 積熱이 上衝을 해서 頭痛이 불과 같은 것을 치료하는 處方이다. 두 處方이 모두 코와는 상관이 없는 處方이다.

방풍충화탕(防風冲和湯)

『醫學入門』: 防風·白朮·生地 各一錢半, 羌活·黃芩·白芷·甘草 各一錢, 川芎 五分, 水煎溫服, 汗未止, 加 黃芪·芍藥, 仍未止, 用柴胡桂枝湯.

『東醫寶鑑』: 羌活·防風 各一錢半, 白朮·川芎·白芷·生地黃·黃芩 各一錢, 右剉, 入薑三葱三, 煎服, 一名 加減冲和湯.

方解 : 傷風으로 自汗하고 脉이 浮緩한 것을 치료하는 處方이다. 桂枝湯을 사용할 수가 없을 때에 사용을 하기 위해서 만든 處方이다. 九味羌活湯, 즉 羌活冲和湯과 같이 비교를 하면서 공부하면 桂枝湯과 麻黃湯의 차이를 알 수가 있다. 春夏秋의 感冒風寒으로 頭痛身熱이 있으면서 自汗惡寒하고 脉이 浮緩하는 것을 치료한다.

방풍통성산(防風通聖散)

『醫學入門』 : 防風·川芎·當歸·赤芍·大黃·麻黃·薄荷·連翹·芒硝 各二分半, 石膏·黃芩·桔梗 各五分, 滑石 一錢半, 甘草 一錢, 荊芥·白朮·山梔 各一分半, 薑三片.

『萬病回春』: 防風·川芎·當歸·白芍藥·連翹·薄荷·麻黃 各四分, 石膏·桔梗·黃芩 各八分, 白朮·梔子·荊芥 各三分, 滑石 二錢二分, 芒硝 四分, 甘草 一錢, 右剉一劑, 生薑三片, 水煎溫服. 其大黃·芒硝·麻黃 三味, 對症旋入, 自利去硝黃, 自汗去麻黃.

『東醫寶鑑』: 滑石 一錢七分, 甘草 二錢二分, 石膏·黃芩·桔梗 各七分, 防風·川芎·當歸·赤芍藥·大黃·麻黃·薄荷·連翹·芒硝 各四分半, 荊芥·白朮·梔子 各三分半, 右剉, 作一貼, 入薑五片, 水煎服.

『方藥合編』: 滑石 一錢七分, 甘草 二錢二分, 石膏·黃芩·桔梗 各七分, 防風·川芎·當歸·赤芍藥·大黃·麻黃·薄荷·連翹·芒硝 各四分半, 荊芥·白朮·梔子 各三分半, 生薑五片.

方解 : 春夏에 溫熱한 것이 그 증상이 마치 傷寒과 같은데 表裏가 모두 보이는 것을 치료한다. 겸하여 內科에서는 一切 風寒燥熱 및 飮酒, 中風을 치료하고, 혹은 便閉하고, 혹은 飧泄하고, 혹은 風熱이 上壅해서 말을 못하는 等證을 치료한다. 雜科에서는 耳目口鼻, 脣舌, 咽喉의 風熱이나 風痰의 等證을 치료한다. 外科에서는 癰疽, 瘡瘍, 斑疹, 打撲跌傷의 等證을 치료한다. 소아에서는 驚疳, 積熱과 諸風으로 인한 潮熱과 抽搐, 痘疹이 나오는 것이 不決한 等證을 치료한다. 婦人의 諸疾患에서는 合 四物湯 一料를 한다. 무릇 風熱의 疾患에 屬하는 경우에는 고치지 못할 것이 없다. 가령 自利를 하는 경우에는 硝, 黃을 去하고 自汗을 하는 경우에는 麻黃을 去하니 通聖散이라 이름을 한다.

中風에서 一切의 風熱證으로 大便이 閉結하고, 小便이 赤澁하며 頭面이 生瘡하고 面目이 赤痛하는 것을 치료한다. 或은 熱生風으로 舌强口噤을 치료한다. 或은 鼻生紫赤하고 風刺癮疹으로 肺風이 되는 것을 치료한다. 或은 風厲가 되어 世間에서 大風이라는 것이 되는 것을 치료한다. 或은 腸風으로 痔漏가 되는 것을 치료한다. 或은 腸의 鬱滯로 諸熱證이 되어서 譫妄하고 驚狂을 하는 것을 아울러서 대개 치료를 하는데 神效하다.

이 處方은 風, 熱, 燥의 세 가지를 치료하는 總劑이다. 六一散의 變方으로 시작을 한다. 그 안에 表裏의 熱을 풀어주는 麻黃과 大黃이 있고 過亢된 熱을 안팎으로 풀어 주는 石膏가 있으며, 風熱로 因하여 발생할 수가 있는 血燥를 막기 위해 四物의 뜻을 가지고 있으니 通聖이라고 할 만한 處方이다. 다만, 便滑하고 體質이 弱한 경우에는 사용을 할 수가 없으니 부득이 사용을 하고자 한다면 酒製通聖散을 사용하는 것이 좋다.

배풍탕(排風湯)

『醫學入門』: 白朮·肉桂·川芎·杏仁·芍藥·甘草·防風·當歸 各五分, 茯苓·麻黃·獨活 各七分半, 白鮮皮 二分半, 薑煎.

『東醫寶鑑』: 獨活·麻黃·赤茯苓 各一錢, 白朮·肉桂·川芎·杏仁·赤芍藥·防風·當歸·甘草 各八分, 白鮮皮 五分, 右剉, 作一貼, 入薑三棗二, 水煎服.

方解 : 男婦의 中風 및 風虛로 冷濕의 邪氣가 五臟으로 들어가서 사람으로 하여금 狂言과 妄語를 하게하고 精神이 錯亂하여 手足이 不仁하고 痰涎이 壅盛한 것에 이른 것을 치료한다. 이 湯藥은 安心定志하고 耳目을 聰明하고 하고 크게 榮血을 이롭게 하며 肝邪를 祛한다. 이 處方을 服用해서 약간 땀이 나는 것은 無妨하다. 風이 五臟으로 들어가서 精神이 恍惚하고, 手足이 不仁하며, 口眼喎斜가 있는 것을 치료하는 處方이다.

백개환(白芥丸)

『醫學入門』: 白芥子 · 蘿菖子 各一兩半, 山梔 · 川芎 · 三菱 · 莪朮 · 桃仁 · 香附 · 山査 · 神麴 各一兩, 靑皮 五錢, 黃連 一兩半 一半用吳茱萸炒 一半用益智仁水炒, 爲末, 蒸餠爲丸服.

『東醫寶鑑』: 黃連 一兩半, 取一半以吳茱萸五錢同炒去茱萸, 一半以益智五錢同炒去益智. 白芥子 · 蘿菖子並炒 各一兩半, 梔子 · 川芎 · 三稜 · 莪朮 · 桃仁 · 香附子 · 山査肉 · 神麴 各一兩, 靑皮 五錢, 右爲末, 蒸餠和丸梧子大, 白湯呑下五六十丸. 一名 白芥丸, 俗名 消積丸.

方解 : 男婦의 食積과 死血을 치료한다. 痰積으로 塊를 이루어서 兩脇에 있고, 움직이면 腹鳴이 있으며, 嘈雜이 있고, 眩暈이 있고, 몸에 熱이 時作時止하는 것을 치료한다. 飮食, 七情이 鬱積하면 痰이 된 경우에 사용을 한다. 食積, 死血, 痰飮으로 塊가 되어서 兩脇에 있어 痛證이 있고, 雷鳴嘈雜하며 眩暈이 있는 것을 치료하는 處方이다.

백자부귀환(百子附歸丸)

『醫學入門』: 四製香附 十二兩, 阿膠 · 艾葉 · 四物湯料 各二兩 爲末, 用陳石榴一枚, 連皮搗碎煎水, 打糊丸梧子大, 每百丸, 空心淡醋湯下.

『東醫寶鑑』: 四製香附末 十二兩, 川芎 · 白芍藥 · 當歸 · 熟地黃 · 阿膠珠 · 陳艾葉 各二兩, 右爲末, 用石榴 一枚, 連皮搗碎煎水, 打糊和丸梧子大, 每百丸, 空心醋湯下. 一名 百子建中丸, 無石榴 一味, 終始忌鐵.

方解 : 調經하고 養血하며 安胎하고 順氣한다. 胎前産後 및 月事가 어그러질 때에 有餘와 不足의 諸證을 모두 치료한다. 오래 服用하면 姙娠을 할 수 있다. 下血이 오랫동안 그치지 않는 경우에도 사용을 한다.

백지산(白芷散)

『醫學入門』: 白芷 一兩, 海螵蛸煆 二箇, 胎髮燒灰 一箇, 爲末, 每二錢, 酒調服.

『東醫寶鑑』: 白芷, 以蘿菖汁浸晒, 爲末, 每二錢, 沸湯調下, 食後.

方解 : 赤白帶下를 치료한다. 一方에는 白芷를 六兩으로 하고 石灰 半斤에 三日동안 묻어 두었다가 씻어서 石灰는 除去하고 白芷를 炒焦하여 椒目 四兩에 넣는데 혹은 茜草根을 조금 加하여 末을 한 다음에 粥으로 丸을 만들어서 服用한다. 崩中帶下를 치료한다. 『東醫寶鑑』의 白芷散은 頭面의 諸風 및 風眩을 치료하는 處方이다.

백출고(白朮膏)

『醫學入門』: 每 白朮 一斤, 加 陳皮 四兩, 煎膏, 同人蔘.

『東醫寶鑑』: 白朮 取一斤, 切焙, 入陳皮四兩, 熬取汁如上法, 入蜜令稠, 服如上法.

方解 : 一切 脾胃가 不和해서 飮食에 맛이 없고 泄瀉를 하는 等證을 치료한다. 內傷으로 脾胃

가 不和해서 飮食을 잘 먹지를 못하고, 맛이 없으며 或은 때로 吐瀉를 하는 것을 치료하는 處方이다.

백출복령탕(白朮茯苓湯)

『醫學入門』: 白朮·茯苓 各五錢, 水煎溫服.

『東醫寶鑑』: 白朮·白茯苓·半夏 各三錢, 神麴炒 一錢, 麥芽麵 五分, 右剉, 作一貼, 薑五片, 水煎服.

方解 : 食積泄과 濕熱證을 치료한다. 三白湯의 變方이다. 白朮茯苓湯, 白朮芍藥湯, 三白湯을 같이 공부하면 도움이 많이 된다. 食痹는 飮食을 먹고 나서 心下가 아픈데 은은해서 이름을 짓기가 어려운 것이다.『東醫寶鑑』의 白朮茯苓湯은 食痹를 치료하는 處方이다.

백출작약탕(白朮芍藥湯)

『醫學入門』: 白朮·芍藥 各四錢, 甘草 二錢, 水煎服.

方解 : 脾濕으로 인한 水瀉를 치료한다. 몸이 무겁고 腹滿하고 困弱하면서 不食하고 暴瀉를 헤아릴 수가 없고 水穀이 不化하는 것을 치료한다. 白朮茯苓湯과 白朮芍藥湯은 和中, 除濕, 利水를 하는 것으로 三白의 妙用이 이와 같으니 무릇 泄瀉의 妙藥이다.

백통가저담즙탕(白通加猪膽汁湯)

『醫學入門』: 附子 一枚, 乾薑 三錢, 葱白 三莖, 水煎去渣, 入童便二盞, 猪膽汁一枚, 調服.

方解 : 少陰의 厥冷으로 下痢를 하고 乾嘔하며 脉이 不止하고 煩躁하는 것을 치료한다. 이 湯을 服用하고 脉이 갑작스럽게 나오는 경우에는 죽게 되고 微微하게 나오는 경우에는 살게 된다.

方意는 다음과 같다. 客寒이 腎을 犯하면 水를 制御할 수가 없다. 그렇기 때문에 厥逆하고 下痢를 한다. 이것으로 葱白의 辛을 사용하여 腎의 陽氣를 通하게 한다. 薑附의 辛으로 陰汗을 흩어주게 한다. 童便과 猪膽汁을 加하는 것은『內經』에서 말한 寒熱의 逆을 調節하려면 冷熱을 아울러서 行하게 하라는 것이다. 그렇지 않으면 熱物을 冷服을 해야 하니 목으로 삼킨 다음에 冷한 몸은 즉 消하게 되고 熱盛은 문득 發作을 하게 되니 즉 病性이 어긋나지 않게 하면서 氣도 역시 따르게 되어 可히 拒格한 寒을 없앨 수가 있는 것이다.

백합지모탕(白合知母湯)

『醫學入門』: 百合 七枚, 知母 一兩, 先以水洗百合, 漬一宿去白沫, 別以水二盞, 煎至一盞去渣, 又以知母水二盞, 煎至一盞去渣, 以汁和勻, 再煎至一盞半, 分二次溫服.

方解 : 百合病을 치료한다. 汗法을 사용한 후에 쓰는 處方이다.

백합활석대자석탕(百合滑石代赭石湯)

『醫學入門』: 百合 七枚, 製煎法如前, 別用泉水二盞, 煎滑石三兩, 代赭石一兩至一盞, 方入百合內, 再煎至一盞, 溫服.

方解 : 百合病을 치료한다. 下法을 사용한 후에 쓰는 處方이다. 百合滑石代赭石湯은『醫學入門』에서는 百合滑赭湯으로 되어 있다.『東醫寶鑑』에서는 百合滑石代赭石湯으로 기재되어 있다.

백호탕(白虎湯)

『醫學入門』: 知母 二錢, 石膏 五錢, 熱甚 七錢, 甘草 六錢, 粳米 小半合, 水煎溫服.

『萬病回春』: 石膏 五錢, 知母 二錢, 粳米 一勺, 甘草 七分, 人蔘 一錢, 五味子 十粒, 麥門冬去心·梔子 各一錢, 右剉一劑, 水煎服.

『東醫寶鑑』: 石膏 五錢, 知母 二錢, 甘草 七分, 粳米 飯哈, 右剉, 作一貼, 水煎服. 本方 加 人蔘 一錢, 名曰 人蔘白虎湯, 本方 加 蒼朮 一錢, 名曰 蒼朮白虎湯.

方解 : 白虎는 西方의 神으로 가을에 應하고 肺에 歸屬이 된다. 그렇기 때문에 여름에 가을의 令이 가까워졌을 때에 中暑로 煩渴이 있는 경우에 妙藥이다. 主治는 傷寒에 發汗을 한 다음에 脉이 洪大하면서 渴하고 中外가 모두 熱하고 아직은 온전히 裏로 들어가지 않은 경우에 마땅히 이것으로 和解한다. 혹은 吐下를 한 후에 邪가 아직 除去되지 않고 熱이 裏에 結滯되어, 心胸이 煩하고 渴證이 심해서 물을 마시려고 하고 自汗이 있고 惡寒이 없고 도리어 惡熱이 있고 大便이 閉하지 않은 것을 치료한다. 또한 三陽合病에 頭痛이 있고 面垢하고 譫語하고 遺尿를 하면서 몸이 무거워서 轉側을 하기가 어려운 것을 치료한다. 一切 時氣溫疫과 雜病에 胃熱로 咳嗽를 하고 發斑을 하는 것을 치료한다. 또한 小兒瘡疱와 癮疹, 伏熱 等證을 치료한다.

方意는 다음과 같다. 脉이 浮한 것은 表가 되는데 滑을 겸하면 裏가 된다. 表에 熱이 있고 裏에 寒이 있으면 마땅히 知母·石膏의 苦甘으로 內外의 邪熱을 풀어준다. 熱하면 즉 氣를 傷하니 마땅히 粳米·甘草의 甘緩으로 益氣를 한다. 經에 이르기를 熱淫이 勝하게 되면 苦甘으로 佐를 한다고 하니 이것이다. 或이 묻기를 白虎의 性은 寒한데 熱病이 되면 裏가 虛하게 되니, 잘못 服用하면 結胸이 되는데 夏月에 陰이 盛하고 몸이 弱한 경우에는 忌해야 하는 것이 아닌가? 라고 하였다. 百聞에 이르기를 太陽病 發汗 후에 脉이 洪大한 경우에 마땅하다고 하였다. 여기에서 裏에 寒이라고 한 것은 傷寒의 邪가 아직은 腑로 들어가지 않은 것으로 寒하다고 한 것이니 이미 腑로 들어가면 熱이라고 말하는 것이다. 寒冷의 寒을 말하는 것이 아니니 瓜蒂散의 客寒이 上焦에 있다고 하는 것과 같은 例이다. 가령 虛煩이 심한 경우에는 加 麥門冬을 한다. 裏熱로 大渴煩躁하고 表熱로 微惡寒하면서 脉이 浮하게 되면 아울러 人蔘을 加한다. 尺寸이 모두 長하면서 疾하면 自汗이 크게 나오고 몸의 表가 마치 얼음과 같으니 이에 陽明이 少陰으로 傳한 것이다. 마땅히 桂枝를 加한다. 虛煩으로 譫語하고 小便이 淋澁하고 기침을 하거나 잠을 자는 것이 불안한 경우에는 加 山梔를 한다.

역시 『萬病回春』의 白虎湯은 臨床家의 白虎湯이다. 陽明經에 發汗 後에도 脉이 洪大하면서 渴證이 나는 것을 치료한다. 或은 身熱이 있으면서 有汗하면서 풀리지 않는 것을 치료한다. 가령 口燥煩渴을 하면서 赤斑이 있는 경우에는 加 玄蔘·犀角을 하는데 化班湯이라 이름을 한다. 秋에 熱한 疫癘에 感觸이 되거나, 或은 陽明經病에 下를 한 다음에 大便이 不固하고, 熱이 물러가지 않거나, 或은 濕溫證으로 熱이 물러가지 않으면서 大便이 溏한 경우에는 本方에 依據해서 加 蒼朮을 한다. 만약에 傷寒으로 汗下後에 自汗을 하면서 虛熱이 물러가지 않은 경우에는 加 蒼朮·人蔘을 한번 服用을 하면 神通하게 듯 는다. 無汗하면서 脉이 浮하고 表가 아직은 풀리지 않은데 陰邪가 盛하면 비록 渴證이 있더라도 白虎湯을 사용해서는 안 된다. 裏에 熱이 있는 경우에야 비로소 사용할 수가 있다. 白虎湯은 陽明病에 汗多하고 煩渴하면서 脉이 洪大한 것을 치료한다.

보간환(補肝丸)

『東醫寶鑑』: 四物湯加 防風·羌活 蜜丸也.

方解: 肝虛를 치료한다.

보원탕(保元湯)

『醫學入門』: 黃芪 一錢半, 人蔘·白朮·甘草 各一錢, 當歸身·陳皮 各五分, 升麻·柴胡 並酒洗 各三分 去 柴胡·升麻·陳皮·當歸, 加 肉桂, 甚者 加 附子.

『萬病回春』: 人蔘 二錢, 黃芪嫩者 二錢, 甘草 一錢, 右剉一劑, 生薑三片, 水煎服.

『東醫寶鑑』: 黃芪 二錢, 人蔘 一錢, 甘草炙 五分, 右剉 作一貼, 水煎服. 加 白芍藥 一錢, 尤妙.

方解: 黃芪 一錢半, 人蔘·白朮·甘草 各一錢, 當歸身·陳皮 各五分, 升麻·柴胡 並酒洗 各三分으로 구성된 補中益氣湯에 去 柴胡·升麻·陳皮·當歸를 하고, 加 肉桂를 하는데 심하면 附子를 加한다. 保元湯은 加味黃芪湯이라고 하는데 陽虛로 因하여 背惡寒하는 것을 치료한다.

『醫學入門』에는 保元湯이 두 가지 있는데, 하나는 補中益氣湯의 加減方이고, 나머지는 소아의 慢驚風에 사용을 하는 保元湯이다. 혼동하지 말고 주의해서 사용해야 한다. 『萬病回春』의 保元湯은 小兒痘瘡을 치료하는 處方이다. 『東醫寶鑑』의 保元湯은 역시 소아의 慢驚風으로 大便이 青色으로 泄瀉를 하는 것을 치료하는 處方이다.

보음익기전(補陰益氣煎)

『方藥合編』: 黃芪 一錢半, 人蔘·白朮·甘草 各一錢, 當歸身·陳皮 各五分, 升麻·柴胡 並酒洗 各三分 去 黃芪·白朮, 加 熟地黃·山藥, 名 補陰益氣煎.

方解: 黃芪 一錢半, 人蔘·白朮·甘草 各一錢, 當歸身·陳皮 各五分, 升麻·柴胡 並酒洗 各三分으로 구성된 補中益氣湯에 去 黃芪·白朮을 하고 加 熟地黃·山藥을 한 것을 補陰益氣煎

이라고 한다. 補中益氣湯에 滋陰을 하는 熟地黃과 山藥을 加한 것이다.

보음환(補陰丸)

『醫學入門』: 熟地黃 五兩, 黃柏·知母·龜板 各三兩, 鎖陽·天門冬·枸杞子·白芍藥 各二兩, 五味子 一兩, 炒黑乾薑 三錢, 寒月 加 五錢, 或換肉桂, 引諸藥入腎, 爲從治法也. 爲末, 猪脊髓和蜜丸梧子大, 每七八十丸, 空心, 鹽湯下, 寒月溫酒下.

『東醫寶鑑』: 熟地黃 五兩, 黃柏鹽酒炒褐色·知母酒炒·龜板酥炙 各三兩, 鎖陽酥炙·枸杞子·白芍藥酒炒·天門冬 各二兩, 五味子 一兩, 乾薑炒紫色 四錢, 冬寒加至六錢, 右爲末, 煉蜜, 入猪脊髓三條和勻, 丸如梧子, 每取八九十丸, 空心, 鹽湯或溫酒呑下.

方解: 陰虛火動을 치료한다. 무릇 사람은 陰이 항상 不足하고 陽이 항상 有餘하다. 그렇기 때문에 陰을 恒常 補하여 陰과 陽으로 하여금 交濟하게 하면 즉 病이 없게 된다. 補陰하는 藥은 어린아이부터 老人에 이르기까지 뺄 수가 없는 것이다.

夢遺精滑에는 加 牡蠣·白朮·山茱萸·椿根皮를 한다. 赤白濁에는 加 白朮·白茯·山梔·黃連을 한다. 脚弱無力에는 加 牛膝·虎脛骨·防己·木瓜를 한다. 疝氣에는 加 蒼朮·黃連·薑汁炒山梔·川芎·吳茱萸·靑皮를 한다. 脾胃虛弱으로 惡寒이 있고 쉽게 泄瀉를 하는 경우에는 加 白朮·陳皮를 하고 乾薑을 倍로 한다. 眼目이 昏暗하면 加 川芎·當歸·菊花·柴胡·黃連·犀角·蔓荊子·防風을 한다. 氣虛에는 加 蔘·芪를 한다. 左尺이 虛하고, 右尺이 微하며 命門이 火衰하여 陽事가 不擧한 경우에는 加 桂·附·沈香을 한다.

보중익기탕(補中益氣湯)

『醫學入門』: 黃芪·人蔘·甘草 各一錢, 當歸·白朮·陳皮·柴胡·升麻 各五分, 右剉, 作一貼, 水煎服.

『萬病回春』: 黃芪嫩蜜炙 一錢五分, 棟蔘去蘆 一錢, 白朮去蘆油·陳皮·甘草·當歸酒洗 各一錢, 柴胡·升麻 各五分, 少加 黃柏酒炒, 以求腎水, 能瀉陰中之伏火也. 紅花 三分, 入心養血. 右剉一劑, 生薑三片, 大棗一枚, 水煎空心服.

『東醫寶鑑』: 黃芪 一錢半, 人蔘·白朮·甘草 各一錢, 當歸·陳皮 各五分, 升麻·柴胡 各三分, 右剉, 作一貼, 水煎服.

方解: 形神의 勞役과 飮食이 失節해서 虛損으로 몸에 熱이 나고 煩躁하는 것을 치료한다. 脉大하면서 虛하고 頭痛이 있고, 혹은 惡寒이 있으면서 渴證이 나고, 自汗이 있으며 無力하고 氣가 高하면서 喘하며, 겸하여 婦人과 室女의 經候가 不調하는 것을 치료한다. 血脫에 益氣하는 大法이다.

黃芪는 一錢으로 勞役이 심한 경우에는 加 五分을 한다. 人蔘은 오래 기침을 해서 火가 있는 경우에는 去한다. 黃芪·人蔘·甘草는 各一錢으로 하는데, 黃芪·人蔘·甘草의 三味는 肌熱과 燥熱을 除하는 聖藥이다. 當歸는 和血하고, 白朮은 燥脾하고, 陳皮는 導氣를 하는데 또한 능히 여러 甘味의 元氣를 益하는 藥과 같이 사용을 하는 것이지 홀로 사용을 하면 脾를 瀉한다. 柴胡는 少陽의 淸氣를 左로 上升하게 하여 勞熱을 크게 除한다. 升麻는 胃氣를 당겨 右로 上升을 하게 하여 그 本位로 回復하게 한다. 柴胡와 같이 사용하는데 모름지기 酒炒를 각기 세 번 한다. 가령 咳嗽를 하고 또한 땀이 있는 경우에는 蜜炒로 收斂을 해서 降하게 해야 한다. 五件은 各五分으로 한다. 虛가 심하면 柴胡·升麻를 단지 一分을 사용한다. 땀이 많은 경우에는 온전히 去한다. 蔘·芪·朮은 한번 복용을 하는데 一兩까지 사용을 한다. 甘草는 한번 服用하는데 二三錢까지 한다. 水煎을 해서 巳午未의 初時에 溫服을 한다. 傷한 것이 重한 경우에는 연달아서 두 번 服用한다. 가령 약간 땀이 나면 즉 낫는다. 말을 많이 하고 勞役을 하는 것을 忌하고 한 두 시간 정도 靜養을 하고 美膳을 먹어서 輔助를 한다. 常服할 경우에는 去 升麻·柴胡를 하고 加 黃柏 三分을 하면 腎水를 滋養한다. 紅花 二分을 하면 入心養血을 하는데 많이 사용하면 破血을 한다.

『萬病回春』의 補中益氣湯은 臨床家의 補中益氣湯이다. 가령 汗多出의 경우에는 去 升麻·柴胡를 하고 加 酸棗仁炒 一錢을 한다. 야간에 잠을 못자는 경우에도 역시 이와 같이 한다. 가령 頭疼이 있는 경우에는 加 蔓荊子 五分, 川芎 一錢을 한다. 가령 재채기를 잘하는 경우에는 이에 腠理가 堅固하지 않아서 外邪가 얽은 것이니 加 白芷·川芎을 한다. 가령 腦痛이 있거나 或은 頭頂疼이 있는 경우에는 加 藁本 一錢, 細辛 五分을 한다. 가령 口乾하거나 或은 渴한 경우에는 加 葛根 六分을 한다. 가령 痰이 있는 경우에는 加 貝母·前胡 各一錢을 한다. 가령 泄瀉를 하는 경우에는 加 白芍藥煨·澤瀉·茯苓 各一錢을 한다. 가령 心胸에 痞悶을 느끼는 경우에는 去 黃芪·升麻·柴胡를 하고 加 枳實 六分, 薑炒黃連 五分을 한다. 가령 咳嗽를 하는 경우에는 加 桑白皮 一錢, 五味子 十五粒을 한다. 가령 額疼이 있는 경우에는 加 白芷 一錢, 葛根·升麻 各五分을 한다. 가령 마음을 쓴 것을 甚하게 해서 神思가 不寧하고 或은 怔忡驚悸가 있는 경우에는 加 茯神 一錢, 遠志 七分, 山棗仁炒 一錢, 石菖蒲 七分, 柏子仁 一錢을 한다. 가령 飮食이 감소하고, 或은 飮食傷이 있는 경우에는 加 神麴·麥芽·山楂·枳實 各一錢을 한다. 가령 心脾의 二經으로 舌乾口燥하는 경우에는 加 黃連 五分, 山梔仁 六分을 한다. 가령 胃中의 濕痰이 있는 경우에는 加 半夏 一錢을 한다. 가령 虛火가 上炎하는 경우에는 加 玄蔘·黃柏·蜜水炒知母 各一錢을 한다. 가령 夢遺의 경우에는 加 牡蠣·龍骨 各一錢을 한다. 가령 下部에 힘이 없는 경우에는 加 牛膝·杜仲 各一錢을 한다. 가령 脚弱한 경우에는 加 木瓜 一錢, 漢防己 五分을 한다. 가령 痰이 있는 경우에 或 兼해서 脾胃가 不和한 경우에는 加 半夏·麥芽 各一錢을 한다. 가령 陰虛內熱에 痰이 있거나 或은 上焦에 火가 있는 경우에는 加 貝母·天花粉 各一錢을 한다. 가령 熱이 있는 경우에는 加 枯芩 八分, 黃連 六分을 한다. 가령 血熱이 壅盛해서 或은 眼赤한 경우에는 加 龍膽草 八分을 한다. 가령 風寒에 感觸되어서 或은 頭痛, 身熱이 있는 경우에는 加 防風·川芎·白芷 各一錢, 羌活 七分을 한다. 汗多에는 加 黃芪 一錢을 한다. 眼痛에는 加 乾菊花·熟地黃을 한다. 만약에 身熱이 있는 경우에는 加 生地黃을 한다. 가령 大病 後에 元氣가 아직 회복이 되지 않아서 胸滿氣短한 경우에는 加 橘皮·枳實·白芍藥을 한다.

勞役太甚하거나 或은 飮食이 失節해서 身熱이 나면서 煩하고 自汗하면서 倦怠로운 것을 치료한다. 무릇 脾胃가 한번 虛하게 되면 肺氣가 먼저 絶한다. 그렇기 때문에 黃芪를 사용해서 皮毛를 益하게 하여 腠理를 막으면 自汗을 하지 않고 上喘氣短을 하지 않으며 그 元氣를 손상하지 않게 한다. 人蔘을 사용해서 補를 하게 되면 心火가 脾를 타게 된다. 炙甘草의 甘溫은 火熱을 瀉하게 하면서 胃中의 元氣를 補하게 한다. 만약에 脾胃에 急痛이 있으면서 腹中이 急縮한 경우에는 마땅히 많이 사용해야 한다. 이 三味는 濕熱과 煩熱을 없애는 聖藥이다. 白朮의 苦甘溫은 胃中의 熱을 除하면서 腰臍間의 血을 이롭게 한다. 升麻·柴胡의 苦平은 味의 薄한 것으로 胃中의 淸氣를 升하게 하여 능히 胃氣가 散解하는 것을 補하게 하여 그 表를 實하게 하고 또한 代脈의 縮急을 緩하게 한다. 當歸는 血脈을 和하게 한다. 橘紅은 胸中의 氣를 이롭게 하여 陽氣가 上升하는 것을 도와 滯氣를 흩어지게 하니 이것이 立方의 本旨이다.

무릇 脾胃不足의 證狀에 모름지기 升麻·柴胡를 사용해서 脾胃 中의 淸氣를 끌어당겨서 陽道 및 諸經을 行하게 함으로 陰陽之氣를 發生하게 한다. 그렇기 때문에 무릇 脾胃를 치료하는 藥에 升陽이나 補氣의 이름이 많은 것이 이것이다.

보중치습탕(補中治濕湯)

『東醫寶鑑』 : 人蔘·白朮 各一錢, 蒼朮·陳皮·赤茯苓·麥門冬·木通·當歸 各七分, 黃芩 五分, 厚朴·升麻 各三分, 右剉, 作一貼, 水煎服.

『方藥合編』 : 人蔘·白朮 各一錢, 蒼朮·陳皮·赤茯苓·麥門冬·木通·當歸 各七分, 黃芩 五分, 厚朴·升麻 各三分.

方解 : 水病을 通治하는데 補中하고 行濕하고 利水를 한다.

보진환(補眞丸)

『醫學入門』 : 葫蘆巴·香附·陽起石·川烏·肉蓯蓉·兎絲子·沈香·肉荳蔲·五味子 各五錢, 鹿茸·巴戟·鐘乳粉 各一兩, 爲末, 用羊腰子兩對, 以葱椒酒煮爛, 和酒糊搗丸梧子大, 每七十丸, 空心, 米飮鹽湯任下.

『東醫寶鑑』 : 鹿茸·巴戟·鍾乳粉 各一兩, 胡蘆巴·香附子·陽起石·川烏·肉蓯蓉·兎絲子·沈香·肉荳蔲·五味子 各五錢, 右爲末, 用羊腰子兩對, 以葱椒酒煮爛, 和酒爲糊, 搗丸梧子大, 每七十丸, 空心, 米飮鹽湯任下.

方解 : 飮食不振에 脾胃 藥으로 여러 번 효과를 보지 못한 것을 치료한다. 또한 房勞가 過多하고 眞火가 쇠약해서 脾土를 熏蒸하지 못하고 中洲가 不運한 것에 이르고 飮食이 不進하고 胸膈이 痞塞하고, 或은 먹지 않아도 脹滿하고, 或은 이미 먹은 다음에 消化가 안 되고, 大臟이 溏泄하는 것을 치료한다. 옛사람이 비록 補腎이 補脾만 못하다고 하였으나 그 實은

補脾가 補腎만 못한 것이다. 만약에 丹田에 眞火가 위로 脾土를 蒸하게 되어 脾土가 溫和하게 되면 膈이 열려서 능히 식사를 하게 된다.

보허탕(補虛湯)

『醫學入門』: 人蔘·白朮 各一錢, 當歸·川芎·黃芪·陳皮 各五分, 甘草 三分, 薑煎服.

『東醫寶鑑』: 人蔘·白朮 各一錢半, 當歸·川芎·黃芪·陳皮 各一錢, 甘草 七分, 右剉, 作一貼, 入薑三片, 水煎服.

方解 : 産後 一切 雜病을 치료하는데 단지 大補氣血을 爲主로 한다. 가령 熱이 輕한 경우에는 茯苓을 倍加해서 滲하게 한다. 熱이 심한 경우에는 加 炒黑乾薑을 하여 藥을 끌고 肝分으로 들어가서 血을 生하게 한다. 또한 能히 肺氣를 利롭게 하는데 補陰藥과 같은 뜻이다. 일찍이 熱藥 및 熱食을 잘못 服用한 경우에는 酒芩을 약간 加해서 잠시 服用한다.

보화환(保和丸)

『醫學入門』: 山査 六兩, 神麴·半夏·茯苓 各二兩, 陳皮·連翹·蘿葍子 各一兩, 爲末, 蒸餠丸梧子大, 每七八十丸, 白湯下.

『東醫寶鑑』: 白朮 五兩, 陳皮·半夏·茯苓·神麴·山査肉 各三兩, 連翹·香附子酒炒·厚朴·蘿葍子炒 各二兩, 枳實·麥芽·黃連酒炒·黃芩酒炒 各一兩, 右末, 薑汁糊和丸梧子大, 茶淸下五七十丸.

方解 : 一切 食積을 치료한다. 健脾에는 加 白朮 六兩을 하는데 大安丸이라고 이름을 한다. 一切 飮食으로 傷한 것과 積聚痞塊를 치료하는데 恒常 服用을 하면 자연히 없어진다.

복량환(伏梁丸)

『醫學入門』: 枳殼·茯苓·厚朴·人蔘·白朮·半夏·三稜 各等分, 麪糊丸梧子大, 每五十丸, 食遠, 米飮下.

方解 : 心積을 치료한다.

복령조혈탕(茯苓調血湯)

『東醫寶鑑』: 赤茯苓 一錢半, 赤芍藥·川芎·半夏·麴 各七分, 前胡·柴胡·靑皮·枳殼·桔梗·桑白皮·白茅根·燈心·甘草 各五分, 右剉, 作一貼, 薑五片, 蜜二匙, 水煎服.

方解 : 酒麵을 過度하게 먹거나 房勞 후에 小便出血을 치료한다.

복룡간산(伏龍肝散)

『醫學入門』: 伏龍肝 六分, 艾葉·川芎 各一錢二分, 赤石脂·麥門冬 各四分, 乾薑·當歸 各三分, 肉桂·甘草·熟地 各二分, 棗煎溫服, 或爲末, 米飮調服.

『東醫寶鑑』 : 川芎 · 艾葉 各一錢半, 伏龍肝 一錢, 赤石脂 · 麥門冬 各七分, 當歸 · 乾薑 · 熟地黃 · 肉桂 · 甘草 各五分, 右剉, 作一貼, 入大棗二枚煎服. 或爲末, 米飮調二錢服.

方解 : 血氣勞傷과 衝任脉이 虛해서 經血이 때가 아닌데 밑으로 내려오는 것을 치료한다. 或은 마치 豆汁 같거나, 或은 血片이 있고, 或은 五色이 서로 섞여 있는 것을 치료한다. 또한 血崩과 赤白帶下와 臍腹이 冷痛하고 經이 오래도록 그치지 않는 것을 치료한다. 一方에는 單伏龍肝 八分, 黃芩 · 生地 · 甘草 · 阿膠 · 白朮 各三分, 水煎溫服을 해서 먼저 便을 보고 나서, 출혈이 있는 것을 치료한다. 또는 吐血과 衄血 等證을 치료한다. 衝任의 經이 虛損해서 崩漏가 그치지 않는 것과 臍腹이 冷痛하는 것을 치료한다.

복신탕(茯神湯)

『醫學入門』 : 茯神 一錢半, 白朮 · 當歸 各一錢, 酸棗仁 八分, 人蔘 · 黃芪 · 黃柏 各五分, 甘草 二分, 燈心煎, 先用朱砂末 二分, 點舌上, 後以此湯送下.

『東醫寶鑑』 : 茯神 · 人蔘 · 遠志 · 通草 · 麥門冬 · 黃芪 · 桔梗 各七分, 五味子 · 甘草 各三分, 右剉, 作一貼, 薑二片, 水煎服.

『東醫寶鑑』 又方 : 白茯神 一錢半, 白茯苓 · 人蔘 · 石菖蒲 各一錢, 赤芍藥 五分, 右剉, 作一貼, 水煎, 空心服.

方解 : 血虛로 因한 神不守舍를 치료한다. 『東醫寶鑑』의 處方은 六脉이 虛軟해서 기침을 하면 즉 心痛이 있고, 喉中이 吤吤然하게 마치 걸린 것과 같은 것을 치료한다. 『東醫寶鑑』의 又方은 婦人이 風虛로 꿈에서 鬼神과 交合을 하고 보이는 것이 妄靈되고, 言語가 譫亂한 것을 치료하는 處方이다.

복양단(復陽丹)

『醫學入門』 : 蓽澄茄 · 木香 · 全蝎 · 附子 · 硫黃 · 吳萸 各五錢, 乾薑 一錢, 爲末, 酒糊丸梧子大, 每三十丸, 薑湯下, 復以熱酒投之, 取汗.

『東醫寶鑑』 : 蓽澄茄 · 木香 · 吳茱萸 · 全蝎 · 附子炮 · 硫黃 各五錢, 乾薑 一錢, 右爲末, 酒糊和丸梧子大, 薑湯下三十丸, 復以熱酒投之, 取汗.

方解 : 傷寒에 面靑하고 肢冷하며 心腹이 脹하고 脉이 沈細한 것을 치료한다. 心腹絞痛이 甚한 경우에 사용을 한다. 陰毒으로 面靑肢冷하고 脉沈한 것을 치료한다.

부계탕(附桂湯)

『醫學入門』 : 附子 三錢, 肉桂 一錢, 黃柏 · 知母 · 升麻 · 甘草 各五分, 黃芪 一錢半, 人蔘 七分, 水煎服.

方解 : 白帶下에 비린내가 나고, 많이 슬퍼 기쁘지 않으며, 大寒한 것을 치료한다.

부자이중탕(附子理中湯)

『醫學入門』: 人蔘 · 白朮 · 乾薑 各二錢, 甘草 一錢半, 加 附子.

『萬病回春』: 大附子炮去臍 · 乾薑 · 吳茱萸炮 · 官桂 · 人蔘 · 當歸 · 陳皮 · 厚朴薑炒 · 白朮去蘆 · 甘草炙, 右剉, 生薑棗子水煎熱服.

『東醫寶鑑』: 附子炮 · 人蔘 · 白朮 · 乾薑炮 · 甘草炙 各一錢, 右剉, 作一貼, 水煎服.

方解 : 人蔘 · 白朮 · 乾薑 各二錢, 甘草 一錢半으로 구성된 理中湯에 附子를 加한 것이다. 가령 寒邪가 심해서 腹痛이 있고 拘急하며, 四肢가 厥冷한 경우에는 理中湯에 加 附子를 한다. 中寒으로 厥倒한 것을 치료한다. 中寒證으로 口噤하고 몸이 强直되는 것을 치료한다.

부자탕(附子湯)

『醫學入門』: 附子 · 人蔘 各二錢, 茯苓 · 芍藥 各三錢, 白朮 四錢, 水煎溫服.

『東醫寶鑑』: 附子生 · 白芍藥 · 桂枝 · 人蔘 · 白茯苓 · 甘草 各一錢, 白朮 一錢半, 右剉, 作一貼, 入薑七片, 水煎服.

『東醫寶鑑』 又方 : 白朮 四錢, 茯苓 · 芍藥 各三錢, 附子炮 · 人蔘 各二錢, 右剉, 分二貼, 水煎, 溫服.

方解 : 傷寒 二三日에 口中은 和하고 背가 惡寒한 경우에는 이것은 少陰에 屬하는 것이니 附子湯이 마땅하다. 附子湯은 겸해서 少陰의 身痛과 肢冷, 骨節煩疼을 치료한다.

方意는 다음과 같다. 附子의 辛으로는 散寒하고, 人蔘 · 白朮 · 茯苓의 甘으로는 補陽을 하고 芍藥의 酸으로는 補陰을 한다. 그렇게 되는 까닭은 偏陰, 偏陽하게 되면 즉 病이 되는데, 火가 實하려고 하면 水가 마땅히 平하게 하여 偏勝이 되려고 하지 않기 때문이다.

『東醫寶鑑』의 처음 處方은 風寒濕이 合해서 痹가 되어서 骨節이 疼痛하고 皮膚가 不仁하며 肌肉이 重着하고 四肢가 緩縱하는 것을 치료하는 處方이다. 『東醫寶鑑』의 又方은 傷寒에 少陰病으로 脉이 沈하고 手足이 寒하며 骨節이 痛한 것을 치료하는데 또한 口中이 和하고 背惡寒하는 것을 치료한다.

분기자소음(分氣紫蘇飮)

『醫學入門』: 紫蘇 一錢六分, 大腹皮 · 桑白皮 · 甘草 · 桔梗 · 草菓 · 茯苓 · 五味子 各二分, 薑煎, 入鹽少許, 溫服.

方解 : 男婦의 脾胃不和로 胸膈이 噎塞하고 腹脇이 疼痛하며 氣促喘急하고 心下가 脹悶하며 飮食 생각이 없고 嘔逆이 그치지 않는 것을 치료한다.

분돈환(奔豚丸)

『東醫寶鑑』: 厚朴 七錢, 黃連 五錢, 川楝子 三錢, 白茯苓 · 澤瀉 · 菖蒲 各二錢, 玄胡索 一錢半,全蝎·附子·獨活 各一錢, 川烏·丁香·巴豆霜 各五分, 肉桂 二分.

方解 : 奔豚을 치료하는 處方이다.

분심기음(分心氣飮)

『醫學入門』 : 木通·官桂·赤芍·赤茯苓·半夏·甘草·羌活·桑白皮·大腹皮·靑皮·陳皮 各五分, 蘇葉 二分, 薑棗, 燈心煎服.

『萬病回春』 : 木通·官桂·茯苓去皮·半夏薑製 各三錢半, 桑白皮·大腹皮水洗·靑皮去穰·陳皮 各五錢, 紫蘇 二兩, 羌活 五錢, 甘草 二錢半, 赤芍 三錢, 右剉一劑, 生薑三片, 棗一枚, 燈心一團, 水煎溫服.

『東醫寶鑑』 : 紫蘇葉 一錢二分, 甘草炙 七分, 半夏製·枳殼 各六分, 靑皮·陳皮·木通·大腹皮·桑白皮·木香·赤茯苓·檳榔·莪朮·麥門冬·桔梗·桂皮·香附子·藿香 各五分, 右剉, 薑三片, 棗二枚, 燈心十莖, 煎服.

『方藥合編』 : 蘇葉 一錢二分, 甘草炙 七分, 半夏·枳殼 各八分, 靑皮·陳皮·木通·大腹皮·桑白皮·木香·赤茯苓·檳榔·莪朮·麥門冬·桔梗·桂皮·香附子·藿香 各五分, 生薑三片, 大棗二枚, 燈心十莖.

方解 : 男婦의 一切 七情留滯로 心胸이 痞悶하고, 脇肋이 虛脹하며, 噎塞呑酸하고, 嘔噦惡心하며 頭目이 昏하고 四肢가 倦怠로우며, 面色이 黃하고, 口舌이 乾하며, 飮食이 감소하고, 날이 갈수록 羸瘦하며, 혹은 大腸이 虛澁하고, 혹은 病後에 胸中이 虛痞하며 不思飮食하는 데에 대개 效果가 있다.

男子와 婦人의 諸氣가 和平하지 못한 것을 치료한다. 憂愁와 思慮가 지나친 것으로 因하거나 忿怒로 傷神하거나 或은 식사를 할 때에 憂慽하고 或은 일하는 것이 뜻대로 되지 않아서 抑鬱한 氣가 留滯해서 흩어지지 않는 고 胸膈之間에 停蓄이 되어서 流暢할 수가 없어서 心胸이 痞悶한 것에 이르고 脇肋이 虛脹하여 噎塞不通하며 呑酸噯氣하고 嘔噦惡心하며 頭目이 昏眩하고 四肢가 倦怠로우며 面色이 萎黃하고 口苦舌乾하며 飮食이 감소하고 날이 갈수록 마르는 것을 치료한다. 或은 大腸이 虛閉하고 或은 病으로 因해서 胸中이 虛憊하며 飮食생각이 없는 것을 아울러 대개 치료를 한다.

加 枳殼·檳榔·香附子를 하면 氣로 因한 百病을 치료하는데 가장 능히 陰陽을 升降하게 하여 三焦를 調順하게 하는 것을 여러 번 사용을 해서 여러 번 시험을 해 보았는데 그 功이 다 서술하지 못할 정도이다. 또한 隨證加減法은 뒤에 있다. 一方은 憂思로 鬱悶하고 怒氣로 痞滿한 경우에는 去 芍藥·羌活을 하고 加 枳殼·桔梗·木香·檳榔·香附子·藿香·莪朮을 한다. 水氣로 面目浮腫이 있는 경우에는 加 豬苓·澤瀉·車前子·木瓜·葶藶·麥門冬을 한다. 氣塊에는 加 莪朮을 한다. 性이 急한 경우에는 加 柴胡를 한다. 怒가 많은 경우에는 加 黃芩을 한다. 먹는 것이 감소한 경우에는 加 砂仁·神麴을 한다. 咳嗽에는 加 桔梗·半夏를 한다. 胸膈이 緊한 경우에는 加 枳實·香附子를 한다. 三焦가 不和한 경우에는

加 烏藥을 한다. 氣閉에는 加 蘿菖子·枳殼을 한다. 氣滯로 腰疼하는 경우에는 加 木瓜·枳殼을 한다. 上焦의 熱이 盛한 경우에는 加 黃芩을 한다. 中焦의 熱이 甚한 경우에는 加 山梔를 한다. 翻胃에는 加 沈香을 磨服한다. 七情痞滯를 치료하는데 大小便을 通利하게 하고 淸하게 하면서 爽快하게 疏通을 하게 한다.

불환금정기산(不換金正氣散)

『醫學入門』: 厚朴·陳皮·藿香·半夏·蒼朮 各一錢, 甘草 五分, 薑三片, 棗二枚, 水煎溫服.

『東醫寶鑑』: 蒼朮 二錢, 厚朴·陳皮·藿香·半夏·甘草 各一錢, 右剉, 作一貼, 入薑三片, 棗二枚, 水煎服.

方解 : 四時感冒, 傷寒, 時氣溫疫, 山嵐瘴氣를 치료한다. 단지 四肢가 拘急하는 것을 느끼고 心腹이 滿悶하며 飮食이 不化하고 혹은 吐利惡寒 等證이 있고, 도리어 아직은 發熱이 있지 않은 경우에는 마땅히 이것으로 먼저 胃氣를 바르게 해서 예방해야 한다. 겸하여 霍亂吐瀉와 下利赤白, 不服水土 等證을 치료한다. 가령 感冒에 더욱 頭疼이 있고 發熱, 胸滿이 있는 경우에는 藿香正氣散이다. 가령 앞의 증상에 더욱 身痛이 있는 경우에는 人蔘敗毒散이나 九味羌活湯을 사용한다. 傷寒陰證으로 頭痛身疼을 하고 或은 寒熱이 往來하는 것을 치료한다.

비금산(備金散)

『醫學入門』: 香附 四兩, 當歸 一兩二錢, 五靈脂 一兩, 爲末, 每五錢, 淡醋湯調服.

『東醫寶鑑』: 香附子炒黑 四兩, 當歸尾 二兩二錢, 五靈脂炒 一兩, 右爲末, 每二錢, 醋湯調, 空心服. 一名 俑金散.

方解 : 血崩이 그치지 않는 것을 치료한다.

비기환(痞氣丸)

『醫學入門』: 附子·赤石脂·川椒·乾薑·桂心 各一兩, 烏頭 二錢半, 爲末, 蜜丸梧子大, 朱砂爲衣, 每十丸米飮下.

方解 : 脾積을 치료한다.

비기환(肥氣丸)

『醫學入門』: 當歸·蒼朮 各一兩半, 青皮 一兩, 三菱·莪朮·鐵孕粉 各三兩, 三味同醋煮一時, 蛇含石 五錢, 火煅醋淬, 爲末, 醋糊丸, 梧子大, 每三十丸, 當歸酒浸下.

『東醫寶鑑』: 柴胡 一兩, 黃連 七錢, 厚朴 五錢, 川椒 四錢, 甘草 三錢, 蓬朮·人蔘·昆布 各二錢半, 皂角·白茯苓 各一錢半, 乾薑·巴豆霜 各五分, 川烏 二分.

方解 : 肝積을 치료한다. 『東醫寶鑑』은 『醫學正傳』의 處方으로 하였기 때문에 내용이 『醫學入門』과 차이가 난다.

비원전(秘元煎)

『方藥合編』: 山藥炒 · 芡仁炒 · 酸棗仁炒 · 人蔘 · 金櫻子 各二錢, 白朮炒 · 白茯苓 各一錢半, 甘草炙 一錢, 遠志炒 八分, 五味子 十四粒, 食遠服.

方解 : 遺精과 帶濁을 치료한다.

비화음(比和飮)

『東醫寶鑑』: 人蔘 · 白朮 · 白茯苓 · 神麴炒 各一錢, 藿香 · 陳皮 · 縮砂 · 甘草 各五分, 陳倉米一合, 右剉, 作一貼, 先以順流水三升, 泡伏龍肝末, 澄淸取一升半入藥, 及薑三棗二同煎, 至七分, 去滓, 稍冷服, 服日二三, 受納而不吐, 別以陳倉米煎湯, 時時啜之, 全愈.

方解 : 胃虛로 嘔吐하는 것이 한 달여가 되어 水穀이 들어가지 못하고, 飮食 냄새만 맡아도 嘔를 하며, 藥 냄새를 맡아도 역시 嘔를 하는 것을 치료한다.

빈소산(檳蘇散)

『醫學入門』: 蘇梗 · 香附子 各二錢, 甘草 · 陳皮 · 檳榔 · 木瓜 各一錢, 薑葱煎.

『東醫寶鑑』: 蒼朮 二錢, 香附子 · 蘇葉 · 陳皮 · 木瓜 · 檳榔 · 羌活 · 牛膝 各一錢, 甘草 五分, 右剉 作一貼, 入薑三片, 葱白三莖, 同煎服.

『方藥合編』: 蒼朮 二錢, 香附子 · 蘇葉 · 陳皮 · 木瓜 · 檳榔 · 羌活 · 牛膝 各一錢, 甘草 五分, 葱白三莖, 生薑三片.

方解 : 風濕脚氣를 치료하고 氣道를 疏通시킨다. 風濕으로 因한 脚氣로 腫痛하고 拘攣하는 것을 치료하는데 이 藥을 써서 氣道를 疏通시킨다. 『醫學入門』에서 『東醫寶鑑』으로 오면서 分量의 변화가 발생이 되었고 羌活, 牛膝이 추가가 되었다. 하지만 실제 임상에서 脚膝浮腫에 단지 檳蘇散만을 사용하면 좋은 효과를 기대하기 어렵다. 임상에서는 五積散과 檳蘇散을 合方해서 사용하는 것이 더욱 좋다.

ㅅ

사군자탕(四君子湯)

『醫學入門』: 人蔘 一錢, 白朮 二錢, 茯苓 二錢, 甘草 六分, 生薑三片, 棗子一枚.

『萬病回春』: 人蔘去蘆·白朮去蘆·茯苓去皮 各二錢, 甘草炙 一錢, 右剉一劑, 生薑三片, 棗一枚, 水煎溫服. 加 陳皮 名 異功散.

『東醫寶鑑』: 人蔘去蘆·白茯苓·白朮·甘草 各一錢二分半, 右剉, 水煎服.

方解 : 胃를 도와주고 火를 降하게 하며 虛를 補하고 本을 固하게 하며 氣虛有熱에 사용한다. 性이 緩慢해서 暴急하지 않으니 虛陽을 돕지 않는다. 그렇기 때문에 君子라고 稱하는 것이다. 남자의 一切 內傷外感 및 小兒 脾胃不調 等證을 치료한다. 만약에 여자가 氣虛하다면 역시 마땅히 사용을 한다. 오직 血虛한 경우에는 마땅하지 않으니 單服하면 血을 耗散한다. 一切 大病 후에 가장 마땅히 服用하여 脾胃를 調節한다.

人蔘 一錢은 補中益氣를 한다. 白朮 二錢은 扶胃健脾를 한다. 茯苓 二錢은 養心利水를 하는데 氣가 弱하고 腎에 邪水가 없는 경우에는 去한다. 甘草 六分은 和中降火를 한다. 生薑三片은 땀이 있으면 去한다. 棗子一枚를 水煎해서 때에 구속되지 않고 溫服을 한다.

痰이 있으면 加 陳皮·半夏·竹瀝·薑汁을 한다. 虛勞에 熱이 있으면 合 四物湯을 한다. 內傷停飮으로 目眩한 경우에는 去 人蔘, 加 肉桂를 하고 減 甘草를 한다. 吐瀉하는 경우에는 加 藿香·黃芪·白扁豆를 한다. 泄瀉가 그치지 않는 경우에는 加 訶子·荳蔻를 한다. 陽虛에는 加 附子를 한다. 脾胃虛弱에는 加 官桂·當歸·黃芪를 한다. 胃冷에는 加 附子·丁香·砂仁을 한다. 脾가 困해서 氣가 短한 경우에는 加 木香·砂仁·人蔘을 한다. 腹脹으로 飮食 생각이 없는 경우에는 加 白荳蔻·枳實·砂仁을 한다. 胸膈이 喘急한 경우에는 加 枳實·半夏·枳殼을 한다. 咳嗽에는 加 桑白皮·五味子·杏仁을 한다. 心煩口渴에는 倍 蔘을 하고 加 黃芪를 한다. 心煩으로 불안한 경우에는 加 辰砂·酸棗仁·遠志를 한다. 心熱에는 加 麥門冬·茯苓·蓮肉을 한다. 氣痛에는 加 玄胡索·小茴香·當歸를 한다. 氣塊에는 加 三稜·莪朮·小茴香·附子를 한다. 腹痛에는 加 乾薑·赤芍藥·官桂를 한다. 遍身疼痛에는 加 赤芍藥·官桂를 한다. 氣虛로 痿가 되는 경우에는 加 蒼朮·黃柏·黃芩을 한다. 外感寒熱에 겨울에는 加 麻黃·桂枝를 하고 三時에는 加 防風·羌活을 한다. 風熱邪에는 加 荊芥·黃芩·薄荷를 한다. 潮熱이 往來하는 경우에는 加 前胡·川芎을 한다. 口渴에는 加 木瓜·乾葛·烏梅를 한다. 小便이 不通하는 경우에는 加 澤瀉·木通·豬苓을 한다. 大便이 不通하는 경우에는 加 檳榔·大黃을 한다. 소아의 風疾에는 加 全蝎·白附子·細辛을 한다. 痘疹이 이미 나왔는데 아직 여물지 않은 경우에는 加 升麻·乾葛을 한다. 婦人의 難産에는 加 麝

香 · 白芷 · 百草霜을 한다. 무릇 病 후에 調理를 하는 경우에는 加 陳皮를 한다. 病 후에 虛熱에는 加 柴胡 · 當歸 · 升麻를 하는데 나머지는 가히 유추할 수가 있다. 病을 헤아리고 藥性에 根據를 하는데 百般의 加減이 사람에게 말미암아 하는 것이다.

또한 變方의 法이 있으니 가령 三白湯, 六君子湯, 觀音散, 異功散, 補中益氣湯 및 烏藥順氣散, 木香匀氣散, 七氣湯이다. 무릇 溫氣, 快氣, 行氣, 散氣, 降氣, 破氣, 消氣, 補氣, 清氣를 하는 경우에 대개 이 處方으로부터 變化한 것이다.

脾胃가 허약하여 飮食생각이 적은 것을 치료한다. 或은 大便이 不實하고 몸이 마르고 얼굴이 누렇게 되고, 或은 胸膈이 虛憊하여 痰嗽呑酸을 하며, 或은 脾胃가 허약하여 瘧痢 等의 질환을 잘 앓는 경우를 치료한다.

人蔘은 補肺扶脾를 한다. 白朮은 健脾燥濕을 한다. 茯苓은 降氣滲濕을 한다. 甘草는 補胃和中을 한다. 비유하자면 寬厚한 和平의 君子이니 奸險하고 卒暴한 행동을 하지 않는 것이다.

人蔘은 元氣를 補한다. 白朮은 脾胃를 建하게 한다. 茯苓은 滲濕을 하는데 또한 人蔘을 당겨서 아래로 行하게 하여 下焦의 元氣를 補하게 한다.

『萬病回春』의 경우에는 四君子湯이 그 쓰이는 곳에 따라서 重量의 變化가 많고, 『東醫寶鑑』에서부터 지금 가장 보편적으로 사용이 되는 一錢二分半의 重量이 사용되었다.

사궁산(莎芎散)

『醫學入門』: 香附 四兩, 川芎 二兩 爲末, 每二錢 茶清下.

『東醫寶鑑』: 香附子 四兩, 川芎 二兩, 右爲末, 每二錢, 茶清調下, 不以時.

『方藥合編』: 香附子四兩, 川芎 二兩.

方解 : 대개 香附子는 開鬱行氣를 하여 邪火로 하여금 經絡에서 흩어지게 하고, 川芎은 和血通肝하여 血로 하여금 肝臟으로 들어가게 하니, 血은 돌아가고 火는 흩어지면 그 血이 바로 멈추게 된다. 丹溪心法의 芎附飮과 같다. 衄血을 치료하는 莎芎散은 『醫學入門』에서는 古莎芎散으로 찾으면 된다. 『醫學入門』에 나오는 莎芎散은 본래 熱心痛에 사용을 하는 莎芎散이다. 지금은 굳이 熱心痛에 사용을 하는 莎芎散을 記載하지는 않았다.

사령산(四苓散)

『醫學入門』: 五苓散 去 肉桂.

『萬病回春』: 茯苓 · 白朮 · 豬苓 · 澤瀉 · 蒼朮炒 · 山藥 · 芍藥 · 山梔炒 · 陳皮 各一錢, 甘草 五分, 烏梅一箇, 右剉一劑, 燈草一團, 水煎溫服.

方解 : 火瀉와 熱瀉를 치료한다. 五苓散에 桂를 去한 것이다. 자세한 것은 五苓散에 있다. 일반적으로 五苓散을 사용하는 증상에 熱이 동반이 되면 肉桂를 去한다.

腹痛에는 加 厚朴 · 砂仁 · 木香 · 茴香을 하고 去 白朮을 한다. 嘔噦과 惡心이 있는 경우에는 加 藿香 · 烏梅 · 蓮肉 · 砂仁 · 人蔘을 한다. 小便이 赤短한 경우에는 加 木通 · 車前子를 하고

去 澤瀉를 한다. 口燥로 煩渴하는 경우에는 加 黃連·麥芽·蓮肉·烏梅·乾葛을 하고 去 澤瀉·蒼朮을 한다. 泄瀉가 많아서 元氣가 虛脫하고 昏倦하는 경우에는 加 人蔘·黃芪를 하고 去 澤瀉·蒼朮을 한다. 夏月의 暑瀉에는 加 香油·白扁豆를 한다. 瀉가 많아서 煩躁하는 경우에는 加 炒黃連·人蔘·辰砂·烏梅를 하고 去 蒼朮·澤瀉를 한다. 泄瀉가 많고 그치지 않는 경우에는 加 肉荳蔻·烏梅·人蔘을 하고 去 澤瀉·山梔를 한다. 發熱이 있고 脉이 數한 경우에는 加 柴胡·炒黃芩·烏梅를 한다.

사마탕(四磨湯)

『醫學入門』: 人蔘·檳榔·沈香·烏藥 各等分, 磨濃水, 取一盞, 煎三五沸, 食後服.

『東醫寶鑑』: 大檳榔·沈香·木香·烏藥, 右四味等分, 各濃磨水, 取七分盞, 煎三五沸, 微溫服, 空心.

『東醫寶鑑』 又方 : 人蔘·檳榔·沈香·烏藥, 右各等分, 濃磨水, 取七分盞, 煎三五沸, 微溫服, 不拘時.

『方藥合編』: 檳榔·沈香·木香·烏藥 各等分.

方解 : 七情傷에 感觸되어 上氣喘促을 하고 妨悶不食하는 것을 치료한다. 『醫學入門』의 四磨湯은 氣喘을 치료하는 四磨湯인데 『東醫寶鑑』의 앞 處方은 氣滯로 인한 便秘를 치료하는 處方으로 『方藥合編』에서는 『東醫寶鑑』의 앞 處方을 따랐다. 『東醫寶鑑』의 又方은 七情鬱結로 上氣喘急하는 것을 치료하는 處方으로 『醫學入門』과 같다.

사물탕(四物湯)

『醫學入門』: 白芍 二錢半, 當歸 二錢, 熟地 二錢半, 川芎 二錢.

『萬病回春』: 當歸酒浸·熟地黃 各三錢, 白芍 二錢, 川芎 一錢半, 右剉一劑, 水煎溫服.

『東醫寶鑑』: 熟地黃·白芍藥·川芎·當歸 各一錢二分半, 右剉, 作一貼, 水煎服.

方解 : 榮衛를 調益하고 氣血을 滋養한다. 衝任으로 因한 月事의 不調를 치료하고, 臍腹이 疼痛하며 崩中漏下를 치료한다. 장차 調理에 마땅함을 잃어서 胎動이 불안하고, 血下가 不止하며 또한 産後에 虛를 타고 風寒이 안으로 얽혀서 惡露가 내려오지 않고, 小腹이 牽痛하며 때로 寒熱이 발생하는 等證을 치료한다. 만약에 남자가 精血의 虛損으로 發熱하는 데에 역시 마땅히 사용할 수가 있다. 대개 여자는 血로 爲主가 되지만 氣로 本이 되기 때문에, 氣가 順하면 血이 活하고 氣가 滯하면 血이 죽게 된다. 그렇기 때문에 血을 치료하고자 한다면 마땅히 먼저 調氣를 해야 한다. 남자는 精을 爲主로 하지만, 血로 本이 되기 때문에 血이 盛하면 즉 精이 强하고 血이 衰하면 즉 精이 고달프게 된다. 그렇기 때문에 精을 益하고자 한다면 마땅히 먼저 補血을 해야 한다. 그렇기 때문에 四君子湯과 四物湯이 男女에 通用이 되는 것이다.

白芍藥 二錢半은 緩中破血을 하니 腹痛에 이 藥이 아니면 除去할 수가 없어 心經의 藥으로

夏月에는 倍로 사용을 한다. 當歸 二錢은 潤中和血을 하니 刺痛이 있어 마치 칼로 찌르는 것 같은 경우에는 이 藥이 아니면 除去할 수가 없어 腎經의 藥으로 冬月에 倍로 사용을 한다. 熟地 二錢半은 滋陰生血을 하니 臍痛에 이 藥이 아니면 除去할 수가 없어 肺經의 藥으로 秋月에 倍로 사용을 한다. 남자는 이것에 더 加한다. 川芎 二錢은 淸陽하고 和血하고 行血을 하니 頭痛에 이 藥이 아니면 除去할 수가 없어 肝經의 藥으로 春月에 倍로 사용한다. 여자는 역시 倍로 한다. 水煎溫服을 하는데 四時의 氣를 따라서 常服을 하였는데 증상에 대해서 낫지 않는 경우가 있으면 그 輔佐를 잘못한 것일 따름이다.

風에는 加 羌活·防風을 한다. 熱에는 加 黃芩을 한다. 燥에는 加 天門冬을 한다. 寒에는 加 桂心을 한다. 陰虛火動에는 加 知母·黃柏을 한다. 咳嗽에는 茵陳湯을 약간 加한다. 老人이 性格이 급하고 勞役을 해서 兩腿가 아픈 경우에는 加 桃仁·陳皮·牛膝·生甘草를 하고 生薑을 넣어서 갈은 다음에 潛行散을 따뜻하게 타서 三四貼을 服用하면 便安해 진다. 貧勞한 사람이 가을에 깊게 온몸에 發熱이 있고 手足이 모두 아픈 것이 마치 불에 대인 듯하고 낮에는 輕하다가 밤에 重해지는 경우에는 川芎·芍藥을 倍로 하고 加 人蔘·五味子를 한다. 가령 喘하면서 手足이 이에 아픈 경우에는 加 牛膝·人蔘·白朮·桃仁·陳皮·甘草·檳榔·生薑을 해서 五十貼을 복용하면 便安해 진다. 가령 性格이 급한 사람이 먹는 것을 厚하게 하고 항상 燥熱한 藥을 服用해서 左脇에 紅點이 있으면서 아픈 경우에는 반드시 안에 膿이 있는 것이니 加 桔梗·香附子를 하고 生薑으로 煎服을 해서 十餘貼을 服用하는데 痛處가 붓는 경우에는 鍼으로 膿을 나오게 하고 다시금 數貼을 사용해서 調理를 하면 便安해 진다. 가령 가난한 婦人이 性格이 급해서 피가 나오는 것이 마치 물 흐르듯이 하고 倦怠가 심한 경우에는 加 香附子·側柏을 해서 네 번 服用하면 渴證을 느끼는데 단지 十餘貼을 服用하면 便安해 진다. 가령 임신婦가 벙어리처럼 말을 못하는 경우에는 加 硝·黃을 해서 꿀을 약간 넣은 다음에 沈冷하게 하여 때로 服用하면 心火가 下降을 하고 肺金이 스스로 淸해져서 즉 능히 말을 하게 된다. 그 나머지는 藥性에 根據하거나 또는 婦人門에 根據하여 加減을 한다. 또한 犀角地黃湯, 當歸和血飮과 같이 무릇 補血하고 溫血하며, 生血하고 凉血하며 止血하고 行血하며, 破血하고 積血을 消하는 것은 대개 이 處方으로부터 變化한 것이다.

血虛로 發熱하는 것을 치료한다. 或은 寒熱往來를 하고, 或은 日晡에 發熱을 하면서 頭目이 不淸하며, 或은 煩躁로 잠을 잘 수가 없고, 胸膈이 脹하게 되고, 或은 脇이 아픈 경우에 더욱 마땅히 服用을 한다.

血病을 通治한다. 一方에는 春에는 倍 川芎을 하고, 下에는 倍 芍藥을 하며 秋에는 倍 地黃을 하고 冬에는 倍 當歸를 하였다. 春에는 加 防風을 하고 夏에는 加 黃芩을 하며 秋에는 加 天門冬을 하고 冬에는 加 桂枝를 하였다. 當歸는 和血歸經하고, 芍藥은 凉血補腎을 하며 生地黃은 生血寧心을 하고 熟地黃은 補血滋腎을 하며 川芎은 行血通肝을 한다.

血藥을 求할 때에는 四物湯을 말함이다. 川芎은 血中의 氣藥이니 肝經을 通해서 性味가 辛

散하여 능히 氣에 滯한 血을 行하게 한다. 地黃은 血中의 血藥이니 腎經으로 通해서 性味가 甘寒하여 능히 眞陰의 虛를 生하게 할 수 있다. 當歸는 세 부분으로 나누어 血을 치료하는 主藥이니 肝經으로 通해서 性味가 辛溫하고 온전히 능히 活血하여서 각기 그 經으로 들어가게 한다. 芍藥은 陰分의 藥이니 脾經을 通해서 性味가 酸寒하고 능히 凉血을 하며, 또한 능히 血虛腹痛을 치료한다. 만약에 陰藥을 求할 때에는 반드시 이 藥으로 取하면 즉 된다. 四物湯을 공부할 때에는 四君子湯과 같이 공부하면 더욱 좋다. 氣虛熱과 血虛熱에 대해서도 같이 공부하면 얻는 것이 많다. 역시 『萬病回春』에서는 重量의 變化가 많고, 지금의 四物湯의 重量인 一錢二分半의 경우에는 『東醫寶鑑』에서 始作되어 내려온 것으로 보인다.

사미곽엽탕(四味藿葉湯)

『醫學入門』 : 藿香 · 人蔘 · 橘皮 · 半夏 各等分, 薑煎溫服.

『東醫寶鑑』 : 藿香 · 人蔘 · 橘皮 · 半夏 各二錢, 右剉, 作一貼, 薑三, 煎服.

方解 : 胃寒으로 인한 嘔吐로 粥과 藥이 머물지 못하는 것을 치료한다. 『東醫寶鑑』에서는 四味藿香湯으로 기재되어 있다.

사백산(瀉白散)

『醫學入門』 : 桑白皮 · 地骨皮 各二錢, 甘草一錢, 水煎溫服.

『東醫寶鑑』 : 桑白皮 · 地骨皮 各二錢, 甘草 一錢, 右剉, 作一貼, 水煎服.

方解 : 肺熱과 上焦의 熱로 숨소리가 거칠고 코가 막히는 것을 치료한다. 或은 加 知母 · 貝母 · 桔梗 · 山梔仁 · 麥門冬 · 生地의 類를 하는데 사람에 따라서 한다. 일명 瀉肺散이라 한다. 肺實을 치료한다.

사생산(四生散)

『醫學入門』 : 黃芪 · 獨活 · 白蒺藜 · 白附子, 各等分, 爲末, 每二錢, 薄荷酒調服.

『東醫寶鑑』 : 白蒺藜 · 黃芪 · 獨活 · 白附子 各等分, 右爲末, 每二錢, 薄荷酒調下.

方解 : 男婦가 肝腎의 風毒이 上攻을 해서 눈이 붉고 통증이 있고 가려우며 昏花하고 밝은 것을 싫어하고 눈물이 많이 나오는 것을 치료한다. 밑으로 내려오면 脚腿에 瘡이 발생을 하고 浸淫하여 낫지를 않는데 온몸이 風癬, 血風 等으로 瘡이 생기고 또한 양쪽 귓속 안으로 가렵다. 가령 腎臟風瘡의 경우에는 猪腰를 갈라서 장차 앞의 가루 二錢을 넣은 다음에 잘 固定을 해서 煨熟을 하여 空心에 細嚼하여 鹽湯으로 服用한다. 腎臟風으로 脚下에 瘡癬이 나는 것을 치료한다. 或은 양쪽 귀가 울고 가려운 것을 치료한다.

사순청량음(四順淸凉飮)

『醫學入門』 : 當歸 · 芍藥 · 大黃 · 甘草 各等分, 水煎溫服.

『東醫寶鑑』: 大黃蒸 · 當歸 · 赤芍藥 · 甘草炙 各一錢二分半, 右剉, 作一貼, 入薄荷十葉, 水煎服. 一名 淸凉飮子.

方解 : 血熱이 蘊結해서 壅滯不通하는 것을 치료한다. 혹은 一身이 모두 熱이 나고, 혹은 日晡에 肌熱이 있고, 혹은 야간에 發熱이 있는 것은 대개 血이 熱한 것이다. 血熱을 치료한다.

사순탕환(四順湯丸)

『醫學入門』: 人蔘 · 白朮 · 乾薑 各二錢, 甘草三錢, 水煎, 或蜜丸服.

『東醫寶鑑』: 卽 理中湯倍甘草一倍, 是也. 一名 四順湯.

方解 : 몸에 熱이 없는데 脈이 沈하고 煩躁로 고통스럽고 默默하면서 빛나는 것을 보려고 하지 않고 腹痛이 있고 下利를 하는 것을 치료한다. 혹은 脈이 나오지 않아서 陰陽을 나눌 수가 없을 때에 시험 삼아 복용을 하게 한다. 만약에 陽厥이면 문득 마땅히 熱證이 나와 보일 것이고 만약에 陰厥이면 즉 熱이 없을 것이다. 『東醫寶鑑』에서는 四順理中湯으로 記載되어 있다.

사신단(四神丹)

『醫學入門』: 天麻 · 南星 · 防風 各一兩, 薄荷 五錢, 爲末, 酒糊丸菉豆大, 每二十丸, 荊芥生薑煎湯下.

『東醫寶鑑』: 雄黃 · 地黃 · 硫黃 · 朱砂 各一兩, 右硏細, 入磁盒乃, 鹽泥固濟, 慢火燒煆, 一伏取出硏細, 以糯米粽和丸如豆大, 每一粒, 空心, 新汲水呑下.

方解 : 手足이 頑麻하고 痰涎이 壅盛해서 頭目이 昏眩하고 肩背가 拘急한 것을 치료한다. 『東醫寶鑑』의 四神丹은 眞元이 虛損한 것과 陽氣가 衰少하고 精髓가 耗散되어 水火가 不交하는 것을 補하는 處方이다.

사신탕(瀉腎湯)

『醫學入門』: 大黃 一合, 用密器水浸一宿, 磁石 八錢, 玄蔘 · 細辛 各四錢, 芒硝 · 茯苓 · 黃芩 各三錢, 生地汁 · 石菖蒲 各五錢, 甘草 二錢, 每服 一兩, 以水二盞煎去渣下. 大黃內藥汁中, 更煮減一分, 去大黃下地黃汁, 微煎一二沸, 下芒硝, 食前溫服.

『東醫寶鑑』: 大黃 二錢剉, 密器水浸一宿, 磁石碎 一錢六分, 石菖蒲 · 生地黃 各一錢, 玄蔘 · 細辛 各八分, 芒硝 · 赤茯苓 · 黃芩 各六分, 甘草 四分, 右剉, 水二盞煎藥至一盞半, 入大黃煎至七分去滓, 下芒硝攪勻, 空心服.

方解 : 腎이 實해서 熱이 나고, 小腹이 脹滿하며, 腰背가 急强하여 解離하는 것과 같고, 便이 黃하며, 舌이 燥하고, 四肢가 靑黑하며, 耳聾이 있고, 夢泄이 되는 等證에 급히 마땅히 이것을 복용해서 救한다. 諸淋으로 小腹이 脹急하고 甚한 경우에 마땅히 이것을 사용한다.

사신환(四神丸)

『醫學入門』: 破古紙 四兩, 肉荳蔲 二兩, 小茴 一兩, 木香 五錢, 爲末, 用大棗四十九枚生薑四兩同煮, 棗爛, 去薑, 取棗肉, 和藥搗丸梧子大, 每五十丸, 空心鹽湯下.

『萬病回春』: 破古紙酒浸炒 四兩, 吳茱萸過泡炒 一兩, 肉荳蔲麵裹煨 二兩, 五味子 二兩, 右爲細末, 用生薑八兩切片, 同棗一百枚煮爛, 去薑取棗肉爲丸, 如梧桐子大, 每服一錢半, 淡鹽湯送下, 一方 去 吳茱萸·五味子, 加 木香·茴香炒 各一兩.

『東醫寶鑑』: 破古紙酒浸炒 四兩, 肉荳蔲煨·五味子炒 各二兩, 吳茱萸湯泡炒 一兩, 右爲末, 生薑切八兩, 大棗百枚同煮爛, 去薑取棗和丸梧子大, 服如上法.

方解 : 脾胃가 허약해서 泄瀉가 그치지 않고 온전히 먹을 생각이 없는 것을 치료하는 二神丸에 加 小茴香, 木香을 加한 處方이다. 四神丸은 脾腎의 晨泄을 치료한다. 脾胃虛弱으로 大便이 不實하고 飮食생각이 없는 것을 치료한다. 或은 瀉痢와 腹痛 等證을 치료하고 兼하여 晨泄을 치료하는데 淸晨에 溏泄을 一二次하는 것이 해가 되도록 낫지 않는 것을 치료한다. 脾腎虛로 인한 泄痢를 치료한다. 또한 晨泄이 해가 넘은 것을 치료한다.

사역탕(四逆湯)

『醫學入門』: 乾薑 五錢, 附子生 二錢半, 甘草 一兩 水煎溫服.

『萬病回春』: 大附子去皮臍破八片生用·甘草炙 六錢, 乾薑 五錢. 右剉三劑, 水煎溫服, 取少汗乃愈.

『東醫寶鑑』: 甘草炙 六錢, 乾薑炮 五錢, 生附子 一枚, 右剉, 分二貼, 水煎服.

方解 : 陰經에 直中을 한 것을 치료한다. 처음에 病이 들었을 때에는 頭疼이 없고, 身熱이 없으며, 渴證도 없고, 寒을 두려워하고 振栗이 있으면서 倦臥를 하고 沈重해서 자려고만 하는데 脉이 올 때에 沈遲無力하거나 혹은 없다. 또한 太陰病에 腹痛自利하고 不渴하며 手足이 厥冷하고 指甲과 脣이 靑하고 嘔吐涎沫을 하는 것을 치료한다. 혹은 少陰病에 下利淸穀을 하고 혹은 咳하고, 혹은 悸하고, 裏는 寒한데 外는 熱하고, 脉이 微하여 끊어지려고 하는 것과 煩躁가 발생하는데 몸은 도리어 惡寒하고 얼굴은 붉은데 腹痛이 있는 것을 치료한다. 혹은 乾嘔하고 咽痛을 하거나, 혹은 嘔吐呃逆을 하고, 혹은 利가 그쳤는데 脉이 나오지 않는 것을 치료하는데 이것은 陰이 안에서 심해서 밖으로 陽을 格하기 때문에 서로 通하지 않는 것이니 급히 마땅히 이 湯으로 裏를 救해야 한다. 무릇 三陰病에 脉이 遲하고 身痛이 있는데 아울러 사용을 하니 陰毒의 要藥이다.

方意는 다음과 같다. 甘草, 薑, 附로 相合하여 辛甘大熱의 藥이 되면 陰을 흩어주고 陽을 回復시킨다. 經에 이르기를 寒淫이 안에 침범하면 甘熱로 치료를 한다고 하였다. 또한 이르기를 寒淫이 勝한 바가 되면 辛熱로 平하게 한다고 하였으니 이것이다. 가령 利가 멈춘 다음에 脉이 나오지 않는 경우에는 加 人蔘을 한다. 脉이 없는 경우에는 猪膽汁을 한다. 얼굴이 붉으면 加 蓮鬚蔥白을 한다. 腹痛이 있는 경우에는 加 芍藥을 한다. 陰毒으로 心이 硬하고 肢冷이 있는 경우에는 麝香, 皀莢을 약간 加한다.

卽病太陰을 치료한다. 自利不渴하고 또한 三陰證으로 脉微欲絶하고 手足이 厥冷한 것을 치료한다. 四逆이라고 이름을 하는 것은 즉 四肢가 厥冷한 것이다. 傷寒陰證을 치료하는 要藥이다. 무릇 三陰脉이 遲하고 身痛이 있는 경우에 아울러 사용을 한다. 또한 四肢逆冷을 치료한다.

사제백출산(四制白朮散)

『醫學入門』: 白朮 四兩, 用 黃芪·石斛·牡蠣·麥麩 各炒一兩, 取單朮爲末, 每三錢, 粟米飮下.

『萬病回春』: 白朮黃芪炒 一兩, 白朮石斛炒 一兩, 白朮牡蠣炒 一兩, 白朮麥麩炒 一兩, 只用白朮爲末, 每服三錢, 粟米湯調服.

『東醫寶鑑』: 白朮 四兩, 剉分四包, 以黃芪·石斛·牡蠣·小麥麩 各一兩, 各炒白朮爲黃色, 只取白朮爲末, 每三錢, 粟米飮調下, 盡服爲妙.

方解: 盜汗을 치료한다. 自汗과 盜汗에 腠理를 實하게 하는 處方이다.

사제수유환(四制茱萸丸)

『醫學入門』: 吳茱萸 一斤, 用酒醋白湯童便各浸四兩, 過一宿焙乾入澤瀉二兩, 爲末, 酒糊丸梧子大, 每三十丸 空心 鹽湯下.

『東醫寶鑑』: 吳茱萸 一斤, 內四兩酒浸, 四兩醋浸, 四兩白湯浸, 四兩童便浸, 並焙乾, 澤瀉 二兩, 右爲末, 鹽湯下五七十丸. 入門 一名 四製茱萸丸.

方解: 遠年과 近日에 疝氣로 撮痛하고, 偏墜로 腫硬하고 陰間에 濕痒이 있고 긁어서 瘡癬이 되는 것을 치료한다. 『東醫寶鑑』에서는 奪命丹으로 記載되어 있다. 奔豚疝氣로 小腹으로 上衝하여 당기고 아픈 것을 치료하는 處方이다.

사제향부환(四制香附丸)

『醫學入門』: 香附 一斤分四分, 用酒·醋·童便·鹽水 各浸七日, 焙乾爲末, 醋糊丸梧子大. 每七十丸, 空心, 溫酒下.

『東醫寶鑑』: 香附米 一斤分作四製. 一用鹽水加薑汁浸煮略炒, 主降痰. 一用米醋浸煮略炒, 主補血. 一用山梔仁四兩同炒去梔, 主散鬱. 一用童便洗過不炒, 主降火. 右爲末, 酒麵糊和丸梧子大, 每五七十丸, 隨證作湯使呑下.

方解: 經候가 不調한 것을 치료한다. 가령 마른 경우에는 加 澤蘭葉·赤茯苓을 한다. 또한 四物湯을 合해서 各四兩으로 하고, 加 白朮·陳皮·澤蘭葉 各二兩, 黃柏·甘草 各一兩을 한 것을 十味香附丸이라 한다. 月經이 고르지 못한 것을 치료하는데 經脉을 調和롭게 한다.

사주산(四柱散)

『醫學入門』: 附子·木香·茯苓·人蔘 各等分, 薑棗煎入, 鹽少許, 溫服.

『東醫寶鑑』: 木香·白茯苓·人蔘·附子炮 各一錢二分半, 右剉, 作一貼, 入薑三片, 棗二枚, 鹽少許, 水煎, 空心溫服.

方解 : 眞陽이 耗散되어 耳鳴眩暈이 있고 臍腹이 冷痛하고 滑泄하고 臟이 寒한 것을 치료한다. 元臟이 虛冷해서 臍腹이 冷痛하고 大便이 滑泄하며 耳鳴과 頭暈이 있는 것을 치료한다.

사칠탕(四七湯)

『醫學入門』: 厚朴 一錢半, 半夏 二錢半, 茯苓 二錢, 紫蘇 一錢, 薑棗煎服.

『東醫寶鑑』: 半夏製 二錢, 赤茯苓 一錢六分, 厚朴製 一錢二分, 紫蘇葉 八分, 右剉, 薑七片, 棗二枚, 煎服.

『方藥合編』: 半夏 二錢, 赤茯苓 一錢六分, 厚朴 一錢二分, 蘇葉 八分, 生薑七片, 大棗二枚.

方解 : 七情이 서로 干涉해서 痰涎이 凝結하고 마치 솜뭉치와 같고, 마치 梅核과 같아서 咽喉의 사이에 막혀서 뱉어도 나오지 않으며 삼켜도 내려가지 않는 것을 치료한다. 혹은 中脘이 痞滿하고 氣가 舒快하지 않으며 혹은 痰涎이 壅盛하고 上氣喘促을 하며, 혹은 痰飮中節로 嘔逆惡心을 하는 것을 치료한다. 겸하여 婦人의 惡阻 및 남자의 思慮過多로 小便이 白濁한 것을 치료한다. 七情이 凝結되어서 마치 모양이 솜뭉치나, 梅核과 같은 것이 토하려고 해도 나오지 않고 삼키려고 해도 삼켜지지 않으며 胸痞가 있는 것을 치료한다.

네 가지 藥材로 七氣를 調節하는 處方이다. 茯苓으로 痰을 滲濕하는 특징이 있어 七氣湯의 肉桂와 같이 비교가 되는 處方이다.

산취탕(散聚湯)

『醫學入門』: 杏仁·桂心·橘皮 各二分, 附子·吳茱萸·茯苓·川芎·厚朴·甘草 各一分, 檳榔·半夏·當歸 各少許, 薑煎溫服. 如大便秘加大黃.

『東醫寶鑑』: 厚朴·吳茱萸·枳殼 各一錢半, 陳皮·杏仁·桂心·赤茯苓 各一錢, 川芎·附子炮·甘草炙 各五分, 半夏·檳榔·當歸 各四分, 右剉, 作一貼, 水煎服.

方解 : 久氣로 인한 積聚가 모양이 마치 癥瘕와 같고 氣를 따라서 위 아래로 하고 發作에 때가 있고 心腹이 絞痛하고 腰脇을 攻刺하고 小腹이 脹하고 大小便이 不利하는 것을 치료한다. 積聚 및 癥瘕가 氣를 따라서 上下로 움직여서 心腹이 刺痛하고 二便이 不利한 것을 치료한다.

삼귀익원탕(蔘歸益元湯)

『萬病回春』: 人蔘去蘆 五分, 當歸·白芍·熟地黃·白茯苓去皮·麥門冬去心 各一錢, 五味子 十粒, 陳皮 · 黃柏酒炒 · 知母酒炒 各七分, 甘草 一分, 右剉一劑, 棗一枚, 烏梅一個. 炒米 一撮. 水煎服.

『**東醫寶鑑**』: 當歸 · 白芍藥 · 熟地黃 · 白茯苓 · 麥門冬 各一錢, 陳皮 · 知母 · 黃柏並酒炒 各七分, 人蔘 五分, 甘草 三分, 五味子 十粒, 棗一枚 米一撮, 水煎服.

『**方藥合編**』: 當歸 · 白芍藥 · 熟地黃 各一錢, 白茯苓 · 麥門冬 · 陳皮 · 知母 · 黃柏 各七分, 人蔘 五分, 甘草 三分, 五味子 十粒, 粳米一撮, 棗一枚.

方解 : 注夏病을 치료한다. 그 증상은 頭眩眼花하고 腿痠脚弱하며 五心煩熱하고 口苦舌乾하며 精神이 困倦하고 잠을 잘 자고 飮食이 감소하고 脉數하고 無力하다. 飽悶한 경우에는 加 砂仁 · 白荳蔲를 한다. 惡心의 경우에는 加 烏梅 · 蓮肉 · 炒米를 한다. 嘔하는 경우에는 加 竹茹를 한다. 煩躁에는 加 辰砂 · 酸棗仁 · 竹茹를 한다. 泄瀉를 하는 경우에는 炒白朮 · 山藥 · 砂仁 · 烏梅를 하고 去 熟地 · 知母 · 黃柏을 한다. 小便이 短赤한 경우에는 加 木通 · 山梔를 한다. 胃脘이 열리지 않아서 飮食 생각이 없는 경우에는 加 厚朴 · 白荳蔲 · 益智仁 · 砂仁 · 蓮肉을 하고, 去 熟地黃 · 知母 · 黃柏을 한다. 腰痛에는 加 杜仲 · 破古紙 · 小茴香을 한다. 腿痠無力한 경우에는 加 牛膝 · 杜仲을 한다. 皮毛가 마르는 경우에는 加 地骨皮를 한다. 頭目이 眩暈한 경우에는 加 川芎을 한다. 虛汗의 경우에는 加 黃芪 · 白朮 · 酸棗仁을 한다. 夢遺의 경우에는 加 牡蠣 · 辰砂 · 山藥 · 椿根皮를 한다. 虛驚으로 煩熱하는 경우에는 加 辰砂 · 酸棗仁 · 竹茹를 한다. 口苦하고 舌乾하는 경우에는 加 山梔 · 烏梅 · 乾葛을 한다.

삼기건중탕(蔘芪健中湯)

『**東醫寶鑑**』:當歸身 一錢半, 人蔘 · 黃芪 · 白朮 · 陳皮 · 白茯苓 · 白芍藥 · 生乾地黃酒炒 各一錢, 甘草 五分, 五味子 三分, 薑三棗二, 水煎服.

方解 : 虛損으로 因한 少氣와 四肢가 倦怠롭고 飮食을 잘 안 먹는 것을 치료한다.

삼령백출산(蔘苓白朮散)

『**醫學入門**』: 人蔘 · 茯苓 · 白朮 · 甘草 · 山藥 各三錢, 薏苡仁 · 蓮肉 · 桔梗 · 白扁豆 · 砂仁 各一錢半, 爲末, 每二錢, 棗子煎湯 調服.

『**萬病回春**』: 人蔘 · 白朮去蘆 · 茯苓去皮 · 山藥炒 · 砂仁硏 · 藿香 · 陳皮 · 乾薑炒 · 蓮肉去心皮 · 訶子煨 · 肉荳蔲煨去油 · 甘草炙 各等分, 右剉一劑, 生薑一片, 燈心一團, 水煎服.

『**東醫寶鑑**』: 人蔘 · 白朮 · 白茯苓 · 山藥 · 甘草炙 各三錢, 薏苡仁 · 蓮肉 · 桔梗 · 白扁豆 · 縮砂 各一錢半, 右爲末, 每二錢, 棗湯點服. 剉取一兩, 入薑三棗二, 水煎服, 亦可.

『**方藥合編**』: 人蔘 · 白朮 · 白茯苓 · 山藥 · 甘草炙 各三錢, 薏苡仁 · 蓮肉 · 桔梗 · 砂仁 · 白扁豆 各一錢半.

方解 : 脾胃虛弱으로 飮食이 不進하고 혹은 吐瀉 및 大病 후에 脾胃를 調理하고 돕는 데에 가장 효과가 있다. 氣虛로 因한 泄瀉를 치료한다. 嘔噦로 惡心하면 加 半夏 · 烏梅를 한다. 만

약에 元氣가 虛脫해서 昏倦을 하면 加 黃芪·升麻를 少許하고, 去 砂仁·藿香을 한다. 飽悶한 경우에는 加 厚朴을 하고 去 肉荳蔻·訶子를 한다. 小便이 短澁한 경우에는 加 木通·車前子를 하고, 去 乾薑을 한다. 泄瀉가 甚한데 그치지 않는 경우에는 加 炒蒼朮·烏梅·熟附子를 少許한다.

內傷으로 脾胃가 허약하고 飮食이 不進하며 或은 吐瀉를 하는 것을 치료한다. 무릇 大病 後에 脾胃를 調助하는 데에 이 藥이 극히 妙하다.

痞滿한 경우에는 薏苡仁을 去한다고 되어 있다. 蔘苓白朮散은 본래 식사를 못할 때에 사용하는 處方이다. 그렇기 때문에 식사의 대용으로 薏苡仁을 사용한 것이다. 그러나 痞滿한 경우에는 그 薏苡仁 마저 소화가 안 될 수가 있기 때문에 薏苡仁을 去한다고 한 것이다. 『萬病回春』에서는 小兒 泄瀉 條文에 지금의 蔘苓白朮散이 나온다. 虛瀉 條文의 蔘苓白朮散은 蔘苓蓮朮散으로 뒤에 『東醫寶鑑』에서 이름을 바꾸었다.

삼령연출산(蔘苓蓮朮散)

『東醫寶鑑』: 人蔘·白朮·白茯苓·山藥·蓮子·陳皮 各一錢, 縮砂·藿香·訶子肉·豆蔻·乾薑炮·甘草炙 各五分, 烏梅 一箇, 燈心 一團, 水煎服.

方解 : 氣虛泄瀉를 치료한다. 『萬病回春』에서는 虛瀉를 치료하는 蔘苓白朮散으로 되어 있었는데, 『東醫寶鑑』에서 蔘苓蓮朮散으로 이름을 바꾸었다.

삼령조화고(蔘苓造化糕)

『醫學入門』: 人蔘·白茯苓 各四兩, 白朮·蓮肉·山藥·芡實 各三兩, 爲末, 粳米粉一斗, 用砂糖調勻, 如法蒸糕食之.

方解 : 內傷으로 인한 脾胃를 調理할 때에 사용하는 떡이다. 밥 대신에 服用을 하면 된다.

삼릉소적환(三稜消積丸)

『醫學入門』: 三稜·莪朮·炒麴 各七錢, 巴豆和皮米炒黑焦去米·青皮·陳皮·茴香 各五錢, 丁香皮·益智仁 各三錢, 爲末, 醋糊丸, 每十丸至二十丸, 溫薑湯下. 量虛實加減, 得利卽止.

『東醫寶鑑』: 三稜·蓬朮·神麴 各七錢, 巴豆和皮入米同炒黑焦去米·青皮·陳皮·茴香 各五錢, 丁香皮·益智仁 各三錢, 右爲末, 醋糊和丸梧子大, 薑湯下三四十丸.

方解 : 生冷硬物로 傷해서 소화를 할 수가 없고 心腹이 滿悶한 것을 치료한다. 生冷物로 傷해서 消化가 되지 않아 滿悶한 것을 치료한다.

삼릉전(三稜煎)

『醫學入門』: 三稜·蓬朮 各四兩, 芫花一兩, 同入磁器中, 米醋五盞浸之封口, 灰火煨令乾, 取出稜朮, 將芫花, 以餘醋炒, 令微焦共焙乾, 爲末, 醋糊和丸菉豆大, 十五丸, 薑湯下.

『東醫寶鑑』 : 三稜 · 蓬朮 各四兩, 芫花一兩, 同入磁器中, 米醋五盞浸之封口, 灰火煨令乾, 取出稜朮, 將芫花, 以餘醋炒令微焦, 共焙乾, 爲末, 醋糊和丸菉豆大, 薑湯下十五丸. 一方 三稜 · 蓬朮 各二兩, 靑皮 · 半夏 · 麥芽炒 各一兩, 米醋六升同煮焙乾爲末, 製法服法同上.

方解 : 食癥, 酒癖, 血瘕, 氣塊를 치료한다. 때로 刺痛이 발생하고 전혀 먹을 생각을 하지 않고 또는 積滯가 不消하고 心腹이 堅脹하고 痰逆으로 吐하고 딸꾹질이 나고, 噯酸하고 脇肋이 刺痛하고 胸膈이 痞悶하는 것을 치료한다. 가령 婦人血分과 남자의 脾氣로 橫泄하는 것과 腫滿한 것이 물과 같은 경우에는 桑白皮煎湯으로 服用한다. 以上의 三稜煎, 芫花丸, 消塊丸은 대개 覇道의 藥劑이다. 몸이 薄하고 氣가 弱한 경우에는 服用하는 데에 愼重해야 한다. 食癥, 酒癖, 血瘕, 氣塊를 치료한다.

삼묘환(三妙丸)

『醫學入門』 : 蒼朮 六兩, 黃柏 四兩, 牛膝 二兩, 爲末 酒糊爲丸 如梧桐子大 每服七十丸至一白丸 空心薑湯或鹽湯送下.

『萬病回春』 : 蒼朮米泔浸一宿切片曬乾, 冬月用四兩, 夏月用二兩, 黃柏切片酒浸一宿曬乾, 冬月用三兩, 夏月用四兩, 川牛膝去蘆酒洗曬乾 二兩, 右爲末, 煉蜜爲丸, 如梧桐子大, 每服五十丸, 空心, 鹽湯下, 酒亦可.

『東醫寶鑑』 : 蒼朮泔浸 六兩, 黃柏酒炒 四兩, 牛膝 二兩, 右爲末, 麵糊和丸梧子大, 薑鹽湯煆五七十丸.

方解 : 三陰의 血虛로 足心이 마치 불과 같고 점차 腰跨까지 뜨거워지는 것과 또는 濕熱로 痲痹가 있고 疼痛, 痿軟 等證에 대개 효과가 있다. 一方에는 加 當歸 · 防己 · 虎脛骨 · 龜板 各一兩을 해서 加味三妙丸이라 이름을 한다. 血虛에는 血藥을 加하고 氣虛에는 氣藥을 加한다. 濕熱이 아래로 흘러서 兩脚이 痲木하고 痿弱한 것을 치료한다. 或은 불에 덴 것 같이 熱한 경우도 치료한다. 濕熱脚氣를 치료하는데 或은 腫痛을 하는 것에 모두 可히 服用을 할 수가 있다.

삼물백산(三物白散)

『醫學入門』 : 貝母 · 桔梗 各三錢, 巴豆一錢, 爲末, 每五分, 弱者減半, 白湯調服.

『東醫寶鑑』 : 桔梗 · 枳殼 各三錢, 巴豆去皮心熬硏如脂 一錢, 右爲末, 和勻, 白湯和服半錢, 弱人減半, 或吐或利. 不利進熱粥一椀, 利不止進冷粥一椀.

方解 : 病이 膈上에 있으면 반드시 吐하고, 膈下에 있으면 반드시 利한다. 만약에 吐하지도 않고 利하지도 않으면 熱粥을 半盞 먹어서 돕는다. 만약에 吐利가 過多하면 冷粥을 半盞 먹으면 그친다. 傷寒結胸에 熱이 없는 증상을 치료한다. 寒實結胸을 치료한다.

삼미삼유탕(三味蔘萸湯)

『醫學入門』: 吳茱萸 三錢, 人蔘 二錢, 生薑 四錢, 棗二枚, 水煎溫服.

『東醫寶鑑』: 吳茱萸 三錢, 人蔘 二錢, 生薑四片, 大棗二枚, 右剉, 水煎, 溫服.

方解 : 厥陰病에 乾嘔吐沫과 頭痛이 극심한 것을 치료한다. 또한 少陰病에 吐利하고, 手足이 厥冷하고, 煩躁하면서 죽으려고 하는 것을 치료한다. 陽明病에 穀食을 먹으면 嘔吐를 하려고 하고 湯을 服用하면 도리어 극렬해지는 上焦의 寒에 屬하는 等證에 더욱 妙하다. 經에 이르기를 寒이 안에 침범을 하면 甘熱로 치료를 하고 苦辛으로 佐를 한다고 하였다. 吳茱萸·生薑의 辛으로 胃를 溫하게 하고, 人蔘·大棗의 甘으로 脾를 暖하게 한다. 가령 陰厥로 厥冷하고 脣靑面黑하고 舌卷囊縮하는 경우에는 加 附子·細辛을 한다. 十全大補湯, 十四味建中湯의 一切 峻補하는 藥劑들은 대개 理中, 建中, 四逆 등의 湯에서 變化를 한 것이다. 三味蔘萸湯은 傷寒의 吳茱萸湯이다.

삼미안신환(三味安腎丸)

『醫學入門』: 破古紙·小茴香·乳香 各等分, 爲末, 蜜丸梧子大, 每三十丸, 空心, 鹽湯下或煎藥下.

『東醫寶鑑』: 破古紙, 茴香並炒, 乳香 各等分, 右爲末, 蜜丸梧子大, 鹽湯下三五十丸.

方解 : 下虛로 腎氣가 歸源을 하지 못하고 變해서 雜證이 보이는데 여러 藥이 效果가 없는 것을 치료한다. 이것으로 補腎을 하고 그것으로 하여금 納氣하게 한다. 一方에는 去 乳香을 하고 加 胡蘆巴·川楝肉·續斷·桃仁·杏仁·山藥·茯苓을 各等分해서 九味安腎丸이라 이른다. 腎虛腰痛과 目眩耳聾, 面黑하고 羸瘦하는 것을 치료한다.

삼백탕(三白湯)

『醫學入門』: 白芍·白朮·白茯苓 各一錢, 甘草 五分.

『東醫寶鑑』: 白朮·白茯苓·白芍藥 各一錢半, 甘草炒 五分, 右剉, 作一貼, 水煎服.

方解 : 虛煩을 치료하는데 혹은 泄瀉를 하고 혹은 渴證이 나는 것을 치료한다. 實로 內傷과 外感을 調理하는 奇異한 處方이다. 一切의 泄瀉를 치료한다. 이 三白은 泄瀉에 쓰는 중요한 藥이다. 白芍藥과 白茯苓은 양면의 날을 가지고 있는 藥이니 사용 할 때에 주의해야 한다.

삼보환(三補丸)

『醫學入門』: 黃連·黃芩·大黃 等分, 去 大黃, 換黃柏等分, 爲末, 蒸餠爲丸服.

『東醫寶鑑』: 黃芩, 黃連, 黃柏 各等分, 右爲末, 蒸餠和丸梧子大, 空心, 白湯下五七十丸.

方解 : 黃連·黃芩·大黃의 三黃丸에서 去 大黃을 하고 黃柏으로 바꾼 處方이다. 三焦의 積熱을 去하고 五臟의 火를 瀉한다.

삼비탕(三痹湯)

『醫學入門』: 杜仲 · 牛膝 · 細辛 · 人蔘 · 茯苓 · 桂心 · 白芍 · 甘草 · 防風 · 當歸 · 川芎 · 黃芪 · 續斷 各一錢, 獨活 · 秦艽 · 生地黃 各五分, 薑調煎熱服.

『東醫寶鑑』: 杜仲 · 牛膝 · 桂皮 · 細辛 · 人蔘 · 赤茯苓 · 白芍藥 · 防風 · 當歸 · 川芎 · 黃芪 · 續斷 · 甘草 各七分, 獨活 · 秦艽 · 生地黃 各三分, 右剉, 作一貼, 入薑五片, 棗二枚, 水煎服.

方解 : 血氣가 澀滯하고 手足이 拘攣하고 風痹 등의 疾患을 치료한다. 獨活寄生湯의 變方이다. 風痹를 치료한다. 氣血이 凝滯가 되고 手足이 拘攣하는 것을 치료한다.

삼생음(三生飮)

『醫學入門』: 南星 二錢, 川烏 · 附子 各一錢, 木香五分, 薑十片, 水煎溫服.

『東醫寶鑑』: 南星生 二錢, 川烏生 · 白附子生 各一錢, 木香 半錢, 右剉, 作一貼, 入薑十五片, 水煎服.

『方藥合編』: 生南星 · 生烏頭 · 生附子 各一錢五分, 生木香 五分, 水煎服.

方解 : 中風으로 昏迷하고 痰涎이 아울러서 壅盛하며 口眼喎斜가 있고 半身不遂가 있으며 脉이 沈하고 熱이 없는 경우에 服用할 수가 있다. 去 川烏를 하면 星附湯이라 이름을 한다. 『東醫寶鑑』에서 白附子로 되었다가 다시 『方藥合編』에서는 生附子로 되었다. 의미상 附子가 맞다.

삼소음(蔘蘇飮)

『醫學入門』: 人蔘 · 紫蘇 · 前胡 · 半夏 · 乾葛 · 茯苓 · 木香 各七分半, 陳皮 · 桔梗 · 枳殼 各五分, 薑三片, 棗二枚, 水煎服.

『萬病回春』: 紫蘇葉 一錢, 前胡 二錢, 桔梗 · 枳殼 各一錢, 乾葛 二錢, 陳皮 · 半夏 · 茯苓 各一錢, 甘草 七分, 人蔘熱咳者去之 七分, 木香氣盛者去之 五分, 右剉一劑, 生薑棗子煎, 食後溫服.

『東醫寶鑑』: 人蔘 · 紫蘇葉 · 前胡 · 半夏 · 乾葛 · 赤茯苓 各一錢, 陳皮 · 桔梗 · 枳殼 · 甘草 各七分半, 右剉, 作一貼, 入生薑三片, 大棗二枚, 水煎服.

方解 : 外感風邪로 頭疼發熱하고 咳嗽聲重하고 涕唾가 稠粘한 것을 치료한다. 內因七情으로 痰塞壅胸하고, 潮熱 等證을 치료한다. 肺熱에는 去 蔘을 하고 加 白朮 · 黃芩을 한다. 肺가 燥한 경우에는 橘皮 · 半夏를 去하고, 加 瓜蔞仁 · 杏仁을 한다. 本方에 去 木香을 하고 加 川芎 · 紫蘇를 하면 十味芎蘇散이라 이름을 하는데 四時의 感寒으로 頭疼寒熱하는 것을 치료한다.

『萬病回春』의 蔘蘇飮은 역시 臨床家의 蔘蘇飮이다. 四時感冒를 치료한다. 發熱頭疼이 있고 咳嗽聲重을 하며 涕唾가 稠粘하고 中脘이 痞滿하며 嘔吐痰嗽를 하는 것을 치료한다. 寬中하고 快膈을 하게 하는데 脾를 傷하게 하지 않는다. 이 藥은 크게 肌熱을 줄어주니 장차 勞로 가려고 하는 痰咳와 喘熱에 가장 효과가 있다.

만약에 天寒感冒로 惡寒無汗을 하고 咳嗽喘促을 하거나 或은 傷風無汗하고 鼻塞聲重하는 경우에는 아울러 加 麻黃 二錢, 去皮杏仁 二錢, 金沸草 一錢을 해서 땀으로 흩어지게 한다. 만약에 初期 感冒에 肺에 熱이 있는 경우에는 加 杏仁 · 黃芩 · 桑白皮 · 烏梅를 한다. 肺寒으로 咳嗽하는 경우에는 加 五味子 · 乾薑을 한다. 心下가 痞悶하거나 或은 胸中에 煩熱이 있고 或은 停酒가 不散하며, 或은 嘈雜惡心을 하는 경우에는 加 黃連 · 枳實 各一錢을 하고 乾葛 · 陳皮를 倍로 해서 사용을 한다. 胸滿하고 痰이 많은 경우에는 加 瓜蔞仁 一錢을 한다. 氣促으로 喘嗽가 있는 경우에는 加 知母 · 貝母를 한다. 鼻衄에는 加 烏梅 · 麥門冬 · 白茅根을 한다. 心盛으로 發熱이 있는 경우에는 加 柴胡 · 黃芩을 한다. 頭痛에는 加 川芎 · 細辛을 한다. 咳嗽로 吐血을 하는 경우에는 加 升麻 · 牧丹皮 · 生地黃을 한다. 勞熱로 咳嗽가 오랫동안 낫지 않는 경우에는 加 知母 · 貝母 · 麥門冬을 한다. 피가 보이는 경우에는 加 阿膠 · 生地黃 · 烏梅 · 赤芍藥 · 牧丹皮를 한다. 痰嗽로 吐血을 하는 경우에는 加 四物湯을 하는데 茯苓補心湯이라 한다. 姙娠婦의 傷寒에는 去 半夏를 하고 加 香附를 한다.

風寒에 感觸되어 傷해서 頭痛과 發熱이 있고 咳嗽를 하는 것을 치료한다. 또한 內因七情으로 痰이 盛하고 胸滿하며 潮熱이 있는 것을 치료한다.

삼습탕(滲濕湯)

『醫學入門』: 白朮 二錢, 蒼朮 二錢, 茯苓 · 甘草 · 乾薑 各五分, 丁香 · 陳皮 各二分半, 薑棗煎服.

『萬病回春』: 蒼朮米泔製 · 白朮去蘆 · 茯苓 各一錢半, 陳皮 一錢, 澤瀉 一錢, 豬苓 一錢, 香附子 · 川芎 · 砂仁 · 厚朴去皮 各七分, 甘草 三分, 右剉劑, 生薑一片, 燈心一團, 水煎服.

『東醫寶鑑』: 赤茯苓 · 乾薑炮 各二錢, 蒼朮 · 白朮 · 甘草 各一錢, 橘紅 · 丁香 各五分, 右剉, 作一貼, 入薑三棗二, 水煎服. 一方 蒼朮 · 半夏麴 各二錢, 厚朴 · 藿香 · 陳皮 · 白朮 · 白茯苓 各一錢, 甘草 五分, 煎法服法如上.

『東醫寶鑑』又方: 蒼朮 · 白朮 · 赤茯苓 各一錢半, 陳皮 · 澤瀉 · 豬苓 各一錢, 香附子 · 川芎 · 縮砂 · 厚朴 各七分, 甘草 三分, 右剉, 作一貼, 入薑三片, 燈心一撮, 水煎服.

方解: 寒濕으로 傷해서 身體가 重着하고 마치 물속에 앉은 것 같고, 小便이 澁하고 大便이 溏한 것을 치료한다. 一切의 濕證을 치료한다. 脾虛로 腫滿하고 氣急하면서 喘嗽를 하는 경우에는 去 白朮 · 甘草를 하고 加 大腹皮 · 枳殼 · 木香 · 蘇子 · 桑白皮 · 蘿葍子를 한다. 面白하고 浮腫이 있는 경우에는 去 川芎 · 澤瀉 · 厚朴 · 香附子를 하고 加 山藥 · 炒芍藥을 하며 蒼朮을 倍로 한다. 燥熱이 濕을 勝하게 되면 즉 豁然하게 收斂을 하게 되니 泄瀉가 그치지 않는 경우에는 加 肉荳蔲 · 訶子 · 烏梅 · 乾薑을 한다. 嘔噦에는 去 厚朴 · 香附子 · 川芎을 하고 加 炒山藥 · 烏梅 · 炒米를 하는데 甚하게 그치지 않는 경우에는 加 煨乾薑을 한다. 濕證으로 身體가 重痛하고 手足이 痲木이 있으며 痠軟하면서 腫痛하거나 或은 枯細하면서 痿弱

하고 筋脉이 拘攣한 경우에는 去 香附子·川芎·厚朴·豬苓·澤瀉를 하고 加 當歸·生地黃·芍藥·木香·乳香·薄桂·牛膝·酒芩·羌活·防風을 하니 대개 風이 濕을 勝하기 때문이다.

『東醫寶鑑』에서 처음 나오는 處方은 寒濕으로 身體가 重着하고 마치 물속에 앉아 있는 것 같으며 小便이 澁하고 大便이 利한 것을 치료하는 處方이다. 『東醫寶鑑』의 又方은 『萬病回春』를 따른 것으로 一切의 濕證을 치료하는 處方이다.

삼오칠산(三五七散)

『醫學入門』: 附子·細辛 各三兩, 山茱萸·炮乾薑 各五兩, 防風·茯苓 各七兩. 一方 無茯苓, 有 山藥 五兩, 爲末, 每二錢, 酒調服.

『東醫寶鑑』: 防風 二兩, 山茱萸·乾薑炮·赤茯苓 各一兩半, 附子炮·細辛 各七錢半, 右爲末, 每二錢, 溫酒調下, 或剉七錢, 入薑三片, 棗二枚, 水煎服.

方解 : 陽虛로 風寒이 腦로 들어가서 頭痛, 目眩이 있어 運轉을 하고 귀속에 매미가 우는 것을 치료한다. 一切 風寒濕痹와 脚氣로 緩弱한 것 및 八風五痹, 肢體不仁 等證을 치료한다. 風寒入腦로 頭痛과 目眩을 치료한다.

삼요탕(三拗湯)

『醫學入門』: 麻黃·杏仁·甘草 各一錢, 薑三片, 水煎溫服, 得汗爲度.

『東醫寶鑑』: 麻黃不去根節·杏仁不去皮尖·甘草不炙不去皮 各一錢半, 右剉, 作一貼, 入薑五片, 水煎服.

方解 : 風邪와 寒冷으로 인한 感冒로 鼻塞聲重하고 語言이 不出하며, 咳嗽에 痰이 많고, 胸滿短氣喘促하는 것을 치료한다. 가령 胸이 緊急하면 加 枳實을 하고, 痰이 있으면 加 半夏를 하고, 頭痛이 있으면 加 石膏와 細茶를 한다. 補中益氣湯의 副作用을 치료한다. 風寒에 感觸되어 咳嗽가 있고, 鼻塞聲重하며 失音을 하는 것을 치료한다.

삼인탕(三仁湯)

『醫學入門』: 薏苡仁 二錢半, 冬瓜仁 二錢, 桃仁·牧丹皮 各一錢半, 水煎溫服.

『東醫寶鑑』: 薏苡仁 三錢, 冬瓜仁 二錢半, 桃仁·牧丹皮 各二錢, 右剉, 作一貼, 水煎服. 一名 薏苡湯,

方解 : 腸癰과 腸中絞痛으로 煩躁不安한 것을 치료한다. 혹은 脹痛으로 不食하고 小便이 澁한 것을 치료한다. 婦人의 産後에 虛熱로 이런 病이 많이 발생한다. 癰腫의 증상이 아니라고 하더라도 유사하게 疑心이 되는 경우에는 문득 가히 服用할 만하다. 腸癰을 치료한다. 腸中의 病으로 아픈 것이 腸癰이 아니더라도 비슷한 것으로 의심이 되면 문득 可히 服用을 할 만하다. 大黃牧丹湯과 같이 비교해서 공부하면 좋다.

삼일신기환(三一腎氣丸)

『醫學入門』: 生地 · 熟地 · 山藥 · 山茱萸 各四兩, 牧丹皮 · 赤茯 · 白茯 · 澤瀉 · 鎖陽 · 龜板 各三兩, 牛膝 · 枸杞子 · 天門冬 · 麥門冬 · 人蔘 各一兩, 知母 · 黃柏 · 肉桂 · 五味子 各二兩. 虛甚加 鹿茸 · 虎骨 各一兩, 爲末, 蜜丸梧子大, 每七十丸, 空心, 鹽湯下.

『東醫寶鑑』: 熟地黃 · 生乾地黃 · 山藥 · 山茱萸 各四兩, 牧丹皮 · 白茯苓 · 澤瀉 · 鎖陽 · 龜板 各三兩, 牛膝 · 枸杞子 · 人蔘 · 麥門冬 · 天門冬 各二兩, 知母 · 黃柏並鹽炒 · 五味子 · 肉桂 各一兩, 右爲末, 蜜丸梧子大, 溫酒或鹽湯下七九十丸.

方解 : 대개 固本丸은 胸滿으로 痰이 있는 경우에 마땅하지 않고, 補陰丸은 脾虛로 因하여 濕이 있는 경우에 마땅하지 않다. 오직 腎氣丸은 補血, 滋陰하면서 겸하여 痰濕을 理롭게 하고 또한 降火하는 것을 겸하는 藥이니 이에 세 處方을 合하여 하나가 되었다. 黃柏 · 知母로 火邪를 瀉하고, 茯苓 · 澤瀉로 濕瀉를 滲하는데, 여러 藥들은 心腎과 여러 臟의 精血을 補하니 그 마땅함을 깊게 얻은 것이다.

虛勞를 치료한다. 心腎과 諸臟의 精血을 補하고, 心腎과 諸臟의 火濕을 瀉한다. 이 藥은 補가 있고 瀉가 있다. 무릇 五臟은 精血을 貯藏하는 것이다. 精血이 한번 虛하게 되면 邪水가 升하게 되어 濕熱이 된다. 補라고 하는 것은 그 精血을 補하는 바이고, 瀉라고 하는 것은 그 濕熱을 瀉하는 바이다. 이 處方에 대개 知母 · 黃柏이 있어서 火를 瀉하는 것이고, 茯苓 · 澤瀉로 濕을 瀉하는 것이니 더욱 갖추어진 것이다. 古方에 가령 腎氣丸, 固眞丸, 補陰丸은 모두 滋陰하고 補血하는 藥이다. 그러나 固本丸은 胸滿하고 痰이 있는 경우에는 忌한다. 補陰丸은 脾虛로 濕이 있는 경우에는 忌한다. 오직 腎氣丸은 전적으로 補腎滋陰하면서도 兼하여 痰濕을 이롭게 하니 가장 적당하다. 그러나 品味의 數가 적어서 그 變化를 다하기가 부족하다. 지금에 장차 세 處方을 合하여 하나로 하였으니 이름을 하여 말하기를 三一腎氣丸이라 한다. 그 사이에 補瀉를 兼하였으니 可하다고 본다.

삼재환(三才丸)

『東醫寶鑑』: 天門冬 · 熟地黃 · 人蔘 各等分, 右爲末, 蜜丸梧子大, 每服百丸, 酒飮任下.

方解 : 血虛를 補한다.

삼화산(三和散)

『醫學入門』: 沈香 · 紫蘇 · 大腹皮 · 羌活 各四分, 木香 · 白朮 · 檳榔 · 橘皮 · 甘草 各三分, 川芎一錢二分, 木瓜 二分, 水煎溫服.

『東醫寶鑑』: 川芎 一錢, 沈香 · 紫蘇葉 · 大腹皮 · 羌活 · 木瓜 各五分, 木香 · 白朮 · 檳榔 · 陳皮 · 炙甘草 各三分, 右剉, 水煎服.

方解 : 七情으로 五臟에 氣가 結滯되고, 脾胃가 不和하여 心腹이 脹急하고 大小便이 秘하며

잠과 먹을 것이 모두 못하는 것을 치료한다. 不渴하는 것은 이에 氣秘일 따름이다. 大黃으로 施行해서는 안 된다. 秘가 심한 경우에는 더욱 加 枳殼 · 蘿菖子 · 皂角子를 한다. 氣滯로 인한 腰疼에는 木瓜를 倍로 한다. 浮腫에는 加 車前子 · 葶藶子를 한다. 小便이 閉한 경우에는 加 麥門冬 · 澤瀉를 한다. 諸氣鬱滯로 或脹或痛하는 것을 치료한다.

삼화탕(三化湯)

『醫學入門』: 枳實 · 厚朴 · 大黃 加 羌活 等分, 水煎服.

『東醫寶鑑』: 厚朴 · 大黃 · 枳實 · 羌活 各等分, 右剉, 一兩, 作一貼, 水煎服, 日二三次, 微利卽止.

方解: 枳實 · 厚朴 · 大黃의 小承氣湯에 加 羌活을 等分하여 水煎服한다. 中風에 九竅의 閉塞을 利롭게 하고 입술이 늘어지고 舌이 强한 것을 치료한다. 腑와 臟이 모두 中風에 맞아서 便尿가 阻隔해서 不利하는 것을 치료한다.

삼화탕(三和湯)

『醫學入門』: 紫蘇 · 橘皮 · 厚朴 · 檳榔 · 甘草 · 白朮 · 海金砂 · 木通 各等分, 薑煎溫服.

『東醫寶鑑』: 生乾地黃 · 白芍藥 · 川芎 · 當歸 · 連翹 · 大黃 · 朴硝 · 薄荷 · 黃芩 · 梔子 · 甘草 各七分, 右剉, 作一貼, 水煎服.

『東醫寶鑑』 又方: 白朮 · 陳皮 · 厚朴 各一錢, 檳榔 · 紫蘇葉 各七分半, 木通 · 大腹皮 · 白茯苓 · 枳殼 · 海金砂 · 甘草 各五分, 右剉, 作一貼, 薑三, 水煎服. 一名 絜矩三和湯.

方解: 水腫을 치료한다. 가령 脾가 弱한 경우에는 倍 白朮을 하고 薑汁을 넣는다. 氣虛하면 加 人蔘을 하고, 血虛하면 加 牛膝 · 當歸身을 한다. 『東醫寶鑑』의 첫 處方은 四物湯, 調胃承氣湯, 凉膈散을 合方한 것으로 熱結로 血閉가 된 것을 치료하는 處方이다. 又方은 氣脹으로 大小便이 不利하는 것을 치료하는 處方이다.

삼황보혈탕(三黃補血湯)

『醫學入門』: 熟地黃 一錢, 生地 · 黃芪 · 當歸 · 白芍藥 各八分, 柴胡 · 升麻 · 牧丹皮 · 川芎 各五分, 水煎服.

『東醫寶鑑』: 升麻 · 白芍藥 各二錢, 熟地黃 一錢, 當歸 · 川芎 各七分半, 生地黃 · 柴胡 · 黃芪 · 牧丹皮 各五分, 右剉, 作一貼, 水煎服.

方解: 諸血이 그치지 않고, 自汗하고 身熱하는 것을 치료한다. 六脉이 虛芤하면서 衄血이 그치지 않는 것을 치료한다.

삼황사심탕(三黃瀉心湯)

『醫學入門』: 大黃 三錢, 黃芩 · 黃連 各一錢半 用麻沸湯一盞浸之, 以物蓋定, 候一飯久, 稍冷去渣, 頓溫服. 沸湯漬藥者, 取其氣薄而泄虛熱也.

『東醫寶鑑』: 大黃 三錢, 黃連 · 黃芩 各一錢, 生地黃 二錢, 右剉, 作一貼, 水煎服.

方解 : 心下痞硬을 치료한다. 안으로 實熱이 壅盛해서 大便을 보지 못하고 關脉이 浮한 경우에 가히 服用한다. 惡寒이 있으면 服用해서는 안 된다. 토혈이 크게 되는 것을 치료한다. 이것은 이에 열이 심한 것이다.

方意는 다음과 같다. 心氣不足으로 吐血과 衄血을 하는데 瀉心湯을 사용하는 것은 무엇 때문인가? 대답하기를 心氣가 홀로 不足하면 즉 마땅히 吐血과 衄血을 하지 못한다. 이것은 이에 邪熱이 不足한 것으로 因해서 客한 것이다. 그렇기 때문에 吐血이나 衄血을 하는 것이다. 寒으로 그 熱을 泄하게 하고, 苦味로 그 心을 補한다. 대개 두 가지를 完全하게 하자는 뜻이다.

삼황환(三黃丸)

『醫學入門』: 黃連 · 黃芩 · 大黃 等分, 蜜丸, 熱水下.

方解 : 男婦의 三焦積熱로 咽喉가 腫閉하고, 心膈이 煩躁하고 二便이 澁秘한 것을 치료한다. 혹은 水煎服을 하면 臟腑의 熱이 滯하여 大便이 閉結하는 것을 치료한다.

생료목향균기산(生料木香匀氣散)

『醫學入門』: 木香 · 丁香 · 檀香 · 白豆蔻 各二錢, 藿香葉 · 甘草 各八錢, 砂仁 四錢, 一方 有 沈香, 爲末, 每二錢 入鹽少許, 沸湯點服.

方解 : 木香匀氣散을 法製를 하지 않은 것을 生料木香匀氣散이라고 한다. 疝病을 치료한다. 木香匀氣散을 참고하면 된다.

생맥산(生脉散)

『醫學入門』: 人蔘 · 五味子 各一錢, 麥門冬 二錢, 水煎服.

『萬病回春』: 人蔘去蘆 三分, 麥門冬去心 三錢, 五味子 十粒, 加 白朮去蘆 二錢, 右剉末, 水煎, 不拘時服, 渣再煎, 則可充百茶湯.

『東醫寶鑑』: 麥門冬 二錢, 人蔘 · 五味子 各一錢, 水煎, 夏月代熟水飮之. 或 加 黃芪 · 甘草 各一錢, 或 加 黃柏 二分, 服之則令人氣力涌出.

方解 : 生津止渴에는 加 黃芪 · 黃柏을 한다. 사람으로 하여금 氣力이 湧出하게 한다. 옛날에 이르기를 夏月에는 반드시 五味子를 복용해서 五臟을 補하라고 하였다. 蔘과 五味子를 服用할 수가 없는 경우에는 白朮 · 烏梅로 대신을 한다. 그렇기 때문에 『萬病回春』에서는 白朮을 加하였다. 正氣가 滋生하도록 하고 眞元을 길러주며 淸心潤肺를 한다.

火가 熾盛하는 것이 極하게 되어 金이 伏하는 때가 되면 이때에 寒水가 몸에서 끊어지게 된다. 그렇기 때문에 급히 生脉散으로 救해서 그 濕熱을 없애야 한다. 肺는 收斂하고자 하고 心은 緩하는 것을 싫어하니 대개 酸으로 收斂을 하는 것이다. 心火가 盛하게 도면 甘味

로 瀉해야 한다. 그렇기 때문에 人蔘의 甘으로 하고 五味子의 酸으로 佐를 한다. 孫眞人이 말하기를 夏月에 五味子를 常服하여 五臟의 氣를 補한다고 하는 것이 이것이다. 麥門冬의 微苦寒은 능히 水의 源을 滋할 수가 있으니 肺氣를 淸肅하게 한다. 黃柏의 苦寒을 약간 加하면 水의 流를 滋養하게 되니 兩足의 痿弱을 없애게 된다. 人蔘·麥門冬·五味子로 生脈을 한다고 하는데 脈이라는 것은 元氣를 말하는 것이다.

생칠고(生漆膏)

『醫學入門』: 阿魏 一兩, 生漆濾過·木耳 各四兩, 蜂蜜 六兩, 和勻入錫罐內, 密封罐口, 置鍋內水煮三炷香久, 取起候冷, 每服二茶匙, 食遠燒酒調下, 日三次, 忌油膩發毒物.

方解 : 男婦의 痞塊를 치료하는 데에 神效하다.

생혈윤부음(生血潤膚飮)

『東醫寶鑑』: 天門冬 一錢半, 生地黃·熟地黃·麥門冬·當歸·黃芪 各一錢, 酒片芩·瓜蔞仁·桃仁泥 各五分, 升麻 二分, 酒紅花 一分, 五味子 九粒. 右剉, 作一貼, 水煎服.

『方藥合編』: 天門冬 一錢半, 生地黃·熟地黃·麥門冬·當歸·黃芪 各一錢 片芩酒洗·瓜蔞仁·桃仁 各五分, 升麻 二分, 酒紅花 一分, 五味子九粒.

方解 : 燥證으로 皮膚가 屑起하고 出血하는 것을 치료한다. 『醫學入門』의 活血潤燥生津飮과 비교하면서 공부하면 더욱 좋다.

서각소독음(犀角消毒飮)

『醫學入門』: 牛蒡子 一錢二分, 荊芥 二分, 甘草 四分, 防風·升麻 各三分, 加 犀角·黃芩

『萬病回春』: 牛蒡子微炒 四錢, 荊芥穗·防風·黃芩 各一錢, 犀角鎊·甘草 各五分, 右剉一劑, 水煎, 不拘時服, 無 犀角 以 升麻代之.

『東醫寶鑑』: 鼠粘子 四錢, 荊芥·防風 各二錢, 甘草 一錢, 犀角別水磨取汁 一錢半. 右剉, 作一貼, 水煎, 調犀角汁服之.

『方藥合編』: 牛蒡子 四錢, 荊芥·防風 各二錢, 甘草 一錢, 犀角 一錢五分.

方解 : 『醫學入門』는 牛蒡子 一錢二分, 荊芥 二分, 甘草 四分, 防風·升麻 各三分의 消毒飮에 加 犀角·黃芩을 한 것이다. 안으로 邪熱이 쌓여서 咽膈이 不利하고 壅塞이 되어서 咳嗽를 하며, 眼瞼이 붓고, 뺨과 項에 結核이 있어서 붓고 壅滯가 되어서 毒이 모이고 온몸으로 丹疹과 赤癩가 생기는 것을 치료한다. 또한 痘疹이 이미 나왔는데 아직 덜 나와서 快透하지 않은 것이나, 혹은 나오려고 하는데 이미 나오더라도 熱이 아직은 덜 풀리는 경우에 급히 三四服을 하면 快透하고 消毒이 되니 大人도 역시 마땅하다. 이것은 小兒用藥賦안의 消毒飮과 약간 차이가 있으나, 대개 古方詩括은 用藥賦내에 加減法만 撰集했기 때문일 따름이다. 鼠粘子는 牛蒡子의 다른 이름이다. 現在는 犀角을 사용할 수가 없으니 牛角으로 대신해도

된다. 丹毒 및 斑疹, 癮疹을 치료한다.

風毒으로 인한 赤紫의 丹瘤를 치료한다. 壯熱로 狂躁하고, 睡臥가 不安하며 胸膈이 滿悶하고 咽喉가 腫痛하며 九道에 血이 妄行하는 것과 遍身의 赤毒을 치료한다. 또한 痘疹이 이미 出하였어야 하는데 아직 出하지 않아서 快透하지 못하는 것과 或은 이미 出하였는데도 아직 熱이 풀리지 않는 경우에 急히 이것을 복용한다.

서각지황탕(犀角地黃湯)

『醫學入門』: 犀角·牡丹皮 各一錢, 白芍 二錢半, 生地 三錢, 一方 有 當歸 一錢半, 水煎溫服.

『萬病回春』: 犀角鎊 一錢, 牧丹皮 一錢半, 生地黃 二錢, 赤芍藥 一錢半, 當歸 一錢, 黃連 一錢, 黃芩 一錢, 右剉一劑, 水煎熟入茅根汁, 磨京墨調服.

『東醫寶鑑』: 生地黃 三錢, 赤芍藥 二錢, 犀角鎊·牧丹皮 各一錢, 右剉, 作一貼, 水煎服. 回春 加 當歸·黃芩·黃連 各一錢, 尤佳.

方解: 傷寒에서 汗下를 하였는데 풀리지 않아 經絡에 鬱滯가 된 것을 치료한다. 혹은 吐衄이 不盡하여 남은 血이 停滯가 되어 瘀血이 되고 이것으로 脉이 微하고 發黃이 되고 便黑이 되면 煩躁가 되고 發狂을 하면서 漱水不咽을 하는 等證이 된 것을 치료한다. 가령 表熱에는 加 柴胡·黃芩을 한다. 鼻衄에는 加 山梔를 한다. 內熱이 심하면 加 黃連을 한다. 腹脹에 혹은 통증이 있고 瘀血이 아직 내려오지 않은 경우에는 加 桃仁·紅花·大黃을 한다. 小腹이 急痛한 경우에는 加 靑皮를 한다. 本方에 陶氏는 加 甘草·桔梗·陳皮·紅花·當歸·薑三片으로 煎하여 服用할 때에 藕節을 搗汁하여 三匙를 넣어 調服하였다. 치료는 위와 같다.

一切의 吐血, 衄血, 咳血, 咯血, 唾血을 아울러서 대개 치료를 한다. 吐血에는 加 天門冬·山梔子·阿膠·蛤粉炒를 한다. 衄血에는 加 山梔·阿膠를 한다. 咯血에는 加 山梔·麥門冬·黃柏·知母·熟地黃을 한다. 唾血에는 加 山梔·麥門冬·知母·黃柏·熟地黃을 한다. 무릇 紫黑의 血塊를 吐하고 胸中의 氣가 막히는 경우에는 加 桃仁·大黃을 한다.

衄血과 吐血이 그치지 않고 또한 上焦의 瘀血로 面이 黃하고 大便이 黑하는 것을 치료한다. 능히 瘀血을 消化한다.

서경탕(舒經湯)

『醫學入門』: 薑黃 五錢, 當歸·甘草·海桐皮·白朮 各二錢半, 赤芍·羌活 各一錢二分半, 薑煎, 入沈香少許. 腰以上痛, 食後, 腰以下痛, 食前服.

『東醫寶鑑』: 薑黃 二錢, 當歸·海桐皮·白朮·赤芍藥 各一錢, 羌活·甘草 各五分, 右剉, 作一貼, 薑三片同煎, 入沈香磨汁少許服之.

方解: 氣血이 經絡에 凝滯가 되어 臂痛不擧에 이르거나 또는 諸痛風으로 鍼灸가 不效한 것을 치료한다. 一名 通氣飮子라고 한다. 어떤 사람이 항상 왼쪽 팔이 아파서 들 수가 없는 병을 앓았다. 或은 風으로 하였고, 或은 痰으로 하였으며, 或은 濕으로 하였다. 여러 藥과 鍼灸가 대개 효과가 없었는데 이 處方으로 나았다. 대개 氣血이 凝滯가 되고 經絡이 行하지 못한 때문이다.

서련환(瑞蓮丸)

『醫學入門』: 蒼朮 一斤, 生用四兩, 酒·醋·米泔 各浸 四兩, 蓮肉 一斤, 去皮心, 酒浸軟, 入豬肚內煮極爛, 取出焙乾, 枸杞子·五味子·熟地·破古紙 各二兩, 爲末, 用煎豬肚搗膏, 同酒糊丸奧地帶. 每四五十丸, 空心, 溫酒下.

『萬病回春』: 乾山藥炒·蓮肉去心皮·白朮去蘆油土炒·芡實去殼 各二兩, 楝蔘去蘆 五錢, 白茯苓去皮·橘紅·白芍藥酒炒 各一兩, 甘草炙 五錢, 右爲末, 用豭猪肚一箇, 洗令淨煮爛, 搗和藥末爲丸, 如梧桐子大, 每服百丸, 空心米湯送下, 再兼服白雪膏.

『東醫寶鑑』: 山藥炒·白朮土炒·蓮肉·芡仁 各二兩, 白茯苓·橘紅·白芍藥酒炒 各一兩, 人蔘·甘草炙 各五錢, 右爲末, 豶猪肚一箇, 洗淨煮爛, 搗和藥末爲丸梧子大, 每百丸, 空心, 米飮下, 兼服白雪糕.

『東醫寶鑑』 又方 : 蒼朮主脾一斤, 生用四兩, 酒·醋·米泔各浸四兩, 蓮肉主心一斤, 去皮心, 酒浸軟, 入猪肚內, 煮極爛, 取出焙乾, 約肚二箇, 枸杞子·五味子·破古紙·熟地黃 各二兩. 右爲末, 用煎猪肚擣膏, 同酒煮糊和丸梧子大, 酒下五七十丸.

方解 : 『醫學入門』의 瑞蓮丸 中에 蒼朮은 脾를 主하고, 蓮肉은 心을 主하고, 枸杞子는 肝을 主하고 五味子는 脉을 主하고, 熟地黃은 血을 主하고, 破古紙는 腎을 主한다. 『萬病回春』의 瑞蓮丸은 元氣가 大虛하고 脾胃가 怯弱하여 泄瀉가 그치지 않고 飮食 생각이 없는 것을 主한다. 『東醫寶鑑』의 첫 번째 處方은 『萬病回春』과 같고 又方은 虛勞를 치료하는데 『醫學入門』과 내용이 같다. 定心暖腎하고 生血化痰을 한다. 『醫學入門』에서는 瑞蓮丸子로 되어 있다.

선감리환(先坎離丸)

『醫學入門』: 黃柏·知母 各等分, 用童便九蒸九晒九露, 爲末, 地黃煎膏爲丸, 脾弱者, 山藥糊丸服.

『東醫寶鑑』: 黃柏·知母 等分, 用童便浸, 九蒸九晒九露, 爲末, 以地黃煎膏和丸梧子大, 每五七十丸, 空心, 鹽湯或溫酒下. 脾弱者, 山藥糊和丸.

方解 : 陰火로 因해서 遺精, 盜汗을 하고 潮熱이 있으면서 咳嗽를 하는 것을 치료한다. 虛火가 動하는 것을 치료한다.

섭씨청심환(葉氏淸心丸)

『醫學入門』: 人蔘·蝎梢·鬱金·生地·天麻·南星 各等分, 爲末, 蒸餠糊丸梧子大, 每二十丸, 人蔘煎湯下.

方解 : 心에 邪熱을 받아서 精神이 恍惚하고 狂言을 하면서 소리를 지르고 잠을 자거나 눕는 것이 便安하지 못한 것을 치료한다.

성풍청담전설탕(省風淸痰轉舌湯)

『萬病回春』 : 陳皮 二錢, 半夏薑製 一錢, 枳實去殼麸炒 三分, 黃芩酒炒 三分, 防己 一錢, 防風 一錢, 全蝎洗去鹽 七分, 南星薑製 二分, 甘草 五分, 白茯苓 八分, 蟬退 八分, 天麻 四分, 右 剉一劑, 生薑三片, 竹茹一團, 水煎服, 爲丸服亦可.

方解 : 口眼喎斜로 舌强하여 치료되지 않는 것을 치료한다.

성향산(星香散)

『醫學入門』 : 南星 四錢, 木香五分 薑十片 水煎熱服.

『東醫寶鑑』 : 南星炮 二錢半, 木香 · 橘紅 各一錢, 全蝎 二箇, 右剉, 作一貼, 薑四片, 水煎頻灌, 大便去涎, 卽愈.

方解 : 中風에 痰이 盛한데 熱藥을 服用할 수가 없는 경우를 치료한다. 『東醫寶鑑』의 星香散은 急慢驚風으로 搐搦하고 竄視하는 것을 치료하는 處方이다. 星香散에 藿香正氣散을 合方을 하면 星香正氣散이 된다.

세간명목탕(洗肝明目湯)

『萬病回春』 : 當歸尾 · 川芎 · 赤芍 · 生地黃 · 黃連 · 黃芩 · 梔子 · 石膏 · 連翹 · 防風 · 荊芥 · 薄荷 · 羌活 · 蔓荊子 · 菊花 · 白蒺藜 · 草決明 · 桔梗 · 甘草 各等分, 右剉一劑, 水煎, 食後服.

『東醫寶鑑』 : 當歸尾 · 川芎 · 赤芍藥 · 生地黃 · 黃連 · 黃芩 · 梔子 · 石膏 · 連翹 · 防風 · 荊芥 · 薄荷 · 羌活 · 蔓荊子 · 甘菊 · 白蒺藜 · 草決明 · 桔梗 · 甘草 各五分, 右剉, 水煎, 食後服.

『方藥合編』 : 當歸尾 · 川芎 · 赤芍藥 · 生地黃 · 黃連 · 黃芩 · 梔子 · 石膏 · 連翹 · 防風 · 荊芥 · 薄荷 · 羌活 · 蔓荊子 · 甘菊 · 白蒺藜 · 草決明 · 桔梗 · 甘草 各五分.

方解 : 눈이 一切 風熱로 赤腫하고 疼痛하는 것을 치료한다. 가령 痛證을 참을 수가 없는 경우에는 光圓小川烏를 火煨하여 사용을 하는데 통증이 심하지 않으면 사용하지 않는다. 가령 翳障이 있는 경우에는 蒺藜와 木賊을 加하고, 白芍藥을 去한다. 風熱로 肝火가 심한 경우에는 龍膽草 · 柴胡를 加하고 去 薄荷를 한다. 大便이 實한 경우에는 加 大黃 · 川芎 · 桔梗을 한다.

一切의 風熱로 眼目이 赤腫疼痛하는 것을 치료한다. 『萬病回春』에서는 洗肝明目散으로 되어 있다. 일반적으로 현재 사용되고 있는 荊芥蓮翹湯, 蔓荊子散 等의 五官科 處方은 『萬病回春』에서 시작된 것이 많다. 五官科를 전문으로 하려면 반드시 『萬病回春』를 먼저 보아야 한다.

소건중탕(少建中湯)

『醫學入門』 : 白芍 五錢, 肉桂 三錢, 甘草 二錢, 飴糖半盞, 薑五片, 棗四枚, 水煎去渣, 入飴糖烊化溫服. 如便溏, 或嘔者去飴糖.

『東醫寶鑑』: 白芍藥 五錢, 桂枝無則用薄桂 三錢, 甘草炙 一錢, 右剉, 作一貼, 入生薑五片, 大棗四枚, 水煎至半去滓, 下膠飴卽黑糖 半盞卽一兩, 再煎熔化服之.

方解 : 傷寒에서 陽脉이 澁하고 陰脉이 弦하면 法에 마땅히 腹中이 急痛하고 땀이 있는 것을 치료한다. 또한 少陰의 陰汗으로 手足이 踡하면서 溫한 것을 치료한다. 무릇 傷寒 初期에 또는 過經한 경우에 마땅히 汗吐下를 해야 하지만 尺脉이 遲한 경우에는 마땅히 먼저 이것을 服用한다. 또한 傷寒 二三日에 心悸하면서 煩하고 또한 諸汗이 그치지 않는 等證을 치료한다.

經에 이르기를 建中이라는 것은 建脾를 말하는 것이다. 脾는 緩하려고 하니 급히 甘味를 먹어서 緩하게 해야 한다. 飴糖·大棗·甘草의 甘으로 緩中을 한다. 辛은 潤散하는 것이니 榮衛가 不足하면 潤하여 散하게 하는 것이다. 桂枝, 生薑의 辛으로 榮衛를 行하게 한다. 酸은 收斂하고 泄하는 것이니 正氣가 허약하면 收斂해서 行해야 하니 芍藥의 酸으로 正氣를 收斂하는 것이다. 悸는 氣虛이고, 煩은 血虛이다. 氣血이 안으로 虛하면 小建中湯으로 먼저 그 裏를 健實하게 해야 한다.

芍藥의 味는 酸하니 土中의 木을 瀉하여 君이 된다. 飴糖과 甘草의 溫은 補脾養胃를 하여 臣이 된다. 水가 木의 勢를 껴서 역시 와서 侮土를 한다. 그렇기 때문에 脉이 弦하면서 腹痛이 있는 것이다. 肉桂는 大辛熱하니 芍藥을 佐로 해서 寒水를 물러나게 한다. 薑棗는 甘辛溫하니 陽氣를 發散시켜서 經絡皮毛를 行하게 하는 것으로 使가 된다. 그렇기 때문에 建中이라고 이름을 한 것이 이것에서 始作된 것이다.

虛勞를 치료하는데 氣虛로 인한 自汗에는 本方에 加 黃芪蜜炒 一錢을 해서 불러 이름을 하기를 黃芪健中湯이라고 한다. 虛勞를 치료하는데 血虛로 인한 自汗에는 本方에 加 當歸 一錢을 해서 불러 이름을 하기를 當歸建中湯이라고 한다. 服用方法은 위와 같다.

소계음자(小薊飮子)

『醫學入門』: 小薊·生地·蒲黃·滑石·通草·藕節·甘草·當歸·淡竹葉·山梔 各五分, 水煎溫服.

『東醫寶鑑』: 藕節 二錢, 當歸 一錢, 山梔仁 八分, 小薊·生地黃·滑石·通草·蒲黃 各五分, 甘草 三分, 右剉, 作一貼, 竹葉七片, 同煎服.

方解 : 下焦에 熱結로 尿血이 淋病이 되는 것을 치료한다.

소괴환(消塊丸)

『醫學入門』: 硝石 三兩, 大黃 四兩, 人蔘·甘草 各一兩, 爲末, 用陳醋三升, 置磁器內, 先納大黃, 不住手攪, 使微沸, 盡一升, 下餘藥, 熬至可丸則丸梧子大. 每三十丸, 米飮下, 當利如鷄肝, 米泔惡物, 下後忌風冷, 軟粥將息.

『東醫寶鑑』: 大黃 四兩, 硝石 三兩, 人蔘·甘草 各一兩半, 右爲末, 陳醋三升, 置磁器內, 先納大黃, 不住手攪, 使微沸, 盡一升, 下餘藥, 熬至可丸則丸梧子大. 米飮下三十丸, 當利如鷄肝惡物.

方解 : 癥瘕痞塊를 치료한다. 마땅히 먼저 이 藥으로 下를 한 다음에 사람으로 하여금 疲困하게 하지 말고, 모름지기 몸의 虛實을 헤아려야 한다. 또한 帶下와 絶産을 치료한다.

소반하탕(小半夏湯)

『醫學入門』: 半夏 五錢, 生薑 一兩, 水煎溫服.

方解 : 呃逆을 치료한다. 穀氣가 입으로 들어가면 즉시 吐하는 것과 또한 發汗 후에 水藥을 먹을 수가 없는 것을 치료한다. 水證으로 頭汗出이 나오는 것을 치료한다.

소백출탕(小白朮湯)

『醫學入門』: 白朮 二錢, 當歸 · 厚朴 各一錢, 龍骨 · 艾葉 各五分, 薑五片, 煎服.

方解 : 飧泄과 腹痛을 치료한다. 이것은 風이 中으로 들어간 것이다.

소성풍탕(小省風湯)

『醫學入門』: 防風 · 南星 各四兩, 半夏 · 甘草 · 黃芩 各二兩, 每一兩, 薑十片, 煎服, 與導痰湯, 相合煎服尤妙.

『東醫寶鑑』: 防風 · 南星炮 各二錢, 半夏製 · 黃芩 · 甘草 各一錢, 右剉, 作一貼, 薑十片, 水煎服, 與導痰湯, 相合煎服尤妙, 可以散風豁痰降火, 一名 小省風湯.

方解 : 卒中風을 치료한다. 口噤과 口眼喎斜, 筋脈拘急과 抽掣疼痛을 치료한다. 風盛痰實로 旋暈僵仆하고 頭目이 眩重하며, 胸膈이 煩滿하고 左癱右瘓을 하며 手足이 麻痺하고 骨節이 煩疼하고 步履가 어렵고 고달프며, 恍惚하여 안정이 되지 않고 神志가 昏憒하는 一切의 風證을 치료한다. 이 處方은 散風, 豁痰, 降火를 하는데 가히 標本을 아울러서 치료한다고 이른다. 氣逆에는 加 木香을 한다. 氣虛에는 加 附子 · 沈香을 한다. 胸滿에는 加 人蔘을 한다. 頭暈에는 加 天麻 · 全蝎을 하는데 끓여서 익을 때에 麝香을 약간 넣는다. 卒中風으로 人事不省이 된 것을 치료하는데 熱이 있는 경우에는 이것을 服用한다.

소속명탕(小續命湯)

『醫學入門』: 防己 · 肉桂 · 杏仁 · 黃芩 · 芍藥 · 甘草 · 人蔘 · 川芎 · 麻黃 各一錢, 附子 五分, 防風 一錢半, 薑棗煎服.

『東醫寶鑑』: 防風 一錢半, 防己 · 肉桂 · 杏仁 · 黃芩 · 白芍藥 · 人蔘 · 川芎 · 麻黃 · 甘草 各一錢, 附子炮 五分, 右剉, 作一貼, 入薑三片, 棗二枚, 水煎服. 一方 無 防己 · 附子, 有 當歸 · 石膏. 有熱用白附子.

方解 : 갑작스러운 中風으로 人事不省을 하는 것을 치료한다. 점차 半身이 不遂하는 것을 느끼고 口眼喎斜와 手足이 顫掉하고 語言이 乾澁하며 肢體麻痺가 있고 精神이 昏亂하며 頭目

이 眩暈하고, 痰壅으로 筋攣하며 骨節이 煩疼하는 것을 치료한다. 또한 脚氣로 다리가 緩弱하고 또한 久病의 風人이 매번 天氣가 陰晦하고 節侯가 번갈아 바뀔 때에 마땅히 예방하여 服用하면 喑啞를 예방할 수가 있다. 가령 六經의 病證이 보일 경우에는 傷寒에 根據하여 對照하여 加減을 한다. 無汗하고 惡寒을 하면 麻黃湯을 合한다. 有汗하고 惡風을 하면 桂枝湯을 合한다. 身熱하고 無汗하면 白虎湯을 合한다. 有汗에는 葛根湯을 合한다. 몸이 凉하고 無汗하면 古薑附湯을 合한다. 有汗하면 古桂附湯을 合한다. 이러한 四證이 없고 少陰厥陰으로 肢節이 攣痛하면서 麻木이 있는 경우에는 本方을 八錢을 하고 거기에 加 羌活 四兩, 連翹 六兩으로 丸을 만들어 服用하면 더욱 좋다.

卒中風으로 人事不省을 하고 口眼喎斜와 手足癱瘓이 있으며 喑啞와 麻木이 되고 眩暈이 되는데 처음 的中이 되었을 때에 無汗表實의 等證을 치료한다. 또한 一切 여러 風證을 치료한다. 무릇 中風에 六部脉이 浮緊하고 風氣가 太盛하며 心火가 暴升하고 痰涎이 經絡의 사이에 壅遏하게 되면 마땅히 小續命湯을 사용한다. 附子를 사용하는 것은 그 稟賦를 받은 雄壯한 資質로 關門을 열고 將帥를 베는 氣勢로 능히 人蔘의 무리를 끌어당겨 十二經을 行하게 하고 散失하는 元陽을 쫓아서 回復을 시키는 것이다. 또한 麻黃, 防風, 杏仁의 무리를 끌어당겨 發表를 하고 腠理를 열어서 그 表에 있는 風寒을 쫓아 흩어지게 한다. 當歸, 川芎의 무리를 끌어당겨 行血을 하고 養血을 하여 그 虧損된 眞陰을 滋養을 한다. 或은 加 石膏·知母를 해서 胃火를 내린다. 或은 加 黃芩을 해서 肺金을 淸하게 한다. 만약에 病勢가 조금은 退하고 精神이 조금 回復이 되면 바로 마땅히 丹溪의 法으로 고쳐 사용을 해서 氣血을 補하고 淸痰하는 藥으로 그 本氣를 調養해야 한다. 이것은 急하면 즉 그 標를 治療하는 것이고 대저 標로부터 本으로 하는 治法이다. 비록 小續命湯에 六經에 따라 加減하는 法이 있지만, 그것은 六經의 病證이 보일 때에 사용하는 방법으로 일반적인 中風에 사용하는 方法은 아니다. 너무 얽매일 필요는 없다.

소시호탕(小柴胡湯)

『醫學入門』: 柴胡 三錢, 黃芩 二錢, 人蔘·半夏 各一錢, 甘草 四分, 薑三片, 棗二枚, 水煎去渣, 澄淸溫服, 則能入膽.

『萬病回春』: 柴胡 二錢, 黃芩 一錢半, 半夏 七分, 人蔘 七分, 甘草 五分, 加 山梔·牧丹皮, 名加味小柴胡湯. 右剉一劑, 生薑三片, 棗二枚, 水煎服.

『東醫寶鑑』: 柴胡 三錢, 黃芩 二錢, 人蔘·半夏 各一錢, 甘草 五分, 右剉, 作一貼, 入薑三棗二, 水煎服.

方解: 또 다른 이름은 三禁湯이니 發汗과 利大小便을 禁하는 경우에 이것이 마땅하다. 본래 少陽의 半表裏證을 치료한다. 頭痛項强과 耳前後가 腫하고 혹은 聾하며 筋脉이 拘急하고 身疼脇痛하며 寒熱이 往來하고, 혹은 嘔하고 혹은 渴하며, 혹은 咳하고, 혹은 悸하며 胸膈이 痞悶하고 煩悶硬痛하며, 혹은 汗下의 前後에 풀리지 않는 것을 치료한다. 또한 溫疫의 兩感

과 太陽陽明初證에 감히 汗吐와 下를 할 수가 없고 過經이 되어도 풀리지 않고 熱이 血室로 들어간 등의 증상을 치료한다. 雜病에서는 蒸熱로 肌體가 瘦羸하는 것에 가장 많이 사용을 한다. 그러나 그간에 五證이 있어야 적당한 것이 된다. 傷寒 五六日에 胸滿하고 心煩喜嘔하며 身熱하고 心中에 咳逆이 있고 식사를 하려고 하지 않으며 혹은 嘔하고 혹은 不嘔하는 경우에 첫 번째로 可히 服用할 만하다. 만약에 渴證이 나면서 물을 마시려고 하는 경우에는 服用할 수가 없다. 寒熱이 往來하면서 心悸하는 경우에는 두 번째로 服用할 만하다. 脇下가 滿硬하면서 痛하고 耳聾이 있고 胸痹가 있으며 小便이 不利하거나 혹은 渴證이 있고 혹은 渴證이 없는 경우에는 세 번째로 服用할 만하다. 潮熱이 있는 경우에는 네 번째로 服用할 만하다. 病이 나은 후에 發熱이 있는 경우에는 다섯 번째로 服用할 만하다. 要知컨대 熱證이 없는 경우에는 服用이 不可하니 藥性이 자못 寒하기 때문이다.

이 處方에서 안에 柴胡·半夏는 능히 利하고 능히 汗을 하여 半表裏의 邪를 풀어준다. 그러나 본래 氣分의 藥이나 血病에 매번 사용을 하는 까닭은 柴胡·黃芩으로 오로지 능히 血을 調節할 수가 있기 때문이다. 하물며 傷寒에 날이 조금 오래 되어도 풀리지 않는 경우에는 熱이 반드시 血을 傷한 것이다. 그렇기 때문에 表가 惡寒하면서 發熱이 있고 裏는 아직 實하지 않는 경우에는 加 桂를 하여 溫血하게 한다. 表는 熱하고 裏가 또한 燥渴하여 大便이 단단한 경우에는 加 大黃을 하여 淸血하게 한다. 胸中에 煩이 있으나 嘔吐를 하지 않는 경우에는 去 半夏·人蔘을 하고 加 瓜蔞仁을 한다. 渴한 경우에는 去 半夏를 하고 加 人蔘·瓜蔞仁을 한다. 腹痛이 있는 경우에는 去 黃芩을 하고 加 芍藥을 한다. 脇下에 痞悶이 있는 경우에는 去 大棗를 하고 加 牡蠣·枳實을 한다. 脇痛이 있는 경우에는 去 靑皮를 한다. 아직 下法을 사용하지 않았는데 心中이 飽悶한 경우에는 加 枳殼·桔梗을 한다. 心悸가 있고 小便이 不利한 경우에는 去 黃芩을 하고 加 茯苓을 한다. 渴證이 없고 밖으로 微熱이 있는 경우에는 去 蔘을 하고 加 桂를 한다. 咳嗽를 하는 경우에는 去 蔘·棗를 하고, 加 五味子·炮乾薑을 한다. 嘔하는 경우에는 薑汁·竹茹를 加한다. 虛煩에는 加 竹葉·粳米를 가한다. 鼻衄에는 加 生地·茅花를 한다. 痰이 盛하면서 혹은 喘한 경우에는 加 桑白皮·烏梅를 한다. 熱이 盛해서 錯語하고 不眠하는 경우에는 加 山梔·黃連·黃柏을 한다. 少陽陽明合病으로 口燥目疼하는 경우에는 加 芍藥·乾葛을 한다. 壞證에는 加 鱉甲을 한다. 過經不解하여 晡熱이 그치고 약간 利하는 경우에는 加 芒硝를 한다. 自汗하고 惡熱하며 譫語煩渴하는 경우에는 去 半夏를 하고 合 白虎湯을 한다. 自汗惡風하고 腹痛이 있으며 혹은 寒多熱少하며 脉이 弱한 경우에는 去 黃芩을 하고 合 桂枝湯을 한다. 血虛로 밤에 熱이 나는 경우에는 合 四物湯을 하는데 去 川芎을 하고 加 麥門冬을 한다. 舌乾口燥하는 경우에는 去 半夏를 하고 加 天花粉을 하거나 혹은 貝母를 한다. 齒가 乾燥하여 津液이 없는 경우에는 加 石膏를 한다. 脉이 弦虛하고 無力한 경우에 먼저 房勞로 夢遺하고 感寒하였거나, 혹은 病後에 血氣가 아직 堅固하지 않아서 咳嗽와 吐痰을 하고 낮에는 輕하고 밤에는 重하며 發熱이 그치지 않는 경우에는 合 四物湯에 去 川芎을 하고 加 麥門冬·知母·黃柏을 한다. 脉이 弦虛

하고 無力하는데 혹은 浮散하고 發熱煩躁가 있고 口渴이 있으면서 물을 먹으려고 하지 않는 것은 이것은 虛熱이니 去 半夏·黃芩을 하고 合 生脈散을 한다. 熱入血室하여 小腹痛이 있고 낮에는 明了한데 밤에는 昏亂하여 妄靈된 것을 보고, 혹은 寒熱이 不定하여 마치 瘧疾과 같은 경우에는 合 四物湯을 하고 加 牧丹皮를 한다. 남자가 熱入血室을 한 경우에는 加 生地黃을 하고, 婦人의 熱入血室의 경우에는 加 當歸·紅花를 한다.

傷寒 三四日에 脈息이 弦急하면서 數한 것은 病이 少陽經으로 傳한 것이다. 그 證狀이 頭疼發熱하고, 脇痛이 있고 耳聾이 있으며 口苦를 하고 寒熱往來를 하는 것을 치료한다.

心中이 飽悶한 경우에는 加 桔梗·枳殼을 한다. 心中이 痞滿한 경우에는 加 黃連·枳實을 한다. 渴證이 있는 경우에는 加 知母·石膏를 한다. 內熱이 甚해서 譫語를 하고 心煩으로 잠을 잘 수가 없는 경우에는 合 解毒湯의 類로 한다. 小柴胡湯에 合 解毒湯을 한 것은 肝膽經의 風熱로 或은 寒熱往來를 하고, 或은 晡熱과 燥熱이 있으며, 或은 怒火로 口苦하고 耳聾을 하며 咳嗽가 있고 瀉痢와 腹作痛의 여러 證狀을 치료한다.

少陽病의 半表半裏로 往來寒熱을 하는 것을 치료한다. 능히 그 內熱을 和하고 그 外邪를 풀어주니 傷寒方의 王道이다. 一名 人蔘湯이다.

소오계환(小烏鷄丸)

『醫學入門』: 吳茰·良薑·白薑·當歸·芍藥·玄胡索·破古紙·川椒·陳皮·靑皮·劉寄奴·生地·莪朮·川芎 各一兩, 荷葉灰 四兩, 北艾 二兩, 爲末 用烏鷄肉煮爛爲丸.

方解: 가령 아직 일찍이 生育을 해본 경험이 없는 경우에 戶門이 油膜으로 子宮을 감싸서 이것으로 因하여 姙娠이 되지 않는 경우에는 마땅히 鳳凰衣를 燒存性을 해서 七箇를 加하고 朱砂로 옷을 입힌다. 가령 腹痛이 있고 血이 黑色인 경우에는 加 炒黃連을 한다. 濕痰이 있는 경우에는 加 南星·蒼朮·香附子로 같이 해서 丸을 梧子大로 하고 每五十丸을 服用한다. 月水가 不通하는 경우에는 紅花, 蘇木으로 담근 술로 服用한다. 子宮이 오랫동안 冷한 경우에는 茯苓煎湯으로 服用한다. 赤帶下의 경우에는 茶淸으로 복용을 한다. 血崩에는 豆淋酒에 비단을 태운 재로 服用한다. 胎가 불안한 경우에는 蜜酒로 복용을 한다. 腸風에는 陳米飮으로 百草霜을 타서 服用한다. 心疼에는 菖蒲酒로 복용을 한다. 胎漏로 下血하는 경우에는 烏梅酒로 服用한다. 耳聾에는 臘月에 딴 茶를 달인 물로 服用한다. 胎가 죽어서 움직이지 않는 경우에는 斑猫 세 개를 끓여 술로 복용을 한다. 腰脚痛에는 當歸酒로 服用한다. 胞衣가 不下하는 경우에는 蕓薹菜를 갈아서 만든 물로 服用한다. 頭風에는 薄河煎湯으로 服用한다. 血風으로 眼黑한 경우에는 甘草煎湯으로 服用한다. 生瘡에는 地黃煎湯으로 服用한다. 身體가 疼痛한 경우에는 黃芪末을 타서 술로 服用한다. 胎前産後에 白痢에는 乾薑煎湯으로 服用한다. 赤痢에는 甘草煎湯으로 복용을 한다. 氣塊와 血塊로 作痛하는 것을 치료할 때에는 葱白湯으로 間服을 한다. 百病에는 醋湯으로 服用한다.

소온경탕(小溫經湯)

『醫學入門』: 當歸·芍藥·川芎·官桂·牧丹皮·莪朮 各五分, 人蔘·甘草·牛膝 各一錢, 水煎溫服.

方解 : 血海가 虛寒하거나 혹은 風邪가 侵襲해서 月水가 不利한 것을 치료한다.

소온중환(小溫中丸)

『醫學入門』: 鍼砂 一兩, 山楂·靑皮·蒼朮·神麯 各二兩, 白朮 三兩, 香附子便製 一兩半, 春加 川芎, 夏 加 苦蔘, 或 黃連, 冬 加 吳萸, 或 乾薑. 一方 無 白朮·山楂·蔘·萸, 有 山梔.

『東醫寶鑑』: 白朮 三兩, 山査肉·靑皮·蒼朮·神麯 各二兩, 香附子便製 一兩半, 鍼砂 一兩, 右爲末, 醋糊和丸梧子大, 空心, 鹽湯下七八十丸, 脾虛者, 須以蔘朮陳甘作湯使.

方解 : 黃疸과 食積을 치료한다. 食積으로 생긴 黃疸을 치료한다.

소요산(逍遙散)

『醫學入門』: 白朮·白芍·茯苓·柴胡·當歸 各等分 甘草減半, 薄荷少許, 煨薑煎服, 或 加 天花粉·牧丹皮·玄胡索·子芩·紅花, 與四物湯加減例同.

『萬病回春』: 當歸酒洗·白芍酒炒·白朮土炒·白茯苓·柴胡酒炒 各一錢, 甘草炙 五分, 右剉一劑, 煨薑一片, 薄荷少許, 水煎服. 加 牧丹皮·梔子炒, 加味逍遙散.

『東醫寶鑑』: 白朮·白芍藥·白茯苓·柴胡·當歸·麥門冬 各一錢, 甘草·薄荷 各五分, 右剉 作一貼 入薑三片, 水煎服.

『方藥合編』: 白朮·白芍藥·白茯苓·柴胡·當歸·麥門冬 各一錢, 甘草·薄荷 各五分, 入薑三片.

方解 : 婦人의 月經이 不調하고 또는 血虛로 有熱하고 無汗한 경우에 가장 마땅하다. 肝脾血虛로 發熱하는 것을 치료한다. 或은 燥熱이 있고 或은 自汗과 盜汗이 있으며 或은 頭痛과 目眩이 있고 或은 怔忡으로 不寧하고 煩赤과 口乾이 있으며, 或은 月經이 不調하고, 或은 肚腹이 作痛하며, 或은 小腹이 重墜하고 水道가 澁痛한데, 或은 腫痛하고 膿이 나오는 것과 內熱로 渴證이 되는 것을 치료한다. 月經不調 및 血虛로 五心煩熱하고 寒熱이 마치 瘧疾과 같은 것을 치료한다.

소자강기탕(蘇子降氣湯)

『醫學入門』: 蘇子·半夏麯 各五分, 甘草·前胡·當歸·厚朴 各二分, 肉桂·陳皮 各三分, 薑棗煎服.

『萬病回春』: 蘇子 五錢, 陳皮·前胡·厚朴薑汁炒·肉桂 各二錢, 半夏薑汁炒·當歸·甘草, 一方 去 桂, 加 南星, 右剉一劑, 生薑三片, 棗一枚, 水煎服. 若 加 川芎·細辛·茯苓·桔梗, 名大降氣湯.

『東醫寶鑑』: 半夏麴·蘇子炒研 各一錢, 肉桂·陳皮去白 各七分半, 當歸·前胡·厚朴·甘草炙 各五分, 右剉, 薑三片, 棗二枚, 紫蘇五葉, 同煎服.

『方藥合編』: 半夏麯·蘇子 各一錢, 官桂·陳皮去白 各七分半, 當歸·前胡·厚朴·甘草炙 各五分, 蘇五片, 薑三片, 棗二枚.

方解 : 虛陽이 上攻해서 氣가 升降을 하지 못하고 上盛下虛하고 痰涎이 壅盛한 것을 치료한다. 가령 虛喘에는 加 人蔘·五味子·杏仁·鹽梅·紅棗를 한다. 虛煩한 경우에는 加 知母·人蔘을 煎服한다. 陽虛로 上攻해서 氣가 升降을 하지 못하고, 上盛下虛해서 痰涎이 壅盛하고 喘促氣滿咳嗽를 하는 것을 치료한다. 上氣喘促을 치료한다.

소자마인자죽(蘇子麻仁煮粥)

『醫學入門』: 蘇子麻仁煮粥.

方解 : 蘇子粥은 脚氣의 毒으로 滿悶하고 身體가 不任하며 行步가 不便한 것을 치료한다. 一切 痰氣 및 冷心氣痛을 내리고 明目하고 利小便을 한다. 蘇子를 갈아서 汁을 낸 다음에 粳米로 끓여서 粥으로 먹는다.

麻子仁粥은 脚氣로 痹弱하고 煩悶하고 吐逆하고 飮食이 소화가 되지 않는 것을 치료한다. 麻子仁 一斤을 汁을 取해서 粳米 四合과 같이 끓여서 粥으로 만든 다음에 空心에 먹는다.

食治方에 나오는 것으로 粥으로 치료하는 方法을 설명한다. 『醫學入門』에서 간간이 處方을 찾을 수가 없는 경우에는 대개 本草篇에 숨어 있는 경우가 많으니 주의를 바란다.

소적정원산(消積正元散)

『醫學入門』: 白朮一錢, 茯苓·陳皮·青皮·砂仁·麥芽·山査·甘草 各三分, 神麴·香附·枳實·玄胡索·海粉 各五分, 薑煎溫服.

『東醫寶鑑』: 白朮 一錢半, 神麴·香附子·枳實·玄胡索·海粉 各一錢, 赤茯苓·陳皮·青皮·縮砂·麥芽炒·山査肉·甘草 各七分, 右剉, 作一貼, 薑三, 水煎服. 一名 開鬱正元散. 無 枳實 有 桔梗.

方解 : 가령 上焦에 鬱火가 있는 경우에는 加 酒炒黃芩·黃連을 한다. 下焦의 火鬱에는 加 炒梔·柏을 한다. 冷氣로 痛證이 발생하는 경우에는 加 沈香·木香을 갈아서 물에 타서 服用한다. 痰飮을 치료한다. 氣血이 鬱結되고, 食積으로 氣가 不升降을 하며 積聚로 脹痛하는 것을 치료한다.

소조경산(小調經散)

『醫學入門』: 當歸·赤芍·桂心 各一兩, 沒藥·琥珀·甘草 各一錢, 細辛·麝香 各五分, 爲末, 酒入, 薑汁調服 五分. 爲末, 酒入, 薑汁調服五分.

『東醫寶鑑』: 當歸 一兩, 桂心·赤芍藥 各五錢, 沒藥·琥珀·甘草 各二錢, 細辛·麝香 各一錢,右爲末, 每一錢, 溫酒入薑汁調服.

方解 : 敗血이 五臟에 停積하고 날이 오래 되어 腐爛하여 水가 되고 變하여 浮腫이 되는 것을 치료한다. 利水하는 藥을 忌用하는데 產後의 浮腫에도 역시 마땅하다.

소조중탕(小調中湯)

『醫學入門』: 黃連煎水浸甘草, 甘草煎水浸黃連, 瓜蔞仁煎水浸半夏, 半夏煎水浸瓜蔞仁 各炒水乾爲度 四味 各等分 薑煎溫服 或 薑汁糊爲丸服 尤妙.

『東醫寶鑑』: 黃連煎水浸甘草, 甘草煎水浸黃連, 瓜蔞仁煎水浸半夏, 半夏煎水浸瓜蔞仁 各炒水乾爲度 四味 各等分 右剉, 五錢, 薑三片煎服 又 四味爲末, 煮良薑取汁作糊和丸梧子大, 白湯下五十丸.

方解 : 一切의 痰火 및 諸般의 怪病에 脾胃를 잘 調理를 하는데 神效하다. 大調中湯과 같이 공부를 하면 좋다.

소청룡탕(小青龍湯)

『醫學入門』: 桂枝·麻黃·芍藥·乾薑 各二錢, 細辛 一錢, 半夏 一錢半, 五味子·甘草 各五分, 水煎溫服.

『東醫寶鑑』: 麻黃·芍藥·五味子·半夏製 各一錢半, 細辛·乾薑·桂枝·甘草炙 各一錢, 右剉, 作一貼, 水煎服. 服此渴者, 裏氣溫, 水欲散也.

方解 : 傷寒에 表가 不解하는데 因하여 心下에 水飮이 있고 寒과 더불어 서로 얽히고, 氣가 逆하여 乾嘔를 하고, 發熱하면서 咳를 하거나 혹은 喘을 하고 혹은 噎을 하며, 혹은 渴을 하고 혹은 大便이 利하며, 혹은 小便이 不利하고 脇痛이 있고, 腹滿 等證을 치료한다. 대개 寒邪가 表에 있으면 마땅히 桂·麻·甘草의 辛甘으로 흩어준다. 水가 心下에 停滯가 되어 行하지 않으면 즉 腎이 燥하게 되니 마땅히 薑·半·細辛의 辛으로 水氣를 行하게 하고 腎을 潤하게 한다. 咳逆을 하면서 喘하는 것은 肺氣가 逆한 것이니 마땅히 芍藥·五味의 散으로 肺氣를 收斂한다.

經에 이르기를 腎은 燥를 싫어하니 급히 辛味를 먹어서 潤하게 한다. 肺는 收斂을 하고자 하니 급히 酸味를 먹어서 收斂을 해야 한다고 하였다. 이 處方의 發汗을 하는 것은 邪水를 흩어주기 때문이고, 收斂을 하는 것은 眞水를 堅固하게 하기 때문이다. 水氣가 안으로 스며들게 되면 傳變이 不一하다. 그렇기 때문에 或爲之證이 있는 것이니 마땅히 증상을 따라서 加減을 하여 풀고 化해야 하는 것이다. 가령 微利하는 경우에는 去 麻黃을 하고 加 芫花를 하여 水를 下한다. 渴證이 있는 경우에는 去 半夏를 하고 加 瓜蔞仁으로 津液을 生하게 한다. 喘이 있는 경우에는 去 麻黃을 하고 加 附子를 하여 寒水를 溫散하게 한다. 小便이 不利하고 小腹이 滿한 경우에는 去 麻黃을 하고 加 茯苓을 하여 下焦의 蓄水를 行하게 한다. 喘이 있는 경우에는 去 麻黃을 하고 加 杏仁을 하여 下氣를 한다. 무릇 이것을 服用하고 渴

證이 있는 경우에는 裏氣의 溫水가 흩어지려고 하는 것이니 마땅히 다시 服用해야 한다. 或이 疑心하기를 小青龍湯과 小柴胡湯의 증상이 대개 嘔吐를 하고 發熱을 하는데 表裏의 病이 대개 彷佛하지만 어찌 두 處方이 寒熱의 差異가 있어 같지 않는가? 라고 하였다. 대개 傷寒에 熱이 아직 盛하지 않고 飮水가 停蓄이 된 경우에는 青龍의 薑桂가 아니면 解散을 할 수가 없는 것이다. 傷寒의 邪熱이 半表裏로 傳하였으면 小柴胡의 柴胡·黃芩이 아니면 淸解를 할 수가 없는 것이다. 이것이 두 處方의 증상과 치료는 같지만 用藥의 다름이다. 傷寒表證이 풀리지 않아 心下에 水氣가 있는 것으로 因해서 乾嘔氣逆하고 發熱咳喘하는 것을 치료한다.

소토사자환(小兎絲子丸)

『醫學入門』: 兎絲子 五兩, 山藥 二兩七錢, 蓮肉 二兩, 白茯苓 一兩, 爲末, 山藥留一半, 打糊丸梧子大, 每五十丸, 空心, 鹽湯下. 脚無力 木瓜煎湯下.

『東醫寶鑑』: 兎絲子 五兩, 山藥內七錢半作糊·蓮肉 各二兩, 白茯苓 一兩, 右爲末, 山藥糊和丸梧子大, 溫酒或鹽湯下七九十丸.

方解: 腎이 虛損해서 目眩耳鳴하고 四肢가 倦怠로우며, 遺精과 尿血이 있고, 心腹이 脹滿하고 脚膝이 痿軟하고 股內에 濕痒이 있으며, 小便이 滑數하고 小便이 澁痛이 있고 때로 遺瀝의 等證이 있는 것을 치료한다. 一方에는 加 五味子 二兩으로 玄菟丹이라 이름을 한다. 더욱 加 枸杞子 二兩을 하고 人蔘固本丹을 合하여 玄菟固本丸이라 이름을 한다. 『東醫寶鑑』에서는 小兎絲子元이라고 記載되어 있다. 虛勞로 腎이 虛損해서 陽氣가 衰少하고 小便이 滑數한 것을 치료한다.

소풍산(消風散)

『醫學入門』: 荊芥·甘草 各二兩, 人蔘·茯苓·僵蠶·川芎·防風·藿香·蟬退·羌活 各一兩, 陳皮·厚朴 各五錢, 爲末, 每二錢, 感風頭痛, 鼻流清涕, 荊芥煎湯下. 瘡癬溫酒下.

『東醫寶鑑』: 荊芥·甘草 各一錢, 人蔘·茯苓·白殭蠶·川芎·防風·藿香·蟬殼·羌活 各五分, 陳皮·厚朴 各三分, 右剉, 作一貼, 入細茶一撮同煎服, 或爲末, 每二錢, 以茶清或溫酒調下.

『方藥合編』: 荊芥·甘草 各一錢, 人蔘·白茯苓·白僵蠶·川芎·防風·藿香·蟬退·羌活 各五分, 陳皮·厚朴 各三分, 細茶一撮 .

方解: 諸風이 上攻해서 頭目이 昏眩하고 項背가 拘急하며 鼻塞聲重하고 耳鳴이 있는 것을 치료한다. 또는 피부가 頑麻하고 疹으로 가려운 것과 婦人의 血風과 頭皮가 腫痒하는 것을 치료한다. 또는 眼胞와 皮肉에 마치 阿膠와 같은 것이 있고 붓는 것이 桃李와 같으면서 때로 뜨거운 눈물이 나오고, 또한 偏風으로 牽引하고 兩瞼이 赤爛한 것이 해가 지나도 편안하지 않은 것을 치료하니 風眼의 要藥이 된다.

소함흉탕(小陷胸湯)

『醫學入門』: 黃連 三錢, 半夏 一錢, 瓜蔞仁 二錢, 薑三片, 水煎溫服, 利黃涎沫卽安. 一方 加枳殼·桔梗·黃芩.

『東醫寶鑑』: 半夏製 五錢, 黃連 二錢半, 瓜蔞大者 四分之一, 右剉, 作一貼, 水二盞, 先煎瓜蔞至一盞, 乃入半夏, 黃連 煎至半, 去滓溫服, 未利再服, 利下黃涎便安.

方解 : 結胸이 바로 心에 있어서 누르면 아프고 그 脈이 浮滑한 것을 치료한다. 方意는 다음과 같다. 半夏의 辛으로 結氣를 흩어주고, 黃連의 苦味로 滿實을 瀉하며, 瓜蔞의 苦味로 寬中潤下한다. 小結胸을 치료한다.

소합향원(蘇合香元)

『醫學入門』: 白朮·青木香·朱砂·犀角·沈香·麝香·訶子皮·丁香·安息香·蓽撥·白檀香·香附 各二兩, 龍腦·薰陸香·蘇合香油 各一兩, 爲末, 用安息香以酒熬成膏, 同前合香油和蜜調製, 每服旋丸梧子大, 取井水溫冷任意下四丸, 老人小兒酒和下一丸.

『萬病回春』: 沈香·木香·丁香·白檀香·安息香酒熬膏·麝香·香附米·白朮·訶子肉·蓽撥·朱砂·犀角鎊 各一兩, 乳香·片腦·蘇合香油入息香膏內 各五錢, 右將各味咀成片, 爲細末, 入腦·香·安息香·蘇合香油同藥攪勻, 煉蜜爲丸, 每丸重一錢, 用蠟包裹, 每用大人一丸, 小兒半丸, 去蠟皮, 以生薑自然汁化開擦牙關, 別煎薑湯少許, 調藥灌下神效.

『東醫寶鑑』: 白朮·木香·沈香·麝香·丁香·安息香·白檀香·朱砂水飛半爲衣·犀角·訶子皮·香附子·蓽撥 各二兩, 蘇合油入安息香膏內·乳香·龍腦 各一兩, 爲細末, 用安息香膏並煉蜜搜和千搗, 每一兩, 分作四十丸, 每取二三丸, 井華水或溫水, 溫酒, 薑湯化服. 有龍腦則謂之龍腦蘇合元, 無龍腦則謂之麝香蘇合元.

方解 : 무릇 痰氣 및 中風으로 痰涎이 壅上하여 喉中에 소리가 나고 아래로 내려가지 않는 경우에는 青州白丸子와 合하여 같이 丸을 만들어 薑汁으로 化下하면 바로 효과가 있다. 中風에 마치 鬼神을 보는 것과 같은 경우에는 白湯으로 복용한다. 脚氣가 衝心하는 경우에는 蓖麻子를 사용해서 丸을 만든 다음에 搗爛하여 脚心에 붙이면 疼痛이 바로 그친다. 心腹이 絞痛하는데 갑작스럽게 아프고 中滿하며 嘔吐를 하는 경우에는 薑湯으로 服用한다. 傷風으로 因한 咳嗽에는 薑葱汁에 白湯으로 服用한다. 겸해서 傳尸骨蒸을 치료하고 肺痿와 疰忤鬼氣와 狐狸妖魅를 치료하고, 霍亂吐瀉와 時氣와 瘴氣로 痞滿이 있는 것, 赤白으로 갑작스럽게 痢疾이 생기는 것과 瘀血로 月事가 막하는 것, 痃癖疔腫 등의 疾患을 치료한다. 産婦의 中風과 소아의 驚風, 牙關緊急으로 단단하게 되고 人事不省이 되는 경우에는 牙를 문지르면 즉 열린다. 그런 다음에 風藥으로 치료한다. 소아의 吐瀉驚疳에는 먼저 불로 이 藥을 焙한 然後에 薑葱汁으로 化하여서 열고 白湯으로 服用한다. 소아는 緋袋에 담아서 心臟 부위를 차게 하면 一切의 邪鬼가 가까이 하지 않는다.

男婦가 中風과 中氣로 牙關緊急하고 口眼喎斜가 있으며 人事不省이 되는 것을 치료한다. 아울러 傳尸, 骨蒸勞瘵, 卒暴心疼, 鬼魅瘴瘧을 치료하고 소아의 急慢驚風으로 因한 抽搐, 婦人의 産後中風을 치료한다. 赤白痢疾과 一切의 氣暴하는 證狀에 가장 능히 順氣하고 化痰을 한다. 一切의 氣病, 中氣, 上氣, 氣逆, 氣鬱, 氣痛을 치료한다.

속효산(速效散)

『醫學入門』: 川練肉用巴豆五粒同炒赤去巴 · 茴香 · 破古紙 各一兩, 爲末, 每一錢, 空心, 熱酒調服.

『東醫寶鑑』: 黃連 · 黃芩 · 黃柏 · 梔子 · 連翹 · 薄荷 · 荊芥 · 柴胡 · 當歸 · 生地黃 · 地骨皮 · 天花粉 · 蔓荊子 · 甘菊 · 惡實 · 白蒺藜 · 草決明 · 石決明 · 枳殼 · 甘草 各五分, 右剉, 作一貼, 水煎, 食後服.

『東醫寶鑑』 又方 : 川楝肉以巴豆肉五粒同炒赤去巴豆 · 茴香鹽炒 · 破古紙炒 各一兩, 右爲末, 每一錢, 空心, 以熱酒調下.

方解 : 男婦가 腰痛으로 참을 수가 없는 것을 치료한다. 『東醫寶鑑』의 처음 處方은 努肉의 紅線과 紅白의 翳障을 치료한다. 또는 白珠上에 死血이 있어 紅筋이 발생한 것을 치료한다. 或은 上瞼이 胞腫한 것이 마치 복숭아 같은 것을 치료하고 밤낮으로 疼痛하고 昏暗한 것을 치료한다. 『東醫寶鑑』의 又方은 『醫學入門』과 같다.

수념산(手拈散)

『醫學入門』: 玄胡索 · 沒藥 · 甘草 · 五靈脂 等分, 爲末, 每服三錢 溫酒下.

『萬病回春』: 牛蒡子 · 白芍 · 桃仁 · 大黃 各一錢, 紅花 八分, 桂枝 五分, 右剉一劑, 水煎溫服, 一服立愈.

『東醫寶鑑』: 草果 · 玄胡索 · 五靈脂 · 幷沒藥, 酒調三二錢, 一似手拈却.

『方藥合編』: 草果 · 玄胡索 · 五靈脂 · 沒藥 各等分.

方解 : 心脾氣痛에 모두 能히 치료를 할 수가 있다. 一方에는 단지 玄胡索과 五靈脂를 等分하는데 우선 먼저 五靈脂를 焙乾을 하고 후에 玄胡索과 같이 물을 붓고 文火로 익힌 다음에 찌꺼기를 버리고 酒醋를 약간 넣은 다음에 즉시 服用한다. 『醫學入門』에서는 甘草가 들어가 있는데 그 뒤로는 甘草 대신 草果가 들어가 있다. 수점산으로 發音을 하는데 수념산이 맞다. 『萬病回春』의 手拈散은 小兒痘瘡에 발생하는 腰腹通을 치료하는 處方이다. 九種의 心痛과 心脾痛을 치료하는데 극히 效驗이 있다.

수성환(壽星丸)

『醫學入門』: 先燒地坑通紅, 去火, 以酒五碗傾入候滲盡, 入南星一斤于內, 以盆蓋之, 勿令泄氣, 次日取出, 入琥珀 · 朱砂 各一兩, 爲末, 猪心血和薑汁糊丸梧子大, 人蔘菖蒲煎湯下三十丸.

方解 : 心膽이 驚을 받아서 神不守舍하고 痰迷心竅하며 健忘으로 妄靈된 것이 보이는 것을 치

료한다.

수유내소환(茱萸內消丸)

『醫學入門』: 山茱萸 · 吳茱萸 · 川練 · 馬藺 · 茴香 · 青皮 · 陳皮 · 山藥 · 肉桂 各二兩, 木香 一兩, 爲末, 酒糊丸梧子大, 每五十丸, 溫酒, 鹽湯任下.

『萬病回春』: 吳茱萸半酒半醋浸一宿焙乾 · 山茱萸蒸去核 · 馬藺花酒浸焙 · 黑丑炒取頂末 · 玄胡索炒 · 川楝子蒸去核 · 海藻鹽水洗焙 · 青皮 · 官桂 · 舶上茴香鹽水炒 · 陳皮 各一兩, 桃仁去皮尖 · 木香 · 白蒺藜炒 各五錢, 右爲末, 酒煮稀糊爲丸, 如梧桐子大, 每服四十丸, 空心, 溫酒或鹽湯下.

『東醫寶鑑』: 山茱萸 · 吳茱萸 · 川楝子 · 馬藺花 · 茴香 · 青皮 · 陳皮 · 山藥 · 肉桂 各二兩, 木香 一兩, 右爲末, 酒糊和丸梧子大, 酒下五十丸.

方解 : 膀胱과 腎이 虛하여 邪를 받아서 寒疝이 되어 陰囊이 偏墜하고, 臍腹으로 연달아서 痛證이 있으며 小腸氣로 刺痛하고 奔豚을 하며 痃癖 등의 증상을 치료한다. 腎經의 허약으로 膀胱에 邪氣가 浸濕한 것이 되어 寒疝으로 結成된 것을 치료한다. 陰囊이 偏墜痛이 있고 臍腹을 牽引하는 것을 치료한다. 或은 瘡瘍이 생겨서 때로 물이 나오는 것을 치료한다.

수풍순기환(搜風順氣丸)

『醫學入門』: 車前子 · 郁李仁 · 檳榔 · 火麻仁 · 兎絲子 · 牛膝 · 山藥 · 山茱萸 各二兩, 枳殼 · 防風 · 獨活 各一兩, 酒大黃 五兩, 爲末, 蜜丸, 梧子大, 每二十丸, 早晨臨臥, 茶酒米飮任下. 久覺大腸微動, 以羊肚肺煮, 補之, 常服, 百病皆除.

『萬病回春』: 大黃酒蒸九次要黑 · 火麻仁微炒去殼 · 郁李仁去殼泡去皮 二兩, 兎絲子酒煮 二兩, 乾山藥 一兩, 牛膝去蘆酒洗 二兩, 枳殼麩炒 一兩, 檳榔 二兩, 車前子炒 二兩半, 山茱萸酒蒸去核 二兩, 右爲末, 煉蜜爲丸, 如梧桐子大, 每服三十丸, 茶酒任下, 百無所忌, 早晩各一服.

方解 : 가령 飮食과 色을 慾心대로 放恣하게 하거나 또는 老人의 大便이 燥結한 경우에 가장 마땅하다. 姙婦는 服用을 忌한다. 腸胃의 積熱로 胸膈이 痞悶하고 二便이 燥澁하며 腸風痔漏와 腰膝이 痠疼하고 肢節이 頑痲하고 手足이 癱瘓하고 言語가 乾澁하는 一切의 諸風과 諸氣를 아울러 대개 치료한다.

腸胃의 積熱로 胸膈이 痞悶한 것에 이르고 大便이 燥結하며 小便이 赤澁하고 腸風痔漏를 치료한다. 腰膝이 痠疼하고 肢節이 頑痲하며 手足이 癱瘓하고 行步가 艱辛하며 言語가 乾澁하는 三十六種의 風과 七十二般의 氣를 치료하는데 效驗이 없는 경우가 없다.

『萬病回春』에서 말하기를 내가 앞의 處方을 여러 번 사용을 해 보았는데 效果가 있는 경우도 있었고 效果가 없는 경우도 있었다. 效果가 없는 경우에는 대개가 脾肺가 虛하던지, 腎氣가 弱한 경우가 많았다. 오직 마땅히 補中益氣湯이나 六味地黃丸으로 兼하여 服用하면 가히 中風의 疾患을 免할 수가 있다고 하였다.

수풍화담환(搜風化痰丸)

『醫學入門』 : 半夏 四兩, 人蔘·槐角·殭蠶·白礬·陳皮·天麻·荊芥 各三兩, 辰砂 五錢, 爲末, 薑汁浸蒸餠丸豆大, 辰砂爲衣, 每四十九丸, 薑湯下.

方解 : 風痰을 몰아낸다.

숙료오적산(熟料五積散)

『醫學入門』 : 五積散 除 白芷·肉桂二味, 外餘十三味, 用慢火炒令, 色變攤冷, 入桂枝和勻, 産後寒熱, 去 麻黃, 用 烏藥 一錢, 俱用淡醋炒過, 尋常冬月, 感寒無汗, 量用麻黃同諸藥乾炒.

方解 : 半身不遂와 혹은 다시 痲痹가 오거나 또는 卒中風에는 麝香을 약간 加한다. 四肢가 逆冷하고 嘔吐하는 경우에는 加 附子 二分을 한다. 久虛로 脾瀉하는 경우에는 매번 약간 炒를 해서 사용을 하는데 加 陳米 一撮, 烏梅 一箇를 한다. 乳癰이 처음 발생한 경우에는 加 牛膝·生地 各三分을 한다. 産後 및 일반적으로 氣血痛이 있는 경우에는 加 木香·玄胡索 各五分을 한다.

순기도담탕(順氣導痰湯)

『醫學入門』 : 導痰湯 加 香附·烏藥·沈香·木香 磨刺 名 順氣導痰湯.

『東醫寶鑑』 : 半夏薑製 二錢, 南星炮·橘紅·枳殼·赤茯苓·甘草 各一錢, 右剉, 作一貼, 薑五片, 水煎服. 加 香附子·烏藥·沈香·木香, 名曰 順氣導痰湯.

『東醫寶鑑』 又方 : 半夏·南星·茯苓·枳實·陳皮·香附子·烏藥 各一錢, 木香·沈香·甘草 各五分, 右剉, 作一貼, 薑五片, 煎服.

方解 : 導痰湯에 加 香附·烏藥·沈香·木香한 것을 順氣導痰湯이라 한다. 『東醫寶鑑』의 又方은 枳殼 대신 枳實을 사용해서 痰飮을 爲主로 하는 處方으로 만들었다.

승마갈근탕(升麻葛根湯)

『醫學入門』 : 葛根 一錢半, 升麻·芍藥·甘草 各一錢, 水煎溫服.

『萬病回春』 : 升麻 三錢, 葛根 三錢, 白芍藥 二錢, 甘草 二錢, 右剉一劑, 生薑三片, 水煎服.

『東醫寶鑑』 : 葛根 二錢, 白芍藥·升麻·甘草 各一錢, 右剉, 作一貼, 薑三葱二, 煎服.

方解 : 四時傷寒과 時行疫癘의 表證을 치료한다. 혹은 이미 汗吐下를 하였는데 表證이 아직 풀리지 않고 熱이 심하고 毒이 심해서 斑疹이 되는 것을 치료하는데 春溫에 더욱 妙하다. 겸해서 소아의 瘡疹이 發하려고 하지만 아직 發하지 않은 것을 치료한다. 혹은 傷酒로 因한 膈熱을 풀어주고 口瘡咽痛을 치료한다.

病이 去하고 몸이 淸凉해지는 것으로 定度를 삼는다. 方意는 다음과 같다. 四氣가 不和하면 鬱毒이 疫癘가 된다. 그렇기 때문에 升麻·葛根·甘草로 百毒을 풀어준다. 芍藥으로는 和中

을 한다. 疫毒을 없애는 데에 사용을 하면 敗毒散보다 더욱 효과가 있다.

가령 表熱에는 加 柴胡를 한다. 內熱에는 加 黃芩을 한다. 吐血, 衄血이 있거나 혹은 紫赤의 斑疹에는 加 生地黃·牧丹皮를 한다. 熱이 심한 경우에는 加 山梔·黃連을 하는데 혹은 加 連翹·天花粉을 하면 더욱 妙하다. 大便이 硬한 경우에는 加 枳殼·大黃으로 약간 利하게 한다. 頭痛에는 加 川芎을 한다. 身痛에는 加 羌活을 한다. 胸膈이 痞悶한 경우에는 加 枳殼·桔梗을 한다. 咳嗽에는 加 杏仁을 한다. 痰이 있는 경우에는 加 半夏를 한다. 發斑에는 加 玄蔘을 한다. 老人의 경우에는 去 芍藥을 하고 加 柴胡·茯苓·人蔘을 한다.

傷寒으로 因한 頭痛과 時疫을 치료한다. 憎寒壯熱과 肢體痛으로 發熱惡寒하고 鼻乾으로 잠을 잘 수가 없는 것을 치료한다. 兼해서 不時의 寒暄으로 사람들이 疫病에 걸려서 잠시 더워서 脫衣를 하는 것을 치료한다. 또한 瘡疹이 이미 發했는지 아직 發하지 않았는지 疑心이 되는 사이에 이것을 사용한다.

頭痛에는 加 蔥白 三根으로 같이 끓여서 熱服을 한다. 咳嗽에는 加 桑白皮를 한다. 上膈의 熱에는 加 黃芩·薄荷를 한다. 無汗한 경우에는 加 麻黃을 한다. 咽痛의 경우에는 加 桔梗·甘草를 한다. 發黃과 丹毒에는 加 玄蔘을 한다.

승마순기탕(升麻順氣湯)

『醫學入門』 : 升麻 一錢半, 乾葛·防風·白芷·黃芪·人蔘 各一錢, 白芍藥 六分, 甘草·蒼朮 各五分 薑棗煎服.

方解 : 憂思와 飮食이 失節해서 面色이 黧黑하고 心懸如饑를 하여 식사를 하려고 하지 않고 氣가 短하고 喘促하는 것을 치료한다.

승마위풍탕(升麻胃風湯)

『醫學入門』 : 升麻 二錢, 白芷·當歸·葛根·蒼朮 各一錢, 甘草 一錢半, 柴胡·藁本·羌活·黃柏·草豆蔲 各三錢, 麻黃不去節 五分, 蔓荊子 二分, 薑棗煎服.

『東醫寶鑑』 : 升麻 二錢, 白芷 一錢二分, 當歸·葛根·蒼朮 各一錢, 甘草 一錢半, 麻黃不去節 五分, 柴胡·藁本·羌活·黃柏·草豆蔲 各三分, 蔓荊子 二分, 右剉, 作一貼, 入薑三片, 棗二枚, 水煎服, 食後.

方解 : 虛風으로 能食하고 麻木이 있고 牙關緊搐하고, 目內가 蠕瞤하며 胃風으로 面腫하는 것을 치료한다.

승마화기음(升麻和氣飮)

『醫學入門』 : 升麻·蒼朮·桔梗 各一錢, 半夏·當歸·茯苓·白芷 各二分, 陳皮·甘草 各一錢半, 乾薑·枳殼 各半分, 芍藥 七分半, 乾葛 二錢, 大黃 五分, 生薑五片, 燈心十五根, 煎服.

『東醫寶鑑』 : 乾葛 二錢, 陳皮·甘草 各一錢半, 升麻·蒼朮·桔梗 各一錢, 赤芍藥 七分半, 大

黃 五分, 半夏·當歸·白茯苓·白芷 各三分, 乾薑·枳殼 各二分, 右剉, 作一貼, 生薑五片, 燈心十五莖, 水煎服.

方解 : 四肢의 瘡癬로 痛痒이 심상치 않고 憎寒이 있고 發熱이 있는 것을 치료한다. 陰下의 濕痒을 아울러 치료한다. 瘡疥로 痛痒하는 것을 치료한다.

승양보위탕(升陽補胃湯)

『醫學入門』 : 補中益氣湯 去 陳皮, 加 桂·芍·羌·防·乾葛·獨活·生地·牡丹皮.

『東醫寶鑑』 : 白芍藥 一錢半, 升麻·羌活·黃芪 各一錢, 生地黃·熟地黃·獨活·柴胡·防風·牧丹皮·甘草炙 各五分, 當歸·葛根 各三分, 肉桂 二分, 右剉, 作一貼, 水煎服.

方解 : 長夏의 濕熱로 因한 陽明과 少陰의 下血을 치료한다. 腸癖으로 因한 下血을 치료한다. 喞出하고 멀리 퍼져나가는 것이 마치 篩와 같고 紫黑色이며 腰腹이 沈重하는 濕毒腸癖이라고 하는 것을 치료한다.

승양순기탕(升陽順氣湯)

『醫學入門』 : 補中益氣湯 去 白朮, 加 黃柏·草豆蔻·神麴·半夏.

『萬病回春』 : 黃芪蜜炙 一兩, 人蔘 一錢, 當歸身 一錢, 半夏薑製 二錢, 陳皮 一錢, 神麴炒 一錢, 草豆蔻 二錢, 升麻·柴胡 各一錢, 黃柏酒炒 五分, 甘草炙 五分, 右剉, 每劑一兩, 生薑三片, 水煎服.

『東醫寶鑑』 : 黃芪蜜炙 二錢, 人蔘, 半夏薑製 各一錢, 神麴炒 七分, 當歸·草豆蔻·陳皮·升麻·柴胡 各五分, 黃柏·甘草炙 各二分半, 右剉, 作一貼, 薑三, 水煎服.

方解 : 春月에 입이 淡淡하여 맛을 모르고 夏月에 비록 熱하다고 하지만 도리어 寒하고 飢飽에 失常을 하여 腹脇이 滿悶하고 短氣하며 喜怒가 不節하여 憂思의 氣結에 이르고 恐懼로 氣가 下하는 등의 증상을 치료한다. 飮食이나 勞役으로 因해 손상되어 腹脇이 滿悶하고 短氣하며 봄을 만나면 즉 口淡無味하고, 여름을 만나면 비록 熱하더라도 도리어 춥게 되고 배가 고파도 항상 飽滿感이 있으며 차가운 飮食을 먹는 것을 좋아하지 않는다. 忿怒로 傷肝하고, 思慮로 傷脾하며, 悲哀로 傷肺하여 各經의 火가 動한 것에 이르게 한 것을 치료한다. 元氣를 손상된 것이 있어서 發熱이 나고 飮食생각이 없는 것을 치료한다.

승양제습탕(升陽除濕湯)

『醫學入門』 : 升麻·柴胡·防風·神麴·澤瀉·猪苓 各五分, 蒼朮 一錢, 陳皮·甘草·麥芽 各三分, 薑棗煎服.

『東醫寶鑑』 : 蒼朮 一錢半, 升麻·柴胡·羌活·防風·神麴·澤瀉·豬苓 各七分, 陳皮·麥芽炒·甘草炙 各五分, 右剉, 作一貼, 空心, 水煎服.

『東醫寶鑑』又方 : 黃芪·蒼朮·羌活 各一錢, 柴胡·升麻·防風·藁本·甘草炙 各七分, 蔓荊子五分, 獨活 · 當歸 各三分, 右剉, 作一貼, 水煎服.

方解 : 脾胃의 허약으로 飮食 생각이 없고 腸鳴腹痛이 있으며 泄瀉가 無度하고, 小便이 黃하고 四肢가 困弱한 것을 치료한다. 가령 胃寒으로 因한 腸鳴에는 加 益智仁 · 半夏를 하는데 腸鳴이 아니면 사용하지 않는다. 氣虛로 泄瀉를 하면서 困弱無力한 것을 치료한다. 『東醫寶鑑』의 又方은 崩漏가 그치지 않는 것을 치료하는데 脾胃虛로 因하여 心包로 乘한 것이다. 그렇기 때문에 血崩으로 내려오는 것이다.

승양제습화혈탕(升陽除濕和血湯)

『醫學入門』 : 生地 · 牧丹皮 · 生甘草 各五錢, 炙甘草 · 黃芪 各一錢, 當歸 · 熟地黃 · 蒼朮 · 秦艽 · 肉桂 各三分, 陳皮 · 升麻 各七分, 白芍 一錢半, 水煎 空心熱服.

『東醫寶鑑』 : 白芍藥 一錢半, 黃芪 · 甘草炙 各一錢, 陳皮 · 升麻 各七分, 生地黃 · 牧丹皮 · 生甘草 各五分, 當歸 · 熟地黃 · 蒼朮 · 秦艽 · 肉桂 各三分, 右剉, 作一貼, 水煎, 空心服.

方解 : 血箭과 濕毒을 치료한다. 腸澼으로 下血이 물길을 만드는 것을 치료한다. 그 血이 噴出되어서 나오는 것이 힘이 있어 멀리 噴射되고 사방으로 흩어지는 것이 篩와 같으며 腹中이 痛한 것을 치료한다.

승양조경탕(升陽調經湯)

『醫學入門』 : 獨活 五分, 蔓荊子 七分, 當歸 · 防風 · 甘草 · 升麻 · 藁本 各一錢, 柴胡 · 羌活 · 蒼朮 · 黃芪 各一錢半, 空心, 水煎服, 以飯壓之.

『東醫寶鑑』 : 柴胡 · 羌活 · 蒼朮 · 黃芪 各一錢, 當歸 · 防風 · 升麻 · 藁本 · 甘草 各七分, 蔓荊子 五分, 獨活 三分, 右剉, 作一貼, 水煎服, 以飯壓之.

方解 : 飮食勞倦으로 갑작스럽게 崩漏가 그치지 않는 것을 치료한다. 或은 아래로 水漿이 나오는 것과 怠惰하고 嗜臥하며 四肢가 困倦하고 또한 夏月에 帶下와 脫漏하는 等證을 치료한다. 內傷으로 中氣가 下陷하여 갑작스러운 崩漏가 그치지 않는 것을 치료한다.

승음환(升陰丸)

『醫學入門』 : 熟地黃 五錢, 白芍藥 · 知母 各三錢, 升麻 · 乾薑 各二錢, 甘草 一錢, 爲末, 粥丸服.

方解 : 久病으로 因한 大腸氣瀉를 치료한다.

시경반하탕(柴梗半夏湯)

『醫學入門』 : 柴胡 二錢, 黃芩 · 半夏 · 枳殼 · 桔梗 · 瓜蔞仁 各一錢, 靑皮 · 杏仁 各八分, 甘草 四分, 水煎溫服.

『東醫寶鑑』 : 柴胡 二錢, 瓜蔞仁 · 半夏 · 黃芩 · 枳殼 · 桔梗 各一錢, 靑皮 · 杏仁 各八分, 甘草 四分, 右剉, 作一貼, 薑三片, 水煎服.

方解 : 發熱咳嗽와 胸滿으로 兩脇이 剉痛하는 것을 치료한다. 이것은 邪熱이 痰을 끼고 攻注하는 것이다. 가령 입에 燥渴이 있는 경우에는 去 半夏를 하고 痰이 脇下에 있는 경우에는 加 白芥子를 하거나 혹은 竹瀝·薑汁을 하면 역시 妙하다. 痰熱이 盛해서 發生한 胸痞와 脇痛을 치료한다.

시경탕(柴梗湯)

『醫學入門』 : 小柴胡湯 去 人蔘 合 桔梗湯.

『東醫寶鑑』 : 柴胡 二錢, 黃芩·半夏·枳殼·桔梗 各一錢, 人蔘 七分, 甘草 五分, 薑五片, 棗二枚, 水煎服.

方解 : 胸脇이 痞滿하거나 혹은 痛하는 것을 치료한다. 『醫學入門』에서는 人蔘을 去한다고 하였는데 『東醫寶鑑』에서는 人蔘 七分이 들어가 있다. 虛實의 有無와 渴證의 有無로 판단해서 사용하면 된다. 胸膈이 滿悶하고 痞痛하는 것을 치료한다.

시진탕(柴陳湯)

『醫學入門』 : 卽 小柴胡湯 合 二陳湯.

『東醫寶鑑』 : 柴胡 二錢, 黃芩·半夏·赤茯苓·陳皮 各一錢, 人蔘 七分, 甘草 五分, 右剉, 作一貼, 如上法煎服.

方解 : 痰氣로 胸脇이 不利하거나 또는 痰瘧 等證을 치료한다. 痰熱로 胸이 痞滿한 것을 치료한다.

시함탕(柴陷湯)

『醫學入門』 : 卽 小柴胡湯 合 小陷胸湯.

『東醫寶鑑』 : 半夏 三錢, 瓜蔞仁·柴胡 各二錢, 黃芩·黃連 各一錢, 人蔘 七分, 甘草 五分, 右剉, 作一貼, 入薑五片, 棗二枚, 水煎服. 卽 小柴胡湯 合 小陷胸湯也.

方解 : 結胸과 痞氣의 初起에 表證이 있는 것을 치료한다. 또한 水結, 痰結, 熱結 等證을 치료한다. 熱實結胸과 水結胸, 痰結胸을 치료한다.

시호계지탕(柴胡桂枝湯)

『醫學入門』 : 柴胡一錢, 桂枝·黃芩·人蔘·芍藥·半夏 各一錢, 甘草 五分, 薑三片, 棗二枚, 水煎服.

『東醫寶鑑』 : 柴胡 二錢, 桂枝·黃芩·人蔘·芍藥 各一錢, 半夏製 八分, 甘草炙 六分, 右剉, 作一貼, 入薑五片, 棗二枚, 水煎服.

『東醫寶鑑』 又方 : 柴胡 二錢, 桂枝·黃芩·人蔘·芍藥·半夏 各一錢, 甘草 五分, 右剉, 作一貼, 入薑三棗二, 水煎服.

方解 : 惡寒이 드는데 陽經에 直中을 하는 것을 치료한다. 少陽病으로 頭額痛, 項强, 脇痛胸滿을 치료하고, 發熱惡寒이 乍往乍來하거나 또는 自汗亡陽으로 譫語作渴하는 것을 치료한다. 겸하여 風溫汗後에 身熱 및 動氣 等證을 치료한다. 혹은 小柴胡湯, 桂枝湯, 麻黃湯을 選用한다. 陰經에 直中하는 경우에는 黃芪健中湯, 四逆湯, 小建中湯을 選用한다. 『東醫寶鑑』의 처음 處方은 傷寒動氣로 築痛하는 것을 치료한다. 『東醫寶鑑』의 又方은 雜病의 개념에서는 肝은 筋을 主하고 腎은 骨을 主하게 되며, 同氣相求의 法則에 따라서 風은 筋으로 들어가고 寒은 骨로 들어가게 된다. 이렇게 風寒이 몸에 침입을 하면 筋骨이 아프면서 熱이 발생을 하는 것이니, 이것을 알지 못하고 함부로 桂枝湯과 麻黃湯만을 고집하면 안 된다.

몸에 熱이 있으면서 筋骨이 疼痛하는 外感風寒의 경우에는 우선 柴胡桂枝湯을 사용해서 熱과 筋骨疼痛을 치료하는 것이 우선이다. 그 뒤에 痰이 있다면 柴胡半夏湯으로 사용한다.

시호반하탕(柴胡半夏湯)

『醫學入門』 : 柴胡 · 半夏 各一錢半, 黃芩 · 白朮 · 陳皮 · 麥門冬 各一錢, 甘草 五分, 薑三片, 棗二枚, 水煎溫服.

方解 : 傷風의 發熱惡寒과 頭痛을 치료하는데 無汗하면서 咳嗽를 하는 것과 熱을 끼고 自利하는 것을 치료한다. 겸하여 一切의 痰證으로 증상이 마치 傷寒과 같은 것을 치료한다. 가령 小便이 不利한 경우에는 加 茯苓을 한다. 冬月에 無汗한 경우에는 加 麻黃을 한다. 三時에 無汗한 경우에는 加 蘇葉을 한다. 冬月에 有汗한 경우에는 加 桂枝를 한다. 三時에 有汗한 경우에는 加 防風을 한다. 咽痛에는 加 桔梗을 한다. 喘嗽에는 去 白朮을 하고 加 杏仁 · 桑白皮를 한다. 酒熱에는 加 黃連을 한다. 食積에는 加 山楂 · 神麴을 한다. 痰이 脇下에 伏해서 통증이 있는 경우에는 加 白芥子를 한다. 痰이 盛해서 喉中에 마치 톱질하는 것 같은 경우에는 加 竹瀝 · 薑汁을 한다. 燥痰이 마치 阿膠와 같은 경우에는 加 金沸草 · 前胡를 한다. 胸膈이 痞悶한 경우에는 加 枳殼을 한다.

시호사물탕(柴胡四物湯)

『東醫寶鑑』 : 柴胡 · 生地黃 各二錢, 川芎 · 赤芍藥 · 當歸 · 黃芩 各一錢, 人蔘 · 半夏 · 甘草 各五分, 右剉, 作一貼, 入薑三片 水煎服. 一名 三元湯.

『方藥合編』 : 柴胡 · 生地黃 各二錢, 川芎 · 赤芍藥 · 當歸 · 黃芩 各一錢, 人蔘 · 半夏 · 甘草 各五分, 薑三片.

方解 : 産後發熱 및 熱入血室을 치료한다.

시호억간탕(柴胡抑肝湯)

『醫學入門』 : 柴胡 二錢半, 赤芍藥 · 牧丹皮 各一錢半, 靑皮 二錢, 連翹 · 生地 各五分, 地骨皮 · 香附 · 蒼朮 · 山梔 各一錢, 川芎 七分, 甘草 三分, 神麴 八分, 空心 臨臥 水煎服.

『東醫寶鑑』: 柴胡 二錢, 青皮 一錢半, 赤芍藥·牧丹皮 各一錢, 地骨皮·香附·蒼朮·山梔 各七分, 川芎·神麴炒 各五分, 生地黃·連翹 各三分, 甘草 二分, 右剉, 作一貼, 水煎服.

方解 : 寡居獨陰을 해서 寒熱하는 것이 瘧疾과 유사한 等證을 치료한다. 홀로 사는 寡婦가 陽이 없이 陰만 홀로 하여 욕심이 싹이 트지만 많이 이룰 수가 없어서 寒熱이 나는 것이 瘧疾과 유사한 것을 치료한다.

식분환(息賁丸)

『東醫寶鑑』: 黃連 一兩三錢, 厚朴 八錢, 川烏·桔梗·白豆蔻·陳皮·三稜·天門冬·人蔘 各二錢, 乾薑·白茯苓·川椒·紫菀 各一錢半, 青皮·巴豆霜 各五分.

方解 : 肺積을 치료한다.

신국환(神麴丸)

『醫學入門』: 神麴 三兩, 蒼朮·陳皮 各一兩, 爲末, 生薑汁別煮神麴末, 爲糊和丸, 梧子大, 每三五十丸, 薑湯下.

方解 : 中脘에 宿食과 留飮으로 인하여 신물이 心을 쏘는 듯이 통증이 있고, 嘔吐淸水하고, 트림을 하면 썩은 냄새가 나는 것을 치료한다. 『東醫寶鑑』의 神麴丸은 加味磁朱丸으로 눈병을 치료하는 處方이라 굳이 기재하지 않았다.

신기환(腎氣丸)

『醫學入門』: 山藥·山茱萸 各四兩, 茯苓·澤瀉·牧丹皮 各三兩, 生地 八兩, 爲末, 蜜丸梧子大, 每五十丸, 空心白湯, 溫酒下. 有痰, 薑湯下.

『萬病回春』: 熟地黃杵膏忌鐵器 八兩, 山茱萸酒蒸去核·乾山藥 各四兩, 牧丹皮·白茯苓去皮·澤瀉 各三兩, 右各別爲末, 和地黃膏加煉蜜爲丸, 如梧桐子大, 每服一百丸, 空心滾水送下.

方解 : 六味地黃丸이다. 또한 腎氣丸이라고 이름을 한다. 가령 心氣가 不足하거나 또는 虛血이 있는 경우에는 加 牧丹皮를 八兩까지 한다. 가령 淋瀝이나 血腫이 있는 경우에는 加 澤瀉를 八兩까지 한다. 가령 脾胃가 弱한 경우에는 加 山藥을 八兩까지 한다. 가령 夢遺가 있고 頭昏이 있는 경우에는 加 山茱萸를 八兩까지 한다. 가령 痰火가 盛하고 또한 小水가 不淸한 경우에는 加 茯苓을 八兩으로 한다. 가령 腎에 邪水가 없는데 遺精을 하는 경우에는 去 澤瀉·茯苓을 하고 加 茯神 三兩, 益智仁·五味子·麥門冬 各二兩으로 한다.

少年이 水가 虧하고 火가 盛하며, 腎氣가 久虛하고, 瘦弱으로 無力하며 盜汗發熱이 있고, 五臟이 모두 虛損하고 遺精, 便血, 淋濁 等證 및 婦人의 氣血이 虛해서 無子한 경우와 肺經으로 潮熱한 경우, 咳嗽에 피가 나오거나 煩渴한 것을 치료하는데 능히 精을 收斂하고 氣를 길러서 火를 伏하고 水를 引導하니 機關을 이롭게 해서 脾土를 健實하게 한다. 一方에는 加知母·黃柏을 해서 陰虛로 크게 燥渴이 있는 것을 치료한다. 가령 中寒으로 小食하고 쉽게

泄瀉를 하는 경우에는 去 知·柏을 하고 加 砂仁·炒黑乾薑·北五味子를 한다.

六味丸이다. 一名 地黃丸이라고 하고 腎氣丸이라고 한다. 腎虛로 渴證이 나는 것을 치료한다. 小便이 淋閉하고, 氣壅으로 痰涎이 있으며 頭目이 眩暈하고, 眼花가 있으며 耳聾이 있고 咽乾舌痛을 하며 腰腿가 痿軟하는 等證을 치료한다. 또한 腎虛로 發熱이 있고 自汗과 盜汗이 있으며 便血이나 諸血證과 失音을 치료한다. 水가 범람해서 痰이 되는 데에 聖藥이고, 血虛로 發熱하는 데에 神妙한 藥이다. 또한 腎陰이 허약해서 津液이 내려오지 않아 敗濁으로 痿가 되는 것을 치료한다. 或은 咳逆을 치료한다. 또는 小便不禁을 치료하고 正氣가 虛脫하는 것을 收斂을 해서 養血滋腎을 하고 制火導水를 하니 機關으로 하여금 이롭게 해서 脾土를 健實하게 해 주는 處方이다.

신보환(神保丸)

『醫學入門』: 全蠍七箇, 巴豆霜十箇, 木香·胡椒 各二錢半, 爲末, 蒸餠丸痲子大, 朱砂爲衣, 每五七丸.

『東醫寶鑑』: 全蝎全者 七箇 巴豆 十箇去皮爲霜, 木香·胡椒 各二錢半, 朱砂半內入半爲衣, 一錢, 右爲末, 蒸餠和丸痲子大, 朱砂爲衣, 每五七丸, 薑湯溫酒任下.

方解 : 心膈痛에는 柹蔕燈心煎湯으로 服用한다. 腹痛에는 柹蔕煨薑湯으로 服用한다. 血痛에는 炒薑醋湯으로 服用한다. 肺氣가 심한 경우에는 白礬·蛤粉 各二錢, 黃丹 一錢으로 같이 갈아서 桑白皮를 끓인 糯米飮으로 복용을 한다. 氣가 적고 喘이 있는 경우에는 단지 桑白皮를 끓인 糯米飮으로 服用한다. 脇이 아프지 않은 경우에는 炒茴香으로 담은 술로 服用한다. 大便이 不通한 경우에는 蜜湯에 檳榔末 一錢을 넣어서 服用한다. 氣噎에는 木香煎湯으로 服用한다. 宿食이 不消한 경우에는 茶酒漿으로 임의대로 服用한다. 諸積으로 因한 氣痛으로 項背가 注痛하는 것을 치료하는데 臟腑를 宣通하게 해 준다. 『東醫寶鑑』에서는 神保元으로 되어 있다. 諸氣注痛을 치료한다. 또한 心膈痛, 腹脇痛, 腎氣痛을 치료한다. 控涎丹, 滾痰丸처럼 함부로 사용할 藥은 아니다.

신착탕(腎着湯)

『醫學入門』: 乾薑·茯苓 各二錢, 甘草·白朮 各一錢, 空心, 水煎服.

『東醫寶鑑』: 白朮 二錢半, 乾薑炮·赤茯苓 各一錢半, 甘草炙 五分, 右剉, 作一貼, 水煎服.

方解 : 腎虛로 傷濕하여 몸이 무겁고, 허리가 冷하고 마치 물속에 앉아 있는 것과 같으며, 渴證이 없고 小便이 不利한 것을 치료한다. 流濕한 경우에는 溫煖한 藥을 兼해서 사용을 해야 흩어진다.

신출산(神朮散)

『醫學入門』: 蒼朮 五兩, 川芎·白芷·細辛·藁本·羌活·甘草 各一兩, 每三錢, 薑葱煎, 溫服. 傷風鼻塞, 爲末, 葱白茶淸調下.

『東醫寶鑑』: 蒼朮 二錢, 荊芥·藁本·乾葛·麻黃·甘草炙 各一錢, 右剉, 作一貼, 入薑三片, 葱白二莖, 水煎服.

『東醫寶鑑』 又方 : 蒼朮 三錢, 川芎·白芷·細辛·藁本·羌活·甘草 各一錢, 右剉, 作一貼, 入薑三片, 葱白二莖, 水煎服.

方解 : 四時의 風寒感冒 및 中霧露를 치료한다. 頭疼項强과 寒熱身痛, 鼻塞聲重, 咳嗽와 時行하는 飱泄下利에 대개 效果가 있다. 『東醫寶鑑』의 처음 處方은 傷寒이나 傷風으로 頭痛體疼하며 惡寒無汗한 것을 치료하는 것이다. 『東醫寶鑑』의 又方은 中霧露와 山嵐瘴氣, 頭疼項强을 치료하는 處方이다.

실소산(失笑散)

『醫學入門』: 蒲黃·五靈脂 各等分, 爲末, 每二錢, 先以醋調成膏, 入水一盞煎, 空心熱服.

『東醫寶鑑』: 五靈脂·蒲黃炒 各等分, 右爲末, 每二錢, 和醋熬成膏, 入水一盞, 煎至七分熱服.

方解 : 心氣痛 및 小腸氣痛으로 참을 수가 없는 것을 치료한다. 『東醫寶鑑』에서는 産後 兒枕痛으로 因한 臍腹痛으로 죽으려고 하는 것을 치료한다고 되어 있다.

십미소시호탕(十味小柴胡湯)

『醫學入門』: 人蔘·黃芩·柴胡·乾薑·山梔 各七分半, 白朮·防風·半夏·甘草 各五分, 五味子九粒, 薑煎服.

方解 : 氣虛不足으로 因한 呃逆을 치료한다.

십미온담탕(十味溫膽湯)

『醫學入門』: 陳皮·半夏·枳實 各九分, 人蔘·白茯苓 各五分, 遠志·熟地黃·酸棗仁·甘草 各三分半, 五味子九箇, 薑煎溫服.

方解 : 夢遺와 驚惕을 치료한다.

십미창백산(十味蒼柏散)

『醫學入門』: 蒼朮·黃柏·香附 爲君, 靑皮·玄胡索·益智仁·桃仁 爲臣, 茴香·附子·甘草 爲佐, 水煎服.

『東醫寶鑑』: 蒼朮·黃柏·香附子 各一錢, 靑皮·玄胡索·益智仁·桃仁 各七分, 茴香炒·附子炮·甘草 各五分, 右剉, 作一貼, 空心, 水煎服.

方解 : 疝으로 인한 통증을 치료한다. 濕熱로 因한 疝痛을 통치한다.

십육미유기음(十六味流氣飮)

『醫學入門』: 人蔘·當歸·黃芪·桔梗·防風·木香·甘草·枳殼·芍藥·川芎·肉桂·檳榔·白芷·厚朴·紫蘇·烏藥 各等分, 一方, 無 檳榔·肉桂, 有 皁角子. 水煎溫服.

『萬病回春』 : 當歸 · 川芎 · 白芍藥 · 黃芪 · 人蔘 · 官桂 · 厚朴 · 桔梗 · 枳殼 · 烏藥 · 木香 · 檳榔 · 白芷 · 防風 · 紫蘇葉 · 甘草, 右剉一劑, 水煎, 食遠, 臨臥頻服.

『東醫寶鑑』 : 紫蘇葉 一錢半, 人蔘 · 黃芪 · 當歸 各一錢, 川芎 · 肉桂 · 厚朴 · 白芷 · 防風 · 烏藥 · 檳榔 · 白芍藥 · 枳殼 · 木香 · 甘草 各五分, 桔梗 三分, 右剉, 作一貼, 加 靑皮 一錢, 水煎服.

『東醫寶鑑』 又方 : 人蔘 · 當歸 · 黃芪 · 桔梗 · 防風 · 木香 · 枳殼 · 川芎 · 肉桂 · 白芍藥 · 檳榔 · 白芷 · 厚朴 · 紫蘇葉 · 烏藥 · 甘草 各六分, 右剉, 作一貼, 水煎服.

『方藥合編』 : 蘇葉 一錢半, 人蔘 · 黃芪 · 當歸 各一錢, 川芎 · 官桂 · 厚朴 · 白芷 · 防風 · 烏藥 · 檳榔 · 白芍藥 · 枳殼 · 木香 · 甘草 各五分, 桔梗 三分.

方解 : 이름이 없는 惡種이나 癰疽 등의 疾患을 치료한다. 이것은 表裏氣血의 藥이니 脉이 洪緩, 沈遲, 緊細한 경우가 아니면 마땅히 사용해서는 안 된다. 乳巖을 치료한다. 乳癰인 경우에는 加 靑皮를 한다. 역시 痘疹의 餘毒으로 癰瘤가 된 것을 치료한다. 『東醫寶鑑』의 處方은 奶巖을 치료하는 것이다. 『東醫寶鑑』의 又方은 『醫學入門』과 같다. 『方藥合編』에서는 『東醫寶鑑』를 인용했는데 奶巖을 치료하는 경우에는 靑皮를 一錢 加하는 것이 더 임상적으로 좋다.

십전대보탕(十全大補湯)

『醫學入門』 : 人蔘 · 白朮 · 茯苓 · 甘草 · 當歸 · 川芎 · 熟地黃 · 芍藥 · 肉桂 · 黃芪 各二分半, 薑棗煎服.

『東醫寶鑑』 : 人蔘 · 白朮 · 白茯苓 · 甘草 · 熟地黃 · 白芍藥 · 川芎 · 當歸 · 黃芪 · 肉桂 各一錢, 右剉, 作一貼, 薑三棗二, 水煎服.

『方藥合編』 : 人蔘 · 白朮 · 白茯苓 · 甘草 · 熟地黃 · 白芍藥 · 川芎 · 當歸 加 黃芪, 肉桂 各一錢 薑三片 棗二枚.

方解 : 男婦의 諸虛와 勞傷을 치료하고 氣血을 生하게 하며 脾胃를 壯하게 한다. 일반적으로 十全大補湯을 方解를 할 때에 八物湯에 黃芪 · 肉桂를 加한 것으로 많이 이야기를 하고 있으나 그렇게 되면 生薑 · 大棗가 들어간 것에 대해서 설명이 어렵게 된다. 八物湯에 黃芪健中湯을 合方한 것으로 方解를 풀어가야 한다.

십조탕(十棗湯)

『醫學入門』 : 芫花 · 甘遂 · 大戟 各等分 爲末, 用大棗十枚, 水一盞, 煎至半盞, 去棗調末五分, 怯弱者減半服, 服後大便利下水, 以粥補之.

『東醫寶鑑』 : 芫花微炒 · 甘遂 · 大戟炒, 右等分, 爲末, 別取大棗十枚, 水一盞煎至半盞, 去棗, 調藥末, 强人一錢, 弱人 半錢服, 大便利下水, 以粥補之.

方解 : 太陽傷風을 치료하는데 下利嘔逆을 하고, 濈濈汗出을 하며 發作에 때가 있고, 頭痛이

있으며, 心下가 痞硬하고, 脇까지 당기면서 쑤시고, 乾嘔하고 短氣하며, 不惡寒을 하고 또는 利水로 身凉하는 경우에 마땅히 복용을 한다.

方意는 다음과 같다. 下利嘔逆을 하는 것은 裏에 邪氣를 받은 것이니, 가히 下를 할 수가 있는 것이다. 汗出이 나오는데 惡寒이 없고 發作에 때가 있는 것은 表가 이미 풀린 것이니, 가히 攻伐을 할 수가 있는 것이다. 頭痛과 脇疼이 있고 心痞가 있으며 乾嘔하고 短氣하는 것은 邪熱이 안으로 쌓여서 伏飮이 있는 것이니, 이것은 裏가 아직은 和한 것이 아니다. 이것으로 芫花의 辛味를 사용해서 飮을 散하게 하고, 大戟, 甘遂의 苦味로 水를 瀉하며, 大棗의 甘으로 土를 益하게 하여 水를 勝하게 하는 것이다.

傷寒일 때에 懸飮과 伏飮으로 脇下가 당기면서 아픈 것을 치료한다. 河間이 이르기를 芫花의 辛으로 痰飮을 흩어주게 한다. 二物의 苦는 水를 泄하게 한다. 甘遂는 水氣를 結滯된 곳으로 直達하는 것이니 이에 水를 泄하게 하는 聖藥이다. 그러나 毒이 있으니 가볍게 사용을 해서는 안 된다.

쌍해산(雙解散)

『醫學入門』: 卽 防風通聖散 合 益元散 等分 生薑蔥白豆豉煎 調服.

『東醫寶鑑』: 滑石 三錢, 甘草 一錢, 石膏·黃芩·桔梗 各七分, 防風·川芎·當歸·赤芍藥·大黃·麻黃·薄荷·連翹·芒硝·荊芥·白朮·梔子 各五分, 薑三片, 葱白三莖, 豉半合.

方解 : 즉 防風通聖散에 合 益元散을 해서 等分을 한 것이다. 益元散은 裏를 通하게 하고 通聖散은 表를 發散시키므로 表證과 裏證에 다 알맞은 藥이다. 生薑蔥白豆豉를 끓여서 調服한다. 吐하고자 하는 경우에는 探吐를 하고, 下를 하고자 하는 경우에는 즉 下를 하고, 發汗을 하고자 하는 경우에는 즉 汗을 한다. 그렇기 때문에 雙解散이라고 이름을 한다.

風寒暑濕과 飢飽勞役으로 內外의 여러 邪에 의해서 傷하여 氣血이 怫鬱하고 變하여 積熱이 되어서 寒病이 되고 寒熱이 往來하고 癎疾과 痓, 驚悸 等證이 있고, 소아의 瘡疹에 더욱 妙하다. 가령 自利를 하면 去 硝黃을 하고, 自汗을 하면 去 麻黃을 한다. 傷寒에 表證과 裏證이 풀리지 않는 것을 치료한다.

쌍화탕(雙和湯)

『醫學入門』: 黃芪·川芎·當歸·熟地 各一錢, 官桂·甘草 各七分半, 白芍 二錢半, 薑棗煎服,

『東醫寶鑑』: 白芍藥 二錢半, 熟地黃·黃芪·當歸·川芎 各一錢, 桂皮·甘草 各七分半, 右剉, 作一貼, 薑三棗二, 水煎服.

『方藥合編』: 白芍藥 二錢五分, 熟地黃·黃芪·當歸·川芎 各一錢, 桂皮·甘草 各七分半, 薑三片 棗二枚 .

方解 : 心力이 모두 勞해서 氣血이 모두 傷하고 혹은 房室한 후에 勞役을 하며, 或은 勞役 후에 犯房을 하였거나, 大病 후에 虛勞와 氣乏 등의 증상을 치료한다. 이것으로 調理를 하는

데 그러나 陰虛火動인 경우에는 마땅히 加減을 잘 해야 한다. 또한 黃芪, 當歸의 二味는 역시 補血湯이라 이름을 하는데 內傷의 發熱을 잘 치료한다. 人蔘養榮湯, 黃芪健中湯, 八物湯, 平胃散, 五苓散은 대개 調理하는 사이에 사용하는 處方이다. 『醫學入門』에서는 雙和散으로 되어 있다.

ㅇ

아위당기환(阿魏撞氣丸)

『醫學入門』: 小茴香 · 青皮 · 甘草 · 陳皮 · 莪朮 · 川芎 各一兩, 生薑 四兩, 用鹽五錢, 掩一宿, 胡椒 · 白芷 · 肉桂 · 砂仁 · 丁香皮炒 各五錢, 爲末, 用阿魏 一錢半, 和麪糊丸芡實大, 每藥一斤, 用朱砂七錢爲衣, 每三五丸.

方解 : 남자의 氣痛에는 炒薑鹽湯으로 服用하고, 女人의 血氣痛에는 醋湯으로 服用한다. 五種의 噎疾을 치료하고 九種心痛과 痃癖氣塊를 치료하며, 冷氣가 刺痛하고, 腹痛으로 腸鳴하며 嘔吐酸水를 하는 것을 치료하고, 남자의 疝氣와 女人의 血氣를 치료한다.

안비환(安脾丸)

『醫學入門』: 半夏 一兩, 檳榔 二錢, 雄黃 一錢半, 爲末 薑汁和蒸餠爲丸梧子大 小兒丸, 黍米大 薑湯下. 從少至多漸加服之, 以得吐能食爲度.

『東醫寶鑑』: 半夏製 一兩, 檳榔 二錢, 雄黃水飛 一錢半, 右爲末, 薑汁浸蒸餠和丸梧子大, 薑湯下三五十丸, 以吐止爲度.

方解 : 嘈雜 및 吐食에 脉이 弦한 것을 치료한다. 肝이 脾를 乘해서 吐하는 것이니 이는 脾胃의 虛이다. 마땅히 風을 다스리고 脾를 편안하게 해야 脾에 얽어매는 것이 없는 것이다. 그렇기 때문에 飮食이 스스로 내려간다. 『東醫寶鑑』에서는 金花丸으로 記載되어 있다. 食痹로 吐하는 것을 치료한다. 일명 安脾丸이라 한다. 風痰이 脾에 얽어져 있기 때문에 飮食이 내려가지 않는 것이다. 이것을 사용해서 風痰을 치료한다.

안태음(安胎飮)

『醫學入門』: 當歸 · 芍藥 · 生地 · 白朮 各一錢, 人蔘 · 川芎 · 陳皮 各五分, 紫蘇 · 砂仁 · 子芩 · 甘草 各三分, 薑煎溫服.

『萬病回春』: 當歸 · 川芎 · 白芍酒炒 · 熟地 · 阿膠 · 條芩 · 白朮去蘆 · 砂仁 · 香附炒 · 艾葉炒許, 右剉一劑, 加 糯米 一撮.

『東醫寶鑑』: 白朮 二錢, 條芩 一錢半, 當歸 · 白芍藥 · 熟地黃 · 縮砂研 · 陳皮 各一錢, 川芎 · 紫蘇葉 各八分, 甘草 四分.

『方藥合編』: 白朮 二錢, 條芩 一錢半, 當歸 · 白芍藥 · 熟地黃 · 縮砂 · 陳皮 各一錢, 川芎 · 蘇葉 各八分, 甘草 四分.

方解 : 胎氣가 불안하고 腰腹이 微疼하며 飮食을 잘 먹지 못하는 것을 치료한다. 『萬病回春』

의 安胎飮은 膠艾四物湯을 말하는 것이니 혼동하면 안 된다. 安胎飮은 胎動不安을 치료하는데 妊娠 五六個月에 몇 貼을 常服하면 매우 妙하다. 保胎의 경우라면 加味八珍湯과 金匱當歸散을 같이 공부하면 도움이 된다. 下血이 있고 腹痛이 있는 경우라면 膠艾四物湯과 膠艾芎歸湯을 같이 공부하면 도움이 된다.

양격산(凉膈散)

『醫學入門』 : 連翹 一錢, 山梔・大黃・黃芩・竹葉・薄荷 各五分, 朴硝 二分半, 甘草 一錢半, 水煎入蜜少許 調服.

『萬病回春』 : 連翹・黃芩・山梔・桔梗・黃連・薄荷・當歸・生地黃・枳殼・芍藥・甘草 各等分, 右剉一劑, 水煎, 食後服.

『東醫寶鑑』 : 連翹 二錢, 大黃・芒硝・甘草 各一錢, 薄荷・黃芩・梔子 各五分, 右剉, 作一貼, 入靑竹葉七片, 蜜少許同煎至半入硝去滓服.

『方藥合編』 : 連翹 二錢, 大黃・芒硝・甘草 各一錢, 薄荷・黃芩・梔子 各五分, 蜜少許, 竹葉七片.

方解 : 東垣은 去 硝黃을 하고 加 桔梗을 했다. 諸般의 積熱과 口舌生瘡, 痰實不利와 煩渴, 腸胃의 秘澁, 便尿가 不利하는 일체의 風熱을 치료한다. 回春에서는 東垣을 따랐다. 그렇기 때문에 回春凉膈散이라고 부른다. 『萬病回春』의 處方은 芒硝가 들어가 있지 않다. 三焦實火를 치료한다. 煩渴이 있고 舌에 瘡이 생기고 小便이 赤하고 大便이 結한 것을 치료한다. 『東醫寶鑑』의 處方은 芒硝가 들어가 있어서 入門과 내용이 유사하다. 『方藥合編』에서는 『東醫寶鑑』를 따랐다. 積熱로 煩躁하고 口舌生瘡을 하며 目赤頭昏하고 腸胃가 燥澁하며 便尿가 秘結하는 것을 치료한다.

양경환(凉驚丸)

『醫學入門』 : 靑黛・草龍膽 各三錢, 鉤藤 二錢, 防風・黃連 各五分, 牛黃・龍腦・麝香 各一字, 爲末, 糊丸粟米大, 每三五丸, 金銀煎湯下.

『東醫寶鑑』 : 黃連 一兩, 草龍膽・防風・靑黛 各三錢, 龍腦 五分, 牛黃・麝香 各一字, 右爲末, 麵糊和丸粟米大, 每取一二十丸, 金銀泡湯下.

方解 : 驚熱과 胎驚으로 發搐하고 心腎이 恍惚하며, 牙關緊急을 하고 上視潮熱을 하며 手足이 動搖하고 握拳을 하면서 抽掣를 하는 것을 치료한다. 急驚風을 치료한다. 溫驚丸과 같이 공부를 하면 도움이 된다.

양기단(養氣丹)

『醫學入門』 : 禹餘糧・紫石英・磁石 各半斤, 赤石脂・代赭石 各一斤, 各以水研, 挹其淸者, 置紙上, 以竹篩盛之, 候乾各用瓦罐收貯, 鹽泥固濟, 陰乾以炭, 五十斤, 分作五處煆, 此五藥, 以炭火蓋之, 火盡再煆, 如此者三次, 埋地內兩日, 去火毒, 取出再涎, 入 肉蓯蓉 一兩半, 附子 二兩,茴香·丁香·木香·破古紙·肉桂·巴戟·山藥·肉苣蔻·鍾乳粉·鹿茸·當歸·沈香·白茯苓·遠志·沒藥·陽起石·五靈脂·乳香·朱砂 各一兩, 爲末和前藥硏勻糯米糊, 調每兩作五十丸陰乾, 入布袋內, 擦光, 每二十丸, 空心溫酒薑鹽湯任下. 婦人艾醋湯下.

方解 : 諸虛와 百損으로 眞陽이 不固하고 上實下虛하며 氣가 升降을 하지 못하고, 혹은 咳嗽喘促이 있으며, 一切 몸과 氣가 弱하고, 또한 婦人이 血海가 冷痹하는 等證을 치료한다.

양심탕(養心湯)

『醫學入門』 : 黃芪·茯苓·茯神·半夏麯·當歸·川芎 各五分, 甘草 四分, 遠志·辣桂·柏子仁·五味子·酸棗仁·人蔘 各二分半, 薑棗煎服. 一方 去 芎·桂·半夏, 加 麥門冬·白芍·陳皮·蓮肉.

『東醫寶鑑』 : 白茯苓·茯神·當歸·生地黃 各一錢, 黃芪蜜炙·遠志薑汁炒 各八分, 川芎·柏子仁·酸棗仁炒 各七分, 半夏麴 六分, 人蔘 五分, 甘草炙·辣桂 各三分, 五味子 十四箇, 薑三片. 水煎服.

方解 : 힘들게 고생을 하고 憂思로 傷心하며 痰이 많아서 잠을 잘 못자고, 驚悸가 不寧한 경우를 치료한다. 가령 水가 停留되어 怔忡하는 경우에는 加 赤茯苓·檳榔을 한다. 憂愁思慮로 傷心한 것을 치료한다. 或은 勤政으로 勞心해서 心神이 不足한 것에 이르고 驚悸로 잠을 적게 자는 것을 치료한다.

양위진식탕(養胃進食湯)

『東醫寶鑑』 : 蒼朮 二錢, 人蔘·白朮 各一錢, 陳皮·厚朴·白茯苓·甘草炙 各七分, 神麴炒·麥芽炒 各五分, 薑三片, 棗二枚, 同煎服, 或爲末, 蜜丸和作丸梧子大, 每二錢, 米飮下.

方解 : 脾胃虛弱으로 飮食이 不進하고 面黃하며 肌瘦하고, 胸膈이 痞悶하며 飮食이 소화가 안되는 것을 치료한다. 혹은 噯氣呑酸을 치료한다.

양혈지황탕(凉血地黃湯)

『醫學入門』 : 熟地·當歸·槐花·靑皮·黃柏·知母 各等分. 如小便澁, 大便後重, 加 木香·檳榔, 水煎溫服.

『東醫寶鑑』 : 羌活·防風·柴胡 各一錢, 生地黃·當歸 各五分, 知母·黃柏·荊芥·細辛·蔓荊子·黃芩·川芎·藁本·黃連·升麻·甘草 各三分, 紅花 一分, 右剉, 作一貼, 水煎服之.

方解 : 가령 小便이 澁하고 大便이 後重한 경우에는 加 木香·檳榔을 해서 水煎溫服을 한다. 血瀉에 가장 妙하다. 一方에는 去 槐花·靑皮를 하고 生地·當歸 各五分, 知母·黃柏 各二分, 加 荊芥·細辛·蔓荊子·黃芩 各一分, 羌活·防風·柴胡 各三錢, 川芎·藁本·黃連·升麻 各二分, 紅花少許를 해서 水煎溫服을 한다. 血崩을 치료하는데 腎水의 眞陰이 胞絡의 相火를 鎭壓해서 固守하지 못하기 때문에 血이 달려서 무너지는 것이고 經脈이 멈추지 않는

것이다. 或은 마치 豆汁과 같아 五色이 相雜하고 面黃하고 體痛하면서 寒熱이 있는 것을 치료한다. 『東醫寶鑑』의 處方은 一方으로 되어 있는 것이다.

여성병자(如聖餠子)

『醫學入門』: 防風·天麻·半夏 各五錢, 南星·乾薑·川烏 各一兩, 川芎·甘草 各二兩. 一方, 有 細辛 三錢, 爲末, 蒸餠, 丸芡實大, 撚作餠子日乾, 每五餠, 同荊芥三五穗細嚼, 茶酒任下. 如傷寒得汗, 尙餘頭痛者, 薑葱煎湯下.

『東醫寶鑑』: 南星·乾薑·川芎·川烏·甘草 各一兩, 防風·半夏製·天麻·細辛 各五錢, 右爲末, 薑汁麵糊和丸芡實大, 捏作餠子, 每五餠, 細嚼, 茶淸溫酒任下.

方解: 瘐瘲을 치료한다. 겸해서 男婦의 氣厥로 上盛下虛하고, 痰飮 및 風寒이 陽經에 伏留하며, 偏正頭痛이 腦巓과 연결이 되면서 아프고 吐逆과 惡心이 있으며 目眩耳聾이 있는 것을 치료한다. 常服하면 頭目을 淸하게 하고 風痰을 消滅하고 胃氣를 暖하게 한다. 風寒邪가 陽經에 伏留해서 氣厥, 痰厥과 一切의 頭痛을 치료한다.

영계출감탕(苓桂朮甘湯)

『醫學入門』: 茯苓 四錢, 桂枝 三錢, 白朮 二錢, 甘草 一錢, 水煎溫服.

『東醫寶鑑』: 赤茯苓 二錢, 桂枝·白朮 各一錢半, 甘草 五分, 右剉 水煎服.

方解: 汗吐下 후에 裏가 虛해서 氣가 逆하고 上衝하는 것을 치료한다. 心腹이 痞滿하고 혹은 아프고, 일어나면 頭眩이 있고 脈이 沈緊한 것을 치료한다. 裏에 있으면 땀을 내는 것이 마땅하지 않으니 땀을 내면 즉 經絡이 밖으로 動해서 陽氣를 손상시키게 되고 陽이 虛하면 즉 여러 脈을 主持할 수가 없어서 身體가 振搖하고 筋脈이 惕瞤하며 오래되면 痿가 된다. 마땅히 이 湯으로 經을 和하게 하고 陽을 益하게 해야 한다. 그렇기 때문에 陽이 不足한 경우에는 甘味로 補를 해야 하니, 茯苓, 白朮, 甘草의 甘으로 津液을 生하여 陽을 益하게 하는 것이다. 裏氣가 逆한 경우에는 辛으로 흩어주어야 하니 桂枝의 辛으로 陽을 行하여 逆氣를 흩어준다. 『醫學入門』에서는 茯苓桂朮甘草湯으로 되어 있다. 胸에 痰飮이 있어 短氣하는 것을 치료한다.

영선제통음(靈仙除痛飮)

『萬病回春』: 麻黃·赤芍 各一錢, 防風·荊芥·羌活·獨活·白芷·蒼朮·威靈仙·片黃芩·枳實·桔梗·葛根·川芎 各五錢, 歸尾·升麻·甘草 各三分, 右剉 一劑, 水煎服. 在下焦 加 酒炒黃柏, 婦人 加 紅花, 腫多 加 檳榔·大腹皮·澤瀉·沒藥, 一云 脈澁者, 有瘀血, 宜桃仁·紅花·芎·歸 及酒大黃微利之.

『東醫寶鑑』: 麻黃·赤芍藥 各一錢, 防風·荊芥·羌活·獨活·威靈仙·白芷·蒼朮·片芩酒炒·枳實·桔梗·葛根·川芎 各五分, 當歸梢·升麻·甘草 各三分. 右剉, 作一貼, 水煎服. 一

名 麻黃芍藥湯.

『方藥合編』 : 麻黃 · 赤芍藥 各一錢, 防風 · 荊芥 · 羌活 · 獨活 · 威靈仙 · 白芷 · 蒼朮 · 片芩酒炒 · 枳實 · 桔梗 · 乾葛 · 川芎 各五分, 當歸尾 · 升麻 · 甘草 各三分.

方解 : 諸節이 腫痛하는 것을 치료한다. 통증은 火에 屬하고, 붓는 것은 濕에 屬하니, 겸하여 風寒을 받아서 經絡의 사이에서 發動하게 되어 濕熱이 肢節의 사이에 流注를 하고 그침이 없는 것을 치료한다. 表實의 경우에는 靈仙除痛飮을 사용하고 死血의 경우에는 疏風活血湯을 사용하니 두 處方을 같이 공부하는 것이 도움이 된다.

오격관중산(五膈寬中散)

『醫學入門』 : 靑皮 · 陳皮 · 丁香 · 砂仁 各四分, 厚朴 · 香附子 各一錢半, 甘草 五分, 木香 三分, 白荳蔲 二分, 或 加 南星 · 半夏 爲末, 每二錢薑鹽湯點服.

『東醫寶鑑』 : 厚朴 · 香附子 各一錢半, 甘草 五分, 靑皮 · 陳皮 · 丁香 · 縮砂 各四分, 木香 三分, 白豆蔲 二分, 右爲末, 入薑三片, 鹽少許, 水煎服.

方解 : 邪氣와 七情으로 脾를 傷하고 陰陽이 不和해서 胸膈이 痞滿하고 停痰으로 氣逆하여 五膈이 되는 것을 치료한다. 一切 冷氣도 아울러 대개 치료한다. 五膈으로 飮食이 내려가지 않는 것을 치료한다.

오령산(五苓散)

『醫學入門』 : 猪苓 · 茯苓 · 白朮 · 澤瀉 各一錢半, 肉桂 五分, 爲末, 每二錢, 白湯調下.

『萬病回春』 : 豬苓 · 澤瀉 各一錢, 白朮去蘆 · 茯苓去皮 各一錢五分, 肉桂 五分, 右剉一劑, 水煎服, 若本方 去 桂, 名 四苓散.

『東醫寶鑑』 : 澤瀉 二錢半, 赤茯苓 · 白朮 · 豬苓 各一錢半, 肉桂 五分, 右爲末, 每二錢, 白湯下, 或剉, 作一貼, 水煎服.

『方藥合編』 : 澤瀉 二錢半, 赤茯苓 · 白朮 · 猪苓 各一錢半, 肉桂 五分.

方解 : 太陽病을 치료하는데 처음에는 熱이 없고 단지 狂言을 하고 煩躁不安을 하며 精彩가 다른 사람과 더불어 서로 堪當을 할 수가 없고 또한 汗 후에 胃中이 乾燥해서 잠을 잘 수가 없고, 小便이 赤色이고 약간 煩躁하면서 渴證이 있는 것을 치료한다. 오직 上焦에 약간 煩躁하면 邪가 도리어 表에 있는 것이니 오로지 口渴하면 즉 入裏한 것으로 熱이 아직은 實하게 되지 않은 것이다. 물을 소화시킬 수가 없으니 停蓄하여 흩어지지 않는 것이다. 혹은 傷寒에 下法을 일찍해서 心下에 痞滿이 있고 아프지 않은 것을 치료한다. 혹은 太陽少陽同病과 또한 中暍하고 霍亂煩躁를 하고, 中濕으로 關節이 疼痛하고, 濕痺로 小便이 不便하고 大便은 도리어 快한 等證을 치료한다. 津液을 生하고 表裏를 和하게 한다. 가령 熱이 없는데 煩躁하고 狂言을 하는 경우에는 服用한 후에 손으로 探吐를 한다.

方意는 다음과 같다. 傷寒에 發熱이 나면서 煩하고 六七日이 되어서 풀리지 않는데 脉이 浮

한 경우에는 邪가 表에 있는 것이다. 혹은 汗 후에 亡津을 해서 胃가 乾燥하여 煩躁를 하고 不眠을 하면서 식사를 하지 못하고 단지 물을 마시려고 하는 경우에는 邪가 裏에 있는 것이다. 그러나 上焦에 虛로 煩하거나, 혹은 飮水가 흩어지지 않고 도리어 吐出하는 것은 水逆證이 되는 것이다. 혹은 飮水가 비록 많은데 小便이 不利한 경우에는 대개 裏가 熱한 것이 아직은 實하지 않아서 물로 化하지 못한 까닭인 따름이다. 이것으로 白朮·茯苓·豬苓의 甘으로 虛燥를 潤하게 하고 津液을 이롭게 한다. 澤瀉의 鹹으로 伏水를 瀉한다. 肉桂의 辛甘으로 肌表를 和하게 한다. 經에 이르기를 甘이 심하면 도리어 淡하니 甘은 緩하게 하고 淡은 滲하게 한다. 淡味는 滲泄해서 陽이 되고, 鹹味는 涌泄해서 陰이 되며, 辛甘은 發散해서 陽이 된다고 하였으니 이것이다.

加減法은 다음과 같다. 陽證에는 去 桂를 하고 熱服하여 汗出이 되게 하면 낫는다. 陰證에는 加 附子를 한다. 溫熱病에는 加 甘草를 한다. 瘀熱로 發黃하는 경우에는 加 茵蔯을 한다. 頭目痛에는 加 川芎·蔥白을 한다. 咳嗽에는 加 五味子를 한다. 熱로 吐하는 경우에는 加 半夏를 한다. 熱로 泄瀉를 하는 경우에는 小柴胡湯을 合한 다음에 加 黃連을 한다. 狂言으로 譫語를 하는 경우에는 加 辰砂를 한다. 小便이 閉한 경우에는 加 瞿麥·滑石을 한다. 大便이 難한 경우에는 加 黃芩을 한다. 勞復인 경우에는 加 桔梗을 한다. 水氣에는 加 葶藶을 한다. 虛熱이 발생하는 경우에는 加 蔘·芪·麥門冬으로 陰陽을 나눈다. 腹痛에는 加 木香을 한다. 氣塊에는 加 三稜·莪朮을 한다. 鼻衄에는 加 茅花를 한다. 尿血에는 加 山梔를 한다. 身痛에는 加 蒼朮을 한다. 煩躁에는 去 桂를 하고, 加 人蔘을 한다. 心煩으로 不眠하는 경우에는 加 阿膠를 한다.

中暑로 煩渴이 있고 身熱이 있으면서 頭痛이 있고 霍亂泄瀉를 하며, 小便이 赤少하고, 神昏恍惚한 것을 치료한다. 太陽證이 裏에 들어가서 煩渴이 있으면서 小便이 不利한 것을 치료한다. 傷寒에서 發汗을 한 後, 津液이 亡해서 단지 渴欲飮水를 하는 경우에는 邪가 裏에 있는 것이다. 그러나 上焦에 虛燥가 있거나 或은 飮水가 흩어지지 않아서 도리어 吐出을 하는 것은 水逆證이다. 或은 飮水가 비록 많다고 하지만 도리어 小便이 不利한 경우에는 대개 裏熱이 아직은 實한 것이 아니니 消水를 할 수가 없을 따름이다. 五苓散이 的當한 藥이다.

오림산(五淋散)

『醫學入門』: 當歸·甘草 各五分, 芍藥·山梔 各一錢, 赤茯苓 六分, 水煎溫服.

『萬病回春』: 赤茯苓 六兩, 赤芍藥 十兩, 山梔 十兩, 當歸去蘆 五兩, 條芩 三兩, 生甘草 五兩, 右剉, 水煎, 空心服. 一方 有 生地·澤瀉·木通·滑石·車前子.

『東醫寶鑑』: 赤芍藥·山梔仁 各二錢, 當歸·赤茯苓 各一錢, 條黃芩·甘草 各五分. 右剉, 作一貼, 空心, 水煎服.

『方藥合編』: 赤芍藥·山梔 各二錢, 當歸·赤茯苓 各一錢, 條芩·甘草 各五分.

方解 : 腎氣不足으로 膀胱에 熱이 있어서 小便이 不通하고 淋瀝해서 나오지 않거나, 혹은 熱

痲과 便血을 치료한다. 『萬病回春』의 五淋散은 역시 臨床家의 處方이다. 肺氣가 부족하고 膀胱에 熱이 있어 水道가 不通하고 淋瀝으로 不出하는 것은 치료한다. 或은 小便이 마치 豆汁과 같고, 或은 마치 沙石과 같으며, 或은 冷淋으로 마치 膏와 같고, 或은 熱淋으로 尿血이 있는 것에 모두 效果가 있다. 五淋을 치료한다.

오매환(烏梅丸)

『**醫學入門**』: 烏梅 十箇, 乾薑 一錢, 黃連 一錢半, 細辛·附子·桂枝·人蔘·黃柏 各六分, 當歸·川椒 各四分, 爲末, 用醋半盞浸烏梅, 蒸爛去核, 和諸藥, 搗丸梧子大, 每十丸, 米飮下, 日三服, 病甚者多服, 取效爲度, 忌生冷滑物.

『**東醫寶鑑**』: 烏梅 十五箇, 黃連 七錢半, 當歸·川椒·細辛·附子炮·桂心·人蔘·黃柏 各三錢, 右爲末, 醋浸烏梅取肉, 和藥末搗極令匀, 丸如梧子大, 米飮下一二十丸.

『**方藥合編**』: 烏梅末 十五枚, 黃連 七錢半, 當歸·川椒·細辛·附子·桂心·人蔘·黃柏 各三錢.

方解 : 臟이 寒해서 蛔가 厥하는 것을 치료한다. 食事를 하게 되면 즉 嘔를 하는데 잠시 鎭靜이 되었다가 잠시 煩躁하게 된다. 겸하여 久痢를 멈추게 한다.

方意는 다음과 같다. 烏梅의 酸으로 肺氣를 收斂한다. 人蔘의 甘으로 脾氣를 緩하게 한다. 當歸·川椒·細辛·桂枝의 辛으로 內寒을 潤하게 한다. 乾薑·附子의 身熱로 內寒을 勝한다. 黃連·黃柏의 苦味로 安蛔를 한다. 무릇 蟲證에는 甘草를 忌하는데 대개 蟲이 甘味를 보면 일어나고, 酸味를 보면 즉 그치며, 苦味를 보면 즉 안정되고, 辛辣한 味를 보면 머리를 엎드려서 아래로 하기 때문이다.

蛔厥로 인한 心腹痛을 치료한다.

오백환(烏白丸)

『**醫學入門**』: 烏梅·生薑 各一斤, 白礬·半夏 各半斤, 搗匀, 用新瓦夾定, 火焙三日夜 入 神麴·麥芽·陳皮·靑皮·莪朮·丁香皮·大腹子·枳殼 各四兩, 爲末, 酒糊爲丸 薑湯下五十丸.

『**東醫寶鑑**』: 烏梅肉·生薑 各四兩, 白礬·半夏 各二兩, 搗匀, 以新瓦夾定, 火焙三日夜, 入神麴·麥芽·陳皮·靑皮·蓬朮·丁香皮·大腹子·枳殼 各一兩, 右爲末, 酒糊和丸梧子大, 薑湯下五十丸.

方解 : 酒積을 치료하고 消食化痰을 한다.

오보환(五補丸)

『**萬病回春**』: 黃芪蜜炒 一兩, 人蔘·白芍酒炒 各五錢, 當歸 二錢, 大附子麵包裹煨去皮臍 一箇, 右爲末, 煉蜜爲丸, 用祛風散送下.

方解 : 무릇 사람이 遍身이 痲痹가 된 것을 不仁이라고 하는데 대개 氣虛한 데에 風濕을 받았기 때문이다. 이것을 치료한다.

오수유탕(吳茱萸湯)

『醫學入門』: 卽 三味蔘萸湯,

方解 : 앞의 三味蔘萸湯이 『傷寒論』의 吳茱萸湯이다.

오약순기산(烏藥順氣散)

『醫學入門』: 烏藥·陳皮 各一錢, 乾薑 二分半, 枳殼·白殭蠶·川芎·白芷·桔梗·甘草 各五分, 痲黃 一錢半 薑棗煎溫服.

『萬病回春』: 烏藥·陳皮 各一錢 痲黃去節·川芎·白芷·桔梗·枳殼去瓤麸炒 一錢, 殭蠶炒去絲·乾薑泡 五分, 甘草灸 三分, 右剉一劑 生薑三片 棗一枚 水煎溫服.

『東醫寶鑑』: 痲黃·陳皮·烏藥 各一錢半, 川芎·白芷·白殭蠶·枳殼·桔梗 各一錢, 乾薑五分, 甘草三分, 右剉, 作一貼, 入薑三片, 棗二枚, 水煎服.

『方藥合編』: 痲黃·陳皮·烏藥 各一錢半, 川芎·白芷·白僵蠶·枳殼·桔梗 各一錢, 乾薑 五分, 甘草 三分, 薑三片, 棗二枚.

方解 : 男婦의 一切 風氣가 攻注해서 肢節이 疼痲하고 癱瘓이 있으며 語言이 乾澁한 것을 치료한다. 우선 이것을 服用하여 氣道를 疏通시키고 然後에 風藥을 服用시킨다. 氣는 升하면 逆이 되고, 降下하면 順이 된다. 順氣라고 하는 것이 정히 降氣를 말하는 것이다. 가령 陰積으로 因한 부종에는 五積散을 合한다. 痲痹로 통증이 극렬한 경우에는 三五七散을 合方을 한다. 二三年 동안 걷지를 못하는 경우에는 獨活寄生湯을 合方한다. 밤낮으로 아픈 경우에는 左經湯을 合方을 한다.

男婦의 一切 風氣가 四肢로 攻注해서 骨節이 疼痛하고 肢體가 頑痲하며 手足이 癱瘓하고 言語가 乾澁하며 筋脉이 拘攣하는 것을 치료한다. 마땅히 먼저 이 藥을 服用해서 氣道를 疏通시킨 然後에 風藥을 服用한다. 대개 風을 치료할 때에는 먼저 理氣를 해야 하니 氣가 順해지면 즉 痰이 消해지고 그 風이 서서히 調理가 되니 대개 效果를 거둘 수가 있다. 理氣라는 것은 氣滯, 氣鬱, 肩膊이 痲痛하는 類이니 대개 七情으로 因한 것이다. 마땅히 服用을 해야 한다.

中風으로 一身이 모두 痲痹가 된 경우에는 加 人蔘·白朮·當歸·川芎·麥門冬을 한다. 오래도록 左癱右癱을 앓은 경우에는 去 痲黃을 하고, 加 天痲·防風·羌活·半夏·南星·木香·當歸를 한다. 口眼喎斜의 경우에는 加 薑炒黃連·羌活·防風·荊芥·竹瀝·薑汁을 한다. 遍身이 疼痛하는 경우에는 加 當歸·肉桂·乳香·沒藥을 한다. 팔이 아픈 경우에는 加 羌活·防風·薄桂·蒼朮·紫蘇葉을 한다. 背心痛의 경우에는 合 行氣香蘇散을 하고 加 蒼朮·半夏·茯苓을 한다. 脚膝이 浮腫한 경우에는 加 牛膝·獨活·五加皮를 한다. 腰痛에는 加 杜仲·牛膝·八角回香을 한다. 眼眩에는 加 細辛·細茶를 한다. 四肢冷痹에는 加 附子·官桂를 한다. 癱瘓으로 二三年 동안 步行이 안 되는 경우에는 合和 獨活寄生湯을 한다. 婦

人血風에는 加 防風·薄荷·荊芥를 한다. 胸膈이 脹滿한 경우에는 加 枳實·莪朮을 한다. 虛汗한 경우에는 加 麻黃을 하고 加 黃芪를 한다. 中風으로 面目과 十指가 모두 痲가 있는 경우에는 이에 氣虛이니 補中益氣湯을 사용해서 加 木香·附子·羌活·防風·烏藥·麥門冬을 한다. 一切의 風疾을 치료하는데 먼저 이 藥을 服用해서 氣道를 疏通시키고 나서 風藥을 먹게 한다.

오약탕(烏藥湯)

『醫學入門』: 烏藥 一錢半, 香附 二錢, 當歸 一錢, 木香·甘草 各五分, 空心, 水煎服.

『東醫寶鑑』: 香附子 二錢, 烏藥 一錢半, 當歸 一錢, 木香·甘草 各五分, 右剉, 水煎服.

方解: 血海가 아픈 것을 능히 禁할 수가 있다. 婦人이 子宮이 아픈 것을 치료한다.

오인환(五仁丸)

『醫學入門』: 柏子仁·桃仁·松子·杏仁·鬱利仁 各一兩, 硏膏, 另用, 陳皮末 一兩, 入煉蜜, 爲丸服.

『東醫寶鑑』: 橘紅 四兩, 另爲末, 桃仁·杏仁 各一兩, 柏子仁 五錢, 郁李仁炒 二錢, 松子仁 一錢二分半, 右各另硏 爲末, 蜜丸梧子大, 空心, 米飮下五七十丸. 一名 滋腸五仁丸.

方解: 血虛로 大便이 艱難한 것을 치료한다. 津液枯渴로 인한 大便秘結과 婦人의 産後便秘에 더욱 마땅하다.

오적교가산(五積交加散)

『醫學入門』: 五積散 合 人蔘敗毒散.

方解: 五積散과 人蔘敗毒散을 일대일로 合方한 것이다. 寒濕으로 身體가 重痛하고 腰脚이 痠疼하는 것을 치료한다. 가령 寒이 勝한 경우에는 단지 生料五積散으로 하는데 심한 경우에는 加 附子를 한다. 夏月에는 去 乾薑·肉桂를 하고 加 黃連을 한다. 가령 天時가 暄熱하거나 혹은 春分 후에 비록 無汗한 경우라도 역시 去 麻黃을 하고 紫蘇葉으로 바꾼다. 가령 肚腹이 脹滿하고 不決하거나 혹은 便閉인 경우에는 去 人蔘을 하고 加 山楂·神麴·枳實을 한다. 가령 潮熱이 있거나 혹은 肌熱이 있는 경우에는 加 柴胡·乾葛을 한다.

五積散은 性이 溫하다. 敗毒散은 性이 凉하다. 무릇 사람이 약간의 感冒가 걸린 경우에 두 가지 處方을 반씩 合해서 煎服을 하면 邪氣가 스스로 흩어진다. 『東醫寶鑑』에서는 交加散으로 되어 있으나 『東醫寶鑑』의 婦人門에 나오는 交加散은 産後痓病을 치료하는 處方이니 혼동해서는 안 된다.

오적산(五積散)

『醫學入門』: 白芷·川芎·芍藥·甘草·茯苓·當歸·肉桂 各三分, 陳皮·麻黃 各六分, 厚朴·

乾薑 各四分, 桔梗 一分半, 枳殼 五分, 半夏 二分, 蒼朮 七分半, 薑葱煎服.

『萬病回春』: 白芷·當歸·川芎·陳皮·厚朴薑汁炒·蒼朮米泔浸·白芍藥炒·枳殼麩炒·桔梗去蘆·半夏薑製 各一錢, 乾薑·官桂 各五分, 麻黃 八分, 甘草 三分, 右剉劑, 生薑三片, 大棗一枚, 水煎溫服.

『東醫寶鑑』: 蒼朮 二錢, 麻黃·陳皮 各一錢, 厚朴·桔梗·枳殼·當歸·乾薑·白芍藥·白茯苓 各八分, 白芷·川芎·半夏·桂皮 各七分, 甘草 六分, 右剉, 作一貼, 薑三片, 葱白三莖. 水煎服. 一方 除 白芷·肉桂, 餘材慢火炒令色變, 攤冷, 入 桂·芷, 名曰 熟料五積散, 不炒者, 名生料五積散.

『方藥合編』: 蒼朮 二錢, 麻黃·陳皮 各一錢, 厚朴·桔梗·枳殼·當歸·乾薑·白芍藥·白茯苓 各八分, 川芎·白芷·半夏·桂皮 各七分, 甘草 六分, 薑三片 棗二枚.

方解 : 冒寒에는 煨薑을 사용한다. 가령 腹痛이나 혹은 氣를 낀 경우에는 加 吳茱萸를 한다. 調經에는 入 艾醋를 한다. 몸이 약해서 땀이 나는 경우에는 去 蒼朮·麻黃을 한다. 氣虛에는 去 枳殼·桔梗을 하고 加 人蔘·白朮을 한다. 만약에 産後에 餘血이 遍身에 流入하여 肢節과 腰脚이 疼痛하는 경우에는 去 麻黃을 하고 加 人蔘·木瓜·桃仁·小茴香을 薑煎으로 服用한다.

이 處方은 感冒寒邪를 크게 치료한다. 頭疼身痛, 項强을 치료하고 拘急하면서 惡寒을 하고 嘔吐腹痛 및 傷寒으로 發熱하고, 頭痛惡風을 치료하며 內傷生冷과 外感風寒을 치료한다. 아울러 寒濕이 經絡에 客하여 腰脚이 痠疼하고, 또한 婦人의 經脉이 不調한 것을 치료하며, 또한 腹痛 帶下 等證을 치료한다.

中寒 및 寒邪에 感觸되어 頭疼身痛하고 腰背가 拘急하며 惡寒嘔吐를 하고 腹痛이 있는 것을 치료한다. 外感의 風寒과 內傷의 生冷을 不問하고 또한 婦人의 經脉이 不通하는 것을 아울러 치료를 한다.

風寒으로 感傷하여 頭痛身疼하고 四肢가 逆冷하며 胸腹이 作痛하고 嘔吐泄瀉를 하는 것을 치료한다. 或은 內傷生冷과 外感風寒을 아울러 대개 치료를 한다.

五積散은 처음에는 麻黃湯과 乾薑甘草湯이 있어서 寒을 풀어주는 處方으로 시작을 했으나, 『東醫寶鑑』에서 蒼朮이 君藥으로 되면서 平胃散의 變方으로 이용이 되기 始作을 한다. 五積散을 공부할 때에는 不換金正氣散, 藿香正氣散, 平胃散, 二陳湯을 같이 비교하면서 공부를 하면 도움이 많이 된다.

오향연교탕(五香連翹湯)

『醫學入門』: 連翹·扁竹根·大黃·桑寄生·獨活·木通·升麻·丁香 各七錢, 沈香·青木香 各二錢半, 生甘草·乳香·麝香 各一錢半, 每四錢, 水煎熱服. 以利惡物爲度. 一方, 有 竹瀝·芒硝, 隨熱輕重加減.

『東醫寶鑑』: 大黃 一錢, 連翹·射干·獨活·升麻·桑寄生·沈香·藿香·木香·丁香·甘草 各七分, 麝香 三分, 右剉, 作一貼, 水煎服, 以利爲度.

方解 : 一切 積熱과 結核, 瘰癧, 癰疽, 瘡癤을 치료한다. 癰疽, 瘡癤, 瘰癧, 結核 等 一切의 毒腫을 치료한다.

옥병풍산(玉屛風散)

『醫學入門』: 防風 · 黃芪 各一錢, 以實表氣 白朮 二錢, 以燥內濕. 水煎.

『東醫寶鑑』: 白朮 二錢半, 防風 · 黃芪 各一錢二分, 右剉, 作一貼, 水煎服.

『方藥合編』: 白朮 二錢半, 防風 · 黃芪 各一錢二分.

方解 : 自汗을 치료한다. 表虛로 因한 自汗을 치료한다. 防風과 黃芪는 表氣를 實하게 하고 白朮은 內濕을 燥하게 한다. 그렇기 때문에 효과가 있는 것이다. 일반적으로 濕으로 인한 自汗에 사용을 한다.

온경환(溫驚丸)

『醫學入門』: 人蔘 · 辰砂 · 赤石脂 · 茯苓 各五錢, 白朮 一兩, 山藥 二兩, 乳香 · 麝香 各二錢, 爲末, 蜜丸芡實大, 每一丸, 薄荷煎飮化下.

『東醫寶鑑』: 牛膽南星 四兩, 天竺黃 一兩, 朱砂 一錢半, 臙脂胚 半錢, 龍腦 五分, 右剉, 牛膽汁和丸芡實大, 砂糖水化下. 一名 粉紅丸.

方解 : 胎寒으로 腹痛이 있고 젖을 먹으면 便이 靑하고 乳食이 不化하는 것을 치료한다. 急驚風이 虛證인 경우를 치료한다. 참고로 凉驚丸과 같이 공부하면 도움이 된다.

온담탕(溫膽湯)

『醫學入門』: 半夏 · 枳實 各一錢, 陳皮 一錢, 茯苓 五分半, 甘草 四分, 竹茹 一團, 薑七片, 棗一枚, 水煎熱服.

『萬病回春』: 陳皮去白 · 半夏薑汁炒 · 茯苓去皮 · 枳實麩炒 各二錢半, 竹茹 一錢, 山棗仁炒 一錢, 甘草 五分, 右剉劑, 生薑三片, 水煎溫服.

『萬病回春』 又方 : 人蔘 · 白朮去蘆 · 茯神去皮木 · 當歸酒洗 · 生地黃酒洗 · 山棗仁炒 · 麥門冬 · 半夏薑汁炒 · 枳實麩炒 · 黃連酒炒 · 竹茹 · 山梔炒 各等分, 甘草 三分, 辰砂臨服硏末調入 五分, 右剉一劑, 薑一片, 棗一枚, 烏梅一箇, 竹瀝調辰砂末服.

『東醫寶鑑』: 半夏 · 陳皮 · 白茯苓 · 枳實 各二錢, 靑竹茹 一錢, 甘草 五分, 右剉, 作一貼, 薑五片, 棗二枚, 水煎服.

『方藥合編』: 半夏 · 陳皮 · 白茯苓 · 枳實 各二錢, 竹茹 一錢, 甘草 五分, 薑五片, 棗二枚.

方解 : 傷寒이 나은 후에 一切의 虛煩으로 不眠하고 氣脈이 不和하며, 心膽이 虛怯하고 또한 食復과 勞役으로 病證이 처음과 같은 것을 치료한다. 가령 頭眩이 있고 몸이 動搖하는 경우에는 加 白朮을 한다. 咽痛에는 加 桔梗을 한다. 百般의 病에 加減은 사람에 따라서 한다.

病을 앓은 후에 虛煩으로 잠을 잘 수가 없는 것을 치료한다. 또한 心膽虛怯으로 觸事易驚하면서 短氣하고 悸乏하는 것은 치료한다. 或은 復病으로 自汗을 하는 것을 아울러 치료한다. 心膽虛怯으로 觸事易驚하는 경우에는 加 麥門冬·人蔘·柴胡·桔梗을 한다. 『萬病回春』의 又方은 痰火로 因해서 驚惕하고 不眠하는 것을 치료하는 處方이다.

心膽虛怯으로 觸事易驚하면서 寤寐가 不祥하고 虛煩으로 잠을 잘 수가 없는 것을 치료한다. 驚悸怔忡과 失志로 不寐하는 것은 대개 이것은 痰涎이 心으로 들어간 것이니 마땅히 痰氣를 이롭게 해야 한다. 이 藥으로 主한다.

傷寒의 개념에서 보면 小柴胡湯을 사용할 것을, 雜病의 개념에서 보면 溫膽湯을 사용하면 的證이다. 小柴胡湯과 溫膽湯의 임상적 구분은 發熱의 有無로 판단을 하면 된다. 하지만 傷寒에서 小柴胡湯을 사용할 때에 부작용이 많이 나오듯이 雜病에서 溫膽湯을 사용할 때에 많은 副作用이 발생을 한다. 임상에서 使用 時에 이 부분을 충분히 주의해야 하고 온전한 痰證이 아니면 함부로 사용하지 않는 것이 좋다.

온백원(溫白元)

『東醫寶鑑』: 川烏炮 二兩半, 吳茱萸·桔梗·柴胡·菖蒲·紫菀·黃連·乾薑炮·肉桂·川椒炒·巴豆霜·赤茯苓·皂莢炙·厚朴·人蔘 各五錢. 右爲末, 煉蜜和丸梧子大, 薑湯下三丸或五丸至七丸.

『方藥合編』: 川烏炮 二兩半, 吳茱萸·桔梗·柴胡·菖蒲·紫菀·黃連·乾薑炮·肉桂·川椒炒·巴豆霜·白茯苓·皂莢炙·厚朴·人蔘 各五錢. 左末, 煉蜜丸梧子大, 薑湯下三丸或五丸至七丸.

方解 : 積聚, 癥癖, 黃疸, 鼓脹의 十種, 水氣의 八種, 痞塞의 五種, 淋疾, 九種心痛, 오래된 瘧疾을 치료한다. 또한 七拾五種의 風과 三十六種의 尸와, 痓, 癲, 狂, 邪祟를 치료한다. 一切腹中의 여러 疾患을 치료한다.

一名 萬病紫菀丸이다. 婦人의 腹中에 積聚가 마치 姙娠을 한 것과 같고 利水하면서 困弊하는 것을 치료한다. 或은 노래를 부르거나 우는 것이 마치 邪祟와 같은 것을 치료한다. 이 藥을 복용하면 스스로 낫는다. 오랜 病에 服用을 하면 즉 대개 蟲蛇와 惡膿의 物이 瀉하면서 나오는데 이에 낫는다.

온백환(溫白丸)

『醫學入門』: 皂角·竹茹·厚朴·吳茱萸·紫苑·黃連 各五錢, 茯苓·人蔘·蜀椒·肉桂·乾薑·柴胡·桔梗·菖蒲 各一兩, 川烏 二兩半, 爲末, 蜜丸梧子大, 每五丸, 薑湯下.

『東醫寶鑑』: 白殭蠶炒·白附子生·南星炮 各一兩, 天麻生 五錢, 全蝎 一錢, 右爲末, 麵糊和丸菉豆大, 生薑米飮下五七丸至二三十丸.

方解 : 心腹의 積聚를 치료한다. 癥瘕가 마치 술잔만 하게 큰 것과 胸脇이 脹滿하고 또한 十

種의 水氣로 痞塞한 것을 치료하는데 反胃로 因한 吐逆을 아울러 치료한다. 『東醫寶鑑』의 溫白丸은 慢驚風을 치료하는 處方이다.

온위탕(溫胃湯)

『醫學入門』 : 薑黃 · 乾薑 · 白荳蔲 各三分, 澤瀉 · 砂仁 · 甘草 · 人蔘 · 黃芪 · 厚朴 · 陳皮 各七分, 益智仁 六分, 水煎服.

『東醫寶鑑』 : 陳皮 · 黃芪 各七錢, 益智仁 六錢, 白荳蔲 · 薑黃 · 乾薑 · 澤瀉 各三錢, 縮砂 · 厚朴 · 人蔘 · 甘草 各二錢, 右爲末, 每三錢, 入薑三片, 水煎服. 一名 益胃散.

方解 : 차가운 藥을 過多하게 服用한 것을 치료한다. 혹은 脾胃가 허약해서 胃脘이 作痛하는 것을 치료한다. 溫胃湯은 『醫學入門』에서는 益胃散으로 되어 있다.

온위화담환(溫胃化痰丸)

『東醫寶鑑』 : 半夏製 三兩, 乾薑炮 · 白朮焙 · 陳皮 各二兩, 右爲末, 薑汁糊和丸梧子大, 薑湯呑下二三十丸.

方解 : 膈間에 寒淫과 冷痰을 치료한다.

온중화담환(溫中化痰丸)

『醫學入門』 : 青皮 · 陳皮 · 良薑 · 乾薑 各五兩. 爲末, 醋糊丸梧子大, 每五十丸米飮下.

『東醫寶鑑』 : 青皮 · 陳皮 · 良薑 · 乾薑 各等分, 右爲末, 醋糊丸梧子大, 米飮下五十丸.

方解 : 停痰과 留飮을 치료한다. 胸膈이 滿悶하고 頭目이 眩暈하며 咳嗽痰唾를 치료한다. 或은 飮酒가 過多하고 嘔噦惡心을 하는 것을 치료한다. 冷痰으로 嘔噦과 惡心을 하는 것을 치료한다.

용뇌안신환(龍腦安神丸)

『醫學入門』 : 茯苓 三兩, 人蔘 · 地骨皮 · 甘草 · 麥門冬 各二兩, 桑白皮 · 犀角 各一兩, 牛黃 五錢, 龍腦 · 麝香 各三錢, 朱砂 · 牙硝 各二錢, 爲末, 蜜丸彈子大, 金箔五十片爲衣. 每一丸, 冬月溫水, 夏月冷水化下, 小兒量服之.

『東醫寶鑑』 : 白茯苓 三兩, 人蔘 · 地骨皮 · 麥門冬 · 甘草 各二兩, 桑白皮 · 犀角鎊 各一兩, 牛黃 五錢, 龍腦 · 麝香 各三錢, 朱砂 · 馬牙硝 各二錢, 金箔 三十五片. 右爲末, 蜜丸彈子大, 金箔爲衣, 每一丸, 冬溫水, 夏凉水化下.

『方藥合編』 : 白茯苓 一方 白茯神 三兩, 人蔘 · 地骨皮 · 麥門冬 · 甘草 各二兩, 桑白皮 · 犀角 各一兩, 牛黃 五錢, 龍腦 · 麝香 各三錢, 朱砂 · 馬牙硝 各二錢, 金箔 三十五片.

方解 : 五種의 癲癇을 치료한다. 發作에 때가 없고 또한 虛勞로 發熱하고 咳嗽하며 말이 澁하고 舌强하는 것을 치료한다.

용담사간탕(龍膽瀉肝湯)

『醫學入門』: 龍膽草·澤瀉 各一錢, 車前子·木通·生地·當歸尾·山梔·黃芩·甘草 各五分, 水煎.

『萬病回春』: 龍膽草酒洗炒·澤瀉 各一錢半, 車前子·木通·黃芩·生地黃酒拌·歸尾酒洗·山梔, 右剉一劑, 水煎, 空心溫服.

『東醫寶鑑』: 柴胡 一錢, 黃芩 七分, 生甘草·人蔘·天門冬·黃連·草龍膽·山梔子·麥門冬·知母 各五分, 五味子 七粒, 右剉, 作一貼, 水煎, 空心服, 忌辛熱物.

『東醫寶鑑』: 草龍膽·柴胡·澤瀉 各一錢, 木通·車前子·赤茯苓·生地黃·當歸·山梔·黃芩·甘草 各五分, 右剉, 作一貼, 水煎, 空心服.

『方藥合編』: 草龍膽·柴胡·澤瀉 各一錢, 木通·車前子·赤茯苓·生地黃·當歸·山梔·黃芩·甘草 各五分.

方解: 肝經의 濕熱을 치료한다. 혹은 囊癰便毒과 下疳懸癰으로 腫焮하고 통증이 있으며, 小便이 澀滯한 것을 치료한다. 혹은 婦人의 陰瘡으로 痒痛이 있고, 혹은 남자의 陰挺으로 腫脹하고 혹은 膿水가 나오는 것을 치료한다. 肝經濕熱을 치료한다. 或은 囊腫, 便毒과 下疳懸癰, 腫痛으로 焮作하는 것과 小便이 澀滯하는 것을 치료한다. 或은 婦人의 陰癃으로 痛하는 것을 치료한다. 或은 男子의 陽挺이 腫脹하는 것을 치료한다. 或은 膿水가 나오는 것을 치료한다.

『東醫寶鑑』의 龍膽瀉肝湯은 口苦를 치료하는 處方이다. 『東醫寶鑑』의 又方은 肝經의 濕熱로 男子는 陰挺이 腫脹하고 女子는 陰挺이 瘡瘍하는 것을 치료한다. 或은 陰經에 濕痒이 있어 膿水가 出하는 것을 치료하는데 이것은 대개 술로 因한 것이다.

용부탕(茸附湯)

『醫學入門』: 鹿茸·附子 等分, 薑煎服.

『東醫寶鑑』: 鹿茸·附子炮 各二錢五分, 右剉, 作一貼, 薑七片, 煎服.

『方藥合編』: 鹿茸·附子炮 各二錢五分 薑七片.

方解: 精血이 虛耗하고 潮汗과 驚悸가 있는 것을 치료한다. 『醫學入門』에서는 古茸附湯으로 되어 있다. 氣精血이 虛耗해서 燥熱과 盜汗이 있는 것을 치료한다.

우황청심환(牛黃淸心丸)

『醫學入門』: 牛黃·柴胡·川芎·桔梗·白茯·杏仁 各一兩二錢半, 犀角 二兩, 白芍·防風·白朮·當歸·麥門冬·黃芩 各一兩半, 羚羊角·龍腦·麝香 各一兩, 人蔘·神麴·蒲黃 各二兩半, 阿膠 一兩七錢, 乾薑·白蘞 各七錢半, 雄黃 八錢, 甘草 五兩, 山藥 七兩, 大豆芽·肉桂 各一兩七錢半, 爲末, 煉蜜和棗肉百枚搗丸, 每兩分十丸, 金箔爲衣, 每一丸, 食後溫水化下, 小兒驚癎, 竹葉煎湯或酒下.

『東醫寶鑑』: 山藥 七錢, 甘草炒 五錢, 人蔘·蒲黃炒·神麴炒 各二錢半, 犀角 二錢, 大豆黃卷炒·肉桂·阿膠炒 各一錢七分半, 白芍藥·麥門冬·黃芩·當歸·防風·朱砂水飛·白朮 各一錢半, 柴胡·桔梗·杏仁·白茯苓·川芎 各一錢二分半, 牛黃 一錢二分, 羚羊角·麝香·龍腦 各一錢, 雄黃 八分 白斂·乾薑炮 七分半, 金箔 一百二十箔內, 四十箔爲衣, 大棗二十枚蒸取肉研爲膏. 右爲末, 棗膏入煉蜜和勻, 每一兩, 作十丸, 金箔爲衣, 每取一丸, 溫水化下.

『方藥合編』: 山藥 七錢, 甘草炒 五錢, 人蔘·蒲黃炒·神麴炒 各二錢半, 犀角 二錢, 大豆黃卷炒·官桂·阿膠炒 各一錢七分半, 白芍藥·麥門冬·黃芩·當歸·防風·朱砂水飛·白朮 各一錢半, 柴胡·桔梗·杏仁·白茯苓·川芎 各一錢二分半, 牛黃 一錢二分, 羚羊角·麝香·龍腦 各一錢, 石雄黃 八分, 白蘞·乾薑炮 各七分半, 金箔一百二十片內四十片爲衣, 大棗 二十枚, 蒸取肉硏膏

方解 : 여러 風으로 緩縱하고 語言이 乾澁하고 怔忡健忘이 있고 喜怒가 無常하고 悲憂로 잠을 적게 자고, 頭目이 眩冒하며 胸中에 煩鬱이 있고 痰涎이 壅盛하며 精神이 錯體하고 癲狂을 하는 것을 치료하니 이에 通關하고 肌骨을 뚫는 藥이다.

일반적으로는 牛黃淸心元, 牛黃淸心丸의 名稱이 混用이 되고 있다. 心氣不足으로 神志가 不定하고 喜怒가 無時한 것을 치료한다. 或은 癲狂이 發生하고 精神이 昏亂하는 等證을 치료한다. 卒中風으로 人事不省하고 痰涎이 壅塞해서 精神이 昏憒하고 言語가 乾澁하며 口眼喎斜가 있고 手足이 不遂하는 等證을 치료한다.

위관전(胃關煎)

『方藥合編』: 熟地黃 三五錢, 山藥·白扁豆炒·白朮·乾薑炒黑 各二錢, 炙甘草 一錢, 吳茱萸 七分.

方解 : 脾腎이 虛寒해서 泄瀉를 하고 腹痛이 있으면서 冷痢를 하는 것을 치료한다.

위령탕(胃苓湯)

『醫學入門』: 卽平胃散 合 四苓散.

『萬病回春』: 蒼朮米泔製·厚朴薑汁炒·陳皮·豬苓·澤瀉·白朮去蘆·茯苓去皮·白芍煨 各一錢, 肉桂·甘草炙 各二分, 右剉一劑, 生薑棗子煎, 空心溫服.

『東醫寶鑑』: 蒼朮·厚朴·陳皮·豬苓·澤瀉·白朮·赤茯苓·白芍藥 各一錢, 肉桂·甘草 各五分, 右剉, 作一貼, 入薑三片, 棗二枚, 水煎服.

方解 : 泄瀉를 멎게 하고 小便을 잘 나오게 한다. 속에 滯物이 있어 발생하는 泄瀉를 치료한다. 脾胃의 不和로 腹痛泄瀉를 하고 水穀이 不化하며 陰陽이 不分하는 것을 치료한다. 水瀉에는 加 滑石을 하고 暴利로 赤白이 相雜하며 腹痛이 있고 裏急後重을 하는 경우에는 去桂枝, 加 木香·檳榔·黃連을 하여 水煎服을 한다. 久瀉는 加 升麻를 한다. 濕이 勝한 경우

에는 加 防風·升麻를 한다. 食積에는 加 神麴·麥芽·山楂를 한다. 氣虛에는 加 蔘·朮을 한다. 脾胃에 濕이 盛해서 腹痛泄瀉가 있고 水穀이 不化하는 것을 치료한다.

위생탕(衛生湯)

『醫學入門』: 人蔘·白朮·茯苓·陳皮·甘草·山藥·薏苡仁·澤瀉·黃連 各等分 水煎服.

『東醫寶鑑』: 黃芪 二錢, 當歸·白芍藥·甘草 各一錢, 右剉, 作一貼, 水煎服.

『東醫寶鑑』 又方 : 人蔘·白朮·白茯苓·山藥·陳皮·薏苡仁·澤瀉 各一錢, 黃連·甘草 各五分, 右剉, 作一貼, 空心, 水煎服.

方解 : 洞瀉를 치료한다. 『東醫寶鑑』의 처음 나오는 衛生湯은 補脾養血을 하는 處方이다. 『東醫寶鑑』의 又方은 『醫學入門』과 같다.

위풍탕(胃風湯)

『醫學入門』: 人蔘·當歸·川芎·茯苓·白朮·芍藥, 肉桂 各七分, 粟米百粒, 水煎溫服.

『萬病回春』: 當歸·川芎·白芍藥炒·人蔘·白朮去蘆·茯苓去皮·肉桂 各等分, 右剉一劑, 入粟米一撮, 水煎溫服.

『東醫寶鑑』: 人蔘·白朮·赤茯苓·當歸·川芎·白芍藥·桂皮·甘草 各一錢, 右剉, 作一貼, 入粟米一撮, 水煎服.

『方藥合編』: 人蔘·白朮·赤茯苓·當歸·川芎·白芍藥·桂皮·甘草 各一錢, 粟米一撮.

方解 : 風冷이 虛를 틈타서 腸胃에 客하여 水穀이 不化하고 泄瀉가 注下하며 腹脇이 虛滿하고 腸鳴이 있으며 疝痛하는 것을 치료한다. 또한 腸胃의 濕毒으로 밑으로 豆汁같은 것이 나오거나 혹은 瘀血을 下하는 것을 치료한다.

『萬病回春』에서는 風冷이 虛를 타서 腸胃에 客을 한 것을 치료한다. 水穀이 不化하고 泄瀉로 洒下하며 腸胃가 虛滿하고 腸鳴疼痛을 하는 것을 치료한다. 腸胃의 濕毒을 치료하는데 아래로 마치 豆汁과 같은 것이 나오거나 或은 下血을 하는 것을 아울러 치료하는 데에 효과가 있다고 하였다. 腸胃에 濕毒으로 腹痛泄瀉를 하는데 아래로 黑豆汁과 같은 것이 나오고 或은 瘀血이 나오는 것을 치료한다.

위희환(威喜丸)

『醫學入門』: 白茯苓切細以豬苓 一分, 同放於磁器內用水煮二十餘沸, 取出焙乾, 爲末, 四兩, 將黃蠟 四兩, 熔化 搜和茯苓末, 爲丸彈子大, 空心細嚼, 津液徐徐送下, 以小便淸爲度, 切忌醋.

『東醫寶鑑』: 雪白茯苓四兩剉, 以豬苓剉二錢半, 同放於磁器重, 用水煮二十餘沸, 去豬苓, 取出焙乾爲末, 將黃蠟 四兩, 熔化和丸彈子大, 空心, 細嚼, 以棗湯徐徐送下, 以小便淸爲度.

方解 : 腎에 邪濕이 있어서 精氣가 不固하고 夢泄白濁하는 것을 치료한다. 『東醫寶鑑』에서는 蠟苓元이라 되어 있다. 일명 威喜元이라 한다. 腎에 濕邪가 있어서 精氣가 不固하고 小便이

白濁하며 淋瀝이 不止하는 것을 치료한다. 또는 婦人의 白淫과 白濁을 치료한다.

유려환(硫茘丸)

『醫學入門』: 茘枝核 · 陳皮 · 硫黃 各等分, 爲末, 飯丸梧子大, 每十四丸酒下, 其疼立止. 如自覺疼甚, 不能支持, 加用六丸, 再不可多.

方解 : 疝氣로 衝心하여 心臟을 槊塞하여 죽으려고 하는 것과 같고, 手足이 厥冷하는 경우에 그 效果가 神奇하다.

유령환(硫苓丸)

『醫學入門』: 礬製硫黃 一兩, 白茯苓 二兩, 知母 · 黃柏 各童便浸 五錢, 爲末, 用黃蠟 一兩半, 熔化和丸梧子大, 每五十丸, 鹽湯下.

方解 : 上熱下冷한 夢遺를 치료하는데 神效하다. 『醫學入門』에서는 徐氏硫苓丸으로 되어 있다.

유사탕(楡砂湯)

『醫學入門』: 地楡 四錢, 砂仁 七枚, 生甘草 一錢半, 炙甘草 一錢, 水煎溫服.

『東醫寶鑑』: 地楡 四兩, 縮砂硏 七箇, 生甘草 一錢半, 炙甘草 一錢, 右剉, 水煎服.

方解 : 結陰으로 便血이 그치지 않고 점차 지극히 많아지는 경우에 마땅히 服用한다.

육군자탕(六君子湯)

『醫學入門』: 四君子湯 加 陳皮 · 半夏 各等分, 甘草減半, 薑棗煎服.

『萬病回春』: 人蔘去蘆 · 白朮去蘆 · 茯苓去皮 · 白芍炒 · 山藥炒 · 當歸 各一錢, 藿香 · 砂仁 各五分, 蓮子肉 十粒, 烏梅 一箇, 半夏薑汁炒 · 陳皮 各八分, 甘草 三分, 炒米百粒, 右剉一劑, 生薑三片, 棗一枚, 水煎, 徐徐溫服.

『東醫寶鑑』: 半夏 · 白朮 各一錢半, 陳皮 · 白茯苓 · 人蔘 各一錢, 甘草炙 五分, 右剉, 作一貼, 薑三片, 棗二枚, 煎服, 一方 六味 各一錢等分.

方解 : 脾臟이 不和해서 嘔吐하고 小食하며 頭目이 不淸하고, 上은 燥하고 下는 寒한 것을 치료한다. 무릇 人蔘養胃湯, 四獸飮, 衛生湯, 托裏淸中湯의 類는 대개 이 處方으로부터 變化한 것이다.

『萬病回春』의 六君子湯은 역시 臨床家의 六君子湯이다. 久病으로 因해서 胃가 虛해서 發生하는 嘔吐를 치료한다. 氣虛로 인한 痰聲을 치료한다.

육미지황원(六味地黃元)

『醫學入門』: 卽 腎氣丸.

『東醫寶鑑』: 卽 錢氏方, 六味地黃元也.

方解 : 『醫學入門』에서는 腎氣丸의 내용을 참고하면 된다. 오로지 腎水를 補하여 능히 精을 生하고 精을 補하며 滋陰을 한다. 虛勞를 치료한다. 腎氣가 쇠약하고 예나 지금이나 憔悴하며 잘 때에 땀이 나고 發熱이 있으며 五臟이 두루 傷해서 瘦弱하고 虛煩을 하며 骨蒸으로 痿弱하고 脉이 沈하면서 虛한 것을 치료한다. 이 藥은 오로지 左尺의 腎水를 보하는데 兼해서 脾胃를 이롭게 하니 少年이 水가 虧하고 火가 왕성해서 발생하는 陰虛의 證에 가장 마땅히 服用을 한다. 무릇 사람이 나이가 어린데 誘惑을 받아서 情慾을 크게 일찍 해서 根本이 손상을 받거나 또는 稟賦가 薄弱한 사람이 斲喪한 것이 너무 지나쳤는데 숨기고 감히 사실대로 말하지 않아서 元氣가 더욱 虛憊한 것을 치료한다. 或은 遺精盜汗이 있고 神力이 疲怯하며 飮食을 먹어도 살이 찌지 않고 面白하고 五心에 發熱이 있으며 여름에 먼저 惡熱하고 겨울에 먼저 추은 것을 무서워하며 腰疼膝重하고 頭暈目眩하는 것을 치료한다. 그렇기 때문에 말하기를 水가 한번 虧損이 되면 즉 火가 반드시 勝한다. 火가 動하면 즉 肺金이 克을 받으니 痰嗽가 생기게 된다. 혹은 勞汗으로 當風을 해서 얼굴에 粉刺가 생기면 즉 虛損이 되는 것이다. 마땅히 이 藥을 服用하면 가히 保存을 해서 걱정이 없게 된다.

육미지황환(六味地黃丸)

『醫學入門』: 卽 腎氣丸.

『萬病回春』: 懷熟地黃薑汁浸焙乾 八兩, 乾地黃 四兩, 山茱萸酒浸去核 四兩, 白茯苓去皮 三兩, 牧丹皮 三兩, 澤瀉 三兩, 右爲細末, 煉蜜爲丸, 如梧桐子大, 每服七八十丸, 空心淡鹽湯下, 腎水不能攝土, 多吐痰唾, 薑湯下.

方解 : 또 다른 이름이 腎氣丸이다. 腎氣丸의 내용을 참고하면 된다. 역시 『萬病回春』의 六味地黃丸은 臨床家의 處方이다. 形體가 瘦弱하고 無力하면서 困倦이 많고 腎氣가 오랫동안 虛해서 寢汗이 있고 發熱이 있으며 五臟이 두루 손상을 받아서 遺精이 있고 便血이 있으며 消渴과 淋濁의 等證을 치료한다. 이 藥은 燥하지도 않고 溫하지도 않으니 오로지 左尺의 腎水를 補하고 兼하여 脾胃를 이롭게 한다. 少年이 水가 虧損되고 火가 旺해서 陰虛의 證이 있는 데에 가장 마땅히 服用을 한다.

心腎이 不交해서 消渴로 引飮을 하는 경우에는 加 五味子 二兩, 麥門冬 三兩을 하면 腎氣八味丸이라 이름을 한다. 虛勞에는 加 紫河車 一俱를 하면 兼하여 右尺의 相火를 補한다. 加 附子 · 官桂 各二兩을 하면 八味丸이라 이름을 한다. 가령 陰을 傷해서 相火가 盛한 것에 이른 경우에는 加 黃柏酒炒 三兩, 知母鹽水炒 三兩을 한다.

무릇 어릴 때에 情慾에 誘惑된 것이 너무 빨라서 根本이 손상을 받은 것과 또한 稟賦를 받은 것이 薄한 경우에 斲喪을 지나치게 하고 감히 사실을 告할 수가 없어 숨기고 거짓으로 하여 元氣가 虛憊하게 이른 것을 치료한다. 或은 遺精盜汗이 있고 神이 疲困하고 힘이 怯弱하며 飮食을 먹어도 살이 찌지 않고 얼굴이 白色이고, 五心에 發熱이 나며 여름에 먼저 열을 두려워하고 겨울에 먼저 추위를 두려워하며 腰疼脚重하고 頭暈目眩하는 것을 치료한다. 그렇기 때문에 이르기를 水는 한번 虧損이 되면 즉 火가 반드시 勝하게 된다. 火가 왕성하면 즉 肺金이 克을 받아서 痰嗽가 된다. 或은 勞汗으로 當風하여 얼굴에 粉刺가 발생하는 以上의 證狀이 보이면 虛損이 된 것이다. 마땅히 이 藥을 복용하여 保全하면 걱정이 없어진다.

육울탕(六鬱湯)

『醫學入門』: 陳皮 · 半夏 · 川芎 · 蒼朮 各一錢 赤茯苓 · 山梔仁 各七分 香附 二錢, 砂仁 · 甘草 各五分, 生薑 三片, 水煎溫服, 隨證加減.

『萬病回春』: 香附子童便製 · 蒼朮米泔製 · 神麴 · 山梔 · 連翹 · 陳皮 · 川芎 · 貝母去心 · 枳殼炒 · 蘇梗 · 甘草 各一錢, 右剉一劑, 水煎服.

『東醫寶鑑』: 香附子 二錢, 川芎 · 蒼朮 各一錢半, 陳皮 · 半夏製 各一錢, 赤茯苓 · 梔子仁 各七分, 縮砂 · 甘草 各五分, 右剉, 作一貼, 薑三, 水煎服.

『方藥合編』: 香附子 · 蒼朮 · 神麴 · 梔子 · 連翹 · 陳皮 · 川芎 · 赤茯苓 · 貝母 · 枳殼 · 蘇葉 各一錢, 甘草 五分, 薑三片

方解: 여러 鬱을 능히 풀어준다. 諸鬱證을 치료하고 淸火化痰을 하며 順氣를 하고 胸膈을 열어 준다. 有痰에는 加 南星 · 半夏를 한다. 有熱에는 加 柴胡 · 黃芩을 한다. 血鬱에는 加 桃仁 · 紅花를 한다. 濕鬱에는 加 白朮 · 羌活을 한다. 氣鬱에는 加 木香 · 檳榔을 한다. 食積에는 加 山楂 · 砂仁을 한다.

六鬱을 통치한다. 氣鬱에는 加 木香 · 檳榔 · 烏藥 · 紫蘇葉을 한다. 濕鬱에는 加 白朮 · 羌活 · 防己를 한다. 熱鬱에는 加 黃連 · 連翹를 한다. 痰鬱에는 加 南星 · 瓜蔞仁 · 海粉을 한다. 血鬱에는 加 桃仁 · 牧丹皮 · 韭汁을 한다. 食鬱에는 加 山査子 · 神麴 · 麥芽를 한다. 비록 六鬱을 나누어서 加減을 한다고 하지만 六鬱이 대개 같이 오기 때문에 너무 얽매일 필요는 없다.

육일산(六一散)

『醫學入門』: 滑石 六兩, 甘草 一兩, 爲末, 每三錢入蜜少許, 沸湯調服.

『東醫寶鑑』: 滑石 六兩, 甘草炙 一兩, 右細末, 每三錢, 溫蜜水調服, 欲冷飮者, 井水調下. 一名 六一散, 一名 天水散, 一名 神白散.

『方藥合編』: 滑石末 六兩, 甘草末 一兩.

方解: 益元散이다. 또 다른 이름은 六一散이다. 天一生水, 地六成之의 뜻을 取한 것이다. 姙産婦와 習慣的으로 流産을 하는 경우에는 服用忌한다. 가령 傷寒에 身熱이 풀리지 않는 경우에는 加 蒼朮末 三錢을 해서 葱豉湯에 調服을 하는데 연달아 여러 차례 服用해서 땀이 나오는 것으로 定度를 한다.

또한 汗吐下를 한 후에 餘熱이 있는 경우에 이것으로 풀어주면 매우 妙하다. 虛煩으로 잠을 잘 수가 없는 경우에는 加 辰砂를 少許한다. 身熱이 있고, 霍亂嘔吐를 하면서 轉筋하는 경우에는 먼저 땅을 파서 구덩이를 만들고, 새로 길은 물 한통을 그 안에 넣은 다음에 고루 휘저어서 맑게 가라앉히는데 이것을 地漿水라고 말을 한다. 따로 우물물 한 사발에 眞油 한 숟가락을 넣어서 수면위에 뜨면 장차 이 藥을 기름 꽃 위에 펼쳐서 그 藥이 사발 바닥으로 스스로 가라앉는데 淸水를 去한 다음에 앞의 地漿水로 調服을 하니 油墜散이라 이름을 한다. 一切의 風熱이 上攻하고 咽喉가 不利하면 加 靑黛, 薄荷를 少許하여 蜜丸으로 만들어서 입에 머물러서 녹여 服用한다. 一切 寒證으로 인한 瀉痢와 反胃嘔吐에는 加 乾薑 五錢을 하니 溫六丸이라 이름을 한다. 中寒이 심한 경우에는 다시금 硫黃을 약간 넣고 生薑汁으로 浸을 한 다음에 구워서 떡을 만들어 丸을 만든다. 또한 능히 肝邪를 伐하고 一切의 暑證으로 渴證이 나는 경우에는 새로 길은 물로 服用한다. 밭의 짚단을 태운 기운에 感觸되어 渴證이 나는 경우에는 진흙이 달린 볏짚을 끓인 다음에 服用한다. 一切의 濕熱로 因한 腸澼泄瀉에는 그 滑石을 牧丹皮를 사용하여 끓인 다음에 紅麴 五錢을 加하니 淸六丸이라 이름을 한다. 陳米로 밥을 만들어 丸을 지은 다음에 매번 七十丸을 白湯으로 服用한다. 가령 産後에 腹痛自利를 하는 경우에는 補脾補血하는 藥을 이용해서 服用한다. 或 加 五靈脂 一兩을 하면 능히 血을 行하고 利를 그치게 한다. 泄瀉가 심하면 加 肉荳蔲를 少許한다. 一切 痰熱로 吐逆하고 反胃를 하며 驚癎과 癲狂이 있고 熱毒瘧痢와 腹痛에는 加 黃丹을 少許하여 薑汁으로 떡을 쪄서 丸을 만들어 복용을 한다. 가령 溫暑가 가벼운 경우에는 通用으로 九味羌活湯의 加減으로 하는데 入裏를 한 경우에는 加 大黃을 한다.

中暑로 身熱하며 吐瀉와 腸澼이 있고 下痢赤白을 하며 癃閉가 있는 것을 치료한다. 胃中의 積聚로 寒熱이 있는 것을 蕩滌하고 積氣를 宣通하며 九竅와 六腑를 通하게 하고 津液을 生하게 하며 留結을 없애서 蓄水를 消하게 하며 止渴하고 煩熱을 除하니 크게 脾腎의 氣를 기르고 百藥과 酒食의 邪毒을 풀어준다. 寒으로 因한 吐瀉와 反胃에는 加 乾薑 五錢을 하니 溫六丸이라 이름을 한다. 濕熱로 인한 泄瀉에는 加 紅麴 五錢을 하니 淸六丸이라 이름을 한다. 모두 陳米飯으로 梧子大 만하게 丸을 만들어 白湯에 五七十丸을 삼켜서 服用한다.

육화탕(六和湯)

『醫學入門』: 半夏 · 砂仁 · 杏仁 · 人蔘 · 甘草 各二分, 扁豆 · 木瓜 · 赤茯苓 · 藿香 各四分, 香茹 · 厚朴 各八分 薑棗煎 溫服.

『東醫寶鑑』: 香薷 · 厚朴 各一錢半, 赤茯苓 · 藿香 · 白扁豆 · 木瓜 各一錢, 縮砂 · 半夏 · 杏仁 · 人蔘 · 甘草 各五分, 右剉, 作一貼, 生薑三片, 大棗二枚, 水煎服. 加 麸炒黃連 一錢, 名曰 淸暑六和湯.

『方藥合編』: 香薷 · 厚朴 各一錢半, 赤茯苓 · 藿香 · 白扁豆 · 木瓜 各一錢, 縮砂 · 半夏 · 杏仁 · 人蔘 · 甘草 各五分, 薑三片, 棗二枚.

方解: 暑가 心脾를 傷한 것을 치료한다. 霍亂으로 轉筋하고 嘔瀉에 寒熱이 있으며, 痰嗽로 痞喘하고 頭目이 昏痛하며 肢體가 浮腫하고 便이 澁한 것을 치료한다. 暑에 感觸이 되어서 背

는 寒하고 伏熱이 있으며 厥冷하고 瘧痢를 하는 것과 中酒로 煩渴하면서 먹는 것을 두려워하는 것을 치료한다. 또한 暑毒이 上焦에 客하여 胸膈이 痞塞하고 上氣喘急하며 湯藥이 입으로 들어가면 즉 吐하는 경우에는 麝香을 약간 넣으면 神效하다. 가령 낮에는 暑에 感觸이 되고 밤에는 風露에 感觸이 된 경우에는 加 川芎·羌活을 한다. 婦人의 胎前과 産後에 역시 마땅하다. 暑傷心脾를 해서 嘔吐泄瀉를 하거나 或은 霍亂轉筋 및 浮腫과 瘧痢를 치료한다.
傷暑가 太陽으로 받은 것은 二香散으로 하고 太陰으로 받은 것은 六和湯으로 한다. 二香散과 六和湯을 같이 비교하면서 공부를 하면 더욱 좋다.

윤장환(潤腸丸)

『醫學入門』：當歸尾 一錢, 防風 三錢, 大黃·羌活 各一兩, 桃仁 二兩, 麻仁 二兩半, 皂角燒存性 一兩三錢, 其性得濕則滑, 滑則燥結自開, 風濕 加 秦艽, 倍加皂角. 脉澁氣短 加 郁李仁, 爲末. 蜜丸梧子大. 每五十丸, 白湯下.

『東醫寶鑑』：杏仁·枳殼·麻子仁·陳皮 各五錢, 阿膠珠·防風 各二錢半, 右爲末, 蜜丸梧子大, 每五十丸, 老人蘇子湯下, 壯者荊芥湯下. 正傳 名 潤體丸.

方解：오래된 腹中의 實熱과 胃中의 伏火로 大便이 閉澁한 것과 飮食 생각이 없고 또한 風結과 血秘를 치료한다. 『東醫寶鑑』의 潤腸丸은 大便秘澁을 치료하는 處方이다.

윤하환(潤下丸)

『醫學入門』：陳皮 半斤, 半夏 二兩, 各用水化鹽 五錢, 拌勻煮乾烘燥 入南星·黃芩·黃連·甘草 各一兩, 爲末, 蒸餠丸菉豆大, 每五七十丸白湯下.

『東醫寶鑑』：陳皮一斤 去白, 鹽二兩以水化, 同煮爛焙燥, 甘草二兩炙, 右爲末, 湯浸蒸餠和丸梧子大, 白湯下三五十丸.

方解：痰火를 잘 내린다. 痰積氣滯 및 痰嗽를 치료하는데 降痰에 더욱 妙하다.

윤혈음(潤血飮)

『方藥合編』：牛膝酒洗·肉蓯蓉·當歸 各二錢, 枳殼·郁李仁 各一錢半, 升麻酒洗 一錢.

方解：老虛人의 便秘를 치료한다. 濟川煎과 비교해서 공부하면 좋다.

이격관중환(二膈寬中丸)

『圖註難經脉訣』：砂仁·靑皮·陳皮去白·丁香 各二兩, 白荳蔲 一兩, 木香·甘草 各一兩半, 香附子製·厚朴製 各八兩, 右爲細末, 每服三錢, 白湯點服無時.

方解：關部에 伏脉으로 나타난 腸澼을 치료한다.

이공산(異功散)

『醫學入門』：白朮·茯苓 各二錢, 人蔘·橘皮 各一錢半, 薑棗煎服.

『東醫寶鑑』: 人蔘 · 白朮 · 白茯苓 · 陳皮 · 甘草 各一錢, 右剉, 作一貼, 薑三片, 棗二枚, 同煎服.

『方藥合編』: 白朮 · 白茯苓 · 人蔘 · 橘皮 · 木香 · 甘草 各一錢, 薑三片 棗二枚.

方解 : 脾胃의 虛冷으로 腹痛, 自利, 不食하는 것을 치료한다. 脾胃虛弱으로 飮食이 不進하고 心胸이 痞悶한 것을 치료한다. 『方藥合編』의 異功散은 錢氏異功散을 말한다. 脾胃虛弱으로 飮食 생각이 없고, 腹痛自利하는 것을 치료한다. 『萬病回春』의 처음 나오는 異功散은 四君子湯에 加 陳皮를 한 異功散이나 뒤에 나오는 異功散은 痘瘡에 사용을 하는 異功散이기 때문에 혼동의 여지가 많아 굳이 記載를 하지 않았다.

이묘산(二妙散)

『醫學入門』: 黃柏除熱, 蒼朮除濕, 二妙藥也.

方解 : 黃柏은 熱을 除去하고 蒼朮은 濕을 除去하니 두 가지의 妙한 藥이다. 『萬病回春』나 『東醫寶鑑』의 二妙散은 소아의 大便不通에 사용을 하는 것으로 혼동의 여지가 많아 굳이 記載를 하지 않았다.

이백환(二白丸)

『醫學入門』: 白朮 二兩, 山査 · 神麴 各一兩半, 白芍 · 半夏 · 黃芩 各五錢, 爲末, 荷葉包飯煨熟, 搗丸梧子大, 空心, 白湯下.

方解 : 奉養을 너무 지나치게 해서 飮食으로 脾를 傷하여서 항상 泄瀉를 하거나 혹은 痢疾이 된 것을 치료한다.

이신교제단(二神交濟丹)

『醫學入門』: 茯神 · 薏苡仁 各三兩, 酸棗仁 · 枸杞子 · 白朮 · 神麴 各二兩, 柏子仁 · 芡實 · 生地 · 麥門冬 · 當歸 · 人蔘 · 陳皮 · 白芍藥 · 白茯苓 · 砂仁 各一兩, 已上, 十六味, 每神字領八味, 合八節, 共二十四兩, 合二十四氣, 爲一歲也, 爲末, 用熟水 四盞, 調煉蜜 四兩, 煮山藥 四兩, 爲丸梧子大, 每三五十丸, 米飮下.

『東醫寶鑑』: 白茯神 · 薏苡仁 各三兩, 酸棗仁 · 枸杞子 · 神麴 · 白朮 各二兩, 柏子仁 · 芡仁 · 生乾地黃 · 麥門冬 · 當歸 · 人蔘 · 陳皮 · 白芍藥 · 白茯苓 · 縮砂 各一兩, 右爲末, 熟水四盞, 調煉蜜四兩, 煮山藥末四兩作糊, 和丸梧子大, 米飮下五七十丸, 已上十六味, 每神字領八味, 合八節, 共二十四兩, 合二十四氣, 爲一歲也

『方藥合編』: 白茯神 · 薏苡仁 各三兩, 酸棗仁 · 枸杞子 · 神麴 · 白朮 各二兩, 柏子仁 · 芡仁 · 生乾地黃 · 麥門冬 · 當歸 · 人蔘 · 陳皮 · 白芍藥 · 白茯苓 · 縮砂 各一兩.

方解 : 血虛가 甚한 경우에는 去 芍藥을 하고 加 鹿茸을 한다. 脾가 虧損이 된 것이 甚한 경우에는 去 地黃을 하고 加 五味子를 한다. 心脾腎의 三經이 虛한 경우를 치료한다. 虛勞를 補하며 心脾腎 三經의 虛損을 치료한다.

이신환(二神丸)

『醫學入門』: 破古紙 四兩, 肉荳蔲 二兩, 爲末用大棗, 四十九枚, 生薑 四兩, 同煮, 棗爛去薑, 取棗肉, 和藥搗丸梧子大, 每五十丸, 空心鹽湯下.

『東醫寶鑑』: 破古紙灸 四兩, 肉荳蔲生 二兩, 右爲末, 肥棗四十九枚, 生薑四兩切片, 同煮爛, 去薑取棗肉, 入藥末和勻, 丸如梧子大, 空心, 鹽湯下三五十丸, 一方 荳蔲煨.

方解 : 脾胃가 허약해서 泄瀉가 그치지 않고 온전히 먹을 생각이 없는 것을 치료한다. 脾腎虛泄을 치료한다. 二神丸에 加 小茴香·木香을 하면 四神丸이라고 이름을 한다. 脾腎의 晨泄을 치료한다.

이음전(理陰煎)

『方藥合編』: 熟地黃 五錢, 當歸 三錢, 乾薑 二錢, 肉桂·甘草 各一錢.

方解 : 脾腎虛를 치료하는 데 마땅히 溫潤하게 한다. 즉 理中湯의 變方이다.

이의환(二宜丸)

『醫學入門』: 當歸身·生地黃 各等分, 用酒蒸七次, 和煉蜜, 搗丸, 如梧桐子大, 每七十丸, 空心, 酒下.

『東醫寶鑑』: 當歸身·生乾地黃 各等分, 右酒蒸七次, 爲末, 和蜜丸梧子大, 空心, 酒下七十丸.

方解 : 補腎, 益陰을 하는데 精髓를 더해준다. 陰虛를 치료하며 補腎益陰을 한다.

이중탕(理中湯)

『醫學入門』: 人蔘·白朮·乾薑 各二錢, 甘草 一錢半, 水煎溫服. 如作丸, 以前三味俱用五錢, 甘草 三錢, 爲末, 蜜丸彈子大, 每一丸, 白湯化下. 大便澁者用丸, 利者用湯.

『萬病回春』: 人蔘·白朮·乾薑·甘草 各二錢半, 右剉一劑, 水二鐘煎至八分, 去渣溫服.

『東醫寶鑑』: 人蔘·白朮·乾薑炮 各二錢, 甘草灸 一錢, 右剉, 作一貼, 水煎服.

『方藥合編』: 人蔘·白朮·乾薑炮 各二錢, 甘草灸 一錢.

方解 : 太陰腹痛을 치료한다. 自利하고 不渴하며, 脉이 沈하고 無力하며 手足이 혹은 溫하고 혹은 冷하며 또는 蛔厥과 霍亂 等證을 치료한다.

方意는 다음과 같다. 乾薑의 辛으로는 溫胃하고 散寒한다. 蔘, 朮, 甘草의 甘으로는 緩脾氣하고 調中을 한다. 經에 이르기를 脾는 緩하려고 하니 급히 甘味를 먹어서 緩之해야 한다고 하였다. 또한 말하기를 寒이 안에 浸淫하면 辛熱로 平하게 해야 한다고 하였으니 이것이다. 가령 寒이 심하고 腹痛이 있고 拘急하면서 四肢가 厥冷한 경우에는 加 附子를 한다. 腹痛으로 裏虛한 경우에는 人蔘을 倍로 한다. 寒한 경우에는 乾薑을 倍로 한다. 胃가 虛하면 즉 氣壅하고 腹滿을 하니 去 白朮을 하고 加 附子를 한다. 嘔吐가 그치지 않으면 甘草를 減하고 加 生薑汁을 한다. 蛔蟲을 吐하는 경우에는 去 甘草를 하고 加 烏梅를 한다. 呃逆을 하는 경우에는 加 丁香, 柹蔕를 한다. 噦逆을 하는 경우에는 加 木香을 한다. 霍亂으로 轉筋을 하는 경우에는 加 石膏를 한다. 寒濕으로 黃證이 발생하는 경우에는 加 茵蔯을 한다. 肺가 弱해서 泄瀉가 그치지 않고 小便이 不利하는 경우에는 倍 蔘, 朮을 하고 合 五苓散을 한다. 內虛로 腹痛이 있는 경우에는 合 小建中湯을 한다.

太陰에 卽病한 것을 치료한다. 自利不渴하며 寒多하면서 嘔吐를 하고 腹痛으로 下痢하며 鴨溏, 蛔厥, 霍亂 等證을 치료한다. 腎氣가 動하는 것이 急한 경우에는 去 白朮을 하고 加 肉桂 二錢을 한다. 가령 嘔吐가 많은 경우에는 去 白朮을 하고 加 生薑 三錢을 한다. 가령 下가 많은 경우에는 倍 白朮·人蔘을 하고 물을 더 넣어서 끓인다. 寒이 많은 경우에는 加 乾薑 一錢半을 한다. 腹痛으로 滿하고 下痢를 하면서 脉이 沈遲하고 微한 경우에는 加 炮附子 二錢을 한다. 가령 傷冷中寒으로 脉이 弱하고 氣가 虛해서 變하여 陰疸이 된 경우에는 本方中에 加 茵蔯蒿 二錢을 한다. 가령 霍亂으로 轉筋하는 경우에는 加 石膏火煆 五錢을 한다. 가령 痞滿으로 胃寒하거나 或은 霍亂으로 吐瀉를 하면서 渴證이 없고 胸滿한데 아직 結胸이 되지 않은 경우와 或은 厥陰으로 배가 고픈데 식사를 하지 못하고, 먹으면 蛔를 吐하는 경우에는 理中丸을 사용한다. 本方의 藥을 細末한 다음에 煉蜜로 丸을 만드는데 마치 彈子大로 하여 매번 一丸을 白湯半盞에 녹여서 服用을 한다. 理中湯은 太陰腹痛으로 自利不渴하는 것을 치료하는 處方이다.

이중환(理中丸)

『醫學入門』: 人蔘·白朮·乾薑 各二錢, 甘草 一錢半, 水煎溫服. 如作丸, 以前三味俱用五錢, 甘草 三錢, 爲末, 蜜丸彈子大, 每一丸, 白湯化下. 大便澁者用丸, 利者用湯.

『東醫寶鑑』: 以理中湯材作末, 蜜丸彈子大, 每一丸, 溫水化下.

方解 : 理中湯을 丸으로 사용한 것이다. 大便이 澁한 경우에는 理中丸으로 하고 大便이 利한 경우에는 理中湯으로 하는데 分量도 차이가 나니 주의해야 한다. 『萬病回春』이나 『東醫寶鑑』에서는 같은 분량으로 했다.

이지환(二至丸)

『醫學入門』: 熟地黃·龜板·白朮·黃柏 各三兩, 生地·山茱萸·當歸·知母 各二兩, 兎絲子·肉蓯蓉·黃芪·牛膝·枸杞子·破古紙·五味子·白芍藥·虎脛骨·杜仲·山藥·陳皮·白茯苓·人蔘 各一兩, 黑瘦者, 人蔘減半, 爲末蜜丸梧子大, 每八十丸, 溫酒鹽湯酒下.

『東醫寶鑑』: 熟地黃·龜板·白朮·黃柏 各三兩, 生地·山茱萸·當歸·知母 各二兩, 兎絲子·肉蓯蓉·黃芪·牛膝·枸杞子·破古紙·五味子·白芍藥·虎脛骨·白茯苓·杜仲·山藥·陳皮·人蔘 各一兩, 右爲末, 蜜丸梧子大, 鹽湯或溫酒下八十丸至百丸.

方解 : 二至라고 이름을 한 것은 冬至에 一陽이 生하고 夏至에 一陰이 生하는 뜻을 取한 것이

다. 恒常 服用하면 虛損을 補하고 腰膝을 暖하게 하며 筋骨을 壯하게 하고, 眼目을 밝게 하니 滋陰降火에 神效하다. 虛勞로 氣血이 모두 손상이 된 것을 補하고 滋陰降火를 한다. 一名 調元多子方이라고 한다. 夫婦가 다 같이 服用을 하면 그 效果가 神妙하다.

이진탕(二陳湯)

『醫學入門』: 陳皮 二錢, 半夏薑汁製麯 一錢, 茯苓 八分, 甘草 四分, 生薑三片, 水煎溫服.

『萬病回春』: 陳皮去白·半夏薑製·白茯苓去皮·甘草, 右剉一劑, 生薑三片, 水煎服.

『東醫寶鑑』: 半夏製 二錢, 橘皮·赤茯苓 各一錢, 甘草炙 五分, 右剉, 作一貼, 薑三片, 水煎服.

『方藥合編』: 半夏 二錢, 橘皮·赤茯苓 各一錢, 甘草炙 五分, 薑三片.

方解: 痰은 이에 脾胃의 津液으로 두루 流注하면서 運用이 되는 것이 血氣로 말미암은 것이니 마치 道路와 같아서 없어서는 안 된다. 濕이 盛하면 痰이 많아지게 되니 더하여 外感으로 中에 固滯하게 되면 질병이 될 따름이다. 痰이 盛하지 않은 경우에는 感觸이 되더라도 역시 가볍게 된다. 風寒이 客하게 되면 相火를 부채질 하게 되니 즉 위로 心과 눈을 공격하여 暗風과 痰厥이 된다. 暑濕이 乘하게 되면 血氣에 서로 붙고 筋骨에 附着이 되어서 腫毒과 癱瘓의 疾患이 된다. 怒火가 心竅를 迷惑하게 하면 즉 癲狂이 된다. 十病九痰이라고 하였으니 眞實이구나! 이 處方은 一身의 痰을 總括하는 것으로 가령 上行을 하고자 한다면 上行하는 藥을 加하여 당길 것이고, 가령 下行을 하고자 한다면 下行하는 藥을 加해서 당기면 된다. 오직 酒痰과 燥痰에는 마땅하지 않다.

陳皮의 二錢은 和脾하고 消痰하며 理氣를 한다. 半夏의 一錢은 燥濕하고 豁痰을 하며 溫中을 한다. 血虛의 燥證에는 모름지기 薑汁으로 製法을 한 麯을 사용해야 한다. 茯苓의 八分은 행泆하고 濕을 滲하며 和中을 한다. 甘草의 四分은 健脾하고 邪火하며 和中을 한다. 生薑三片으로 水煎溫服을 한다.

가령 血虛에는 合 四物湯을 한다. 氣虛에는 合 四君子湯을 한다. 濕痰으로 몸이 무겁고 倦怠로운 경우에는 加 蒼朮을 한다. 寒痰으로 氣喘을 하는 경우에는 加 杏仁·麻黃·細辛·紫蘇를 한다. 風痰에는 加 南星·僵蠶·皂角을 한다. 痰이 盛한 경우에는 加 竹瀝·薑汁을 한다. 熱痰에는 加 黃芩·黃連을 한다. 胃脘의 痰火에는 加 石膏를 한다. 痰結로 吐하여도 나오지 않는 경우에는 加 瓜蔞仁을 한다. 血痰에는 加 黃芩·麥門冬·知母·芍藥·竹瀝·薑汁을 한다. 胸中에 鬱痰인 경우에는 加 香附子·朴硝를 한다. 胸中에 老痰 및 虛痰과 燥痰에는 去 半夏를 하고 加 貝母·海粉을 한다. 各 病에 藥性에 根據하여 살펴서 類推를 하는데 사람으로 말미암아 加減을 하면 된다. 또한 가령 星香散, 導痰湯의 무릇 一切 行痰하고 痰積을 消克하는 藥은 대개 이 處方으로부터 變化한 것이다.

一切의 痰飮으로 생긴 百病을 치료하는데 이 藥으로 主한다. 痰飮으로 因한 여러 疾患을 치료한다. 或은 惡心嘔吐를 하고, 或은 頭眩心悸를 하며 或은 寒熱이 發하고, 或은 流注作痛을 하는 것을 치료한다. 半夏는 豁痰燥濕을 하고, 橘紅은 消痰利氣를 하며 茯苓은 降氣滲濕을 하고 甘草는 補脾和中을 한다. 대개 脾를 補하면 즉 濕이 생기지를 않고 燥濕滲濕을 하면 즉 痰이 생기지를 않으며 利氣降氣를 하면 즉 痰이 消解를 하게 되니 가히 體用을 兼해서 該當이 되고 標本의 두 가지를 다한 것으로 말을 할 수가 있다. 사용하는 경우에는 隨證加減을 해야 한다.

이초창백산(二炒蒼柏散)

『醫學入門』: 蒼朮鹽炒 · 黃柏酒灸 各五錢, 水煎服.

『東醫寶鑑』: 蒼朮泔浸一日夜鹽炒 · 黃柏酒浸一日夜焦炒 各四兩, 右剉, 五錢, 水煎服, 或水和丸服, 亦可.

方解 : 두 藥材는 모두 雄壯한 氣가 있다. 氣가 實한 경우에는 술을 약간 加한다. 氣가 虛한 경우에는 補氣藥을 加한다. 血이 虛한 경우에는 補血藥을 加한다. 통증이 심한 경우에는 薑汁을 加하거나 혹은 末로 하여 丸으로 服用하면 더욱 좋다. 一切 風寒濕熱의 脚氣와 骨間에 熱이 발생하고 혹은 腰膝臀髀가 腫痛하여 사람으로 하여금 痿가 되는 데에 사용을 하면 神效하다.

濕熱脚氣로 足膝痛이 있고 或은 赤腫을 하는 것을 치료한다. 脚骨間에 熱痛이 있는데 비록 一點이라도 능히 步履를 艱苦하게 하고 사람으로 하여금 痿躄을 하게 하는데 백번 사용해서 백번 효과가 있다. 다른 이름으로는 蒼朮散이라 한다. 丸으로 만들면 二妙丸이라고 이름을 한다.

이택통기탕(麗澤通氣湯)

『萬病回春』: 黃芪 · 蒼朮 · 羌活 · 獨活 · 防風 · 升麻 · 葛根 · 甘草 · 川椒去閉目者不用 · 麻黃不去節冬月加 · 白芷 各三分, 右剉, 一劑, 生薑三片, 棗二枚, 葱白三莖, 水煎, 食遠溫服, 忌生冷, 風冷處坐臥.

『東醫寶鑑』: 黃芪 一錢, 蒼朮 · 羌活 · 獨活 · 防風 · 升麻 · 葛根 各七分, 甘草灸 五分, 麻黃 · 川椒 · 白芷 各三分, 右剉, 作一貼, 入薑三片, 棗二枚, 葱白三寸, 水煎服.

『方藥合編』: 黃芪 一錢, 蒼朮 · 羌活 · 獨活 · 防風 · 升麻 · 乾葛 各七分 甘草灸 五分, 麻黃 · 川椒 · 白芷 各三分, 薑三片, 棗二枚, 葱白三寸.

方解 : 鼻不聞香臭를 치료한다. 麗澤通氣湯은 여택통기탕으로 發音을 하면 안 된다. 이택통기탕으로 발음해야 한다. 周易에 麗는 重火離에서 나온 것이고, 澤은 兌卦에서 나온 것이다. 자세한 것은 周易을 참고하면 麗澤通氣湯의 뜻을 잘 파악할 수가 있다. 火와 金의 문제로 발생한 鼻不聞香臭를 치료한다. 『萬病回春』에서는 麗澤通氣散으로 되어 있다. 鼻不聞香臭는 대개 肺經에 風熱이 있는 것이다.

이향산(二香散)

『醫學入門』: 紫蘇 · 陳皮 · 蒼朮 · 厚朴 · 扁豆 · 甘草 各五分, 香附 一錢半, 香茹 一錢, 生薑 · 木

瓜 各二片, 蔥白二莖, 水煎熱服.

『東醫寶鑑』: 香附子・香薷 各二錢, 紫蘇葉・陳皮・蒼朮 各一錢, 厚朴・白扁豆・甘草 各五分, 右剉, 作一貼, 入薑三片, 木瓜二片, 葱白二莖, 水煎服.

『方藥合編』: 香附子・香薷 各二錢, 蘇葉・陳皮・蒼朮 各一錢, 厚朴・白扁豆・甘草 各五分, 薑三片, 蔥二本, 瓜二片.

方解 : 四時感冒와 冷濕寒暑를 치료한다. 嘔吐와 惡心, 泄痢를 하는 腹痛을 치료하고, 瘴氣와 冷한 것을 마시고 風을 當한 것을 치료하며, 頭痛辛熱과 傷食으로 不化한 것을 치료한다. 가령 外感의 腫滿에는 車前子・木瓜를 倍加한다. 感冒暑風으로 身熱頭痛이 있고 或은 泄瀉嘔吐를 하는 것을 치료한다.

二香散은 太陽으로 더위를 받아서 熱이 나고 頭痛이 있는 경우에 사용을 하고, 六和湯은 太陰으로 더위를 받아서 腹痛과 泄瀉를 하는 경우에 사용을 한다.

이황환(二黃丸)

『醫學入門』: 黃芩 二兩, 黃連 一兩, 升麻・柴胡 各三錢, 甘草 二錢, 枳實 五錢, 爲末, 蒸餠丸菉豆大, 每五七十丸白湯或薑湯下.

『東醫寶鑑』: 黃芩 二兩, 黃連 一兩, 升麻・柴胡 各三錢, 枳實 五錢, 甘草 二錢, 右爲末, 蒸餠和丸菉豆大, 白湯或薑湯下五七十丸.

方解 : 熱食으로 傷해서 痞滿하고 兀兀欲吐하며 煩悶不安한 것을 치료한다. 熱食으로 傷해서 痞悶으로 不安한 것을 치료한다.

익원산(益元散)

『醫學入門』: 卽 六一散.

方解 : 六一散의 다른 이름이다. 六一散을 참고하면 된다.

익위승양탕(益胃升陽湯)

『醫學入門』: 補中益氣湯 加 神麴 一錢半, 黃芩 五分.

『東醫寶鑑』: 白朮 一錢半, 黃芪 一錢, 人蔘・神麴炒 各七分半, 當歸身・陳皮・甘草炙 各五分, 升麻・柴胡 各三分, 生黃芩 二分, 右剉, 作一貼, 水煎服.

『方藥合編』: 白朮 一錢半, 黃芪 一錢, 人蔘・神麴炒 各七分半, 陳皮・甘草炙 各五分, 升麻・柴胡 各三分, 生黃芩 二分.

方解 : 婦人의 經候가 不調한 것을 치료한다. 혹은 血脫하거나 혹은 脉이 弱하고 먹는 것이 적고 水泄을 하루에 두 세 차례 하는 것을 치료한다. 이 處方은 氣血의 藥이니 血이 脫한 경우에 氣를 益하게 하는 要法이다. 內傷의 諸證을 치료한다. 대개 血脫에 益氣하는 것은 옛 聖人의 法이다. 먼저 胃氣를 이롭게 해서 生發하는 氣를 돕는데 이 藥으로 主한다.

익황산(益黃散)

『醫學入門』: 陳皮 一錢, 靑皮・甘草・訶子 各五分, 丁香 二分, 水煎, 量兒大小加減服之.

『東醫寶鑑』: 陳皮 一兩, 靑皮・訶子肉・甘草炙 各五錢, 丁香 二錢, 右爲末, 每二錢, 或三錢, 水煎服, 或剉五錢, 作一貼, 亦可. 一名 補脾散.

方解 : 脾胃虛寒으로 嘔吐가 그치지 않는 것을 치료한다. 或은 腹痛泄瀉와 或은 客熱이 안에 있어서 젖과 밥을 먹을 생각이 없고, 因하여 神이 나른하며 心脇이 膨脹하고 顔色이 靑黃하며 懨懨하게 늘어져서 깨지를 않는 것을 치료한다. 또한 脾疳으로 因한 冷腹痛을 치료하고, 오랜 冷瀉와 積瀉, 冷吐와 積吐를 치료하며, 性交를 한 다음에 젖을 먹여 吐하고 慢驚의 等證을 치료하는데 神效하다. 脾臟虛冷으로 腹痛이 있고 泄痢를 하는 것을 치료한다.

인삼고본환(人蔘固本丸)

『醫學入門』: 生地生心血, 用麥門冬引入所生之地, 熟地補腎精, 用天門冬引入所補之地, 各等分, 人蔘減半以通心氣, 爲末 或磨爛澄粉晒乾, 丸不泥滯, 蜜丸梧子大 每五十丸 空心 溫酒鹽湯 任意下, 如有痰子, 地黃用薑汁草果, 一方 去 蔘 加 黃柏, 鹿角霜, 名 鹿柏固本丸.

『東醫寶鑑』: 天門冬去心薑汁浸二日酒浸二日・麥門冬去心酒浸二日泔浸二日・生乾地黃熟地黃並酒浸 各二兩, 右以石磨磨如泥, 或爛搗, 以杏仁湯化開, 漉淨渣, 右磨淨盡, 如澄小粉之法, 撤去上面水, 取藥粉晒乾, 仍入人蔘末一兩, 煉蜜和丸梧子大, 每取五七十丸, 溫酒鹽湯任下, 忌蘿葍葱蒜.

方解 : 生地는 心血을 生하는데 麥門冬을 사용해서 生하는 곳까지 당겨야 한다. 熟地는 腎精을 補하는데 天門冬을 사용해서 補하는 곳까지 당겨야 한다. 各 等分으로 한다. 人蔘은 半으로 減해서 사용을 하는데 心氣를 通하게 한다. 末로 해서 磨爛하여 澄淸한 가루를 曬乾하면 더욱 脾를 滯하지 않게 한다. 蜜丸梧子大로 한다. 每 五十丸을 空心에 溫酒鹽湯으로 任意대로 服用한다. 가령 痰이 있는 경우에는 地黃을 薑汁으로 炒해서 사용한다. 一方에서는 蔘을 去하고 黃柏・鹿角霜을 加해서 鹿柏固本丸이라 이름을 한다.

一名 二黃元이라고 한다. 무릇 사람은 心은 血을 藏하고 腎은 精을 藏한다. 精血이 充實하면 즉 鬢髮이 하얗게 되지 않고 顔色과 容貌가 衰하지 않고 延年益壽하게 된다. 藥으로 滋補를 하려면 生熟의 두 가지 地黃에서 벗어나지 않으나 세상 사람들은 단지 두 地黃을 服用하는 것만을 알고 두 門冬을 服用해서 끌어당기는 것을 알지 못한다. 대개 生地는 心血을 生하는데 麥門冬을 사용해서 生하는 곳까지 당겨야 하고, 熟地는 腎精을 補하는데 天門冬을 사용해서 補하는 곳까지 당겨야 하니 四味를 서로 사용해야 한다. 또한 人蔘은 心氣를 通하는데 주로 사용이 된다.

인삼양영탕(人蔘養榮湯)

『醫學入門』: 白芍 三兩, 當歸・人蔘・白朮・甘草・黃芪・肉桂・陳皮 各一兩, 熟地・五味子・

茯苓 各七錢, 遠志 五錢, 每三錢薑煎空心溫服. 虛甚者煉蜜爲丸, 可以常服.

『萬病回春』: 人蔘去蘆·當歸·陳皮·黃芪蜜炙·桂心·白朮去蘆·甘草炙 各一錢, 白芍酒炒 二錢, 熟地黃酒浸·茯苓去皮·五味子 各七分半, 遠志去心炒 五分, 右剉一劑, 生薑三片, 棗二枚, 水二鍾煎至一鍾, 食遠服.

『東醫寶鑑』: 白芍藥酒炒 二錢, 當歸·人蔘·白朮·黃芪蜜炒·肉桂·陳皮·甘草炙 各一錢, 熟地黃·五味子·防風 各七分半, 遠志 五分, 右剉, 作一貼, 薑三 棗二, 水煎服.

『方藥合編』: 白芍藥酒炒 二錢, 當歸·人蔘·白朮·黃芪蜜炒·肉桂·陳皮·甘草炙 各一錢, 五味子·防風 各七分半, 遠志 五分, 薑三片 棗二枚.

方解 : 虛가 쌓여서 虛損이 되어 四肢가 倦怠롭고, 肌肉이 消瘦하며 얼굴에 안색이 적고, 汲汲하게 短氣를 하며, 飮食에 맛이 없는 경우를 치료한다. 가령 夢遺인 경우에는 加 龍骨을 한다. 咳嗽인 경우에는 加 阿膠·麥門冬을 한다. 火를 낀 경우에는 加 知母·黃柏을 한다. 虛勞가 쌓여서 虛損이 되고 四肢가 倦怠로우며, 肌肉이 消瘦하면서 顔色이 적고, 呼吸이 氣短하며, 飮食이 맛이 없는 것을 치료한다. 虛勞로 損證이 되어서 氣血이 不足하고 消瘦倦怠하며 或은 寒熱이 있고 自汗이 있는 경우에 사용을 한다. 虛가 甚한 경우에는 蜜丸으로 常服을 하면 역시 可하다. 人蔘養榮湯은 雙和湯의 變方으로 이해하고 사용을 하면 된다.

인삼양위탕(人蔘養胃湯)

『醫學入門』: 蒼朮一錢, 陳皮·厚朴·半夏 各七分半, 茯苓·藿香 各五分, 甘草 二分, 烏梅一箇, 人蔘·草菓 各四分, 薑三片, 棗二枚, 煎熱服取汗, 有汗溫服.

『東醫寶鑑』: 蒼朮 一錢半, 陳皮·厚朴·半夏製 各一錢二分半, 茯苓·藿香 各一錢, 人蔘·草果·甘草炙 各五分, 右剉, 作一貼, 入薑三片, 棗二枚, 烏梅一箇, 水煎服.

『方藥合編』: 蒼朮 一錢半, 陳皮·厚朴·半夏製 各一錢二分半, 赤茯苓·藿香 各一錢, 人蔘·草果·甘草炙 各五分, 棗二枚, 薑三片, 烏梅 一箇.

方解 : 外感風寒과 內傷生冷을 치료한다. 憎寒壯熱을 하고, 頭目이 昏疼하며, 肢體가 拘急하는데 風寒의 二證과 挾食停痰을 不問하고 대개 效果가 있다. 겸하여 飮食으로 脾를 傷하거나 혹은 外感의 風寒濕氣와 痎瘧 및 山嵐瘴疫을 치료하는 데에 더욱 妙하다. 虛寒한 경우에는 加 附子·肉桂를 한다. 『萬病回春』의 人蔘養胃湯은 瘧疾을 치료하는 處方으로 되어 있기 때문에 혼동의 여지가 있어서 記載하지 않았다. 傷寒陰證을 치료한다. 또한 風寒으로 外傷을 한 것과 生冷으로 內傷을 한 것으로 憎寒壯熱하고 頭痛身疼이 있는 것을 치료한다.

不換金正氣散은 平胃散의 變方으로 보고, 藿香正氣散은 二陳湯의 變方으로 보는데 人蔘養胃湯은 二陳湯과 平胃散의 두 가지 장점을 合한 것에 溫裏를 하면서 腸운동의 각성을 돕는 處方으로 임상에서 많이 사용이 된다.

인삼죽엽탕(人蔘竹葉湯)

『東醫寶鑑』: 石膏·麥門冬 各二錢, 半夏 一錢, 人蔘·甘草 各五分, 竹葉 七片, 右剉, 作一貼, 入薑五片, 粳米一撮, 同煎服.

方解 : 虛煩을 치료한다.

인삼지골피산(人蔘地骨皮散)

『醫學入門』: 人蔘·地骨皮·柴胡·生地·黃芪 各一錢半, 知母·石膏 各一錢, 茯苓 五分, 薑煎服.

『東醫寶鑑』: 人蔘·地骨皮·柴胡·生地黃·黃芪 各一錢半, 知母·石膏 各一錢, 赤茯苓 五分, 右剉, 作一貼, 入薑三, 煎服.

方解 : 藏中에 冷이 쌓이고 榮中이 熱해서 脉을 누르면 不足하고 들면 有餘한 것을 치료하니 이에 陰이 不足하고 陽은 有餘한 것이다. 『醫學入門』에서는 人蔘地骨散으로 되어 있다. 肺熱을 치료한다.

인삼패독산(人蔘敗毒散)

『醫學入門』: 羌活·獨活·柴胡·前胡·枳殼·桔梗·川芎·赤茯·人蔘 各三分, 甘草 一分半, 薑三片, 煎溫服. 或加薄荷少許.

『萬病回春』: 柴胡·桔梗去蘆·羌活·獨活·茯苓·川芎·前胡·枳殼去穰·人蔘去蘆·甘草 各等分, 右剉劑, 每一兩, 生薑煎服.

『東醫寶鑑』: 羌活·獨活·柴胡·前胡·枳殼·桔梗·川芎·赤茯苓·人蔘·甘草 各一錢, 右剉, 作一貼, 薑三片, 薄荷少許, 水煎服.

『方藥合編』: 人蔘·柴胡·前胡·羌活·獨活·枳殼·桔梗·川芎·赤茯苓·甘草 各一錢, 薑三片, 薄荷少許.

方解 : 傷寒의 發熱에 頭疼睛痛하고 項强하며 肢體가 煩疼하는 것을 치료한다. 傷風의 咳嗽로 鼻塞聲重하고 또한 時行疫癘, 瘴氣, 風濕, 風痰, 眩暈, 嘔吐 等證을 치료한다. 가령 三陽經의 脚氣로 赤腫하는 경우에는 加 大黃·蒼朮을 한다. 피부의 癮疹瘙痒에는 加 蟬退를 한다. 가령 心經의 蘊熱로 口乾舌燥하면 加 黃芩을 한다.

傷寒으로 인한 頭痛, 壯熱惡風을 치료한다. 또한 風疾로 인한 咳嗽와 鼻塞聲重을 치료한다. 四時溫疫으로 인한 熱毒과 頭面의 腫痛을 치료하고 痢疾로 熱이 나는 것과 諸般의 瘡毒을 치료하며 小兒驚風을 치료한다.

傷寒時氣로 發熱頭痛을 하고 項强이 있으며 肢體가 煩疼하는 것을 치료한다. 또한 傷風으로 咳嗽하면서 鼻塞聲重하는 것을 치료한다.

敗毒의 毒은 熱毒을 말한다. 熱毒에 굳이 人蔘을 고집할 필요는 없다. 임상에서 人蔘을 去

하는데 人蔘을 去하면 바로 沙蔘을 가하는 것이 좋다. 책에서 단순하게 敗毒散이라고 언급을 하는 것은 人蔘敗毒散에서 去 人蔘을 한 것을 말한다.

인삼황기탕(人蔘黃芪湯)

『醫學入門』: 人蔘·白朮·陳皮·蒼朮·麥門冬·當歸 各五分, 黃芪 一錢, 升麻 六分, 黃柏 四分, 神麴 三分, 水煎服.

『萬病回春』: 人蔘·白朮·陳皮·麥門冬·蒼朮米泔浸 各五分, 黃芪 一錢, 當歸身·升麻 各五分, 黃柏炒 四分, 右剉, 水煎服.

『東醫寶鑑』: 黃芪蜜炙·人蔘·白朮 各一錢, 升麻 六分, 陳皮·蒼朮·麥門冬·當歸·神麴·甘草 各五分, 黃柏 四分, 右剉, 作一貼, 水煎服.

方解 : 腫氣가 터진 후에 食事를 못하고 不眠을 하면서 發熱이 있는 等證을 치료한다.

인숙산(仁熟散)

『醫學入門』: 人蔘·枳殼·五味子·桂心·山茱萸·甘菊花·茯神·枸杞子 各三分, 柏子仁·熟地黃 各一兩, 爲末, 每二錢, 溫酒調服.

『東醫寶鑑』: 柏子仁·熟地黃 各一錢, 人蔘·枳殼·五味子·桂心·山茱萸·甘菊·茯神·枸杞子 各七分半, 右剉, 作一貼, 水煎服, 或爲末, 溫酒調二錢 服之.

『方藥合編』: 柏子仁·熟地黃 各一錢, 人蔘·枳殼·五味子·桂心·山茱萸·甘菊·白茯神·枸杞子 各七分半 .

方解 : 膽虛로 항상 두렵고 놀라고 혼자 잘 수가 없으며 머리와 눈이 不利한 것을 치료한다.

인신귀사단(引神歸舍丹)

『醫學入門』: 南星 三兩, 朱砂 一兩, 附子 七錢, 爲末, 豬心血和糊丸, 梧子大, 每五十丸, 萱草根煎湯下, 子午時各一服.

『東醫寶鑑』: 南星牛膽製 二兩, 朱砂 一兩, 附子童便浸炮 七錢, 右爲末, 猪心血和糊作丸梧子大, 每五十丸, 茜草根煎湯下.

方解 : 心氣不足을 치료한다. 아울러 心風을 치료한다.

일괴기환(一塊氣丸)

『醫學入門』: 補骨脂·乾漆·乾薑·薑黃俱炒·莪朮·三稜·玄胡索·木香·砂仁·使君子·五靈脂·人蔘·白朮·茴香·檳榔·肉荳蔻·丁香·丁皮·茯苓·雷丸·大黃·枳殼·巴豆炒 各一錢一字 蘿葍子炒·靑皮·陳皮 各五錢, 皂角一片, 芫花五分, 牽牛·大麥芽 各炒一兩, 爲末, 醋糊丸菉豆大, 每三五丸至十丸, 茶酒任下. 取積, 陳皮煎湯下十五丸, 如傷食, 就以所傷之物 煎湯下.

方解 : 氣喘과, 心氣, 膈氣, 脇氣, 疝氣, 腰氣, 脚氣, 積氣, 瘴氣를 치료하는데 兼해서 不伏水土氣와 酒食氣傷으로 飮食 생각이 없고, 赤白痢疾과 女人의 乾血氣, 소아의 積證을 치료한다. 오래 服用하면 勞瘵에도 역시 효과가 있다. 虛陽을 돕지 않고 眞氣를 손상시키지 않으며 또한 능히 殺蟲을 한다.

입효산(立效散)

『東醫寶鑑』 : 蒲黃 · 生地黃 · 赤茯苓 · 甘草 各一錢, 右剉, 水煎服. 又甘草升麻煎水, 調益元散服之妙.

方解 : 小兒의 血尿를 치료한다. 『萬病回春』의 立效散은 赤白痢疾을 치료하거나 小兒의 走馬牙疳을 치료하는 處方으로 기재하지 않았다.

ㅈ

자신환(滋腎丸)

『醫學入門』: 黃柏 一兩, 知母 二兩, 肉桂 一錢半, 爲末, 蜜丸, 梧子大. 每七十丸, 沸湯下.

『東醫寶鑑』: 黃柏 · 知母並酒洗焙 各一兩, 肉桂 半錢, 右爲末, 水丸, 梧子大, 空心, 白湯下百丸. 一名 泄腎丸.

『方藥合編』: 黃柏, 知母 幷酒炒 各一兩, 官桂 五分.

方解 : 膏粱珍味가 과도하게 쌓여 北方의 眞陰을 손상시켜서 陽氣가 不化하게 된 것을 치료한다. 腎臟이 熱하여 小便이 不通하고 점차 中滿으로 腹大한 것에 이르게 되어서 堅硬한 것이 돌과 같고 壅塞한 것이 至極해서 腿脚이 堅固하고 붓고 갈라지면서 黃水가 나오며 양쪽 눈이 突出을 하고 晝夜로 煩躁하고 不眠을 하는데 비록 渴證이 나오지 않더라도 飮食이 소화가 되지 않고 苦痛을 참을 수가 없는 것을 치료한다. 여러 淡滲하는 藥을 服用하면 도리어 膀胱이 乾涸하게 되고 오래되면 火가 도리어 逆上을 해서 嘔噦을 하게 되니 膈上에서 발생한 것이 아니라 關病이니 마땅히 下焦를 치료하면 나을 수가 있다. 이것으로 知母, 黃柏을 사용하여 苦寒으로 滋陰降火를 하고 肉桂는 火邪와 더불어 같이 몸으로 引經이 된다. 服用한 후에 前陰의 火熱이 小便을 따라 나오게 되면 浮腫이 消滅한다. 무릇 病이 上焦의 氣分에 있으면 즉 渴證이 나고 下焦의 血分에 있으면 즉 渴證이 나지 않는다. 血中에 濕이 있기 때문에 渴證이 없는 것이다.

渴證이 없으면서 小便이 막힌 것을 치료한다. 한 사람이 小便이 不通을 하면서 腹脹이 있고 脚腫이 있으면서 양쪽 눈동자가 突出을 하고 晝夜로 잠을 못 자는데 苦痛을 말로 할 수가 없었다. 또한 嘔噦로 고통스러워하는데 여러 의사들이 效果가 없었다. 東垣이 말하기를 膀胱은 津液의 府인데 氣化가 되면 즉 나오게 된다. 小便이 癃閉가 되는 것은 이것은 陰이 없어서 陽氣가 氣化되지 못하는 것이다. 이 사람은 奉養을 크게 厚하게 하여 膏粱의 積熱이 있기 때문이다. 膀胱은 腎의 府이니 오래되어 乾涸가 되면 小便이 不化하니 지금 內關外格의 並이 모두 갖추어 졌으니 죽는 것이 朝夕之間에 있는 것이다. 단지 下焦를 치료하면 그 病이 스스로 나을 것이다. 라고 하였다. 이에 이 處方을 해서 服用을 하니 잠시 후에 小便이 샘이 솟아나듯이 나왔다.

자위산(紫葳散)

『醫學入門』: 紫葳 · 肉桂 · 赤芍藥 · 玄胡索 · 白芷 · 牧丹皮 · 當歸 · 劉寄奴 各等分, 酒一水二, 入紅花少許煎服.

方解 : 婦人의 月水가 行하지 않아서 發熱이 나고 腹脹이 되는 것을 치료한다.

자음강화탕(滋陰降火湯)

『醫學入門』 : 當歸 · 生地 · 白芍 · 白朮 各一錢, 麥門冬 · 甘草 各五分, 知母 · 黃柏 · 遠志 · 陳皮 · 川芎 各六分, 薑煎溫服.

『萬病回春』 : 當歸酒洗 一錢二分, 白芍酒洗 二錢三分, 生地黃 八分, 熟地黃薑汁炒 · 天門冬去心 · 麥門冬去心 · 白朮去蘆 各一錢, 陳皮 七分, 黃柏去皮蜜水炒 · 知母 各五分, 甘草炙 五分, 右剉一劑, 生薑三片, 大棗一枚, 水煎, 臨服入竹瀝童便薑汁少許, 同服.

『東醫寶鑑』 : 白芍藥 一錢三分, 當歸 一錢二分, 熟地黃 · 麥門冬 · 白朮 各一錢, 生地黃酒炒 八分, 陳皮 七分, 知母 · 黃柏並鹽水炒 · 甘草炙 各五分, 右剉, 作一貼, 薑三片, 棗二枚, 水煎服.

『東醫寶鑑』 又方 : 白芍藥 一錢三分, 當歸 一錢二分, 熟地黃 · 天門冬 · 麥門冬 · 白朮 各一錢, 生地黃 八分, 陳皮 七分, 知母 · 黃柏並蜜水炒 · 甘草炙 各五分, 右剉, 作一貼, 薑三片, 棗二枚, 水煎服.

『方藥合編』 : 白芍藥 一錢三分, 當歸 一錢二分, 熟地黃 · 麥門冬 · 白朮 各一錢, 生地黃酒炒 八分, 陳皮 七分, 知母 · 黃柏幷鹽水炒 · 甘草炙 各五分, 薑三片 棗二枚.

方解 : 潮熱과 咳嗽, 盜汗出과 出血이 있고 夢遺에 泄瀉가 없는 것을 치료하니 이에 養血降火의 聖藥이다. 가령 痰이 있는 경우에는 加 瓜蔞仁 · 貝母를 한다. 咳嗽의 경우에는 加 五味子 · 阿膠를 한다. 夢遺인 경우에는 加 芡實 · 石蓮肉을 한다. 熱이 있는 경우에는 加 秦艽 · 地骨皮를 한다. 唾血, 咯血, 吐血에는 加 茜根 · 藕節 · 玄蔘을 한다. 氣虛血少에는 加 蔘 · 芪를 한다. 久病에는 去 人蔘을 한다.

陰虛火動으로 發熱이 있고 咳嗽를 하며 吐痰으로 喘急하고 盜汗하며 口乾을 하는 것을 치료한다. 이 處方은 六味地黃丸과 서로 兼해서 服用을 한다. 虛勞를 크게 보하는데 神效하다. 骨蒸勞熱이 있는 경우에는 陰虛火動이니 加 地骨皮 · 柴胡를 한다. 가령 藥을 여러 劑를 服用해도 熱이 물러나지 않는 경우에는 加 炒黑乾薑을 한다. 盜汗이 그치지 않는 경우에는 氣血이 衰한 것이니 加 黃芪 · 山棗仁炒를 한다. 痰火로 咳嗽를 하고 氣가 急하면서 痰이 있는 경우에는 加 桑白皮 · 紫苑 · 片芩 · 竹瀝을 한다. 咳嗽를 하는데 痰中에 피가 나오는 경우에는 難治이니 加 片芩 · 牧丹皮 · 阿膠 · 梔子 · 紫菀 · 犀角 · 竹瀝을 한다. 乾咳嗽로 痰이 없거나 또는 咽痛으로 生瘡하면서 목소리가 나오지 않는 경우에는 難治이니 加 片芩 · 瓜蔞仁 · 貝母 · 五味子 · 杏仁 · 桑白皮 · 紫菀 · 梔子를 한다. 咳嗽로 痰이 많은 경우에는 津液이 痰을 生하고 血을 生하지 못하는 것이니 加 貝母 · 款冬花 · 桑白皮를 한다. 喉痛으로 瘡이 있으면서 聲音이 맑지 않고 或은 咽이 乾燥한 경우에는 虛火가 盛한 것이니 山豆根을 사용해서 갈은 물을 입에 머금게 하고 다시금 吹喉散과 噙化丸을 사용한다. 만약에 咽喉에 痰火가 壅盛해서 喉가 熱이 있고 아래가 붓는 경우에는 같이 치료를 한다. 痰火로 熱이 나고 煩躁不安한 것은 氣가 火를 따라서 올라간 것이니 아울러 痰火로 怔忡을 하고 嘈雜을 하는 경우에는 加 酸棗仁 · 黃芩 · 炒黃連 · 竹茹 · 辰砂 · 竹瀝을 한다. 痰火로 驚惕하는 경우에도 같이 치료한다. 血虛로 인한 腰痛에는 加 牛膝 · 杜仲을 한다. 血虛로 脚腿가 枯細하고 無力하며 痿弱하는 경우에는 加 黃芪 · 牛膝 · 防己 · 杜仲을 하고 去 天門冬을 한다. 夢遺로 泄精하는 경우에는 虛火가 動한 것이니 加 山藥 · 牡蠣 · 杜仲 · 破古紙 · 牛膝을 하고 去 天門冬을 한다. 小便이 淋濁한 경우에는 加 車前子 · 瞿麥 · 萆薢 · 萹蓄 · 牛膝 · 山梔를 하고 去 芍藥을 한다. 陰虛火動하고 小腹이 痛한 경우에는 加 茴香 · 木香을 少許하고 去 麥門冬을 한다.
『東醫寶鑑』의 처음 處方은 腎水가 不足해서 陰虛火動을 하는 것을 치료하는 處方이고, 又方은 陰虛火動으로 잠을 잘 때에 盜汗이 나며 午後에 發熱이 있고 咳嗽를 하는데 痰이 盛하고 咯血과 唾血을 하며 飮食 생각이 적고 肌肉이 消瘦하며 장차 勞瘵가 되려고 하는 것을 치료하는 處方이다.

자음건비탕(滋陰健脾湯)

『萬病回春』: 當歸酒洗 一錢, 川芎 五分, 白芍藥 · 生地黃酒洗 各八分, 人蔘 七分, 白朮 一錢五分, 白茯苓去皮 一錢, 陳皮鹽水洗去白 一錢, 半夏薑製 · 白茯神去皮木 · 麥門冬去心 · 遠志去心 各七分, 炙甘草 四分, 右剉 一劑, 薑棗水煎, 早晩服.

『東醫寶鑑』: 白朮 一錢半, 陳皮鹽水洗去白 · 半夏 · 白茯苓 各一錢, 當歸 · 白芍藥 · 生乾地黃 各七分, 人蔘 · 白茯神 · 麥門冬 · 遠志 各五分, 川芎 · 甘草 各三分, 右剉, 作一貼, 入薑三片 棗二枚, 水煎服.

『方藥合編』: 白朮 一錢半, 陳皮鹽水洗去白 · 半夏 · 白茯苓 各一錢, 當歸 · 白芍藥 · 生乾地黃 各七分, 人蔘 · 白茯神 · 麥門冬 · 遠志 各五分, 川芎 · 甘草 各三分, 薑三片 棗二枚.

方解 : 이것은 氣血이 虛損하고 痰이 있어서 眩暈이 발생하는 것을 치료하는 仙劑이다. 일에 臨해서 마음이 편안하지 못하고 眩暈이 있으면서 嘈雜이 있으니 이것은 心脾가 虛怯한 것이다. 이 處方은 氣血의 虛損으로 痰飮이 있어서 眩暈이 되는 것을 치료하는 仙劑이다.

자침환(紫沈丸)

『醫學入門』: 半夏麯 · 烏梅 · 代赭石 · 砂仁 各三錢, 丁香 · 檳榔 各二錢, 杏仁 · 白朮 · 木香 · 沈香 各一錢, 陳皮 五錢, 白荳蔲 · 巴豆霜 各半錢, 爲末, 醋糊丸黍米大, 每五十丸, 淡薑湯下.

『東醫寶鑑』: 陳皮 五錢, 半夏麯 · 代赭石 · 縮砂 · 烏梅肉 各三錢, 丁香 · 檳榔 各二錢, 沈香 · 木香 · 杏仁 · 白朮 各一錢, 白荳蔲 · 巴豆霜 各五分, 右爲末, 醋糊和丸粟米大, 每五十丸, 薑湯下. 一法 陳皮一箇去白 · 生薑一塊煨熱, 煎湯, 下紫沈丸百丸, 一日二服喉, 大便通, 不吐卽止.

方解 : 中焦로 因하여 먹은 것을 吐하는 것이 食積과 脾胃의 寒熱이 서로 아우른 것을 치료한다. 中焦로 因하여 먹은 것을 吐하는 것이 食積과 寒氣가 서로 格한 것이다. 그렇기 때문에 吐하면서 아픈 경우에는 이것으로 主한다.

자혈양근탕(滋血養筋湯)

『東醫寶鑑』: 熟地黃 一錢半, 白芍藥·當歸·麥門冬·黃柏酒炒·牛膝酒浸·杜仲酒炒·蒼朮·薏苡仁 各八分, 人蔘·川芎·防風·知母 各五分, 羌活·甘草 各三分, 五味子 九粒, 右剉, 作一貼, 入薑三 棗二, 水煎服.

方解 : 氣血이 兩虛해서 兩足이 痿軟하고 行動을 할 수가 없는 것을 치료한다.

작약감초탕(芍藥甘草湯)

『醫學入門』: 白芍·甘草 各三錢, 水煎溫服.

『東醫寶鑑』: 白芍藥 四錢, 甘草炙 二錢, 右剉, 作一貼, 水煎服.

『方藥合編』: 白芍藥 四錢, 甘草炙 二錢.

方解 : 方意는 다음과 같다. 傷寒에 脈이 浮하고 自汗을 하면서 小便이 數하고 微惡寒을 하는 경우에는 陽氣가 不足한 것이다. 心煩하고 足이 오그라드는 경우에는 陰氣가 不足한 것이다. 陰陽이 久虛한데 만약에 잘못 桂枝湯을 사용을 해서 發表를 하면 즉 문득 厥이 발생하고 咽乾하며 煩躁가 있고 吐逆을 하게 된다. 이것으로 먼저 마땅히 甘草乾薑의 辛甘發散으로 陽氣를 回復시키면 厥이 낫고 足이 溫하게 된다. 心煩의 경우에는 문득 芍藥·甘草의 酸甘이 相合하여 陰血을 보하면 그 脚脛이 스스로 펴지게 된다.

심고 거두는 것은 甘이 되는데 甘은 己가 된다. 曲直은 酸이 되는데 酸은 甲이 된다. 甲己는 化土가 되니 이것은 仲景의 妙法이다. 酸으로 收斂하고 甘으로 緩하게 하는 것이다.

方意를 보면 甲의 芍藥과 己의 甘草로 보아 芍藥甘草湯을 甲己湯으로 하는 것이 옳으나 『醫學入門』의 方意는 乾薑甘草湯과 芍藥甘草湯의 合方으로 이해를 할 수밖에 없다. 일반적으로 甲己湯은 단독으로 사용되는 경우보다는 合方이나 加減으로 사용되는 경우가 많다.

저당탕(抵當湯)

『醫學入門』: 虻蟲·水蛭·桃仁 各十枚, 大黃 三錢, 病甚人壯者, 五錢, 水煎溫服, 未下再服.

『東醫寶鑑』: 水蛭炒·虻蟲炒去足翅·桃仁留尖 各十枚, 大黃蒸 三錢, 右剉, 作一貼, 水煎服.

方解 : 方意는 다음과 같다. 太陽經病 六七日에 邪가 마땅히 裏로 傳하여 熱結胸證이 되는데 지금은 表證이 아직은 남아 있어 脈이 沈하면서 熱이 結胸이 되지 않고 도리고 下焦에 結滯되어서 사람으로 하여금 狂이 되고 小腹이 硬滿하고 小便이 不利한 경우에는 이에 熱이 津液에 쌓여서 不通한 것이다. 小便이 利한 경우에는 이에 熱이 津液에 쌓이지 않아서 蓄血이 된 것이다. 대개 鹹味는 走血하고 苦味는 勝血을 한다. 그렇기 때문에 虻蟲·水蛭의 鹹苦로 蓄血을 除去한다. 甘은 結滯를 緩하게 하고 苦는 熱을 泄하게 한다. 그렇기 때문에 桃黃의 甘苦로 結滯된 熱을 下한다. 역시 一切 瘀血結胸, 譫語漱水 等證을 치료하는 것이다.

저부탕(猪膚湯)

『醫學入門』: 猪膚一兩 水一盞, 煎至五分, 入白蜜一合, 白粉半合, 熬香熟和匀相得服之.

『東醫寶鑑』: 猪膚一兩 水一盞, 煎至五分, 入白蜜一合, 白粉半合, 熬香熟和匀相得服之.

方解 : 陽經에서 少陰으로 傳入한 客熱로 下利를 하고 咽痛이 있으면서 胸滿한 것을 치료한다. 또한 脉의 陰陽이 俱緊한 것은 無汗을 主하는데 有汗을 하면 亡陽이라고 이름을 한다. 法에 마땅히 咽痛이 있으니 이것은 少陰에 屬한다.

方意는 다음과 같다. 돼지는 물의 가축이니 그 氣가 腎으로 들어간다. 이것으로 豬膚는 능히 少陰의 客熱을 풀 수가 있는 것이다. 白蜜을 加하면 潤燥하고 煩을 없앤다. 白粉은 益氣하고 泄瀉를 멈춘다. 少陰病客熱로 咽痛하는 것을 치료한다.

절재사물탕(節齋四物湯)

『醫學入門』: 人蔘 一錢二分, 五味子 十五粒, 當歸 · 麥門冬 · 白芍藥 · 茯神 · 酸棗仁 · 生地黃 各一錢, 山梔 · 甘草 · 陳皮 各五分, 川芎 四分, 空心, 薑棗煎服.

方解 : 사람이 勞心思慮를 만나서 精神을 손상하고 心虛氣短하고 驚悸煩熱을 하는 경우에 마땅히 服用한다. 入門에서는 節齋補血方으로 되어 있다.

정기보허탕(正氣補虛湯)

『醫學入門』: 人蔘 · 藿香葉 · 厚朴 · 黃芪 · 白芷 · 當歸 · 熟地黃 · 川芎 · 茯神 各五分, 肉桂 · 五味子 · 白朮 · 半夏 · 附子 · 丁香 · 木香 · 乾薑 · 甘草 各二分半, 薑棗空心煎服.

『東醫寶鑑』: 人蔘 · 藿香 · 厚朴 · 黃芪 · 白芷 · 當歸 · 熟地黃 · 川芎 · 茯神 各七分, 肉桂 · 五味子 · 白朮 · 半夏 · 附子 · 丁香 · 木香 · 乾薑 · 甘草 各四分, 右剉, 作一貼, 入薑三棗二, 水煎服.

方解 : 內傷 飮食과 七情을 치료한다. 겸해서 外邪가 侵襲한 것으로 寒熱과 頭痛이 있고 身疼이 있으면서 腰脚이 軟弱하고 轉筋이 있으면서 自汗을 하고 肢冷하고 痲痺가 되는 것을 치료한다. 男婦의 諸虛에 通用을 하고 婦人의 産後感寒에 더욱 마땅하다. 諸虛와 冷氣에 마땅히 服用을 한다.

정기천향탕(正氣天香湯)

『東醫寶鑑』: 香附子 三錢, 烏藥 · 陳皮 · 紫蘇葉 各一錢, 乾薑 · 甘草 各五分, 右剉, 水煎服, 或爲末, 鹽湯點服二錢, 亦佳.

『方藥合編』: 香附子 三錢, 烏藥 · 陳皮 · 蘇葉 各一錢, 乾薑 · 甘草 各五分.

方解 : 九氣作痛을 치료하는데 역시 婦人의 氣痛을 치료한다. 紺珠正氣天香湯과 같은 處方이다.

정기탕(正氣湯)

『醫學入門』: 黃柏 · 知母 各一錢半, 甘草 五分, 水煎服.

『東醫寶鑑』: 黃柏 · 知母 各一錢半炒, 甘草炙 五分, 右剉, 作一貼, 水煎服.

方解 : 陰火를 降하고 盜汗을 그치게 한다. 『萬病回春』의 正氣湯은 瘧疾을 치료하는 處方이기 때문에 記載하지 않았다.

정전가미이진탕(正傳加味二陳湯)

『東醫寶鑑』: 山査肉 一錢半, 香附子 · 半夏 各一錢, 川芎 · 白朮 · 蒼朮 各八分, 橘紅 · 茯苓 · 神麴炒 各七分, 縮砂研 · 麥芽炒 各五分, 甘草炙 三分, 右剉, 作一貼, 薑三片, 棗二枚, 水煎服.

『方藥合編』: 山査肉 一錢半, 香附子 · 半夏 各一錢, 川芎 · 白朮 · 蒼朮 各八分, 橘紅 · 白茯苓 · 神麴炒 各七分, 砂仁 · 麥芽炒 各五分, 甘草炙 三分.

方解 : 食積痰을 치료한다. 導痰하고, 補脾하며 消食하고 行氣를 한다.

정향반하환(丁香半夏丸)

『醫學入門』: 半夏 三兩, 藿香 五錢, 肉荳蔻 · 丁香 · 木香 · 人蔘 · 陳皮 各二錢半, 爲末, 薑汁煮糊丸如小豆大, 每服二三十丸 食後薑湯下.

方解 : 脾胃의 宿冷과 胸膈의 停痰으로 惡心嘔吐를 하고 噯氣呑酸을 하며 心腹이 滿悶하고 飮食 생각이 없는 等證을 치료한다.

정향비적환(丁香脾積丸)

『醫學入門』: 良薑醋煮 · 丁香 · 木香 · 巴豆 各五錢, 莪朮 · 三稜 各二兩, 靑皮 一兩, 皂莢燒灰 三片, 百草霜 三匙, 爲末糊丸麻子大, 每十丸至二十丸, 五更湯下. 利去三五行, 以粥補住.

『東醫寶鑑』: 三稜 · 蓬朮 各七錢, 靑皮 三錢, 良薑醋煮 · 丁香 · 木香 · 巴豆霜 各一錢七分, 皂莢 一片燒炭, 百草霜 一匙, 右爲末, 糊丸麻子大, 白湯下二三十丸.

方解 : 諸般 食積氣滯로 胸膈이 脹滿하고 心腹이 刺痛한 것을 치료한다. 가령 脾의 積氣를 그치게 하려면 陳皮煎湯으로 服用한다. 吐酸의 경우에는 薑湯으로 服用한다. 嘔吐에는 藿香甘草煎湯으로 服用한다. 小腸氣에는 炒한 茴香酒로 服用한다. 婦人의 氣血이 刺痛한 경우에는 醋湯으로 服用한다. 嘔吐에는 菖蒲煎湯으로 服用한다. 小兒疳氣에는 使君子煎湯으로 服用한다. 食積과 氣滯로 胸滿하고 腹痛하는 것을 치료한다.

제고보명단(諸蠱保命丹)

『醫學入門』: 肉蓯蓉 三兩, 靑礬 · 紅棗 · 香附 各一斤, 大麥芽 一斤半, 先將蓯蓉靑礬入罐內, 同煆煙盡, 和前藥爲末, 糊丸梧子大, 每二十丸, 食後酒下.

『東醫寶鑑』: 肉蓯蓉 三兩, 靑礬 · 紅棗 · 香附子 各一斤, 麥芽 一斤半, 並爲末, 先將蓯蓉棗礬入罐內, 同煆煙盡, 和藥末糊丸梧子大, 每二三十丸, 食後酒下.

方解 : 蜘蛛蠱脹을 치료한다. 단지 배가 커지면서 四肢가 극히 마르는 경우에는 蜘蛛蠱라고

이름을 한다. 古方에 비록 八物湯에 去 地黃을 하고, 倍 蔘·朮을 하고 加 黃連·厚朴을 하며 또한 諸蠱保命丹, 蝦蟆煮肚法을 한다. 그렇지만, 이것은 대개 脾氣가 虛한 것이 極하고 眞臟이 이미 傷한 것이기 때문에 不治이다.

제습단(除濕丹)

『醫學入門』: 檳榔·甘遂·威靈仙·赤芍·葶藶 各二兩, 乳香·沒藥 各一兩, 牽牛·大戟 各三兩, 陳皮 四兩, 一方 去 葶藶, 加 澤瀉·靑皮, 爲末, 麪糊丸梧子大, 每五十丸至八十丸, 食前溫水下, 服藥前後, 忌酒麪二三日, 宜淡粥補胃尤佳.

方解: 諸濕이 客하여 얽힌 것을 치료한다. 腰膝이 重痛하고 足脛이 浮腫이 있으며, 筋脉이 緊急하고 津液이 凝滯하여 便尿가 不利하고 目赤癮疹이 있으며 癰疽發背와 疥癬瘡瘍 및 走注하는 脚氣를 치료한다.

제습탕(除濕湯)

『醫學入門』: 藿香·蒼朮·厚朴·半夏 各八分, 陳皮·白朮·茯苓 各四分, 甘草 二分, 薑棗煎服.

『東醫寶鑑』: 蒼朮·厚朴·半夏 各一錢半, 藿香·陳皮 各七分半, 甘草 五分, 右剉, 作一貼, 入薑七片, 棗二枚, 水煎服.

方解: 寒濕으로 傷해서 身體가 重着하고 腰脚이 痠疼하며 大便이 溏泄하고 小便이 澁하고 혹은 利한 것을 치료한다. 『萬病回春』의 除濕湯은 脚氣를 치료하는 것으로 記載하지 않았다. 『東醫寶鑑』의 除濕湯은 中濕으로 滿身이 重着하는 것을 치료한다.

제천전(濟川煎)

『方藥合編』: 當歸 三五錢, 肉蓯蓉 二三錢, 牛膝 二錢, 澤瀉 一錢半, 升麻·枳殼 各五七分.

方解: 病으로 因해서 虛損에 빠져서 발생한 便秘를 치료한다.

제해환(諸咳丸)

『醫學入門』: 陳皮·百藥煎·枳殼·半夏麯·訶子·知母 各等分, 薑汁, 入蜜爲丸, 白湯下.

方解: 모든 기침에 通用을 한다. 傷風으로 咳가 甚한 경우에는 發表를 한 다음에 이것으로 뿌리를 뽑으면 더욱 妙하다.

조위승기탕(調胃承氣湯)

『醫學入門』: 大黃 四錢, 芒硝 三錢, 甘草 一錢.

『東醫寶鑑』: 大黃 四錢, 芒硝 二錢, 甘草 一錢, 右剉, 作一貼, 先煎大黃甘草至半, 去渣入芒硝, 再一沸, 溫服.

『方藥合編』: 大黃 四錢, 芒硝 二錢, 甘草 一錢.

方解 : 끓여서 服用하는 방법은 大承氣湯과 같다. 傷寒 二三日에 풀리지 않고 蒸蒸하게 熱이 나면서 滿하지는 않은데 배가 기왓장을 엎어 놓은 것과 같고 腹中에 轉失氣가 있는 것을 치료하는데 반드시 燥屎가 있는 것이다. 또한 太陽의 邪熱이 陽明의 속으로 들어간 裏證을 치료한다. 그렇기 때문에 惡寒을 하지 않고 도리어 惡熱을 하는 것이다. 大便이 硬하고 小便은 赤한데 譫語하면서 嘔를 하고 日晡에 潮熱이 있고, 狂斑하고 煩亂하며 脉이 오는 것이 洪實한 경우에 마땅히 사용을 한다. 가령 狂走하면서 욕을 하는 경우에는 陰이 不足한 것이니 마땅히 加 當歸를 한다. 經에 이르기를 微하면 거스르고 順하면 따르라고 했으니 이것이다.

方意는 다음과 같다. 承이라는 것은 須라는 것이다. 本草에 이르기를 通은 가히 滯를 去하고 瀉는 가히 壅을 去한다고 하였다. 塞하면서 不利하고 閉하면서 不通하는 경우에는 가히 蕩滌을 하여 正氣로 하여금 順暢을 얻게 하는 것이니 이것으로 承氣라고 이름을 하였다. 經에 이르기를 燥淫이 勝하게 되면 苦味로 下를 한다고 하였다. 熱淫이 勝하면 鹹寒으로 치료를 한다고 하였다. 또한 이르기를 燥가 안에 浸淫하면 苦溫으로 치료를 한다고 하였다. 이것으로 三承氣湯은 마땅히 三焦가 病을 받은 것을 分別하여 사용을 해야 한다. 만약에 三焦가 傷한 경우에 痞滿燥實堅이 모두 溫全하면 이것으로 大承氣湯을 사용한다. 大黃, 枳實의 苦는 滿實을 泄해서 熱을 씻어낸다. 厚朴의 苦溫으로는 消痞下氣를 시킨다. 芒硝의 鹹寒은 潤燥軟堅을 한다. 上焦가 傷한 경우에는 痞滿은 實한데 燥堅이 없으니 이것으로 小承氣湯을 사용한다. 枳實, 厚朴은 痞滿을 除한다. 大黃은 實熱을 泄한다. 芒硝를 사용하지 않는 것은 燥가 심하지 않기 때문에 下焦血分의 眞陰을 傷할까 두려워서이니 그 뿌리를 伐하지 않는 것이다. 中焦가 傷한 경우에는 痞滿은 없으나 燥實堅이 있으니 이것으로 調胃承氣湯을 사용한다. 甘草는 和中을 한다. 芒硝는 潤燥를 한다. 大黃은 實을 泄하게 한다. 枳實, 厚朴을 사용하지 않는 것은 上焦의 虛無之氣를 傷할까 두려워서이다. 傷寒裏證으로 大便이 硬하고 小便이 赤하며 譫語燥熱하는 것을 치료한다.

조중건비환(調中健脾丸)

『醫學入門』 : 白朮 · 破古紙 · 訶子 · 肉果 各一兩, 茯苓 · 陳皮 各八錢, 黃連吳萸水炒過 七錢, 神麴 六錢, 木香 · 厚朴 · 小茴香 · 砂仁 · 山藥 · 蓮子 各五錢, 爲末, 粥丸梧子大, 每七十丸, 蓮子煎湯下.

『東醫寶鑑』 : 白朮 · 破故紙炒 · 訶子炮 · 肉豆蔲煨 各一兩, 赤茯苓 · 陳皮 各八錢, 黃蓮以吳茱萸煎水炒過 七錢, 神麴 六錢, 木香 · 厚朴 · 茴香炒 · 縮砂 · 山藥 · 蓮子 各五錢, 右爲末, 粥丸梧子大, 空心, 以蓮子煎湯下七十丸.

方解 : 脾腎氣虛로 早晩溏泄한 것을 치료한다. 또한 臟寒으로 인한 久瀉에 역시 마땅하다. 『萬病回春』의 調中健脾丸은 鼓脹을 치료하는 處方으로 記載하지 않았다.

조중익기탕(調中益氣湯)

『醫學入門』: 補中益氣湯 去 朮·歸, 用 黃芪 一錢, 人蔘·甘草 各五分, 升麻·柴胡·橘皮 各二分, 加 蒼朮 四分, 木香 一分, 水煎熱服.

『萬病回春』: 黃芪·人蔘·甘草炙·蒼朮米泔浸炒·川芎 各六分, 升麻·柴胡·陳皮·黃柏酒炒·蔓荊子 各二分, 當歸 六分, 細辛 二分. 右剉一劑, 水煎服.

『東醫寶鑑』: 黃芪 二錢, 人蔘·蒼朮·甘草 各一錢, 陳皮·升麻·柴胡 各四分, 木香 二分, 右剉, 作一貼, 水煎服.

方解 : 脉이 弦洪緩하면서 沈하고 누르면 중간에 한번 澁한 것을 치료한다. 그 증상이 四肢가 滿悶하고 肢節이 煩疼하여 屈伸을 하기가 어려우며 身體가 沈重하고 煩悶하며 불안하고 홀연히 살이 찌다가 홀연히 마르고, 四肢가 懶怠하고 倦怠로우며 입맛을 잃고 大小便이 淸利하면서 數한 것을 치료한다. 或은 위로는 痰飮이 있고 아래로는 便이 마려운 것을 치료한다. 或은 大便이 澀滯하여 行하지 않는데 一日二日에 한번을 보는 것을 치료한다. 夏月에 飱泄로 米穀이 不化하고 或은 便을 본 뒤에 血이나 白色의 膿이 보이고 胸滿短氣하며 咽膈이 不通하고, 편안히 누워있으려고만 하며 자꾸 자려고 하면서 無力하고 먹을 생각을 하지 않는 것을 치료한다. 『萬病回春』의 調中益氣湯은 氣血兩虛로 인한 頭痛을 치료하는 處方이다. 『東醫寶鑑』의 調中益氣湯은 內傷證으로 或은 大便이 飱泄하고 때로 白膿이 보이는 것을 치료한다.

종사환(螽斯丸)

『醫學入門』: 香附·白薇·半夏·茯苓·杜仲·厚朴·當歸·秦艽 各三兩, 防風·肉桂·乾薑·牛膝·沙蔘 各二兩二錢, 細辛·人蔘 各四錢, 爲末, 蜜丸梧子大, 每二十五丸, 酒下.

『東醫寶鑑』: 香附子·白薇·半夏·白茯苓·杜仲·厚朴·當歸·秦艽 各二兩, 防風·肉桂·乾薑·牛膝·沙蔘 各一兩半, 細辛·人蔘 各二錢三分, 右爲末, 煉蜜和丸梧子大, 空心酒下五七十丸.

方解 : 月經이 調和롭고 補를 받은 경우에는 七日을 服用한 뒤에 즉시 交合을 한다. 姙娠이 되면 服用을 忌한다.

주사안신환(朱砂安神丸)

『醫學入門』: 黃連 六錢, 甘草·生地 各一錢半, 當歸 二錢半, 朱砂 五錢, 爲末, 蒸餠糊丸黍粒大, 朱砂爲衣. 每五十丸, 或二十丸, 食後溫水少許送下. 一方 無 歸·地, 津液下.

『萬病回春』: 朱砂別硏末水飛過 二錢, 當歸酒洗淨 二錢半, 生地黃酒洗 一錢五分, 黃連酒洗炒 六錢, 甘草炙 二錢半, 一方 加 人蔘·白朮去蘆·白茯苓去皮·山棗仁炒·麥門冬去心 各等分, 右爲末, 煉蜜爲丸如黍米大, 每服五十丸, 食遠空心米飮湯送下.

『東醫寶鑑』: 黃連 六錢, 朱砂 五錢, 甘草·生乾地黃酒洗 各三錢半, 當歸酒洗 二錢半, 右爲末, 湯浸蒸餠和丸黍米大, 津嚥下二三十丸.

方解 : 勞神이 과도하여 心神이 煩亂하고 怔忡한 것이 이르러서 兀兀欲吐하고 氣가 亂하고 熱이 있어 마치 懊憹의 증상과 같은 것을 치료한다. 或은 升補하는 藥을 服用한 후에 氣가 떠올라서 心亂한 경우에는 이것으로 鎭壓하고 堅固하게 하면 즉 낫는다.

心煩과 懊憹를 치료한다. 胸中에 氣가 亂하고 怔忡이 있고, 心下가 痞悶한 것을 치료한다. 먹을 것이 들어가면 도리어 吐하거나 혹은 傷寒에 寒, 吐, 下 후에 餘熱이 心包絡에 停留해서 잠을 못자는 것을 치료한다.

方意는 다음과 같다. 黃連의 苦寒은 心煩을 去하고 濕熱을 없애서 君이 된다. 甘草는 熱을 瀉하고 火를 瀉하여 補氣滋腎을 해서 臣이 된다. 當歸는 補血을 한다. 朱砂는 浮遊하는 火를 約束해서 神明을 편안하게 한다. 血虛로 心煩하고 懊憹하며 驚悸怔忡을 하고 胸中이 氣亂한 것을 치료한다.

『東醫寶鑑』에서 말하기를 熱淫이 勝한 바가 되면 黃連의 苦寒으로 心煩을 없애고 濕熱을 除하니 君이 된다. 甘草, 生地黃의 甘寒으로 火를 瀉하고 氣를 補하며 陰血을 滋生하니 臣이 된다. 當歸는 血不足을 補하고, 朱砂는 浮遊하는 火를 納하게 해서 神明을 편안하게 한다고 하였다.

주자당귀환(酒煮當歸丸)

『醫學入門』: 當歸 一兩, 黑附子·良薑 各七錢, 茴香 五錢, 四味, 用酒一碗煮乾再焙, 入 甘草·苦楝·丁香 各五錢, 玄胡索 四錢, 炒黃鹽全蝎 三錢, 柴胡 二錢, 木香·升麻 各一錢, 爲末, 酒糊丸梧子大, 每五七十丸, 空心, 淡醋湯下. 忌 油·麵·酒·膩·生冷.

『東醫寶鑑』: 當歸一兩, 良薑·附子炮 各七錢, 茴香 五錢, 右剉, 以好酒一盞半, 同煮至酒盡, 焙乾, 乃入炒黃鹽全蝎 各三錢, 柴胡 二錢, 炙甘草·川楝子·丁香·木香·升麻 各一錢, 玄胡索 四錢. 右同爲細末, 酒麵糊和丸梧子大, 空心, 淡醋湯下五十丸.

方解 : 小腹이 寒痛하고 또한 婦人의 癩疝과 下注하는 脚氣를 치료하며, 허리 밑으로 氷雪과 같아서 불로 쪼이고 옷으로 덮어도 도리어 寒冷이 극심하고 小便이 그치지 않으며 白帶下가 길게 흘러서 그치지 않는 것을 치료한다. 目睛이 䀮䀮해서 보이는 것이 없고 몸이 무거운 것이 마치 山과 같으며, 腿膝이 枯細하고 大便이 難해서 虛乏이 극심한 것을 치료한다.

白帶下가 길게 흘러서 그치지를 않고 腰以下가 마치 氷雪 中에 있는 것과 같으며 面白目靑하고 肌肉이 消瘦하는 것을 치료한다. 이것은 上中下 三陽의 眞氣가 모두 虛한 것이다.

주자독서환(朱子讀書丸)

『醫學入門』: 茯神·遠志 各一兩, 人蔘·陳皮 各七錢, 菖蒲·當歸 各五錢, 甘草 二錢半, 爲末, 麪糊丸如急性子大, 朱砂爲衣, 臨臥, 燈心煎湯下.

『東醫寶鑑』: 茯神 · 遠志薑製 各一兩, 人蔘 · 陳皮 各七錢, 石菖蒲 · 當歸 各五錢, 甘草 二錢半, 右爲末, 麵糊和丸菉豆大, 朱砂爲衣, 臨臥, 以燈心煎湯下五七十丸.

方解 : 健忘을 치료한다.

주작환(朱雀丸)

『醫學入門』: 茯神 二兩, 沈香 五錢, 爲末, 蜜丸小豆大, 每三十丸, 食後, 人蔘煎湯下.

『東醫寶鑑』: 白茯神 二兩, 沈香 五錢, 右爲末, 以湯浸蒸餠和丸梧子大, 以朱砂 五錢 水飛 爲衣, 人蔘湯下五十丸.

方解 : 心神이 不定하고 恍惚健忘하며 火가 下降을 하지 못하며 때로 다시 振搖가 있는 것을 치료한다. 常服하면 滋陰養火를 하며 心氣를 溫全하게 한다.

주증황련환(酒蒸黃連丸)

『醫學入門』: 黃連淨剉 一斤, 好酒四盞, 浸瓦器中, 置甑上累蒸至爛, 取出曬乾爲末, 水丸梧子大, 每五十丸, 溫水下.

『東醫寶鑑』: 黃連 四兩, 剉, 酒淹一宿, 一件, 右爲末, 粟米糊和丸梧子大, 熟水下三五十丸.

方解 : 酒毒과 積熱로 下血을 하고 肛門이 熱이 나는 것을 치료한다. 또한 腸胃를 厚하게 한다.

죽력고(竹瀝膏)

『醫學入門』: 用水白粥截長二尺許, 每段劈作四片, 以磚二塊排定, 將竹片仰架磚上, 兩頭露一二寸, 下以烈火迫之, 兩頭以盆盛瀝, 六分中加薑汁一分服之, 痰熱甚者, 止可加半分耳.

方解 : 熱痰을 크게 치료한다. 또한 능히 養血, 淸熱을 하는데 痰厥로 人事不省을 하면서 거의 죽으려고 하는 경우에 입에 넣어주면 즉 蘇生을 하니 起死回生의 藥이다.

죽력지출환(竹瀝枳朮丸)

『醫學入門』: 半夏 · 南星用白礬 · 皂角 · 生薑煮半日, 枳實 · 條芩 · 陳皮 · 蒼朮 · 山査 · 白芥子 · 白茯苓 各一兩, 黃連 · 當歸 各五錢, 爲末, 神麴 六兩, 用薑汁竹瀝 各一盞, 煮糊丸梧子大, 每百丸, 白湯下, 有痰, 薑汁下.

『萬病回春』: 白朮去蘆土炒 · 蒼朮泔製鹽水炒 各二兩, 枳實麩炒 · 陳皮去白 · 白茯苓去皮 · 半夏白礬皂角生薑水煮乾 · 南星製同上 · 黃連薑炒 · 條芩酒炒 · 當歸酒洗 · 山楂去核 · 白芥子炒 · 白芍藥酒炒 各二兩, 人蔘 五錢, 木香 一錢, 右爲細末, 以神麴六兩, 薑汁一盞, 竹瀝一碗, 煮糊爲丸, 如梧桐子大, 每服百丸, 食遠淡薑湯送下.

『東醫寶鑑』: 半夏 · 南星以白礬皂角生薑同煮半日去皂薑焙乾 · 枳實 · 條芩 · 陳皮 · 蒼朮泔浸鹽水炒 · 山査肉 · 白芥子炒 · 白茯苓 各一兩, 黃連薑汁炒 · 當歸酒洗 各五錢, 右爲末, 神麴六兩, 作末 以薑汁竹瀝 各一盞, 煮糊和丸梧子大, 淡薑湯或白湯下 百丸.

方解 : 化痰淸火를 하고 健脾消食을 하며 역시 능히 瘴氣를 물리친다. 老人과 虛人이 痰이 盛해서 飮食 생각이 없는 것을 치료한다. 化痰淸火를 하고 順氣除濕을 하며, 眩暈을 없애고 痲木을 치료하며 養血을 하고 健脾胃를 한다. 健脾消食을 하고 化痰淸火를 하며 眩暈을 치료한다.

죽엽석고탕(竹葉石膏湯)

『醫學入門』 : 石膏 五錢, 人蔘 二錢, 麥門冬 一錢半, 半夏 一錢, 甘草 七分, 淡竹葉 十四片, 粳米 一大撮, 入水煎, 薑汁二匙, 調服.

『萬病回春』 : 石膏 二錢, 半夏 一錢, 麥門冬去心 · 人蔘 · 甘草 各一錢, 右剉製, 用靑竹葉 · 生薑 各五片, 粳米百餘粒, 水煎溫服.

方解 : 傷寒이 풀리고 난 뒤에 餘熱이 아직 깨끗해지지 않고 津液이 不足하고 虛羸少氣하면서 氣逆으로 吐하려고 하는 것을 치료한다. 또한 陽明病에 汗多하면서 渴證이 나고 衄血이 있으면서 渴證이 나서 물을 마시려고 하지만 물이 들어가면 즉시 吐하는 것을 치료한다. 아울러 病이 나은 後나 下를 한 후에 虛煩하면서 汗多하는 等證을 치료한다.

經에 이르기를 辛甘은 發散을 하면서 熱을 除去한다고 하였다. 竹葉 · 石膏 · 甘草의 甘辛으로 發散을 하면서 熱을 除去하고, 甘은 脾를 緩하게 하면서 氣를 益하게 한다. 麥門冬 · 人蔘 · 米의 甘은 不足을 補한다. 辛은 흩어지게 하니 半夏의 辛은 逆氣를 흩어준다.

가령 氣가 弱하고 크게 渴證이 있는 경우에는 人蔘을 倍로 한다. 汗多한 경우에는 加 黃芪를 한다. 陰虛로 밤에 煩躁한 경우에는 加 知 · 柏 · 生地 · 芍藥을 한다. 嘔吐를 하는 경우에는 去 石膏를 하고 加 陳皮 · 茯苓을 한다. 痰이 있는 경우에는 加 貝母를 한다. 泄瀉를 하는 경우에는 加 白朮, 澤瀉를 한다.

本方에 去 蔘 · 石膏 · 半夏를 하면 麥門冬湯이라 이름을 한다. 勞復으로 因한 發熱을 치료한다. 旣濟湯은 竹葉石膏湯에 去 石膏를 하고 加 附子 二錢을 한 것이다. 虛煩으로 上盛下虛하고 煩躁自利를 하면서 手足이 冷한 것을 치료한다.

傷寒에 이미 땀을 내거나 下法을 한 다음에 表裏가 모두 虛하고 津液이 枯渴이 되어서 心煩發熱을 하고 氣가 逆하여 嘔吐를 하려고 하는 것을 치료한다. 또한 여러 煩熱에 아울러 마땅히 服用을 한다. 熱이 지극해서 發斑을 하는 경우에는 知母와 石膏를 倍로 한다. 熱로 因한 嘔吐에는 加 薑汁을 한다.

증손오적환(增損五積丸)

『醫學入門』 : 黃連, 肝積 五錢, 脾積 七錢, 心肺 一兩半, 厚朴, 肝心肺 五錢, 脾腎 八錢, 川烏, 肝肺 一錢, 心腎脾 五分. 乾薑, 肝心 五分, 肺腎 一錢半, 人蔘, 肝腎肺 二錢, 心 五分, 茯苓 一錢半, 巴霜五分, 爲末, 蜜丸, 梧子大. 初二丸, 加微溏.

方解 : 積塊를 치료하는데 上下左右를 不問하고 通用을 한다. 가령 肝積에는 加 柴胡 一兩, 皂

角・昆布 各二錢半, 川椒 四錢, 莪朮 三錢을 한다. 心積에는 加 黃芩 三錢, 肉桂・茯神・丹蔘 各一錢, 菖蒲 五分을 한다. 肺積에는 加 桔梗・三稜・天門冬・靑皮・陳皮・白荳蔲 各一錢, 紫苑・川椒 各一錢半을 한다. 脾積에는 加 吳茱萸・黃芩・砂仁 各二錢, 澤瀉・茵蔯 各一錢, 川椒 五分을 한다. 腎積에는 加 玄胡索 三錢, 苦楝肉・全蝎・附子・獨活 各一錢, 澤瀉・菖蒲 各二錢, 肉桂 三分, 丁香 五分을 한다. 秋冬에는 加 厚朴 一箇를 하고 黃芩・黃連을 減한다. 熱感을 느낄 때에는 加 黃連을 한다. 悶亂을 느낄 때에는 加 肉桂를 한다. 氣短일 경우에는 厚朴을 減한다. 또한 虛人은 直攻이 不可하니 黃蠟으로 그 藥을 보낸다. 또한 오래 停留된 積을 消磨하고 그 肉積과 酒積, 痰積 等을 치료하는데 纂積丹의 加減法 例를 根據로 하여 對照하면 된다.

지각산(枳殼散)

『**東醫寶鑑**』: 枳殼 一兩二錢半, 甘草炙 三錢七分半, 右爲末, 每服二錢, 以濃煎葱白湯調下.

方解: 脇痛이 마치 물건이 있어 찌르는 것과 같은 것을 치료하는데 이에 氣가 實한 것이다.

지각자산(枳殼煮散)

『**醫學入門**』: 枳殼・川芎・防風・細辛・桔梗 各八分, 甘草 四分, 乾葛 三分, 薑煎溫服.

『**東醫寶鑑**』: 枳殼 二錢, 細辛・桔梗・防風・川芎 各一錢, 葛根 七分, 甘草 五分, 右剉, 作一貼, 入薑三片棗二枚, 水煎服.

方解: 悲憂로 肝을 傷한 것으로 因해서 兩腋의 骨이 쑤시고 筋脈이 拘急하며 腰脚이 重滯하고 股脇이 牽痛하며 四肢가 不擧하고 점차 背膂가 攣急하는 것을 치료한다. 크게 膝痛을 치료한다.

지경이진탕(枳梗二陳湯)

『醫學入門』: 卽 二陳湯 加 枳殼・桔梗, 或 枳梗湯 合 二陳湯.

方解: 卽 二陳湯에 加 枳殼・桔梗을 한 것이다. 혹은 枳梗湯에 合 二陳湯을 한 것이다. 枳梗湯 條文을 참고하면 된다.

지경탕(枳梗湯)

『**醫學入門**』: 枳殼・桔梗・甘草 各等分, 水煎溫服.

『**東醫寶鑑**』: 桔梗・枳殼 各二錢, 甘草 一錢, 右剉, 作一貼, 薑五片, 煎服. 一名 枳梗湯.

方解: 結胸脾氣를 치료하고, 또는 胸滿으로 不利하고 煩悶으로 죽으려고 하는 것을 치료하는데 寒熱을 막론하고 通用을 한다.

가령 痰이 있는 경우에는 二陳湯을 合方을 해서 枳梗二陳湯이라고 이름을 한다. 表에 熱이 있거나 혹은 寒熱이 往來하는 경우에는 加 柴胡・黃芩을 한다. 안에 熱이 있는 경우에는 加

黃連을 한다. 痰喘이 있는 경우에는 加 瓜蔞仁을 한다. 口燥에는 去 半夏를 하고 加 天花粉을 한다.

『東醫寶鑑』에서는 桔梗枳殼湯이라고 記載되어 있다. 痞氣를 치료한다. 胸滿不利하고 煩悶하면서 죽으려고 하는 것을 치료하는데 寒熱을 막론하고 通用해서 사용을 한다. 또한 傷寒結胸에 胸滿欲死하는 경우에 服用을 하면 神效하다.

지귤탕(枳橘湯)

『醫學入門』: 橘皮 八錢, 枳殼 一錢半, 生薑 四錢, 鬱甚 加 薑黃少許, 水煎, 食遠溫服.

『東醫寶鑑』: 橘皮 八錢, 枳殼 一錢半, 右剉, 薑四片, 水煎服, 鬱甚 加 薑黃 少許.

方解: 胸痹와 胸中에 氣塞으로 短氣한 것을 치료한다. 모름지기 氣滯가 어느 부분에 있는지를 살펴서 引經藥으로 引導를 해야 한다.

지선단(地仙丹)

『醫學入門』: 川椒·附子·肉蓯蓉 各四兩, 兎絲子·覆盆子·白附子·羌活·防風·烏藥·赤小豆·骨碎補·萆薢·南星·牛膝·何首烏 各二兩, 白朮·茯苓·川烏·甘草·金毛狗脊 各一兩, 人蔘 一兩半, 地龍·木鱉子 各三兩, 黃芪 二兩半, 爲末, 酒糊丸梧子大, 每四十丸, 空心, 溫酒下.

方解: 腎氣가 虛痞해서 風濕이 流注하고 膝脚이 痠疼하며 步履가 無力하고 精神이 耗散한 것을 치료한다. 兼해서 五勞七傷으로 吐血을 하고 腸風痔漏와 一切 風氣와 婦人의 無子 等證을 치료한다.

지실이중환(枳實理中丸)

『醫學入門』: 人蔘·白朮·茯苓 各一兩, 甘草·乾薑 各七錢半, 枳實 六錢, 黃芩 二錢半, 蜜丸彈子大. 每一丸, 沸湯化下.

『東醫寶鑑』: 枳實麩炒·人蔘·白朮·白茯苓·乾薑炮·甘草炙 各等分, 右爲末, 蜜和一兩作四丸, 熱湯化下.

方解: 太陽病에 誤下를 해서 寒實結胸이 된 것을 치료한다. 또한 傷寒에 여러 吐利 후에 胸痹로 죽으려고 하고 氣가 부풀어 오르면서 아파서 손을 댈 수가 없는 것을 치료한다. 가령 渴證이 있는 경우에는 加 天花粉을 한다. 汗利가 不止하는 경우에는 加 牡蠣를 한다. 『東醫寶鑑』에서는 枳實理中元으로 기재되어 있다. 寒實로 因한 痞滿을 치료한다. 傷寒結胸에 心胸痞痛해서 손을 댈 수가 없고 氣가 마치 끊어지려고 하는 경우에 陷胸湯丸이 모두 효과가 없는 경우에 이것을 복용하면 神妙하다.

지출환(枳朮丸)

『醫學入門』: 白朮 二兩 或 三兩, 枳實 一兩 爲末, 先將荷汁搗, 水浸米煮半熟, 帶飯湯入完荷葉,取灰火中煨熟, 和前末搗丸菉豆大, 每五十丸, 米湯下.

『**東醫寶鑑**』: 白朮 二兩, 枳實麩炒 一兩, 右爲末, 荷葉裹, 炒飯和丸梧子大, 熟水下五七十丸至百丸.

『**方藥合編**』: 白朮 二兩, 枳實麩炒 一兩.

方解 : 이 法은 一補一瀉를 하니 醫中에 王道이다. 近世에 다 辛熱로 助火하여 陰을 消爍하고 胃火로 하여금 더욱 왕성하게 하니 脾陰이 더욱 消하게 되고, 便하여 腸胃가 乾枯하고 燥結하게 되니, 脾胃가 土에 屬하고 濕에 屬하게 되어 濕熱의 病이 十中에 八九가 되는 것을 알지 못하는 것이니 어찌 가히 偏僻되게 熱한 藥만을 사용하겠는가?

가령 胃脘을 傷해서 心腹이 滿悶하고 肢體가 沈重한 경우는 加 蘿葍子 五錢, 神麴 一兩, 紅花 一錢을 한다. 濕熱로 傷해서 不化하는 경우에는 加 茯苓・黃芩・黃連 各三錢, 澤瀉 二錢, 大黃 一兩을 神麴으로 糊丸해서 服用한다. 豆粉・濕麵・油膩로 傷한 경우에는 加 半夏・神麴 各一兩, 陳皮 七錢, 黃芩 五錢, 枯礬 三錢을 한다. 乳酪과 乳餠 및 一切의 冷病에는 加除濕湯 一料에 車前子・澤瀉 各五錢, 神麴 一兩, 乾生薑・半夏・紅花・甘草 各三錢, 茯苓 七錢을 한다. 氣弱으로 먹는 것이 적은 경우에는 加 陳皮를 한다. 飮食이 소화가 잘 안되고 疼痛과 泄瀉가 있는 경우에는 加 人蔘・白朮・神麴・麥芽 各一兩, 砂仁・木香 各五錢을 한다. 痰火로 胸膈이 鬱塞하고 咽酸, 噯氣, 呑酸을 하거나 혹은 酒積으로 泄瀉를 하고 結痛이 있는 경우에는 加 黃連・白芍・陳皮 各一兩, 石膏・甘草 各五錢, 砂仁・木香 各二錢, 川芎 四錢을 한다. 痞塊에는 加 黃連・厚朴 各五錢을 한다. 積이 堅固한 경우에는 加 莪朮・昆布 各三錢을 한다. 傷冷으로 腹痛이 있고 溏泄을 하는 경우에는 加 半夏 一兩, 砂仁・乾薑・神麴・麥芽 各五錢을 한다. 脇氣로 因한 食傷에는 加 川芎・香附子 各一兩, 木香・黃連 各五錢을 한다. 胸膈이 不利하고 香燥한 飮食을 지나치게 먹어서 胃脘이 乾燥하게 되어 反胃噎膈을 하는 경우에는 加 黃連・山梔・桔梗・甘草・石膏 各五錢, 白芍・當歸 各一兩을 한다. 胸膈이 頑痰으로 交結하고 大便이 燥閉한 경우에는 加 芒硝 五錢을 한다. 平素에 氣病이 있는 경우에는 加 木香 一兩을 한다. 능히 食事를 하고 먹는 것을 좋아하는데 食後에 도리어 배가 불러서 소화를 못 시키는 경우에는 이것은 胃火가 왕성하고 脾陰이 虛한 것이니 加 白芍 一兩半, 石膏 一兩, 人蔘 七錢, 甘草 五錢, 黃連・香附子・木香 各四錢, 山楂・麥芽・桃仁 各五錢을 한다.

혹은 다른 사람들이 억지로 勸해서 過食을 해서 傷한 경우에는 단지 이것을 복용하면 胃氣가 强해져서 다시 傷하지 않는다. 本 處方은 仲景方에서는 枳朮湯으로 했는데 易老가 바꾸어서 丸으로 한 것이니 이름을 하여 말하기를 枳朮丸이라 하였다.

지황고(地黃膏)

『**醫學入門**』: 生地搗汁入鹿角膠十分之一, 蜜酒生薑蘇子自然汁, 量入煎膏.

『**東醫寶鑑**』: 生地黃 一合取汁, 黃連 一兩, 黃柏・寒水石 各五錢, 右三味, 爲末, 和地黃汁.

方解 : 血虛生瘡과 肌膚가 燥痒하고 自汗이 있고 夢遺가 있으며 便이 많고 婦人의 乳汁이 적은 等證을 치료한다. 혹은 加 當歸를 等分하기도 한다. 一方에는 生地를 擣汁하여 鹿角膠를 十分의 一을 넣은 다음에 꿀과 술, 生薑, 蘇子를 自然汁을 내서 量을 헤아려서 넣고 끓여서 膏를 만든다. 『東醫寶鑑』의 地黃膏는 눈을 얻어맞아서 腫痛하고 昏暗한 것을 치료하는 處方이다.

진교부리탕(秦艽扶羸湯)

『醫學入門』 : 秦艽 · 鱉甲 · 人蔘 · 當歸 · 半夏 · 紫瑗 · 甘草 各五分, 柴胡 一錢, 地骨皮 七分半, 烏梅, 薑棗煎服.

方解 : 膽肺 二經의 虛熱을 치료한다. 또한 肺痿로 骨蒸이 이미 勞嗽가 된 것을 치료한다. 或은 寒하고 或은 熱하며, 목소리가 잠겨서 나오지 않고 몸이 虛해서 自汗이 있고 四肢가 倦怠로운 것을 치료한다. 가령 熱勞蒸에는 加 大黃 · 黃芩 · 犀角 · 赤芍 · 青蒿 · 桂枝를 煎服하는데 勞瘧에도 역시 효과가 있다.

진사화담환(辰砂化痰丸)

『醫學入門』 : 辰砂 · 枯礬 各五錢, 南星 一兩, 半夏麯 三兩, 爲末, 薑汁煮麪糊丸梧子大, 另用辰砂, 爲衣, 每十丸, 薑湯下. 亦治風壅, 小兒痰嗽, 生薑薄荷煎湯, 化下一丸.

方解 : 風을 치료하고 痰을 化하게 하며, 安神하고 定志를 하며, 咽膈을 利롭게 하고 眼目을 淸하게 하며, 咳嗽를 그치게 하고 煩悶을 없앤다.

진인양장탕(眞人養臟湯)

『醫學入門』 : 罌粟殼 一錢八分, 人蔘 · 當歸 · 白朮 各三分, 訶子 六分, 肉豆蔻 二分半, 木香 七分, 芍藥 八分, 乾薑 · 肉桂 各四分. 一方, 有 甘草 九分, 水煎服.

『萬病回春』 : 肉桂 五分, 人蔘去蘆 · 當歸 · 訶子煨去核 · 木香 · 甘草炙 · 肉豆蔻麩裏煨 各一錢, 芍藥炒 · 白朮 各一錢, 枳殼蜜炙 一錢 右剉 一劑. 水煎.

『東醫寶鑑』 : 鷪粟殼 一錢, 甘草 九分, 白芍藥 八分, 木香 七分, 訶子 六分, 肉桂 · 人蔘 · 當歸 · 白朮 · 肉豆蔻 各三分, 右剉, 作一貼, 空心, 水煎溫服.

『方藥合編』 : 罌粟殼 一錢, 甘草 九分, 白芍藥 八分, 木香 七分, 訶子 六分, 官桂 · 人蔘 · 當歸 · 白朮 · 肉豆蔻 各三分.

方解 : 成人과 小兒의 冷熱이 不調하고 赤白下利를 치료한다. 혹은 膿血이 마치 魚腦와 같고 裏急後重을 하며 臍腹이 痛하고 또한 脫肛으로 下墜를 하며 酒毒으로 便血이 있는 등의 증상을 치료하는데 대개 마땅하다. 오직 臟이 寒한 경우에는 加 附子를 한다. 赤白痢 및 여러 痢疾을 치료한다.

진인화철탕(眞人化鐵湯)

『萬病回春』: 三稜·莪朮·靑皮·陳皮·神麴炒·山査肉·香附·枳實麩炒·厚朴薑製·黃連薑汁炒·當歸·川芎·桃仁去皮·紅花·木香 各三分, 檳榔 八分, 甘草 二分, 生薑三片. 棗一枚, 右剉一劑, 生薑一片, 棗一枚, 水煎服.

『東醫寶鑑』: 三稜·蓬朮·靑皮·陳皮·山楂肉·神麴·香附子·枳實·厚朴·黃連·當歸·川芎·桃仁·檳榔 各五分, 紅花·木香·甘草 各三分, 薑二 棗一.

方解 : 五積六聚와 痃癖癥瘕가 새로 되었거나 오래 된 것, 그리고 上下左右를 不問하고 치료한다.

ㅊ

찬적단(纂積丹)

『醫學入門』: 用平胃散一料爲主. 如氣積無形, 加 木香・檳榔・青皮・陳皮・沈香・蘿菖子・香附爲佐, 樟樹皮 少許, 甚者, 以巴豆炒諸藥黃色去巴. 血積有形, 加 三菱・莪朮・牛膝・川芎・當歸尾・鱉甲・紅花・蚶殼・桃仁・乳・沒之類, 甚者, 以芫花煮醋以製前藥. 酒積 加 葛花・黃連・砂仁・麥芽・陳皮・木香・猪苓・澤瀉・車前子之類. 果積 加 草果・山查・香附・烏藥・枳殼・菖蒲少許. 魚積 加 紫蘇, 甚者, 加靑礬拌炒諸藥. 須先炒藥熱而後入礬可也. 肉積 加 山査・阿魏. 飯積 加 麥芽・穀芽・神麴・枳實. 水積 加 半夏・茯苓・葶藶・澤瀉. 浮腫 加 商陸汁爲好, 或只用靑礬炒, 藥不傷元氣爲妙. 痰積 加 海粉・礞石・半夏・白礬・風化硝. 寒積新積 加 乾薑・巴豆・良薑・丁香・茴香・白豆蔲・益智仁炮 少許. 熱積久積 加 黃連・黃柏・大黃・滑石. 氣弱者, 通加 人蔘. 有瀉者, 加 肉荳蔻. 有蟲者, 用苦楝根皮一斤, 皂角十片, 以水一碗熬膏, 搜和前藥爲丸, 先用沈香爲衣, 後用雷丸・木香爲衣, 每十丸, 四更時分砂糖水下. 尋常醋糊丸梧子大, 每三五十丸, 空心, 米飮下.

方解: 一切의 積證을 치료한다. 嘔吐呑酸이 있고 胸膈이 痞悶하는 것을 치료한다. 或은 癥瘕가 되고, 或은 泄하거나 或은 秘가 되는 것을 치료한다. 脾胃가 怯弱하고 飮食이 不消하며 腹脹이 있고 面黃이 있으며 四肢가 痠疼하고 無力하는 것을 치료한다. 甚하면 疸이 되고 浮腫이 되며 瘡壅으로 痿痺가 되는 等證을 치료한다. 이 處方은 積氣丹과 退黃丸을 合하여 모아서 만든 處方이다. 加減은 사람을 따라서 한다.

창작탕(蒼芍湯)

『醫學入門』: 蒼朮 四錢, 芍藥 二錢, 黃芩 一錢, 或 加 淡桂少許, 水煎服.

方解: 下痢에 痛證이 甚한 것을 치료한다. 능히 上中焦의 食積과 濕熱을 흩어준다.

창출고(蒼朮膏)

『醫學入門』: 蒼朮 二十斤, 切細, 入砂鍋內煮, 每一次只煮, 四兩半斤, 用水, 量鍋大小, 煮極濃, 去渣, 又加 蒼朮 湊水煮之, 不但煎成一鍋, 方纔加水, 雖初煎一鍋之時, 如水慳一寸, 卽加一寸, 末後一鍋, 盡其蒼朮矣. 却不加水, 用絹濾過, 再熬成膏, 或加蜜四斤, 每空心服之.

『東醫寶鑑』: 蒼朮泔浸去黑皮, 切片焙一斤, 入蒸過白茯苓四兩剉, 入水十椀熬, 取汁二椀, 濾去渣, 又入水熬取汁二椀, 將渣搗爛, 又入水熬, 絞取汁一二椀, 去渣, 都合煎汁, 再熬至二椀, 加蜜四兩熬至調, 滴水成珠爲度, 日服二三次, 白湯送下,

方解 : 傷食으로 잘 먹지를 못하고 濕腫으로 四肢가 無力하고 酒色이 과도하며 勞逸해서 傷이 있고 骨熱, 痰火 等證을 치료한다. 蒼朮은 氣가 극히 雄壯하니 脾腎의 二經을 通行한다. 옛날에 이르기를 長生을 하려고 한다면 모름지기 山精을 服用하라고 하였으니 즉 이것을 말하는 것이다. 一方에는 加 石楠葉 三斤, 枸杞子 · 楮實子 各二斤을 하였다. 처음 服用을 하면 或은 熱이 나기도 하고, 或은 痰을 泄瀉하기도 하며, 或은 배부르기도 하고, 或은 배가 잘 고프기도 하는데 오래 복용을 하면 몸이 가벼워지고 뼈가 튼튼해진다.

천궁복령탕(川芎茯苓湯)

『醫學入門』 : 赤茯 · 桑白皮 · 防風 · 官桂 · 川芎 · 麻黃 · 芍藥 · 當歸 · 甘草 各五分, 棗煎溫服, 如欲汗, 以粥助之.

『東醫寶鑑』 : 茯苓 · 桑白皮 各一錢半, 川芎 · 防風 · 麻黃 · 赤芍藥 · 當歸 各一錢, 桂皮 · 甘草 各五分, 右剉, 作一貼, 入棗二枚, 水煎服.

方解 : 着痺가 留住해서 없어지지 않고 四肢麻木이 있으며 拘攣을 하고 浮腫이 있는 것을 치료한다. 着痺로 四肢가 麻木하고, 拘攣하며 浮腫이 있는 것을 치료한다.

천궁석고산(川芎石膏散)

『醫學入門』 : 川芎 · 芍藥 · 當歸 · 山梔 · 黃芩 · 大黃 · 菊花 · 荊芥 · 人蔘 · 白朮 各五分, 滑石 四錢, 寒水石 · 桔梗 各二錢, 甘草 三錢, 石膏 · 防風 · 連翹 · 薄荷 各一錢, 砂仁 二分半, 水煎溫服. 忌薑, 醋, 發熱物.

『東醫寶鑑』 : 通聖散無麻黃 · 芒硝, 有寒水石 · 人蔘 · 縮砂, 製法服法亦同.

方解 : 風熱이 上攻해서 頭目이 昏眩하고 悶痛하며 風痰咳嗽와 鼻塞口瘡과 煩渴淋閉와 눈에 翳膜이 생기는 것을 치료한다. 이 藥은 神志를 맑고 상쾌하게 하며 氣血을 宣通시킨다. 또한 中風의 偏枯를 치료하고 中外의 여러 邪를 풀어주며 여러 病이 勞復이 되거나 傳染된 것을 調理한다. 치료는 通聖散과 같다. 능히 淸神爽志하게 하고 氣血을 宣通하게 한다.

천궁차조산(川芎茶調散)

『醫學入門』 : 川芎 · 荊芥 各四兩, 薄荷 · 白芷 · 甘草 · 羌活 各二兩, 防風 一兩半, 細辛 一兩, 爲末, 每二錢, 茶淸調服.

『萬病回春』 : 川芎 · 荊芥穗 各二兩, 薄荷 · 香附子 各四兩, 羌活 · 白芷 · 甘草炙 各一兩, 防風 七錢半, 右爲細末, 每服二錢, 食後茶淸調下, 薑葱煎湯, 亦可, 一方 加 菊花 一兩, 細辛 五錢, 僵蠶 · 蟬退 各二錢半, 名 菊花茶調散.

『東醫寶鑑』 : 薄荷 二兩, 川芎 · 荊芥穗 各一兩, 羌活 · 白芷 · 甘草 各五錢, 防風 · 細辛 各二錢半, 右爲末, 每二錢, 茶淸調下, 食後, 或剉, 取七錢, 作一貼, 入茶少許, 煎服, 亦佳.

方解 : 諸風이 上攻을 해서 頭目이 昏重하고 偏正頭疼이 있으며 鼻塞聲重한 것을 치료한다.

차를 마신다고 하는 말이 맞기 때문에 천궁차조산으로 발음을 한다. 諸風이 上攻을 해서 頭目이 昏沈하고 偏正頭痛이 있으며 鼻塞聲重하고 傷風으로 壯熱하며 肢體가 痠痛하고 肌肉이 瞤動하며 膈熱로 痰盛하는 것을 치료한다. 婦人의 血氣가 攻注해서 太陽穴痛이 있는 것을 치료하는데 이것이 모두 外感의 風氣에 아울러 효과가 있다. 偏正頭痛 및 頭風으로 鼻塞聲重한 것을 치료한다.

천마방풍환(天麻防風丸)

『醫學入門』: 天麻·防風·人蔘 各一兩, 全蝎 七箇, 殭蠶·粉草 各五錢, 雄黃·朱砂 各二錢半, 牛黃 一錢, 麝香 五分, 爲末, 蜜丸梧子大, 每一丸至二丸, 薄河煎湯化下.

方解: 撮口와 諸風 및 一切의 驚風을 치료한다. 身熱이 있고 잠을 자려고 하며 驚悸가 있고 手足이 抽掣하며 精神이 昏憒하고 痰涎이 不利하거나 또는 風濕의 邪熱에 아울러 마땅하다. 一方에는 去 牛黃을 하고 人蔘을 사용하거나 혹은 冬瓜仁煎湯으로 服用을 하는데 慢驚風으로 人事不省을 하거나 手足이 微動하며 눈을 위로 뜨면서 昏睡에 빠지는 것을 치료한다.

천마환(天麻丸)

『醫學入門』: 天麻·牛膝·萆薢·玄蔘 各六兩, 杜仲 七兩, 附子 一兩, 羌活 十四兩, 當歸 十兩, 生地 一斤, 一方 加 獨活 五兩, 去腎風, 爲末, 蜜丸梧子大, 每五七十丸, 病甚 加百丸, 空心溫酒下.

『萬病回春』: 天麻·牛膝去蘆酒洗·萆薢·玄蔘 各一兩半, 杜仲薑炒 一兩七錢, 大附子去皮臍 五錢, 羌活 三兩半, 當歸酒洗 一兩半, 生地黃酒洗 四兩, 右爲末. 煉蜜爲丸. 如梧桐子大. 每服七八十丸. 空心酒下. 白湯亦可. 良久則食.

『東醫寶鑑』: 生乾地黃 四兩, 羌活 三兩半, 當歸 二兩半, 天麻·牛膝·萆薢·玄蔘·杜仲·獨活 各一兩半, 附子炮 五錢, 右爲末, 蜜丸梧子大, 每百丸, 空心, 以溫酒或白湯呑下.

方解: 風熱을 치료하고, 血脈을 기르며 榮衛를 行하게 하고 筋骨을 壯하게 한다. 風이 熱로 因해서 생긴 것을 치료하는데 熱이 勝하면 風이 動하게 되니 마땅히 靜으로 그 躁動하는 것을 이겨야 하니 이것이 養血이다. 이 藥은 능히 榮衛를 行하고 筋骨을 壯하게 하니 바야흐로 足三陰의 虧損을 치료한다. 風邪로 손상을 받아서 肢體가 痲木이 되고, 手足이 不遂하는 等證을 치료한다. 去 附子를 하고 加 肉桂·熟地黃을 하면 愈風丹이라 이름을 한다. 天麻丸은 風을 치료하는데 補血을 하고 榮衛를 行하며 壯筋骨을 하는 處方이다.

천매환(茜梅丸)

『醫學入門』: 茜草根·艾葉 各一兩, 烏梅肉 五錢, 爲末, 蜜丸梧子大, 每二十丸, 烏梅煎湯下.

方解: 衄血이 시도 때도 없이 나오는 것을 치료한다.

천민탕(千緡湯)

『醫學入門』: 半夏 七枚, 皂角·甘草 各一寸, 生薑 二錢, 用生絹袋盛水煎頓服.

『東醫寶鑑』: 半夏炮四破 七枚, 皂角灸·甘草灸 各一寸, 南星炮 各一錢, 右剉, 作一貼, 薑五, 水煎服.

『方藥合編』: 半夏炮 七枚, 南星炮 一錢, 皂角炙·甘草炙 各一寸 薑五片.

方解 : 哮喘으로 잠을 잘 수가 없거나 혹은 風痰이 壅盛한 것을 치료한다. 痰喘을 치료하는데 여러 번 服用하면 즉시 안정이 된다.

천진환(天眞丸)

『醫學入門』: 肉蓯蓉 一兩, 山藥 十兩, 當歸 十二兩, 天門冬 一斤, 爲末, 用羊肉七斤, 洗去脂膜, 批開入藥末裹定, 以麻縛之, 用酒四瓶煮令酒乾, 再添水二升又煮, 候肉爛如泥, 又入黃芪末 五兩, 人蔘末 三兩, 白朮末 二兩, 糯飯焙乾爲末, 同搗丸梧子大, 每三百丸溫酒下. 如覺難丸, 入蒸餠五十枚, 焙乾爲末, 同搗爲丸.

『東醫寶鑑』: 肉蓯蓉·山藥生者·天門冬 各十兩, 當歸 十二兩, 右四味, 爲末, 精羊肉七斤批開, 入藥末在內, 裹定札縛, 入糯米酒四瓶中, 煮令酒乾, 再以入水二升又煮, 候肉爛如泥, 乃入黃芪末 五兩, 人蔘末 三兩, 白朮末 二兩, 熟糯飯焙末十兩, 拌勻同搗作丸梧子大, 每服一百丸, 日三次, 一日約服三百丸, 若難作丸, 則入蒸餠, 同搗爲丸, 溫酒或鹽湯送下.

方解 : 脾腎이 久虛하고 또한 一切의 下血이 過多한 것을 치료한다. 形容이 枯槁하고 四肢가 羸弱하며 飮食이 不進하고 腸胃가 溏泄이 있으며 津液이 枯渴되는 것을 치료한다. 오래 服用을 하면 生血補氣를 하면서 胃를 따뜻하게 하고 顔色이 늙지 않게 한다. 內傷으로 脾腎이 모두 虛하고 飮食을 먹지 못하며 津液이 枯渴되고 形體와 容貌가 羸瘁하는 것을 치료한다. 일찍이 脫血로 살이 마르고 절대 飮食이 들어가지 않으며 行步를 할 수가 없고, 手足이 痿弱하며 血氣가 乾枯하고 精神이 不足하여 가령 滑腸으로 不食하고 치료할 방법이 없어서 죽기를 기다리는 경우나, 가령 咽喉가 狹窄이 되어서 飮食이 내려가지 못하는 경우에 단지 능히 五七粒을 점점 服用을 하는데 粒의 數가 많아지면 즉 문득 가히 일어나게 된다. 오래 服用을 하면 사람으로 하여금 面色이 紅潤하게 된다. 滋血하고 津液을 生해서 大便이 乾燥한 경우에는 服用하면 스스로 潤하게 된다.

천향산(天香散)

『東醫寶鑑』: 南星·半夏並湯洗七次 川烏·生白芷 各一錢, 右剉, 作一貼, 入薑汁半盞, 調服, 頭上塊者, 鍼之, 效.

方解 : 오래되거나 근래의 頭風으로 發하게 되면 頑痲를 하고 참지 못해서 긁는 것을 치료한다. 或은 腫氣가 생기고 停痰이 있으며 嘔吐를 해서 飮食이 들어가지 않는 것을 치료하는데

두 번 服用하면 가히 뿌리를 끊을 수가 있다.

청골산(淸骨散)

『醫學入門』: 柴胡·生地 各二錢, 熟地·人蔘·防風 各一錢, 薄荷 七分, 秦艽·赤茯苓·胡黃連 各五錢, 水煎溫服.

『東醫寶鑑』: 生地黃·柴胡 各二錢, 熟地黃·人蔘·防風 各一錢, 薄荷 七分, 秦艽·赤茯苓·胡黃連 各五分, 右剉, 作一貼, 水煎服.

方解 : 男婦와 老幼를 不拘하고 처음에 五心煩熱을 느끼고 骨蒸이 있는 것을 치료하는데 神效하다. 頰이 赤하고 潮熱이 盛하면 加 生犀角汁을 한다. 혹은 加 猪膽汁 一枚, 猪脊髓一條, 童便, 韭白을 煎服한다. 오직 胃가 弱한 경우에는 愼重하게 사용해야 한다. 처음에 五心煩熱을 느끼고 勞瘵와 骨蒸이 되려고 하는 것이 神效하다.

청목향환(靑木香丸)

『醫學入門』: 黑丑 三兩, 補骨脂·華澄茄·檳榔 各二兩, 靑木香 一兩, 如冷者 去 黑丑·檳榔, 加 吳茱萸·香附 爲末, 水丸梧子大, 每五十丸, 空心, 鹽湯下.

『東醫寶鑑』: 黑丑 三兩, 破古紙·華澄茄·檳榔 各二兩, 靑木香 一兩, 右爲末, 水丸梧子大, 空心, 鹽湯下五十丸.

方解 : 膀胱疝氣와 腫痛을 치료한다. 또한 胸膈이 噎塞하고 氣滯不行하여 腸中에 물소리가 들리고 嘔噦이 있고 痰逆하며 飮食 생각이 없는 것을 치료한다. 겸해서 氣痢를 치료한다. 一方에는 靑木香丸, 二白丸을 斑猫 七箇와 末을 해서 같이 질그릇 내에 놓고 文武火로 炒를 해서 丸藥이 약간 냄새가 날 정도로 하고 磁器로 덮어서 식기를 기다렸다가 斑猫를 去하고 每五十丸을 茴香 술로 服用을 하면 가장 小便을 利롭게 한다. 대개 疝은 肝에 屬하기 때문에 斑猫의 힘을 빌려서 風을 치료하는 것이다. 寒疝 및 膀胱疝氣와 腫氣를 치료한다.

청비음(淸脾飮)

『醫學入門』: 柴胡·半夏·黃芩·草菓·白朮·茯苓·厚朴·靑皮 各等分, 甘草減半, 薑棗煎服.

『東醫寶鑑』: 柴胡·半夏·黃芩·白朮·草果·赤茯苓·厚朴·靑皮 各一錢, 甘草 五分, 右剉, 作一貼, 入薑三片, 棗二枚, 水煎服.

『方藥合編』: 柴胡·半夏·黃芩·白朮·草果·赤茯苓·厚朴·靑皮 各一錢, 甘草 五分, 薑三片 棗二枚.

方解 : 食으로 脾가 傷한 것을 치료한다. 痰飮이 停滯가 되고 瘧疾이 발생해서 熱多寒少하는 것을 치료한다. 혹은 단지 熱하고 寒하지 않으며 膈이 滿하고 능히 食事를 하는데 입이 쓰고 舌乾하는 것과 心煩하면서 渴證이 나는 것을 치료한다. 이 處方은 이에 小柴胡湯과 平胃散, 二陳湯을 合해서 加減을 한 것이다. 一方에는 茯苓을 倍로 하거나 五錢으로 하고, 加 常

山 二錢을 해서 薑煎을 한 다음에 露服을 한다. 五更에 截瘧을 하면 사람으로 하여금 吐하지 않게 하는 妙法이 된다. 瘧疾에 많이 사용하지만 肝痹腫大에도 사용을 하고 급성 췌장염에도 사용을 하면 많은 效果가 있다. 食瘧을 치료한다.

청상견통탕(淸上蠲痛湯)

『方藥合編』: 黃芩 一錢半, 蒼朮·羌活·獨活·防風·川芎·當歸·白芷·麥門冬 各一錢, 蔓荊子·甘菊 各五分, 細辛·甘草 各三分, 生薑三片.

方解 : 一切의 頭痛을 치료하는데 新久, 左右에 대개 效果가 있다.

청서익기탕(淸暑益氣湯)

『醫學入門』: 補中益氣湯 去 柴胡, 用 黃芪 一錢, 人蔘 五分, 當歸·甘草 各三分, 蒼朮 一錢, 白朮·澤瀉 各五分, 升麻 一錢, 乾葛 二分, 炒神麴 五分, 靑皮 二分, 陳皮 五分, 黃柏 三分, 五味子 九粒, 麥門冬 三分. 中暍 忌汗下溫鍼.

『萬病回春』: 黃芪蜜炒·蒼朮米泔製·升麻 各一錢, 人蔘·白朮去蘆·陳皮·神麴炒·澤瀉·黃柏酒炒·當歸·靑皮去穰·麥門冬去心·乾葛 各三分, 五味子 九粒, 甘草 三分, 右剉劑, 水煎溫服.

『東醫寶鑑』: 蒼朮 一錢半, 黃芪·升麻 各一錢, 人蔘·白朮·陳皮·神麴·澤瀉 各五分, 酒黃柏·當歸·靑皮·麥門冬·乾葛·甘草 各三分 五味子 九粒, 右剉, 作一貼, 水煎服.

『方藥合編』: 蒼朮 一錢半, 黃芪·升麻 各一錢, 人蔘·白朮·陳皮·神麴·澤瀉 各五分, 黃柏酒洗·當歸·乾葛·靑皮·麥門冬·甘草 各三分, 五味子 九粒.

方解 : 補中益氣湯 去 柴胡, 用 黃芪 一錢으로 止汗除熱을 한다. 人蔘 五分, 當歸·甘草 各三分으로 補中益氣를 한다. 蒼朮 一錢, 白朮·澤瀉 各五分으로 滲利除濕을 한다. 升麻 一錢, 乾葛 二分으로 肌熱을 잘 풀어 준다. 또한 風은 濕을 勝하게 되니 濕이 勝하면 즉 먹은 것이 소화가 되지 않아서 痞滿이 발생한다. 그렇기 때문에 炒神麴 五分, 靑皮 二分, 陳皮 五分으로 消食快氣를 한다. 腎은 燥를 싫어한다. 그렇기 때문에 黃柏 三分으로 甘味를 빌려서 熱을 瀉하고 水를 補한다. 虛한 경우에는 그 化源을 滋養해야 하기 때문에 五味子 九粒, 麥門冬 三分으로 暑가 肺金을 傷하게 한 것을 救한다. 中暍에는 汗下와 溫鍼을 忌한다.

長夏에 濕熱이 사람을 蒸해서 四肢가 困倦하고 精神이 少하며 動作이 나른하고 胸滿氣促하며 肢節痛이 있는 것을 치료한다. 혹은 氣가 높아서 喘息이 있고 몸에 熱이 있으면서 煩躁하고 心下가 膨悶하며 小便이 黃色으로 數하고 大便이 溏하고 頻繁하거나 혹은 利하고 혹은 渴하여 飮食 생각이 없고 自汗이 나면서 몸이 무거운 것 等證을 치료한다.

長夏에 濕熱이 사람을 熏蒸해서 사람이 이것에 感觸이 된 것을 치료한다. 四肢가 困倦하고, 精神이 短少하며 動作이 나른하고 胸滿氣促을 하며 肢節이 疼痛한 것을 치료한다. 或은 氣高而喘하면서 身熱이 있고, 煩躁하며 心下가 膨悶하고, 小便이 黃하면서 數하고, 大便이 溏

하면서 頻하며, 或이 利하고 或은 渴하며, 飮食 생각이 없고 自汗이 있으면서 몸이 虛한 것을 치료한다.
이 藥에서 人蔘·白朮·黃芪·升麻·甘草·麥門冬·當歸·五味子·黃柏·葛根은 이것이 淸暑補氣하는 것이다. 蒼朮·神麴·陳皮·靑皮·澤瀉는 理脾하는 것이다.

청신도담탕(淸神導痰湯)

『晴崗醫鑑』: 半夏薑拌 一錢半, 牛膽南星·當歸·川芎·白芍藥·生乾地黃·麥門冬去心·枳實·石菖蒲·橘皮·白茯苓 各一錢, 遠志去心·川黃連·竹茹·甘草 各五分, 生薑五片, 大棗二枚.
方解 : 中風으로 痰迷心竅하여 精神이 不爽하고 語鈍舌强한 데 쓰인다.

청신산(淸神散)

『醫學入門』: 僵蠶·菊花 各一兩, 荊芥·羌活·木通·川芎·香附子·防風·菖蒲·甘草 各三錢, 爲末, 每三錢, 食後臨臥茶淸下.
『東醫寶鑑』: 白殭蠶·甘菊 各一兩, 羌活·荊芥·木通·川芎·香附子·防風 各五錢, 石菖蒲·甘草 各二錢半, 右爲末, 每二錢, 食後, 茶淸調下, 或剉, 水煎服, 亦可.
方解 : 風氣가 壅上해서 頭目이 不淸하고 귀에서 항상 소리가 겹쳐서 들리는 것을 치료한다. 風氣가 귀를 막하서 항상 소리가 겹쳐서 들리고 頭目이 不淸한 것을 치료한다.

청심곤담환(淸心滾痰丸)

『萬病回春』: 大黃酒蒸 四兩, 黃芩 四兩, 靑礞石硝煆 五錢, 沈香 二錢半, 犀角 五錢, 皂角 五錢, 麝香 五分, 朱砂 五錢, 右爲細末, 水丸, 如梧桐子大, 朱砂爲衣, 每服七十丸, 溫水下.
『東醫寶鑑』: 大黃酒蒸·黃芩 各四兩, 靑礞石同焰硝煆如金色·犀角·皂角·朱砂水飛 各五錢, 沈香 二錢半, 麝香 五分, 爲末, 水和作丸, 梧子大, 朱砂爲衣, 溫水下 七十丸.
『方藥合編』: 大黃酒蒸·黃芩 各四兩, 靑礞石同焰硝煆如金色·犀角·皂角·朱砂 各五錢, 沈香 二錢半, 麝香 五分, 左末, 水丸, 梧子大, 朱砂爲衣, 溫水下 七十丸.
方解 : 癲癎, 驚狂 一切의 怪證에 神效하다. 癲癎과 驚狂을 치료한다. 一切 怪證을 치료하는데 오로지 痰火를 치료한다.

청심연자음(淸心蓮子飮)

『醫學入門』: 蓮子·赤茯苓·人蔘·黃芪 各七分半, 黃芩·甘草·車前子·麥門冬·地骨皮 各五分. 如 發熱 加 柴胡·薄荷, 水煎溫服.
『萬病回春』: 石蓮肉·人蔘 各一錢半, 黃芪蜜炙·赤茯苓 各二錢, 麥門冬去心·地骨皮·黃芩·車前子 各一錢半, 甘草. 上盛下虛 加 酒炒黃柏·知母 各一錢.
『東醫寶鑑』: 蓮子 二錢, 赤茯苓·人蔘·黃芪 各一錢, 黃芩·車前子炒·麥門冬·地骨皮·甘草各七分, 右剉, 作一貼, 水煎服.

『方藥合編』: 蓮子 · 人蔘 · 黃芪 · 赤茯苓 各一錢, 黃芩 · 車前子 · 麥門冬 · 地骨皮 · 甘草 各七分.

方解 : 下虛上盛으로 心火가 上炎하고 口苦咽乾煩渴을 하면서 小便이 赤澁해서 여러 淋이 되려고 하는 것을 치료한다. 心中이 煩躁한 것을 치료한다. 思慮와 憂愁로 抑鬱해서 小便이 赤濁한 것을 치료한다. 或은 思慕하는 것이 있어서 밤에 夢遺를 하고, 遺瀝으로 澁痛을 하며 便이 赤한 것을 치료한다. 或은 酒色이 過度해서 上盛下虛하고 心火가 上炎해서 肺金이 克을 받았기 때문에 口苦咽乾하고, 점차 消渴이 되며 四肢가 倦怠로운 것을 치료한다. 男子의 五淋과 婦人의 赤白帶下, 五心煩熱을 치료한다. 이 藥은 溫平淸火를 하면서 養神秘精을 하는데 크게 奇效한 處方이다. 心火上炎으로 口乾煩渴을 하고 小便이 赤澁한 것을 치료한다.

청아환(靑娥丸)

『醫學入門』: 破古紙 四兩, 胡桃肉 八兩, 杜仲 四兩, 腰膝疼者 倍之. 一方 加 黃柏 · 牛膝 各四兩, 知母 三兩, 萆薢 四兩, 用 鹽水 · 童便 · 米泔 · 酒 各浸一兩, 過一宿, 晒乾爲末, 春夏用糯米粥, 秋冬用蜜同胡桃搗爛, 和藥杵丸梧子大, 每五十丸至八十丸, 空心溫酒, 鹽湯任下, 以乾物壓之.

『萬病回春』: 大茴香 · 杜仲酒炒 · 破古紙酒炒 各一兩, 加 熟地黃酒洗 二兩, 用胡桃去殼取肉 四兩, 湯泡, 去皮, 紙包, 槌去油, 共五味爲末, 煉蜜爲丸, 如梧桐子大, 每服五十丸, 空心, 酒下或木香湯下, 亦可.

『東醫寶鑑』: 杜仲薑汁炒 · 破故紙炒 各四兩, 胡桃 三十箇, 右爲末, 生薑二兩半取汁, 入煉蜜和丸梧子大, 空心溫酒或鹽湯呑下百丸.

『方藥合編』 :杜仲薑炒 · 破故紙炒 各四兩 胡桃 三十枚, 左末, 生薑二兩半汁, 和煉蜜丸梧子大, 空心溫酒或鹽湯呑下百丸.

方解 : 오로지 腎水를 滋養한다. 秘精, 壯陽, 益筋을 한다. 腰膝痛을 치료하는데 神效하다. 腎虛腰痛을 치료한다.

청열사습탕(淸熱瀉濕湯)

『東醫寶鑑』: 蒼朮 · 黃柏鹽酒炒 各一錢, 紫蘇葉 · 赤芍藥 · 木瓜 · 澤瀉 · 木通 · 防己 · 檳榔 · 枳殼 · 香附子 · 羌活 · 甘草 各七分, 右剉, 作一貼, 水煎服, 痛 加 木香, 腫 加 大腹皮, 熱 加 黃連 · 大黃.

『方藥合編』: 蒼朮 · 黃柏鹽酒炒 各一錢, 蘇葉 · 赤芍藥 · 木瓜 · 澤瀉 · 木通 · 防己 · 檳榔 · 枳殼 · 香附子 · 羌活 · 甘草 各七分.

方解 : 濕熱을 치료한다. 脚氣 腫痛과 여러 증상을 치료한다.

청열자음탕(淸熱滋陰湯)

『東醫寶鑑』: 生地黃 · 麥門冬 · 梔子炒黑 各一錢, 玄蔘 · 牡丹皮 各八分, 當歸 · 川芎 · 赤芍藥 各五分, 知母 · 黃柏並酒炒 · 白朮 · 陳皮 · 甘草 各三分, 右剉, 作一貼, 水煎服.

方解 : 尿血 및 便血을 치료한다.

청위산(淸胃散)

『醫學入門』: 升麻 二錢 牧丹皮 一錢, 當歸 · 生地 · 黃連 各六分, 水煎冷服.

『萬病回春』: 當歸身 · 生地黃酒洗 · 黃連夏月倍用 · 牧丹皮 各三錢, 升麻 一兩, 如 痛甚, 加 石膏 二錢, 細辛 三錢, 黃芩 三錢, 細茶 三錢, 大黃酒蒸 一錢, 右剉一劑, 水煎, 稍冷食後服.

『東醫寶鑑』: 升麻 二錢, 牧丹皮 一錢半, 當歸 · 生地黃 · 黃連 各一錢, 右剉, 作一貼, 水煎, 微冷服.

『方藥合編』: 升麻 二錢, 牧丹皮 一錢半, 當歸 · 黃連 · 生地黃 各一錢.

方解 : 胃經의 膏粱積熱로 吐血, 衄血, 牙宣이 있는 것을 치료한다. 或은 脣口가 腫痛하고, 或은 上下의 牙齦이 潰爛하면서 焮痛하며 頭面에까지 연결이 되는 것과 惡寒發熱을 치료한다. 上下의 齒牙가 疼痛하면서 참을 수가 없고 頭腦까지 당기면서 滿面에 發熱이 있고 크게 아픈 것을 치료한다. 이것은 補腎의 熱藥 및 辛熱하고 厚味한 것을 먹어서 발생한 것이다. 胃熱로 上下의 齒痛을 참을 수가 없고 頭腦까지 당기면서 滿面에 發熱이 있고 그 痛證이 차가운 것을 좋아하고 뜨거운 것을 싫어하는 것을 치료한다.

청육환(淸六丸)

『醫學入門』: 益元散 加 紅麴.

『東醫寶鑑』: 益元散 三兩, 加 紅麴半兩炒, 右爲末 陳米飯和丸 梧子大 空心 白湯下 五七十丸.

方解 : 一切의 濕熱로 因한 腸澼泄瀉에는 그 滑石을, 牧丹皮를 사용하여 끓인 다음에 紅麴 五錢을 加하니 淸六丸이라 이름을 한다.

청장탕(淸腸湯)

『萬病回春』: 當歸酒洗 八分, 川芎 五分, 生地黃 二錢, 白芍藥炒 · 黃連炒 各六分, 黃芩炒 · 梔子炒黑 · 黃柏炒 各七分, 地楡 八分, 槐角炒 五分, 柏葉炒 · 阿膠炒 各六分, 右剉一劑, 水煎, 空心服,

『東醫寶鑑』: 當歸 · 生地黃 · 梔子炒 · 黃連 · 赤芍藥 · 黃柏 · 瞿麥 · 赤茯苓 · 木通 · 萹蓄 · 知母 · 麥門冬 各七分, 甘草 五分, 右剉, 作一貼, 燈心一團, 烏梅一箇, 水煎服.

『方藥合編』: 當歸 · 生地黃 · 梔子炒 · 黃連 · 赤芍藥 · 黃柏 · 瞿麥 · 赤茯苓 · 木通 · 萹蓄 · 知母 · 麥門冬 各七分, 甘草 五分, 燈心一團, 烏梅一枚, 空心服.

方解 : 尿血을 치료한다. 大便의 下血을 치료하는데 大便을 보기 前인지 後인지를 不問하고 치료한다. 아울러 腸風下血을 치료한다. 腹脹에는 加 陳皮 六分을 한다. 氣虛에는 加 人蔘 · 白朮 · 木香 各三分을 한다. 腸風에는 加 荊芥 五分을 한다. 氣下陷에는 加 升麻 五分을 한

다. 心血이 不足한 경우에는 加 茯苓 六分을 한다. 虛寒에는 加 炒黑乾薑 五分을 한다. 一方에는 去 阿膠를 하고 加 苦蔘 七分을 했다.

청조탕(淸燥湯)

『醫學入門』: 黃芪·白朮 各一錢半, 蒼朮 一錢, 人蔘·茯苓·升麻 各三分, 黃連·黃柏·柴胡 各一分, 生地·當歸·猪苓·麥門冬·甘草·神麴 各二分, 澤瀉 五分, 五味子 九粒, 水煎溫服.

『萬病回春』: 人蔘去蘆·白茯苓·升麻 各三分, 麥門冬去心·當歸·生地黃·神麴·猪苓 各二分, 黃柏酒炒·柴胡·黃連 各三分, 五味子九個, 甘草炙 二分, 右剉一劑, 水煎, 空心服.

『東醫寶鑑』: 黃芪·白朮 各一錢半 蒼朮 一錢, 陳皮·澤瀉 各七分, 赤茯苓·人蔘·升麻 各五分, 生地黃·當歸·猪苓·麥門冬·神麴·甘草 各三分, 黃連·黃柏·柴胡 各二分, 五味子九粒, 右剉, 作一貼, 水煎服.

方解 : 痿厥과 癱瘓, 下痢 等證을 치료한다. 六七月間에 濕令이 크게 行하면 子가 능히 母를 實하게 해서 熱이 왕성해 지니 濕熱이 서로 合하면 太陽을 刑罰을 주어 傷하게 된다. 그렇기 때문에 寒凉한 것으로 救해야 한다. 燥金이 濕熱의 邪를 받으면 寒水의 生化之源이 끊어지기 때문에 源이 끊어지면 腎이 虧損되어 痿厥의 病이 크게 行하게 되니 腰下가 痿軟하고 癱瘓이 되어 움직일 수가 없게 된다. 長夏에 濕熱이 盛해서 兩脚이 痿厥하고 癱瘓한 것을 치료한다.

청폐생맥음(淸肺生脈飮)

『醫學入門』: 黃芪 二錢, 當歸·生地·人蔘·麥門冬 各五分, 五味子十粒, 水煎服.

『東醫寶鑑』: 黃芪 二錢, 當歸·生地黃·人蔘·麥門冬 各一錢, 五味子 十粒, 右剉, 水煎服.

方解 : 暑가 肺로 들어가서 기침을 하고 脾胃가 虛弱하여 氣喘氣促하는 것을 치료한다. 暑가 肺를 傷해서 咳喘煩渴하고 氣促한 것을 치료한다.

청훈화담탕(淸暈化痰湯)

『萬病回春』: 陳皮去白·半夏薑汁炒·茯苓去皮 各一錢半, 甘草 三分, 川芎 八分, 白芷·羌活 各七分, 枳實麩炒 一錢, 南星薑汁炒·防風·細辛 各六分, 黃芩酒炒 八分, 氣虛 加 人蔘 七分, 白朮, 有熱 加 黃連 六分, 血虛 加 川芎·當歸 各一錢, 右剉一劑, 生薑三片, 水煎溫服, 以此作丸, 亦可.

『東醫寶鑑』: 陳皮·半夏製·茯苓 各一錢半, 枳實·白朮 各七分, 川芎·黃芩·白芷·羌活·人蔘·南星炮·防風 各五分, 細辛·黃連·甘草 各三分, 右剉, 作一貼, 入生薑三片, 水煎服, 或爲末, 薑汁打麵糊和丸服之, 亦可.

『方藥合編』: 陳皮·半夏·茯苓 各一錢半, 枳實·白朮 各七分, 川芎·黃芩·白芷·羌活·人蔘·南星炮·防風 各五分, 細辛·黃連·甘草 各三分, 生薑三片, 或末, 薑糊丸, 亦可.

方解 : 頭目이 眩暈한 것을 치료한다. 특히 風痰으로 인한 眩暈을 치료한다. 風火痰으로 因한 眩暈을 치료한다.

초두구환(草豆蔲丸)

『醫學入門』: 草豆蔲 一錢四分, 澤瀉小便數者減之 · 麥芽 各一錢半, 半夏 一錢, 吳茱萸 · 益智仁 · 陳皮 · 僵蠶 · 人蔘 · 黃芪 各八分, 桃仁 七枚, 生甘草 · 炙甘草 各三分, 當歸 · 靑皮 · 神麴 · 薑黃 · 柴胡 各四分, 爲末, 蒸餠丸梧子大, 每三十丸, 白湯下, 食遠斟酌多少用之.

『東醫寶鑑』: 枳實 二兩, 草豆蔲煨 · 白朮 各一兩, 麥芽炒 · 神麴炒 · 半夏製 各五錢, 乾生薑 · 靑皮 · 陳皮 各二錢, 炒鹽 五分, 右末, 蒸餠和丸菉豆大, 白湯下五七十丸.

方解 : 客寒이 胃를 犯해서 통증이 발생하여 熱을 얻으면 즉 그치는 것을 치료한다. 熱痛에도 역시 잠시 복용을 하는 것은 可하다. 『醫學入門』에서는 草蔲丸으로 되어 있다. 秋冬에 寒冷物로 傷해서 胃脘當心而痛하는 것을 치료한다.

초부환(椒附丸)

『醫學入門』: 附子 · 檳榔 各五錢, 陳皮 · 牽牛 · 五味子 · 菖蒲 · 川椒 · 乾薑 各一兩, 剉碎, 用米醋於磁器內文武火煮, 乾焙, 爲末, 醋糊丸梧子大, 每三十丸, 空心, 鹽酒下.

方解 : 下元이 不足하고 안으로 積滯가 있는데, 冷을 끼고 臍腹이 拘急하며 擧動이 無氣力하고 小便이 頻數하며, 밤에 盜汗이 많은 것을 치료한다.

추석고진환(秋石固眞丸)

『醫學入門』: 秋石丹 · 白茯苓 各四兩, 石蓮肉 · 芡實 各二兩, 爲末, 棗肉丸梧子大, 每三十丸, 鹽酒鹽湯任下.

方解 : 思慮와 色慾이 過度해서 心氣를 損傷시키고, 遺精과 盜汗이 있으며, 小便이 頻數하고 腎虛腰痛에 神效하다.

추풍거담환(追風祛痰丸)

『醫學入門』: 防風 · 天麻 · 殭蠶 · 白附子 · 牙皀 各一兩, 全蝎 · 木香 · 白礬 各五錢, 半夏麴 六兩, 南星 三兩, 用白礬皀角水各浸一半過宿, 爲末, 薑汁糊丸梧子大, 朱砂 七錢半爲衣, 每七八十丸, 食遠臨臥, 薄荷煎湯下. 或薑湯下. 或加虎睛一對, 微妙, 尤妙.

『萬病回春』: 防風去蘆 · 天麻 · 僵蠶洗去絲炒 · 白附子麵包煨 各一兩, 全蝎去毒微炒 · 木香 各五錢, 牙皀炒 一兩, 白礬枯 五錢, 南星一半白礬水浸一半皀角水浸皆浸一宿 三兩, 半夏湯泡七次, 硏爲細末, 秤六兩分作二分, 一分用皀角浸漿作麵, 一分用生薑汁作麵, 右爲細末, 薑汁打稀糊爲丸, 如梧桐子大, 朱砂爲衣, 每服七八十丸, 食遠臨臥服, 淡薑湯送下. 或薄荷湯下.

『東醫寶鑑』: 半夏湯洗爲末稱 六兩, 分作二分, 以一分皀角汁浸作麴, 一分薑汁浸作麴, 天南星三兩剉, 一半白礬水浸一宿, 一半皂角水浸一宿, 防風·天麻·白殭蠶炒·白附子煨·皂角炒 各一兩, 全蝎炒·白礬枯·木香 各五錢.

『方藥合編』: 半夏末六兩 一分皂角湯作麵一分薑汁作麵, 南星 三兩 一半白礬水浸一宿 一半皂角水浸一宿, 防風·天麻·白僵蠶炒·白附子煨·皂角炒 各一兩, 全蝎炒·枯白礬·木香 各五錢.

方解 : 여러 風癎과 暗風을 치료한다. 혹은 加 虎睛 一對를 微炒하면 더욱 妙하다. 『萬病回春』에서 말하기를 諸風癎과 暗風을 치료하는데 세상에 이러한 病을 앓는 자가 매우 많다. 내가 이것을 사용해서 효과를 얻은 경우가 매우 넓으니 시험 삼아 써보기를 기대한다고 하였다. 病人이 氣血이 虛한 경우에는 加 人蔘·當歸를 한다. 胃가 虛한 경우에는 加 白朮을 한다. 火가 있는 경우에는 加 薑汁炒黃連을 한다. 風痰으로 因해 發作하는 癎疾을 치료한다.

출부탕(朮附湯)

『醫學入門』: 白朮 三錢, 附子 二錢, 甘草 一錢, 薑三片, 棗二枚, 水煎溫服.

『東醫寶鑑』: 白朮·附子炮 各二錢, 杜仲炒 一錢, 右剉, 作一貼, 薑三片, 水煎服.

方解 : 中濕으로 一身이 나 아프고 發熱이 있으면서 黃疸이 있고 多煩하고 脉이 浮하면서 緩한 것을 치료한다. 濕傷腎經으로 腰痛冷重하는 것을 치료한다.

치시탕(梔豉湯)

『醫學入門』: 山梔 四枚, 豆豉 六錢, 水煎服 得吐卽止.

『東醫寶鑑』: 大梔子 四枚, 豆豉 六錢, 右水, 煎飮, 得吐止. 瓜蔕性猛, 不如梔豉湯更妙, 梔豉之苦寒, 更入酸齏水少許, 以吐胸中之邪.

『方藥合編』: 梔子 七枚, 豆豉 半合.

方解 : 太陽病이 胸膈에 있어 脉이 大하고 痰이 많은 것을 치료한다. 또한 汗吐下 후에 虛煩으로 煩躁가 있어 잠을 못자는 것을 치료한다. 심하면 즉 도리어 顚倒를 反復하게 되고 心中이 懊憹하는 것을 치료한다. 또한 身熱이 去하지 않고 心中이 結痛하며 혹은 눌러서 부드러운 것을 치료한다. 또한 陽明證에 下를 한 후에 밖으로는 熱이 있고 手足이 溫하며 結胸이 없고, 心中이 懊憹하고 배가 고파도 식사를 하지 못하며 단지 頭汗 等證을 치료한다.

經에 이르기를 酸苦는 涌泄해서 陰이 된다고 하였다. 그 邪氣가 높이 있는 경우에는 越之하라고 하였으니 胸中이 痞硬한 것을 瓜蒂, 豆豉의 苦味로 越하게 하는 것이다. 위에 있는 경우에는 涌之하라고 하였으니, 痰涎이 壅塞한 경우에는 赤豆의 酸으로 涌吐를 하는 것이다. 그러나 瓜蒂의 性은 猛烈하니 梔豉湯의 妙함과 같지는 않다. 梔豉의 苦寒에 다시금 酸齏水를 약간 넣어서 胸中의 瀉를 吐하게 한다.

가령 表熱이 있는 경우에는 加 柴胡를 한다. 痞滿이 있는 경우에는 加 黃連을 한다. 傷食의 경우에는 加 山楂·神麴을 한다. 便閉의 경우에는 加 大黃을 한다. 단지 病이 있으면서 약간 溏泄을 하는 경우에는 服用을 해서는 안 되니 裏가 虛하고 寒이 아래에 있기 때문이다.

經에 이르기를 먼저 泄한 이후에 다른 病이 생기는 경우에는 그 本을 치료하라고 하였으니 반드시 또한 調理를 한 후에 그 다른 것을 치료하는 것이다. 痰火를 치료하는 것도 이것으로 깨달을 수가 있는 것이니 그것이 神妙하구나! 무릇 處方에 梔子로 爲主를 한 것은 대개 梔豉湯으로부터 變化한 것이다.

胸膈에 痰이 壅滯가 되어 있어 煩躁를 發生하는 경우에 사용한다. 仲景은 梔子를 吐하는 藥으로 사용을 했으나 梔子는 본래 吐하는 藥이 아니다. 邪氣가 위에 있어 拒格해서 들어가지 못하게 하는 것이기 때문에 위로 吐하게 되면 邪氣가 얻어 나가는 것이다. 經에 이르기를 其高者, 因以越之하라 했으니 이것을 말함이다.

치중탕(治中湯)

『醫學入門』: 人蔘·白朮·乾薑 各二錢, 甘草 一錢半, 加 青皮·陳皮, 等分, 水煎服.

方解 : 太陰傷寒으로 手足이 溫하고 自利를 하면서 渴證이 없고, 咽乾하고 腹滿하며 痞悶하고 때로 아프면서 脉이 沈細한 것을 치료한다. 또한 食積頭痛과 發熱惡寒이 있고 身體가 아프지 않은 等證을 치료한다. 즉 理中湯에 加 青皮, 陳皮를 等分한 것이다. 太陰腹痛을 치료한다.

칠기탕(七氣湯)

『醫學入門』: 半夏 一錢, 厚朴·桂心 各六分, 白茯苓·白芍 各八分, 紫蘇·橘皮 各四分, 人蔘 二分, 薑棗煎, 溫服.

『醫學入門』 又方 : 一方 人蔘·甘草·肉桂 各五分, 半夏 二錢半, 薑煎服.

『東醫寶鑑』: 半夏製 三錢, 人蔘·肉桂·甘草炙 各七分, 右剉, 生薑三片, 煎服.

『方藥合編』: 半夏 三錢, 人蔘·官桂·甘草炙 各七分 薑五片.

方解 : 七情鬱이 발생하여 五臟의 陰陽이 乖戾하는 것에 이르러 吐利가 交代로 發作하고 寒熱이 있으며 痞滿噎塞을 하는 것을 치료한다. 七情鬱結로 心腹이 絞痛하는 것을 치료한다. 본래 『醫學入門』의 七氣湯은 지금의 七氣湯과는 다르고 一方으로 표시되어 있었다. 『醫學入門』의 一方은 七情鬱結이 中에 結滯가 되어 心腹이 絞痛하고 大便이 虛痞하는 等證을 치료한다. 네 가지 藥物로 七氣를 치료하는 四七湯과 같이 공부를 하면 더욱 좋다. 지금 사용되는 七氣湯의 妙味는 肉桂로 大腸의 燥寒을 풀어주는 데에 있다.

칠물후박탕(七物厚朴湯)

『東醫寶鑑』: 厚朴 三錢, 枳實 一錢半, 大黃·甘草 各一錢, 桂心 五分, 右剉, 作一貼, 薑五 棗二, 煎服.

『方藥合編』: 厚朴 三錢, 枳實 一錢半, 大黃·甘草 各一錢, 桂心 五分, 棗二枚 薑五片.

方解 : 熱脹을 치료한다.

칠미창백산(七味蒼柏散)

『醫學入門』: 蒼朮 · 黃柏 · 杜仲 · 破古紙 · 川芎 · 當歸 · 白朮 各一錢, 水煎服.

『東醫寶鑑』: 蒼朮 · 黃柏 · 杜仲 · 破故紙 · 川芎 · 當歸 · 白朮 各一錢, 右剉, 作一貼, 空心, 水煎服.

方解 : 濕熱腰痛을 치료한다. 움직이고 그치는 데에 滯하고 무거우며 轉側을 하지 못하는 것을 치료한다.

침향강기산(沈香降氣散)

『東醫寶鑑』: 薑黃 · 陳皮 · 甘草 各一錢, 三稜 · 蓬朮並煨 · 益智 · 厚朴 各七分, 白朮 · 紫蘇葉 · 香附子 · 神麴 · 麥芽 · 烏藥 各五分, 人蔘 · 訶子 · 大腹皮 各二分半, 右剉, 作一貼, 煎服.

方解 : 氣滯로 因한 脇肋의 刺痛을 치료하고, 胸脇이 痞塞한 것을 치료한다.

침향강기탕(沈香降氣湯)

『醫學入門』: 沈香 二錢, 砂仁 五錢, 甘草 一兩二錢, 香附 四兩, 爲末, 每 二錢, 入鹽少許, 白湯調服.

『東醫寶鑑』: 便香附子 四兩, 甘草炙 一兩二錢, 縮砂 五錢, 沈香 四錢, 右爲細末, 每服二錢, 以蘇鹽湯調下.

方解 : 陰陽이 壅滯되어서 氣가 升降을 하지 못하고 胸膈이 痞悶하여 喘促短氣를 하고 噫醋呑酸을 하며 脾胃에 留飮이 있고 脇下에 支結하고 妨悶한 것을 치료한다. 氣不升降으로 上氣喘促하는 것을 치료한다.

침향필징가환(沈香蓽澄茄丸)

『醫學入門』: 附子 · 蓽澄茄 · 沈香 · 胡蘆巴 · 肉桂 · 補骨脂 · 茴香 · 巴戟 · 木香 · 川練肉 各四兩, 桃仁 二兩, 川烏 五錢, 爲末, 麵糊丸, 梧子大, 每三十丸, 空心 鹽湯下. 或煎服亦好.

方解 : 안으로 積冷을 껴서 臍腹이 弦急하고 통증이 腰背까지 당기면서 面色이 萎黃하고, 臟腑에 自利가 있고, 小便이 滑數한 것을 치료한다. 또한 小腸의 一切 氣痛을 아울러 치료한다.

ㅌ

탁리소독음(托裏消毒飮)

『醫學入門』 : 人蔘 · 黃芪 · 當歸 · 白朮 · 茯苓 · 陳皮 各一錢, 連翹 · 白芷 · 金銀花 各七分, 甘草 五分, 水煎服, 一方 去 連翹, 加 川芎 · 皂刺 · 乳香 · 沒藥.

『萬病回春』 : 金銀花 三錢, 黃芪蜜水炒 · 天花粉 各二錢, 防風 · 當歸酒洗 · 川芎 · 白芷 · 厚朴薑汁炒 · 桔梗 · 穿山甲炒成珠 · 皁角子炒 各一錢, 陳皮 三錢, 右剉一劑, 酒水各一盞煎服. 瘡在上, 食後服, 在下, 空心服, 後用水煎服.

『東醫寶鑑』 : 人蔘 · 黃芪 · 白芍藥 · 當歸 · 白朮 · 白茯苓 · 陳皮 · 連翹 · 金銀花 各一錢, 白芷 · 甘草 各五分, 右剉, 作一貼, 水煎服.

『方藥合編』 :金銀花 · 陳皮 各三錢, 黃芪鹽水炒 · 天花粉 各二錢, 防風 · 當歸 · 川芎 · 白芷 · 桔梗 · 厚朴 · 穿山甲炒焦 · 皂角刺 各一錢.

方解 : 癰疽에 腫痛이 모두 緩慢하고 色이 심하게 붉지 않고 元氣가 허약한 것을 치료한다. 혹은 攻伐하는 藥을 사용했는데도 潰散하지 못하는 경우에 마땅히 사용을 한다. 未成한 경우에는 消하게 되고 已成한 경우에는 潰하게 된다. 또한 去腐生新하는 良劑이다. 加減은 托裏散과 같다. 그러나 허약하거나 或은 이미 潰한 경우에는 連翹 · 白芷 · 金銀花의 消毒하는 三味를 去한다. 『醫學入門』에서는 托裏消毒散으로 되어 있다.

一切 癰疽를 다스린다. 六七日이 되었는데 아직 消하지 않는 경우에 이 藥을 服用하면 瘡이 未成하면 消하고 已成하면 潰한다. 능히 氣血을 壯하고 脾胃를 堅固하게 하여 毒氣로 하여금 안을 공격하지 못하게 하여 毒膿이 쉽게 潰하고 肌肉이 쉽게 生하게 한다. 절대로 生肌하는 藥을 일찍 써서는 안 되니 毒이 아직 未盡해서 도리어 潰爛하고 難治가 될까 두려워서이다. 癰疽潰後에 元氣가 微弱하여 오랫동안 收斂되지 않는 것을 치료한다. 이것은 去腐生新하는 良劑이다.

탁리익기탕(托裏益氣湯)

『醫學入門』 : 白朮 二錢, 人蔘 · 茯苓 · 貝母 · 陳皮 · 香附子 · 芍藥 · 當歸 · 熟地黃 各一錢, 桔梗 · 甘草 各五分, 水煎服.

『東醫寶鑑』 : 白朮 二錢, 人蔘 · 茯苓 · 貝母 · 陳皮 · 香附子 · 芍藥 · 熟地黃 · 當歸 各一錢, 桔梗 · 甘草 各五分, 右剉, 作一貼, 水煎服.

方解 : 癰腫이 단단하고 肉色이 變하지 않는 것을 치료한다. 혹은 日晡熱이 있고 혹은 潰했는데 收斂하지 않는 것을 치료한다. 아울러 一切의 血氣內證을 치료한다. 가령 口乾에는 加

五味子 · 麥門冬을 한다. 寒熱이 往來하는 경우에는 加 柴胡 · 地骨皮를 한다. 膿이 맑은 경우에는 加 黃芪를 한다. 膿이 많은 경우에는 加 川芎을 한다. 肌肉이 늦게 生하는 경우에는 加 白蘞 · 肉桂를 한다. 癰疽를 치료하는데 肉色이 變하지 않거나 或은 潰하고서 收斂이 되지 않는 一切의 虛證을 치료한다.

태극환(太極丸)

『醫學入門』 : 黃柏 二兩六錢 木, 知母 一兩四錢 水, 古紙 二兩八錢 火, 胡桃肉 一兩二錢 金, 砂仁 五錢 土, 爲末蜜丸 梧子大 每三十丸 空心 鹽湯下.

『東醫寶鑑』 : 黃柏 二兩六錢 屬木, 知母 一兩四錢 屬水, 古紙 二兩八錢 屬火, 胡桃肉 一兩二錢 屬金, 砂仁 五錢 屬土, 右爲末, 蜜丸梧子大 空心 鹽湯下三五十丸.

方解 : 木火土金水의 五行을 갖춘 處方이다. 腎虛를 치료한다.

태화환(太和丸)

『萬病回春』 : 蔘去蘆 五錢, 白朮去蘆土炒 四兩, 白茯苓去皮 一兩五錢, 陳皮 一兩, 半夏 一兩, 枳實麸炒 一兩, 黃連薑汁炒 一兩, 當歸酒洗 二兩, 山査蒸去子 一兩, 木香 一兩, 白芍酒炒 一兩, 香附童便炒 一兩, 神麴炒 一兩半, 麥芽炒 二兩半, 白荳蔻去殼 一兩三錢, 龍眼肉 一兩三錢, 大粉草炙 七錢, 右爲末, 荷葉一個煎湯, 打倉米糊爲丸, 如梧桐子大, 每服百丸, 不拘時, 米湯送下.

『東醫寶鑑』 : 白朮土炒 四兩, 白茯苓 · 白芍藥 · 神麴炒 · 麥芽炒 各二兩半, 香附便炒 · 當歸 · 枳實 各二兩, 龍眼肉無則益智代之 · 白豆蔻 各一兩三錢, 半夏 一兩二錢, 陳皮 · 黃連薑汁炒 · 山査肉 各一兩, 甘草炙 七錢, 人蔘 · 木香 各五錢, 右爲末, 荷葉煎湯, 打陳米爲糊和丸梧子大, 米飮下百丸.

『方藥合編』 : 白朮土炒 四兩, 白茯苓 · 白芍藥 · 神麴炒 · 麥芽炒 各二兩半, 便香附 · 當歸 · 枳實 各二兩, 龍眼肉無則代益智仁 · 白豆寇 各一兩三錢, 半夏 一兩二錢, 陳皮 · 黃連薑炒 · 山査肉 各一兩, 甘草炙 七錢, 人蔘 · 木香 各五錢, 右末, 荷葉煎湯, 打陳米, 爲糊丸梧子大, 米飮下百丸.

方解 : 元氣와 脾胃虛損으로 飮食 생각이 없고, 氣滯가 利水하며, 四肢가 無力하고, 面色이 萎黃한 것을 치료한다. 오로지 補氣生血을 하고, 健脾養胃를 하며, 開胸快膈을 하고 淸鬱化痰을 하며 消食順氣를 하니 平和調理하는 藥이다. 太和丸은 湯으로 服用을 해도 좋다.

통경환(通經丸)

『醫學入門』 : 川椒 · 莪朮 · 乾漆 · 當歸 · 靑皮 · 乾薑 · 大黃 · 桃仁 · 紅花 · 桂心 各等分, 爲末, 用一半和醋熬成膏, 調餘藥爲丸, 梧子大, 每五十丸, 空心醋湯溫酒任下.

『東醫寶鑑』 : 桂心 · 靑皮 · 大黃 · 乾薑 · 川椒 · 蓬朮 · 乾漆炒 · 當歸 · 桃仁 · 紅花 各五錢, 右爲細末, 先取二兩, 和醋熬膏, 乃入餘末和勻作丸, 梧子大, 醋湯下, 五七十丸.

方解 : 經候가 不通하고, 臍腹이 疼痛하며 혹은 血瘕가 된 것을 치료한다. 『萬病回春』의 通經丸은 斑猫가 들어가는 處方으로 記載하지 않았다.

통기방풍탕(通氣防風湯)

『醫學入門』: 防風·羌活·獨活 各一錢, 藁本·蔓荊子·川芎·甘草 各五分, 水煎溫服.

『萬病回春』: 藁本·防風·羌活·獨活·川芎·蔓荊子·甘草, 右剉一劑 水煎服, 如身重腰沉, 經中有寒濕 加 酒浸防己 一錢, 輕者 炮附子, 重者 炮川烏 各五分.

『東醫寶鑑』: 黃芪·升麻·柴胡 各一錢, 防風·羌活·陳皮·人蔘·甘草 各五分, 青皮 三錢, 白荳蔲·黃柏 各二分, 右剉, 煎服.

方解 : 手足太陽經의 氣가 鬱結不通하여 肩背痛으로 回顧를 할 수가 없고 脊痛과 項强으로 허리는 끊어 질 것 같고, 목은 빠질 것 같은 것을 치료한다. 가령 몸이 重하고 허리가 沈沈然한 경우에는 經中에 寒濕이 있는 것이다. 加 酒浸防己를 한다. 輕한 경우에는 加 附子를 한다. 重한 경우에는 加 川烏 一錢을 한다. 鬱이 있는 경우에는 加 升麻·柴胡를 한다. 濕熱이 있는 경우에는 加 蒼朮·黃柏을 各五分을 한다. 肩背痛을 치료하는데 風藥을 사용해서 흩어준다.

太陽經에 寒濕이 的中되어서 발생한 肩臂痛으로 목을 돌릴 수가 없는 것을 치료한다. 또한 말하기를 肩背痛은 이에 風熱이 肺를 乘한 것이니 肺氣의 鬱滯가 甚한 것이다.

통맥사역탕(通脉四逆湯)

『醫學入門』: 附子 五錢, 乾薑 二錢半, 甘草 二錢, 葱白 三莖, 面赤者 七莖, 水煎溫服.

『東醫寶鑑』: 附子 二錢半, 乾薑 一錢半, 甘草 一錢, 右剉, 作一貼, 水煎服.

方解 : 少陰證으로 下利淸穀을 하는 것을 치료한다. 微熱이 있고 厥逆이 있는데 도리어 惡寒을 하지 않고 얼굴이 붉으면서 脉이 微하여 끊어지려고 하는 것을 치료한다. 혹은 咽疼乾嘔하고 腹痛하며 自利가 그치지 않는 것을 치료한다. 가령 腹痛에는 去 葱을 하고 加 芍藥을 하여 利氣를 한다. 嘔에는 加 薑汁을 해서 흩어준다. 利가 그쳤는데 脉이 나오지 않는 경우에는 加 人蔘을 하여 補血을 한다. 咽痛에는 加 桔梗으로 結滯를 흩어준다.

少陰病으로 下痢하고 四肢가 厥冷하며 脉微欲絶하거나 或은 脉이 없는 것을 치료한다. 脉이 絶한 경우에는 通脉四逆湯을 끓인 물에 猪膽汁 半枚를 타서 溫服을 한다. 얼굴이 붉은 경우에는 通脉四逆湯에 葱白 三莖을 넣어서 같이 끓여서 복용을 한다.

통현이팔단(通玄二八丹)

『醫學入門』: 黃連 半斤, 芍藥·當歸·生地·烏梅 各五錢, 爲末, 用雄猪肚一具, 入藥于內, 以線縫之, 將韭葉二斤鋪底面, 于鍋內蒸之, 候湯乾, 再添蒸一日, 以藥熟爲度, 取出倶入石臼內, 搗丸, 梧子大, 每七十丸.

『東醫寶鑑』: 黃連 八兩, 芍藥·當歸·生地·烏梅 各五錢, 爲末, 雄猪肚一具, 入藥於內, 以線縫之, 鋪韭葉二斤於鍋內蒸之一日, 以藥熟爲度, 取出搗丸梧子大, 空心, 薑湯下每七十丸, 或瀉一二次, 以粥補之.

方解 : 가령 飮食積聚 等證에는 잠든 새벽에 薑湯으로 服用을 한다. 혹은 泄瀉를 하지 않을 수가 있고 혹은 泄瀉를 한 두 차례 할 수가 있으니 즉 溫粥으로 補해서 멈추게 한다. 가령 泄痢를 하는 경우에는 食事를 한 후에 茶淸으로 복용을 하면 즉시 멈춘다. 薑湯으로 服用을 하면 便이 나오고, 茶淸으로 服用을 하면 그치니 진실로 積聚를 치료하고 泄痢를 그치게 하며 拘急을 除去하는 妙한 處方이다. 積聚를 치료한다.

퇴열청기탕(退熱淸氣湯)

『醫學入門』: 柴胡·橘皮·茯苓 各一錢, 半夏·枳殼 各八分, 香附 七分, 川芎 五分, 砂仁 七粒, 木香·甘草 各三分, 薑煎溫服.

『東醫寶鑑』: 柴胡·陳皮·赤茯苓 各一錢, 半夏製·枳殼 各八分, 便香附 七分, 川芎 五分, 縮砂 七粒硏, 木香·甘草炙 各三分, 右剉, 薑三片, 水煎服.

方解 : 氣逆으로 身熱하고 中脘이 痞滿한 것을 치료한다. 氣逆을 치료한다.

퇴황환(退黃丸)

『醫學入門』: 靑礬 二兩, 鍋內溶化, 入陳黃米 四升, 用醋拌勻, 慢火炒令烟盡爲度, 加入平胃散 六兩, 同炒少頃, 去火毒, 水腫合五苓散一料同炒, 爲末, 醋糊丸梧子大. 每七十丸, 空心, 臨臥, 陳米飮下. 忌糯米·油·麵·生冷·硬物. 一方只用靑礬·蒼朮 等分, 炒丸, 亦好.

『東醫寶鑑』: 靑礬 二兩, 鍋內溶化, 入陳黃米 四升, 用醋拌勻, 慢火炒令烟盡, 入平胃散 六兩同炒, 少頃, 去火毒, 爲末, 醋糊丸梧子大. 每七十丸, 空心, 臨臥, 米飮下. 忌糯米, 油, 麵, 生冷, 硬物.

方解 : 黃腫과 水腫, 腹脹, 溏瀉 等證을 치료한다. 이 處方은 卽 周益公의 陰騭丸이다. 氣를 挾해서 붓는 경우에는 加 樟樹皮 五錢, 木香 二錢, 香附 二兩을 한다. 血腫을 끼거나 또는 産後의 浮腫에는 加 四物湯 一料를 한다. 대개 靑礬은 銅의 精液이니 醋로 製法을 하면 平肝을 하는 데에 鍼鐵보다 낫다. 가령 鍼鐵을 복용할 때에는 반드시 소금을 忌하는데 이후에 반드시 再發을 한다. 靑礬은 忌하는 것도 없고 再發하는 것도 없으니 역시 모름지기 緊皮丸과 같이 服用을 하지 않아도 된다.

투격산(透膈散)

『醫學入門』: 滑石 爲末, 每服 二錢.

方解 : 가령 熱痲으로 小便이 赤하고 淋瀝하며 臍下가 急痛하는 경우에는 冷水 혹은 黃芩煎湯으로 服用을 한다. 血淋에는 山梔仁煎湯으로 服用을 한다. 氣淋으로 小腹이 脹滿하고 小便

을 본 후에 항상 餘瀝感이 있는 경우에는 木通煎湯으로 服用을 한다. 石淋으로 陰經 안으로 찢는 것 같이 아프고 小便에서 砂石이 나오면서 사람으로 하여금 悶絶하게 하는 경우에는 종이를 깔고 隔해서 炒를 한 다음에 종이가 탈 때쯤이면 細密하게 갈고 葵子 三十粒을 搗碎하여 煎湯으로 服用을 한다. 勞淋은 고르지 않게 勞動을 하거나 勞倦을 하고 虛損이 되면 즉 발생하는 것이니 葵花煎湯으로 服用을 한다.

ㅍ

팔물탕(八物湯)

『醫學入門』: 四物湯 合 四君子湯.

『萬病回春』: 人蔘·白朮·茯苓·當歸·川芎·白芍·熟地黃 各一錢, 甘草五分.

『東醫寶鑑』: 人蔘·白朮·白茯苓·甘草·熟地黃·白芍藥·川芎·當歸 各一錢二分, 右剉, 作一貼, 水煎服, 不拘時. 一名 八珍湯

『方藥合編』: 人蔘·白朮·白茯苓·甘草·熟地黃·白芍藥·川芎·當歸 各一錢二分.

方解 : 氣血이 모두 虛한 것을 치료하고 男婦의 百證과 소아의 痘疹에 通用을 한다. 四君子湯 合 四物湯한 것으로 水煎溫服한다. 加減은 四君子湯이나 四物湯과 같다. 痰이 있는 경우에는 合 二陳湯을 하면 八物二陳湯이라 이름을 한다. 무릇 人蔘養榮湯, 十全大補湯, 正氣補虛湯의 類는 대개 이 處方으로부터 變化한 것이다. 虛勞를 치료한다. 氣血이 陽虛한 경우에 陰陽을 능히 조화롭게 한다.

팔미소요산(八味逍遙散)

『醫學入門』: 當歸·芍藥·茯苓·白朮·柴胡·甘草 各一錢, 牧丹·炒山梔 各七分, 水煎服.

方解 : 脾胃의 血虛로 熱이 있어서 癰이 발생하는 것을 치료한다. 혹은 遍身에 瘙痒이 있고 煩熱이 있으며 肢體가 아프고 頭目이 昏重한 것을 치료한다. 或은 怔忡이 있고 頰이 붉고 口燥咽乾하며 口舌生瘡을 하고 耳內에 痛證이 있는 것을 치료한다. 或은 發熱盜汗이 있고 먹을 것을 적게 먹고 자꾸 누우려고 하는 것을 치료한다. 或은 胸乳와 腹이 脹하고 小便이 不利한 것을 치료한다. 或은 手足少陽의 火가 盛해서 안으로 熱이 나고 日晡에 潮熱이 있으며 月經이 不調하고 寒熱이 往來하는 것을 치료한다. 或은 胁乳가 腫痛하고 耳下에 結核이 있는 等證을 치료한다. 가령 頭目이 不淸한 경우에는 加 川芎 五分, 蔓荊子 七分을 한다.

팔미순기산(八味順氣散)

『醫學入門』: 卽 四君子湯 加 青皮·白芷·烏藥 各等分, 薑煎服, 仍以酒化蘇合香丸 兼服妙.

『東醫寶鑑』: 人蔘·白朮·白茯苓·青皮·白芷·陳皮·烏藥 各七分, 甘草 三分, 右剉, 水煎服.

『方藥合編』: 人蔘·白朮·白茯苓·青皮·白芷·陳皮·烏藥 各七分, 甘草 三分.

方解 : 中風을 치료한다. 中氣가 된 사람은 우선 마땅히 이 藥으로 順氣를 한 다음에 후에 風藥으로 進行한다. 또한 일찍이 疏風, 散火, 豁痰하는 등의 藥을 服用하였는데 열리지 않는 경우에는 이것을 사용하면 行氣하는 것이 매우 捷徑이 된다. 一方에는 去 茯苓·陳皮를 하

고 加 天麻·沈香·蘇葉·木瓜를 해서 中風에 말을 못하고 口眼喎斜가 있으며 半身이 不遂하고 腰腿가 疼痛하며 手足이 攣拳하는 것을 치료한다. 中氣를 치료하는데 가장 좋다.

팔미환(八味丸)

『醫學入門』: 卽 腎氣丸 加 附子·桂心 各一兩.

『萬病回春』: 六味丸 加 肉桂·附子 各一兩.

『東醫寶鑑』: 熟地黃 八兩, 山藥·山茱萸 各四兩, 牧丹皮·白茯苓·澤瀉 各三兩, 肉桂·附子炮 各一兩, 右爲末, 蜜丸梧子大, 空心, 溫酒或鹽湯下五七十丸, 若 加 五味子 曰 腎氣丸.

方解 : 卽 腎氣丸에 加 附子, 桂心 各一兩을 한 것이다. 老年의 水火가 모두 虧損이 되고, 下元이 冷憊하며 臍腹痛과 腰痛이 있고 밤에 小便을 많이 보러가며, 다리에 힘이 안 들어가고 몸이 倦怠로우며 얼굴이 黃色이고 或은 검은 것을 치료한다. 또는 虛勞不足으로 渴欲飮水를 하고 小便이 不利하는 一切의 濕熱 等證을 아울러 모두 치료한다.

命門火衰로 土를 生할 수가 없어 脾胃의 虛寒에 이르게 해서 飮食 생각이 적고 大便이 不實하며 或은 下元이 冷憊하고 臍腹이 疼痛하며 밤에 小便을 자주 보는 것을 치료한다. 經에 이르기를 火의 源을 益하게 해서 陰翳를 消한다고 하였으니 즉 이 處方이다. 命門火 不足으로 因한 陽虛를 치료한다.

팔정산(八正散)

『醫學入門』: 車前子·瞿麥·扁蓄·滑石·山梔仁·大黃·木通, 入 甘草, 熱淋熱疝效如神, 各等分, 燈心煎服.

『萬病回春』: 大黃·瞿麥·木通·滑石·扁蓄·梔子·車前子·甘草 各等分, 右剉一劑, 燈心水煎, 空心服.

『東醫寶鑑』: 大黃·木通·瞿麥·萹蓄·滑石·梔子·車前子·甘草 各一錢, 右剉, 作一貼, 入燈心一錢, 空心, 水煎服.

『方藥合編』: 瞿麥·大黃·木通·萹蓄·滑石·梔子·車前子·甘草·燈心 各一錢.

方解 : 一切 下焦熱證과 諸淋, 諸氣, 諸血을 치료한다. 心經의 蘊熱로 臟腑가 閉結하고 小便이 赤澁하며 癃閉로 不通하는 것을 치료한다. 또는 熱淋, 血淋을 치료하는데 가령 술을 먹고 나서 放恣하게 성행위를 해서 얻은 경우에는 즉 小便이 장차 나오려고 하면 痛證이 있고 이미 나온 다음에도 痛證이 있으니 이 藥으로 主한다. 膀胱積熱로 小便이 癃閉하면서 不通하는 것을 치료한다.

평보지출환(平補枳朮丸)

『醫學入門』: 古菴 用白朮 三兩, 補脾氣 白芍 一兩半, 補脾血, 陳皮 和胃, 枳實 消痞, 黃連 淸熱 各一兩, 人蔘 補元氣, 木香 調諸氣 各五錢, 爲末 荷葉煎膿汁 糊丸 梧子大 每五七十丸 食

遠 米飮下.

『**東醫寶鑑**』: 白朮 三兩, 白芍藥 一兩半, 陳皮 · 枳實 · 黃連 各一兩, 人蔘 · 木香 各五錢, 右爲末, 荷葉濃煎湯煮糊和丸, 梧子大, 米飮下, 百丸.

方解 : 調中健脾를 하고 痰火를 없애며, 氣道를 通하게 한다. 식사를 하고 나서 心下가 痞滿한 것을 치료한다. 祛痰健脾調中을 한다. 白朮은 脾氣를 補해서 君이 된다. 白芍藥은 脾血을 補해서 臣이 된다. 陳皮와 枳實은 消痞를 하고 黃連을 淸熱을 해서 佐가 된다. 人蔘은 補氣를 하고 木香은 調氣를 해서 使가 된다. 가령 이것은 즉 氣血을 平補하고, 痰火를 두루 去하며 兼해서 氣道를 疏通하게 하니 즉 病邪가 날로 消滅이 되고 脾胃가 날로 壯하게 된다.

평보진심단(平補鎭心丹)

『**醫學入門**』: 茯苓 · 茯神 · 五味子 · 車前子 · 肉桂 · 麥門冬 各一兩二錢半, 遠志 · 山藥 · 天門冬 · 熟地 各一兩半, 酸棗仁 二錢半, 人蔘 · 朱砂 各五錢, 龍齒 二兩半, 爲末, 蜜丸梧子大, 每三十丸, 米飮下.

『**東醫寶鑑**』: 龍齒 二兩半, 熟地黃 · 天門冬 · 遠志薑製 · 山藥 各一兩半, 白茯苓 · 白茯神 · 五味子 · 車前子 · 肉桂 · 麥門冬 各一兩二錢半, 朱砂水飛爲衣 · 人蔘 各五錢, 酸棗仁炒 二錢半, 右爲末, 蜜丸, 梧子大, 朱砂爲衣, 空心, 溫酒或米飮呑下三五十丸.

方解 : 思慮를 너무 甚하게 해서 心血이 不足한 것을 치료한다. 或은 때로 怔忡이 있는 것을 치료한다. 常服을 하면 心腎을 안정시키고 榮衛를 益하게 한다. 白濁으로 점차 마르고 약해지는 것을 치료한다. 思慮太過로 心血이 不足해서 驚悸怔忡을 하고, 精神이 恍惚하며, 밤에 奇異한 꿈을 많이 꾸고, 忪悸로 煩鬱한 것을 치료한다. 또한 腎氣가 傷敗해서 遺精白濁이 있어 날로 마르고 약해지는 것을 치료한다.

평위산(平胃散)

『**醫學入門**』: 蒼朮 二錢, 陳皮 一錢四分, 厚朴 一錢, 甘草 八分, 薑棗煎, 鹽少許, 溫服.

『**東醫寶鑑**』: 蒼朮 二錢, 陳皮 一錢四分, 厚朴 一錢, 甘草 六分, 右剉 作一貼 薑三片 棗二枚, 水煎服, 或爲末, 取二錢, 薑棗湯煎服.

『**方藥合編**』: 蒼朮 二錢, 陳皮 一錢四分, 厚朴 一錢, 甘草 六分, 薑三片 棗二枚.

方解 : 蒼朮 二錢은 脾를 調理하고 濕을 除去하며 寬中을 한다. 陳皮 一錢四分은 胃를 和하고 痰을 없애며 溫中을 한다. 厚朴 一錢은 痞滿을 없애고 除濕을 하며 調中을 한다. 甘草 八分은 脾를 調理하고 火를 瀉하며 和中을 한다. 薑棗煎을 해서 소금을 약간 넣고 溫服을 한다. 이 藥은 和脾하고 健胃를 하면서 뿌리를 扶養하고 本은 堅固히 하는 處方이다. 겸해서 다른 증상이 있으면 藥性에 根據해서 對照하면서 加減을 한다. 溫補에는 炒熟을 해서 사용을 하고 消導하는 경우에는 生用을 한다. 『萬病回春』의 平胃散은 難産을 치료하는 處方으로 記載하지 않았다.

脾胃不和로 飮食 생각이 없고 心腹이 脹痛하며 嘔噦惡心이 있고 噯氣呑酸을 하며 面黃肌瘦하고 怠惰嗜臥를 하며 항상 自利가 많고, 或은 霍亂이 發作하고 또한 五膈과 八痞, 膈氣와 反胃 等證을 치료한다.

평위산두환(平胃蒜肚丸)

『醫學入門』: 猪猪肚 一具去脂膜 入大蒜裝滿 以線縫住 用冷水熱水各七碗 先將水燒滾 入肚 煮至水乾爲度 取出搗爛 入 蒼朮, 陳皮, 厚朴 各五兩, 川椒少許 再搗至肚無絲 方可爲丸 梧子大每 二錢, 白湯下.

方解 : 脾瀉와 水瀉를 치료하며 便紅이나 下血 等의 證狀을 치료한다. 久痢에는 먼저 行하게 한 다음에 後에 이 藥으로 補를 하면 神效하다.

포룡환(抱龍丸)

『醫學入門』: 牛膽南星 一兩, 天竺黃 五錢, 辰砂·雄黃 各二錢半, 麝香 一錢, 爲末, 蜜丸芡實大, 甘草薄荷煎湯, 化下一丸. 痰壅嗽甚, 薑湯下. 心虛愓, 人蔘琥珀煎湯下.

『東醫寶鑑』: 牛膽製南星 一兩, 無膽星則只取生者剉炒熟用之, 天竺黃 五錢, 雄黃·朱砂 各二錢半, 麝香 一錢, 右爲末, 炙甘草膏和丸皂刺大, 一云芡實大, 溫水化下, 百日內兒一丸作三次服, 五歲兒一二丸服. 臘雪水煮甘草和藥尤佳.

『方藥合編』: 牛膽南星 一兩, 天竺黃 五錢, 石雄黃, 朱砂 各二錢半, 麝香 一錢.

方解 : 대개 抱라는 것은 保한다는 것이다. 龍은 肝을 말하는 것이니 肝은 東方靑龍에 應해서 주로 魂을 貯藏하는데 魂이 안정이 되면 驚이 스스로 鎭靜이 된다. 소아의 諸驚을 이롭게 하며 四時의 感冒와 溫疫, 濕痰의 邪熱로 煩躁하여 便安하지 않게 된 것을 치료하고, 痰嗽로 氣急하고 痘疹이 나오려고 하며 抽搐이 발생하는 것을 치료한다. 常服하면 祛風化痰을 하고 驚을 鎭壓하고 熱을 풀리게 하며 脾胃를 和하고 精神을 益한다. 또한 蠱毒과 中暑를 치료한다. 또한 室女의 白帶를 치료하는 경우에는 소금을 약간 넣어서 잘게 썰어서 一二丸을 새로 떠온 물로 服用을 한다. 驚風으로 因한 潮熱과 搐搦, 身熱, 昏睡를 치료한다. 능히 痰熱을 내리니 이에 心肺肝의 藥이다.

필용방감길탕(必用方甘桔湯)

『東醫寶鑑』: 桔梗 二錢, 甘草·荊芥·防風·黃芩·薄荷 各一錢, 右剉, 作一貼, 水煎徐徐服, 加玄蔘, 尤妙.

『方藥合編』: 桔梗 二錢, 甘草·荊芥·防風·黃芩·薄荷·玄蔘 各一錢.

方解 : 風熱로 咽喉가 腫痛한 것을 치료한다. 風熱로 인한 咽喉腫痛을 치료하고 또한 喉痺를 치료하는데 神效하다.

ㅎ

하마자두법(蛤蟆煮肚法)

『醫學入門』: 用癩蝦蟆一箇, 入猪肚內煮熟, 去蝦蟆, 將肚一日食盡.

方解 : 鼓脹을 치료하는데 兼해서 浮腫을 치료한다.

해청환(海靑丸)

『醫學入門』: 海粉 一兩, 靑黛 三錢, 黃芩 二錢, 神麴 一兩, 留半煮丸梧子大, 每二三十丸, 白湯下.

『東醫寶鑑』: 海粉 一兩, 靑黛 三錢, 黃芩 二錢, 神麴 五錢, 右爲末, 別以神麴和丸梧子大, 空心白湯下二三十丸.

方解 : 痰積으로 因한 泄瀉를 치료한다.

향사육군자탕(香砂六君子湯)

『萬病回春』: 香附子 一錢, 砂仁 五分, 人蔘 五分, 白朮 一錢, 茯苓去皮·半夏薑製·陳皮 各一錢, 木香 五分, 白荳蔲·厚朴薑汁炒 各一錢, 益智仁·甘草炙 各五分, 右剉一劑, 薑棗煎服.

『萬病回春』 又方 : 香附子炒·砂仁·厚朴薑汁炒·陳皮·人蔘·白朮去蘆·芍藥炒·蒼朮炒·山藥炒·甘草炙 各等分, 右剉一劑, 薑一片, 烏梅一箇, 水煎溫服.

『東醫寶鑑』 : 香附子·縮砂研·厚朴·陳皮·人蔘·白朮·白芍藥炒·蒼朮炒·山藥炒 各一錢, 甘草炙 五分, 右剉, 作一貼, 入薑三片, 烏梅 一箇, 水煎服.

『東醫寶鑑』 又方 : 香附子·白朮·白茯苓·半夏·陳皮·白荳蔲·厚朴 各一錢, 砂仁·人蔘·木香·益智仁·甘草 各五分, 右剉, 作一貼, 入生薑三片, 大棗二枚.

『方藥合編』 : 香附子·白朮·白茯苓·半夏·陳皮·白荳蔲·厚朴 各一錢, 砂仁·人蔘·木香·益智仁·甘草 各五分, 生薑三片, 大棗二枚.

方解 : 『萬病回春』에서 앞의 香砂六君子湯은 脾虛로 因해서 飮食 생각이 없고 食後倒飽하는 것을 치료한다. 胃口가 惡寒을 하고 嘔吐가 그치지 않는 경우에는 去 木香·益智仁을 하고 加 丁香·藿香을 하는데 藿香安胃湯이라 이름을 한다. 뒤의 香砂六君子湯은 脾로 인한 泄瀉를 치료한다. 飮食 생각이 없는 것을 치료하는데 食後倒飽하는 것은 脾가 虛한 것이다. 『東醫寶鑑』도 역시 『萬病回春』를 따랐다. 烏梅가 들어간 것이 脾泄을 치료하는 處方이다.

腹痛에는 加 木香·小茴香을 하고 去 人蔘·山藥을 한다. 渴에는 加 乾葛·烏梅를 한다. 小便이 赤短하면 加 木通·車前子를 한다. 嘔噦과 惡心이 있으면 加 藿香·烏梅·半夏를 한

다. 夏月에는 加 炒黃連·白扁豆를 하고 冬月에는 加 煨乾薑을 하고 去 芍藥을 한다.

향사평위산(香砂平胃散)

『萬病回春』: 香附炒 一錢, 砂仁 七分, 蒼朮米泔製炒 一錢, 陳皮 一錢, 甘草 五分, 枳實麩炒 八分, 木香 五分, 藿香 八分, 右剉一劑 薑一片. 水煎服.

『東醫寶鑑』: 蒼朮二錢, 陳皮·香附 各一錢, 枳實·藿香 各八分, 厚朴·縮砂 各七分, 木香·甘草 各五分, 右剉, 作一貼, 薑三煎服.

『方藥合編』: 蒼朮 二錢, 陳皮·香附子 各一錢, 枳實·藿香 各八分, 厚朴·砂仁 各七分, 木香·甘草 各五分, 薑三片.

方解: 飮食에 傷한 것을 치료한다. 肉食이 不化하는 경우에는 加 山楂·炒過를 한다. 米粉麵이 不化하는 경우에는 加 神麯·麥芽를 한다. 生冷瓜果가 不化하는 경우에는 加 乾薑·靑皮를 한다. 飮酒로 傷한 경우에는 加 黃連·乾葛·烏梅를 한다. 吐瀉가 그치지 않는 경우에는 加 茯苓·半夏·烏梅를 하고 去 枳實을 한다.

향소산(香蘇散)

『醫學入門』: 香附·紫蘇 各二錢, 陳皮 一錢, 甘草 五分, 薑葱煎服, 取汗.

『東醫寶鑑』: 香附子·紫蘇葉 各二錢, 蒼朮 一錢半, 陳皮 一錢, 甘草炙 五分, 右剉, 作一貼, 入薑三片, 葱白二莖, 水煎服.

『方藥合編』: 香附子·蘇葉 各二錢, 蒼朮 一錢半, 陳皮 一錢, 甘草炙 五分 薑三片 棗二枚.

方解: 四時의 感寒으로 頭疼, 發熱, 惡寒을 하는 것을 치료한다. 가령 頭痛이 심하면 加 川芎·白芷를 한다. 無汗하면 加 麻黃을 한다.

향용환(香茸丸)

『醫學入門』: 乳香 三錢, 鹿茸 五錢, 肉荳蔻 一兩, 每箇切作兩片, 入乳香在內, 麪包煨, 麝香少許, 爲末, 陳米飯丸, 梧子大, 每五十丸, 米飮下.

『東醫寶鑑』: 乳香 三錢, 鹿茸燎去毛酥炙黃 五錢, 肉豆蔻一兩, 每箇切作兩片, 入乳香在內, 麪裹煨, 麝香 二錢別硏, 右爲末, 陳米飯和丸梧子大, 米飮下五十丸.

方解: 날이 오래된 冷瀉 및 酒泄을 치료한다.

현토고본환(玄菟固本丸)

『醫學入門』: 小兎絲子丸 加 五味子 二兩.

『東醫寶鑑』: 兎絲子酒製·熟地黃·生乾地黃並酒浸焙·天門冬·麥門冬並酒浸去心·五味子·茯神 各四兩, 山藥微炒 三兩, 蓮肉·人蔘·枸杞子 各二兩, 爲末, 蜜丸梧子大, 每取 八九十丸, 溫酒或鹽湯任下.

方解 : 小兎絲子丸에 加 五味子 二兩으로 玄菟丹이라 이름을 한다. 더욱 加 枸杞子 二兩을 하고 人蔘固本丹을 合하여 玄菟固本丸이라 이름을 한다. 小兎絲子丸을 참고하면 된다. 主治는 人蔘固本丸과 같다.

호박조경환(琥珀調經丸)

『醫學入門』 : 香附米 一斤, 作二分, 童便米醋, 各浸九日, 和淨艾綿四兩拌勻, 再加醋五碗, 入砂鍋內, 同煮, 乾爲度, 入 川芎·當歸·芍藥·熟地·生地·沒藥 各二兩, 琥珀 一兩, 爲末, 醋糊丸梧子大, 每百丸, 空心, 艾醋湯下.

『東醫寶鑑』 : 香附米 一斤, 分作二包, 用童尿米醋各浸九日, 和淨, 熟艾四兩, 拌勻, 再加醋五椀, 入砂鍋內, 同煮, 乾爲度, 入 川芎·當歸·白芍藥·熟地黃·生乾地黃·沒藥 各二兩, 琥珀 一兩, 右爲末, 醋糊和丸梧子大, 每百丸, 空心, 艾醋湯下.

方解 : 婦人의 胞가 冷해서 자식이 없는 것을 치료하는데 능히 月經을 바르게 한다.

호박환(琥珀丸)

『醫學入門』 : 琥珀·白芍·川烏·牛膝·鼈甲·莪朮·當歸·厚朴 各一兩, 木香·澤蘭·官桂 各五錢, 麝香 五分, 爲末, 酒糊丸, 梧子大, 每七十丸, 米飮下.

方解 : 婦人의 血瘕와 腹中에 塊가 있어 攻刺를 하고 小腹이 아프면서 무거운 것을 치료한다. 或은 腰背가 서로 당기면서 아픈 것이 오래되어도 낫지를 않고 누렇게 마르면서 羸乏하는 것을 치료한다.

호잠환(虎潛丸)

『醫學入門』 : 黃柏 半斤, 知母 三兩, 龜板 四兩, 熟地黃·陳皮·白芍藥 各二兩, 鎖陽 一兩半, 虎骨 一兩, 冬 加 乾薑 五錢, 爲末, 蜜和猪脊髓爲丸梧子大, 每五六十丸, 空心, 鹽湯下, 乾物壓之.

『萬病回春』 : 人蔘去蘆·當歸酒洗·黃芪蜜灸·白朮去蘆·白茯苓去皮·熟地黃·山藥·杜仲薑酒炒·牛膝酒洗·破古紙酒洗·虎脛骨酥灸·知母酒炒·龜板酥灸, 各等分, 右爲細末, 煉蜜爲丸, 如梧子大, 每服五十丸, 空心, 好酒送下, 淸米湯, 亦可, 若 夢遺, 加 鎖陽酒洗.

方解 : 遺精에는 加 龍骨 五錢을 하는데 龍虎濟陰丹이라 이름을 한다. 一方에는 加 人蔘·黃芪·山藥·枸杞子·菟絲子·五味子·杜仲·破古紙·牛膝을 하였다. 諸虛不足과 腰腿가 痿痛하고 行步가 無力한 것을 치료한다. 元陽을 壯하고 腎水를 滋養하며 氣血을 기른다.

홍화당귀산(紅花當歸散)

『醫學入門』 : 紅花·白芷·肉桂 各一分半, 當歸·牛膝·紫葳·蘇木·甘草 各二分, 劉寄奴 五分, 赤芍 九分, 爲末 每二錢, 熱酒下. 經閉紅花煎湯下.

『東醫寶鑑』: 赤芍藥 二兩, 劉寄奴 一兩二錢半, 紫葳·當歸尾·牛膝·蘇木·甘草 各五錢, 白芷·桂心·紅花 各三錢半, 右爲末, 酒調, 二錢服, 紅花酒下, 尤佳.

方解 : 血臟이 虛竭해서 經候가 不調한 것을 치료한다. 或은 계속해서 生理가 오지를 않거나 或은 積瘀로 덩어리가 생기거나 腰腹이 아프고 肢體가 瘦弱한 것을 치료한다. 室女가 月經이 不通하고 瘀血이 쌓여서 腰腹이 疼痛한 것을 치료한다.

홍환자(紅丸子)

『醫學入門』: 莪朮·三稜 各二兩, 醋煮青皮·陳皮 各五兩, 乾薑·胡椒 各二兩, 阿魏 一分爲末, 陳米粉糊丸, 梧子大, 礬紅爲衣, 每百丸, 生薑甘草煎湯下.

方解 : 脾胃의 虛冷으로 飮食이 失節하고, 腸胃에 聚留한 것을 치료한다. 或은 飮食이 不調한 것으로 因하고 寒濕을 衝冒해서 吐利가 아울러서 되고 心腹이 絞痛하는 것을 치료한다.

화부단(火府丹)

『醫學入門』: 生地 二兩, 木通·黃芩 各一兩, 爲末, 蜜丸, 梧子大, 每三五十丸, 木通煎湯下.

方解 : 心經에 蘊熱로 小便이 붉고 五淋으로 澁痛하는 것을 치료한다. 兼해서 渴證의 疾患을 치료한다.

환소단(還少丹)

『醫學入門』: 菖蒲用桑枝同蒸, 牛膝用黃精汁或酒浸三日, 巴戟用枸杞湯浸軟再酒浸一時取出, 同菊花焙黃色, 五味子劈作兩邊用蜜蒸一日, 漿水浸一宿, 茯神水飛去浮濁, 楮實水浸去浮者, 用酒蒸一日, 熟地黃·枸杞子·肉蓯蓉·小茴香·山藥·遠志·杜仲·山茱萸 各等分, 去各製藥, 爲末, 蜜和棗肉爲丸, 梧子大, 每三五十丸, 空心溫酒鹽湯任下. 一方 茯苓, 換 茯神, 加 續斷, 名打老兒丸.

『東醫寶鑑』: 熟地黃·枸杞子 各一兩半, 山藥·牛膝·遠志·山茱萸·巴戟·白茯苓·五味子·石菖蒲·肉蓯蓉·楮實子·杜仲·茴香, 右爲末, 蜜和棗肉爲丸, 梧子大, 空心溫酒, 或鹽湯下三五十丸.

方解 : 陽虛로 勃起가 안 되고, 眞氣가 쇠약하며 精神이 短少하고, 小便이 수도 없이 나오며 眼目이 昏花하고, 腰膝이 疼痛하며 兩脚이 痲痹가 오고, 冷하여 걷거나 달릴 수가 없는 것을 치료한다. 下部의 脉이 微細하여 陰痿로 勃起가 안 되는 것을 치료한다.

활혈윤조생진음(活血潤燥生津飮)

『醫學入門』: 天門冬·麥門冬·五味子·瓜蔞仁·麻子仁·甘草·當歸·生地黃·熟地黃·天花粉 各等分, 水煎溫服.

『東醫寶鑑』: 天門冬·麥門冬·五味子·瓜蔞仁·麻子仁·當歸·熟地黃·生地黃·天花粉·甘草

各一錢, 右剉, 作一貼, 水煎服.

『方藥合編』: 天門冬 · 麥門冬 · 五味子 · 瓜蔞仁 · 麻子仁 · 當歸 · 熟地黃 · 生地黃 · 天花粉 · 甘草 各一錢

方解: 消渴을 通治한다. 燥結과 피부질환에도 사용이 가능하다.

황금작약탕(黃芩芍藥湯)

『東醫寶鑑』: 黃芩 · 白芍藥 各二錢, 甘草 一錢, 右剉, 作一貼, 水煎服. 腹痛甚 加 桂心 三分, 一名 黃芩湯.

『方藥合編』: 黃芩 · 白芍藥 各二錢, 甘草 一錢,

方解: 下痢膿血을 치료하는데 몸에 熱이 있고 腹痛이 있으면서 脉이 洪數한 것을 치료한다.

황금탕(黃芩湯)

『醫學入門』: 黃芩 三錢, 芍藥 二錢, 甘草 五分, 棗二枚, 煎服.

『方藥合編』: 黃芩 三錢, 白芍藥 二錢, 甘草 五分, 棗 二枚.

方解: 盜汗은 본래 少陽에 居해서 半表裏의 病이다. 冬月에 陽明證은 潮熱이 나는데 發作에 때가 있다. 脉이 단지 浮한 경우에 風이 있으면 마땅히 땀이 있는데 하늘이 춥게 되면 땀이 없게 되고, 밤에 잠이 들면 반드시 盜汗을 하게 된다. 黃芩湯으로 主한다. 만약에 嘔吐가 있는 경우에는 去 大棗를 하고 加 生薑 · 半夏를 해서 逆氣를 아래로 내린다.

이 處方은 본래 太陽少陽合病으로 自利하는 것을 치료하는데 겸해서 一切의 下血을 치료한다. 經에 이르기를 虛하면서 實하지 않으면 苦味로 堅固하게 하고 酸味로 收斂하라고 하였다. 이것으로 黃芩 · 芍藥의 苦酸은 腸胃의 氣를 堅固하게 收斂하는 것이다. 弱하면서 不足한 경우에는 甘으로 補를 한다고 하였으니 甘草 · 大棗의 甘으로 腸胃가 弱한 것을 堅固하게 補하는 것이다. 『萬病回春』의 黃芩湯은 鼻中生瘡을 치료하는 黃芩湯이다.

황기건중탕(黃芪健中湯)

『醫學入門』: 黃芪 · 肉桂 各七分, 甘草 一錢半, 白芍藥 三錢, 薑棗煎去渣, 入飴糖少許, 再煎令溶, 空心服.

方解: 男婦의 諸虛不足으로 小腹이 急痛하고, 脇脹胸滿하며 驚悸가 있고, 面黃하며 脣乾口燥하고, 腰痛骨疲하며 行步에 喘乏하고, 短氣消食하는 것을 치료한다. 或은 過勞로 因하거나 혹은 病後에 回復이 되지 않는 경우에 가장 마땅히 服用을 한다. 가령 虛가 심하면 加 附子를 한다. 血虛에는 加 當歸를 한다. 나머지는 小建中湯을 참고하면 된다.

황기육일탕(黃芪六一湯)

『醫學入門』: 黃芪 六錢, 甘草 一錢, 棗煎服.

『東醫寶鑑』: 黃芪蜜灸 六兩, 甘草灸 一兩, 右剉, 每三錢, 入薑三棗二, 煎服. 此藥大治渴疾常服.

方解 : 諸虛不足으로 胸中이 煩悸하고 消渴이 있는 것을 치료한다. 혹은 먼저 渴證이 있고 나서 瘡이 나오려고 하거나 혹은 癰疽病이 발생한 이후에 渴證이 나는 경우에도 마땅하다.

황련소비환(黃連消痞丸)

『醫學入門』: 白朮·薑黃 各一兩, 黃連·黃芩俱土炒 各六錢, 枳實 五錢, 半夏·陳皮·人蔘 各四錢, 澤瀉·厚朴·砂仁 各三錢, 豬苓 二錢半, 乾生薑·神麴·甘草 各二錢, 一方 有 茯苓 爲末, 蒸餠糊丸, 梧子大, 每五十丸至百丸, 空心, 白湯下.

『東醫寶鑑』: 黃芩·黃連炒 各六錢, 枳實麩炒 五錢, 半夏製 四錢, 薑黃·白朮·澤瀉 各三錢, 人蔘·陳皮·厚朴 各三錢, 豬苓 一錢半, 縮砂·乾薑·神麴·甘草 各一錢, 右爲末, 蒸餠和丸 梧子大, 白湯下百丸, 一名 大消痞丸.

方解 : 一切 心下痞滿으로 壅滯한 것과 煩熱로 喘促한 것이 몇 년이 되어도 낫지 않는 것을 치료한다.

황련아교환(黃連阿膠丸)

『醫學入門』: 黃連 三兩, 赤茯苓 二兩, 爲末, 水調, 阿膠 一兩, 和丸, 梧子大, 每三十丸, 食後米飮下.

『東醫寶鑑』: 黃連·阿膠珠·黃柏·梔子 各一錢二分半, 右剉, 作一貼, 水煎服.

方解 : 熱瀉와 血痢 및 肺熱로 因한 咯血을 치료한다. 이 處方은 心火를 누르고 肺臟을 맑게 하기 때문이다. 熱毒으로 下痢膿血을 하고 或은 문드러진 고기 육즙 같은 것이 나오는 것을 치료한다.

황련죽여탕(黃連竹茹湯)

『萬病回春』: 黃連·竹茹·麥門冬去心·山梔·陳皮·半夏 各一錢, 砂仁·沈香·木香·茴香 各五分, 蘇子 八分, 甘草 二分, 薑一片. 烏梅一個. 水煎, 磨沈木香調服.

『萬病回春』 又方 : 黃連薑汁炒·山梔炒黑·竹茹 各一錢, 人蔘 五分, 白朮去蘆·茯苓去皮·陳皮·白芍炒·麥門冬去心·甘草 各三分, 炒米 一撮, 烏梅一個. 棗一枚. 水煎, 徐徐溫服.

『東醫寶鑑』: 黃連薑汁炒·山梔炒黑·青竹茹 各一錢, 人蔘 七分, 白朮·赤茯苓·白芍·陳皮·麥門冬·甘草 各五分, 右剉, 作一貼, 入棗二梅一, 水煎服.

方解 : 앞에 나온 黃連竹茹湯은 胃中의 痰火로 呃逆이 발생하는 것을 치료하는 處方이고, 뒤에 나온 黃連竹茹湯은 胃熱로 煩渴이 있으면서 嘔吐하는 것을 치료하는 處方이다. 『東醫寶鑑』의 黃連竹茹湯은 『回春』을 따른 것으로 胃熱로 嘔吐를 하고 煩渴하면서 脉이 數한 것을 치료하는 處方이다.

황련해독탕(黃連解毒湯)

『醫學入門』: 黃連 · 黃芩 · 黃柏 · 山梔 各二錢半, 水煎溫服.

『萬病回春』: 黃連 · 黃芩 · 黃柏 · 梔子 各二錢, 柴胡 · 黃連 各二錢, 右剉一劑, 水煎溫服.

『東醫寶鑑』: 黃連 · 黃芩 · 黃柏 · 梔子 各一錢二分半, 右剉, 作一貼, 水煎服.

『方藥合編』: 黃連 · 黃芩 · 黃柏 · 梔子 各一錢二分半.

方解 : 傷寒에서 發汗을 한 후나 혹은 飮酒로 다시 나빠져서 煩悶으로 苦痛스럽고 乾嘔를 하며 口燥하여 呻吟을 하고 錯語를 하면서 煩躁하며 잠을 자지 못하는 것을 치료한다. 兼하여 胃熱로 因한 吐血을 치료하고 一切의 熱毒과 臟毒 等證을 치료한다. 癰疽로 焮痛하면서 煩躁하고 차가운 것을 마시려고 하며 脉이 洪數하고 혹은 狂言을 하는 等證을 치료한다. 傷寒으로 大熱이 그치지 않고 煩躁가 있으며 乾嘔를 하고 口渴喘滿하면서 陽厥이 極甚하고 蓄熱이 안으로 甚한 것을 치료한다. 또한 汗吐下 後에 寒涼한 藥으로도 그 熱이 물러나지 않은 것을 치료한다. 傷寒의 大熱로 煩躁하여 잠을 못자거나 或은 病이 나은 後에 飮酒로 다시 極甚해지는 것을 치료한다.

회수산(回首散)

『萬病回春』: 烏藥順氣散 加 羌活 · 獨活 · 木瓜.

『東醫寶鑑』: 烏藥順氣散 加 羌活 · 獨活 · 木瓜, 水煎服.

『方藥合編』: 烏藥順氣散 加 羌活 · 防風 · 木瓜.

方解 : 頸項이 强急하고 筋痛이 있는 것을 치료한다. 或은 목을 삐끗해서 뒷덜미를 돌릴 수가 없는 것을 치료한다. 眉稜骨痛이 있는 경우에는 風濕에 痰을 아우른 것이다.

후박온중탕(厚朴溫中湯)

『醫學入門』: 厚朴 · 陳皮 各一錢, 乾生薑 二錢, 茯苓 · 草豆蔻 · 木香 · 甘草 各五分, 生棗煎腹.

『東醫寶鑑』: 乾薑炮 二錢, 厚朴 · 陳皮 各一錢半, 赤茯苓 · 草豆蔻煨 各七分, 木香 · 甘草炙 各五分, 右剉, 作一貼, 入生薑三片, 大棗二枚, 水煎服.

『方藥合編』: 乾薑炮 二錢, 厚朴 · 陳皮 各一錢半, 赤茯苓 · 草豆蔻煨 各七分, 木香 · 甘草炙 各五分, 生薑三片, 大棗二枚.

方解 : 脾胃虛弱으로 心腹이 脹滿하고 疼痛하는 것을 치료한다. 또한 秋冬에 客寒이 犯胃해서 통증이 있는 것을 치료한다. 客寒이 犯胃를 해서 心腹이 虛冷하고 脹痛하는 것을 치료한다. 戊土가 이미 쇠약해서 運化를 할 수가 없고 또한 더해서 客寒이 모여서 滿痛이 되는 것이니 辛熱로 흩어지게 하고 苦甘으로 佐를 해서 氣를 溫하게 하고 胃를 和平하게 하면 痛證이 스스로 그치는 것이다.

후박전(厚朴煎)

『醫學入門』: 厚朴·生薑 各五兩, 同搗爛炒黃·白朮·神麴·麥芽·五味 各一兩, 同炒黃, 爲末, 水糊丸, 梧子大, 疾作時, 空心, 米飮下, 百丸, 平時, 只服五十丸.

『東醫寶鑑』: 厚朴·生薑 各五兩, 同搗爛炒黃·白朮·神麴·麥芽·五味子 各一兩, 同炒黃, 右爲末, 水糊和丸梧子大, 米飮下百丸.

方解 : 여러 下血과 誤治를 치료한다. 대개 脾胃는 본래 血이 없는데 氣가 虛하고 腸이 薄한 것으로 因하여 榮衛로부터 滲入하여 아래로 내려온다. 그렇기 때문에 厚朴을 사용해서 腸胃를 厚하게 하고, 麥芽로 酒食을 消하여 白朮로 導水를 하면 血이 스스로 나오지 않는 것이다. 이것이 역시 脾胃가 主가 되는 것이다. 그렇기 때문에 服用을 하면 奇效가 많은 것이다.

흑노환(黑奴丸)

『醫學入門』: 黃芩·釜底煤·芒硝·竈突墨·梁上塵·小麥奴·麻黃·大黃 各等分 爲末, 蜜丸彈子大, 每一丸, 新汲水化服, 須臾發寒汗出而瘥, 未汗在服, 須見得利. 如不大渴, 不可輕用.

『東醫寶鑑』: 麻黃·大黃 各二兩, 黃芩·釜底煤·芒硝·竈突墨·梁上塵·小麥奴 各一兩, 右爲末, 蜜丸彈子大. 每一丸, 新汲水化服, 須臾發寒汗出而瘥, 未汗在服.

方解 : 陽毒으로 因한 發斑을 치료한다. 煩躁에 大渴한 것이 平常時의 倍가 되고 脉이 洪大數實한 것을 치료한다. 陽毒으로 因한 發斑에 煩躁大渴하고 脉이 洪數한 것을 치료한다. 陽毒 및 傷寒 壞證으로 의사가 치료할 수가 없고 精魂이 이미 竭하였는데 心下가 아직은 따뜻하고 그 입을 벌려서 藥을 삼킬 수가 있으면, 즉 살아난다. 만약에 크게 渴證이 없다면 이 藥을 주면 안 된다.

흑석단(黑錫丹)

『醫學入門』: 黑石熔去渣·硫黃熔化水浸 各二兩, 去將錫再溶化, 漸入硝黃, 俟結成一片, 傾地上去火毒, 硏至無聲爲度, 此爲丹頭, 入 附子·破古紙·肉荳蔻·小茴香·川練子·陽起石·木香·沈香·葫蘆巴 各一兩, 肉桂 五錢, 爲末和勻, 酒糊丸, 梧子大, 陰乾, 入布袋內擦令光熱, 每三五十丸, 空心, 薑鹽湯, 或棗湯下. 女人艾醋湯下, 一切冷痰鹽酒下, 年高有客熱者服之效.

方解 : 脾腎이 모두 虛해서 冷氣로 刺痛하는 것을 치료한다. 땀을 그치게 하고 痰을 떨어뜨리며 除濕을 하고 癥癖을 부순다. 혹은 加 菟蓉·牛膝·白朮·丁香을 하면 接氣丹이라고 이름을 하는데 眞元이 虛憊하는 것을 치료한다.

처방 색인

ㄱ

정동주

경희대학교 한의과대학 졸업
원광대학교 한의과대학원 박사학위 취득
대전대학교 한의과대학 전임교수 역임
대전광역시 중구 초대 한의사회장 역임
대전대학교 한의과대학 외래교수 역임
現 제중요양병원 병원장
저서 : 『國譯 醫學基礎理論問答』(공저, 대성문화사, 1994)
『한방비내시경학』(공저, 주민출판사, 2008)

조현모

대전대학교 한의과대학 졸업
대전대학교 한의과대학원 석사학위 취득
대전대학교 한의과대학원 박사학위 취득
충청남도 한의사협회 보험이사 역임
대전대학교 한의과대학 본초학교실 외래교수 역임
現 천안 제중당한의원 원장
저서 : 『비내시경과 CT로 본 한방 코치료』(주민출판사, 2004)
『한방비내시경학』(공저, 주민출판사, 2008)

김정수

경희대학교 한의과대학 졸업
前 거제 백제한의원 대표원장
現 천안 제중당한의원 원장

脉學眞要

초판 인쇄 2014년 4월 28일
초판 발행 2014년 5월 7일
역 주 자 정동주 · 조현모 · 김정수
펴 낸 이 김 근 중
펴 낸 곳 **법인문화사**
주 소 서울특별시 종로구 경교장1길 15번지 3층
전 화 720-8004
팩 스 736-2325
등록 번호 제2-459호(1988. 1. 22.)

ISBN 978-89-7896-170-7-93510
책값 40,000원

http://www.bubinbooks.co.kr E-mail:bubinbooks@bubinbooks.co.kr

이 도서의 국립중앙도서관 출판시도서목록(CIP)은 서지정보유통지원시스템 홈페이지(http://seoji.nl.go.kr)와
국가자료공동목록시스템(http://www.nl.go.kr/kolisnet)에서 이용하실 수 있습니다.(CIP제어번호: CIP2014012709)